新型冠状病毒感染临床检测技术

主 编 李金明 张 瑞

科 学 出 版 社

北 京

内 容 简 介

本书从临床实验室应用的角度，系统阐述了新型冠状病毒实验室检测技术的基础理论及临床应用。全书共 18 章，分属于基础篇，核酸检测篇，抗原和抗体检测篇，病毒血液学、生物化学和其他免疫学检测篇，以及生物安全篇，内容包括新型冠状病毒生物学特性及感染的疾病特点，核酸检测标本采集运送及保存、核酸提取和检测方法的原理及应用、性能确认/性能验证、实验室质量保证体系的建立、仪器设备的维护校准，以及检测结果的分析、报告与解释，还包括抗原抗体检测方法及临床应用的质量保证，血液学、生物化学和其他免疫学标志物对疾病诊疗的意义及实验室生物安全防护等。

本书资料翔实、新颖，知识性、科学性和实用性强，适于从事实验室检测和临床诊疗的医务人员及医学、公共卫生领域的本科生、研究生和研究人员参考。

图书在版编目（CIP）数据

新型冠状病毒感染临床检测技术 / 李金明，张瑞主编. —北京：科学出版社，2020.12
ISBN 978-7-03-067116-5

Ⅰ. ①新… Ⅱ. ①李… ②张… Ⅲ. ①日冕形病毒–病毒病–肺炎–实验室诊断 Ⅳ. ①R563.104

中国版本图书馆 CIP 数据核字（2020）第 247980 号

责任编辑：杨卫华 / 责任校对：张小霞
责任印制：赵 博 / 封面设计：龙 岩

科 学 出 版 社 出版
北京东黄城根北街 16 号
邮政编码：100717
http://www.sciencep.com

天津市新科印刷有限公司 印刷
科学出版社发行 各地新华书店经销
*
2020 年 12 月第 一 版 开本：787×1092 1/16
2022 年 7 月第四次印刷 印张：33 插页：6
字数：756 000
定价：158.00 元
（如有印装质量问题，我社负责调换）

《新型冠状病毒感染临床检测技术》

编写人员

主　编　李金明　张　瑞

编　者　（以姓氏笔画为序）

刁振丽　王　洁　王　喆　王　萌

占少华　史吉平　李　瑞　李丹丹

李金明　杨　婧　张　括　张　瑞

张润玲　张嘉威　陈玉清　林贵高

高　芃　彭绒雪　韩东升　韩彦熙

秘　书　韩东升

前　言

自 2019 年年底以来，新型冠状病毒感染已在全球 200 多个国家和地区发生流行。2020 年 4 月和 5 月，我国黑龙江绥芬河和哈尔滨及吉林省舒兰出现散发疫情，6 月北京新发地市场局部疫情暴发，我们经历了从最初的不知所措到后来的冷静、有效、快速应对；从对新型冠状病毒传播及所致疾病的不太了解，到对病毒的传播及其控制、致病、治疗有了较为清晰的认识，不但防控变得高效精准，而且患者的治疗也有了更多的选择。但不管是疫情防控，还是疾病治疗，都离不开病毒核酸、抗体及疾病诊疗中的各种常规血液、生化和免疫检测。

新型冠状病毒是国内最早的命名，英文为 "2019-novel coronavirus（2019-nCoV）"，所致疾病为新型冠状病毒肺炎，简称新冠肺炎，英文名为 "novel coronavirus pneumonia"，简称 "NCP"。2020 年 2 月 11 日国际病毒分类委员会（ICTV）将 2019-nCoV 正式命名为 SARS-CoV-2；同日世界卫生组织（WHO）将这一病毒所致疾病命名为 COVID-19（coronavirus disease 2019）。与 2003 年发现的严重急性呼吸综合征冠状病毒（severe acute respiratory syndrome coronavirus，SARS-CoV）相比，SARS-CoV-2 尽管与 SARS-CoV 同属冠状病毒β属的 *Sarbecovirus* 亚属，但是在传播能力和致病方面有很大不同。SARS-CoV-2 的形态结构、感染机制、致病机制、传播途径、病理学特点、病理生理学机制及感染的临床表现如何；诊断 SARS-CoV-2 感染的临床检测技术有哪些，检测技术的原理是什么，什么时候需要核酸检测，什么时候可以做抗体检测，抗原检测又有何意义；怎样做才能保证病毒核酸、抗体等检测的质量，病毒核酸检测的假阴性和抗体检测的假阳性，到底是怎么回事，如何有效避免；COVID-19 患者在门诊及入院治疗过程可选用哪些血液学、生物化学和其他免疫学标志物观察病情的发展及预后；生物安全二级实验室到底是什么样的实验室，人员的生物安全防护怎么做才是合适的，既做到有效防护又避免盲目的过度防护带来的工作不便或个体损伤。认真回答上述问题，是我们编写本书的初心。

本书分为基础篇，核酸检测篇，抗原和抗体检测篇，病毒血液学、生物化学和其他免疫学检测篇及生物安全篇，从冠状病毒的发现和溯源、SARS-CoV-2 的生物学特性及其所致疾病的特点，到核酸检测质量保证分析前、中、后的全过程，抗原抗体检测方法及应用的质量保证和血液学、生物化学及其他免疫学标志物对疾病诊疗的意义，最后对大家都非常关注的实验室生物安全防护，均进行了较为全面的介绍，以期为从事 SARS-CoV-2 实验室检测及 COVID-19 临床诊疗的医务人员提供一本具有实际应用价值的参考书。本书也可供医学和公共卫生领域的本科生、研究生及研究人员参考。

本书的编者均为国家卫生健康委临床检验中心临床分子与免疫室成员。在编写过程中，本团队还在武汉和北京疫情中进行了抗击 SARS-CoV-2 相关的工作。感谢在一线抗疫的同道为本书的编写提供了诸多的信息和写作灵感，促使我们在科学、有据和去伪存真的基础上，结合抗击 SARS-CoV-2 工作中的经验，尽最大努力完成本书的编写，并力求做到通俗易懂、具有可操作性。

由于编者水平有限，本书难免存在不足，敬请同道批评指正，以便于本书再版时更正。

李金明　张　瑞

国家卫生健康委临床检验中心

2020 年 7 月 28 日

目　　录

第三篇　抗原和抗体检测篇

第四篇　病毒血液学、生物化学和其他免疫学检测篇

第五篇　生物安全篇

第一篇

基 础 篇

第一章

感染人冠状病毒的发现及溯源

　　1937 年，科学家 Beaudet 和 Hudson 从鸡身上分离出第一株冠状病毒，命名为鸡传染性支气管炎病毒（infectious bronchitis virus，IBV），就此开启了人类研究冠状病毒（coronavirus，CoV）之门。1966 年，美国芝加哥大学预防医学部的 Dorothy Hamre 和 John J. Procknow 从感冒患者的鼻腔分泌物中分离到感染人冠状病毒（human coronavirus，HCoV）毒株 HCoV-229E，让人们首次认识到这类病毒对人类健康的危害。

　　冠状病毒是一大类具有包膜的不分节段的单股正链 RNA 病毒，也是目前已知的 RNA 病毒中基因组最大（26~32kb）的病毒。根据系统进化分析，冠状病毒分为 α、β、γ 和 δ 4 个属。α-冠状病毒和 β-冠状病毒主要在人类和其他哺乳动物如蝙蝠、牛、猪、猫、犬、貂、骆驼、鼠体内发现，而 γ-冠状病毒和 δ-冠状病毒主要在鸟类中发现。它们具有相似的基因组[5′-leader-UTR-replicase-S（Spike）-E（Envelope）-M（Membrane）-N（Nucleocapsid）-3′-UTR-poly（A）tail]和病毒颗粒结构，同时也有类似的黏附和侵入宿主细胞、复制酶蛋白表达、复制和转录、装配与释放等生命周期。它们感染人和动物后可引起不同程度的呼吸道、肠道、肝和神经系统等疾病。

　　继 2003 年发现的严重急性呼吸综合征冠状病毒（severe acute respiratory syndrome coronavirus，SARS-CoV）和 2012 年的中东呼吸综合征冠状病毒（Middle East respiratory syndrome coronavirus，MERS-CoV）后，2019 年发现的严重急性呼吸综合征冠状病毒 2（severe acute respiratory syndrome coronavirus 2，SARS-CoV-2）以其强大的传播能力形成了世界大流行，使得感染人冠状病毒再次成为被关注的焦点。目前发现的 7 种感染人冠状病毒中，两种（HCoV-229E 和 HCoV-NL63）为 α 属成员，另外 5 种（HCoV-OC43、SARS-CoV、HCoV-HKU1、MERS-CoV 和 SARS-CoV-2）为 β 属成员。它们引起人类疾病的严重程度不同，有的仅引起诸如普通感冒和腹泻的自限性疾病，有的则引起严重的下呼吸道感染和肺外疾病。HCoV-229E、HCoV-NL63、HCoV-OC43 和 HCoV-HKU1 表现为季节性流行，SARS-CoV 仅在 2003 年形成全球性暴发流行，MERS-CoV 感染则主要发生于中东地区。由于 SARS-CoV-2 自发现以来，仍然处于全球大流行期，其最终是否会像前 4 种低致病性 HCoV 一样表现出季节性传播模式，还是会像 SARS-CoV 一样不再复返，有待进一步的流行病学监测研究。

　　基于分子流行病学数据分析，SARS-CoV-2、SARS-CoV、MERS-CoV、HCoV-NL63 和 HCoV-229E 的祖先病毒均指向与蝙蝠共生的冠状病毒；而 HCoV-OC43 和 HCoV-HKU1 有可能来源于啮齿动物（如鼠）。这些病毒的祖先病毒与自然宿主适应良好，无致病性，但在长期的进化过程中，通过自身基因的突变或与其他病毒基因的重组形成具有跨物种传播能力的新病毒，从而导致人或其他动物发病。目前初步的研究认为，SARS-CoV-2 的祖先病毒来源于蝙蝠，病毒在中间宿主的适应过程中发生变异和进化，并最终形成可以感染人类的新型冠状病毒。但是 SARS-CoV-2 的溯源研究还需要通过更多的流行病学调查、细胞学研究和动物实验，进而阐明病毒到底是何时、何地及如何感染人类的。

自 60 年前人类首次发现冠状病毒是可以导致呼吸道感染的病原体以来，研究人员就致力于追溯这些感染人冠状病毒的起源，揭示其感染、传播及演化过程。2003 年的 SARS-CoV 和 2012 年的 MERS-CoV 两种高致病性冠状病毒的出现，让人们意识到冠状病毒感染危害的严重性。然而，在人类尚未对这两种高致病性冠状病毒完全了解时，SARS-CoV-2 导致的 COVID-19 再次对全球公共卫生造成了重大威胁。自 2019 年 12 月疫情暴发以来，SARS-CoV-2 感染已迅速蔓延成全球性的公共健康危机，截至 2020 年 8 月 31 日已造成了 25 259 201 人感染和 846 985 人死亡。个人、家庭、医疗系统和社会经济都已经或正在承受着疫情带来的前所未有的压力。本章将概述冠状病毒的结构、分子特征及生命周期，并重点介绍 7 种感染人冠状病毒的出现、感染特征、动物溯源及进化等内容，旨在帮助读者全面了解冠状病毒生物学及感染人冠状病毒的感染、传播及演化特征。

第一节　冠状病毒概述

作为病毒中的一个大家族，冠状病毒在多种生物中广泛分布。了解冠状病毒的基本结构组成与功能特征是揭示其感染、传播及变异的前提。本节将阐述冠状病毒的病毒学分类、基因组结构、病毒颗粒结构及生命周期。

一、病毒学分类

冠状病毒最早是 1937 年从鸡身上分离出来的，随后不同的冠状病毒陆续从受感染的动物（如火鸡、鼠、猪、犬、牛和猫等）体内被分离出[1, 2]。1966 年，美国芝加哥大学预防医学部的 Dorothy Hamre 和 John J. Procknow 首次从感冒患者的鼻腔分泌物中分离到第一株感染人的冠状病毒（HCoV）毒株 HCoV-229E[3]。

根据物种之间的系统发生关系和基因组结构特征，冠状病毒在系统分类上属套式病毒目（Nidovirales）、冠状病毒科（Coronaviridae）、正冠状病毒亚科（Orthocoronavirinae）。根据血清型和基因组特点，正冠状病毒亚科进一步被分为 α、β、γ 和 δ 4 个冠状病毒属。其中 β 属冠状病毒又可分为 4 个独立的亚群 A、B、C 和 D 群。α-冠状病毒和 β-冠状病毒主要在哺乳动物（人、蝙蝠、牛、猪、猫、犬、貂、骆驼、鼠等）体内发现，而 γ-冠状病毒和 δ-冠状病毒主要在鸟类中发现[4]，但其中一些也会感染哺乳动物（如 δ-冠状病毒属的猪丁型冠状病毒）[5]（表 1-1）。α-冠状病毒和 β-冠状病毒通常引起人类呼吸系统疾病和哺乳动物的胃肠炎及呼吸道感染。目前共发现 7 种感染人冠状病毒，除了 2019 年 12 月新发现的新型冠状病毒外，还包括 2 种导致人类严重急性呼吸综合征的高致病性病毒（SARS-CoV 和 MERS-CoV）和 4 种在绝大多数情况下只引起轻度上呼吸道感染的冠状病毒（HCoV-NL63、HCoV-229E、HCoV-OC43 和 HCoV-HKU1）。引起哺乳动物感染的冠状病毒种类多样（表 1-1），如引起小鼠肝炎、脑炎和肠炎等病变的鼠肝炎病毒（mouse hepatitis virus，MHV），造成猪病毒性腹泻的猪传染性胃肠炎病毒（swine transmissible gastroenteritis virus，TGEV）、猪流行性腹泻病毒（porcine epidemic diarrhea virus，PEDV）和近来发现的猪急性腹泻综合征冠状病毒（swine acute diarrhea syndrome coronavirus，SADs-CoV），引起牛腹泻和呼吸道感染的牛冠状病毒（bovine coronavirus，BCoV）等。

表 1-1　已发现的冠状病毒及其宿主分布[6]

宿主	属别	病毒名称
感染人冠状病毒		
人	α	人冠状病毒 229E（human coronavirus 229E，HCoV-229E）
		人冠状病毒 NL63（human coronavirus NL63，HCoV-NL63）
	β	严重急性呼吸综合征冠状病毒 2（severe acute respiratory syndrome coronavirus 2，SARS-CoV-2）
		人冠状病毒 OC43（human coronavirus，HCoV-OC43）
		人冠状病毒 HKU1（human coronavirus HKU1，HCoV-HKU1）
		严重急性呼吸综合征冠状病毒（severe acute respiratory syndrome coronavirus，SARS-CoV）
		中东呼吸综合征冠状病毒（Middle East respiratory syndrome coronavirus，MERS-CoV）
动物冠状病毒		
蝙蝠	α	长翼蝠冠状病毒 HKU1（miniopterus bat coronavirus HKU1）
		长翼蝠冠状病毒 HKU8（miniopterus bat coronavirus HKU8）
		菊头蝠冠状病毒 HKU2（rhinolophus bat coronavirus HKU2）
		小黄蝠冠状病毒 512（scotophilus bat coronavirus 512）
猪		猪流行性腹泻病毒（porcine epidemic diarrhea virus，PEDV）
		猪呼吸道冠状病毒（porcine respiratory coronavirus，PRCV）
		猪传染性胃肠炎病毒（swine transmissible gastroenteritis virus，TGEV）
		猪急性腹泻综合征冠状病毒（swine acute diarrhea syndrome coronavirus，SADs-CoV）
犬		犬冠状病毒（canine coronavirus，CCoV）
猫		猫传染性腹膜炎病毒（feline infectious peritonitis virus，FIPV）
		猫肠道冠状病毒（feline enteric coronavirus，FECV）
水貂		水貂冠状病毒（mink coronavirus，MCoV）
羊驼		羊驼冠状病毒（alpaca coronavirus，ACoV）
蝙蝠	β	菊头蝠 SARS 样冠状病毒（rhinolophus bat SARS-like CoV，SL-CoV-W1V1）
		扁颅蝠冠状病毒 HKU4（tylonycteris bat coronavirus HKU4）
		伏翼蝠冠状病毒 HKU5（pipistrellus bat coronavirus HKU5）
		棕果蝠冠状病毒 HKU9（rousettus bat coronavirus HKU9）
猪		猪血凝性脑脊髓炎病毒（porcine haemagglutinating encephalomyelitis virus，PHEV）
牛		牛冠状病毒（bovine coronavirus，BCoV）
犬		犬呼吸道型冠状病毒（canine respiratory coronavirus，CrCoV）
兔		兔冠状病毒 HKU14（rabbit coronavirus，RbCoV HKU14）
马		马冠状病毒（equine coronavirus，ECoV）
鼠		鼠肝炎病毒（mouse hepatitis virus，MHV）
		大鼠冠状病毒（rat coronavirus，RCoV）
		鼠涎泪腺炎病毒（sialodacryoadenitis virus，SDAV）
骆驼		单峰驼冠状病毒（dromedary camel coronavirus，DcCoV）
黑貂羚羊		黑貂羚羊冠状病毒（sable anteiope coronavirus）
长颈鹿		长颈鹿冠状病毒（giraffe coronavirus，GiCoV）

宿主	属别	病毒名称
家禽	γ	鸡传染性支气管炎病毒（infectious bronchitis virus，IBV）
		火鸡冠状病毒（turkey coronavirus，TCoV）
		鸭冠状病毒（duck-dominant coronavirus，DdCoV）
		鹅冠状病毒（goose coronavirus）
		鸽冠状病毒（pigeon coronavirus）
白鲸		白鲸冠状病毒 SW1（beluga whale coronavirus SW1，BWCoV SW1）
宽吻海豚		宽吻海豚冠状病毒 HKU22（bottlenose dolphin coronavirus HKU22）
猪	δ	猪丁型冠状病毒（porcine delta coronavirus，PDCoV）
野禽		夜莺冠状病毒 HKU11（bulbul coronavirus HKU11）
		文鸟冠状病毒 HKU13（munia coronavirus HKU13）
		画眉冠状病毒 HKU12（thrush coronavirus HKU12）
		鸟嘴海雀冠状病毒（puffinosis coronavirus，PCoV）

二、基因组结构

所有冠状病毒的基因组都具有相似的结构（图 1-1），即长度约为 30kb（26～32kb）的不分节段单股正链 RNA，冠状病毒也是目前已知的 RNA 病毒中基因组最大的病毒[7]。基因组结构组成为 5'端前导序列-非编码区-复制酶基因-S 蛋白基因-E 蛋白基因-M 蛋白基因-N 蛋白基因-3'端非编码区-poly（A）尾[5'-leader-UTR-replicase-S（Spike）-E（Envelope）-M（Membrane）-N（Nucleocapsid）-3'-UTR-poly（A）tail]，辅助基因散布在结构基因中，位于基因组 3'端（图 1-1）。基因组 5'端具有甲基化的"帽子"结构，3'端具有 poly（A）"尾巴"结构，这是正链 RNA 特有的重要结构特征。这一结构与真核 mRNA 非常相似，也是其基因组 RNA 自身可以发挥翻译模板作用的重要结构基础。基因组的 5'端包含一个前导序列（leader sequence）和含有多个茎环结构（RNA 复制和转录所必需）的非翻译区（untranslated region，UTR）。3'端也有 UTR，其中包含复制和合成病毒 RNA 所需的 RNA 结构。由开放阅读框（open reading frame，ORF）ORF1a 和 ORF1b 构成的编码非结构蛋白（non-structural protein，nsp）的复制酶基因约占基因组长度的 2/3（20kb）。复制酶基因可编码 2 个多聚蛋白 pp1a 和 pp1ab，多聚蛋白进一步被水解成 16 种非结构蛋白（nsp1～16），参与调节基因组 RNA(genomic RNA，gRNA)复制和亚基因组 RNA(subgenomic RNA，sgRNA)转录，并参与感染宿主等过程，是冠状病毒重要的功能蛋白（表 1-2）。编码结构蛋白和辅助蛋白（accessory protein）的基因约占病毒基因组的 1/3（10kb）。每个结构基因或辅助基因的开头都是转录调控序列（transcriptional regulatory sequence，TRS），它们是这些基因自身表达所必需的。结构蛋白基因编码 4 种结构蛋白：刺突蛋白（spike protein，S 蛋白）、膜蛋白（membrane protein，M 蛋白）、包膜蛋白（envelope protein，E 蛋白）、核衣壳蛋白（nucleocapsid protein，N 蛋白）。对于辅助蛋白，组织培养显示其对复制几乎是不需要的，但一些已经被证明在病毒发病机制中具有重要作用，如鼠肝炎病毒的辅助蛋白 ns2 具有拮抗 Ⅰ 型干扰素反应并促进肝炎的能力[8]。

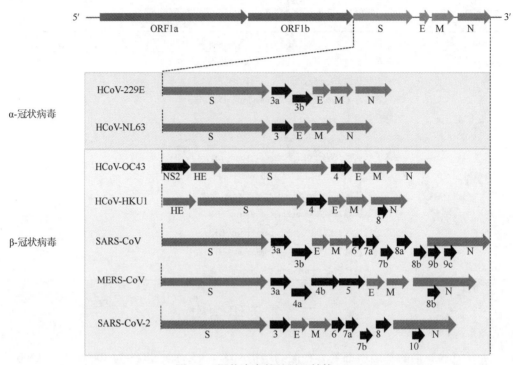

图 1-1　冠状病毒的基因组结构

表 1-2　冠状病毒非结构蛋白（nsp）的功能

非结构蛋白名称	功能
nsp1	促进细胞 mRNA 降解，阻断宿主细胞翻译，导致先天性免疫反应受阻
nsp2	功能不明，与抑制性蛋白质结合
nsp3	大的、多结构域跨膜蛋白。活性包括：①可结合病毒 N 蛋白，这种结合可能在病毒感染早期与基因组 RNA 定位到复制复合体有关；②木瓜样蛋白酶（PLpro）活性，切割病毒多聚蛋白；③促进细胞因子表达
nsp4	潜在的跨膜支架蛋白，对双层膜囊泡（DMV）结构的形成很重要
nsp5	主蛋白酶（Mpro）活性，切割病毒多聚蛋白
nsp6	潜在跨膜支架蛋白，形成 DMV
nsp7	nsp8 和 nsp12 的辅因子，可作为 RNA 聚合酶的加工钳
nsp8	nsp7 和 nsp12 的辅因子，可作为 RNA 聚合酶的加工钳，也可作为引物酶
nsp9	RNA 结合蛋白
nsp10	nsp14 和 nsp16 的辅因子，与两者形成异二聚体并刺激外显子和 $2'$-O-甲基转移酶（$2'$-O-MTase）活性
nsp11	不清楚
nsp12	编码依赖于 RNA 的 RNA 聚合酶（RdRp）
nsp13	RNA 解旋酶、$5'$-三磷酸酶
nsp14	N7 甲基转移酶（N7-methyltransferase, N7-MTase）和 $3'{\rightarrow}5'$ 外核糖核酸酶，外显子，N7-MTase 活性为病毒 RNA 加 $5'$-帽子结构，外显子活性对病毒基因组的校对具有重要意义
nsp15	病毒内切核酸酶，介导逃避宿主双链 RNA（dsRNA）传感器
nsp16	$2'$-O-MTase；避免黑色素瘤分化相关蛋白 5（melanoma differentiation associated protein 5, MDA5）识别，负性调节固有免疫

由于冠状病毒基因组较大，其转录过程比较复杂。各种冠状病毒的基因组易在其非编码区发生不同的变异而改变调控功能，编码区可翻译不同的功能蛋白；且 RNA 病毒复制所需的依赖于 RNA 的 RNA 聚合酶（RNA-dependent RNA polymerase，RdRp）缺少校正功能，冠状病毒在自然界与动物体内复制过程中发生重组与变异的概率高，因此可陆续出现新的或变异的冠状病毒株。

三、病毒颗粒结构

冠状病毒颗粒（virus particle）的形态结构不规则，略呈球形，直径约为 125nm（60～200nm），有包膜（直径约85nm），包膜表面覆盖着长 12～24nm 的囊状胶原纤维突起（纤突），这是冠状病毒最突出的特征。平均而言，每个冠状病毒颗粒具有 74 个纤突[9]。这些末端呈球状的纤突在包膜表面规则地排列成皇冠状，在电子显微镜下观察整个病毒颗粒形似日冕（图 1-2），故得名冠状病毒。

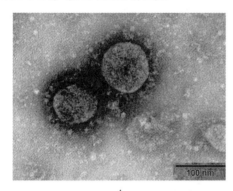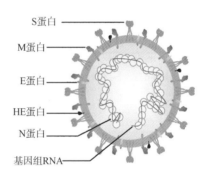

图 1-2　冠状病毒颗粒结构图

A. SARS-CoV-2 电镜图；B. 病毒颗粒结构示意图

SARS-CoV-2 电镜图来源于 http://nmdc.cn/nCov

病毒包膜由脂质双分子层组成，其中锚定着 S、M 和 E 三种结构蛋白。E 蛋白：S 蛋白：M 蛋白约为 1：20：300[10]。S 蛋白（约 150kDa）包含两个功能性亚基（S1 和 S2）。S1 亚基形成纤突的头部，并具有受体结合结构域（receptor binding domain，RBD），负责与宿主细胞受体结合。S2 亚基形成纤突的茎，将纤突锚定在病毒被膜上，S2 亚基负责病毒膜和细胞膜融合。冠状病毒的表面纤突是 S 蛋白的同源三聚体，是一种 I 类融合蛋白，介导病毒与宿主细胞的受体结合及膜融合[11]。M 蛋白是病毒颗粒中最丰富的结构蛋白。它是一种小蛋白（25～30kDa），具有 3 个跨膜结构域，被认为在形成病毒包膜和保持其结构形状方面具有重要作用。它具有一个小的 N 端糖基化胞外域和一个较大的 C 端内域，其可以延伸进入病毒颗粒6～8nm。大多数 M 蛋白都不包含信号序列。有研究表明，M 蛋白在病毒颗粒中以二聚体形式存在，并具有两种不同的构象，从而使其能够促进膜弯曲并与核衣壳结合。E 蛋白（8～12kDa）在病毒体内含量较少。冠状病毒 E 蛋白是高度分化的，但有共同的结构。E 蛋白的膜拓扑结构尚未完全解析，但大多数数据表明它是一种跨膜蛋白。E 蛋白主要参与病毒的组装和释放，并具有离子通道活性。研究表明，在 SARS-CoV

中，E 蛋白中的离子通道活性不是病毒复制所必需的，而是保证其毒力的一个决定因子[12]。与其他结构蛋白不同的是，某些缺乏 E 蛋白的重组病毒（如 SARS-CoV 的 E 蛋白缺失突变体）仍然能够在细胞内复制[13]。

N 蛋白是存在于核衣壳中的唯一蛋白质。它由两个独立的结构域组成，即 N 端结构域（NTD）和 C 端结构域（CTD），这两个结构域都能在体外结合 RNA，但是每个结构域结合 RNA 的机制不同。有研究认为，实现最佳的 RNA 结合需要两个结构域的共同作用。N 蛋白是被高度磷酸化的，而这种磷酸化导致了结构的变化，进而增强了病毒与非病毒 RNA 的结合性[14]。N 蛋白以串珠形构象结合于病毒基因组（图 1-2）。已经鉴定出两种 N 蛋白特定的 RNA 底物：转录调控序列（TRS）和基因组包装信号（genomic packaging signal）。其中，基因组包装信号与 C 端 RNA 结合域特异性结合[15]。N 蛋白还结合复制酶复合物的关键成分非结构蛋白 3（nsp3）和 M 蛋白。这些蛋白质相互作用可能有助于病毒基因组与复制酶–转录酶复合物（replicase-transcriptase complex，RTC）结合，并随后将衣壳化的基因组包装入病毒颗粒。

一部分冠状病毒（特别是 β-冠状病毒 *Embecovirus* 亚属成员）具有称为血凝素酯酶（hemagglutinin esterase，HE）的较短穗状结构蛋白。该蛋白充当血凝素，可以结合细胞表面糖蛋白上的唾液酸，并含有乙酰酯酶活性。这些活性被认为能够增强 S 蛋白介导的细胞侵入及通过黏膜的病毒传播能力[16]。

四、生命周期

病毒是由核酸与蛋白质构成的非细胞形态，自身无法通过细胞分裂的方式实现复制与繁殖，需要寄生在活的宿主细胞内，依赖于宿主细胞的原料、能量供给与场所，才能实现自我复制与释放。病毒的生命周期可概括为感染宿主细胞、完成自我复制和释放到宿主细胞外的过程。本节介绍冠状病毒黏附和侵入宿主细胞、复制酶蛋白表达、复制和转录、装配与释放生命周期的关键步骤。

（一）黏附和侵入

病毒最初附着于宿主细胞是由 S 蛋白与其受体之间的相互作用引起的。不同的冠状病毒，S 蛋白 S1 亚基内的受体结合结构域（RBD）的位置不同，如鼠肝炎病毒（MHV）的 S1 亚基的 N 端具有 RBD，而 SARS-CoV 的 RBD 则位于 S1 亚基的 C 端[17]。S 蛋白–受体相互作用是冠状病毒感染宿主物种的主要决定因素，同时也决定病毒感染组织的偏好性。不同病毒与各自特异的人体细胞受体结合促使冠状病毒进入宿主细胞，从而导致感染。例如，许多 α-冠状病毒利用氨基肽酶 N（aminopeptidase N，APN）作为其受体，如感染人冠状病毒 HCoV-229E[18]；MERS-CoV 则以二肽基肽酶（DPP-4）（dipeptidyl-peptidase 4，DPP4）作为其受体[19]；SARS-CoV、HCoV-NL63 和 SARS-CoV-2 均以血管紧张素转化酶 II（angiotensin-converting enzyme 2，ACE2）作为其受体[20, 21]；HCoV-OC43 利用多糖类受体唾液酸（sialic acid，SA）和硫酸乙酰肝素（heparan sulfate，HS）作为其受体[22]；有报道称 HCoV-HKU1 的 S 蛋白以糖蛋白的 *O*-乙酰唾液酸（*O*-acetylated sialic acid）残基为附着受体决定簇[23]。

与细胞膜表面受体结合后，病毒接下来进入宿主细胞的细胞质。这通常是通过组织蛋白酶（cathepsin）、跨膜丝氨酸蛋白2（transmembrane serine protease 2，TMPRSS2）或其他蛋白酶[人气道胰蛋白酶样蛋白酶（human airway trypsin-like protease，HAT）]对S蛋白进行酸依赖性蛋白水解切割[24]，然后融合病毒膜和细胞膜实现的。S蛋白的切割发生于蛋白质S2亚基的两个位点上，第一个切割对于分离RBD和S蛋白的融合结构域很重要，第二个切割是为了暴露插入膜中的融合肽。融合过程通常发生在酸化的内涵体中，但是某些冠状病毒（如MHV）可以在质膜上融合。当S蛋白切割暴露了插入膜中的融合肽后，S2亚基中的两个七肽重复序列发生连接形成反向平行的六螺旋束[25]。六螺旋束的形成允许病毒和细胞膜混合，并导致融合发生和病毒基因组释放到细胞质中。

（二）复制酶蛋白表达

释放到细胞质中的病毒RNA基因组开始翻译复制酶基因。复制酶基因由两个大的重叠ORF（ORF1a和ORF1b）构成。病毒利用一个滑动序列（5'-UUUAAAC-3'）和一个RNA假结（pseudoknot），确保核糖体移码（ribosomal frameshifting）（即翻译蛋白过程）在ORF1a到ORF1b方向上进行。在大多数情况下，核糖体会解开RNA假结，在ORF1a上编码翻译产生约450kDa的多聚蛋白pp1a。pp1a则被冠状病毒自身编码的蛋白水解酶进一步切割成11个非结构蛋白（nsp1～11）[26]。另外，25%～30%的核糖体会因假结的阻碍而执行-1位程序性核糖体移码（programmed-1 ribosomal frameshifting，-1PRF），从而能在ORF1b上继续翻译，编码出更长的多聚蛋白pp1ab[27]。pp1ab则同样会被蛋白水解酶切割，除了生成上述在ORF1a基因上编码的11个非结构蛋白（nsp1～11）外，还生成在ORF1b基因上编码的4个非结构蛋白（nsp12～16）[28]。这些非结构蛋白对RNA的复制及转录具有重要的功能[29-31]（表1-2），其中nsps12具有RNA依赖性RNA聚合酶（RdRp）活性，是冠状病毒复制/转录机制的核心成分，也是抗病毒药物设计的主要靶点[32]。参与pp1a和pp1ab切割的蛋白水解酶主要包括nsp3编码的木瓜样蛋白酶（papain-like protease，PLpro）和由nsp5编码的丝氨酸型蛋白酶，即主蛋白酶（Mpro）。除了SARS-CoV、MERS-CoV和γ-冠状病毒的nsp3只编码一个PLpro外，大多数冠状病毒可以编码两个PLpro。PLpro负责从多聚蛋白上切割4个非结构蛋白（nsp1～4），而Mpro则负责其余非结构蛋白的切割。需要说明的是，以鸡传染性支气管炎病毒（IBV）为代表的γ属冠状病毒不产生nsp1[33]。

（三）病毒的复制、转录

冠状病毒依赖RNA的RNA合成包括两个不同的过程：通过基因组复制产生多个拷贝的基因组RNA，以及转录一组编码病毒结构蛋白和辅助蛋白的亚基因组RNA[34, 35]。许多非结构蛋白组装成复制酶–转录酶复合物以创造适合RNA合成的环境。nsp12中具有编码依赖于RNA的RNA聚合酶结构域，合成的RdRp以病毒基因组为复制和转录的模板，生成负链RNA中间体，再以其为模板生成正链基因组gRNA完成连续复制过程，这与其他正链RNA病毒一样。合成的gRNA由结构蛋白包装，进而组装成子代病毒颗粒。有证据表明，从负链 RNA 中间体产生子代正链 RNA 需要 5′端和 3′端的 RNA 元件，这表明基因组 5′端和 3′端之间的相互作用有助于复制[36]。

与复制过程不同的是，冠状病毒通过一种"不连续转录（discontinuous transcription）"的方式完成负链亚基因组 RNA 的转录合成[37]。这一过程在已知的 RNA 病毒中是独一无二的，是套式病毒目病毒的标志，并最终生成一组与病毒基因组共末端（5′ and 3′ coterminal）的正链亚基因组 RNA。亚基因组 RNA 可作为位于复制酶多聚蛋白下游的结构基因和辅助基因的 mRNA，编码保守的结构蛋白[刺突蛋白（S）、包膜蛋白（E）、膜蛋白（M）、核衣壳蛋白（N）]和一些辅助蛋白（如 SARS-CoV-2 的 6 个辅助蛋白：3a、6、7a、7b、8 和 10[38]）。

（四）装配和释放

在基因组 RNA 复制和亚基因组 RNA 合成之后，病毒结构蛋白 S、E 和 M 被翻译并插入内质网（endoplasmic reticulum，ER）。这些蛋白质沿着分泌途径进入内质网–高尔基中间室（endoplasmic reticulum-Golgi intermediate compartment，ERGIC），在这里被 N 蛋白包裹的病毒基因组嵌入含有病毒结构蛋白的 ERGIC 膜上，形成成熟的病毒颗粒[39]。在整个过程中，M 蛋白引导组装冠状病毒所需的大部分蛋白质–蛋白质相互作用。然而，M 蛋白不足以形成完整的病毒颗粒，因为单独表达 M 蛋白不能形成病毒样颗粒（virus-like particle，VLP）。M 蛋白和 E 蛋白一起表达时就会形成 VLP[40]。E 蛋白还通过与 M 蛋白相互作用诱导膜弯曲促进病毒组装。M 蛋白也与核衣壳结合，这种相互作用促进了病毒组装的完成。N 蛋白促进 VLP 形成，表明被包裹的基因组与 ERGIC 的融合增强了病毒包膜形成[41]。在这一步，S 蛋白被合并至病毒颗粒中，但不是组装所必需的。S 蛋白通过 ERGIC 并与 M 蛋白相互作用的能力对其进入病毒体至关重要。最后，ERGIC 中的冠状病毒颗粒在囊泡中运输，并经分泌途径转运，通过胞吐作用释放。这些被释放至细胞外的新形成的病毒会感染新的宿主细胞，开启新的生命周期。

综上，本节讲述了在自然界中广泛存在的冠状病毒的基本生物学特征，这些知识是进一步了解冠状病毒跨越物种感染人类的致病机制、传染能力和变异变迁规律的基础。2019 年出现的感染人的 SARS-CoV-2 以其强大的传播能力造成了巨大的公共卫生损失，我们需要以上述历史研究所积累的冠状病毒的基因组与蛋白的结构和功能信息为基础，来研究这个新发病原体与人体细胞之间的相互作用机制，了解其变异、流行规律、致病机制和机体免疫保护机制，并研制出有可能应用于疾病预防的疫苗和临床治疗的药物。

第二节　感染人冠状病毒及其感染特征

冠状病毒最早在动物体内发现，随着自然环境的变迁与人类生活方式的改变，一些成员已经成功越过物种障碍，演变成重要的人类病原体。迄今为止，共发现 7 种感染人冠状病毒（HCoV）（图 1-3）。按照发现的时间顺序分别为 HCoV-229E、HCoV-OC43、SARS-CoV、

HCoV-NL63、HCoV-HKU1、MERS-CoV 和 SARS-CoV-2。其中，HCoV-229E、HCoV-NL63
为 α-冠状病毒属成员，其他 5 个是 β-冠状病毒属成员。HCoV-229E、HCoV-NL63、
HCoV-OC43 和 HCoV-HKU1 通常导致轻微的症状,引起普通感冒、腹泻等自限性疾病[42, 43]。
而相比之下，SARS-CoV、MERS-CoV 和新发现的 SARS-CoV-2 则具有高致病性，可以导
致严重的下呼吸道感染，并更有可能进展为急性呼吸窘迫综合征（ARDS）和出现肺外症
状。本节将详细介绍这些感染人类的冠状病毒的发现、流行及致病特点。

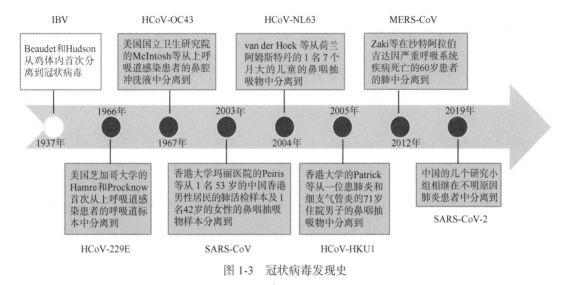

图 1-3 冠状病毒发现史

一、HCoV-229E 和 HCoV-OC43

第 1 例 HCoV-229E 毒株是美国芝加哥大学的 Hamre 和 Procknow 于 1966 年从上呼吸道
感染患者的呼吸道中分离出来的[3]，培养的毒株能够在 WI-38 肺细胞株中生长，证明了其感
染性。后续研究表明，感染 HCoV-229E 的患者表现出常见的感冒症状，包括头痛、打喷嚏、
全身不适和咽喉痛，10%～20%的病例还会出现发热和咳嗽，但患者大都预后良好。

1967 年下半年，从呼吸道感染患者的鼻腔冲洗液中分离出另一种冠状病毒 HCoV-OC43，
随后证明该病毒能够在哺乳小鼠的大脑中进行连续传代[44]。HCoV-OC43 感染的临床特征
似乎与 HCoV-229E 引起的特征相似，在症状上与其他呼吸道病原体（如 A 型流感病毒和
鼻病毒）的感染没有区别。

HCoV-229E 和 HCoV-OC43 均在全球范围内分布，10%～30%的普通感冒是由它们引
起的，感染高峰期在冬季[4]。这两种病毒的潜伏期通常少于 1 周，病程约 2 周。虽然人群
中感染个体通常只会出现轻度普通感冒，但对于新生儿、老年人和有基础疾病的患者其可
能会引起较严重的下呼吸道感染[45]。

二、SARS-CoV

SARS-CoV 属于 β 属冠状病毒 B 亚群（group 2b β-coronavirus），是导致严重急性呼吸

综合征（SARS），也称 "非典型肺炎（atypical pneumonia）"的病原体。SARS-CoV 最早是 2003 年从 1 名受感染的 53 岁的中国香港男性居民的肺活检样本及 1 名 42 岁的女性感染者的鼻咽抽吸物样本中培养出来的[46]。不同于上述已发现的两种感染人的冠状病毒（HCoV-229E 和 HCoV-OC43），SARS 的传染性强，病死率高，呈现典型的群体发病特征，在医院内和家庭内的传播导致密切接触患者的医务人员和家属聚集性发病。2002 年 11 月 16 日，在广东佛山发现首例病例，随后 SARS 扩散到广东省外，经香港的 1 例来自广州的输入性 SARS 患者（1 名 65 岁的医师）拉开了全球暴发流行的序幕，并在短时间内传播至 32 个国家和地区，最终导致全球 8098 人感染，其中死亡 774 例，死亡率达 9.6%[47, 48]。60 岁以上的人死亡率接近 50%[49]。流行病学统计分析显示，SARS-CoV 感染后通常具有 4～7 天的潜伏期，病毒载量的峰值出现在发病后第 10 天左右[50]。SARS-CoV 主要是由呼吸道飞沫在相对较近的距离上传播的[51]。除了超级传播者（super-spreader），每个病例平均会传染 2～4 人[52]。

SARS 的典型临床表现是病毒性肺炎伴有快速呼吸恶化[53]。发热、寒战、肌痛、不适和干咳是主要表现的症状，而流涕和咽喉痛较少见。临床恶化通常发生在发病 1 周以后，常伴有水样腹泻[54]。胸部 X 线片通常显示出毛玻璃样浑浊和局灶性实变，尤其是在肺下部区域的周边和胸膜下区域。实验室常规检查显示淋巴细胞减少、肝功能紊乱和肌酸激酶升高是常见现象。此外，在 SARS 患者中还观察到弥漫性肺泡损伤、上皮细胞增殖和巨噬细胞增多[51]。20%～30% 的患者需要重症监护和机械通气。腹泻是最常见的肺外表现，其次是肝功能不全。严重的病例会发生多器官受累（胃肠道、肝、肾等）的情况，并通常伴有细胞因子风暴，这在免疫功能低下的患者中可能是致命的。

三、HCoV-NL63 和 HCoV-HKU1

HCoV-NL63 是在 2004 年年末从荷兰阿姆斯特丹的 1 名患有毛细支气管炎和结膜炎的 7 个月大儿童的鼻咽抽吸物中分离出来的[55]。随后其在各个国家相继被发现，表明其感染具有世界性流行的特点，并且很可能在人类中传播了数百年[56, 57]。HCoV-NL63 感染患者的症状和体征与 HCoV-229E 和 HCoV-OC43 感染患者特点相似，最初发现它只是引起幼儿、老年人和免疫功能低下患者的呼吸系统疾病，常见症状有发热、咳嗽和流涕等[56]。但一些情况下也会出现严重的下呼吸道感染，如细支气管炎、细支气管内膜炎[58]。还有研究表明，HCoV-NL63 感染还与哮吼（croup）有关[59]。哮吼的患儿表现为咽炎、咽喉痛和声音嘶哑，需要考虑住院治疗。有报道称 HCoV-NL63 感染占常见呼吸道疾病的 1%～9%，高峰发生在冬、春及初夏[4, 57]。此外，在不少患者体内存在 HCoV-NL63 和其他呼吸道病毒（如甲型流感病毒、呼吸道合胞病毒、副流感病毒和人间质肺炎病毒等）混合感染的情况，这类患者更有可能需要住院治疗，表明混合感染会加重疾病的严重程度。同时，混合感染也增加了病毒与病毒之间发生基因重组的概率。2006 年，荷兰阿姆斯特丹大学医学中心研究人员就指出流行的 HCoV-NL63 可能是由猪流行性腹泻病毒（PEDV）和祖先 HCoV-NL63 毒株之间的重组事件引起的[60]。

2005 年，从 1 名由深圳返回香港因肺炎和细支气管炎而住院的 71 岁男子的鼻咽抽吸物中分离出了另一种新的冠状病毒，该病毒被命名为 HCoV-HKU1[61]。HCoV-HKU1 感染的发生率在冬季最高。各研究报道检测人群中发病率约为 0.9%（0~4.4%）[62]。与 HCoV-NL63、HCoV-229E 和 HCoV-OC43 类似，HCoV-HKU1 在世界范围内多个国家均有发现，较多引起自限性上呼吸道和下呼吸道轻度感染。只有极少数重症肺炎患者和个别死亡病例的报道[63]。对于上呼吸道感染，大多数患者会出现发热、流涕和咳嗽；对于下呼吸道感染，发热、排痰性咳嗽和呼吸困难是常见的症状。虽然 HCoV-HKU1 在儿童中的临床症状相对较轻，但 HCoV-HKU1 感染患者中有较高的癫痫发作率[64]。

四、MERS-CoV

中东呼吸综合征冠状病毒（MERS-CoV）是中东地区特有的新型人畜共患病病原体。MERS-CoV 是 β-冠状病毒 2C 亚群的成员，其最初是 2012 年在沙特阿拉伯吉达因严重呼吸系统疾病死亡的 60 岁患者的肺中分离出来的[65]。尽管世界上的绝大多数病例发生在阿拉伯半岛及其附近的国家/地区，但多个中东地区以外的国家都报告了输入性病例。全球范围内，约 40% 的病例与医院内感染暴发有关[66]。2015 年 5 月，韩国发生了中东地区以外最大规模的中东呼吸综合征（MERS）暴发事件。该暴发与 1 名 68 岁的男子从阿拉伯半岛返回有关，最终导致 186 例病例确诊。MERS-CoV 感染的潜伏期为 2~14 天。临床表现范围从无症状到严重的肺炎，并伴有急性呼吸窘迫、败血症性休克和导致死亡的肾衰竭[66, 67]。大多数 MERS 患者会出现严重的呼吸道疾病，伴有发热、咳嗽和呼吸急促的症状。该病致死率非常高，每 10 例报告的 MERS 患者中约有 3 例或 4 例死亡。典型的急性进程以发热、咳嗽、畏寒、咽痛、肌痛和关节痛开始，接着出现呼吸困难，并快速进展至肺炎[67]。约 1/3 的患者出现胃肠道症状，如腹泻和呕吐。不同于上述发现的几种感染人的冠状病毒，急性肾损伤是 MERS-CoV 引起的疾病的一个最显著的特征[68]。75% 的 MERS 患者合并有其他基础疾病，这类患者往往有更严重的疾病和更高的死亡率[69]。有研究报道，60 岁以上的患者死于感染的可能性（45.2%）高于年轻患者（20%）[66, 70]。根据世界卫生组织（WHO）统计，截至 2020 年 1 月，全球报告了实验室确诊的病例超过 2500 例，来自 27 个国家，死亡率高达 34.4%，这使 MERS-CoV 成为人类疾病史上已知的最具破坏力的病毒之一。

五、SARS-CoV-2

自 2019 年 12 月中下旬以来，在人群中相继出现的多起不明原因肺炎病例引起了中国乃至世界的关注。2020 年 1 月初，中国几个研究小组相继发现导致该肺炎的病原体是一种全新的 β 属冠状病毒[71-73]。冠状病毒感染再次引起全球关注。2020 年 1 月 12 日，WHO 将该病毒临时命名为 "2019 新型冠状病毒"（2019-nCoV）。2020 年 2 月 11 日，WHO 将新型冠状病毒肺炎正式命名为 "冠状病毒病 2019"（coronavirus disease 2019，COVID-19）。国际病毒分类委员会（The International Committee on Taxonomy of Viruses，ICTV）的冠状病毒研究小组则将该病毒命名为 "严重急性呼吸综合征冠状病毒 2"（SARS-CoV-2）。由于其传播速度快、疾病程度严重，WHO 于 2020 年 3 月 11 日定性 COVID-19 为全球大流行。

截至 2020 年 8 月 31 日，全球共报告来自 200 多个国家和地区的累计确诊 COVID-19 病例超过 2500 万人，全球累计死亡超过 84 万人，死亡率约 3.4%。基于法国患者的影像学资料回顾性分析，来自法国东北部科尔马的一组研究人员报道法国境内最早的 SARS-CoV-2 感染病例可追溯到 2019 年 11 月 16 日至 18 日[74]。这是目前世界上报道最早的一批 COVID-19 病例。

已有的研究表明，SARS-CoV-2 感染的临床表现多样，包括无症状携带（仅核酸阳性，无临床症状）、急性呼吸道疾病（有呼吸道症状，但无肺部影像学改变）及不同程度的肺炎（呼吸道症状及肺部影像学改变）[75]。与另外两种高致病性感染人冠状病毒（SARS-CoV 和 MERS-CoV）相比，虽然 SARS-CoV-2 的病死率较低，但传播性强。研究统计，每个感染病例平均可以传播给 2.2～4.7 人[76]。基于早期的几例家庭或医院聚集性暴发事件的流行病学调查数据显示，SARS-CoV-2 的无症状感染者具有将病毒传染给其他人的可能性[77]。

发热、咳嗽和呼吸困难是最常见的症状，严重者可迅速发展为急性呼吸窘迫综合征[78]。在肺炎患者中，胸部影像学最常见的特征是双侧肺受累的毛玻璃样浑浊。一些患者可出现腹泻等肺外疾病表现[78]。总体上，成人感染率最高，但新生儿、儿童及老年患者感染并不少见。在临床上，老年和男性患者比年轻或女性患者更有可能被送入重症监护病房（ICU）治疗，而且死亡的可能性更大[79, 80]。具有基础性合并症（包括慢性心脏病、非哮喘性慢性肺部疾病、慢性肾脏病、肝病和肥胖症）会导致更高的医院死亡率[79]。

将 SARS-CoV-2 与其他 6 种感染人的冠状病毒进行比较（表 1-3）可以发现：①7 种感染人的冠状病毒的潜伏期和病程很相似；②COVID-19 的疾病严重程度介于两种高致病性冠状病毒（SARS-CoV 和 MERS-CoV）与另外 4 种冠状病毒（HCoV-229E、HCoV-OC43、HCoV-HKU1 和 HCoV-NL63）感染之间；③虽然粪口传播途径还有待进一步证实，但是，SARS-CoV-2 和

表 1-3 感染人冠状病毒的临床症状及流行病学特征比较[4, 83]

	HCoV-229E	HCoV-OC43	SARS-CoV	HCoV-NL63	HCoV-HKU1	MERS-CoV	SARS-CoV-2
分类	α-冠状病毒	β-冠状病毒 A 亚群	β-冠状病毒 B 亚群	α-冠状病毒	β-冠状病毒 A 亚群	β-冠状病毒 C 亚群	β-冠状病毒 B 亚群
潜伏期	2～5 天	2～5 天	2～11 天	2～4 天	2～4 天	2～14 天	3～7 天
传播途径	呼吸道飞沫、接触传播	呼吸道飞沫、接触传播	呼吸道飞沫、接触传播	呼吸道飞沫、接触传播	呼吸道飞沫、接触传播	呼吸道飞沫、接触传播	呼吸道飞沫、接触传播
死亡率	N/A	N/A	9.6%	N/A	N/A	34.4%	3.4%*
临床症状	头痛、流涕、打喷嚏、咽喉痛、发热和咳嗽	头痛、流涕、打喷嚏、咽喉痛、发热和咳嗽	发热、肌痛、头痛、干咳、呼吸困难、腹泻	咳嗽、鼻漏、呼吸急促、发热、惊厥	发热、流涕、咳嗽、呼吸困难	发热、咳嗽、寒战、咽喉痛、关节痛、呼吸困难、肺炎、腹泻、呕吐及急性肾功能损害	发热、干咳、呼吸困难、肌肉酸痛、头痛、腹泻
流行特征	全球，冬季为感染高峰期	全球，冬季为感染高峰期	2002～2003 年 32 个国家和地区，主要在中国	全球，冬季为感染高峰期	全球，冬季为感染高峰期	主要在中东地区 27 个国家	全球 200 多个国家和地区

*数据基于 2020 年 8 月 31 日的全球确诊病例（25 259 201 例）和死亡人数（846 985 例）计算，即 846 985/25 259 201=3.4%。

其他几种冠状病毒一样，病毒核酸也可以在粪便标本中被检测到；④ SARS-CoV-2 感染的病例中也存在与其他病毒（如甲型流感 H1N1 等）混合感染的情况[81, 82]。由于 SARS-CoV-2 感染发生的季节与季节性流感重叠，且病例的临床表现无差异，鉴于两者均有较强的传染性，在病例的鉴别诊断时，需要考虑混合感染的情况。至于 SARS-CoV-2 是否会像 4 种低致病性感染人冠状病毒一样表现出季节性，还是会像 SARS-CoV 一样不再复返还有待进一步的观察。

第三节　感染人冠状病毒的动物溯源与进化

根据目前的序列数据库分析，所有感染人冠状病毒均具有可能的动物起源：SARS-CoV-2、SARS-CoV、MERS-CoV、HCoV-NL63 和 HCoV-229E 被认为起源于蝙蝠；HCoV-OC43 和 HCoV-HKU1 有可能是源于啮齿动物（图 1-4）。这些病毒的祖先病毒与自然宿主适应良好，无致病性，但在长期的进化过程中，会通过自身基因突变或与其他病毒基因重组形成具有跨物种传播能力的新病毒后而导致人或其他动物发病。本节总结了包括新发的 SARS-CoV-2 在内的 7 种感染人的冠状病毒的起源和进化的当前知识。

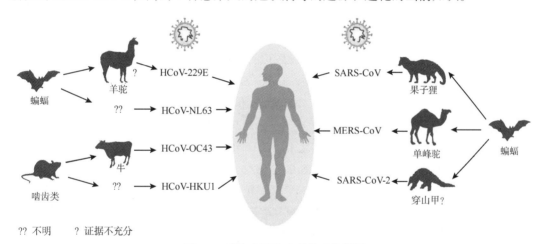

?? 不明　? 证据不充分

图 1-4　感染人冠状病毒的动物溯源

一、SARS-CoV

调查显示，在 SARS 流行初期（2002 年 11 月至 2003 年初），几乎所有的早期患者在患病之前都有动物接触史。SARS-CoV 被鉴定后，SARS-CoV 核酸及抗 SARS-CoV 的抗体在广东省的一个活体动物交易市场的果子狸和动物饲养员身上被发现[84-86]，随后果子狸被大规模捕杀，以防止 SARS 持续暴发。然而，对养殖场和市场上的果子狸进一步的调查显示，养殖场的果子狸并没有被广泛感染，而绝大多数市场里的果子狸却能检测到 SARS-CoV 核酸或者抗 SARS-CoV 抗体阳性[85, 87]，这说明其身上的 SARS 冠状病毒株可能是在过度拥挤和各种动物混杂的市场交易过程中，通过其他动物传给它们的。有研究人员用两个患者来源的 SARS-CoV 分离株感染果子狸，发现果子狸同样会出现明显的临床症状，这说明了尽管果子狸可能是导致 SARS 暴发的人类传染源，但它们不太可能是 SARS 的自然宿主[88]。

蝙蝠是大量导致人畜共患病的新发病毒的重要宿主。随着高通量测序技术的广泛应用和对野生动物物种监测能力的增强，到目前为止，已在蝙蝠身上发现了 200 多种冠状病毒。测序数据分析，蝙蝠整个病毒组中约有 35% 的序列是由冠状病毒组成的[57]。但蝙蝠却很少因为冠状病毒感染而出现症状。这些特征加上中国南方和亚洲其他地区的食品和传统医药市场中有着交易蝙蝠和蝙蝠产品的传统，促使研究人员以蝙蝠为目标寻找 SARS-CoV 的天然宿主。2005 年及随后的几年，不同研究团队在含有抗 SARS-CoV 抗体的菊头蝠（horseshoe bats, genus Rhinolophus）身上发现了与人类 SARS-CoV 相关的病毒，这些病毒与感染人的 SARS-CoV 的总核苷酸序列一致性为 88%～92%[89-91]，它们被命名为 SARS 样冠状病毒（SARS-like coronavirus, SL-CoV）[86, 89]。但是并没有从蝙蝠粪便样本中分离出活的 SL-CoV。直到 2013 年，中国研究团队报道了在中国云南发现的两种新的蝙蝠冠状病毒 RsSHC014 和 Rs3367 的全基因组序列[92]。这两个病毒基因组与人 SARS-CoV-TOR2 株（NC_004718）的总核苷酸序列同源性为 95%，比在中国（88%～92%）和欧洲（76%）先前观察到的任何蝙蝠的 SL-CoV 与 SARS-CoV 的关系都要密切，特别是在刺突蛋白（S 蛋白）的受体结合结构域（RBD）。最重要的是，他们首次从 Vero E6 细胞培养的蝙蝠粪便样本中分离到一株活的 SL-CoV（bat SL-CoV-WIV1），该病毒具有典型的冠状病毒形态，与 Rs3367 具有 99.9% 的序列同源性，并能够使用来自人、果子狸和中国菊头蝠的 ACE2 受体侵入细胞完成病毒有效复制。这项研究提供了 SARS-CoV 起源于蝙蝠的最明确证据。尽管 Rs3367 或 WIV1 在 RBD 和基因组同源性上与 SARS-CoV 空前接近，但与 SARS-CoV 的直系祖先仍有差距[93]。因为中华菊头蝠含有的 SL-CoV，包括上述的 Rs3367，只有一个 ORF8，与果子狸 SARS-CoV 的氨基酸同源性只有 32%～33%。相比之下，2015 年在云南的大菊头蝠体内发现的两个新的 SL-CoV 毒株的 ORF8 与果子狸 SARS-CoV SZ3 有很高的氨基酸同源性（81.3%）[94]。这与从湖北的大菊头蝠分离的毒株 SL-CoV Rf1 较为一致，其 ORF8 与 SZ3 的氨基酸同源性为 80.4%[89]。然而，由于冠状病毒中 RNA 重组非常频繁，尽管进行了约 15 年的搜寻，但仍未在蝙蝠种群中发现 SARS-CoV 的直接祖先。

SL-CoV 具有广泛的地理分布，可能很长一段时间以来都在蝙蝠中盛行。根据 ICTV 标准，只有在欧洲国家、东南亚国家和中国的菊头蝠中发现的毒株才是 SL-CoV 的变异体。来自非洲的蹄蝠病毒与 SARS-CoV 的关系不太密切[95]。一项为期 5 年的纵向研究显示，云南省一个洞穴的蝙蝠种群存在高度多样化的 SL-CoV[92, 96, 97]。这个地方的 SL-CoV 包含了中国其他地方发现的所有遗传多样性并含有形成 SARS-CoV 所需的所有遗传因素。鉴于冠状病毒中 RNA 重组非常频繁，SARS-CoV 很有可能是在这个或其他尚未确定的蝙蝠洞穴中通过蝙蝠 SL-CoV 重组而新出现的[98]。这一假说与先前研究数据显示的 SARS-CoV 的直接祖先出现在 2002 年前是一致的[86]。同时，2017 年的基因组序列重组分析研究也有力地支持了果子狸 SARS-CoV 株 SZ3 是由现有的两个蝙蝠株 WIV16 和 Rf4092 重组而来的假说[96]。目前在蝙蝠中发现的与 SARS-CoV 最接近的 SL-CoV-WIV16（该毒株与上文中讲到的 WIV1 非常相似，它们具有 99% 的序列一致性）可能是通过与另外两种流行的蝙蝠

SL-CoV 株发生重组引起的[96]。病毒中最频繁的重组位点在 S 基因内部[其编码包含受体结合结构域（RBD）的 S 蛋白]及其上游的 ORF8 基因（其编码辅助蛋白）。其中，ORF8 基因是一个高度可变的基因，研究发现不同宿主来源的 SARS-CoV 和 SL-CoV 之间存在显著差异。来自果子狸和 2002～2003 年大流行早期的分离株含有单一的长 ORF8 基因，而在来自大流行中晚期的人类 SARS-CoV 分离株中，ORF8 则被中断为两个，即 ORF8a 和 ORF8b，这是因为病毒跨越物种传播给人类后获得了 29 个核苷酸的缺失[86, 99]。研究进一步发现，在中华菊头蝠和大菊头蝠来源的 SL-CoV 的 ORF8 区域附近存在潜在的重组位点，所以推测果子狸 SARS-CoV 的祖先病毒很可能是通过重组获得了 ORF8[94]。由于云南省在 SARS 暴发期间并没有发现 SARS 病例，研究者基于以上证据推测 SARS-CoV 的直接祖先是通过蝙蝠内重组产生的，然后传播给饲养的果子狸或其他哺乳动物。当感染病毒的果子狸被运送到广东市场时，病毒在潮湿市场的果子狸中传播，并获得进一步的变异，然后蔓延至人类[98]。

二、MERS-CoV

与 SARS 不同的是，流行病学调查发现，早期的 MERS 病例大多与单峰驼有过接触，所以研究人员认为人的感染有可能与骆驼有关。随后的多项研究发现，MERS-CoV 特异性抗体在中东、非洲和亚洲的骆驼中普遍存在[100, 101]。甚至在 1983 年采集的骆驼血清样本中检测到 MERS-CoV 抗体，表明 MERS-CoV 至少在 30 年前就存在于骆驼体内[101]。血清中和试验表明，MERS-CoV 呈阳性的骆驼血清可以完全中和人类 MERS-CoV 株，这表明从人和骆驼分离出的 MERS-CoV 在抗原上彼此相似[102]。而更令人信服的证据是在沙特阿拉伯附近的骆驼和人类病例中发现了几乎相同的 MERS-CoV 毒株（基因组一致性＞99%）[102-104]，变异主要发生在 S、ORF4b 和 ORF3 基因区域[102]。在其中一项研究中，人类病例与一只被感染的骆驼有直接接触，同时从该患者与被感染骆驼身上分离出了相同的病毒[104]，进一步表明骆驼是 MERS-CoV 的直接宿主。受感染的骆驼不仅通过呼吸道途径，也通过粪–口途径传播病毒，这也是蝙蝠传播病毒的主要途径。另外，由于许多确诊的 MERS 病例在症状发作之前并没有与骆驼接触的历史[105]，因此是否存在涉及其他的携带 MERS-CoV 的动物的未知传播模式还有待进一步的调查。

那么导致人与骆驼感染的 MERS-CoV 毒株的自然宿主是什么呢？基因组序列分析表明，MERS-CoV 与先前发现的两种蝙蝠冠状病毒 CoV-HKU4 和 CoV-HKU5 高度相关[106]，同属于 β-冠状病毒 C 亚群成员，这些病毒的 ORF1ab 与 MERS-CoV 的 ORF1ab 高度相似，但它们的 S 蛋白高度不同。CoV-HKU4 和 MERS-CoV 利用相同的宿主受体二肽基肽酶 4（DPP4）侵入细胞。目前，在两个蝙蝠科（Vespertilonidae 和 Nycteridae）的至少 14 种蝙蝠中发现了 MERS 相关的冠状病毒（Middle East respiratory syndrome-related coronavirus，MERSr-CoV）。但尚未在野生蝙蝠身上发现 MERS-CoV。基于已发现的人和骆驼的 MERS-CoV 及蝙蝠 MERSr-CoV 毒株的编码区的系统发育分析结果支持 MERS-CoV 起源于蝙蝠的假设[98]。然而，这些 MERSr-CoV 都不是 MERS-CoV 的直接祖先，因为它们的 S 蛋白与人和骆驼的 MERS-CoV 的 S 蛋白有很大的不同（一致性为 45%～65%），辅助蛋白

（ORF3、ORF4a、ORF4b 和 ORF5）变异也很大。这表明这些基因在它们的自然宿主中发生了实质性进化。MERS-CoV 和与之最接近的蝙蝠病毒 CoV-HKU25 的基因组只有 87% 的核苷酸序列同源性[107, 108]，说明蝙蝠可能不是 MERS-CoV 的直接宿主，可能还有其他尚未被识别的在自然界中传播的病毒导致 MERS-CoV 在人和骆驼中出现。

三、SARS-CoV-2

世界各地的研究团队正推动有关 SARS-CoV-2 起源的独立调查，他们尝试通过建模、细胞研究和动物实验努力阐明 SARS-CoV-2 是何时、何地及如何进入人体。但目前积累的有效证据还不足以揭示该病毒的真正源头及中间宿主。

如前所述，蝙蝠是多种冠状病毒的天然宿主。最初的一项研究发现 SARS-CoV-2 的基因组与 SARS-CoV（约 79%）、MERS-CoV（约 50%）的同源性较低，与浙江舟山的两株蝙蝠冠状病毒株 bat-SL-CoVZC45 和 bat-SL-CoVZXC21 进化关系较近，但是序列一致性均小于 90%，因此，bat-SL-CoVZC45 和 bat-SL-CoVZXC21 不是 SARS-CoV-2 的直接祖先；并且 SARS-CoV-2 的进化分支长度更长，说明 SARS-CoV-2 在进化上出现更晚[109]。研究者通过基因组比对分析，发现来源于中菊头蝠（Rhinolophus affinis）的 CoV RaTG13 毒株是迄今已知的与 SARS-CoV-2 基因组最相近的毒株，两者有 96.2% 的核苷酸同源性[110]，表明蝙蝠很可能是 SARS-CoV-2 的自然界宿主。这个发现得到了其他研究的支持[111]。但是，就像上述 SARS-CoV 和 MERS-CoV 的情况一样，SARS-CoV-2 和 RaTG13 之间的序列差异还是太大（接近 4%，1100 多个不一致的碱基序列）。从进化上讲，它们从同一祖先分支形成这样的差异，需要大约 50 年的时间[112]。所以，不可能是 CoV RaTG13 从蝙蝠直接感染给人，需要通过在进化地位处于蝙蝠和人中间的某一个物种（也可能是多种）作为中间宿主，在中间宿主中进化后才能更适于感染人。目前，有研究团队仍在致力于检索动物的基因组数据库，寻找遗传关系更接近的冠状病毒[112]。一项最新的研究（预印发表）表明新冠病毒 SARS-CoV-2 和来自马来菊头蝠、中菊头蝠及穿山甲的冠状病毒亲缘关系最近，提示 SARS-CoV-2 可能来源于菊头蝠属（Rhinolophus spp.）的蝙蝠携带的冠状病毒[113]。

据早期推测，SARS-CoV-2 的中间动物宿主可能是动物交易市场出售和杀死的野生动物物种，因为许多最初的 COVID-19 病例都与之相关，这表明可能是动物作为直接宿主向人类传播的事件[114]。最近一些基于宏基因组测序的研究表明，濒临灭绝的小型哺乳动物穿山甲（Manis javanica）可能携带与 SARS-CoV-2 相关的祖先冠状病毒[115]。从穿山甲标本中发现的新的冠状病毒基因组与 SARS-CoV-2 具有 85%～92% 的核苷酸序列同源性。它们在系统发育树中分为两个 SARS-CoV-2 相关病毒（SARS-CoV-2-like viruses）子系，其中一个拥有与 SARS-CoV-2 更相似的受体结合结构域（RBD），氨基酸序列一致性为 97.4%。与之形成鲜明对比的是，SARS-CoV-2 和蝙蝠病毒 RaTG13 的 RBD 序列差异更大（89.2%），但是全基因组的序列同源性更高（如前文所述，96.2%）。以前的研究证实，作为进化的驱动力，基因重组事件在 β-冠状病毒中是广泛存在的[116]，那么是否存在这样一种可能，即第三种未知的野生动物物种作为宿主介导了穿山甲 SARS-CoV-2 相关的 β-冠状病毒与

RaTG13 毒株之间重组形成 SARS-CoV-2 后再感染给人类[83]，这也有待考证。

　　总之，目前不能排除穿山甲是 SARS-CoV-2 的中间动物宿主之一的可能性，但也需要更多的证据支持 SARS-CoV-2 来源于穿山甲。SARS-CoV-2 在蝙蝠、穿山甲或其他可能的动物（如蛇、雪貂、犬科和猫科动物）中的进化途径仍有待建立和验证。

四、其他感染人冠状病毒

　　除了上述高致病性或传播能力强的感染人冠状病毒，引起轻症呼吸道疾病的冠状病毒 HCoV-NL63 与 HCoV-229E 也被认为起源于蝙蝠。2010 年有研究人员在美国的三色蝠体内分离出一种新型冠状病毒 Appalachian Ridge CoV（ARCoV.2），此病毒与 HCoV-NL63 亲缘关系接近。分子钟分析显示，两种病毒可能在距今 550 年前由共同祖先分支[117]。后续研究证明，HCoV-NL63 可在三色蝠肺细胞株中复制增殖[93, 117]。2017 年，在非洲的蝙蝠中又鉴定出了 3 种类似 HCoV-NL63 的病毒（BtKYNL63-9a、BtKYNL63-9b 与 BtKYNL63-15）[118]，这些病毒株与 HCoV-NL63 的关系比 ARCoV.2 与其的关系更接近，进一步支持了 HCoV-NL63 的蝙蝠起源。但是这些在蝙蝠中鉴定出的 HCoV-NL63 相关病毒的序列与 HCoV-NL63 序列还有较大差异，提示可能是中间宿主。

　　1967 年发现的 HCoV-229E 似乎也起源于蝙蝠物种。在非洲肯尼亚和加纳进行的监测研究中，在蹄蝠体内发现了与 HCoV-229E 相关的病毒[118, 119]。2007 年，在美国羊驼暴发的呼吸系统疾病中发现了一种新型的 α-冠状病毒，该病毒与 HCoV-229E 的基因组相似性为 92.2%，但与非洲发现的携带 HCoV-229E 相关病毒的蝙蝠在地理上是隔绝的。全基因组测序和系统发育分析将该 α-冠状病毒作为蝙蝠 HCoV-229E 相关病毒和与人类 HCoV-229E 之间的中间体[120]。通过分析更多蝙蝠、羊驼和人类的 HCoV-229E 和 HCoV-229E 相关病毒的序列，可以确定在蝙蝠和羊驼的 HCoV-229E 进化之间及随后在羊驼和人类病毒进化之间发生的基因组的变异[121]。

　　与非洲相比，HCoV-229E 相关冠状病毒的血清抗体阳性的骆驼在阿拉伯半岛更为普遍，通过对 1983～2014 年的样本分析，发现最早的血清阳性样本可以追溯到 1997 年[122]。这些数据都支持这样的观点，蝙蝠 α-冠状病毒充当了 HCoV-229E 的基因库，而骆驼科动物（羊驼和单峰驼）则可能充当将病毒传播给人类的中间宿主，就像 MERS-CoV 一样。进一步分离蝙蝠和骆驼科的 HCoV-229E 相关病毒并开展试验对于剖析这些哺乳动物在 HCoV-229E 进化中的作用至关重要[57]。

　　与以上 5 种起源于蝙蝠的冠状病毒不同的是，HCoV-OC43 和 HCoV-HKU1 很可能起源于啮齿类动物（如鼠）[4, 123, 124]。基于分子进化分析推测，HCoV-OC43 约是在 120 年前从 β-冠状病毒中分化出来的，而后可能以牛为中间宿主传染给人[125]。研究发现牛冠状病毒（BCoV）和 HCoV-OC43 具有 96%的基因组核苷酸一致性，并推测 BCoV 对人类宿主的适应及 BCoV 和其他病毒之间的重组事件可能促进了 HCoV-OC43 的形成并进而造成人类感染[125, 126]。HCoV-HKU1 现存毒株的共同祖先可以追溯至 20 世纪 50 年代初[123]。从人体中分离出来的 HCoV-HKU1 与鼠肝炎病毒（MHV）和大鼠涎泪腺炎病毒（rat sialodacryoadenitis virus）处于同一进化分支，它们与其他啮齿动物相关病毒在遗传上靠近，而与蝙蝠来源的病毒没有关系，因此可以考虑 HCoV-HKU1 与啮齿动物宿主的原始联系[124,127]，但在感染人的过程中是否具有中间宿主尚不清楚。

总之，冠状病毒的溯源是一项复杂且需要持续的工作。目前仅 HCoV-OC43、MERS-CoV 和 SARS-CoV 具有较为完整的从动物宿主到人传播的证据链，而 HCoV-229E、HCoV-NL63 和 HCoV-HKU1 则缺乏可靠的中间宿主的线索。SARS-CoV-2 整个溯源工作还处于起始阶段，虽然初步研究认为与穿山甲有关，但是基于蝙蝠（自然宿主）—其他动物（中间宿主）—人（终宿主）传播与进化的假设仍需要后续研究不断积累的证据来补充和证实。

（韩东升 李金明）

参 考 文 献

[1] Cunningham C H, Stuart H O. Cultivation of the virus of infectious bronchitis of chickens in embryonated chicken eggs. Am J Vet Res, 1947, 8（27）: 209

[2] Hasöksüz M, Kiliç S, Saraç F. Coronaviruses and SARS-COV-2. Turk J Med Sci, 2020, 50（SI-1）: 549-556

[3] Hamre D, Procknow J J. A new virus isolated from the human respiratory tract. Proceedings of the Society for Experimental Biology and Medicine. Society for Experimental Biology and Medicine （New York, N.Y.）, 1966, 121（1）: 190

[4] Su S, Wong G, Shi W, et al. Epidemiology, genetic recombination, and pathogenesis of coronaviruses. Trends Microbiol, 2016, 24（6）: 490-502

[5] Patrick C Y W, Susanna K P L, Carol S F L, et al. Discovery of seven novel mammalian and avian coronaviruses in the genus deltacoronavirus supports bat coronaviruses as the gene source of alphacoronavirus and betacoronavirus and Avian coronaviruses as the gene source of gammacoronavirus and deltacoronavirus. J Virol, 2012, 86（7）: 3995-4008

[6] 王楷成, 庄青叶, 李阳, 等. 新型冠状病毒 2019-nCoV 与动物冠状病毒进化关系分析. 中国动物检疫, 2020, 37（3）: 3-12

[7] Song Z, Xu Y, Bao L, et al. From SARS to MERS, Thrusting Coronaviruses into the Spotlight. Viruses, 2019, 11（1）: 59

[8] Zhao L, Jha B K, Wu A, et al. Antagonism of the interferon-induced OAS-RNase L pathway by murine coronavirus ns2 protein is required for virus replication and liver pathology. Cell Host Microbe, 2012, 11（6）: 607-616

[9] Neuman B W, Kiss G, Kunding A H, et al. A structural analysis of M protein in coronavirus assembly and morphology. J Struct Biol, 2011, 174（1）: 11-22

[10] Cavanagh D, Mawditt K, Sharma M, et al. Detection of a coronavirus from turkey poults in Europe genetically related to infectious bronchitis virus of chickens. Avian Pathol, 2001, 30（4）: 355-368

[11] King A M Q, Adams M J, Carstens E B, et al. Virus Taxonomy: Family - Coronaviridae.San Diego: Elsevier, 2012: 806-828

[12] Nieto-Torres J L, DeDiego M L, Verdia-Baguena C, et al. Severe acute respiratory syndrome coronavirus envelope protein ion channel activity promotes virus fitness and pathogenesis. Plos Pathog, 2014, 10（5）: e1004077

[13] de Diego M L, Álvarez E, Almazán F, et al. A severe acute respiratory syndrome coronavirus that lacks the E gene is attenuated in vitro and in vivo. J Virol, 2007, 81（4）: 1701-1713

[14] Stohlman S A, Lai M M. Phosphoproteins of murine hepatitis viruses. J Virol, 1979, 32（2）: 672-675

[15] Kuo L, Koetzner C A, Hurst K R, et al. Recognition of the murine coronavirus genomic RNA packaging signal depends on the second RNA-binding domain of the nucleocapsid protein. J Virol, 2014, 88（8）: 4451-4465

[16] Desforges M, Desjardins J, Zhang C, et al. The acetyl-esterase activity of the hemagglutinin-esterase protein of human coronavirus OC43 strongly enhances the production of infectious virus. J Virol, 2013, 87（6）: 3097-3107

[17] Cheng P K, Wong D A, Tong L K, et al. Viral shedding patterns of coronavirus in patients with probable severe acute respiratory syndrome. The Lancet, 2004, 363（9422）: 1699-1700

[18] Holmes K V, Williams R K, Shapiro L H, et al. Human aminopeptidase N is a receptor for human coronavirus 229E. Nature, 1992, 357（6377）: 420-422

[19] Raj V S, Mou H, Smits S L, et al. Dipeptidyl peptidase 4 is a functional receptor for the emerging human coronavirus-EMC.

Nature，2013，495（7440）：251-254

[20] Hofmann H，Pyrc K，Lia V D H，et al. Human coronavirus NL63 employs the severe acute respiratory syndrome coronavirus receptor for cellular entry. P Natl Acad Sci USA，2005，102（22）：7988-7993

[21] Amin M，Sorour M K，Kasry A. Comparing the binding interactions in the receptor binding domains of SARS-CoV-2 and SARS-CoV. J Phys Chem Lett，2020，DOI：10.1021/acs.jpclett.0c01064

[22] Szczepanski A，Owczarek K，Bzowska M，et al. Canine respiratory coronavirus，bovine coronavirus，and human coronavirus OC43：receptors and attachment factors. Viruses，2019，11（4）：328

[23] Huang X，Dong W，Milewska A，et al. Human coronavirus HKU1 spike protein uses o-acetylated sialic acid as an attachment receptor determinant and employs hemagglutinin-esterase protein as a receptor-destroying enzyme. J Virol，2015，89（14）：7202

[24] Bertram S，Glowacka I，Müller M A，et al. Cleavage and activation of the severe acute respiratory syndrome coronavirus spike protein by human airway trypsin-like protease. J Virol，2011，85（24）：13363-13372

[25] Bosch B J，Ruurd V D Z，Cornelis A M D H，et al. The coronavirus spike protein is a class i virus fusion protein：structural and functional characterization of the fusion core complex. J Virol，2003，77（16）：8801-8811

[26] Snijder E J，Bredenbeek P J，Dobbe J C，et al. Unique and conserved features of genome and proteome of SARS-coronavirus，an early split-off from the coronavirus group 2 lineage. J Mol Biol，2003，331（5）：991-1004

[27] Plant E P，Dinman J D. The role of programmed-1 ribosomal frameshifting in coronavirus propagation. Front Biosci，2008，13：4873-4881

[28] Subissi L，Imbert I，Ferron F，et al. SARS-CoV ORF1b-encoded nonstructural proteins 12–16：Replicative enzymes as antiviral targets. Antivir Res，2014，101：122-130

[29] Chen Y，Liu Q，Guo D. Emerging coronaviruses：genome structure，replication，and pathogenesis. J Med Virol，2020，92（4）：418-423

[30] Fehr A R，Perlman S. Coronaviruses：an overview of their replication and pathogenesis. Methods Mol Biol，2015，1282：1-23

[31] Qiu Y，Xu K. Functional studies of the coronavirus nonstructural proteins. STEMedicine，2020，1（2）：e39

[32] Wu C，Liu Y，Yang Y，et al. Analysis of therapeutic targets for SARS-CoV-2 and discovery of potential drugs by computational methods. Acta Pharm Sin B，2020，10（5）：766-788

[33] Liu D X，Brierley I，Brown T D. Identification of a trypsin-like serine proteinase domain encoded by ORF 1a of the coronavirus IBV. Adv Exp Med Biol，1995，380：405

[34] Enjuanes L，Almazán F，Sola I，et al. Biochemical aspects of coronavirus replication and virus-host interaction. Annu Rev Microbiol，2006，60（1）：211-230

[35] Sturman L S，Holmes K V. The molecular biology of coronaviruses. Adv Virus Res，1983，28：35-112

[36] Sola I，Mateos-Gomez P A，Almazan F，et al. RNA-RNA and RNA-protein interactions in coronavirus replication and transcription. Rna Biol，2011，8（2）：237-248

[37] Sola I，Almazán F，Zúñiga S，et al. Continuous and discontinuous RNA synthesis in coronaviruses. Annu Rev Virol，2015，2（1）：265-288

[38] Kim D，Lee J，Yang J，et al. The architecture of SARS-CoV-2 transcriptome. Cell，2020，181（4）：914-921

[39] de Haan C A M，Rottier P J M. Molecular interactions in the assembly of coronaviruses. Adv Virus Res，2005，64：165

[40] Bos E C W，Luytjes W，Meulen H V D，et al. The production of recombinant infectious DI-particles of a murine coronavirus in the absence of helper virus. Virology，1996，218（1）：52-60

[41] Siu Y L，Teoh K T，Lo J，et al. The M，E，and N structural proteins of the severe acute respiratory syndrome coronavirus are required for efficient assembly，trafficking，and release of virus-like particles. J Virol，2008，82（22）：11318-11330

[42] Bucknall R A，King L M，Kapikian A Z，et al. Studies with human coronaviruses. Ⅱ. Some properties of strains 229E and OC43. Proceedings of the Society for Experimental Biology and Medicine. Society for Experimental Biology and Medicine（New York，N.Y.），1972，139（3）：722

[43] Woo P C Y，Lau S K P，Tsoi H，et al. Clinical and molecular epidemiological features of coronavirus HKU1-associated community-acquired pneumonia. J Infect Dis，2005，192（11）：1898-1907

[44] McIntosh K，Dees J H，Becker W B，et al. Recovery in tracheal organ cultures of novel viruses from patients with respiratory disease. Proc Natl Acad Sci U S A，1967，57（4）：933-940

[45] Bradburne A F，Bynoe M L，Tyrrell D A. Effects of a "new" human respiratory virus in volunteers. Br Med J，1967，3（5568）：767-769

[46] Peiris J，Lai S T，Poon L，et al. Coronavirus as a possible cause of severe acute respiratory syndrome. The Lancet，2003，361（9366）：1319-1325

[47] Peiris J S，Yuen K Y，Osterhaus A D，et al. The severe acute respiratory syndrome. N Engl J Med，2003，349（25）：2431-2441

[48] Lam C W K，Chan M H M，Wong C K. Severe acute respiratory syndrome：clinical and laboratory manifestations.Clin Biochem Rev，2004，25（2）：121-132

[49] Geller C，Varbanov M，Duval R. Human coronaviruses：insights into environmental resistance and its influence on the development of new antiseptic strategies. Viruses，2012，4（11）：3044-3068

[50] Ye Z W，Yuan S，Yuen K S，et al. Zoonotic origins of human coronaviruses. Int J Biol Sci，2020，16（10）：1686-1697

[51] To K K W，Hung I F N，Chan J F W，et al. From SARS coronavirus to novel animal and human coronaviruses. J Thorac Dis，2013，5（Suppl 2）：S103-S108

[52] Lipsitch M，Cohen T，Cooper B，et al. Transmission dynamics and control of severe acute respiratory syndrome. Science，2003，300（5627）：1966-1970

[53] Vincent C C C，Susanna K P L，Patrick C Y W，et al. Severe acute respiratory syndrome coronavirus as an agent of emerging and reemerging infection. Clin Microbiol Rev，2007，20（4）：660-694

[54] Cheng V C C，Hung I F N，Tang B S F，et al. Viral replication in the nasopharynx is associated with diarrhea in patients with severe acute respiratory syndrome. Clin Infect Dis，2004，38（4）：467-475

[55] van der Hoek L，Pyrc K，Jebbink M F，et al. Identification of a new human coronavirus. Nat Med，2004，10（4）：368-373

[56] Abdul-Rasool S，Fielding B C. Understanding human coronavirus HCoV-NL63. The Open Virol J，2010，4：76

[57] Banerjee A，Kulcsar K，Misra V，et al. Bats and coronaviruses. Viruses，2019，11（1）：41

[58] Arden K E，Nissen M D，Sloots T P，et al. New human coronavirus，HCoV - NL63，associated with severe lower respiratory tract disease in Australia. J Med Virol，2005，75（3）：455-462

[59] van der Hoek L，Sure K，Ihorst G，et al. Croup is associated with the novel coronavirus NL63. Plos Med，2005，2（8）：e240

[60] Pyrc K，Dijkman R，Deng L，et al. Mosaic structure of human coronavirus NL63，one thousand years of evolution. J Mol Biol，2006，364（5）：964-973

[61] Patrick C Y W，Susanna K P L，Chu C，et al. Characterization and complete genome sequence of a novel coronavirus，coronavirus HKU1，from patients with pneumonia. J Virol，2005，79（2）：884-895

[62] Woo P C Y，Lau S K P，Yip C C Y，et al. More and more coronaviruses：human coronavirus HKU1. Viruses，2009，1（1）：57-71

[63] Kupfer B，Simon A，Jonassen C M，et al. Two cases of severe obstructive pneumonia associated with an HKU1-like coronavirus. Eur J Med Res，2007，12（3）：134

[64] Gaunt E R，Hardie A，Class E C J，et al. Epidemiology and clinical presentations of the four human coronaviruses 229E，HKU1，NL63，and OC43 detected over 3 years using a novel multiplex real-time PCR method. J Clin Microbiol，2010，48（8）：2940-2947

[65] Zaki A M，van Boheemen S，Bestebroer T M，et al. Isolation of a novel coronavirus from a man with pneumonia in Saudi Arabia. N Engl J Med，2012，367（19）：1814-1820

[66] Azhar E I，Hui D，Memish Z A，et al. The middle east respiratory syndrome （MERS）. Infect Dis Clin North Am，2019，33（4）：891-905

[67] Assiri A M，Al-Tawfiq J A F，Al-Rabeeah A A F，et al. Epidemiological，demographic，and clinical characteristics of 47 cases of Middle East respiratory syndrome coronavirus disease from Saudi Arabia：a descriptive study. The Lancet Infectious Diseases，2013，13（9）：752-761

[68] Drosten C，Seilmaier M，Corman V M，et al. Clinical features and virological analysis of a case of Middle East respiratory syndrome coronavirus infection. Lancet Infect Dis，2013，13（9）：745-751

[69] Zumla A，Hui D S，Perlman S. Middle East respiratory syndrome. Lancet，2015，386（9997）：995-1007

[70] Ahmed A E. The predictors of 3- and 30-day mortality in 660 MERS-CoV patients. BMC Infect Dis，2017，17（1）：615

[71] Zhu N，Zhang D，Wang D，et al. A novel coronavirus from patients with pneumonia in China，2019. N Engl J Med，2020，382（8）：727-733

[72] Zhou P，Yang X，Wang X，et al. A pneumonia outbreak associated with a new coronavirus of probable bat origin. Nature，2020，579（7798）：270-273

[73] Wu F，Zhao S，Yu B，et al. A new coronavirus associated with human respiratory disease in China. Nature，2020，579（7798）：265-269

[74] New evidence in race to find France's COVID-19 'patient zero'.https：//7news.com.au/travel/coronavirus/new-evidence-in-race-to-find-frances-covid-19-patient-zero-c-104，2020-07-30

[75] Lai C，Liu Y H，Wang C，et al. Asymptomatic carrier state，acute respiratory disease，and pneumonia due to severe acute respiratory syndrome coronavirus 2（SARS-CoV-2）：facts and myths. J Microbiol Immunol Infect，2020，53（3）：404-412

[76] Li Z，Chen Q，Feng L，et al. 2020. Active case finding with case management：the key to tackling the COVID-19 pandemic. The Lancet（British edition），2020，396（10243）：63-70

[77] Furukawa N W，Brooks J T，Sobel J. 2020. Evidence supporting transmission of severe acute respiratory syndrome coronavirus 2 while presymptomatic or asymptomatic. Emerg Infect Dis，2020，26（7）：47

[78] Rodriguez-Morales A J，Cardona-Ospina J A，Gutiérrez-Ocampo E，et al. Clinical，laboratory and imaging features of COVID-19：a systematic review and meta-analysis. Travel Med Infect Di，2020，34：101623

[79] Lewnard J A，Liu V X，Jackson M L，et al. Incidence，clinical outcomes，and transmission dynamics of severe coronavirus disease 2019 in California and Washington：prospective cohort study. BMJ，2020，369：1923

[80] Grasselli G，Zangrillo A，Zanella A，et al. Baseline characteristics and outcomes of 1591 patients infected with SARS-CoV-2 admitted to ICUs of the lombardy region，Italy. JAMA，2020，323（16）：1574-1581

[81] Khaddour K，Sikora A，Tahir N，et al. Case report：the importance of novel coronavirus disease（COVID-19）and coinfection with other respiratory pathogens in the current pandemic. Am J Trop Med Hyg，2020，102（6）：1208-1209

[82] Wu X，Cai Y，Huang X，et al. Co-infection with SARS-CoV-2 and influenza A virus in patient with pneumonia，China. Emerg Infect Dis，2020，26（6）：1324-1326

[83] Ye Z，Yuan S，Yuen K，et al. Zoonotic origins of human coronaviruses. Int J Biol Sci，2020，16（10）：1686-1697

[84] Guan Y，Zheng B J，He Y Q，et al. Isolation and characterization of viruses related to the SARS coronavirus from animals in Southern China. Science，2003，302（5643）：276-278

[85] Tu C，Crameri G，Kong X，et al. Antibodies to SARS coronavirus in civets. Emerg Infect Dis，2004，10（12）：2244-2248

[86] Song H，Tu C，Zhang G，et al. Cross-host evolution of severe acute respiratory syndrome coronavirus in palm civet and human. P Natl Acad Sci Usa，2005，102（7）：2430-2435

[87] Kan B，Wang M，Jing H，et al. Molecular evolution analysis and geographic investigation of severe acute respiratory syndrome coronavirus-like virus in palm civets at an animal market and on farms. J Virol，2005，79（18）：11892-11900

[88] Wu D，Tu C，Xin C，et al. Civets are equally susceptible to experimental infection by two different severe acute respiratory syndrome coronavirus isolates. J Virol，2005，79（4）：2620-2625

[89] Li W，Shi Z，Yu M，et al. Bats are natural reservoirs of SARS-like coronaviruses. Science，2005，310（5748）：676-679

[90] Yuan J，Hon C，Li Y，et al. Intraspecies diversity of SARS-like coronaviruses in Rhinolophus sinicus and its implications for the origin of SARS coronaviruses in humans. J Gen Virol，2010，91（Pt 4）：1058-1062

[91] Ren W，Li W，Yu M，et al. Full-length genome sequences of two SARS-like coronaviruses in horseshoe bats and genetic variation analysis. J Gen Virol，2006，87（Pt 11）：3355

[92] Ge X，Li J，Yang X，et al. Isolation and characterization of a bat SARS-like coronavirus that uses the ACE2 receptor. Nature，2013，503（7477）：535-538

[93] Hu B，Ge X，Wang L，et al. Bat origin of human coronaviruses. Virol J，2015，12（1）：221

[94] Lau S K P，Feng Y，Chen H，et al. Severe acute respiratory syndrome（SARS）coronavirus ORF8 protein is acquired from SARS-related coronavirus from greater horseshoe bats through recombination. J Virol，2015，89（20）：10532-10547

[95] Tong S，Conrardy C，Ruone S，et al. Detection of novel SARS-like and other coronaviruses in bats from Kenya. Emerg Infect Dis，2009，15（3）：482-485

[96] Hu B，Zeng L P，Yang X L，et al. Discovery of a rich gene pool of bat SARS-related coronaviruses provides new insights into the origin of SARS coronavirus. Plos Pathog，2017，13（11）：e1006698

[97] Wang M N，Zhang W，Gao Y T.Longitudinal surveillance of SARS-like coronaviruses in bats by quantitative real-time PCR. 中

国病毒学：英文版，2016，31（1）：78-80

[98] Cui J，Li F，Shi Z L. Origin and evolution of pathogenic coronaviruses. Nat Rev Microbiol，2019，17（3）：181-192

[99] Oostra M，Cornelis A M D H，Peter J M R. The 29-nucleotide deletion present in human but not in animal severe acute respiratory syndrome coronaviruses disrupts the functional expression of open reading frame 8. J Virol，2007，81（24）：13876-13888

[100] Müller M A，Meyer B，Corman V M，et al. Presence of Middle East respiratory syndrome coronavirus antibodies in Saudi Arabia：a nationwide，cross-sectional，serological study. Lancet Infect Dis，2015，15（5）：559-564

[101] Muller M A，Corman V M，Jores J，et al. MERS coronavirus neutralizing antibodies in camels，Eastern Africa，1983-1997. Emerg Infect Dis，2014，20（12）：2093-2095

[102] Chu D，Hui K，Perera R，et al. MERS coronaviruses from camels in Africa exhibit region-dependent genetic diversity. Proc Natl Acad Sci U S A，2018，115（12）：3144-3149

[103] Paden C R，Yusof M F B M，Al Hammadi Z M，et al. Zoonotic origin and transmission of Middle East respiratory syndrome coronavirus in the UAE. Zoonoses Public Hlth，2018，65（3）：322-333

[104] Azhar E I，El-Kafrawy S A，Farraj S A，et al. Evidence for camel-to-human transmission of MERS coronavirus. N Engl J Med，2014，370（26）：2499-2505

[105] Samara E M，Abdoun K A. Concerns about misinterpretation of recent scientific data implicating dromedary camels in epidemiology of Middle East respiratory syndrome （MERS）. mBio，2014，5（4）：e1414-e1430

[106] Lau S K，Li K S，Tsang A K，et al. Genetic characterization of Betacoronavirus lineage C viruses in bats reveals marked sequence divergence in the spike protein of pipistrellus bat coronavirus HKU5 in Japanese pipistrelle：implications for the origin of the novel Middle East respiratory syndrome coronavirus. J Virol，2013，87（15）：8638-8650

[107] Lau S K P，Zhang L，Luk H K H，et al. Receptor usage of a novel bat lineage C betacoronavirus reveals evolution of Middle East respiratory syndrome-related coronavirus spike proteins for human dipeptidyl peptidase 4 binding. J Infect Dis，2018，218（2）：197-207

[108] Luo C，Wang N，Yang X，et al. Discovery of novel bat coronaviruses in South China that use the same receptor as middle east respiratory syndrome coronavirus. J Virol，2018，92（13）：e00116-18

[109] Lu R，Zhao X，Li J，et al. Genomic characterisation and epidemiology of 2019 novel coronavirus：implications for virus origins and receptor binding. The Lancet，2020，395（10224）：565-574

[110] Zhou P，Yang X，Wang X，et al. A pneumonia outbreak associated with a new coronavirus of probable bat origin. Nature，2020，579（7798）：270-273

[111] Paraskevis D，Kostaki E G，Magiorkinis G，et al. Full-genome evolutionary analysis of the novel corona virus （2019-nCoV）rejects the hypothesis of emergence as a result of a recent recombination event. Infect Genet Evol，2020，79：104212

[112] Mallapaty S.Animal source of the coronavirus continues to elude scientists. Nature，elude scientists.Nature，2020，DOI：10.1038/d41586-020-01449-8

[113] Latinne A，Hu B，Olival K J，et al. Origin and cross-species transmission of bat coronaviruses in China. bioRxiv，2020，DOI：10.1101/2020.05.31.116061

[114] Huang C，Wang Y，Li X，et al. Clinical features of patients infected with 2019 novel coronavirus in Wuhan，China. The Lancet，2020，395（10223）：497-506

[115] Lam T T，Shum M H，Zhu H，et al. Identifying SARS-CoV-2 related coronaviruses in Malayan pangolins. Nature，2020，583：282-285

[116] Hon C C，Lam T Y，Shi Z L，et al. Evidence of the recombinant origin of a bat severe acute respiratory syndrome（SARS）-like coronavirus and its implications on the direct ancestor of SARS coronavirus. J Virol，2008，82（4）：1819-1826

[117] Huynh J，Li S，Yount B，et al. Evidence supporting a zoonotic origin of human coronavirus strain NL63. J Virol，2012，86（23）：12816-12825

[118] Tao Y，Shi M，Chommanard C，et al. Surveillance of bat coronaviruses in kenya identifies relatives of human coronaviruses NL63 and 229E and their recombination history. J Virol，2017，91（5）：e01953-16

[119] Pfefferle S，Oppong S，Drexler J F，et al. Distant relatives of severe acute respiratory syndrome coronavirus and close relatives of human coronavirus 229E in bats，Ghana. Emerg Infect Dis，2009，15（9）：1377-1384

[120] Crossley B M，Mock R E，Callison S A，et al. Identification and characterization of a novel alpaca respiratory coronavirus most

closely related to the human coronavirus 229E. Viruses，2012，4（12）：3689-3700

[121] Corman V M，Baldwin H J，Tateno A F，et al. Evidence for an ancestral association of human coronavirus 229E with bats. J Virol，2015，89（23）：11858-11870

[122] Corman V M，Eckerle I，Memish Z A，et al. Link of a ubiquitous human coronavirus to dromedary camels. P Natl Acad Sci Usa，2016，113（35）：9864-9869

[123] Forni D，Cagliani R，Clerici M，et al. Molecular evolution of human coronavirus genomes. Trends Microbiol，2016，25（1）：35-48

[124] Corman V M，Muth D，Niemeyer D，et al.Hosts and Sources of Endemic Human Coronaviruses.Adv Virus Res，2018，100：163-188

[125] Vijgen L，Keyaerts E，Moës E，et al. Complete genomic sequence of human coronavirus OC$_{43}$：molecular clock analysis suggests a relatively recent zoonotic coronavirus transmission event. J Virol，2005，79（3）：1595-1604

[126] Kin N，Miszczak F，Diancourt L，et al. Comparative molecular epidemiology of two closely related coronaviruses，bovine coronavirus（BCoV）and human coronavirus OC43（HCoV-OC43），reveals a different evolutionary pattern. Infect Genet Evol，2016，40：186-191

[127] Wang W，Lin X，Guo W，et al. Discovery，diversity and evolution of novel coronaviruses sampled from rodents in China. Virology，2015，474：19-27

第二章

SARS-CoV-2 的生物学特性

　　SARS-CoV-2 是一种基因组大小约 30kb 的单股正链 RNA 病毒，属于冠状病毒科，β 冠状病毒属。病毒颗粒呈圆形或椭圆形，直径为 60～140nm。基因组 RNA 和核衣壳蛋白组成病毒的核衣壳。核衣壳包被在磷脂双层膜内，病毒的刺突蛋白、膜蛋白和包膜蛋白嵌入磷脂双层膜中。病毒的基因组序列为 5′UTR-ORF1a/b-结构蛋白基因-3′UTR。两端为非编码区，中间为非结构蛋白编码区和结构蛋白编码区。非结构蛋白编码区编码 16 种非结构蛋白，结构蛋白编码区主要编码刺突蛋白（S 蛋白）、膜蛋白（M 蛋白）、包膜蛋白（E 蛋白）和核衣壳蛋白（N 蛋白）4 种主要结构蛋白，另外嵌套在 3′端基因组中的一系列基因编码辅助蛋白。SARS-CoV-2 的基因组序列与严重急性呼吸综合征冠状病毒（severe acute respiratory syndrome coronavirus，SARS-CoV）、中东呼吸综合征冠状病毒（Middle East respiratory syndrome coronavirus，MERS-CoV）相差较大，序列同源性分别为 79% 和 50%。SARS-CoV-2 对紫外线和热敏感，在 56℃下加热 30 分钟可失活，对脂溶性消毒剂敏感，但氯己定不能有效灭活病毒。体外分离培养时，接种 SARS-CoV-2 96 小时后即可观察到人呼吸道上皮细胞的细胞病变作用。SARS-CoV-2 利用血管紧张素转换酶 II（angiotensin-converting enzyme 2，ACE2）受体进入宿主细胞，经历吸附、穿入、脱壳、生物合成、装配与释放的过程，在宿主细胞内完成一个复制周期。由于机体的抵抗力、入侵病毒的毒力和数量不同，不同感染者表现出的病毒感染后的临床表现不同。SARS-CoV-2 感染人体后的平均潜伏期为 3～7 天，然后出现以发热、干咳、乏力为主的临床表现，但也有少数感染者始终处于无症状感染状态。病毒侵入人体后，机体迅速启动免疫应答对抗病毒的入侵，固有免疫是机体抵抗病毒感染的第一道防线，而适应性免疫则是机体清除病毒感染及防止再次感染的重要武器。然而，在病毒与人体免疫系统的相互作用过程中，病毒可引起宿主细胞损伤和凋亡，并且诱发免疫应答来损伤机体。病毒可通过促炎性细胞因子的免疫病理作用、抗体介导的免疫病理作用及细胞介导的免疫病理作用等引起机体的免疫病理损伤。此外，SARS-CoV-2 可能通过严格的细胞内寄生、高突变率、降低抗原提呈物的表达及抑制干扰素诱导等机制逃避机体的免疫应答。

　　全面了解 SARS-CoV-2 的生物学特点及病毒与人体免疫系统之间的相互作用是破译病毒的感染机制、制定有效的防治策略和研发有效的治疗药物的基础。因此，本章结合已有的对冠状病毒的认识及对 SARS-CoV-2 的最新研究，重点讨论 SARS-CoV-2 的生物学性状、感染性、抗病毒免疫及致病机制等内容，旨在为后续的疫情防控和临床治疗提供理论支撑。

SARS-CoV-2 在全球范围内大规模流行，人们迫切需要全面了解 SARS-CoV-2 这一新病毒的生物学特性，并以此为基础对其进行有效防控及研发有效治疗策略。本章主要从生物学性状、病毒的感染性、抗病毒免疫及致病机制 4 个方面对 SARS-CoV-2 的生物学特性进行系统介绍。

第一节　SARS-CoV-2 的生物学性状

SARS-CoV-2 属于冠状病毒科，β 冠状病毒属，是一种单股正链 RNA 病毒。本节主要从病毒的形态结构、理化特性、基因组结构、编码蛋白及培养特性 5 个方面介绍 SARS-CoV-2 的生物学性状。

一、SARS-CoV-2 的形态结构

SARS-CoV-2 病毒颗粒在电镜下呈圆形或椭圆形，直径为 60～140nm[1]。基因组 RNA 和磷酸化 N 蛋白相互缠绕组成螺旋对称的核衣壳。核衣壳包被在磷脂双层膜内，表面被形如花冠的 S 蛋白所覆盖，M 蛋白和 E 蛋白位于病毒包膜中的 S 蛋白之间（图 2-1）。病毒基因组为单股正链 RNA，基因组 5′端有帽状结构，3′端有多聚 A 尾，还包含两个侧翼非翻译区（untranslated regions，UTR）和整段编码多聚蛋白的开放阅读框（open reading frame，ORF）[2]。

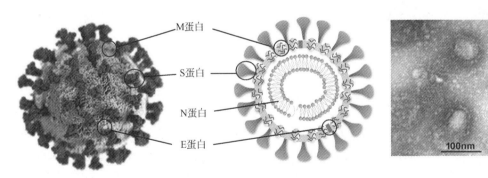

图 2-1　SARS-CoV-2 的形态结构图

二、SARS-CoV-2 的理化特性

与 SARS-CoV 和 MERS-CoV 类似，SARS-CoV-2 对紫外线和热敏感，在 56℃下加热 30 分钟即可失活，病毒的包膜含脂质成分，故病毒对乙醚、75%乙醇、氯、过氧乙酸和氯仿等脂溶性消毒剂敏感，但氯己定不能有效灭活病毒[3]。

研究显示，冠状病毒可以在不同物体的表面持续存活 2 小时至 9 天[4]。随着温度升高至 30℃及以上，冠状病毒的存活时间变短，而在室温条件下，病毒在 50%湿度比在 30%

湿度环境中存活时间长。SARS-CoV-2 在气溶胶中可持续存活 3 小时，其在塑料和不锈钢表面存活时间比在铜和纸板上更长。SARS-CoV-2 在塑料和不锈钢上的半衰期分别为 5.6 小时和 6.8 小时，72 小时后检测，虽病毒滴度下降，但仍可检测到活病毒[5]。在铜表面，4 小时后未检测到存活的 SARS-CoV-2；在纸板上，24 小时后未检测到存活的 SARS-CoV-2[5]。阳光可以迅速灭活唾液中的 SARS-CoV-2，实验模拟病毒暴露于夏至日北纬 40°海平面处晴天时的日光下，在模拟唾液中 90%的 SARS-CoV-2 需要 6.8 分钟被灭活；在强度较低的冬至日的阳光下，在模拟唾液中 90%的病毒则需要 14.3 分钟被灭活[6]。

三、SARS-CoV-2 基因组结构

SARS-CoV-2 是单股正链 RNA 病毒，基因组大小约为 30kb，是基因组较大的 RNA 病毒。上海市公共卫生临床中心在美国国家生物技术信息中心（National Center for Biotechnology Information，NCBI）GenBank 序列数据库（http：//www.ncbi.nlm.nih.gov/genbank）中上传了第一个 SARS-CoV-2 基因组数据（Genbank MN908947）[7]，测序结果显示，SARS-CoV-2 含有 29 903 个核苷酸，编码 9860 个氨基酸（图 2-2）。基因组序列为 5′UTR-ORF1a/b-结构蛋白基因-3′UTR。两端为非编码区，中间为非结构蛋白编码区和结构蛋白编码区。非结构蛋白编码区主要包括 ORF1a 和 ORF1b 基因，约占基因组全长的 2/3，编码 16 个非结构蛋白（non-structural protein，nsp），即 nsp1～16。结构蛋白编码区主要编码 S 蛋白、E 蛋白、M 蛋白和 N 蛋白，另外嵌套在 3′端基因组中的一系列基因编码辅助蛋白[8]。在氨基酸水平上，SARS-CoV-2 与 SARS-CoV 非常相似，但也有一些显著差异，如 ORF8a 辅助蛋白只存在于 SARS-CoV 中，而不存在于 SARS-CoV-2 中。此外，ORF3b 编码的辅助蛋白在 SARS-CoV 中为 154 个氨基酸，而在 SARS-CoV-2 中只有 22 个氨基酸。

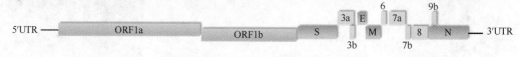

图 2-2　SARS-CoV-2 基因组结构示意图

中国疾病预防控制中心的研究人员通过对 9 例确诊 COVID-19 患者的支气管肺泡灌洗液样本和培养的分离物进行高通量测序（high-throughput sequencing，HTS），结果显示 9 例患者 SARS-CoV-2 的 10 个基因组序列极为相似，序列间高度保守，序列同源性达 99.98%以上，少量序列间差异可能是早期病毒在人群传播过程中产生适应性突变导致。根据分子进化遗传学分析（molecular evolutionary genetics analysis，MEGA）得出的基于全基因组的系统进化树结果表明，SARS-CoV-2 与 MERS-CoV、蝙蝠来源的 SARS 样冠状病毒（SARS-like coronavirus，SL-CoV）和 SARS-CoV 处于同一 β-冠状病毒演化支。SARS-CoV-2 与蝙蝠来源的 SL-CoV 在系统进化树中为平行关系，而 SARS-CoV 则由蝙蝠来源的 SL-CoV 进化而来，这表明 SARS-CoV-2 在基因组序列方面更接近蝙蝠来源的 SL-CoV。SARS-CoV-2 与两种蝙蝠来源的 SL-CoV bat-SL-CoVZC45 和 bat-SL- oVZXC21 的序列同源性为 89.1%[9]，而与蝙蝠 CoV RaTG13 同源性最高，达到 96%[7]。SARS-CoV-2 与 SARS-CoV、

MERS-CoV 相差较大，序列同源性分别仅为 79% 和 50%[7]。

四、SARS-CoV-2 编码蛋白

SARS-CoV-2 病毒颗粒外包脂质双层膜，膜表面有 3 种糖蛋白，分别为 S 蛋白、E 蛋白和 M 蛋白。病毒核衣壳内最重要的蛋白为 N 蛋白。此外，病毒的基因组还编码多种非结构蛋白和辅助蛋白，以下围绕病毒编码的结构蛋白、非结构蛋白、辅助蛋白对 SARS-CoV-2 的编码蛋白进行详细介绍。

（一）结构蛋白

SARS-CoV-2 的结构蛋白主要包括 4 种，即 S 蛋白、E 蛋白、M 蛋白和 N 蛋白，下面将依次阐述。

1. S 蛋白 是一类较大的三聚体跨膜糖蛋白，其在病毒表面形成特殊的花冠结构，由 S1 与 S2 两个蛋白亚基组成[10]。S1 亚基包含 1 个信号肽、受体结合结构域（receptor binding domain，RBD）和 N 端结构域（N-terminal domain，NTD），可以与细胞受体结合。而 S2 亚基包含融合肽（fusion peptide，FP）、七肽重复序列（heptad repeat，HR）1 和 2、跨膜结构域和胞内结构域，可促进病毒膜与细胞膜融合。SARS-CoV-2 的 S1 蛋白与 SARS-CoV 的 S1 蛋白氨基酸同源性为 66%，而两者 S2 蛋白的氨基酸同源性高达 90%，故与 S1 亚基相比 S2 亚基结构更为保守，针对 SARS-CoV-2 整个 S 蛋白抗原产生的抗体，会出现交叉反应，而针对 S1 蛋白抗原产生的抗体更具特异性[11]。病毒与宿主细胞的膜融合取决于宿主细胞蛋白酶在 S1/S2 和 S2′位点对 S 蛋白的切割，从而导致 S 蛋白活化。S 蛋白的切割可发生于宿主细胞的组成型分泌途径或在病毒进入宿主细胞的过程中，并且对于病毒感染性至关重要[12]。有研究阐明，ferin 蛋白酶可在 S1/S2 位置切割 S 蛋白，并且该切割对于 S 蛋白介导的细胞–细胞融合和病毒进入人肺细胞至关重要，因此可将 ferin 蛋白酶确定为治疗干预的潜在靶标[10]。此外，优化 S1/S2 位点可增加细胞–细胞融合，但不能增加病毒–细胞融合，这表明病毒变异体可增加细胞–细胞扩散能力和潜在毒力改变[10]。RBD 可与宿主细胞表面的特异性受体直接结合，在病毒吸附、侵染细胞的过程中发挥着非常重要的作用。SARS-CoV-2 与 SARS-CoV 的 S 蛋白氨基酸序列相似度为 76.47%，而两种病毒的 RBD（残基 331～524）区域氨基酸序列同源性仅约为 70%[13]。研究发现，与 SARS-CoV-2 和 SARS-CoV 不同，大多数已知的蝙蝠来源的 SL-CoV 在 S 蛋白的 RBD 有两段缺失，但一些云南株如 WIV1 没有这种缺失，可以通过结合 ACE2 而入侵细胞[14]，这可能表明 S 蛋白的 RBD 某段特定序列在病毒与 ACE2 结合、吸附宿主细胞过程中发挥重要作用。因此，S1 亚基的 RBD 可作为抗 SARS-CoV-2 药物和疫苗研发的重要作用靶点。

2. E 蛋白 包含跨膜 α 螺旋结构域和疏水结构域，是病毒包膜组成部分，并参与病毒的组装和释放过程[15]。与 SARS-CoV 相比，SARS-CoV-2 的 E 蛋白序列同源性高达 95%。此外，E 蛋白在 SARS-CoV-2 病毒复制和致病过程中具有功能多样性，并以五聚体结构的形式发挥离子通道作用。

3. M 蛋白 包含 1 个保守结构域和 3 个跨膜结构域，是病毒包膜组成部分，并参与病毒组装和释放过程，M 蛋白与 N 蛋白相互作用包被病毒的基因组 RNA[15, 16]。SARS-CoV-2 的 M 蛋白与 SARS-CoV 的序列同源性高达 91%，并且 SARS-CoV 的 M 蛋白已被证明可诱导细胞凋亡[17]。M 蛋白存在两种构象变化，可对其他结构蛋白（如 S 蛋白、E 蛋白、N 蛋白）的结构稳定和功能表达起重要作用[16]。

4. N 蛋白　可与病毒 RNA 相互缠绕形成病毒核衣壳，维持基因组结构的稳定性，在病毒 RNA 的复制、合成过程中发挥重要作用。同时，N 蛋白在病毒的结构蛋白中所占比例最大，保守程度高。SARS-CoV-2 的 N 蛋白与 SARS-CoV 的序列同源性高达 90%[18]，且

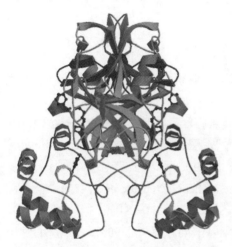

图 2-3　SARS-CoV-2 3CL 水解酶（Mpro）高分率晶体结构图[21]

SARS-CoV-2 的 N 蛋白与抗 SARS-CoV 抗体和抗 MERS-CoV 抗体存在交叉反应[11, 19]。研究表明，SARS-CoV-2 的 N 蛋白可以对抗宿主细胞中抗病毒 RNA 干扰（RNA interference，RNAi）的作用，避免病毒 RNA 在感染细胞中被破坏[20]。

此外，上海科技大学课题组测定的 SARS-CoV-2 3CL 水解酶（Mpro）的高分率晶体结构（PDB ID：6LU7）见图 2-3（见彩图 1）[21]，3CL 水解酶是抗冠状病毒最关键的蛋白之一，其可以切割多聚蛋白 pp1a 和 pp1ab 为 16 种非结构蛋白，研究结果发现，SARS-CoV-2 的 3CL 水解酶与 SARS-CoV 的相似度高达 96%，为开展抗 SARS-CoV-2 药物研究奠定了基础。

（二）非结构蛋白

SARS-CoV-2 的非结构蛋白序列相对比较保守，病毒基因组中的 ORF1a 与 ORF1b 基因编码多聚蛋白 pp1a 和 pp1ab，随后裂解产生 16 种非结构蛋白，这些非结构蛋白被组装为病毒复制酶–转录酶复合物（replicase-transcriptase complex，RTC）参与病毒的复制与转录过程。

SARS-CoV-2 的病毒 RNA 复制转录涉及一系列非结构蛋白，其中 nsp12 是具有依赖于 RNA 的 RNA 聚合酶（RNA-dependent RNA polymerase，RdRp）活性的催化亚基，是参与病毒 RNA 复制的关键酶。在 SARS-CoV 中，nsp12 由 ORF1b 部分序列编码的 932 个氨基酸组成[22]，SARS-CoV-2 的 nsp12 与 SARS-CoV 氨基酸序列同源性高达 96%[23]。nsp12 本身能够以极低的效率进行聚合酶反应，当 nsp12 与 nsp7-nsp8 异二聚体形成复合物后可以显著提高其聚合酶活性[24]。由于其具有缺乏宿主同源物及高度的序列和结构保守性等优势，因此，可将其作为抗病毒药物靶点、病毒进化分析及病毒核酸检测常见的选择区域之一。此外，锌结合解旋酶（helicase，Hel）nsp13 和其他一些与病毒 RNA 修饰相关的酶功能的蛋白，如发挥 RNA 校对功能的 nsp14 和具有尿苷酸特异性内核糖核酸酶活性的 nsp15 等均参与病毒的复制、转录过程。

这些非结构蛋白具有酶的活性，通过与其他非结构蛋白（nsp7～10）结合而进一步调节病毒的复制、转录过程[25]，nsp7 和 nsp8 能与 nsp12 结合进行共定位，nsp8 还具有引物酶活性，nsp9 及 nsp10 具有部分复制酶活性，nsp9 可形成二聚体从而增强与核酸结

合的亲和力等[8]。

除了这些主要的 RNA 复制功能外,其他非结构蛋白还可提高 RTC 的效率。nsp1 被认为是一个主要的冠状病毒毒力因子,它诱导宿主胞内 mRNA 降解,抑制宿主基因表达,并阻断感染细胞的固有免疫反应[26]。nsp2 可能与宿主细胞内环境的改变有关;nsp3 为木瓜样蛋白酶;而 nsp5 包含胰凝乳蛋白酶和主蛋白酶,两者共同裂解多聚蛋白而产生非结构蛋白;nsp4 与 nsp6 共同作用可促进双层膜囊泡(double-membrane vesicle,DMV)形成,在病毒复制早期发挥作用[25]。此外,nsp6 为 6 次跨膜蛋白,可诱导自噬与内质网穿孔[8]。

(三)辅助蛋白

SARS-CoV-2 的 3′端基因组中的一系列基因编码辅助蛋白,包括 ORF3a、ORF6、ORF7a、ORF7b、ORF8 等蛋白,但目前对 SARS-CoV-2 辅助蛋白的研究有限,其功能尚不明确。以前的研究结果表明,SARS-CoV 的 ORF3a 蛋白是一种与核苷酸结合寡聚化结构域样受体蛋白 3(nucleotide-binding oligomerization domain-like receptor protein 3,NLRP3)炎症激活相关的离子通道蛋白。ORF3a 与肿瘤坏死因子受体作用因子 3(tumor necrosis factor receptor-associated factor 3,TRAF3)相互作用,TRAF3 反过来激活含有半胱天冬酶-1 补充结构域的凋亡相关斑点样蛋白(apoptosis-associated speck-like protein containing a caspase-1 recruitment domain,ASC)泛素化,从而激活含半胱氨酸的天冬氨酸蛋白水解酶 1(caspase 1)和促进白细胞介素 1β(IL-1β)成熟[27]。此外,SARS-CoV 的 ORF6 蛋白可与 nsp8 相互作用,一定程度上可以增强 RNA 聚合酶的活性[28]。虽然辅助蛋白并不是病毒在体外复制必需的,但一些辅助蛋白已经被证明在病毒与宿主细胞的相互作用中扮演重要角色,SARS-COV-2 的辅助蛋白是如何参与病毒与宿主之间的相互作用需要进一步的研究。

五、SARS-CoV-2 培养特性

2019 年 12 月 30 日从武汉市金银潭医院 3 例 COVID-19 患者支气管肺泡灌洗液(bronchoalveolar lavage fluid,BALF)中分离得到 SARS-CoV-2[1]。研究人员使用人呼吸道上皮细胞、Vero E6 和 Huh-7 细胞株进行病毒分离,接种 96 小时后即可观察到人呼吸道上皮细胞的细胞病变作用,接种后 6 天,Vero E6 和 Huh-7 细胞系未观察到特异性细胞病变作用。在韩国首例经实验室确诊的 SARS-CoV-2 感染患者发病第 7 天采集其口咽拭子标本,接种于 Vero 细胞,在温度为 37℃、5% 的二氧化碳条件下培养细胞[29]。接种后第 5 天,细胞病变效应仍不明显,故将细胞盲传入 T-25 培养瓶。第一次盲传后 3 天,T-25 培养瓶的整个区域可观察到细胞变圆、从培养瓶壁脱落的细胞病变效应。用 SARS-CoV-2、SARS-CoV 和 MERS-CoV 感染离体的人支气管组织,并分别测定其感染后 24 小时、48 小时、72 小时、96 小时的半数组织培养感染剂量(50% tissue culture infective dose,$TCID_{50}$)。$TCID_{50}$是指能在培养板孔内或试管内引起半数细胞病变或死亡所需要的病毒量,这里的病毒量并非指具体的浓度,而是将原始样品稀释的倍数,用以表征病毒的滴度。感染 SARS-CoV-2 后的 24~96 小时,病毒的 $TCID_{50}$ 从 10^2/ml 迅速增加到 10^4/ml,SARS-CoV-2 在人支气管中的强大复制能力可以解释其在人与人之间的高效传播。此外,SARS-CoV-2 在所有时间

点的复制水平与 MERS-CoV 相似，SARS-CoV-2 在 72 小时和 96 小时处复制能力显著高于 SARS-CoV[30]。在原代人肺泡上皮细胞、外周血单核细胞源性巨噬细胞和人结直肠癌细胞（Caco-2，ATCC-HTB-37）培养时，SARS-CoV-2 的生产性病毒复制仅在 Caco-2 细胞中检测到，在肺泡上皮细胞或巨噬细胞中则未观察到显著的病毒复制[30]。

研究发现，工程细胞株 Vero E6/跨膜丝氨酸蛋白酶（transmembrane protease serine 2，TMPRSS2）对 SARS-CoV-2 感染高度敏感，研究人员将 7 份 SARS-CoV-2 感染者的临床标本（咽拭子或痰）接种于 Vero E6/TMPRSS2 细胞，在感染后的 2～3 天，即有 5 例临床标本的细胞培养出现明显的细胞病变效应，如脱落、漂浮和合胞体形成，并且于感染后 48 小时 Vero E6/TMPRSS2 细胞培养上清中的病毒 RNA 拷贝数比 Vero E6 细胞中的病毒 RNA 拷贝数高约 100 倍，这提示 TMPRSS2 在 SARS-CoV-2 感染中的重要作用，该细胞株在分离培养该病毒方面具有潜在的应用价值[31]。研究显示，SARS-CoV-2 在全分化的人气道上皮细胞培养中可以进行有效复制，感染后 48 小时即达到复制高峰[32]。此外，研究人员首次建立了蝙蝠肠上皮的器官培养，在接种 SARS-CoV-2 后产生了进行性细胞病变效应，在蝙蝠肠道中，SARS-CoV-2 的复制能力很强，接种后 64 小时，培养基中的病毒载量显著增加，而接种相同样本的 Vero E6 细胞则未显示细胞病变效应或病毒载量增加[12]。

第二节　SARS-CoV-2 的感染性

SARS-CoV-2 感染从病毒侵入宿主开始。SARS-CoV-2 在有易感性的活细胞内进行增殖，经历吸附、穿入、脱壳、生物合成、装配与释放过程，完成一个复制周期。与此同时，机体启动固有免疫和适应性免疫应答来对抗病毒入侵。由于机体的抵抗力、入侵病毒的毒力和数量不同，不同感染者表现出的病毒感染后的症状不同，呈现出不同的感染类型。下面将从 SARS-CoV-2 的作用受体及感染机制、SARS-CoV-2 的感染类型两大方面进行详细介绍。

一、SARS-CoV-2 的作用受体及感染机制

细胞表面的 ACE2 受体是 SARS-CoV-2 进入宿主细胞的门户，病毒与受体结合吸附到宿主细胞表面开启了病毒的复制周期，以下将从 SARS-CoV-2 作用受体 ACE2 及病毒的感染机制两个方面详细阐述 SARS-CoV-2 感染宿主细胞的过程。

（一）SARS-CoV-2 的作用受体

ACE2 受体已被证实是介导 SARS-CoV-2 进入宿主细胞的受体。SARS-CoV-2 病毒 S 蛋白和 ACE2 受体的结合方式与 SARS-CoV 相似，但 SARS-CoV-2 与 ACE2 受体的结合亲和力是 SARS-CoV 的 10～20 倍，这也说明了 SARS-CoV-2 更具致病性[33]。ACE2 受体是一种含 805 个氨基酸的 I 型跨膜糖蛋白，其基因位于 X 染色体（Xp22），长约 3.4kb，含有一个单一的胞外催化结构域，其与 ACE 的催化区有 41.8% 的序列一致[34]。ACE2 是 ACE 的同系物，两者是肾素-血管紧张素-醛固酮系统（renin-angiotensin-aldosterone system，

RAAS）中的重要组成部分，在维持心血管内环境稳态，调节血压、体液和电解质的平衡及器官的功能方面具有重要作用。血管紧张素原在肝脏产生，被肾素裂解后形成血管紧张素Ⅰ（angiotensin Ⅰ，Ang Ⅰ），再经 ACE 转化为 Ang Ⅱ。Ang Ⅱ是 RAAS 的主要活性成分，通过与血管紧张素Ⅱ 1 型受体（angiotensin-Ⅱ type 1 receptor，AT1R）结合在促进血管收缩、肾钠重吸收和钾排泄、醛固酮合成、血压升高及炎症和促纤维化途径的诱导等方面发挥作用。ACE2 是 ACE/Ang Ⅱ/AT1R 活性的负性调节因子，其作用机制是将 Ang Ⅱ水解为一种内源性七肽血管紧张素 1-7。血管紧张素 1-7 是一种具有重要生物学作用的血管紧张素家族的终末活性产物，通过与 Mas 受体结合发挥其促进血管舒张、降压、抗炎、抗心肌重构等作用[35]。此外，ACE2 还可将 Ang Ⅰ切割成无活性的血管紧张素 1-9，继而 ACE 将血管紧张素 1-9 进一步水解为具有活性的血管紧张素 1-7。

在人体内，ACE2 受体在肺泡上皮细胞、小肠上皮细胞、近曲小管上皮细胞刷状缘等部位高表达。在肺组织中，0.64% 的肺组织细胞表达 ACE2 受体，其中 80% 以上位于Ⅱ型肺泡上皮细胞[36]。ACE2 受体也大量存在于内脏脂肪细胞，研究显示，与仅患有轻度疾病的患者相比，患有严重疾病患者的体重指数（body mass index，BMI）值明显更高[37]。此外，ACE2 受体存在于所有器官的血管内皮细胞和平滑肌细胞上。皮肤的基底层及口腔和鼻黏膜也表达 ACE2 受体。然而，ACE2 受体却不存在于淋巴组织和肝胆结构中（图 2-4）。与 SARS-CoV-2 相关的 ACE2 受体在不同人群中的表达和功能的遗传背景还不明确。然而，对不同群体 ACE2 受体编码区变异和表达数量性状基因变异的比较分析表明，东亚地区人群的 ACE2 受体组织表达水平高于欧洲人群，表达数量性状基因变异的等位基因频率较高[2]。ACE2 受体在肺中的表达和 SARS-CoV-2 病毒载量随着年龄的增长而增加，这可能解释了在 COVID-19 老年患者中疾病程度较为严重这一现象[38]。年龄的增长被认为是重症 COVID-19 的最强预测因素之一。单细胞转录组学数据显示，ACE2 受体在亚洲男性中的表达率高于亚洲女性，这可能是女性 SARS-CoV-2 感染率和死亡率较男性低的原因之一[39]。

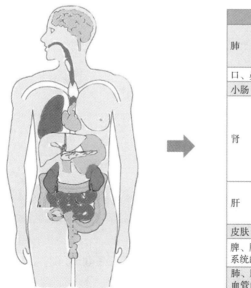

组织		表达量
肺	Ⅰ型肺泡上皮细胞	高表达
	Ⅱ型肺泡上皮细胞	高表达
	支气管上皮细胞	低表达
口、鼻、咽部黏膜	上皮基底层细胞	中度表达
小肠	小肠上皮细胞刷状缘	高表达
肾	肾小球壁上皮细胞	中度表达
	肾小球内皮细胞	不表达
	肾小球系膜细胞	不表达
	近曲小管上皮细胞刷状缘	高表达
	远曲小管上皮细胞	高表达
	集合管上皮细胞	低表达
肝	肝窦内皮细胞	不表达
	肝细胞	不表达
	kunpffer细胞	不表达
皮肤	基底层细胞	中度表达
脾、胸腺、淋巴结和骨髓中，以及免疫系统的细胞（B细胞、T细胞和巨噬细胞）		不表达
肺、肠、肾、大脑、皮肤黏膜等所有器官血管内皮细胞和平滑肌细胞		表达

图 2-4　人体器官中 ACE2 受体分布图

（二）病毒的感染机制

SARS-CoV-2 通过病毒表面的 S 蛋白与易感细胞表面的 ACE2 受体结合吸附于宿主细胞表面是感染的第一步（图 2-5，见彩图 2）。S 蛋白 S1 亚基中的 RBD 与易感细胞表面的 ACE2 受体结合后，触发了细胞的内吞作用，使 SARS-CoV-2 暴露于内体蛋白酶。S2 亚基由 1 个融合肽（fusion peptide，FP）区和 2 个七肽重复区（heptad repeat，HR）（即 HR1 和 HR2）组成。在体内，S1/S2 和 S2′位点处被宿主细胞的 TMPRSS2 切割[33]，露出 S2 亚基的融合肽，融合肽插入宿主细胞膜表面，然后，S2 区域自身折叠，将 HR1 和 HR2 区域聚集在一起，引起膜融合，病毒通过内吞作用进入细胞质。

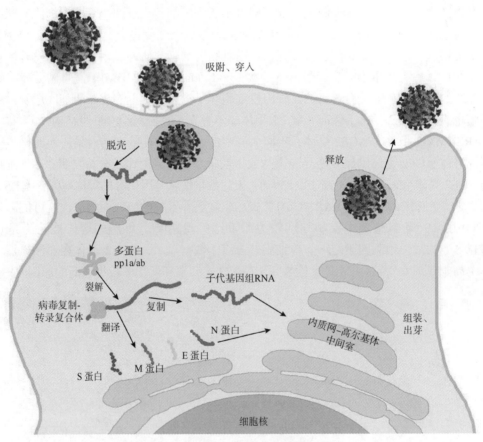

图 2-5　SARS-CoV-2 的复制周期示意图

病毒在穿入细胞时，在细胞溶酶体酶的作用下脱壳释放出核酸。SARS-CoV-2 不含 RNA 聚合酶，但其核酸本身具有 mRNA 功能，可直接附着于宿主细胞的核糖体上翻译早期蛋白。冠状病毒具有独特的非连续转录模式，其基因结构多为顺反子，可利用独特的机制产生基因组 RNA 和编码病毒相关蛋白的嵌套亚基因组 RNA（subgenomic RNA，sg RNA）。ORF1a 和 ORF1b 之间存在移码，翻译产生复制酶多蛋白 pp1a/ab，被病毒编码的蛋白酶进一步切割后，产生 16 种非结构蛋白，这些非结构蛋白组装为病毒 RTC。在 RTC 的作用下，转录出与亲代正链 RNA 互补的负链 RNA，形成的双链 RNA（±RNA）即复制中间型。其中的正链 RNA 作为 mRNA，翻译病毒的 S、E、M 和 N 4 种结构蛋白及一些辅助蛋白等晚期蛋白，负链 RNA 则起模板作用，转录与负链 RNA 互补的子代病毒基因组 RNA[25]。翻译后，S、E、M 结构蛋白被插入粗面内质网。随后，蛋白质沿着分泌途径进入内质网–高尔基体中间室（endoplasmic reticulum-golgi intermediate compartment，ERGIC），即冠状病毒颗粒装配的场所。装配需要经过核酸浓聚、壳粒集聚及灌装核酸等步骤，形成病毒衣壳。另外，复制的基因组与 N 蛋白结合，形成核糖核蛋白复合体。SARS-CoV-2 作为有包膜病毒还需在核衣壳外加一层包膜，包膜中的蛋白质由病毒的基因编码合成，脂质及糖类则来源于宿主细胞膜。装配完成后，成熟的病毒形成一个囊泡，与细胞膜融合，以出芽的方式释放至细胞外，感染其他细胞，开始新的病毒复制周期。

二、SARS-CoV-2 的感染类型

SARS-CoV-2 感染人体后可造成大多数感染者发病，由于机体的抵抗力、入侵病毒的毒力和数量不同，不同感染者出现的临床症状时间和具体表现不同。因此，可以将 SARS-CoV-2 感染者分为出现临床症状的感染者和无症状感染者两种类型。

基于目前的流行病学调查，SARS-CoV-2 感染人体后的平均潜伏期为 3～7 天，随后绝大多数感染者出现以发热、干咳、乏力为主的临床表现[40]。少数患者伴有鼻塞、流涕、咽痛、肌痛和腹泻等症状。根据临床表现和影像学特点，可将感染者分为轻型、普通型、重型和危重型[3]。重症患者多在发病 1 周后出现呼吸困难和（或）低氧血症，严重者可快速进展为急性呼吸窘迫综合征、脓毒症休克、难以纠正的代谢性酸中毒和出凝血功能障碍及多器官功能衰竭等。SARS-CoV-2 感染患者的具体临床表现、实验室及影像学检查的特点参见第三章。

2020 年 1 月 24 日 Lancet 刊文首次报道了在一起家族聚集性病例的研究中发现 1 例 SARS-CoV-2 无症状感染者[41]。由于研究背景和纳入人群的不同，报告的 COVID-19 患者中无症状感染的比例有较大差异。截至 2020 年 2 月 11 日，在中国内地报告的 72 314 例 COVID-19 病例流行病学调查中，无症状感染者有 889 例（1.2%）[42]。截至 2020 年 4 月 14 日，国家卫生健康委员会的报告显示，全国共报告 6 764 例无症状感染者，约占所有确诊 COVID-19 病例（约 83 000 例）的 8%[43]。SARS-CoV-2 无症状感染者是指无相关临床症状，如发热、咳嗽、咽痛等可自我感知或可临床识别的症状与体征，但呼吸道等标本 SARS-CoV-2 病原学检测阳性者[40]。无症状感染者可分为两种情形：一种是感染者核酸检测阳性，经过 14 天潜伏期的观察，均无任何可自我感知或可临床识别的症状与体征，始终为无症状感染状态。病毒进入机体后不引起临床症状，可能是由于病毒的毒力弱或机体的防御能力强，病毒入侵人体后不能在体内大量增殖，因而对组织细胞的损伤不明显。另一种情形是感染者核酸检测阳性，采样时无任何可自我感知或可临床识别的症状与体征，但随后出现某种临床表现，即处于潜伏期的"无症状感染"状态。虽然这些无症状感染者本身无症状，但研究显示 SARS-CoV-2 可通过无症状或症状前个体进行传播，且至少可传播两代[44]。研究人员从 2 例无症状感染者的咽拭子 Caco-2 细胞培养中分离出 SARS-CoV-2，

这也表明该病毒存在症状前传播的风险[45]。有研究显示，无症状感染者呼吸道标本中的病毒载量与确诊病例相似，两者均具有较高的病毒载量[3, 46]。无症状感染者的呼吸道标本能检出病毒核酸，但由于无咳嗽、打喷嚏等临床症状，病毒排出体外引起传播的概率低于确诊病例。

第三节　SARS-CoV-2 的免疫性和致病机制

SARS-CoV-2 侵入人体后，人体立即发动固有免疫应答和适应性免疫应答以杀灭清除病毒；与此同时，病毒通过侵入易感细胞、损伤或改变细胞的功能等对人体产生致病作用。病毒感染的最终结果取决于人体免疫系统和病毒间的博弈，本节主要从人体的抗病毒免疫机制及病毒对人体的致病机制两方面介绍病毒和人体的相互作用。

一、抗病毒免疫

SARS-CoV-2 作为一种新出现的病毒，整个人群普遍对其缺乏免疫力，易受这种新型病毒的感染。自病毒侵入人体后，机体的一系列抗病毒免疫被激活（图 2-6，见彩图 3），固有免疫是抵抗病毒感染的第一道防线，而适应性免疫则是宿主清除病毒及防止再次感染的重要环节。目前对 SARS-CoV-2 的抗病毒免疫的研究有限，具体机制尚不清晰，但结合现有对 SARS-CoV 和 MERS-CoV 的抗病毒研究，以下将从固有免疫应答和适应性免疫应答两个方面介绍人体免疫系统在抵抗病毒侵袭时发挥的作用。

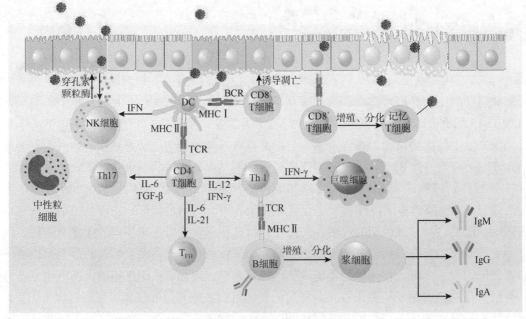

图 2-6　抗病毒免疫示意图

BCR. B 细胞抗原受体；DC. 树突状细胞；MHC. 主要组织相容性复合体；TCR. T 细胞抗原受体；TGF. 转化生长因子；IFN. 干扰素

（一）固有免疫

固有免疫系统主要由组织屏障、固有免疫细胞和固有免疫分子组成，其中巨噬细胞、NK 细胞、干扰素（interferon，IFN）等在病毒进入后迅速发生反应，并且激活适应性免疫应答，对于控制病毒感染，防止临床症状出现具有重要作用，以下主要从细胞作用、IFN、易感性及屏障作用 4 个方面阐述固有免疫系统的抗病毒机制。

1. 细胞作用　参与抗病毒固有免疫应答的细胞主要包括巨噬细胞、中性粒细胞、NK 细胞等，这些固有免疫细胞具有非特异性抗感染的免疫保护作用，同时参与适应性免疫应答的启动和效应过程。

对 COVID-19 患者的 BALF 进行单细胞 RNA 测序（single-cell RNA sequencing，scRNA-seq），分析显示单核巨噬细胞（mononuclear phagocyte，MNP）在严重 COVID-19 患者的 BALF 细胞总数中所占比例高达 80%，而在轻症患者或健康对照组中 MNP 分别占 BALF 细胞总数的 60% 和 40%。重症 COVID-19 患者的 MNP 成分分析进一步表现为组织内肺泡巨噬细胞减少和炎性单核细胞源性巨噬细胞大量存在[47]。用 SARS-CoV-2 感染携带人 *ACE2* 基因的转基因小鼠，可观察到小鼠肺泡间质内有大量巨噬细胞和淋巴细胞浸润，肺泡腔内有巨噬细胞聚集，并且在肺损伤区的巨噬细胞、肺泡上皮、退化和脱落的支气管上皮细胞中发现了病毒抗原[48]。COVID-19 患者体内 MNP 大量增加及 SARS-CoV-2 感染小鼠体内巨噬细胞中存在的病毒抗原提示巨噬细胞在参与阻止 SARS-CoV-2 感染和促进感染后恢复中发挥重要作用。一般情况下，当病毒侵入人体后，巨噬细胞被损伤相关分子模式（damage-associated molecular pattern，DAMP）[如细胞死亡后释放的细胞内容物和（或）组织损伤后释放的蛋白质]或病原体相关分子模式（pathogen associated molecular pattern，PAMP）（如病毒 RNA 或氧化磷脂）激活。DAMP 和 PAMP 都可能在 COVID-19 最初感染和损伤肺部的细胞时产生。这些分子可以激活多条固有免疫应答途径，如活化 Toll 样受体（Toll like receptor，TLR）、激活 NLRP3 炎症小体或触发胞质 DNA 感受器（如 cGAS-STING 和 RIG-I-MAVS）等[49]。产生的这些信号可诱导单核细胞趋化蛋白-1（monocyte chemoattractant protein-1，MCP-1）、粒细胞–巨噬细胞集落刺激因子（granulocyte macrophage colony stimulating factor，GM-CSF）和 IFN-γ 等细胞因子产生，并通过细胞因子的自分泌和旁分泌作用激活邻近细胞的抗病毒基因表达，招募其他固有免疫和适应性免疫的细胞，促进炎症反应发生。在巨噬细胞表面表达多种模式识别受体（pattern recognition receptor，PRP），如甘露糖受体、清道夫受体、TLR 等，PRP 识别结合 PAMP，介导巨噬细胞对病毒的吞噬作用。此外，抗体的 Fab 段结合病毒感染细胞的抗原表位，其 Fc 段与巨噬细胞等表面的 FcR 结合，可介导巨噬细胞直接吞噬杀伤靶细胞。

中性粒细胞具有很强的趋化和吞噬能力，早期被招募到感染部位发挥吞噬作用。然而，虽然中性粒细胞能吞噬病毒，但是却不能将病毒杀灭，病毒可以在中性粒细胞中增殖，反而将病毒带到全身，引起扩散。在 3 例 COVID-19 患者的尸检样本中，可观察到肺部毛细血管中的中性粒细胞浸润伴纤维蛋白沉积的急性毛细血管炎、中性粒细胞向肺泡腔外渗和中性粒细胞黏膜炎[50]。故推测中性粒细胞可能存在另一种不太被认可的杀伤病毒的方式，即形成中性粒细胞外网状陷阱（neutrophil extracellular trap，NET），其是当病原体侵入机体时，中性粒细胞激活后释放到胞外的一种以 DNA 和组蛋白为骨架，中性粒细胞弹力蛋白酶、髓过氧化物酶、抑菌肽 LL-37、α 防御素等组成的带有强大负电荷的网状结构，可以创造高浓度杀菌环境以捕获并杀灭病原微生物[50]。尽管 NET 的形成有利于宿主抵御病毒，但过量 NET 的产生会引发一系列炎症反应，破坏周围组织，促进微血栓形成，并导致肺、心血管和肾等系统的永久性组织器官损伤。而在 COVID-19 重症患者中这 3 个系统也通常受累，预示着 NET 的形成可能在抗 SARS-CoV-2 感染中发挥作用。

NK 细胞是抗病毒感染中主要的固有免疫杀伤细胞，在 IFN-γ 和 IL-12 等细胞因子作用下活化，增强其抗病毒活性，NK 细胞通过释放穿孔素等机制来裂解病毒感染的靶细胞，活化的 NK 细胞还可以通过释放 IFN-γ 和分泌肿瘤坏死因子 α（tumor necrosis factor-α，TNF-α）等细胞因子发挥抗病毒效应。有研究检测 60 例 COVID-19 患者外周血淋巴细胞亚群水平，结果显示 NK 细胞数量减少，表明在病毒感染过程中免疫系统受损，但是 SARS-CoV-2 引起 NK 细胞减少的具体机制需要进一步研究[51]。

2. IFN 可分为 3 种类型，即 IFN-Ⅰ、IFN-Ⅱ、IFN-Ⅲ。IFN-Ⅰ，如 IFN-α 和 IFN-β，其抗病毒作用强于免疫调节作用，在早期抑制病毒的复制和传播中发挥重要作用；IFN-Ⅱ，如 IFN-γ，主要发挥免疫调理作用，包括活化巨噬细胞、NK 细胞，以及促进细胞主要组织相容性复合体（major histocompatibility complex，MHC）抗原的表达，增强淋巴细胞对靶细胞的杀伤等；IFN-Ⅲ，即 IFN-λ，是最近发现的一组细胞因子，通过与 IFN-Ⅰ 激活相同的 Janus 激酶/信号转导与转录激活子（Janus kinase/signal transducers and activators of transcription，JAK/STAT）信号通路发挥抗病毒作用，但 IFN-λ 受体局限于上皮来源的细胞和组织[52]。IFN 在抗病毒免疫中作用迅速，是主要的抗病毒固有免疫细胞因子。对 COVID-19 患者的 BALF 进行宏转录组测序时发现 SARS-CoV-2 的感染引发了大量干扰素诱导基因（interferon stimulated gene，ISG）的表达上调[53]。ISG 是 IFN 抗病毒的主要执行者，ISG 表达的蛋白涵盖极广，种类繁杂，且具有多种生物学活性，不仅能够直接抑制病毒的复制，而且能够反馈调节 IFN 的表达量间接发挥抗病毒作用。IFN-Ⅰ 主要是通过诱导 ISG 表达来发挥抗病毒功能。病毒侵入宿主后，模式识别受体（pattern recognition receptor，PRR）识别 PAMP，激活固有免疫应答。病毒感染细胞后，病毒基因组 RNA 释放进入细胞质，与细胞质中的 PRR 视黄酸诱导基因样受体（retinoic acid-inducible gene I-like receptor，RLR）结合，使其与接头分子线粒体抗病毒信号蛋白（mitochondrial antiviral signaling protein，MAVS）相互作用。然后 MAVS 招募其他的下游免疫分子如 TRAF3、TRAF 家族成员相关的 NF-κB 活化因子（TANK）等。TANK 能够与 TANK 结合激酶 1（TANK-binding kinase 1，TBK1）、IκB 激酶家族中的 IKKε 相互作用，使 TBK1、IKKε 发生自身磷酸化而激活。活化的 TBK1、IKKε 能够导致转录因子如干扰素调节因子 3（interferon regulatory factor 3，IRF3）和 IRF7 激活，促进 IFN-Ⅰ 产生。随后，IFN-Ⅰ 激活下游 JAK/STAT 信号通路，促进 ISG 蛋白表达，最终抑制病毒复制和组装。SARS-CoV-2 可以利用人的 IFN 驱动 ACE2 表达上调以增强自身的感染力，提示人上皮细胞中 *ACE2* 基因可能是一种 ISG[54]。SARS-CoV-2 与 SARS-CoV 相比，尽管 SARS-CoV-2 的病毒复制效率更高，但它并没有在人肺组织中显著诱导干扰素 mRNA 水平的升高[55]。SARS-CoV-2 触发低水平的 IFN 应答，有助于病毒逃避机体的固有免疫应答，这可能解释了在症状出现后早期即可检测到高病毒载量这一现象[46]。SARS-CoV 的 M 蛋白可以通过在不同水平上阻断维 A 酸诱导基因-Ⅰ（retinoic acid inducible gene Ⅰ，RIG-Ⅰ）和 IRF3/7 途径[56]，抑制抗病毒反应，导致 IFN-Ⅰ 的产生效率低下。然而，SARS-CoV-2 是通过何种方式抑制固有免疫中 IFN 应答需要进一步研究。

3. 易感性 组织细胞对 SARS-CoV-2 的易感性主要取决于细胞膜上有无病毒受体，通常人体对 SARS-CoV-2 普遍易感，但是不同类别人群中的受体分布差异，可能导致了人体对 SARS-CoV-2 的易感性不同。ACE2 受体是 SARS-CoV-2 的功能性受体，它提供了病毒进入人类细胞的途径。多数情况下，儿童感染 SARS-CoV-2 会发展成一种轻微的疾病，除了儿童的适应性免疫应答的高度可塑性及通过早期接种疫苗激发并训练了固有免疫应答外，儿童对 SARS-CoV-2 的易感性较低可能是由于 ACE2 受体的密度较成人低。ACE2 受体在不同人群表达水平不同，如东亚地区人群高于欧洲人群[2]、老年人高于儿童[38]、男性高于女性[39]等，这可能意味着不同人群对 SARS-CoV-2 感染的易感性不同。

4. 屏障作用 病毒突破局部固有免疫细胞和分子防御体系进入血液循环后，体内屏障可以阻止其进一步播散。胎盘屏障具有保护胎儿免受母体所感染病毒侵害的作用，目前在妊娠晚期感染 SARS-CoV-2 的母亲所生的婴儿中没有宫内感染的证据，并且由于此屏障作用，妊娠晚期感染 SARS-CoV-2 对胎儿的细胞免疫和体液免疫无明显影响[57]，在妊娠晚期病毒可能无法垂直传播。由于目前研究的所有患者都是在妊娠晚期招募的，目前还无法确定在妊娠早期或中期子宫内垂直传播的可能性。血脑屏障是人体内另一重要屏障，其结构致密，具有阻挡病毒经血流进入中枢神经系统的作用。然而，据报道 36.4% 的 COVID-19 患者中出现了神经系统症状，如头痛、意识障碍和感觉异常[58]。尸检报告显示死亡患者脑组织水肿和部分神经元变性。此外，2020 年 3 月 4 日，首都医科大学附属北京地坛医院首次报告了 1 例由 SARS-CoV-2 攻击中枢神经系统引起的病毒性脑炎，基因组测序证实了脑脊液中存在 SARS-CoV-2[59]，这些证据表明 SARS-CoV-2 可以穿越血脑屏障侵入神经组织，并导致中枢神经系统中免疫细胞感染，进一步引起神经系统损伤。

（二）适应性免疫

病毒入侵人体后，以其毒力及免疫逃逸机制危害机体，而机体则主要通过适应性免疫应答清除病毒。适应性免疫可以分为细胞免疫和体液免疫，两者在抗病毒过程中均发挥重要作用。

1. 细胞免疫 参与抗病毒适应性免疫应答的主要效应细胞是 CD8+ 细胞毒性 T 细胞（cytotoxic T-lymphocyte，CTL）和 CD4+ 辅助性 T 细胞 1（helper T cell 1，Th1）。在 SARS-CoV-2 感染后的早期，抗原刺激使淋巴细胞从血液中被募集到感染部位以控制病毒感染，这可能是导致外周血 T 细胞水平减少的原因之一。非重症 COVID-19 患者体内 CD38 和 HLA-DR 共表达的 CD4+ T 细胞的数量在感染后第 7~9 天增加，然而相对 CD8+ T 细胞来说仍处于较低水平，CD8+ T 细胞产生的颗粒酶 A、B 和穿孔素数量也比其母细胞（CD8+ 或 CD4+ 细胞群）多 34%~54%[60]。这些数据均表明机体感染 SARS-CoV-2 后启动了适应性免疫应答以发挥抗病毒作用。

一旦 SARS-CoV-2 进入组织细胞内（如呼吸道上皮细胞），细胞内合成的病毒肽就会通过 MHC I 类分子提呈给 CD8$^+$ T 细胞，CD8$^+$ T 细胞被激活，增殖分化成为 CTL，部分细胞分化为 CD8$^+$记忆 T 细胞。CTL 可以通过两条途径杀伤病毒感染的靶细胞。一条是通过释放穿孔素在靶细胞膜表面形成孔道，使颗粒酶等细胞毒蛋白进入细胞进而激活凋亡相关的酶而诱导细胞凋亡；另一条是通过表达 Fas L 或 TNF-α 与靶细胞表面的 Fas 和 TNF 受体结合，激活靶细胞半胱天冬酶参与的信号转导途径来诱导细胞凋亡。此外，CTL 还能分泌多种细胞因子如 IFN-γ、TNF 等发挥抗病毒作用。之前的研究表明，CD8$^+$ T 细胞约占 SARS-CoV 感染者肺间质浸润性炎症细胞总数的 80%，在清除感染细胞内病毒和诱导免疫损伤中起着重要作用[61]。病毒进入人体后短期内，整个病毒和病毒颗粒被专职性抗原呈递细胞（主要是树突状细胞和巨噬细胞）识别，通过 MHC II 类分子将病毒肽呈递给 CD4$^+$ T 细胞，CD4$^+$ T 细胞活化后，分化为多种 Th 细胞。研究表明，SARS-CoV 特异性 CD4$^+$ T 细胞表达 IFN-γ、TNF 和 IL-2，提示 SARS-CoV 感染患者存在 Th1 细胞反应，这些细胞因子可以募集和活化单核/巨噬细胞和淋巴细胞。Th1 细胞也可以通过直接接触诱导 CTL 分化。Th2 细胞则主要辅助 B 细胞活化，其分泌的 IL-4、IL-5、IL-10 及 IL-13 等可促进 B 细胞的增殖、分化和抗体生成。病毒清除后，大多数病毒特异性 T 细胞发生凋亡，仅保留少数记忆细胞维持免疫记忆，患者感染 SARS-CoV 后的 11 年，体内仍能检测到针对 SARS-CoV M 蛋白和 N 蛋白的记忆 T 细胞[61]。

2. 体液免疫 体液免疫应答主要由 B 细胞介导，由浆细胞分泌的抗体清除细胞外的病毒，抑制病毒通过病毒血症向靶组织扩散，并能有效地防止再次感染。COVID-19 患者的 B 细胞反应与 Th 细胞反应同时发生，发生于症状出现后 1 周左右。B 细胞作为专职性抗原提呈细胞，将病毒抗原加工成抗原肽后，通过形成抗原肽-MHC II 类分子提呈给 Th 细胞，激活 Th 细胞的同时，B 细胞本身也受 Th 细胞辅助而活化，活化的 B 细胞增殖形成生发中心，经历体细胞高频突变、抗体亲和力成熟和类别转换分化为浆细胞或记忆 B 细胞，产生特异性抗体，发挥重要的体液免疫作用。抗 SARS-CoV-2 的中和抗体识别 SARS-CoV-2 RBD 中的 ACE2 受体结合位点，与 ACE2 受体竞争结合 RBD，通过空间位阻效应抑制病毒与 ACE2 受体的结合，从而消除病毒的感染能力[62, 63]。尽管可以检测到分离的 SARS-CoV 抗体与 SARS-CoV-2 的 S 蛋白结合，但是 SARS-CoV 抗体不能中和 SARS-CoV-2，反过来，分离出的抗 SARS-CoV-2 抗体也均未能与 SARS-CoV 或 MERS-CoV 的 RBD 发生交叉反应[62]，这些病毒种特异性反应表明，这三种病毒的 RBD 在免疫学上是不同的。对 37 例住院患者的 183 份血清标本进行 SARS-CoV-2 蛋白特异性抗体检测，结果显示，IgA 在症状出现后第 2 天即可检测到，IgM 和 IgG 在发病后 5 天可检出，IgA、IgM 和 IgG 的血清转换中位时间分别为 13 天、14 天和 14 天[64]。这些中和抗体不能直接灭活病毒，病毒与抗体形成的免疫复合物可被巨噬细胞吞噬清除，病毒包膜与中和抗体结合后，可通过激活补体导致病毒裂解。COVID-19 患者体内的中和抗体滴度与抗 N 蛋白特异性 T 细胞的数量显著相关，表明中和抗体的产生可能与抗病毒 T 细胞的活化有关，但具体的机制需要进一步研究，这也提示病毒的有效清除需要体液免疫和细胞免疫的协同反应[65]。

二、SARS-CoV-2 的致病机制

病毒在感染人体的过程中，引起宿主细胞损伤和凋亡，同时通过病毒与免疫系统的相互作用，诱发免疫应答损伤机体。由于目前对 SARS-CoV-2 致病机制的研究仍处于起步阶段，因此结合已有的病毒致病机制的研究，以下从病毒对宿主细胞的致病作用、病毒感染的免疫病理作用及病毒的免疫逃逸机制 3 个方面阐述 SARS-CoV-2 潜在的致病机制（图 2-7，见彩图 4 ）。

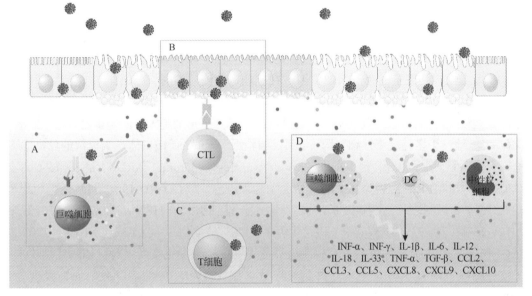

图 2-7 SARS-CoV-2 潜在致病机制示意图

A. 非中和抗体介导的抗体依赖性增强效应，促进病毒进入细胞；B. CTL 杀伤病毒感染的细胞，造成组织器官功能紊乱；C. 病毒感染淋巴细胞，诱导淋巴细胞凋亡； D. 巨噬细胞、树突状细胞、中性粒细胞等免疫细胞释放大量细胞因子，导致细胞因子风暴

（一）病毒对宿主细胞的致病作用

病毒感染可导致宿主细胞发生凋亡，促进病毒释放的同时限制了细胞生产的病毒数量。与 COVID-19 相关的淋巴细胞减少是一个重要的病理发现，但其潜在机制尚不清楚。对 COVID-19 患者的外周血淋巴细胞亚群的分析显示，总淋巴细胞、CD4+ T 细胞、CD8+ T 细胞、B 细胞和 NK 细胞计数下降，而且淋巴细胞减少的程度与 COVID-19 的严重程度相关[51]。85% 的 COVID-19 危重症患者出现了淋巴细胞减少[66]。之前对 SARS-CoV 的研究发现，从外周血、脾、淋巴结和各器官淋巴组织分离的 T 淋巴细胞中均可检测到 SARS 样病毒颗粒和 SARS-CoV RNA，提示 SARS-CoV 可直接感染 T 细胞，导致 SARS 患者淋巴细胞数量迅速减少[67]。SARS-CoV-2 和 SARS-CoV 之间的 S 蛋白结构域具有高度的一致性，故推测 SARS-CoV-2 也可能通过直接感染淋巴细胞，特别是 T 淋巴细胞，诱导淋巴细胞凋亡，导致淋巴细胞减少，进而抑制抗病毒免疫应答[68]。然而，这种假设还需要进一步研究。值得注意的是，淋巴细胞缺乏 ACE2 表达[39]，目前也没有在 SARS-CoV-2 感染者外周血单个核细胞（ peripheral blood mononuclear cell，PBMC ）中发现 SARS-CoV-2 基因，这表明

SARS-CoV-2 可能是通过另一种机制损害淋巴细胞。此外，循环淋巴细胞渗出到炎性肺组织以控制感染及由于病毒附着或炎症介质对淋巴细胞的免疫损伤也可能间接导致淋巴细胞减少[51]。

（二）病毒感染的免疫病理作用

病毒在感染损伤宿主细胞的过程中，与机体的免疫系统相互作用，诱发免疫应答损伤机体是最重要的致病机制之一。免疫病理损伤的机制包括特异性体液免疫和特异性细胞免疫，不同病毒的致病机制不同，一种病毒感染可能诱发一种致病机制，也可能两种机制并存，以下主要从促炎性细胞因子的免疫病理作用、抗体介导的免疫病理作用及细胞介导的免疫病理作用 3 个方面阐述 SARS-CoV-2 对人体产生的免疫病理损伤机制。

1. 促炎性细胞因子的免疫病理作用 在抗病毒免疫应答时，免疫细胞分泌大量的细胞因子，细胞因子又转而刺激免疫细胞，在正常生理状态下，这一正反馈环路受机体调控，在免疫失调时，这种调控可能失灵，促炎性细胞因子和抗炎细胞因子的平衡被打破，体液中迅速、大量地产生多种促炎性细胞因子，引发细胞因子风暴，促使机体产生异常的免疫应答。报告显示急性呼吸窘迫综合征（acute respiratory distress syndrome，ARDS）是 SARS-CoV-2、SARS-CoV 和 MERS-CoV 等感染的常见免疫病理表现，是 COVID-19 患者的主要死因[66]。ARDS 的主要机制之一是细胞因子风暴，大量促炎性细胞因子（IFN-α、IFN-γ、IL-1β、IL-6、IL-12、IL-18、IL-33、TNF-α 等）和趋化因子（CCL2、CCL3、CCL5、CXCL8、CXCL9、CXCL10 等）释放引起致命的非控制性全身炎症反应，引发免疫系统对机体的猛烈攻击，引起 ARDS 和多器官功能衰竭，并最终导致重症 COVID-19 患者死亡。研究发现，在 COVID-19 重症患者中，IL-6、GM-CSF 和 IFN-γ 水平升高，而 $CD4^+T$ 细胞中 TNF-α 水平没有明显上调[69]。IL-6 具有显著的促炎特性，可能在驱动细胞因子风暴中发挥重要作用。33.3% 的 COVID-19 轻症患者中 IL-6 水平高于正常水平，而高达 76% 的重症患者中 IL-6 水平高于正常水平[70]。IL-6 有两条主要的信号通路即经典的顺式信号和反式信号。在顺式信号转导中，IL-6 与糖蛋白 130（glycoprotein 130，gp130）复合物中膜结合的 IL-6 受体（membrane bound IL-6R，mIL-6R）结合；下游信号转导由 JAK 和 STAT3 介导。膜结合 gp130 广泛表达，而 mIL-6R 的表达主要局限于免疫细胞。顺式信号的激活可对适应性免疫应答系统及固有免疫应答系统产生多方面的影响，促进细胞因子风暴发生[70]。在反式信号传导中，高浓度的 IL-6 与可溶性 IL-6R（soluble IL-6R，sIL-6R）结合，在细胞表面与 gp130 二聚体形成复合物。产生的 IL-6-sIL-6R-JAK-STAT3 信号在不表达 mIL-6R 的细胞中（如内皮细胞）被激活，引起血管内皮生长因子（vascular endothelial growth factor，VEGF）、MCP-1、IL-8 和更多 IL-6 分泌，以及内皮细胞 E-cadherin 表达减少[70]。VEGF 分泌增加和 E-cadherin 表达降低导致血管通透性增加，参与 ARDS 低血压和肺功能不全的病理生理过程。对 21 例危重症 COVID-19 患者采用 IL-6 受体阻滞剂 tocilizumab 治疗，大多数患者的临床症状、低氧血症和 CT 阴影改变立即得到改善，提示 tocilizumab 是治疗 COVID-19 的有效药物[71]，从侧面揭示了 IL-6 信号在细胞因子驱动的炎症综合征病理生理学中的重要地位。然而，对 COVID-19 患者的 BALF 和 PBMC 的转录特性进行研究，发现 COVID-19 患者 BALF 中 IL-6R 的表达水平与健康人相比相对较低，在 PBMC 中没有显著差异，提示 BALF 和 PBMC

细胞中的 IL-6/IL-6R 轴可能并不是细胞因子风暴的驱动因素，因此，需要更全面的临床研究评价抗 IL-6 单克隆抗体治疗的合理性，以及重症 COVID-19 患者中细胞因子风暴的驱动机制[68]。

2. 抗体介导的免疫病理作用　病毒感染人体后，机体产生的针对病毒表面蛋白的特异性抗体可以阻止病毒黏附于宿主细胞表面，使病毒失去感染细胞的能力。然而在有些情况下，抗体在病毒感染过程中可以协助病毒进入靶细胞，提高感染率。抗体首先与病毒结合，然后与免疫细胞上的 IgG Fc 受体结合，介导病毒进入这些细胞的现象称为抗体依赖性增强（antibody dependent enhancement，ADE）。研究表明，SARS-CoV 和 MERS-CoV 可利用非中和抗体，通过细胞表面 CD32a 受体进入细胞[72]。因此，以 CD32a 为中心的 ADE 也可能是 SARS-CoV-2 的致病机制之一。CD32a 在肺泡巨噬细胞等单核细胞和巨噬细胞表面表达，一旦被多种 IgG 分子激活，可通过相关的免疫受体酪氨酸激活基序（immunoreceptor tyrosine-based activation motif，ITAM）传递信号，导致包括 IFN-γ、TNF-α、IL-1、IL-6 等在内的多种促炎性细胞因子释放，触发炎症反应，引起机体损伤[73]。重症 COVID-19 患者体内铁蛋白水平增高，铁蛋白是单核巨噬细胞系统释放的急性时相反应蛋白，这也强调了巨噬细胞参与了炎症因子的释放反应[74]。此外，C-反应蛋白（C-reactive protein，CRP）的水平随年龄增长而升高，成人 CRP 水平高于儿童，老年人 CRP 水平最高，而 CD32a 是 CRP 的主要受体，与流行病学数据相一致，老年人相较儿童更易感染 SARS-CoV-2，且病情严重的可能性更大[38]，这也侧面说明了以 CD32a 为中心的 ADE 可能是 SARS-CoV-2 致病机制之一。

除了 ADE 导致机体免疫损伤外，抗原抗体免疫复合物可激活补体，增加组织损伤。SARS 患者的受损组织血管壁有大量的以 IgG、C3 为主的免疫复合物，这些免疫复合物导致血管通透性增大，血管基膜损伤尤以肺、淋巴结和肾脏血管基膜损伤明显[75]。这提示体内产生的特异性抗体与肺内相应的病毒抗原结合，形成免疫复合物沉积于血管基膜，激活补体 C3，引起血管及其周围的炎症而损伤肺部。因此使用恢复期血清治疗 COVID-19 患者时应优先考虑病毒特异性 IgG₄ 治疗，因为它没有任何补体激活特性，可避免变态反应引起的组织损伤。

3. 细胞介导的免疫病理作用　CTL 识别病毒感染靶细胞膜上的病毒抗原后引起的杀伤可终止病毒在细胞内复制，对感染的恢复起重要作用，但同时也损伤了宿主细胞，如肺泡上皮细胞、血管内皮细胞等，造成组织器官功能紊乱。对一系列 COVID-19 患者不同器官的血管床组织学检查显示内皮细胞内存在病毒成分和周围炎性细胞积聚，在内皮细胞中可观察到病毒包涵体结构，有内皮细胞和炎性细胞死亡的证据，引起肺、心、肾等器官的内皮炎症导致微血管功能障碍，通过打破血管稳态使血管收缩，进而造成器官缺血，伴有组织水肿和促凝状态的炎症，这是病毒感染和宿主炎症反应的直接结果[76]。

（三）病毒的免疫逃逸

病毒性疾病除了病毒与宿主细胞的直接作用及诱发免疫应答损伤机体外，也与病毒的免疫逃逸能力相关。病毒可以通过逃避免疫防御、防止免疫激活或阻止机体免疫应答的发生等多种途径逃脱免疫应答。所有的病毒都是严格的细胞内寄生，这可以帮助它们逃避抗体、补体及药物作用，这也是病毒的免疫逃逸机制之一。此外，SARS-CoV-2 是单股正链 RNA 病毒，RNA 病毒的特点是突变率高，可以比宿主高出 100 万倍。不断有文献报道 SARS-CoV-2 新变异位点的出现，在 SARS-CoV-2 ORF1ab、S、ORF3a、ORF8 和 N 区发现了 13 个变异位点，其中 ORF8 的 28144 和 ORF1a 的 8782 位点突变率分别为 30.53% 和 29.47%[77]。有研究报道了 RdRp 基因的沉默突变和改变氨基酸组成的错义突变[78]。高突变率推动病毒进化和基因组变异，从而使病毒逃逸宿主免疫应答并产生耐药性。有研究观察了从 SARS-CoV-2 核酸检测阳性到 SARS-CoV-2 核酸检测阴性过程中的 COVID-19 患者外周免疫细胞亚群 HLA-G 表达的动态变化，在外周免疫细胞如 T 细胞、B 细胞和单核细胞中的 HLA-G 表达遵循高–低–高的模式，这可能反映了 SARS-CoV-2 感染、复制和清除的 3 个阶段，表明 SARS-CoV-2 感染状态可能参与了 HLA-G 表达的调控[79]。HLA-G 是与其他 HLA-Ⅰ 抗原相似的抗原提呈物，SARS-CoV-2 下调 HLA-G 表达可损害 CD8+ CTL 介导的识别，可能有助于病毒的免疫逃逸。此外，固有免疫应答是人体抵御病毒感染的第一道防线，IFN 在病毒进入人体后迅速发生反应，在抗病毒固有免疫应答中发挥重要作用，但是在被 SARS-CoV-2 感染的人肺组织中未观察到显著的 IFN 诱导，这表明病毒可能产生了抑制 IFN 表达的免疫逃逸机制，拮抗 IFN 的作用有助于早期的病毒复制。SARS-CoV-2 在人肺组织中的复制效率高于 SARS-CoV，在感染后 48 小时，肺组织中 SARS-CoV-2 产生的病毒颗粒数比 SARS-CoV 多 3.2 倍（$P < 0.024$）[55]。对 23 例 COVID-19 住院患者的病毒载量进行分析，发现病毒载量在发病的第 1 周达到高峰，然后在第 2 周逐渐下降[80]。病毒在感染早期的高效复制，预示着病毒可能逃逸了早期的免疫应答。固有免疫应答激活程度低也可以解释 SARS-CoV-2 感染后出现的 COVID-19 的轻症患者和无症状感染者，无症状感染者的出现使得 SARS-CoV-2 大流行的控制比 SARS-CoV 困难得多。病毒的免疫逃逸可以有效地抑制免疫系统应答，导致其反应不足或延迟，这可能导致病毒清除不彻底而发生"复发"，这有助于解释在现行的 COVID-19 患者出院标准下，部分患者出院后出现再次发热、核酸检测阳性的这一现象[81]。目前 SARS-CoV-2 的免疫逃逸机制的研究依旧很局限，需要进一步探索，以帮助制定药物研发策略和研究潜在的耐药机制等。

总体来说，目前关于 SARS-CoV-2 是通过哪些机制对人体产生致病作用的尚没有确切的答案，表 2-1 总结了目前研究中推测的潜在的致病机制，病毒感染的致病机制需要进一步的研究。

表 2-1　SARS-CoV-2 潜在的致病机制

潜在的致病机制	临床研究	研究团队
对宿主细胞的致病作用	①从外周血、脾、淋巴结等分离的 T 淋巴细胞中均可检测到 SARS 样病毒颗粒和 SARS-CoV RNA，表明 SARS-CoV 可直接感染 T 细胞。SARS-CoV-2 和 SARS-CoV 之间的 S 蛋白结构域高度一致。故推测 SARS-CoV-2 也可能直接感染淋巴细胞，引起淋巴细胞凋亡，进而导致淋巴细胞数量减少，损伤机体免疫功能	Gu 等[67]
	②淋巴细胞表面不表达 ACE2，未在 SARS-CoV-2 感染者 PBMC 中发现 SARS-CoV-2 基因，目前尚无 SARS-CoV-2 感染 T 细胞的直接证据	Gheblawi 等[39]

续表

潜在的致病机制		临床研究	研究团队
免疫病理作用	促炎性细胞因子的免疫病理作用	①COVID-19 重症患者的 IL-6 水平升高,推测 IL-6 可能参与驱动细胞因子风暴的发生	Merad 和 Martin[69]
		②使用 IL-6 受体阻滞剂 tocilizumab 治疗 21 例危重型 COVID-19 患者,大多数患者的临床症状、低氧血症和 CT 阴影改变立即得到改善,表明 tocilizumab 是治疗 COVID-19 的有效药物,侧面揭示了 IL-6 因子在引发细胞因子风暴中的重要地位	Xu 等[71]
		③COVID-19 患者 BALF 中 IL-6 受体的表达水平与健康人比相对较低,在 PBMC 中没有显著的表达差异,提示 IL-6 可能并不参与细胞因子风暴的驱动	Xiong 等[68]
	抗体介导的免疫病理作用	①SARS-CoV 和 MERS-CoV 可利用非中和或亚中和水平抗体通过细胞表面 CD32a 受体进入细胞,增强病毒的感染力。推测巨噬细胞表面表达的 CD32a 也可介导 SARS-CoV-2 进入细胞,增强病毒感染细胞的能力	Wan 等[72]
		②SARS 患者的受损组织血管壁有大量的以 IgG、C3 为主的免疫复合物,这些免疫复合物导致血管通透性增大,血管基膜损伤尤以肺、淋巴结和肾血管基膜损伤明显。推测 SARS-CoV-2 也可与抗体结合形成抗原抗体免疫复合物激活补体,引起组织破坏	Drosten 等[75]
	细胞介导的免疫病理作用	对一系列 COVID-19 患者不同器官的血管床组织学检查显示内皮细胞内存在病毒成分和周围炎性细胞积聚,在内皮细胞中可观察到病毒包涵体结构,有内皮细胞和炎性细胞死亡的证据,提示 CTL 杀伤病毒感染的靶细胞引起组织器官功能紊乱	Varga 等[76]
免疫逃逸		①SARS-CoV-2 为严格的胞内寄生,可逃避体液中抗体、补体及药物的作用	
		②在 SARS-CoV-2 ORF1ab、S、ORF3a、ORF8 和 N 区发现了 13 个变异位点,其中 ORF8 的 28144 和 ORF1a 的 8782 位点突变率分别为 30.53% 和 29.47%,高突变率推动病毒进化和基因组变异,从而使病毒逃逸宿主免疫应答并产生耐药性	Wang 等[77]
		③从 SARS-CoV-2 阳性到 SARS-CoV-2 阴性过程中,在 COVID-19 患者的外周免疫细胞如 T 细胞、B 细胞和单核细胞中观察到 HLA-G 表达遵循高-低-高的模式。SARS-CoV-2 感染状态可能参与了 HLA-G 表达的调控,下调 HLA-G 表达可损害 CD8+ CTL 对病毒感染靶细胞的识别,有助于病毒逃逸机体免疫应答	Zhang 等[79]
		④与 SARS-CoV 相比,虽然 SARS-CoV-2 的病毒复制效率更高,但它并没有在人肺组织中显著诱导干扰素 mRNA 水平升高。抑制免疫系统应答,导致其反应不足或延迟,在一定程度上可以解释 SARS-CoV-2 感染后出现的无症状感染者和部分患者出院后出现再次发热、核酸检测阳性的这些现象	Chu 等[55]

(刁振丽 高芃)

参 考 文 献

[1] Zhu N, Zhang D, Wang W, et al. A novel coronavirus from patients with pneumonia in China, 2019. N Engl J Med, 2020, 382: 727-733

[2] Cao Y, Li L, Feng Z, et al. Comparative genetic analysis of the novel coronavirus (2019-nCoV/SARS-CoV-2) receptor ACE2 in different populations. Cell Discov, 2020, 6: 11

[3] National Health Commission & National Administration of Traditional Chinese Medicine. Diagnostic and treatment protocol for Novel Coronavirus Pneumonia (Trial Version 7). Chin Med J, 2020, DOI: 10.3760/cma.j.issn.0366-6999.2020.0027

[4] Kampf G，Todt D，Pfaender S，et al. Persistence of coronaviruses on inanimate surfaces and their inactivation with biocidal agents. J Hosp Infect，2020，104：246-251

[5] van Doremalen N，Bushmaker T，Morris DH，et al. Aerosol and surface stability of SARS-CoV-2 as compared with SARS-CoV-1. N Engl J Med，2020，382：1564-1567

[6] Ratnesar-Shumate S，Williams G，Green B，et al. Simulated sunlight rapidly inactivates SARS-CoV-2 on surfaces. J Infect Dis，2020，222（2）：214-222

[7] Zhou P，Yang XL，Wang XG，et al. A pneumonia outbreak associated with a new coronavirus of probable bat origin. Nature，2020，579：270-273

[8] Chen Y，Liu Q，Guo D. Emerging coronaviruses：genome structure，replication，and pathogenesis. J Med Virol，2020，92：418-423

[9] Wu F，Zhao S，Yu B，et al. A new coronavirus associated with human respiratory disease in China. Nature，2020，579：265-269

[10] Ou X，Liu Y，Lei X，et al. Characterization of spike glycoprotein of SARS-CoV-2 on virus entry and its immune cross-reactivity with SARS-CoV. Nat Commun，2020，11：1620

[11] Okba NMA，Müller MA，Li W，et al. Severe acute respiratory syndrome coronavirus 2-specific antibody responses in coronavirus disease 2019 patients. Emerg Infect Dis，2020，26（7）：1478-1488

[12] Zhou J，Li C，Liu X，et al. Infection of bat and human intestinal organoids by SARS-CoV-2. Nat Med，2020，26（7）：1077-1083

[13] Yan R，Zhang Y，Li Y，et al. Structural basis for the recognition of SARS-CoV-2 by full-length human ACE2. Science，2020，367：1444-1448

[14] Zhou H，Chen X，Hu T，et al. A novel bat coronavirus closely related to SARS-CoV-2 contains natural insertions at the S1/S2 cleavage site of the spike protein. Curr Biol，2020，30：2196-2203.e2193

[15] Verdiá-Báguena C，Nieto-Torres JL，Alcaraz A，et al. Coronavirus E protein forms ion channels with functionally and structurally-involved membrane lipids. Virology，2012，432：485-494

[16] Neuman BW，Kiss G，Kunding AH，et al. A structural analysis of M protein in coronavirus assembly and morphology. J Struct Biol，2011，174：11-22

[17] Tsoi H，Li L，Chen ZS，et al. The SARS-coronavirus membrane protein induces apoptosis via interfering with PDK1-PKB/Akt signalling. Biochem J，2014，464：439-447

[18] Ahmed SF，Quadeer AA，McKay MR. Preliminary identification of potential vaccine targets for the COVID-19 coronavirus（SARS-CoV-2）based on SARS-CoV immunological studies. Viruses，2020，12（3）：254

[19] Guo L，Ren L，Yang S，et al. Profiling early humoral response to diagnose novel coronavirus disease（COVID-19）. Clin Infect Dis，2020，71（15）：778-785

[20] Mu J，Xu J，Zhang L，et al. SARS-CoV-2-encoded nucleocapsid protein acts as a viral suppressor of RNA interference in cells. Sci China Life Sci，2020，63（9）：1-4

[21] Liu X，Zhang B，Jin Z，et al. The crystal structure of COVID-19 main protease in complex with an inhibitor N3. http：//www.rcsb.org/structure/7BQY，2020-04-22，2020-07-05

[22] Subissi L，Imbert I，Ferron F，et al. SARS-CoV ORF1b-encoded nonstructural proteins 12-16：replicative enzymes as antiviral targets. Antiviral Res，2014，101：122-130

[23] Chan JFW，Kok KH，Zhu Z，et al. Genomic characterization of the 2019 novel human-pathogenic coronavirus isolated from a patient with atypical pneumonia after visiting Wuhan. Emerg Microbes Infect，2020，9：221-236

[24] Peng Q，Peng R，Yuan B，et al. Structural and biochemical characterization of the nsp12-nsp7-nsp8 core polymerase complex from SARS-CoV-2. Cell Rep，2020，31：107774

[25] Romano M，Ruggiero A，Squeglia F，et al. A structural view of SARS-CoV-2 RNA replication machinery：RNA synthesis，proofreading and final capping. Cells，2020，9（5）：1267

[26] Tanaka T，Kamitani W，de Diego ML，et al. Severe acute respiratory syndrome coronavirus nsp1 facilitates efficient propagation in cells through a specific translational shutoff of host mRNA. J Virol，2012，86：11128-11137

[27] Siu KL，Yuen KS，Castaño-Rodriguez C，et al. Severe acute respiratory syndrome coronavirus ORF3a protein activates the NLRP3 inflammasome by promoting TRAF3-dependent ubiquitination of ASC. FASEB J，2019，33：8865-8877

[28] Zhao J，Falcón A，Zhou H，et al. Severe acute respiratory syndrome coronavirus protein 6 is required for optimal replication. J

Virol，2009，83：2368-2373

[29] Park WB，Kwon NJ，Choi SJ，et al. Virus isolation from the first patient with SARS-CoV-2 in Korea. J Korean Med Sci，2020，35：e84

[30] Hui KPY，Cheung MC，Perera R，et al. Tropism，replication competence，and innate immune responses of the coronavirus SARS-CoV-2 in human respiratory tract and conjunctiva：an analysis in ex-vivo and in-vitro cultures. Lancet Respir Med，2020，8（7）：687-695

[31] Matsuyama S，Nao N，Shirato K，et al. Enhanced isolation of SARS-CoV-2 by TMPRSS2-expressing cells. Proc Natl Acad Sci U S A，2020，117：7001-7003

[32] Milewska A，Kula-Pacurar A，Wadas J，et al. Replication of SARS-CoV-2 in human respiratory epithelium. J Virol，2020，94（15）. DOI：10.1128/JVI.00957-20

[33] Hoffmann M，Kleine-Weber H，Schroeder S，et al. SARS-CoV-2 cell entry depends on ACE2 and TMPRSS2 and is blocked by a clinically proven protease inhibitor. Cell，2020，181：271-280.

[34] Bourgonje AR，Abdulle AE，Timens W，et al. Angiotensin-converting enzyme-2（ACE2），SARS-CoV-2 and pathophysiology of coronavirus disease 2019（COVID-19）. J Pathol，2020，DOI：10.1002/path.5471

[35] Hamming I，Cooper ME，Haagmans BL，et al. The emerging role of ACE2 in physiology and disease. J Pathol，2007，212：1-11

[36] Lippi G，Sanchis-Gomar F. Monitoring B-type natriuretic peptide in patients undergoing therapy with neprilysin inhibitors. An emerging challenge? Int J Cardiol，2016，219：111-114

[37] Wu J，Li W，Shi X，et al. Early antiviral treatment contributes to alleviate the severity and improve the prognosis of patients with novel coronavirus disease（COVID-19）. J Intern Med，2020，288（1）：128-138

[38] Chen Y，Li L. SARS-CoV-2：virus dynamics and host response. Lancet Infect Dis，2020，20：515-516

[39] Gheblawi M，Wang K，Viveiros A，et al. Angiotensin-converting enzyme 2：SARS-CoV-2 receptor and regulator of the renin-angiotensin system：celebrating the 20th anniversary of the discovery of ACE2. Circ Res，2020，126：1456-1474

[40] General Office of National Health Commission. New Coronavirus Pneumonia Control ProgramVersion（6）. http://www.satcm.gov.cn/xinxifabu/shizhengyaowen/2020-03-08/13730.html. 2020-03-07.

[41] Chan JF，Yuan S，Kok KH，et al. A familial cluster of pneumonia associated with the 2019 novel coronavirus indicating person-to-person transmission：a study of a family cluster. Lancet，2020，395：514-523

[42] Epidemiology Working Group for NCIP Epidemic Response，Chinese Center for Disease Control and Prevention.The epidemiological characteristics of an outbreak of 2019 novel coronavirus diseases（COVID-19）in China. Zhonghua Liu Xing Bing Xue Za Zhi，2020，41：145-151

[43] XinHuanet. Asymptomatic COVID-19 cases reach 6，764 on Chinese mainland. http：//en.people.cn/n3/2020/0415/c90000-9680009. html，2020-07-20

[44] Luo S H，Liu W，Liu Z J，et al. A confirmed asymptomatic carrier of 2019 novel coronavirus. Chin Med J（Engl），2020，133：1123-1125

[45] Hoehl S，Rabenau H，Berger A，et al. Evidence of SARS-CoV-2 infection in returning travelers from Wuhan，China. N Engl J Med，2020，382：1278-1280

[46] Zou L，Ruan F，Huang M，et al. SARS-CoV-2 viral load in upper respiratory specimens of infected patients. N Engl J Med，2020，382：1177-1179

[47] Liao M，Liu Y，Yuan J，et al. Single-cell landscape of bronchoalveolar immune cells in patients with COVID-19. Nat Med，2020，26：842-844

[48] Bao L，Deng W，Huang B，et al.The pathogenicity of SARS-CoV-2 in hACE2 transgenic mice. Nature，2020，583：830-833

[49] Vardhana SA，Wolchok JD. The many faces of the anti-COVID immune response. J Exp Med，2020，217（6）：e20200678

[50] Barnes BJ，Adrover JM，Baxter-Stoltzfus A，et al. Targeting potential drivers of COVID-19：neutrophil extracellular traps. J Exp Med，2020，217（6）：e20200652

[51] Wang F，Nie J，Wang H，et al. Characteristics of peripheral lymphocyte subset alteration in COVID-19 pneumonia. J Infect Dis，2020，221：1762-1769

[52] Ye L，Schnepf D，Staeheli P. Interferon-λ orchestrates innate and adaptive mucosal immune responses. Nat Rev Immunol，2019，

19：614-625

[53] Zhou Z，Ren L，Zhang L，et al. Heightened innate immune responses in the respiratory tract of COVID-19 patients. Cell Host Microbe，2020，27（6）：883-890

[54] Ziegler CGK，Allon SJ，Nyquist SK，et al. SARS-CoV-2 receptor ACE2 is an interferon-stimulated gene in human airway epithelial cells and is detected in specific cell subsets across tissues. Cell，2020，181：1016-1035

[55] Chu H，Chan JF，Wang Y，et al. Comparative replication and immune activation profiles of SARS-CoV-2 and SARS-CoV in human lungs：an ex vivo study with implications for the pathogenesis of COVID-19. Clin Infect Dis，2020，DOI：http：//dx.doi.org/10.1093/cid/ciaa410

[56] Siu KL，Kok KH，Ng MH，et al. Severe acute respiratory syndrome coronavirus M protein inhibits type I interferon production by impeding the formation of TRAF3.TANK.TBK1/IKKepsilon complex. J Biol Chem，2009，284：16202-16209

[57] Liu P，Zheng J，Yang P，et al. The immunologic status of newborns born to SARS-CoV2-infected mothers in Wuhan，China. J Allergy Clin Immunol，2020，146（1）：101-109

[58] Mao L，Jin H，Wang M，et al. Neurologic manifestations of hospitalized patients with coronavirus disease 2019 in Wuhan，China. JAMA Neurol，2020，77（6）：1-9

[59] Moriguchi T，Harii N，Goto J，et al. A first case of meningitis/encephalitis associated with SARS-Coronavirus-2. Int J Infect Dis，2020，94：55-58

[60] Thevarajan I，Nguyen THO，Koutsakos M，et al.Breadth of concomitant immune responses prior to patient recovery：a case report of non-severe COVID-19. Nat Med，2020，26：453-455

[61] Li G，Fan Y，Lai Y，et al.Coronavirus infections and immune responses. J Med Virol，2020，92：424-432

[62] Ju B，Zhang Q，Ge J，et al. Human neutralizing antibodies elicited by SARS-CoV-2 infection. Nature，2020，584（7819）：115-119

[63] Shi R，Shan C，Duan X，et al. A human neutralizing antibody targets the receptor binding site of SARS-CoV-2. Nature，2020，584：120-124

[64] Yu HQ，Sun BQ，Fang ZF，et al. Distinct features of SARS-CoV-2-specific IgA response in COVID-19 patients. Eur Respir J，2020，DOI：10.1183/13993003.01526-202065. Ni L，Ye F，Cheng ML，et al. Detection of SARS-CoV-2-specific humoral and cellular immunity in COVID-19 convalescent individuals. Immunity，2020，52（6）：971-977

[65] Ni L，Ye F，Cheng ML，et al. Detection of SARS-CoV-2-specific humoral and cellular immunity in COVID-19 convalescent individuals. Immunity，2020，52：971-977. e973

[66] Huang C，Wang Y，Li X，et al. Clinical features of patients infected with 2019 novel coronavirus in Wuhan，China. Lancet，2020，395：497-506

[67] Gu J，Gong E，Zhang B，et al. Multiple organ infection and the pathogenesis of SARS. J Exp Med，2005，202：415-424

[68] Xiong Y，Liu Y，Cao L，et al. Transcriptomic characteristics of bronchoalveolar lavage fluid and peripheral blood mononuclear cells in COVID-19 patients. Emerg Microbes Infect，2020，9：761-770

[69] Merad M，Martin JC.Pathological inflammation in patients with COVID-19：a key role for monocytes and macrophages. Nat Rev Immunol，2020，20（6）：1-8

[70] Sarzi-Puttini P，Giorgi V，Sirotti S，et al. COVID-19，cytokines and immunosuppression：what can we learn from severe acute respiratory syndrome? Clin Exp Rheumatol，2020，38：337-342

[71] Xu X，Han M，Li T，et al. Effective treatment of severe COVID-19 patients with tocilizumab. Proc Natl Acad Sci U S A，2020，117：10970-10975

[72] Wan Y，Shang J，Sun S，et al. Molecular mechanism for antibody-dependent enhancement of coronavirus entry. J Virol，2020，94（5）：e02015

[73] Kadkhoda K. COVID-19：an immunopathological view. mSphere，2020，5（2）：e00344

[74] Mehta P，McAuley DF，Brown M，et al. COVID-19：consider cytokine storm syndromes and immunosuppression. Lancet，2020，395：1033-1034

[75] Drosten C，Günther S，Preiser W，et al. Identification of a novel coronavirus in patients with severe acute respiratory syndrome. N Engl J Med，2003，348：1967-1976

[76] Varga Z，Flammer AJ，Steiger P，et al. Endothelial cell infection and endotheliitis in COVID-19. Lancet，2020，395：1417-1418

[77] Wang C，Liu Z，Chen Z，et al. The establishment of reference sequence for SARS-CoV-2 and variation analysis. J Med Virol，2020，92（6）：667-674

[78] Pachetti M，Marini B，Benedetti F，et al. Emerging SARS-CoV-2 mutation hot spots include a novel RNA-dependent-RNA polymerase variant. J Transl Med，2020，18：179

[79] Zhang S，Gan J，Chen BG，et al.Dynamics of peripheral immune cells and their HLA-G and receptor expressions in a patient suffering from critical COVID-19 pneumonia to convalescence. Clin Transl Immunology，2020，9：e1128

[80] To KK，Tsang OT，Leung WS，et al. Temporal profiles of viral load in posterior oropharyngeal saliva samples and serum antibody responses during infection by SARS-CoV-2：an observational cohort study. Lancet Infect Dis，2020，20：565-574

[81] 周灵，刘旭，刘辉国. 新型冠状病毒肺炎患者出院后"复发"原因分析及治疗策略. 中华结核和呼吸杂志，2020，43：281-284

第三章

SARS-CoV-2 感染的疾病特点

SARS-CoV-2 在全世界大规模流行，其在人群中迅速传播的能力和易感人群成为广泛关注的焦点。作为一种典型的呼吸道病毒，SARS-CoV-2 依靠呼吸道飞沫、接触和气溶胶进行传播，粪口传播、母婴传播和性传播等方式尚需证实。在疫情初期，SARS-CoV-2 的基本繁殖数（basic reproduction number，R_0）平均为 3.28，表现出非常强的传播能力，续发率（secondary attack rate，SAR）和代际间隔（serial interval）参数对二代病例的发生率和发病时间做了进一步的评估；随着疫情控制，SARS-CoV-2 的有效再生数（effective reproduction number，R_t）逐渐降低，提示疫情逐渐好转。流行病学研究发现，全球 SARS-CoV-2 感染人群具有共同的特征，即不同年龄段人群均可感染，儿童感染的病例较少，老年人和具有基础疾病的人群重度感染和死亡风险较高。

SARS-CoV-2 感染主要累及肺，临床表现为 COVID-19，其病理学改变包括双肺弥漫性肺泡损伤、炎性细胞浸润及透明膜形成等，病理生理学的具体机制和过程研究还未透彻，主要涉及炎症反应与细胞因子风暴、氧化应激和低氧血症等。经历潜伏期后，COVID-19 患者出现发热、咳嗽、呼吸困难和乏力等表现，严重者会出现急性呼吸窘迫综合征（acute respiratory distress syndrome，ARDS）、呼吸衰竭、器官急性损伤等并发症。实验室和影像学检查特点对 COVID-19 患者的临床诊断十分关键，其中 COVID-19 患者的实验室检查具有病毒感染的特征，表现为外周血淋巴细胞计数和比例降低、凝血功能降低、器官损伤标志物及感染相关标志物水平升高，呼吸道标本的核酸检测呈阳性，血清学抗体检测在感染中后期呈阳性，核酸和抗体检测结果会因患者所处不同的病程阶段而动态变化；影像学检查主要表现为双肺多发磨玻璃影、浸润影，严重者可出现肺实变。儿童患者的病情较轻，而老年患者的临床表现、实验室和影像学检查异常结果均较成年人严重。对于 COVID-19 患者的诊断和鉴别诊断，则需结合流行病学史、临床表现和实验室检查进行，以核酸和抗体检测、影像学检查为主要确诊手段。

全面掌握 SARS-CoV-2 感染的流行病学和 COVID-19 患者的疾病特点并及时诊断是 SARS-CoV-2 防控的关键。因此，本章结合对 SARS-CoV-2 的现有研究，重点讨论 SARS-CoV-2 感染的流行病学特征和 COVID-19 患者的临床特点，旨在为 SARS-CoV-2 的防控、COVID-19 患者临床实验室和影像学检查及确诊提供理论依据。

对 SARS-CoV-2 感染的流行病学和临床特点的研究不仅有利于疫情控制，也为临床实验室和影像学检查的临床运用提供了理论支撑。本章将从 SARS-CoV-2 感染的流行病学特征、病理学和病理生理学特征、临床表现、实验室和影像学检查特征、诊断及鉴别诊断 5 个方面进行介绍。

第一节　SARS-CoV-2 感染的流行病学特征

COVID-19 是由 SARS-CoV-2 感染导致的肺炎，目前已经在全球蔓延，造成疾病大流行。了解 SARS-CoV-2 感染的流行病学特征，对确定疾病的发生环境、疾病的预防等发挥着重要的作用。本节将结合现有的流行病学知识，重点讨论 SARS-CoV-2 感染的传播途径、COVID-19 的流行病学参数，并从不同国家和不同人群分析总结 SARS-CoV-2 感染人群的特征。

一、传　播　途　径

SARS-CoV-2 作为典型的呼吸道病毒，其传播途径包括呼吸道飞沫传播、接触传播和气溶胶传播[1]，一些其他传播途径，如粪口传播、母婴传播等还处于研究中，尚未被证实。

（一）呼吸道飞沫传播

呼吸道飞沫传播是指与患者打喷嚏、咳嗽、说话的飞沫及呼出气体近距离接触进而直接吸入导致感染。研究显示，与严重急性呼吸综合征冠状病毒（severe acute respiratory syndrome coronavirus，SARS-CoV）类似，SARS-CoV-2 也是与位于 II 型肺泡上皮细胞表面的血管紧张素转换酶 II（angiotensin-converting enzyme 2，ACE2）受体结合，从而侵染靶细胞[2]。因此，SARS-CoV-2 主要的传播方式和 SARS-CoV 类似，即通过空气中的飞沫传播。飞沫多为直径大于 5μm 的含水颗粒，这些水滴可以在空气中飞行 6 英尺（1.8288m）或更短的距离[3]，未感染者与感染者之间的距离在 1.8288m 之内时存在 SARS-CoV-2 飞沫传播的风险。2020 年 1 月在广州一家餐厅发生了一起疫情传播案例[4]，案例中有 3 个家庭共 10 人被确诊为 COVID-19 患者，而这 3 个家庭在同一时间段内在该餐厅就餐，研究认为，该起疫情传播案例最可能是通过呼吸道飞沫传播引起的。

（二）接触传播

接触传播指飞沫沉积于物品表面，手接触物品表面的飞沫后，再接触口腔、鼻腔、眼等部位的黏膜，导致感染。SARS-CoV-2 在光滑的物体表面可以存活数小时，如果温度、湿度合适，它可以存活数天。新加坡国家传染病中心对 COVID-19 患者所处病房中空气、物体表面和个人防护设备的污染情况进行了研究[1]，对其中 1 例患者所住的房间和使用的厕所在常规清洁前分别采集了 15 个位置和 5 个位置的标本，之后对这些标本利用实时荧光逆转录聚合酶链反应（real-time reverse transcription-polymerase chain reaction，rRT-PCR）

检测确定这些位置是否存在 SARS-CoV-2，结果显示房间的 15 个位置采集的标本中有 13 个呈阳性结果（如带手槽的储物柜、手柄和电灯开关等），厕所中有 3 个位置（即马桶、水槽和门把手）采集的标本呈阳性结果。另外，韩国研究人员对 COVID-19 患者污染环境材料表面进行了 SARS-CoV-2 检测[5]，在康复中心 COVID-19 患者病房未清洁的门把手标本中检测出 SARS-CoV-2。这两项研究结果提示未感染的人员若和 COVID-19 患者接触同一物品后可能会被感染。

（三）气溶胶传播

所谓气溶胶传播，是飞沫混合在空气中，形成气溶胶，吸入后导致感染。在相对封闭的环境中长时间暴露于高浓度气溶胶情况下，存在经气溶胶传播的可能。现有文献涉及气溶胶传播 SARS-CoV-2 的信息有限。对 SARS-CoV-2 在气溶胶中的稳定性研究显示病毒可以存活长达 3 小时[6]，并且在有限的采样结果中发现了 SARS-CoV-2 的存在。武汉大学病毒学国家重点实验室对 COVID-19 暴发期间的武汉大学人民医院和武昌方舱医院不同区域气溶胶病毒载量进行了分析[7]，发现医院内隔离病房和通风病房的气溶胶中 SARS-CoV-2 RNA 浓度很低，但在患者使用的厕所中气溶胶病毒载量较高（19copies/ m^3），提示患者大小便冲水过程可能是病毒气溶胶的一个重要来源。在该研究中，大多数医院外公共区域（如居民住宅和超市）的空气中检测不到 SARS-CoV-2 RNA，但在距离医院外一家百货公司入口处约 1m 的人群聚集地点和武汉大学人民医院的户外活动区域可检出一定载量的气溶胶病毒，说明人员聚集时存在潜在的气溶胶传播风险。

（四）其他未证实的传播途径

除了上述 3 种传播途径外，几种传播途径也有相关报道，但尚未证实，有待于进一步的研究（图 3-1）。

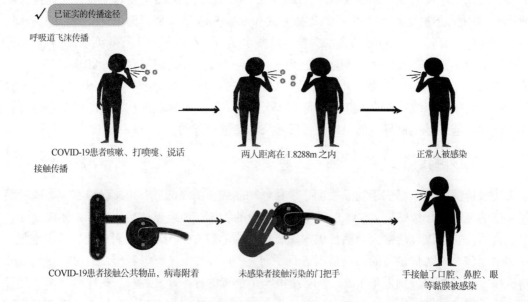

✓ 已证实的传播途径

呼吸道飞沫传播

COVID-19患者咳嗽、打喷嚏、说话　　　两人距离在 1.8288m 之内　　　正常人被感染

接触传播

COVID-19患者接触公共物品，病毒附着　　未感染者接触污染的门把手　　手接触了口腔、鼻腔、眼等黏膜被感染

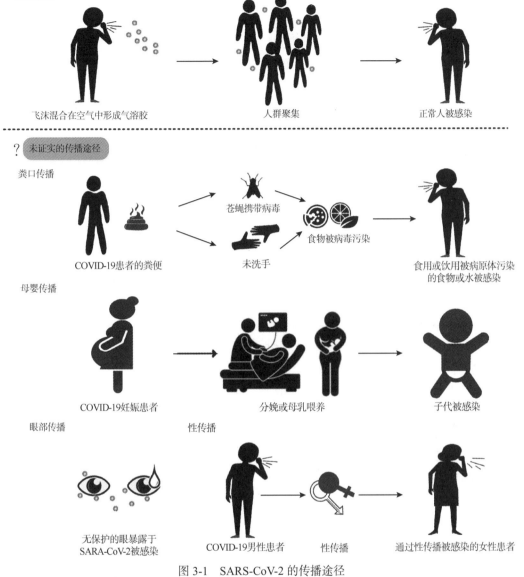

气溶胶传播

飞沫混合在空气中形成气溶胶 人群聚集 正常人被感染

? 未证实的传播途径

粪口传播

苍蝇携带病毒 食物被病毒污染

COVID-19患者的粪便 未洗手 食用或饮用被病原体污染的食物或水被感染

母婴传播

COVID-19妊娠患者 分娩或母乳喂养 子代被感染

眼部传播 性传播

无保护的眼暴露于 SARA-CoV-2被感染 COVID-19男性患者 性传播 通过性传播被感染的女性患者

图 3-1 SARS-CoV-2 的传播途径

1. 粪口传播 是指病毒通过患者或病原携带者的粪便排出体外，直接或间接通过衣物、手、餐具、物品、苍蝇等污染食物和水，他人如食用或饮用被病原体污染的食物或水就会被感染。SARS-CoV-2 通过 ACE2 受体侵染靶细胞，研究发现，除了Ⅱ型肺泡上皮细胞以外，ACE2 在胃肠系统中高度表达并稳定存在[8]，这为 COVID-19 患者消化道存在 SARS-CoV-2 提供了理论依据。中山大学研究团队收集了 73 名中山大学附属第五医院住院患者的粪便标本，对其进行了病毒核酸的实时荧光 RT-PCR 检测，结果显示 39 名（53.42%）患者的标本为阳性；另外，该研究也对病毒受体 ACE2 受体进行了组织学染色，显示该受体在胃、十二指肠和直肠上皮腺细胞中大量表达[9]。美国首例 COVID-19 患者的粪便标本核酸检测结果表明，发病第 7 天时粪便标本 SARS-CoV-2 RNA 呈阳性[10]。此外，在超过 20% 的 COVID-19 患者中，观察到即使呼吸道标本病毒核酸检测结果为阴性，粪便中的病毒 RNA 检测结果仍为阳性这一现象。这表明呼吸道病毒清除后，病毒胃肠道感染可依然存在和粪便中的病毒 RNA 仍可为阳性[9]。然而，中国医学科学院的实验证明[11]，使用高剂量的病毒投喂实验小鼠和实验猴，未观察到病毒感染引起的疾病。德国的研究人员对 7 天内采集的 4 名 COVID-19 患者的 13 份粪便标本进行检测，发现不管粪便标本中的病毒 RNA 浓度如何，均未从中成功分离出活病毒，提示尽管粪便中的病毒 RNA 为阳性，但粪便中的病毒可能不具有传染性[12]。因此，仍需要在大量标本中进一步研究粪口传播途径的可能性。

2. 母婴传播 是指在围生期病原体通过胎盘、产道或哺乳由亲代传给子代的方式。在 SARS-CoV 流行期间，研究发现妊娠期感染 SARS-CoV 的母亲不会在围生期感染所分娩的婴儿[13]。武汉大学中南医院开展了一项基于 6 例 COVID-19 妊娠晚期患者的研究以评估 SARS-CoV-2 母婴传播的风险，研究人员采集了所有患者剖宫产时羊水、脐带血、新生儿咽拭子标本和第一次泌乳后的乳汁标本，结果显示所有标本核酸检测均为阴性，说明 COVID-19 妊娠晚期患者不会因母婴传播造成胎儿宫内感染[14]。随后的多项临床研究对新出生婴儿全血、血浆、脐带血及口咽拭子等标本进行了病毒核酸检测，结果均为阴性，这也提示了 SARS-CoV-2 不会通过母婴传播引起胎儿宫内感染[15]。虽然大多数 COVID-19 妊娠患者为剖宫产，阴道分娩的病例较少，在 85 例孕妇患者中只有 7 例为阴道分娩，但是研究显示，这些阴道分娩的婴儿均未感染 SARS-CoV-2[16]。德国乌尔姆大学医学院的研究人员在母乳中检测到了 SARS-CoV-2 RNA 阳性，提示可能存在母乳喂养导致感染的风险[17]。但是，病毒核酸检测阳性未必意味着乳汁中有完整的 SARS-CoV-2，也有可能是 SARS-CoV-2 核酸片段，因此母乳的传染性有待进一步研究。

3. 其他传播途径 2004 年研究人员发现一些 SARS 患者泪液病毒核酸检测呈阳性[18]，暴露的黏膜和无保护的眼会增加 SARS-CoV 传播的风险[19]，故推测无保护的眼若暴露于 SARS-CoV-2 则可能导致急性呼吸道感染[20]。浙江大学医学院附属第一医院选取 30 例确诊的 COVID-19 患者，每间隔 2～3 天用一次性拭子采集泪液和结膜分泌物 2 次，并进行标本的核酸检测，结果显示有 1 例结膜炎患者的泪液和结膜分泌物标本检测结果呈阳性，推测眼部传染也是一种潜在的传播途径，但是并不常见[21]。对 10 例 COVID-19 女性重症患者的阴道液标本进行 SARS-CoV-2 RNA 检测，结果显示所有标本均为阴性[22]。在 38 例男性患者的精液标本中，6 例精液标本被报告为 SARS-CoV-2 核酸阳性[23]，这是首次在精液中检测到 SARS-CoV-2。然而，该研究标本量小、后续随访时间短，关于精液中 SARS-CoV-2 的脱落、存活时间、精液中病毒的浓度等方面的信息还有待进一步研究。因此，性传播途径还有待进一步证实。

二、流行病学参数

COVID-19 的流行病学参数可以评估疾病的流行动态，本部分重点介绍 SARS-CoV-2 的基本繁殖数（R_0）、有效再生数（R_t）、续发率（SAR）、代际间隔等流行病学参数。

R_0 是传染病学的中心概念，又称基本感染数或基本再生数，是指在一个完全易感的人群中，传染源在传染期内引起新感染的期望值[24]，表示在疾病初期，该病毒是否会在人群中迅速传播。$R_0 < 1$ 表示平均每个病例传播少于 1 例新病例，不能维持病毒持续传播；$R_0 = 1$ 表示平均每个病例在当前状态下能感染 1 例新的病例；$R_0 > 1$ 表示病毒可在人群中持续传播，数字越大传播能力就越强。将 2020 年 1 月 1 日至 2020 年 2 月 7 日期间对 SARS-CoV-2 基本传染数 R_0 的研究进行汇总[25]，显示 R_0 范围为 1.4～6.49，平均值为 3.28，中位数为 2.79，$R_0 > 1$ 表示 SARS-CoV-2 可在人群中持续传播。而同为冠状病毒的中东呼吸综合征冠状病毒（Middle East respiratory syndrome coronavirus，MERS-CoV）的 R_0 值为 0.9 左右，即平均 1 例感染者传染 0.9 人。SARS 病毒的 R_0 值为 2.0～3.0[26-28]。此外，2009 年甲型 H1N1 流感大流行的初始 R_0 估计为 1.7[29]，1918 年 7 月第一波流感大流行的 R_0 估计为 2.0 左右[30]。以上数据表明，SARS-CoV-2 的 R_0 与 SARS-CoV 和流感相似或更高，传播性很强，其会引起疾病大流行。

为了阻止 SARS-CoV-2 进一步传播，应采取措施缓解或进行控制。R_t，即有效感染数，定义为在 t 时刻，原发病例在人群中产生的平均二代病例数，作为衡量 SARS-CoV-2 在干预前后传播能力的指标[31]。当 $R_t < 1$ 时，可以认为疫情就已经得到了有效控制。华中科技大学同济医学院科研团队将武汉不同阶段的 R_t 进行了分析，显示在 2020 年 1 月 24 日 R_t 达峰值，为 3.82，之后开始下降，在 2 月 6 日降至 1.0 以下，在 3 月 1 日进一步降至 0.3 以下[31]。对除武汉外的 9 个省份的 R_t 值进行估计，从 2020 年 2 月 8 日开始，R_t 已经降至 1.0 以下，表明 COVID-19 已经得到了有效控制[32]。

二代病例，即自原发病例出现后，在该病最短潜伏期至最长潜伏期之间发生的病例[33]；SAR 也称二代发病率，指在一定观察期内某种传染病在易感接触中二代病例出现的百分率[34]。

$$SAR = \frac{易感接触中的二代病例数}{易感接触者总数} \times 100\%$$

$$家庭SAR = \frac{家庭接触中的二代病例数}{家庭接触者总数} \times 100\%$$

SAR 受到很多因素的影响，如个人卫生习惯、社会行为和密切接触环境的特点等[35]。目前为止，COVID-19 SAR 报道的范围很广，为 0.45%～63.87%[34-38]，男性 SAR（0.75%）高于女性（0.38%）[38]。其中 COVID-19 在家庭接触者中有明显的传播，家庭 SAR 较高，如在美国的研究中，所有密切接触者中，SAR 为 0.45%，而家庭 SAR 为 10.5%[37]。在韩国，所有密切接触者中，SAR 为 0.55%，而家庭 SAR 为 7.56%[38]。随着年龄的增长，家庭成员感染 COVID-19 的风险增加，小于 20 岁的家庭成员的 SAR（5.2%）低于 20～59 岁（14.8%）和 60 岁以上的家庭成员（18.4%）[39]。此外，COVID-19 在家庭中的传播速度是 SARS 的 2 倍，是 MERS 的 3 倍[39, 40]。

代际间隔代表一个患者从患病开始到他感染下一个人症状开始出现时的时间间隔，可以用来估计 R_0 和控制 SARS-CoV-2 传播所需的干预程度[41]。对武汉早期病例的个案信息进行分析，SARS-CoV-2 感染的平均代际间隔时间为 7.5 天[95%置信区间（CI）5.3～19][42]；复旦大学公共卫生学院余宏杰课题组收集了 2020 年 1 月 19 日至 2 月 17 日湖北省以外地区确诊的 8579 例 COVID-19 病例的信息，结果显示 SARS-CoV-2 感染的平均代际间隔为 5.1 天（95% CI 1.3～11.6）[32]，比武汉早期病例的代际间隔估计值短，其原因可能与湖北省外患者发病到入院时间间隔更短有关。对中国香港和日本等地 COVID-19 患者的感染分析显示，SARS-CoV-2 感染平均代际间隔为 4 天左右[43]。与 SARS 的平均代际间隔 8.4 天[44] 和 MERS 的平均代际间隔 14.6 天[45]相比，SARS-CoV-2 感染的代际间隔更短，因此，其传播所需的时间较短，短时间内更容易造成疾病暴发。

三、感染人群的特征

2020 年 3 月 11 日，世界卫生组织（World Health Organization，WHO）认为当前 COVID-19 疫情可被认定为全球大流行。根据不同地域对 SARS-CoV-2 感染人群特征的研究结果，推断感染人群存在以下共同特点：①不同年龄阶段的人群均可感染 SARS-CoV-2；②9 岁及以下儿童感染 SARS-CoV-2 的病例较少；③老年人患有 COVID-19 严重疾病和死亡的风险较高；④具有基础疾病人群患有 COVID-19 严重疾病和死亡的风险较高。但在不同地域之间，其特征仍有着自己的特点，另外，在特定人群中，如老年人、儿童、妊娠者和癌症患者等，每种人群都具有相应的感染特征。

（一）不同地域感染人群的总体特征

目前，全球已有 200 多个国家和地区报告 COVID-19 流行，这里对中国、意大利、韩国、美国及冰岛 5 个国家的感染人群特征进行介绍。

1. 中国 根据不同队列研究结果显示，中国人对 SARS-CoV-2 普遍易感（表 3-1，表 3-2）。截至 2020 年 2 月 11 日，COVID-19 患者年龄区间为 30～79 岁（86.6%），其中 0.9% 的患者年龄在 9 岁及以下，1.2% 的患者年龄为 10～19 岁，3.2% 的患者年龄在 80 岁以上（包含 80 岁）[46]。确诊病例的男女百分比结果显示，男性百分比为 51.4%，女性百分比为 48.6%[46]。疾病的严重程度结果显示，轻或中度病例约为 80.9%，重度病例为 13.8%，危重病例为 4.7%[46]。此外，COVID-19 确诊患者可同时患有其他疾病，如高血压、糖尿病、冠心病、脑血管疾病、慢性阻塞性呼吸道疾病、癌症和慢性肾脏疾病等。其中高血压最常见（30%），其次是糖尿病（19%）和冠心病（8%）[47]。

表 3-1　SARS-CoV-2 感染人群的人口特征及死亡率

项目	Huang 等（n=41）[73]	Guan 等（n=1099）[58]	Zhou 等（n=191）[47]	Zhang 等（n=140）[74]	Wang 等（n=107）[75]	Chen 等（n=99）[76]	Xu 等（n=62）[77]
年龄（岁）	49.0	47.0	56.0	57.0	51.0	55.5	41.0
	(41.0~58.0)	(35.0~58.0)	(46.0~67.0)	(25.0~87.0)	(36.0~65.0)	(21.0~82.0)	(32.0~52.0)
性别							
男	30 例（73%）	640 例（58.2%）	119 例（62%）	71 例（50.7%）	57 例（53.3%）	67 例（68%）	35 例（56%）
女	11 例（27%）	459 例（41.8%）	72 例（38%）	69 例（49.3%）	50 例（46.7%）	32 例（32%）	27 例（44%）
死亡率	6 例（15%）	15 例（1.4%）	54 例（28%）	—	19 例（18%）	—	0
基础性疾病							
糖尿病	8 例（20%）	81 例（7.4%）	36 例（19%）	17 例（12%）	11 例（10.3%）		1 例（2%）
高血压	6 例（15%）	165 例（15%）	58 例（30%）	42 例（30%）	26 例（24.3%）		5 例（8%）
心血管疾病	6 例（15%）	27 例（2.5%）	15 例（8%）	7 例（5%）	13 例（12.1%）		—
慢性肾脏疾病	—	8 例（0.7%）	2 例（1%）	2 例（1.4%）	3 例（2.8%）		1 例（2%）
慢性阻塞性肺疾病	1 例（2%）	12 例（1.1%）	6 例（3%）	2 例（1.4%）	3 例（2.8%）		1 例（2%）

表 3-2　SARS-CoV-2 感染人群的年龄分布

Guan 等（n=1011）[58]		Wang 等（n=107）[75]		Chen 等（n=99）[76]		Zhang 等（n=140）[74]		Xu 等（n=62）[77]	
年龄（岁）	百分比	年龄（岁）	百分比	年龄（岁）	百分比	年龄（岁）	百分比	年龄（岁）	百分比
0~14	9 例（0.9%）	<45	46 例（43.0%）	≤39	10 例（10%）	<30	5 例（3.6%）	≤18	2 例（3%）
15~49	557 例（55.1%）	45~59	25 例（23.4%）	40~49	22 例（22%）	30~49	37 例（26.4%）	19~40	25 例（40%）
50~64	292 例（28.9%）	60~75	23 例（21.5%）	50~59	30 例（30%）	50~69	69 例（49.3%）	41~65	33 例（53%）
≥65	153 例（15.1%）	>75	13 例（12.1%）	60~69	22 例（22%）	≥70	29 例（20.7%）	≥66	2 例（3%）
				≥70	15 例（15%）				

2. 意大利　意大利 2020 年 3 月 15 日统计的 COVID-19 确诊患者数据显示,确诊患者的平均年龄为 64 岁。确诊病例的男女百分比结果显示,男性百分比为 59.8%,女性百分比为 40.2%[48]。根据 2019 年意大利人口统计数据显示,65 岁或以上的老年人口占意大利总人口的 23%,这可能是意大利老年确诊患者的比例（37.6%）高于中国老年确诊患者（12%）的原因[46,49];而且在意大利,90 岁或以上的老年人也有一定数量的病例发生[45]。在一项对意大利 1591 例经实验室确诊并转入重症监护室（intensive care unit, ICU）的 COVID-19 患者进行的回顾性研究中[50],64 岁以上（包含 64 岁）的老年患者的死亡率（36%）高于年轻患者（15%）。

3. 韩国　根据韩国 2020 年 3 月的研究结果显示,韩国人群对 SARS-CoV-2 感染的年龄分布呈"M"形,20~29 岁和 50~59 岁两个年龄组分别出现高峰[51, 52],其中 28.9%的患者年龄为 20~29 岁,19%的患者年龄为 50~59 岁,1%的患者年龄在 9 岁以下（包含 9 岁）[51]。而在京畿道确诊病例中,患者的年龄分布呈钟形,30~39 岁的年龄组出现高峰,该年龄段比例占总体的 28%[52]。在韩国,确诊病例的男女百分比结果显示,女性百分比为 62%,男性百分比为 38%[51]。老年人或患有其他疾病的患者死亡风险更高,死亡患者年龄中位数为 77 岁,区间为 35~93 岁,男女百分比分别为 44%和 56%[51]。

4. 美国　截至 2020 年 8 月 31 日,美国 COVID-19 累计确诊病例为 6177207 例,根据美国对 2449 例 COVID-19 患者的研究显示,美国人对 SARS-CoV-2 普遍易感,其中约 5%的患者年龄在 19 岁以下（包含 19 岁）,约 29%的患者年龄为 20~44 岁,约 18%的患者年龄为 45~54 岁,约 18%的患者年龄为 55~64 岁,约 25%的患者年龄为 65~84 岁及约 6%的患者年龄在 85 岁以上（包含 85 岁）[53]。此外,年龄较大的人群或具有心肺基础疾病的患者患有 COVID-19 严重疾病和死亡的风险更高[54],45%的住院患者、53%的 ICU 住院患者及 80%的死亡患者年龄在 65 岁以上（包含 65 岁）[53]。

5. 冰岛　自疫情暴发以来,冰岛同时执行了两种检测策略:①对有流行病学接触史、有症状或属于"风险群体"的人群进行针对性检测;②对普通人群进行筛查[55]。截至 2020 年 4 月 4 日,这两种检测策略的结果显示,被检测人群的平均年龄为 40 岁,10 岁以下儿童检测阳性率低,女性的 SARS-CoV-2 感染率低于男性。在针对性检测中,13.3%的人群检测结果为阳性,总体平均年龄为（40.3±18.4）岁;在 10 岁以下（不包含 10 岁）儿童中,6.7%的儿童检测结果为阳性;在检测结果为阳性的人群中,男性百分比为 49.8%,女性为 50.2%。在筛查检测中,1.4%的人群检测结果为阳性,总体平均年龄为（39.7±18.0）岁;在 10 岁以下（不包含 10 岁）儿童中无阳性结果;在检测结果为阳性的人群中,男性百分比为 55%，女性为 45%。

（二）特定人群的感染特征

特定人群，如老年人、儿童、孕妇等具有相应的感染特征，具有基础疾病的人群，如癌症患者患有 COVID-19 严重疾病和死亡的风险较高。

1. 老年人　COVID-19 患者病情的严重程度和结局在很大程度上与患者的年龄有关[56]。COVID-19 死亡患者中，80%为 60 岁以上的患者，只有 0.1%为 19 岁以下（包含 19 岁）的患者[46]。由于老年人的免疫功能减退、肺部组织变硬影响黏膜细胞的功能，以及 ACE2 的表达和 SARS-CoV-2 的病毒载量会随着年龄的增长而增加等一系列原因，老年人更容易被 SARS-CoV-2 感染并具有严重疾病[56,57]。中国的两项队列研究结果显示，分别有 15.1% 和 27.1%的患者年龄在 65 岁以上（包含 65 岁）[58,59]，这些老年患者的平均年龄为 74 岁，区间为 65～91 岁[59]。确诊病例的男女百分比结果显示，老年感染者在男女性别比例上没有明显的差异，男性百分比为 56.7%，女性百分比为 43.3%[60]。此外，住院人数的百分比会随着年龄增长而增加，2%～3%的住院患者年龄在 9 岁以下（包含 9 岁），80%的住院患者在 65 岁以上（包含 65 岁），其中 31%的住院患者年龄在 85 岁以上（包含 85 岁）[53,56]。

2. 儿童　COVID-19 儿童患者主要是被患有 COVID-19 的家人或儿童传染的，以家庭聚集性传播为主要特征[61,62]。儿童较少受到 SARS-CoV-2 的影响，在中国只有 2.4%的报告病例年龄在 18 岁以下（包含 18 岁）[61]，儿童患病率比成年人低的现象可能是因为儿童与外界接触的机会少。所有年龄段的儿童都对 SARS-CoV-2 易感，儿童患者的中位年龄为 7 岁。随着年龄的增长，儿童 COVID-19 的患病率有所增加，但在 11～15 岁年龄段开始降低[61,63]。在儿童中，确诊病例的男女百分比结果显示，男女性别比例没有明显的差异，男童百分比为 56.6%，女童百分比为 43.4%[61,64]。儿童患者的临床表现没有成年人患者严重，约 90%的病例为无症状感染或轻度感染[61,64]。儿童患者症状较轻的原因有以下几个方面：①家长对儿童的保护和儿童的活动范围小[64]；②在儿童中，针对广泛病原体群体的早期反应往往更活跃，比成年人更容易抵御感染，只有轻微的症状[64]；③儿童 ACE2 受体的成熟度和功能（如结合能力）低于成人，对 SARS-CoV-2 的敏感性较低[65]。在儿童感染的风险因素中，免疫受损儿童对人类冠状病毒感染的发病率和死亡率会有所增加[66]，提示要注意降低癌症儿童对 SARS-CoV-2 的感染风险[67]。

3. 孕妇　在妊娠期间，上呼吸道往往会因雌激素和孕激素水平过高而肿胀，肺部扩张受限使孕妇容易受呼吸道病原体的影响[68]。感染 SARS-CoV-2 的孕妇平均年龄为 29～32 岁，大多在妊娠后期，仅约 20%处于妊娠早期且无重大并发症[16]。COVID-19 孕妇的临床特征与普通人群中报告的 COVID-19 非孕妇的临床特征相似，临床过程和预后较好[69]。

4. 癌症人群　癌症患者由于其本身的特点和抗肿瘤治疗，机体处于免疫抑制状态，因此特别容易受呼吸道病原体和严重肺炎的影响[70]。不同的癌症患者的队列研究结果显示，感染 SARS-CoV-2 的癌症患者平均年龄为 63.1～66 岁[71]。确诊病例的男女性别比例没有明显的差异[71]。肺癌是最常见的癌症类型（25%）[70,71]，其次是食管癌（14.3%）和乳腺癌（10.7%）[70]。若肺癌患者的基础肺功能较差，容易发生更严重的缺氧，且 COVID-19 的病情进展也更快[70]。60 岁以上非小细胞肺癌患者 COVID-19 的发生率（4.3%）高于 60 岁以下（包含 60 岁）患者（1.8%）[72]。在非癌症患者中，8%的患者会住进 ICU 或死亡，而在癌症患者中，这类患者可达 39%[71]。此外，与 14 天内未接受抗肿瘤治疗的患者相比，COVID-19 确诊前 14 天内接受过治疗的癌症患者发生严重并发症的风险较高[70]。

第二节　SARS-CoV-2 感染的病理学与病理生理学特征

COVID-19 患者的病理学改变贯穿疾病发生发展的全过程，病理生理学研究能够揭示 SARS-CoV-2 感染的发生和疾病进展的机制，是理解 COVID-19 患者临床特点的基础。本节将依据现有的研究结果，重点介绍 SARS-CoV-2 感染的病理学特点和病理生理学机制。

一、SARS-CoV-2 感染的病理学

目前，对于 COVID-19 患者的病理学特点仅限于临床尸检材料和极少数组织学标本的研究结果，其主要表现为肺病变和其他重要肺外器官的损伤。

（一）肺

肺是 SARS-CoV-2 最先侵袭和病变最为严重的器官，以下将从肉眼和镜下两方面介绍 COVID-19 患者的肺病理学特点。

1. 肉眼　SARS-CoV-2 感染主要累及肺，尸检发现 COVID-19 患者双肺重量增加，除部分肺段和中叶通气功能正常外，肉眼可见双肺出现大量充血和血液淤积，肺表面和切面呈微红至青紫色[78, 79]。部分轻症患者肺通气良好，出现肺不张和轻度血液淤积[78]，也有患者出现肺水肿[80]。在 11 例奥地利的 COVID-19 死亡病例中，所有患者病理解剖均可发现中度、重度的肺气肿表现，且肺动脉分支都存在血栓，血栓分布由局灶性到广泛性不等，涉及各种大小的血管，7 例患者出现了肺梗死[78]。此外，极少数患者含有胸腔浆液性积液[78]。

2. 镜下　基本病理学特征包括：①COVID-19 最典型的病理学特征是弥漫性肺泡损伤（diffuse alveolar damage，DAD）[81]、Ⅱ 型肺泡上皮细胞增生、肺泡壁弥漫性增厚和肺泡内透明膜形成[82]。②肺泡内也可见纤维样渗出物，与 SARS 相比，COVID-19 的渗出性病变要严重，但纤维化程度要轻[83]。但也有研究指出，患者肺组织纤维样渗出物较少，出现浆液性渗出[84]。③肺泡内间质疏松，充血明显，血管周围和肺泡间隔存在慢性炎性细胞浸润，离脏胸膜越近，单核细胞和淋巴细胞渗出越严重[84]；支气管和细支气管也发现有轻微的慢性炎症[79]。④在 4 例武汉大学中南医院的 COVID-19 死亡病例中，病理解剖均明显可见由纤维细胞增生和细胞外基质中纤维样渗出物引发的肺实变[81]。⑤其他改变，可观察到支气管和 Ⅱ 型肺泡上皮细胞内含有病毒包涵体[84]；约 1/3 的患者肺组织中可发现淀粉样小体[78]；此外，镜下可发现由肺泡壁细胞组成的多核合胞体细胞，该细胞不典型增大、胞核大、核仁突出，呈病毒样细胞病变[83]。

总体来说，在病变早期，COVID-19 患者一般出现肺泡损伤、肺水肿、蛋白渗出、肺

间质增厚、肺泡腔内炎性细胞浸润及病毒包涵体等病理学改变[85, 86]。随病情进展至终末期，镜下可见双肺弥漫性肺泡损伤伴纤维素样渗出、炎性细胞浸润，同时可见明显肺泡上皮细胞脱落，肺泡内透明膜形成，提示 ARDS 的表现[80, 83]。

（二）其他组织器官

由于与 SARS-CoV-2 结合的 ACE2 受体不仅分布于肺，还广泛分布于肝、肾等，因此 SARS-CoV-2 感染还会造成其他组织器官损伤。这里将主要介绍 COVID-19 患者肝、心脏、消化道与胰腺、肾和脾的病理学特点。

1. 肝　肉眼可见肝大。镜下可见：①5%～60%的肝细胞发生脂肪变性，类型主要为大泡性脂肪变性，少数为微泡性；主要位于中央静脉、门静脉周围[78]。②73%的患者出现慢性充血。③肝细胞坏死，包括全小叶性坏死、局灶性坏死等，伴有中心静脉血栓形成。④库普弗（Kupffer）细胞激活，出现结节状增生。⑤部分患者出现胆汁淤积伴小管状胆管栓、轻度肝小叶活动性炎症和门静脉纤维化[83, 87]。

2. 心脏　肉眼可见：①心肌肥厚、心室扩张和不同程度片状心肌纤维化[87]；②偶见室内心内膜壁血栓，也有患者表现出急性心肌缺血。镜下可见：①淋巴细胞和粒细胞浸润的心肌细胞损伤；②少数患者出现心脏淀粉样变性[78]。

3. 消化道与胰腺　COVID-19 患者腹腔的表现不明显，无腹水。尽管粪便、肛拭子能够检测出病毒，但胃、小肠、大肠在组织学上多无异常表现[79]，约 30%的患者出现轻度胰腺损伤，表现为胰腺局灶性肿大或胰管扩张、胰腺实质坏死及周围脂肪组织钙化[78]。

4. 肾　肉眼可见部分患者出现肾硬化。镜下常见弥漫性近端小管损伤甚至坏死，管腔扩张，局部小管充满蛋白样团块[85, 88]。肾小球也会出现形态学改变，如肾小球系膜扩张和小动脉透明变性等[88]。

5. 脾　肉眼可见脾大[79]。镜下可见淋巴细胞减少而导致的白髓萎缩[78]。

二、SARS-CoV-2 感染的病理生理学

SARS-CoV-2 感染的具体病理生理学机制尚未明确，目前相关研究主要涉及炎症反应与细胞因子风暴、氧化应激和低氧血症等方面。

（一）炎症反应与细胞因子风暴

SARS-CoV-2 感染机体后最先侵袭肺部，通过 Ⅱ 型肺泡上皮细胞表面的 ACE2 受体进入细胞，病毒的病原体相关分子模式（pathogen associated molecular pattern，PAMP）被巨噬细胞和树突状细胞表面的模式识别受体（pattern recognition receptor，PRP）识别、结合，从而激活免疫细胞。活化的免疫细胞分泌大量的细胞因子，如单核细胞趋化蛋白-1（monocyte chemoattractant protein-1，MCP-1）、巨噬细胞集落刺激因子（macrophage colony-stimulating factor，M-CSF）、肿瘤坏死因子 α（tumor necrosis factor α，TNF-α）、白细胞介素 1（interleukin 1，IL-1）、趋化因子等。这些细胞因子又转而刺激免疫细胞活化，启动特异性免疫反应，并分泌大量促炎性细胞因子，促炎性细胞因子和抗炎细胞因子的平

衡被打破，导致炎症反应恶性循环，不断级联放大，产生细胞因子风暴[89]。Ⅱ型肺泡上皮细胞和血管内皮细胞由于 ACE2 受体丰富而含有较多的 SARS-CoV-2 病毒载量，因而成为宿主免疫系统识别和攻击的主要目标，由此炎症反应与细胞因子风暴引起肺部弥漫性肺泡损伤和微血管通透性增加[90]，肺泡腔渗出富含蛋白质的液体，最终导致肺水肿和透明膜形成。SARS-CoV-2 在肺组织细胞中大量复制，由于微血管通透性增加而进入血液循环，作用于全身 ACE2 受体表达丰富的器官和组织，除了增加肺组织感染外，还会导致其他器官损伤。

ACE2 受体不仅是 SARS-CoV-2 感染机体的结合受体，其本身也在炎症反应发生中发挥重要作用。ACE2 是一种单羧基肽酶，能够裂解血管紧张素 Ⅱ（angiotensin Ⅱ，AngⅡ）为血管紧张素 1-7（angiotensin 1-7，Ang1-7），后者是一种有重要生物学活性的七肽，其作用于 Mas 受体（Mas receptor，MasR；Mas 是一种原癌基因）可以保护器官免受炎症损伤、调节肠道功能。在 SARS-CoV-2 感染后，受体细胞表面 ACE2 受体会与病毒一起被内吞进入细胞，这是机体的一种保护性机制，可降低 ACE2 受体水平以减少病毒对机体的感染。然而 ACE2 受体水平降低和功能障碍会进一步加重 COVID-19，引发多器官功能衰竭，该过程的机制如下（图 3-2）[91]：①ACE2 受体与 SARS-CoV-2 结合后被内吞进入细胞，水平逐渐降低，将减弱 AngⅡ转化为 Ang1-7 的途径，致使肾素-血管紧张素系统（renin angiotensin system，RAS）失衡、AngⅡ与血管紧张素 Ⅱ 1 型受体（angiotensin Ⅱ type 1 receptor，AT1R）活性增强；也会导致 Ang1-7 水平降低和作用减弱，从而造成活性氧（reactive oxygen species，ROS）累积、心肌纤维化、血管收缩和肠道失调[92]。②解聚素–金属蛋白酶 17（a disintegrin and metalloproteinase 17，ADAM17）可介导 ACE2 的水解作用，降低 ACE2 水平。当 SARS-CoV-2 感染时，病毒的刺突（spike，S）蛋白、失衡的 RAS、

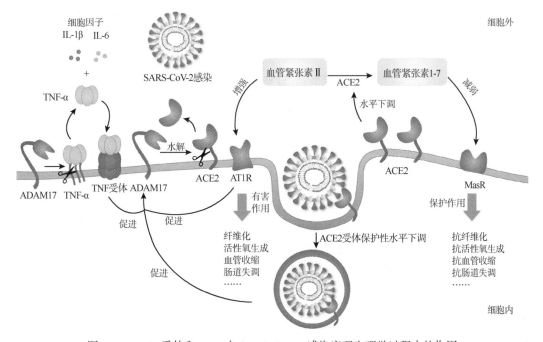

图 3-2　ACE2 受体和 RAS 在 SARS-CoV-2 感染病理生理学过程中的作用

ADAM17 自分泌和旁分泌释放的可溶性 TNF-α 联合细胞因子等各方面作用会上调 ADAM17 对 ACE2 的水解作用，将促进 ACE2 受体消耗和导致功能障碍[91]。因此，SARS-CoV-2 感染机体后，宿主发生保护性 ACE2 受体水平降低，是导致组织、全身炎症和氧化应激的进一步因素。

（二）氧化应激

活性氧（ROS）是介导氧化应激的主要成分，主要包括超氧阴离子、过氧化氢、羟自由基及一氧化氮等。当 SARS-CoV-2 感染机体后，大量免疫细胞激活，释放大量炎性因子导致组织损伤，大量中性粒细胞也会在肺内聚集、激活，通过呼吸爆发释放氧自由基[93]。过量的氧自由基不能及时消除，将引起蛋白质损伤、DNA 断裂、脂质氧化等，引起并加重 COVID-19 患者的组织器官损伤。

（三）低氧血症

COVID-19 患者由于炎症反应损伤肺泡上皮细胞和肺毛细血管内皮细胞，出现肺泡-毛细血管膜通透性增加，引起肺间质和肺泡水肿，影响氧气扩散[90]。另外，肺泡表面活性物质减少，导致肺泡萎陷，有效参与气体交换的肺泡数量降低，通气血流比例失调，造成缺氧。缺氧会上调血管细胞黏附分子 1（vascular cell adhesion molecule-1，VCAM-1）等黏附分子表达，促进白细胞与肺血管内皮黏附，引起肺组织炎性细胞浸润，分泌大量炎性因子，加重炎症反应和氧化应激[93]。因此，严重的低氧血症会损伤多种器官、组织、细胞的代谢和功能，也是 COVID-19 常见并发症 ARDS、呼吸衰竭的重要特征。

综上，本节讲述了 SARS-CoV-2 感染的病理学特点和病理生理学机制，通过对死亡患者进行尸检，肺和其他器官的病理学特点相对明确，但贯穿感染全过程的具体病理生理学机制还不明确，需要进一步探究。

第三节　SARS-CoV-2 感染的临床表现

SARS-CoV-2 感染后，患者在潜伏期后产生临床表现。本节根据相关文献和《新型冠状病毒肺炎诊疗方案（试行第八版）》，总结介绍了 COVID-19 患者的临床表现、临床进程和常见并发症。

一、潜　伏　期

潜伏期指从病原体侵入人体至开始出现临床症状的时期[94]。SARS 的潜伏期平均为 5 天，范围为 2～14 天[95]；MERS 的潜伏期平均为 5～7 天，范围为 2～14 天[96]；COVID-19 的潜伏期为暴露后的 1～14 天，多数为 3～7 天[97]。对中国湖北省武汉市以外的地区和其他国家的报道进行分析，表明 COVID-19 的潜伏期中位数约为 5 天（95% CI 4.5～5.8 天），与 SARS 相似[98]。

二、SARS-CoV-2 感染的临床表现

COVID-19 患者的主要临床症状与体征为发热、咳嗽、呼吸困难和乏力[47, 54, 73, 76]，少数患者伴有鼻塞、流涕、咽痛、肌痛和腹泻等症状。重症患者多在发病 1 周后出现呼吸困难和（或）低氧血症，严重者可快速进展为 ARDS、脓毒症休克、难以纠正的代谢性酸中毒和出凝血功能障碍及多器官功能衰竭等[97]。约 20% 的患者会进展为多器官功能障碍（包括呼吸衰竭、感染性休克、急性心脏损伤或急性肾衰竭）[73, 75, 99]。与成人相比，儿童无症状感染的人数更多，病情更温和，恢复更快，预后更好，通常在发病后 1~2 周恢复[61, 100]。在 COVID-19 儿童患者中，主要临床表现依然是发热和咳嗽，也有精神不良、疲劳、肌肉疼痛和食欲缺乏的症状[61, 63]。与非妊娠 COVID-19 患者相似，妊娠期间的 COVID-19 患者的主要特征是发热、咳嗽[16, 101, 102]，持续性干咳、不适和呼吸困难较少见[16]。

三、SARS-CoV-2 感染患者的临床进程

COVID-19 患者在不同队列中出现各种症状及进行机械通气或 ICU 护理的时间不同，但具有共同的表现，即患者以乏力、持续时间长的低度间歇性发热、肌痛、干咳、呼吸急促为首发症状，经早期识别、保守治疗后好转，或加重发展为呼吸困难和排痰性咳嗽。对临床进程进行总结，显示呼吸困难发作、入院、发生 ARDS、需要机械通气和 ICU 护理的中位时间分别为被暴露后的 6 天、8 天、8.2 天和 10 天[103]。从发病到出院和死亡的中位时间分别为 22 天[四分位距（IQR）：18~25 天]和 18.5 天（IQR：15~22 天）[47]。其中，重症患者也有其自身的特点：从症状出现到影像学确诊的中位时间为 5 天（IQR：3~7 天），到入住 ICU 的中位时间为 9.5 天（IQR：7~12.5 天），从入住 ICU 到死亡的中位时间为 7 天（IQR：3~11 天）[104]。双侧肺炎继发 ARDS、脓毒症和感染性休克、急性心脏损伤、急性肾损伤及继发感染等并发症发生的中位时间分别为 12 天（8~15 天）、9 天（7~13 天）、15 天（10~17 天）、15 天（13~19 天）和 17 天（13~19 天）[47]。

武汉大学中南医院研究团队表示 COVID-19 患者的临床病程呈三相型[75]。发病后的 1 周时间内以发热、咳嗽、呼吸困难、淋巴细胞减少和影像学多叶肺浸润为特征。严重者出现血小板减少、急性肾损伤、急性心肌损伤和成人呼吸窘迫综合征。第 2 周，轻度病例的发热、咳嗽和全身症状开始缓解，血小板计数上升到正常范围，但淋巴细胞减少仍然存在。严重者以白细胞增多（特别是中性粒细胞增多）和多器官功能障碍为主。第 3 周，除淋巴细胞减少外，轻度病例已缓解。严重的病例表现为持续的淋巴细胞减少、严重急性呼吸困难综合征、顽固性休克、无尿急性肾损伤、凝血障碍、血小板减少和死亡。

四、SARS-CoV-2 感染的并发症

COVID-19 患者常出现并发症，一般出现在疾病最严重的阶段，常见并发症包括 ARDS、呼吸衰竭、脓毒症、急性器官损伤等，各并发症均显示在重症患者或死亡患者中的发生率高于轻症或幸存患者，一些严重的并发症是重症患者死亡的重要原因。

ARDS 是 COVID-19 最主要的并发症，以顽固性低氧血症为显著特征，临床表现为呼吸症状急性加重，伴有呼吸衰竭、肺水肿。ARDS 的发生时间约为入院后的 8 天，ICU 和非 ICU 患者中的发生率分别为 61.1%和 4.9%[99]。一项对 191 例患者的多中心回顾性研究发现，ARDS 的发生率为 31%，死亡患者中的发生率高达 93%[47]。另有研究也发现在所有 COVID-19 患者中，ARDS 发生率为 3.4%，在重症患者发生率更高，达 15%～30%[104]。ARDS 是导致 COVID-19 病死率较高的首要并发症，将近 50%发生 ARDS 的 COVID-19 患者死亡[47]。由于炎症反应，败血症和感染性休克也是常见的并发症，在所有患者中发生率分别为 59%和 23%，在重症或死亡患者中发生率更高，可达 90%以上[47, 105]，也是 COVID-19 患者死亡的重要原因之一。因 SARS-CoV-2 感染引起机体凝血功能改变，患者可发生弥散性血管内凝血（disseminated intravascular coagulation，DIC）[58, 106]。此外，COVID-19 患者的肺外器官损伤不可忽视，包括急性心肌损伤、心脏骤停、急性肾损伤、急性肝损伤等[107]。心脏是 SARS-CoV-2 易侵犯的器官，由于血管炎和低氧血症可能诱发心肌损伤，患者表现为相应的病理学改变和血清心肌损伤标志物升高，急性心肌损伤在 COVID-19 患者中发病率为 7%，死亡率达 10% [73, 99]，心力衰竭的发生率为 23%，在死亡患者中达 52% [47]。急性肾损伤也是 COVID-19 的常见并发症，可能是病毒在肾组织中累积导致，表现为肾小管坏死、血肌酐和尿素氮水平升高等，其在感染者中发生率为 3.2%[85]，在 ICU 患者中发生率高达 23%[64]。部分患者生物化学检测结果表现为肝功能指标异常，出现肝损伤，该并发症可能是病毒直接侵犯所致，发生率为 16.1%～53.1%[87]。COVID-19 患者还有一些少见的并发症，包括继发感染、低蛋白血症、酸中毒、神经肌肉损伤等[47, 87]，可能与不良预后有关，需要相应的对症治疗。

第四节　SARS-CoV-2 感染的实验室及影像学检查特征

实验室和影像学检查是临床上诊断 COVID-19 的主要手段，实验室检查包括一般实验室检查、病原学检查、血清学抗体检查和抗原检查等，核酸检测和抗体检测、影像学检查是临床上确诊的关键。因此，本节将介绍 COVID-19 患者的实验室及影像学检查的一般特点，重点分析 COVID-19 患者核酸检测、抗体检测的检测结果和影响因素，以及肺部影像学检查的动态学特点。

一、SARS-CoV-2 感染的实验室检查

COVID-19 患者的实验室检查包括一般实验室检查、病原学检查、血清学抗体检查和抗原检查。一般实验室检查是判断 SARS-CoV-2 感染的辅助检查手段；病原学检查是 COVID-19 患者确诊的金标准，包括核酸检测和病毒细胞培养等，其中核酸检测是临床实验室最常用的检测方法；血清学抗体检查也是 COVID-19 患者确诊的重要方法，可作为核酸检测的辅助诊断方法。

（一）一般实验室检查

一般实验室检查包括临床血液学检测、凝血功能检查、临床生物化学检测及感染相关生物标志物检查，COVID-19 患者的一般实验室检查具有明显的病毒感染的特点，主要表现为外周血淋巴细胞计数和比例降低、T 淋巴细胞亚群变化、凝血功能降低、乳酸脱氢酶（lactate dehydrogenase，LDH）和降钙素原（procalcitonin，PCT）水平升高等。

1. **临床血液学检测**　COVID-19 患者会表现出外周血白细胞计数的改变，在我国 31 个省（自治区、直辖市）和新疆生产建设兵团 552 家医院的 1099 例 COVID-19 患者中，60.4% 的患者白细胞计数正常，5.9% 和 33.7% 的患者分别出现白细胞计数升高和减少[58]，大部分研究结果与此类似[73, 74]，即半数以上患者白细胞计数处于正常值（4～10）×10^9/L，白细胞计数减少者比增加者的比例多。但在武汉市金银潭医院的 99 例 COVID-19 患者中，67% 的患者白细胞计数正常，白细胞计数减少者比例低于增加者，分别为 9% 和 24%[76]。临床上还应特别重视 COVID-19 患者的低淋巴细胞血症和 T 细胞亚群的变化。研究发现，40%～80% 的患者出现淋巴细胞减少，为（0.4～1.1）×10^9/L[58, 73]，且淋巴细胞减少比例与疾病的严重程度相关，同一研究的重症或 ICU 患者中淋巴细胞减少的比例均不同程度高于轻症或非 ICU 患者（表 3-3）。约 38% 的患者出现中性粒细胞计数升高[76]，且 ICU 患者的中性粒细胞升高更明显，中位计数可达 10.6×10^9/L[正常值为（1.8～6.3）×10^9/L][73]，52.9% 的患者出现嗜酸性粒细胞减少，低于正常下限 0.02×10^9/L[74]。另外，几乎在所有患者中发现 T 淋巴细胞（92.9%）、CD4+ T 细胞（100%）和 CD8+ T 细胞（85.7%）降低，该研究中以上 3 个指标的中位计数分别为 486.5×10^6/L、241.5×10^6/L 和 169.5×10^6/L，均低于正常值下限（955×10^6/L、550×10^6/L 和 320×10^6/L），且重症患者的 T 淋巴细胞绝对数量明显低于轻症患者，分别为 294×10^6/L 和 640×10^6/L[106]。约 28.6% 的患者 B 淋巴细胞计数降低，中位绝对计数为 115.5×10^6/L，但其由于外周血中 T 细胞亚群降低而占比增高[106]。以上淋巴细胞比例变化的特点也说明了 SARS-CoV-2 主要攻击淋巴细胞，尤其是 CD4+ 和 CD8+ T 细胞，损伤细胞免疫功能。相较于成年人，儿童患者的病情温和、康复较快，其实验室检查结果较成年人轻，少数病例出现白细胞减少（21.0%）或增多（8.8%），9.8% 的患者出现淋巴细胞减少[108, 109]。老年患者（>60 岁）的病情相对较重，63.2% 的患者出现淋巴细胞减少，也出现上述 T 淋巴细胞减少、中性粒细胞计数增加的变化，且死亡组的变化程度均高于幸存组[110]。

2. **凝血功能检查**　COVID-19 患者常出现凝血功能紊乱，表现为不同程度的 D-二聚体浓度升高，来自武汉市金银潭医院的研究发现，36% 的患者 D-二聚体浓度高于 1.5μg/ml[76]，而正常范围应低于 0.2μg/ml。另一研究也发现 40% 的患者 D-二聚体浓度高于 0.5μg/ml，重症患者更为严重，升高比例可达 60%。多数患者的凝血酶原时间、活化部分凝血酶原时间正常，但重度或 ICU 患者的凝血酶原时间一般比轻度或非 ICU 患者长（表 3-3）[73]。老年患者也出现上述变化，45% 的患者出现 D-二聚体浓度高于 1μg/ml，10% 的老年患者出现凝血酶原时间延长[111]。

表 3-3　COVID-19 患者的实验室检查结果

实验室检查指标 [正常值]	Guan 等[58] (n=1099)		Zhang 等[74] (n=140)		Chen 等[76] (n=99)	Xu 等[77] (n=62)		Gao 等[113] (n=43)		Huang 等 a[73] (n=41)		Chen 等[106] (n=21)	
	非重症	重症	轻度	重度	全部	发病10天内	发病10天后	轻度	重度	非ICU	ICU	轻度	重度
临床血液学检测													
白细胞[(4~10)×10⁹/L][b]　计数(×10⁹/L)	4.9	3.7	4.5	5.3	7.5	4.9	4.5	5.0	4.3	5.7	11.3	4.5	8.3
升高(%)	4.8	11.4	4.9	23.2	24.0	3.0	0	—	—	19.0	54.0	0	27.3
降低(%)	28.1	61.1	22.0	16.1	9.0	21.0	39.0	—	—	33.0	8.0	30.0	0
淋巴细胞[(1.1~3.2)×10⁹/L]　计数(×10⁹/L)	1.0	0.8	0.8	0.7	0.9	1.0	1.0	1.1	1.2	1.0	0.4	1.1	0.7
降低(%)	80.4 (<1.5)	96.1 (<1.5)	70.7 (<1.1)	82.1 (<1.1)	35.0 (<1.1)	38.0 (<1)	45.0 (<1)	—	—	54.0 (<1)	85.0 (<1)	10.0 (<0.8)	72.7 (<0.8)
嗜酸性粒细胞[(0.02~0.52)×10⁹/L]　计数(×10⁹/L)	—	—	0.02	0.01	—	—	—	—	—	—	—	—	—
降低(%)	—	—	47.6	60.7	—	—	—	—	—	—	—	—	—
血小板[(125~350)×10⁹/L]　计数(×10⁹/L)	172.0	137.5	—	—	213.5	186.0	172.5	—	—	149.0	196.0	175.6	157.0
降低(%)	31.6 (<150)	57.5 (<150)	—	—	12.0 (<125)	0 (<100)	9.0 (<100)	—	—	4.0 (<100)	8.0 (<100)	10.0 (<100)	0 (<100)
中性粒细胞[(1.8~6.3)×10⁹/L]　计数(×10⁹/L)	—	—	—	—	5.0	2.9	2.8	3.4	2.7	4.4	10.6	2.7	6.9
血红蛋白[130~175g/L]　数值(g/L)	135.0	128.0	—	—	129.8	136.5	137.5	—	—	130.5	122.0	139.5	136.0
凝血功能检查													
凝血酶原时间(10.5~13.5秒)　数值(秒)	—	—	—	—	11.3	—	—	12.0	11.3	10.7	12.2	13.4	14.3
活化部分凝血活酶时间(21~37秒)　数值(秒)	—	—	—	—	27.3	—	—	30.4	27.3	27.7	26.2	44.0	33.7
D-二聚体(0~1.5μg/ml)　数值(μg/ml)	—	—	0.2	0.4	0.9	0.2	0.2	0.2	0.5	0.5	2.4	0.3	2.6
升高(%)	43.2 (≥0.5)	59.6 (≥0.5)	27.9 (>0.24)	60.5 (>0.24)	36.0 (>1.5)	—	—	—	—	—	—	—	—
临床生物化学检测													
白蛋白(40~55g/L)　数值(g/L)	—	—	—	—	31.6	—	—	—	—	34.7	27.9	37.2	29.6
降低(%)	—	—	—	—	97.0	—	—	—	—	—	—	10.0	63.6
葡萄糖(3.9~6.1mmol/L)　数值(mmol/L)	—	—	—	—	7.4	—	—	6.0	7.7	—	—	—	—
AST(15~40U/L)　数值(U/L)	—	—	—	—	34.0	25.0	27.5	33.2	27.8	34.0	44.0	24.0	47.0
升高(%)	18.2	39.4	—	—	35.0	17.0	15.0	—	—	25.0	62.0	0	45.5

续表

类别	实验室检查指标（正常值）	Guan等[58] (n=1099)		Zhang等[74] (n=140)		Chen等[76] (n=99)	Xu等[77] (n=62)		Gao等[113] (n=43)		Huang等a[73] (n=41)		Chen等[106] (n=21)	
		非重症	重症	轻度	重度	全部	发病10天内	发病10天后	轻度	重度	非ICU	ICU	轻度	重度
临床生物化学检测	ALT（15~40U/L） 数值（U/L）	—	—	—	—	39.0	22.0	22.5	24.5	27.0	27.0	49.0	16.0	42.0
	升高（%）	19.8	28.1	—	—	28.0	—	—	—	—	—	—	—	—
	总胆红素（0~21μmol/L） 数值（μmol/L）	—	—	—	—	15.1	—	—	—	—	10.8	14.0	7.8	8.8
	升高（%）	9.9	13.3	—	—	18.0	—	—	—	—	—	—	—	—
	肌酐（57~133μmol/L） 数值（μmol/L）	—	—	—	—	75.6	71.4	71.5	67.0	65.3	73.3	79.0	76.5	82.0
	升高（%）	1.0	4.3	—	—	3.0	10.0	0	—	—	7.0	15.0	—	—
	肌酸激酶（40~200U/L） 数值（U/L）	—	—	83.0	66.0	85.0	71.4	60.0	—	—	133.0	132.0	64.0	214.0
	升高（%）	12.5（≥200）	19.0（>200）	2.8（>200）	12.0（>200）	13.0（>310）	10.0（>185）	6.0（>185）	—	—	26.0（>185）	46.0（>185）	—	—
	LDH（120~250U/L） 数值（U/L）	—	—	—	—	336.0	194.5	233.5	—	—	281.0	400.0	224.0	537.0
	升高（%）	37.2	58.1	—	—	76.0	10.0	42.0	—	—	63.0	92.0	10.0	90.9
	高敏肌钙蛋白I（0~28pg/ml） 数值（pg/ml）	—	—	—	—	—	—	—	—	—	3.5	3.3	—	—
	升高（%）	3.7	13.7	—	—	—	—	—	—	—	4.0	31.0	—	—
	血尿素氮（3.6~9.5mmol/L） 升高（%）	—	—	—	—	5.9	—	—	—	—	—	—	4.0	6.1
感染相关生物标志物检查	C-反应蛋白（0~3mg/L） 数值（mg/L）	—	—	28.7	47.6	51.4	—	—	18.8	39.4	—	—	22.0	139.4
	升高（%）	56.4（≥10）	81.5（≥10）	88.9（>3）	96.4（>3）	86.0（>5）	—	—	—	—	—	—	—	—
	降钙素原（0~0.1ng/ml） 数值（ng/ml）	—	—	0.05	0.1	0.5	0.04	0.04	0.02	0.04	0.1	0.1	0.05	0.2
	升高（>0.1%）	—	—	23.5	50.0	—	17.0	6.0	—	—	22.0	50.0	12.5	100
	升高（≥0.5%）	—	—	—	—	—	—	—	—	—	0	25.0	0	30.0
	IL-6（0~7pg/ml） 数值（pg/ml）	—	—	—	—	7.9	—	—	10.6	36.1	—	—	—	—
	升高（%）	—	—	—	—	51.0（>7）	—	—	—	—	—	—	—	—
	血清铁蛋白（21~274.7ng/ml）	—	—	—	—	808.7	—	—	—	—	—	—	337.4	1598.2

a Huang 等（n=41）研究中的检测值为均值，其他研究的检测值均为中位数；b 表格中各项检测指标的正常值来源自引用的参考文献。

3. 临床生物化学检测　在呼吸系统受累早期，多个研究均显示患者体内 LDH 水平升高，76%的患者 LDH 高于 250U/L[76]，重度患者体内的 LDH 更高，超过 300U/L 的比例高达 90%[106]。90%以上的患者白蛋白水平下降，低于 40g/L[76]，也有研究发现，38%的患者出现白蛋白减少，其中 87%为重症患者[106]。此外，部分患者血糖也出现明显升高[76]。多数患者出现不同程度的心肌、肾和肝损害，出现心肌酶谱异常，表现为肌酸激酶和超敏性肌钙蛋白 I 显著增加[73]；10%～60%的患者出现丙氨酸转氨酶（alanine aminotransferase，ALT）升高，28%的患者出现天冬氨酸转氨酶（aspartate aminotransferase，AST）升高[58]，但 ALT 和 AST 升高幅度不高，在正常上限的 1～2 倍；少部分患者出现血尿素氮或血肌酐升高[76]（表 3-3）。患者的钠离子、钾离子和氯离子水平均较正常[49]。约 1/3 的老年患者出现 LDH 升高和肝肾功能损伤[111]，但儿童患者的异常比例较低，约 15%出现 ALT 和 AST 升高，1%～2%出现血肌酐和尿素氮升高[108]。

4. 感染相关生物标志物检查　来自武汉市金银潭医院的一项研究发现，超半数 COVID-19 患者入院时血清 PCT 水平正常，低于 0.1ng/ml，继发感染后 PCT 增加（>0.5ng/ml）[73]；且重症患者 PCT 增加（>0.5ng/ml）的比例高于轻症患者，分别为 13.7%和 3.7%[58]。此外，80%以上的患者 C-反应蛋白（C-reactive protein，CRP）水平升高，高于 5mg/L[76, 112]；60%的患者血清铁蛋白升高，高于 274.7ng/ml，且重症患者明显高于轻症患者[106]，提示病毒感染后持续的炎症反应；还常见白细胞介素 6（interleukin 6，IL-6）水平升高（>7ng/ml），且重症组的 IL-6 升高更为明显[74, 113]。以上特点中，PCT、CRP 及 IL-6 升高在儿童和老年患者中也很常见，儿童发生的比例相对成人较低，老年患者的异常情况较重[111, 114]。

（二）病原学检查

COVID-19 患者的病原学检查主要指病毒核酸检测，病毒核酸检测阳性提示标本中含有 SARS-CoV-2，其阳性结果会受患者采样部位、采样时间和所属人群影响。其他病原学检查包括病毒细胞培养和组织学中病毒的电镜观察等，但目前只限于实验室研究，未应用于 COVID-19 的临床诊断。

1. 病毒核酸检测　SARS-CoV-2 的基因组序列已于 2020 年 1 月在 NCBI 网站的 GenBank 数据库公布，WHO 和中国疾病预防控制中心（Center for Disease Control and Prevention，CDC）均给出核酸检测的靶区域及相应引物的建议，数十种核酸检测试剂已获批用于 SARS-CoV-2 的检测。核酸检测阳性是 COVID-19 患者确诊的手段，但一些患者在患病期间，标本会出现核酸检测阴性的情况，这与标本中病毒载量多少密切相关。因此，标本采集部位、采集时间及不同人群类型会影响标本病毒载量和核酸检测阳性率。

（1）不同类型标本的病毒载量和核酸检测阳性率：临床上 SARS-CoV-2 核酸检测的常见标本有呼吸道标本（支气管肺泡灌洗液、痰液、鼻拭子、咽拭子、唾液等）和非呼吸道标本（粪便、肛拭子、直肠拭子等），由于不同部位的 ACE2 受体分布密度不同，该部位的组织细胞中含有的病毒载量不同。对香港地区 15 例患者共 273 份不同类型标本进行分析发现，所有标本的病毒载量为 2.2×10^2～4.7×10^5copies/ml，呼吸道标本的病毒载量（包括鼻咽抽吸物/鼻咽拭子、咽拭子、唾液和痰液，平均为 4.3×10^4copies/ml）是非呼吸道标本（包括粪便/直肠拭子、血浆和尿液，平均为 7.1×10^3 copies/ml）的 6 倍[115]。在不同呼吸道标本中，42 份痰液标本的中位病毒载量（7.5×10^5 copies/ml）比 67 份咽拭子的中位病毒载量（8.0×10^4 copies/ml）高约 10 倍，而 1 份鼻拭子的病毒载量为 1.7×10^5 copies/ml[116]。另外，对首都医科大学附属北京地坛医院 76 例患者的 323 份不同类型标本进行分析，痰液标本病毒载量平均为 5.7×10^5 copies/ml，高于鼻拭子（8.3×10^4 copies/ml）和咽拭子（2.2×10^4 copies/ml）[117]。因此，不同类型标本中的病毒载量不同可能导致核酸检测阳性率的差异。在中国 CDC、首都医科大学附属北京地坛医院和中国青岛 CDC 联合开展的一项 1070 份不同类型标本的研究中，支气管肺泡灌洗液标本的阳性率最高，为 93%，其次是痰液（72%）、鼻拭子（63%）、咽拭子（32%）、粪便（29%）、血液（1%）和尿液（0），鼻拭子、支气管肺泡灌洗液和痰液的循环阈值（Ct 值）也低于或等于其他几种标本（表 3-4）[118]。其他研究中不同标本的核酸检测阳性率与上述结果相似：在 COVID-19 患者中，痰液标本核酸检测阳性率为 76.9%，明显高于咽拭子的 44.2%[119]；咽拭子标本的阳性率高于肛拭子，分别为 78.2% 和 52.6%[120]；鼻拭子标本实时荧光 RT-PCR 检测的 Ct 值高于相同时间采样的口咽拭子[121]。因此，临床上对患者采样的支气管肺泡灌洗液和痰液标本核酸检测阳性率最高，最常用的鼻拭子、咽拭子的阳性率居中，而粪便、肛拭子、血液标本的阳性率最低。

表 3-4　COVID-19 患者的核酸检测结果

研究团队	人群	年龄	感染程度/时期	标本	病毒载量	阳性率（%）
Wang 等[118]	15 份标本	5～76 岁	重症	BALF	中位 Ct 值31.1	93.0
	398 份标本		入院后 1～3 天	咽拭子	中位 Ct 值32.1	32.0
	104 份标本		发病后	痰液	中位 Ct 值31.1	72.0
	8 份标本		发病后	鼻拭子	中位 Ct 值24.3	63.0
	153 份标本		发病后	粪便	中位 Ct 值31.4	29.0
Xiao 等[122]	301 例患者	44～68 岁, 36.5%	发病后 0～7 天	92.7%的咽拭子, 7.6%	—	97.9
		≥65 岁	发病后 8～14 天	的鼻拭子		68.8
			发病后 15～21 天			36.3
			发病后 22～28 天			30.0
			发病>28 天			26.3
Kelvin 等[127]	23 例患者	37～75 岁, 中位年龄 56 岁	轻症，发病后 ≥20 天	唾液/直肠拭子	6.2 lg copies/ml	50.0/38.0
		39～75 岁, 中位年龄 66 岁	重症，发病后 ≥20 天	唾液/直肠拭子	5.1 lg copies/ml	23.0/14.0
Pan 等[116]	17 例患者	—	发病后 0～13 天	粪便		53.0
Liu 等[126]	2545 例疑似患者	18～59 岁	—	鼻咽拭子 4818 例/痰	—	32.1
	886 例疑似患者	60～69 岁	—	液 57 例/BALF 5 例	—	47.9
	1449 例疑似患者	≥70 岁	—		—	61.8
Yuan 等[129]	212 例疑似儿童	—	—	咽拭子	—	78.2
		—	—	肛拭子	中位 Ct 值32.3	52.6

注：BALF.支气管肺泡灌洗液。

（2）感染不同阶段患者病毒载量和核酸检测阳性率：COVID-19 患者体内的病毒载量随疾病进展而不断动态变化，通常发病后 48 小时内即可检测到 SARS-CoV-2 核酸阳性，在发病后第 5～7 天，标本中病毒载量最高，高达 10^4～10^7copies/ml[116]，随着疾病进展、自身免疫和外界治疗干预，病毒载量逐渐下降，总持续时间为 20 天左右（图 3-3）[122]。在 116 例 COVID-19 患者的痰液标本中，早期和进展期标本的病毒载量明显高于恢复期标本，分别为 $1.6×10^7$copies/ml 和 $4.2×10^4$copies/ml[117]。核酸检测的阳性率也与感染阶段相关，研究发现 COVID-19 患者发病 1～7 天核酸检测的阳性率最高，为 66.7%，随后逐渐下降，15 天后阳性率为 45.5%[123]；另外 90% 的轻症患者被报道在发病 10 天后的核酸检测一直呈阴性[124]。来自华中科技大学同济医学院附属同济医院的研究发现，301 例患者发病至核酸检测阳性和阴性的中位时间分别为 16 天和 20 天[122]，意味着发病 20 天后的核酸检测阳性率明显降低。一些特殊的核酸检测结果动态变化也需要注意，如部分患者鼻咽部核酸检测转阴后，直肠拭子核酸检测持续阳性[114]；4 例 COVID-19 患者连续两次间隔 24 小时核酸检测阴性而出院，却在出院 5～13 天后核酸检测呈阳性[125]。因此，由于患者处于不同的病程阶段，其标本中的病毒载量和核酸检测结果总是在动态变化，临床上表现为核酸检测 Ct 值的变化或定性结果的不一致。

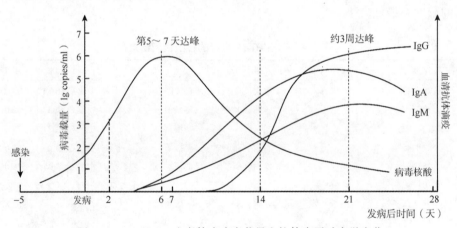

图 3-3　COVID-19 患者体内病毒载量和抗体水平动态学变化

（3）不同感染人群的病毒载量和核酸检测阳性率：标本的病毒载量还与被采样的患者类型有关。武汉大学人民医院对 4880 例 COVID-19 患者接触病例（70% 的病例年龄 ＜60 岁）统计发现，核酸检测总阳性率为 38%，超过 70 岁老年群体的阳性率为 61.8%，高于 18～30 岁群体的阳性率（24.9%）[126]，这与患者体内的病毒载量与年龄呈正相关的研究报道相一致[127]；该研究还发现男性群体的核酸检测阳性率虽稍高于女性，分别为 40.4% 和 36.7%，但经二元 logistic 回归分析发现仅年龄是 SARS-CoV-2 的可能易感因素[126]。对于儿童患者病毒载量数据尚不足，1 例 27 天的新生儿在发病后 8～10 天鼻咽、口咽拭子和粪便标本的病毒载量在 10^6copies/ml 以上[128]。华中科技大学同济医学院附属武汉儿童医院对 2138 例疑似患儿进行核酸检测发现总体阳性率约为 10.1%[129]，低于上述成年疑似患者的阳性率（38%）；另外，有 212 例患者均进行了咽拭子和粪便采样，两种标本的核酸检测阳性率分别为 78.2% 和 52.6%[129]。因此，老年患者的病毒载量较高，核酸检测阳性率更高，而儿童的核酸检测阳性率较低，这可能与不同人群 ACE2 受体分布密度的高低有关[130]。

总之，受采样部位、所处的病程和所属人群等因素影响，COVID-19 患者标本的病毒载量和核酸检测结果总处于不断的动态变化中。因此，如果单次核酸检测阴性，而患者临床症状、体征、其他检查及流行病学史高度提示 SARS-CoV-2 感染，需考虑重新进行核酸检测。

2. 其他病原学检查方法　病毒核酸检测表明标本中含有病毒核酸，却无法说明标本中含有活的 SARS-CoV-2。病毒细胞培养法可以证明标本中存在活病毒，在疫情暴发初期也曾被用来确定 SARS-CoV-2 感染。意大利帕尔马曾报道在该地区还未有 SARS-CoV-2 流行迹象时，仅采用病毒细胞培养阳性诊断 1 例 7 周婴儿为 COVID-19 患者[131]。而目前，SARS-CoV-2 细胞培养主要是在患者核酸检测阳性而确诊后，在标本中分离病毒并进行细胞培养，如 LLC-MK2（恒河猴肾细胞）、Vero（非洲绿猴肾细胞）等，其主要目的不是诊断，而是揭示病毒的感染机制和建立候选疫苗[132, 133]。此外，鉴于病毒细胞培养方法需要特殊的实验室条件，在普通临床实验室难以进行，该方法只适合实验室研究时采用，目前并不适用于 COVID-19 患者的实验室检查。有研究报道肾组织病理分析发现肾小管上皮和足细胞中存在 SARS-CoV-2[88]，尸检肺部组织中也在支气管、Ⅱ型肺泡上皮细胞中发现病毒包涵体[84]，但目前 COVID-19 患者的组织病理学检查较少，未应用于 COVID-19 患者的临床诊断。

（三）血清学抗体检查

抗体检测一直是感染性疾病的常见且重要的检测手段，当 SARS-CoV-2 感染机体后，病毒抗原诱导机体发生体液免疫反应，产生 IgA、IgM 和 IgG 抗体。IgA 分为分泌型和血清型。分泌型 IgA 发挥着机体黏膜抗感染免疫的功能；血清型 IgA 免疫作用较弱，是抗体检测的一部分。在 COVID-19 患者中，血清中 IgA 一般在发病后第 5 天发生血清转化，在第 6～8 天逐渐升高，通常在 18～21 天达高峰，而后逐渐下降（见图 3-3）[134, 135]。血清中 IgA 阳性代表着 SARS-CoV-2 感染的前期，其在发病 5 天内的阳性率低于 40%，随后逐渐上升，在发病后 6～10 天的阳性率升高至 84%[136, 137]。IgM 的中位血清转化时间为发病后的第 5～10 天，在发病约 3 周达高峰后逐渐下降，总持续时间为第 10～30 天[134, 138]，因此 IgM 阳性代表 SARS-CoV-2 急性感染。在杭州市西溪医院开展的 43 例患者血清学检测研究中，IgM 化学发光检测的中位滴度为 12.1AU/ml，在发病 5 天内的阳性率低于 40%，在发病后 6～10 天的阳性率升高至 92%[139]。IgG 中位血清转化时间为发病后第 12～14 天[134]，发病后 4 周达稳定水平并持续存在[140]，其阳性代表感染的中后期或既往感染。在 43 例 COVID-19 患者中，IgG 化学发光检测的中位滴度为 179.1AU/ml，其阳性率随病程延长不断升高，在发病后 16 天接近 100%[139]。来自重庆医科大学的研究也发现，IgG 在发病后 1 周内的阳性率低于 60%，在发病第 16 天后阳性率达 100%[139, 141]。

目前抗体检测试剂的检测目标包括总抗体、IgM/IgG、单独 IgM 和单独 IgG，由于不同抗体的血清转化和在体内的持续时间不同，临床检测时各抗体的阳性情况不同（表 3-5）。美国的一项 112 例患者的回顾性研究发现，51.79% 的患者 IgM 和 IgG 均阳性，6.25% 的患者两种抗体均阴性，仅 IgM 或 IgG 阳性的比例分别为 0.89% 和 41.07%[142]。一项收集了我国 6 个省的医院和中国 CDC 检测实验室标本的研究中，共有 58 份标本，采样时间是在患者发病后 8～33 天，结果发现 94.83% 的标本 IgM 和 IgG 均为阳性，而 1.72% 和 3.45% 的标本仅 IgM 或 IgG 阳性[143]。因此，在临床上多数患者 IgM 和 IgG 抗体同时阳性，单独 IgM 或 IgG 阳性较少出现，IgM/IgG 联合检测 COVID-19 的阳性率较高，在临床上应用较多。

表 3-5　COVID-19 患者的血清学抗体检测结果

研究团队	人群	年龄	感染时期	检测方法	抗体类型及定量	阳性率（%）
Zhao 等[123]	173 例患者，535 份标本	35～61 岁，中位年龄 48 岁	发病后 1～7 天	酶联免疫吸附试验	总抗体/IgM/IgG	38.3/28.7/19.1
			发病后 8～14 天		总抗体/IgM/IgG	89.6/73.3/54.1
			发病后 15～39 天		总抗体/IgM/IgG	100.0/94.3/79.8
Kelvin 等[127]	23 例患者，108 份标本	37～65 岁，中位年龄 62 岁	发病后 ≥10 天	酶联免疫吸附试验	IgG：$OD_{450-620}$ 值为 2.59	94.0
					IgM：$OD_{450-620}$ 值约为 2	88.0
					IgG：$OD_{450-620}$ 值约为 1	100.0
					IgM：$OD_{450-620}$ 值约为 0.2	94.0
Jin 等[139]	43 例患者	34～59 岁，中位年龄 47 岁	—	化学发光法	IgM：12.1 AU/ml	48.1
			—		IgG：179.1AU/ml	88.9
Traugott 等[136]	—	—	发病后 5 天内		IgA/IgG	均<40.0
			发病后 6～10 天		IgA/IgG	84.0/94.0
Xiang 等[144]	85 例患者	32～65 岁，中位 51 岁		酶联免疫吸附试验	IgM/ IgG	77.3/88.3
Li 等[143]	397 例患者	—		胶体金	总抗体/IgM/ IgG	88.7/82.6/70.5
Montesinos 等[137]	29 份标本	—	发病后 0～7 天	酶联免疫吸附试验	IgA 或 IgG/IgA/IgG	65.5/65.5/17.2
	62 份标本		发病后 8～14 天		IgA 或 IgG/IgA/IgG	88.7/87.1/66.1
	33 份标本		发病后 ≥15 天		IgA 或 IgG/IgA/IgG	93.9/93.9/90.0

注：$OD_{450-620}$，标本在 450～620nm 下的吸光度。

（四）抗原检查

抗原检查是检测患者标本中是否含有 SARS-CoV-2 抗原，常见检测的抗原包括核衣壳（nucleocapsid，N）抗原和 S 抗原，抗原检测是定性指标，在排除假阳性的情况下，结果阳性可认为 SARS-CoV-2 感染。尽管 COVID-19 的实验室诊断主要依赖于核酸和抗体检测，但由于抗原检查十分快速，目前已有抗原检测试剂盒被开发，如美国 Quidel 公司的 Sofia SARS Antigen 荧光免疫分析抗原检测试剂盒已获美国食品药品监督管理局（FDA）紧急使用授权（emergency use authorization，EUA）[145]，因此多项研究正致力于评价 SARS-CoV-2 抗原检查的阳性率和有效性。比利时的一项研究发现，在 106 例经实时荧光 RT-PCR 确诊患者的鼻咽拭子标本中，N 抗原免疫层析技术检测的阳性率仅 30.2%，对病毒载量分别为 1.8×10^5copies/ml、9.4×10^3copies/ml 和 494.8copies/ml 的标本进行抗原检测，阳性率分别为 100%、70.6% 和 46.9%[146]。同样在比利时 159 例经实时荧光 RT-PCR 确诊的患者中，鼻咽涂片标本的 N 抗原检测阳性符合率较低，仅为 23.9%[147]。然而，智利的一项研究发现，在 82 例经实时荧光 RT-PCR 确诊患者的鼻咽和口咽部标本中（93% 的标本为发病后 1 周内采样），N 抗原荧光免疫层析技术检测的阳性率为 93.9%[148]。该研究中阳性率较高，主要原因是 90% 以上的标本为发病 1 周内采集，该时间段患者体内的病毒载量非常高，降低了假阴性的可能性。因此，COVID-19 患者在整个病程中的抗原检测阳性率很低，仅 20%～30%，只有在感染初期（通常为第 1 周）、采样标本中有较高的病毒载量时，抗原检查对 COVID-19 患者的阳性率和检测能力较强。因此，抗原检查只有在核酸检测难以开展的情况下才具有一定的意义。

二、SARS-CoV-2 感染的影像学检查

肺部影像学检查是判断 SARS-CoV-2 感染的重要手段，虽然 X 线检查快速经济，但其检查的敏感性和特异性均较低，因此临床上 COVID-19 患者影像学检查方法主要指胸部 CT，尤其是高分辨率 CT（high-resolution computed tomography，HRCT）。

（一）影像学检查结果的分期

COVID-19 患者 CT 检查具有代表性特征，即肺部磨玻璃影、多发小叶和亚节段实变等，大多双侧受累并以胸膜下病灶多见，少数患者伴有胸腔积液（图 3-4）[73, 74]，但在感

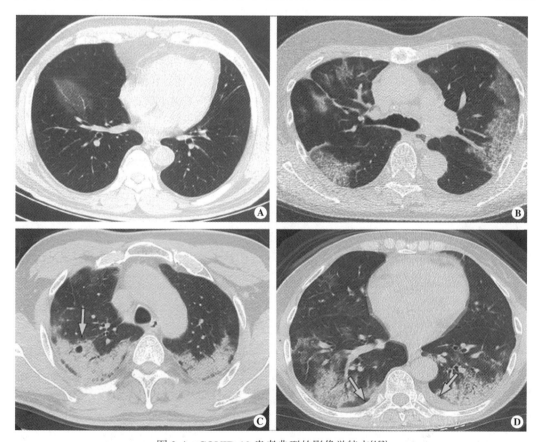

图 3-4　COVID-19 患者典型的影像学特点[152]

A. 磨玻璃影；B. 磨玻璃影伴小叶间隔和小叶内间隔增厚；C. 肺实变，箭头指内部呈圆形囊性变；D. 支气管充气征，箭头指少量胸腔积液

染的不同阶段，患者具有不同程度的 CT 改变和特征。关于不同阶段的描述，各研究略有差异，依据中华医学会放射学分会传染病学组发布的《新型冠状病毒感染的肺炎影像学诊断指南（2020 第一版）》，以 COVID-19 疾病分期来分析患者不同阶段的影像学改变，其可分为早期、进展期和转归期[149, 150]；此外，按早期、进展期、重症期、缓解期来分析影像学改变也有报道[151]。华中科技大学同济医院和协和医院开展了一项 21 例患者共计 82 次 CT 动态检查的研究[149]，根据发病后第 0～26 天的胸部 CT 结果和肺受累程度评分的四分位数，将患者 CT 检查结果分为 4 个阶段，即早期（0～4 天）、进展期（5～8 天）、达峰期（9～13 天）、缓解期（＞14 天）。所有分期在疾病进展过程中实际类似，下面将从早期、进展期、重症期、缓解期 4 个阶段描述 COVID-19 患者的影像学改变。

（二）CT 检查结果变化

1. 早期　COVID-19 患者初发症状刚入院时属于早期，在武汉市金银潭医院的 41 例患者中，全部患者入院时的早期肺部 CT 检查均有异常，约 98% 的患者表现为双侧受累[73]。在我国 552 家医院 1099 例患者中发现，仍有 17.9% 的非重症患者和 2.9% 的重症患者入院时肺部 CT 检查无明显改变[58]。早期肺部 CT 最常见的表现是斑片或团片状磨玻璃影（ground-glass opacity，GGO），占 COVID-19 患者的 50%～70%[58, 77]，可合并部分小叶间隔和小叶内间隔增厚、肺实变及血管充血增粗[149]，少数伴有胸腔积液、心包积液和气胸[76, 77]。早期肺部炎症以胸膜下分布为主，可能由于 SARS-CoV-2 最先累及终末细支气管、呼吸细支气管等部位，进而病毒累及全部肺小叶并导致弥漫性肺泡损伤（图 3-5）[151]。

2. 进展期　初发症状后 5～8 天为疾病进展期，感染迅速加重，病变可扩展为双肺多叶。此时肺部 CT 主要表现为病灶增多或范围扩大，GGO 呈弥漫性并扩展到更多的肺叶[149]，伴有更多的小叶间隔和小叶内间隔增厚、多发小叶和亚节段实变[64]，可合并纤维化病灶。此期部分病灶实变和 GGO 与实变共存，且常见支气管充气征[150]。

3. 重症期　此期是肺部 CT 表现最严重的时期，约 85.7% 的患者发病后约 10 天肺部 CT 异常最严重[149]，即属于此期。在重症期，肺实变是 CT 检查最主要的表现，高达 90%，可呈"白肺"，多伴有纤维条索影[149, 151]。30%～50% 患者的 GGO、小叶间隔和小叶内间隔增厚的比例明显下降，此期也常见支气管充气征，可伴有胸腔积液或胸膜粘连[152]。

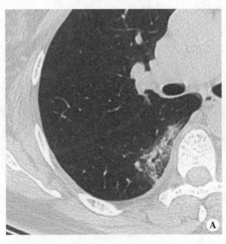
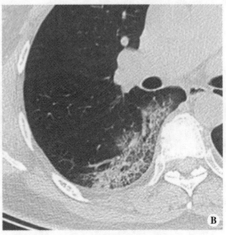

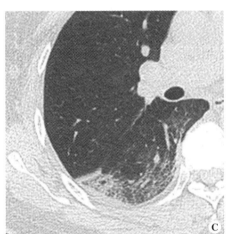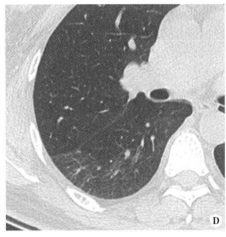

图 3-5 COVID-19 患者影像学动态变化[149]

患者，女，47 岁。A. 病变早期（第 3 天），可见胸膜下小区域的 GGO，伴右下叶部分实变；B. 进展期（第 7 天），GGO 区域增大伴有小叶间隔和小叶内间隔增厚及部分实变；C. 重症期（第 11 天），胸膜下有新发的实变，GGO 部分消退；D. 缓解期（第 20 天），实变部分吸收，GGO 和间隔增厚基本消退

4. 缓解期 2 周多后，患者经治疗或自身免疫，肺部病灶可逐渐吸收好转，较早期或进展期范围缩小，多可见纤维条索病灶，GGO 和间隔增厚逐渐减少至消失[150]。

总之，COVID-19 患者感染主要开始于肺下叶小的单侧或双侧 GGO，然后逐渐发展为弥漫性 GGO、小叶间隔和小叶内间隔增厚，随后实变。进入缓解期后，病灶逐渐吸收，GGO 和间隔增厚基本消退。重型或危重型的影像学异常较严重，中位年龄分别为 54 岁和 65 岁，老年患者占比较高，因此肺部 CT 表现更为严重[153]；而儿童胸部 CT 表现不如成人严重[52]，也表现为局部、双侧斑片状 GGO 及间质性病变等[108]。

第五节 SARS-CoV-2 感染的诊断与鉴别诊断

目前对 SARS-CoV-2 感染患者的诊断包括疑似病例和确诊病例的判定，主要依靠临床表现、影像学检查和实验室检查结果。对此，WHO 和中国都发布了 SARS-CoV-2 感染的诊断标准，我国发布的《新型冠状病毒肺炎诊疗方案（试行第八版）》并对 COVID-19 的临床表现进行了分型。此外，要排除与 COVID-19 相似的疾病，需与其他疾病相鉴别，诊断出患者所患的具体病症。

一、SARS-CoV-2 感染的临床诊断

SARS-CoV-2 感染的临床诊断包括根据患者临床表现的临床诊断标准，以及对疑似病例的诊断标准和对 SARS-CoV-2 感染病例的确诊标准。

（一）临床诊断标准

SARS-CoV-2 感染患者的临床诊断基于其体征和症状，以及常规实验室检查和影像学检查，并通过实时荧光 RT-PCR 方法确认鼻咽拭子。曾到过 COVID-19 流行地区或与 COVID-19 密切接触者出现发热、干咳、乏力等症状，实验室检查显示白细胞总数或淋巴细胞计数减少，胸部 X 线检查和 CT 观察到双侧肺部磨玻璃影、浸润影或出现肺实变，病毒核酸检测为阳性，临床可诊断为 COVID-19。

（二）疑似病例诊断标准

疑似病例的诊断标准主要依据 WHO 判定标准和中国发布的《新型冠状病毒肺炎诊疗方案（试行第八版）》来判定，具体如下所述。

1. WHO 判定标准[103]　患者表现为急性呼吸道疾病（即发热及至少 1 种呼吸道疾病体征或症状，如咳嗽或气促），无其他病因可充分解释临床表现，且在发病前 14 天内有报告发生 COVID-19 当地传播的国家、地区或领地的旅行或居住史。

或患者可表现为任何急性呼吸道疾病，且在发病前 14 天内与 COVID-19 确诊病例或可能病例有接触史。

或患者表现为严重急性呼吸道疾病（即发热，以及至少 1 种呼吸道疾病体征或症状，如咳嗽或气促），需要住院，且无其他病因可充分解释临床表现。

2. 中国判定标准[97]　结合下述流行病学史和临床表现综合分析。

（1）流行病学史

1）发病前 14 天内有病例报告社区的旅行史或居住史。

2）发病前 14 天内与 SARS-CoV-2 感染的患者或无症状感染者有接触史。

3）发病前 14 天内曾接触过来自有病例报告社区的发热或有呼吸道症状的患者。

4）聚集性发病[2 周内在小范围如家庭、办公室、学校班级等场所，出现 2 例及以上发热和（或）呼吸道症状的病例]。

（2）临床表现

1）发热和（或）呼吸道症状等新冠肺炎相关临床表现。

2）具有 COVID-19 影像学特征：早期呈现多发小斑片影及间质改变，以肺外带明显。进而发展为双肺多发磨玻璃影、浸润影，严重者可出现肺实变，胸腔积液少见。

3）发病早期白细胞总数正常或降低，淋巴细胞计数正常或减少。

有流行病学史中的任何 1 条，且符合临床表现中任意 2 条。无明确流行病学史的，符合临床表现中任意 2 条，同时 SARS-CoV-2 特异性 IgM 抗体阳性；或符合临床表现中的 3 条。综上，具有 SARS-CoV-2 流行病学史并具有相关临床表现者，即为疑似病例。

（三）确诊标准

COVID-19 患者的确诊主要依据 WHO 判定标准和中国发布的《新型冠状病毒肺炎诊疗方案（试行第八版）》来判定，具体如下所述。

1. WHO 判定标准[103]　确诊病例是无论有无临床体征和症状，经实验室确诊感染 SARS-CoV-2 者。

2. 中国判定标准[97] 疑似病例同时具备以下病原学或血清学证据之一者。

（1）实时荧光 RT-PCR 检测 SARS-CoV-2 核酸阳性。

（2）病毒基因测序，与已知的 SARS-CoV-2 高度同源。

（3）SARS-CoV-2 特异性 IgM 抗体和 IgG 抗体阳性。

（4）SARS-CoV-2 特异性 IgG 抗体由阴性转为阳性或恢复期 IgG 抗体滴度较急性期呈 4 倍及以上升高。

WHO 对 COVID-19 的确诊标准是无论有无临床体征和症状，经实验室确诊感染 SARS-CoV-2 则为确诊病例；在《新型冠状病毒肺炎诊疗方案（试行第八版）》中，需结合相应流行病学史、临床表现和实验室检测 SARS-CoV-2 核酸或抗体为阳性者，判定为确诊病例。仅有 SARS-CoV-2 核酸阳性代表有病毒感染，若临床确诊则还需要临床症状和体征。

二、COVID-19 患者的临床分型

《新型冠状病毒肺炎诊疗方案（试行第八版）》将 COVID-19 的临床表现分为 4 型：轻型、普通型、重型、危重型[97]。另外，按照成人和儿童分别增加"重型、危重型临床预警指标"。每个型别的临床表现如下。

1. 轻型 临床症状轻微，影像学未见肺炎表现。患有 COVID-19 的儿童多表现为轻型症状。

2. 普通型 具有发热、呼吸道症状等，影像学可见肺炎表现。

3. 重型

成人符合下列任何一条：

（1）出现气促，呼吸频率（RR）≥330 次/分。

（2）静息状态下，吸空气时指氧饱和度≤93%。

（3）动脉血氧分压（PaO_2）/吸氧浓度（FiO_2）≤300mmHg（1mmHg=0.133kPa）。

高海拔（海拔超过 1000m）地区应根据以下公式对 PaO_2/FiO_2 进行校正：PaO_2/FiO_2 ×[大气压（mmHg）/760]。

（4）临床症状进行性加重，肺部影像学显示 24～48 小时病灶明显进展＞50%者。

儿童符合下列任何一条：

（1）持续高热超过 3 天。

（2）出现气促（＜2 月龄，RR≥60 次/分；2～12 月龄，RR≥50 次/分；1～5 岁，RR≥40 次/分；＞5 岁，RR≥30 次/分），除外发热和哭闹的影响。

（3）静息状态下，吸空气时指氧饱和度≤93%。

（4）辅助呼吸（鼻翼扇动、三凹征）。

（5）出现嗜睡、惊厥。

（6）拒食或喂养困难，有脱水征。

4. 危重型 符合以下情况之一者。

（1）出现呼吸衰竭，且需要机械通气。

（2）出现休克。

（3）合并其他器官功能衰竭需 ICU 监护治疗。

5. 重型、危重型临床预警指标

（1）成人：有以下指标变化应警惕病情恶化。

1）低氧血症或呼吸窘迫进行性加重。

2）组织氧合指标恶化或乳酸进行性升高。

3）外周血淋巴细胞计数进行性降低或外周血炎症标志物，如 IL-6、CRP、铁蛋白等进行性上升。

4）D-二聚体等凝血功能相关指标明显升高。

5）胸部影像学显示肺部病变明显进展。

（2）儿童

1）呼吸频率增快。

2）精神反应差、嗜睡。

3）乳酸进行性升高。

4）CRP、PCT、铁蛋白等炎症标志物明显升高。

5）影像学显示双侧或多肺叶浸润、胸腔积液或短期内病变快速进展。

6）有基础疾病（先天性心脏病、支气管肺发育不良、呼吸道畸形、异常血红蛋白、重度营养不良等），有免疫缺陷或低下（长期使用免疫抑制剂）和新生儿。

三、SARS-CoV-2 感染的鉴别诊断

《新型冠状病毒肺炎诊疗方案（试行第八版）》建议 COVID-19 需与以下疾病进行鉴别：①COVID-19 轻型表现需与其他病毒引起的上呼吸道感染相鉴别；②COVID-19 主要与流感病毒、腺病毒、呼吸道合胞病毒等其他已知病毒性肺炎及肺炎支原体感染鉴别，尤其是对疑似病例要尽可能采取包括快速抗原检测和多重 PCR 核酸检测等方法，对常见呼吸道病原体进行检测；③还要与非感染性疾病，如血管炎、皮肌炎和机化性肺炎等鉴别；④儿童患者出现皮疹黏膜损害时，需与川崎病鉴别。最后，COVID-19 也要与同为冠状病毒的 SARS 和 MERS 相鉴别。COVID-19 与上述所提疾病临床表现相似（表 3-6），对其确诊仍需要结合流行病学史和实验室检查，特别是 SARS-CoV-2 核酸或特异性抗体检测。

表 3-6 **COVID-19 与其他病毒性肺炎的鉴别诊断**（临床表现和影像学特征）

疾病类型	发病人群	临床表现	影像学特征
COVID-19	人群普遍易感	发热、干咳、乏力为主要表现	双侧肺部磨玻璃影，浸润影，严重者可出现肺实变
SARS	中青年人群	发热、呼吸困难、腹泻、咳嗽、头痛	胸膜下磨玻璃影和实变明显，下叶受累，小叶间隔和小叶内间隔增厚，单灶型受累更为普遍[154]
MERS	儿童、老年人和有合并症的人群	发热伴寒战、咳嗽和呼吸急促	广泛的磨玻璃影和偶有的间隔增厚和胸膜下积液，病变主要分布于基底和胸膜下[155]
流感	5 岁以下儿童和老年人	鼻塞、流涕、咽喉痛和干咳	小片状磨玻璃影和实变，主要分布于胸膜下和（或）支气管周围，双侧网状结节区浑浊[156]
呼吸道合胞病毒性肺炎	2 岁以下儿童	咳嗽、鼻塞和高热	小叶中心小结节、空隙实变、磨玻璃影和支气管壁增厚[157]

续表

疾病类型	发病人群	临床表现	影像学特征
腺病毒性肺炎	2 岁以下儿童	咳嗽、鼻塞和鼻炎，并经常伴有全身症状，如头痛、发热、发冷、不适和肌痛	小叶或节段分布的斑块状双侧固结和（或）随机分布的双侧毛玻璃样浑浊[158, 159]
支原体肺炎	儿童	头痛、发热和肌肉酸痛或疲劳	扇形阴影从肺门向外延伸[160]

（张润玲　史吉平）

参 考 文 献

[1] Ong SWX, Tan YK, Chia PY, et al. Air, Surface environmental, and personal protective equipment contamination by severe acute respiratory syndrome coronavirus 2（SARS-CoV-2）from a symptomatic patient. JAMA, 2020, 323：1610-1612

[2] Del Rio C, Malani PN. COVID-19-new insights on a rapidly changing epidemic. JAMA, 2020, DOI：10. 1001/jama. 2020. 3072

[3] Galbadage T, Peterson BM, Gunasekera RS. Does COVID-19 spread through droplets alone? Front Public Health, 2020, 8：163

[4] Lu J, Gu J, Li K, et al. COVID-19 outbreak associated with air conditioning in restaurant, Guangzhou, China, 2020. Emerg Infect Dis, 2020, 26（7）：1628-1631

[5] Lee SE, Lee DY, Lee WG, et al. 2020. Detection of novel coronavirus on the surface of environmental materials contaminated by COVID-19 patients in the republic of Korea. Osong Public Health Res Perspect, 11：128-132

[6] van Doremalen N, Bushmaker T, Morris DH, et al. Aerosol and surface stability of SARS-CoV-2 as compared with SARS-CoV-1. N Engl J Med, 2020, 382：1564-1567

[7] Liu Y, Ning Z, Chen Y, et al. Aerodynamic analysis of SARS-CoV-2 in two Wuhan hospitals. Nature, 2020, 582（7813）：557-560

[8] Harmer D, Gilbert M, Borman R, et al. Quantitative mRNA expression profiling, naviof ACE 2, a novel homologue of angiotensin converting enzyme. FEBS Lett, 2002, 532：107-110

[9] Xiao F, Tang M, Zheng X, et al. Evidence for gastrointestinal infection of SARS-CoV-2. Gastroenterology, 2020, 158：1831-1833

[10] Holshue ML, DeBolt C, Lindquist S, et al. First case of 2019 novel coronavirus in the United States. N Engl J Med, 2020, 382：929-936

[11] 国务院联防联控机制. http://www. gov. cn/xinwen/gwylflkjz60/mobile. htm. 2020-3-17

[12] Wölfel R, Corman VM, Guggemos W, et al. Virological assessment of hospitalized patients with COVID-2019. Nature, 2020, 581：465-469

[13] Wong SF, Chow KM, Leung TN, et al. Pregnancy and perinatal outcomes of women with severe acute respiratory syndrome. Am J Obstet Gynecol, 2004, 191：292-297

[14] Chen H, Guo J, Wang C, et al. Clinical characteristics and intrauterine vertical transmission potential of COVID-19 infection in nine pregnant women：a retrospective review of medical records. Lancet, 2020, 395：809-815

[15] Schwartz DA. An analysis of 38 pregnant women with COVID-19, their newborn infants, and maternal-fetal transmission of SARS-CoV-2：maternal coronavirus infections and pregnancy outcomes. Arch Pathol Lab Med, 2020, DOI：10. 5858/arpa. 2020-0901-SA

[16] Zaigham M, Andersson O. Maternal and perinatal outcomes with COVID-19：A systematic review of 108 pregnancies. Acta Obstet Gynecol Scand, 2020, 99（7）：823-829

[17] Groß R, Conzelmann C, Müller JA, et al. Detection of SARS-CoV-2 in human breastmilk. Lancet, 2020, 395：1757-1758

[18] Loon SC, Teoh SC, Oon LL, et al. The severe acute respiratory syndrome coronavirus in tears. Br J Ophthalmol, 2004, 88：861-863

[19] Belser JA, Rota PA, Tumpey TM. Ocular tropism of respiratory viruses. Microbiol Mol Biol Rev, 2013, 77：144-156

[20] Lu CW, Liu XF, Jia ZF. 2019-nCoV transmission through the ocular surface must not be ignored. Lancet, 2020, 395：e39

[21] Xia J, Tong J, Liu M, et al. Evaluation of coronavirus in tears and conjunctival secretions of patients with SARS-CoV-2 infection. J Med Virol, 2020, 92：589-594

[22] Qiu L，Liu X，Xiao M，et al. SARS-CoV-2 is not detectable in the vaginal fluid of women with severe COVID-19 infection. Clin Infect Dis，2020，71（15）：813-817

[23] Li D，Jin M，Bao P，et al. Clinical characteristics and results of semen tests among men with coronavirus disease 2019. JAMA Netw Open，2020，3：e208292

[24] 王素萍. 流行病学. 北京：中国协和医科大学出版社，2003

[25] Liu Y，Gayle AA，Wilder-Smith A，et al. The reproductive number of COVID-19 is higher compared to SARS coronavirus. J Travel Med，2020，27：taaa021

[26] World Health Organization（WHO）. Consensus document on the epidemiology of severe acute respiratory syndrome（SARS）. https：//www. who. int/csr/sars/WHOconsensus. pdf?ua=1，2003-05-16，2020-06-14

[27] Bell DM. Public health interventions and SARS spread，2003. Emerg Infect Dis，2004，10：1900-1906

[28] Chowell G，Castillo-Chavez C，Fenimore PW，et al. Model parameters and outbreak control for SARS. Emerg Infect Dis，2004，10：1258-1263

[29] Balcan D，Hu H，Goncalves B，et al. Seasonal transmission potential and activity peaks of the new influenza A（H1N1）: a Monte Carlo likelihood analysis based on human mobility. BMC Med，2009，7：45

[30] Andreasen V，Viboud C，Simonsen L. Epidemiologic characterization of the 1918 influenza pandemic summer wave in Copenhagen: implications for pandemic control strategies. J Infect Dis，2008，197：270-278

[31] Pan A，Liu L，Wang C，et al. Association of Public Health Interventions With the Epidemiology of the COVID-19 Outbreak in Wuhan，China. JAMA，2020，323：1-9

[32] Zhang J，Litvinova M，Wang W，et al. Evolving epidemiology and transmission dynamics of coronavirus disease 2019 outside Hubei province，China: a descriptive and modelling study. Lancet Infect Dis，2020，20（7）：793-802

[33] 沈洪兵，齐秀英. 流行病学. 第9版. 北京：人民卫生出版社，2018

[34] Sun WW，Ling F，Pan JR，et al. Epidemiological characteristics of 2019 novel coronavirus family clustering in Zhejiang Province. Zhonghua Yu Fang Yi Xue Za Zhi，2020，54：E02731

[35] Huang YT，Tu YK，Lai PC. Estimation of the secondary attack rate of COVID-19 using proportional meta-analysis of nationwide contact tracing data in Taiwan. J Microbiol Immunol Infect，2020，DOI：10. 1016/j. jmii. 2020. 06. 003

[36] Liu Y，Eggo RM，Kucharski AJ. Secondary attack rate and superspreading events for SARS-CoV-2. Lancet，2020，395：e47

[37] Burke RM，Midgley CM，Dratch A，et al. Active monitoring of persons exposed to patients with confirmed COVID-19 - United States，January-February 2020. MMWR Morb Mortal Wkly Rep，2020，69：245-246

[38] Jeong E K，Park O，Park Y J，et al. Coronavirus disease-19: summary of 2，370 contact investigations of the first 30 cases in the republic of Korea. Osong Public Health Res Perspect，2020，11：81-84

[39] Jing QL，Liu MJ，Zhang ZB，et al. Household secondary attack rate of COVID-19 and associated determinants in Guangzhou，China: a retrospective cohort study. Lancet Infect Dis，2020，DOI：10. 1016/S1473-3099（20）30514-4

[40] Pitzer VE，Cohen T. Household studies provide key insights on the transmission of，and susceptibility to，SARS-CoV-2. Lancet Infect Dis，2020，DOI：10. 1016/S1473-3099（20）30514-4

[41] Du Z，Xu X，Wu Y，et al. Serial interval of COVID-19 among publicly reported confirmed cases. Emerg Infect Dis，2020，26：1341-1343

[42] Li Q，Guan X，Wu P，et al. Early transmission dynamics in Wuhan，China，of novel coronavirus-infected pneumonia. N Engl J Med，2020，382：1199-1207

[43] Nishiura H，Linton NM，Akhmetzhanov AR. Serial interval of novel coronavirus（COVID-19）infections. Int J Infect Dis，2020，93：284-286

[44] Lipsitch M，Cohen T，Cooper B，et al. Transmission dynamics and control of severe acute respiratory syndrome. Science，2003，300：1966-1970

[45] Park SH，Kim YS，Jung Y，et al. Outbreaks of middle east respiratory syndrome in two hospitals initiated by a single patient in Daejeon，South Korea. Infect Chemother，2016，48：99-107

[46] Epidemiology Working Group for NCIP Epidemic Response，Chinese Center for Disease Control and Prevention. The epidemiological characteristics of an outbreak of 2019 novel coronavirus diseases（COVID-19）in China. Zhonghua Liu Xing Bing Xue Za Zhi，2020，41：145-151

[47] Zhou F，Yu T，Du R，et al. Clinical course and risk factors for mortality of adult inpatients with COVID-19 in Wuhan，China：a retrospective cohort study. Lancet，2020，395：1054-1062

[48] Livingston E，Bucher K. Coronavirus disease 2019（COVID-19）in Italy. JAMA，2020，323（14）：248

[49] Onder G，Rezza G，Brusaferro S. Case-fatality rate and characteristics of patients dying in relation to COVID-19 in Italy. JAMA，2020，323（18）：1775-1776

[50] Grasselli G，Zangrillo A，Zanella A，et al. Baseline characteristics and outcomes of 1591 patients infected with SARS-CoV-2 admitted to ICUs of the lombardy region，Italy. JAMA，2020，323：1574-1581

[51] Jeong EK，Park O，Park Y J，et al. Coronavirus disease-19：summary of 2，370 contact investigations of the first 30 cases in the republic of Korea. Osong Public Health Res Perspect，2020，11：85-90

[52] Korean Society of Infectious Diseases，Korean Society of Pediatric Infectious Diseases，Korean Society of Epidemiology；et al. Report on the epidemiological features of coronavirus disease 2019（COVID-19）outbreak in the republic of Korea from January 19 to March 2，2020，J Korean Med Sci，2020，35：e112

[53] CDC COVID-19 Response Team. Severe outcomes among patients with coronavirus disease 2019（COVID-19）-United States，February 12-March 16，2020. MMWR Morb Mortal Wkly Rep，2020，69：343-346

[54] Cummings MJ，Baldwin MR，Abrams D，et al. Epidemiology，clinical course，and outcomes of critically ill adults with COVID-19 in New York City：a prospective cohort study. Lancet，2020，395：1763-1770

[55] Gudbjartsson DF，Helgason A，Jonsson H，et al. Spread of SARS-CoV-2 in the icelandic population. N Engl J Med，2020，382：2302-2315

[56] Mueller AL，McNamara MS，Sinclair DA. Why does COVID-19 disproportionately affect older people? Aging（Albany NY），2020，12：9959-9981

[57] Chen Y，Li L. SARS-CoV-2：virus dynamics and host response. Lancet Infect Dis，2020，20：515-516

[58] Guan WJ，Ni ZY，Hu Y，et al. Clinical characteristics of coronavirus disease 2019 in China. N Engl J Med，2020，382：1708-1720

[59] Chen T，Dai Z，Mo P，et al. Clinical characteristics and outcomes of older patients with coronavirus disease 2019（COVID-19）in Wuhan，China（2019）：a single-centered，retrospective study. J Gerontol A Biol Sci Med Sci，2020，DOI：10. 1093/gerona/glaa089

[60] Niu S，Tian S，Lou J，et al. Clinical characteristics of older patients infected with COVID-19：A descriptive study. Arch Gerontol Geriatr，2020，89：104058

[61] Yang Z D，Zhou G J，Jin R M，et al. Clinical and transmission dynamics characteristics of 406 children with coronavirus disease 2019 in China：A review. J Infect，2020，81（2）：e11-e15

[62] Su L，Ma X，Yu H，et al. The different clinical characteristics of corona virus disease cases between children and their families in China - the character of children with COVID-19. Emerg Microbes Infect，2020，9：707-713

[63] Cui X，Zhang T，Zheng J，et al. Children with coronavirus disease 2019（COVID-19）：a review of demographic，clinical，laboratory and imaging features in pediatric patients. J Med Virol，2020，DOI：10. 1002/jmv. 26023

[64] Dong Y，Mo X，Hu Y，et al. Epidemiology of COVID-19 among children in China. Pediatrics，2020，145：e20200702

[65] Fang F，Luo XP. Facing the pandemic of 2019 novel coronavirus infections：the pediatric perspectives. Zhonghua Er Ke Za Zhi，2020，58：81-85

[66] Ogimi C，Englund JA，Bradford MC，et al. Characteristics and outcomes of coronavirus infection in children：the role of viral factors and an immunocompromised state. J Pediatric Infect Dis Soc，2019，8：21-28

[67] Kotecha RS. Challenges posed by COVID-19 to children with cancer. Lancet Oncol，2020，21：e235

[68] Liu H，Wang LL，Zhao SJ，et al. Why are pregnant women susceptible to COVID-19? An immunological viewpoint. J Reprod Immunol，2020，DOI：10. 1016/j. jri. 2020. 103122

[69] Yu N，Li W，Kang Q，et al. Clinical features and obstetric and neonatal outcomes of pregnant patients with COVID-19 in Wuhan，China：a retrospective，single-centre，descriptive study. Lancet Infect Dis，2020，20：559-564

[70] Zhang L，Zhu F，Xie L，et al. Clinical characteristics of COVID-19-infected cancer patients：a retrospective case study in three hospitals within Wuhan，China. Ann Oncol，2020，31：894-901

[71] Liang W，Guan W，Chen R，et al. Cancer patients in SARS-CoV-2 infection：a nationwide analysis in China. Lancet Oncol，2020，21：335-337

[72] Yu J, Ouyang W, Chua MLK, et al. SARS-CoV-2 transmission in patients with cancer at a tertiary care hospital in Wuhan, China. JAMA Oncol, 2020, 6（7）: 1108-1110

[73] Huang C, Wang Y, Li X, et al. Clinical features of patients infected with 2019 novel coronavirus in Wuhan, China. Lancet, 2020, 395: 497-506

[74] Zhang JJ, Dong X, Cao YY, et al. Clinical characteristics of 140 patients infected with SARS-CoV-2 in Wuhan, China. Allergy, 2020, 75（7）: 1730-1741

[75] Wang D, Yin Y, Hu C, et al. Clinical course and outcome of 107 patients infected with the novel coronavirus, SARS-CoV-2, discharged from two hospitals in Wuhan, China. Crit Care, 2020, 24: 188

[76] Chen N, Zhou M, Dong X, et al. Epidemiological and clinical characteristics of 99 cases of 2019 novel coronavirus pneumonia in Wuhan, China: a descriptive study. Lancet, 2020, 395: 507-513

[77] Xu XW, Wu XX, Jiang XG, et al. Clinical findings in a group of patients infected with the 2019 novel coronavirus（SARS-Cov-2） outside of Wuhan, China: retrospective case series. BMJ, 2020, 368: m606

[78] Lax SF, Skok K, Zechner P, et al. Pulmonary arterial thrombosis in COVID-19 with fatal outcome: results from a prospective, single-center, clinicopathologic case series. Ann Intern Med, 2020, DOI: 10.7326/M20-2566

[79] Barton LM, Duval EJ, Stroberg E, et al. COVID-19 Autopsies, Oklahoma, USA. Am J Clin Pathol, 2020, 153: 725-733

[80] 王慧君, 杜思昊, 岳霞, 等. 冠状病毒肺炎的病理学特征回顾与展望. 法医学杂志, 2020, 36: E028-E028

[81] Tian S, Xiong Y, Liu H, et al. Pathological study of the 2019 novel coronavirus disease（COVID-19）through postmortem core biopsies. Mod Pathol, 2020, 33: 1007-1014

[82] Zhang H, Zhou P, Wei Y, et al. Histopathologic changes and SARS-CoV-2 immunostaining in the lung of a patient with COVID-19. Ann Intern Med, 2020, 172: 629-632

[83] Xu Z, Shi L, Wang Y, et al. Pathological findings of COVID-19 associated with acute respiratory distress syndrome. Lancet Respir Med, 2020, 8: 420-422

[84] Zeng Z, Xu L, Xie XY, et al. Pulmonary pathology of early phase COVID-19 pneumonia in a patient with a benign lung lesion. Histopathology, 2020, DOI: 10.1016/j.jtho.2020.02.010

[85] Cheng Y, Luo R, Wang K, et al. Kidney disease is associated with in-hospital death of patients with COVID-19. Kidney Int, 2020, 97: 829-838

[86] Tian S, Hu W, Niu L, et al. Pulmonary pathology of early-phase 2019 novel coronavirus（COVID-19）pneumonia in two patients with lung cancer. J Thorac Oncol, 2020, 15: 700-704

[87] Lai CC, Ko WC, Lee PI, et al. Extra-respiratory manifestations of COVID-19. Int J Antimicrob Agents, 2020, 56（2）: 106024

[88] Su H, Yang M, Wan C, et al. Renal histopathological analysis of 26 postmortem findings of patients with COVID-19 in China. Kidney Int, 2020, 98（1）: 219-227

[89] Yuki K, Fujiogi M, Koutsogiannaki S. COVID-19 pathophysiology: a review. Clin Immunol, 2020, 215: 108427

[90] 陈思锋. 2019 新型冠状病毒导致的致命肺渗漏的病理生理学机制和防治策略: 兼论血透的应用与依据. 中国病理生理杂志, 2020,（3）: 562-567

[91] Gheblawi M, Wang K, Viveiros A, et al. Angiotensin-converting enzyme 2: SARS-CoV-2 receptor and regulator of the renin-angiotensin system: celebrating the 20th anniversary of the discovery of ACE2. Circ Res, 2020, 126: 1456-1474

[92] Li Y, Zhou W, Yang L, et al. Physiological and pathological regulation of ACE2, the SARS-CoV-2 receptor. Pharmacol Res, 2020, 157: 104833

[93] 高钰琪. 基于新冠肺炎病理生理机制的治疗策略. 中国病理生理杂志, 2020, 36: 568-572, 576

[94] 李兰娟, 任红. 传染病学. 第 8 版. 北京: 人民卫生出版社, 2013

[95] Varia M, Wilson S, Sarwal S, et al. Investigation of a nosocomial outbreak of severe acute respiratory syndrome（SARS）in Toronto, Canada. CMAJ, 2003, 169: 285-292

[96] Virlogeux V, Fang VJ, Park M, et al. Comparison of incubation period distribution of human infections with MERS-CoV in South Korea and Saudi Arabia. Sci Rep, 2016, 6: 35839

[97] 国家卫生健康委办公厅. 新型冠状病毒肺炎诊疗方案（试行第八版）. http://www.nhc.gov.cn/xcs/zhengcwj/202008/0a7bdf12bd4b46e5bd28ca7f9a7f5e5a/files/a449a3e2e2c94d9a856d5faea2ff0f94.pdf.

[98] Lauer SA, Grantz KH, Bi Q, et al. The incubation period of coronavirus disease 2019（COVID-19）from publicly reported

confirmed cases：estimation and application. Ann Intern Med，2020，172：577-582

[99] Wang D，Hu B，Hu C，et al. Clinical characteristics of 138 hospitalized patients with 2019 novel coronavirus-infected pneumonia in Wuhan，China. JAMA，2020，323：1061-1069

[100] Cao Q，Chen YC，Chen CL，et al. SARS-CoV-2 infection in children：Transmission dynamics and clinical characteristics. J Formos Med Assoc，2020，119：670-673

[101] Dashraath P，Wong JLJ，Lim MXK，et al. Coronavirus disease 2019（COVID-19）pandemic and pregnancy. Am J Obstet Gynecol，2020，222：521-531

[102] Liu H，Liu F，Li J，et al. Clinical and CT imaging features of the COVID-19 pneumonia：Focus on pregnant women and children. J Infect，2020，80：e7-e13

[103] Saxena SK. Coronavirus Disease 2019（COVID-19）. http：//www. nus. edu. sg/osa/resources，2020-06-14

[104] Yang X，Yu Y，Xu J，et al. Clinical course and outcomes of critically ill patients with SARS-CoV-2 pneumonia in Wuhan，China：a single-centered，retrospective，observational study. Lancet Respir Med，2020，8：475-481

[105] Li H，Liu L，Zhang D，et al. SARS-CoV-2 and viral sepsis：observations and hypotheses. Lancet，2020，395：1517-1520

[106] Chen G，Wu D，Guo W，et al. Clinical and immunological features of severe and moderate coronavirus disease 2019. J Clin Invest，2020，130：2620-2629

[107] Zheng YY，Ma YT，Zhang JY，et al. COVID-19 and the cardiovascular system. Nat Rev Cardiol，2020，17：259-260

[108] Cui X，Zhang T，Zheng J，et al. Children with coronavirus disease 2019：A review of demographic，clinical，laboratory，and imaging features in pediatric patients. J Med Virol，2020，92（9）：1501-1510

[109] Liu W，Zhang Q，Chen J，et al. Detection of covid-19 in children in early January 2020 in Wuhan，China. N Engl J Med，2020，382：1370-1371

[110] Wang L，He W，Yu X，et al. Coronavirus disease 2019 in elderly patients：characteristics and prognostic factors based on 4-week follow-up. J Infect，2020，80：639-645

[111] Guo T，Shen Q，Guo W，et al. Clinical characteristics of elderly patients with COVID-19 in Hunan Province，China：a multicenter，retrospective study. Gerontology，2020，DOI：10. 1159/000508734

[112] Rodriguez-Morales AJ，Cardona-Ospina JA，Gutiérrez-Ocampo E，et al. Clinical，laboratory and imaging features of COVID-19：A systematic review and meta-analysis. Travel Med Infect Dis，2020，34：101623

[113] Gao Y，Li T，Han M，et al. Diagnostic utility of clinical laboratory data determinations for patients with the severe COVID-19. J Med Virol，2020，92（7）：791-796

[114] Xu Y，Li X，Zhu B，et al. Characteristics of pediatric SARS-CoV-2 infection and potential evidence for persistent fecal viral shedding. Nat Med，2020，26：502-505

[115] Chan JF，Yip CC，To KK，et al. Improved molecular diagnosis of COVID-19 by the novel，highly sensitive and specific COVID-19-RdRp/Hel real-time reverse transcription-PCR assay validated in vitro and with clinical specimens. J Clin Microbiol，2020，DOI：10. 1128/JCM. 00310-20

[116] Pan Y，Zhang D，Yang P，et al. Viral load of SARS-CoV-2 in clinical samples. Lancet Infect Dis，2020，20：411-412

[117] Yu F，Yan L，Wang N，et al. Quantitative detection and viral load analysis of SARS-CoV-2 in infected patients. Clin Infect Dis，2020，DOI：10. 1093/cid/ciaa345

[118] Wang W，Xu Y，Gao R，et al. Detection of SARS-CoV-2 in different types of clinical specimens. JAMA，2020，323：1843-1844

[119] Lin C，Xiang J，Yan M，et al. Comparison of throat swabs and sputum specimens for viral nucleic acid detection in 52 cases of novel coronavirus（SARS-Cov-2）-infected pneumonia（COVID-19）. Clin Chem Lab Med，2020，58（7）：1089-1094

[120] Yuan C，Zhu H，Yang Y，et al. Viral loads in throat and anal swabs in children infected with SARS-CoV-2. Emerg Microbes Infect，Time New Roman

[121] Zou L，Ruan F，Huang M，et al. SARS-CoV-2 viral load in upper respiratory specimens of infected patients. N Engl J Med，2020，382：1177-1179

[122] Xiao AT，Tong YX，Gao C，et al. Dynamic profile of RT-PCR findings from 301 COVID-19 patients in Wuhan，China：a descriptive study. J Clin Virol，2020，127：104346

[123] Zhao J，Yuan Q，Wang H，et al. Antibody responses to SARS-CoV-2 in patients of novel coronavirus disease 2019. Clin Infect Dis，2020，doi：10. 1093/cid/ciaa344

[124] Liu Y，Yan LM，Wan L，et al. Viral dynamics in mild and severe cases of COVID-19. Lancet Infect Dis，2020，20：656-657

[125] Lan L，Xu D，Ye G，et al. Positive RT-PCR test results in patients recovered from COVID-19. JAMA，2020，323：1502-1503

[126] Liu R，Han H，Liu F，et al. Positive rate of RT-PCR detection of SARS-CoV-2 infection in 4880 cases from one hospital in Wuhan，China，from Jan to Feb 2020. Clin Chim Acta，2020，505：172-175

[127] Wang KK，Tsang OT，Leung WS，et al. Temporal profiles of viral load in posterior oropharyngeal saliva samples and serum antibody responses during infection by SARS-CoV-2：an observational cohort study. Lancet Infect Dis，2020，20：565-574

[128] Han MS，Seong MW，Heo EY，et al. 2020. Sequential analysis of viral load in a neonate and her mother infected with SARS-CoV-2. Clin Infect Dis，2020，DOI：10.1093/cid/ciaa447

[129] Yuan C，Zhu H，Yang Y，et al. Viral loads in throat and anal swabs in children infected with SARS-CoV-2. Emerg Microbes Infect，2020，9：1233-1237

[130] Bourgonje AR，Abdulle AE，Timens W，et al. Angiotensin-converting enzyme-2（ACE2），SARS-CoV-2 and pathophysiology of coronavirus disease 2019（COVID-19）. J Pathol，2020，251（3）：228-248

[131] Calderaro A，Arcangeletti MC，De Conto F，et al. SARS-CoV-2 infection diagnosed only by cell culture isolation before the local outbreak in an Italian seven-week-old suckling baby. Int J Infect Dis，2020，96：387-389

[132] Park WB，Kwon NJ，Choi SJ，et al. Virus isolation from the first patient with SARS-CoV-2 in Korea. J Korean Med Sci，2020，35：e84

[133] Lamers MM，Beumer J，van der Vaart J，et al. SARS-CoV-2 productively infects human gut enterocytes. Science，2020，369（6499）：50-54

[134] Guo L，Ren L，Yang S，et al. 2020. Profiling early humoral response to diagnose novel coronavirus disease（COVID-19）. Clin Infect Dis，71（15）：778-785

[135] Padoan A，Sciacovelli L，Basso D，et al. IgA-Ab response to spike glycoprotein of SARS-CoV-2 in patients with COVID-19：a longitudinal study. Clin Chim Acta，2020，507：164-166

[136] Traugott M，Aberle SW，Aberle JH，et al. Performance of SARS-CoV-2 antibody assays in different stages of the infection：comparison of commercial ELISA and rapid tests. J Infect Dis，2020，222（3）：27

[137] Montesinos I，Gruson D，Kabamba B，et al. Evaluation of two automated and three rapid lateral flow immunoassays for the detection of anti-SARS-CoV-2 antibodies. J Clin Virol，2020，128：104413

[138] Lou B，Li TD，Zheng SF，et al. Serology characteristics of SARS-CoV-2 infection since exposure and post symptom onset. Eur Respir J，Time New Roman

[139] Jin Y，Wang M，Zuo Z，et al. Diagnostic value and dynamic variance of serum antibody in coronavirus disease 2019. Int J Infect Dis，2020，94：49-52

[140] Xiao AT，Gao C，Zhang S. Profile of specific antibodies to SARS-CoV-2：the first report. J Infect，2020，81（1）：256

[141] Long QX，Liu BZ，Deng HJ，et al. Antibody responses to SARS-CoV-2 in patients with COVID-19. Nat Med，2020，26：845-848

[142] Sarina Yang H，Racine-Brzostek SE，Lee WT，et al. SARS-CoV-2 antibody characterization in emergency department，hospitalized and convalescent patients by two semi-quantitative immunoassays. Clin Chim Acta，2020，509：117-125

[143] Li Z，Yi Y，Luo X，et al. Development and clinical application of a rapid IgM-IgG combined antibody test for SARS-CoV-2 infection diagnosis. J Med Virol，2020，92（9）：1518-1524

[144] Xiang F，Wang X，He X，et al. Antibody detection and dynamic characteristics in patients with COVID-19. Clin Infect Dis，2020，DOI：10.1093/cid/ciaa461

[145] Food and Drug Administration. Individual EUAs for Molecular Diagnostic Tests for SARS-CoV-2. https：//www.fda.gov/medical-devices/coronavirus-disease-2019-covid-19-emergency-use-authorizations-medical-devices/vitro-diagnostics-euas，2020-06-15

[146] Scohy A，Anantharajah A，Bodéus M，et al. Low performance of rapid antigen detection test as frontline testing for COVID-19 diagnosis. J Clin Virol，2020，129：104455

[147] Blairon L，Wilmet A，Beukinga I，et al. Implementation of rapid SARS-CoV-2 antigenic testing in a laboratory without access to molecular methods：Experiences of a general hospital. J Clin Virol，2020，129：104472

[148] Porte L，Legarraga P，Vollrath V，et al. Evaluation of novel antigen-based rapid detection test for the diagnosis of SARS-CoV-2 in respiratory samples. Int J Infect Dis，2020，DOI：10.1016/j.ijid.2020.05.098

[149] Pan F，Ye T，Sun P，et al. Time course of lung changes at chest CT during recovery from coronavirus disease 2019（COVID-19）. Radiology，2020，295：715-721

[150] 中华医学会放射学分会传染病学组. 新型冠状病毒感染的肺炎影像学诊断指南（2020 第一版）. 医学新知，2020，30：22-34

[151] 管汉雄，熊颖，申楠茜，等. 新型冠状病毒肺炎（COVID-19）临床影像学特征. 放射学实践，2020，35：125-130

[152] Shi H，Han X，Jiang N，et al. Radiological findings from 81 patients with COVID-19 pneumonia in Wuhan，China：a descriptive study. Lancet Infect Dis，2020，20：425-434

[153] Xu YH，Dong JH，An WM，et al. Clinical and computed tomographic imaging features of novel coronavirus pneumonia caused by SARS-CoV-2. J Infect，2020，80：394-400

[154] Chan MS，Chan IY，Fung KH，et al. High-resolution CT findings in patients with severe acute respiratory syndrome：a pattern-based approach. AJR Am J Roentgenol，2004，182：49-56

[155] Das KM，Lee EY，Al Jawder SE，et al. Acute middle east respiratory syndrome coronavirus：temporal lung changes observed on the chest radiographs of 55 patients. AJR Am J Roentgenol，2015，205：W267-274

[156] Wang H，Wei R，Rao G，et al. Characteristic CT findings distinguishing 2019 novel coronavirus disease（COVID-19）from influenza pneumonia. Eur Radiol，2020，30：4910-4917

[157] Gasparetto EL，Escuissato DL，Marchiori E，et al. High-resolution CT findings of respiratory syncytial virus pneumonia after bone marrow transplantation. AJR Am J Roentgenol，2004，182：1133-1137

[158] Chong S，Lee KS，Kim TS，et al. Adenovirus pneumonia in adults：radiographic and high-resolution CT findings in five patients. AJR Am J Roentgenol，2006，186：1288-1293

[159] Motallebi M，Mukunda BN，Ravakhah K. Adenoviral bronchopneumonia in an immunocompetent adult：computed tomography and pathologic correlations. Am J Med Sci，2003，325：285-287

[160] Li B，Li X，Wang Y，et al. Diagnostic value and key features of computed tomography in Coronavirus Disease 2019. Emerg Microbes Infect，2020，9：787-793

第二篇

核酸检测篇

第四章

标本的采集、运送及保存

SARS-CoV-2 能够通过宿主细胞膜表面的特定受体入侵细胞，进行复制与增殖。因此，采集人体特定部位标本，检测其中是否含有病毒核酸，是确认感染是否存在的重要手段。

标本采集人员需要接受操作技能、防护知识等方面培训，严格按照相关指南和标准进行生物安全防护。目前，用于 SARS-CoV-2 核酸检测的标本类型包括鼻咽拭子、口咽拭子、鼻咽/口咽清洗或抽吸物、深咳痰液、支气管灌洗液、肺泡灌洗液、粪便、肛拭子等，采集人员应根据感染后患者所处的病程阶段、病情轻重程度、表现出的临床症状选择合适的标本类型和采集部位。如轻症患者可采集鼻咽拭子、口咽拭子等上呼吸道标本，重症患者可采集痰液、支气管肺泡灌洗液等下呼吸道标本，有腹泻等消化道症状的患者采集粪便标本，肛拭子标本仅适用于排便困难的患者或婴幼儿。采集人员应按照标准程序规范操作。标本保存液能够避免病毒核酸在运输至临床实验室的过程中降解。目前，使用较多的标本保存液有非灭活型和灭活型两种。非灭活型标本保存液能够用于病毒的分离培养，但需要冷链运输，并且避免反复冻融。灭活型标本保存液含有的胍盐等成分可通过使核糖核酸酶（RNase）失活避免病毒核酸降解，同时裂解病毒使其灭活，降低运输及检测过程感染操作人员的风险。

根据当前版本的国际航空运输协会（IATA）《危险品规则》，SARS-CoV-2 感染疑似和确诊患者标本属于 UN 3373 B 类生物物质，需要采用由主容器（一般指标本采集管）、辅助容器（如标本转运桶）和外包装（如标本转运箱）组成的三层包装系统进行包装。标本运输人员应严格按照指南和相关法规接受相关培训，做好个人防护，运输过程应保持标本平稳，避免剧烈震荡，采用冷链运输的标本应避免反复冻融。临床实验室接收标本时，首先检查包装是否完整、标本是否泄漏，并且在生物安全柜内核对标本信息。核对无误的标本应尽快进行检测，24 小时内能够处理的标本可暂置于 4℃保存，无法处理的标本则应保存于 –70℃或更低温度。

核酸检测结果的准确性依赖于分析前、分析中和分析后阶段的质量控制，对于 SARS-CoV-2 核酸检测来说，分析前过程尤为重要，如果没有有效地采集到标本或运输和保存不当使得标本质量降低，正如"巧妇难为无米之炊"，后续核酸检测的质量就无从谈起。本章结合国内外临床实验室 SARS-CoV-2 核酸检测指南及相关文献报道，总结了患者体内病毒载量随病程的转归、不同类型标本含有病毒载量的情况，提出根据患者病程、病情、临床症状进行标本采集的建议，介绍了标本采集、运输及保存的原则、方法、注意事项等信息，以供临床实验室参考。

第一节 标 本 采 集

自 2019 年末发现以来，COVID-19 于多个国家和地区迅速扩散，已经成了全球公共卫生问题。引起 COVID-19 的病原体 SARS-CoV-2 由遗传物质 RNA 和保护遗传物质的蛋白质衣壳组成，能够通过刺突蛋白（spike protein，S 蛋白）识别并结合宿主细胞表面血管紧张素转换酶Ⅱ（angiotensin-converting enzyme 2，ACE2）受体，侵入并感染宿主细胞，并且进行复制与增殖[1]。因此，选择患者或疑似病例 ACE2 受体表达水平较高的部位采集含有细胞的标本，将其妥善运输到符合要求的实验室以检测其中是否存在病毒 RNA，对于早期发现病例、科学管理患者和有效控制疫情扩散至关重要。本节将阐述如何选择标本采集的时机和类型及标本采集、包装、运输、保存的方法。

一、采 集 对 象

中国疾病预防控制中心发布的《新型冠状病毒肺炎实验室检测技术指南》指出，标本采集的对象包括 COVID-19 疑似病例及聚集性病例、需要诊断 SARS-CoV-2 感染或鉴别诊断的患者，以及其他需要进一步筛查检测的生物材料、环境等，如溯源分析[2]。美国 FDA 则将需要进行 COVID-19 核酸检测的人群分为高度优先和优先级。前者包括出现相应症状的住院患者、在医疗保健机构和（或）聚集工作场所工作的人员、长期依赖护理设施或其他聚集居住环境中有症状的居民（如福利院和监狱）；后者则包括出现与 SARS-CoV-2 感染相似症状的人群、任何被卫生部门或临床医生认为需要检测的无症状者，包括疫情监测和筛查[3]。WHO 发布的 SARS-CoV-2 感染疑似病例实验室检测指南建议，应基于临床症状和流行病学因素评估感染的可能性，做出是否需要进行核酸检测的决定。例如，对于与确诊 COVID-19 患者有接触史的个体，即使仅表现出轻度症状或无症状，也可以考虑进行核酸检测。而将核酸检测用于疑似病例的筛查，则需适应所在地区的情况[4]。

二、采 集 要 求

标本采集要求主要包括对采集人员操作技能、生物安全防护知识、心理状态和个人防护等方面的要求。

（一）采集人员要求

操作人员应接受技术规范与操作规程、生物安全防护知识和实际操作技能培训，并且考核合格后方可进行标本采集。操作人员应掌握正确的洗手时机和洗手方法（七步洗手法），不随意触摸面部皮肤及眼、鼻腔等黏膜相关部位。采集者应正确理性面对，积极乐观，时刻保持良好的防护意识，接受相应心理疏导，避免焦虑状态，禁止泄露患者隐私[5, 6]。

（二）个人防护要求

标本采集过程产生的飞沫或气溶胶增加了采集者的暴露风险，因此，采集人员应穿着适当的个人防护装备（personal protective equipment，PPE）。WHO 指出，采集人员至少应使用美国国家职业安全卫生研究所（National Institute for Occupational Safety and Health，NIOSH）认证的 N95、欧盟（European Union，EU）FFP2 标准或同等防护效果的口罩或呼吸器，佩戴护目镜或防护面屏，穿戴干净的长袖隔离衣和手套，如果隔离衣不能防水，还需加穿防水围裙[7]。美国疾病控制与预防中心发布的医护人员感染预防与控制临时建议指出，当收集 SARS-CoV-2 诊断性呼吸道标本时，工作人员应佩戴 N95 口罩或同等级别或更高级别的呼吸器（如果没有呼吸器则佩戴口罩）、护目镜、手套和穿隔离衣[8]。

根据《2019 新型冠状病毒肺炎临床实验室检测的生物安全防护指南（试行第一版）》，进行 COVID-19 患者标本采集应采用三级生物安全防护，包括医用防护口罩（GB 19083—2010）或 N95 口罩（美国 NIOSH42CF R84—1995）或 KN95 口罩（GB 2626—2019）、单或双层乳胶手套、防护面屏或护目镜（GB/T 14866—2006）、工作服外防护服（GB 19082—2003 或 GB 19082—2009）、单或双层医用防护帽，加手卫生。必要时可应用双层口罩（外层为医用防护口罩，内层为 N95 口罩）。穿戴顺序为帽子、口罩、内层手套、防护服、鞋套、外层手套、防护面屏/护目镜。戴口罩后需确认密封，戴手套时应确认气密性。脱去个人防护装备前，需采用酒精（或 500～1000mg/L 含氯消毒液）全身喷雾消毒，然后按标准流程依次摘防护面屏/护目镜、解开防护服的密封胶条、脱手套、脱防护服、脱鞋套、摘口罩、脱帽子。脱去个人防护装备时，污染面切勿接触内部衣物，手不接触污染面[6]。

三、不同标本病毒载量随疾病病程的转归

SARS-CoV-2 S 蛋白与 ACE2 受体的特异性结合能够促进膜融合，介导病毒入侵并感染宿主细胞[1]。病毒感染细胞后大量复制，因此，从 ACE2 受体表达较高的部位采集的标本病毒载量较高，检出病毒的可能性也更大。ACE2 受体在呼吸系统中大量表达，以Ⅱ型肺泡上皮细胞最为丰富，在口腔黏膜上皮细胞中也有较高的表达水平，鼻黏膜、支气管则几乎没有细胞显示出 ACE2 受体高表达[9, 10]。除此以外，小肠、肾、心肌等部位也有 ACE2 受体表达，提示 SARS-CoV-2 感染的潜在风险[11]。由于 SARS-CoV-2 主要的传播途径是飞沫传播和接触传播[12]，SARS-CoV-2 往往首先感染呼吸系统，但随着病情进展，尤其是病毒血症的出现，也有可能感染其他 ACE2 受体高表达的器官[13]。临床上最常采集的标本类

型是口咽拭子、鼻咽拭子、痰液，此外也有支气管肺泡灌洗液、粪便、肛拭子等，不同类型标本核酸检测阳性率和含有的病毒载量不同。

（一）呼吸道标本

所有需要进行 SARS-CoV-2 核酸检测的确诊患者、疑似病例、密切接触者及其他需要检测的人员都应采集呼吸道标本。标本采集的部位对核酸检测敏感性影响显著。中国疾病预防控制中心采集了来自 205 例患者的 1070 份标本进行实时荧光逆转录聚合酶链反应（real-time reverse transcription-polymerase chain reaction，rRT-PCR）检查，结果显示从呼吸道采集的不同类型标本中，肺泡灌洗液检测阳性率最高（14/15，93%），其次是痰液（75/104，72%），鼻咽拭子（5/8，63%）阳性率高于口咽拭子（126/398，32%）[14]。然而，由于肺泡灌洗液的采集较为复杂，患者接受程度差，目前临床上最为常用的标本类型是口咽拭子、鼻咽拭子和痰液。

国内外对患者口咽拭子、鼻咽拭子及痰液标本进行 SARS-CoV-2 核酸检测的临床研究表明，在患者出现症状前 1~2 天，呼吸道标本中即有较高的病毒载量（>10^6copies/ml）[13]，症状出现后 5~6 天，标本中病毒载量达峰值[15-17]，随后逐渐降低，绝大部分轻症患者发病 10 天后即检测不出病毒核酸[18]，重症患者标本中能够检测到病毒核酸的时间可达 2 周以上[18, 19]。北京市疾病预防控制中心一项纳入 82 例确诊患者的研究报道，痰液标本的病毒载量为 $7.5×10^5$copies/ml，比口咽拭子的 $8.0×10^4$copies/ml 约高 10 倍，该研究中一份在发病第 3 天获得的鼻咽拭子的病毒载量为 $1.7×10^5$copies/ml[15]。发表在 *Nature* 上的一项研究报道了类似的结论,检测痰液标本得到的病毒载量平均值和峰值比口咽拭子约高 10 倍[16]。轻症患者口咽拭子病毒载量较低可能导致检测结果假阴性，相比之下，痰液标本更为准确可靠，然而，临床实际中约 2/3 的患者表现为干咳、无痰[20]。广东医科大学附属医院传染病中心对 2 名连续 3 次咽拭子（间隔超过 24 小时）核酸阴性的恢复期患者采取吸入高渗盐水的方式诱导痰，标本均检出 SARS-CoV-2 RNA，表明对于无痰患者，采集诱导痰液标本进行核酸检测的准确性可能高于咽拭子[21]。

SARS-CoV-2 核酸检测用于评估确诊患者病情变化、治疗效果及康复者是否能够出院时，往往需要多次采样、连续监测病毒载量。由于口咽拭子采集时，接受采样者通常会出现咳嗽、恶心或呕吐，难以做到规范采集，因而假阴性率较高。痰液并非所有患者都能产生，而鼻咽拭子因采样人员不能直观看到鼻腔及鼻咽部，加之国内有些鼻咽拭子不能做到细软，采集时可能给患者带来不适，医护人员不太愿意采用。有研究尝试采用唾液标本进行核酸检测。来自香港大学的研究人员从两家医院采集了 12 例 COVID-19 患者的唾液标本，其中有 11 例 SARS-CoV-2 核酸检测阳性，表明唾液标本可能是诊断测试的潜在替代标本，不但采样过程简便，还能降低操作人员的感染风险[22]。美国罗格斯大学开发了基于患者自行收集的唾液标本进行核酸检测的方法，并且采集了 60 例疑似患者的唾液和鼻咽/口咽拭子标本，获得了完全一致的结果，该诊断产品已经获得了美国 FDA 紧急使用授权[23]。香港大学袁国勇团队研究发现，SARS-CoV-2 感染者唾液标本的病毒载量在出现症状后第 1 周最高，之后随病程延长而下降[24]。但是，根据美国 FDA 公布的紧急授权说明书，唾液标本只适用于有 COVID-19 症状的患者，阴性结果还需再采集患者的咽拭子标本检测。香港中文大学医学院采集了 14 例 COVID-19 确诊患者的深喉唾液标本，病毒载量约为 10^4copies/ml，检测阳性率仅为 58%[25]。然而，该研究获得的标本量较少，而且不能确定采样时间处于患者病程的哪个阶段，因此仍然需要纳入更多标本量的研究，以了解唾液标本含有的病毒载量及检测阳性率。

（二）其他部位标本

对于多次呼吸道标本 SARS-CoV-2 核酸检测持续阴性的患者，可采集其他部位标本进行检测，其可作为临床诊断的参考依据。目前临床上检测最多的其他部位标本是粪便。《中国-世界卫生组织新型冠状病毒肺炎（COVID-19）联合考察报告》显示，约 30% 的轻症患者自发病后第 5 天起粪便核酸检测阳性，病毒脱落时间可长达 4～5 周[26]。复旦大学附属儿科医院的研究人员检测了 10 名儿童确诊患者的粪便标本，发现直至发病后第 30 天仍能检出阳性[27]。北京市疾病预防控制中心的研究团队的研究收集了 9 名发病 0～11 天的确诊患者的粪便标本，发现其病毒载量（550～1.2×10^5copies/ml）较呼吸道标本低[15]。

《新型冠状病毒肺炎诊疗方案（试行第八版）》中指出，SARS-CoV-2 的病原学检查包括从下呼吸道分泌物、粪便、血液等标本中检出病毒核酸[28]，但多项临床研究显示，血液标本核酸检测的阳性率很低。中国疾病预防控制中心收集的 307 份患者血液标本中仅有 3 份检出阳性，且病毒载量低于 2.6×10^4copies/ml[14]。与非 ICU 患者相比，ICU 患者血液标本核酸检测阳性率更高，病毒脱落时间也更长，约为 14 天[29]。除粪便、血液以外，还有报道显示 COVID-19 患者的尿液、脑脊液、泪液等标本也可检出病毒核酸，但这些标本的阳性率较低，病毒载量随疾病病程的变化规律尚不清楚，对于病毒感染的筛查与诊疗意义有限，因此不做赘述。

四、根据现有研究证据提出的采样建议

SARS-CoV-2 感染后，患者多经历 3～7 天的潜伏期，出现轻度症状，约 13.8% 的患者转为重症[26]。不同病程、不同病情轻重程度、不同采样部位均有可能导致病毒载量出现差异。为了避免感染后在某个部位没有采集到病毒或采集的病毒量没有达到现有方法的检测下限导致核酸检测假阴性，采集人员应结合患者病程、临床症状，选择恰当的标本类型和采集时机。WHO 发布的实验室检测指南建议，对于轻症患者，可采集上呼吸道标本如鼻咽拭子、口咽拭子，或采用生理盐水清洗鼻腔，对于重症患者，可采集痰液、气管内吸出物或支气管肺泡灌洗液[4]。推荐同时获取被检者鼻咽拭子和口咽拭子标本，收集到同一采集管中送检，以增加病毒载量和 SARS-CoV-2 检测的敏感性[2, 30]。鼻咽拭子、口咽拭子及唾液标本在发病 1 周内采集，并尽量采集发病 3 天内的标本。虽然有研究证实诱导痰标本用于提高核酸检测的阳性率，但美国疾病控制与预防中心明确指出不建议采集这类标本[30]。对于有人工气道的患者，优先采集下呼吸道抽吸物或支气管肺泡灌洗液。对于有腹泻等消化道症状的患者，可同时采集粪便或肛拭子，肛拭子的采集仅适用于排便困难的患者或婴幼儿，不推荐作为常规检测标本[31]。对于临床表现与 COVID-19 高度疑似、首次核酸检测结果为阴性的患者，应该连续采集标本进行检测。

五、采 集 方 法

疫情初期，临床医生普遍反映核酸检测存在假阴性，引起公众广泛关注和激烈讨论。临床医师所指的假阴性是指部分患者临床症状和影像学证据高度疑似 COVID-19，但 SARS-CoV-2 核酸检测结果多次阴性。一项纳入 51 例患者的回顾性分析显示，核酸检测假阴性的比例可达 29%[32]。导致核酸检测假阴性的原因很多，不恰当的标本采集是其中非常重要的一个因素，如果没有采集到合格的标本，即使后续检测过程中检测试剂合格、实验操作规范和质量管理严格，也不可能得到准确可靠的结果。在选择恰当的采样时机和标本类型的同时，必须采集到含有病毒的细胞，这是正确检出病毒 RNA 的前提[33]。COVID-19疫情在武汉暴发的初期，因为措手不及，诸多患者未能及时进行核酸检测，后来能够检测时，已到发病后 10 多天，此时上呼吸道咽拭子标本核酸检测已很难检出阳性。

目前，临床上用于核酸检测的标本类型众多，仅呼吸道标本就包括鼻咽拭子、口咽拭子、鼻咽/口咽生理盐水洗液或抽吸物、深咳痰液、支气管灌洗液、肺泡灌洗液、深喉唾液等，不同类型标本的采集方法、要点、注意事项有所不同。本部分综合《新型冠状病毒肺炎实验室检测技术指南》《新型冠状病毒患者标本采集技术专家共识》《新型冠状病毒核酸检测临床实验室操作规范的建议》等文献，提出了 COVID-19 患者标本采集要点、注意事项和操作方法，以供参考。

（一）呼吸道标本

根据临床诊疗实际，介绍最为常用、核酸检测阳性率最高的鼻咽拭子、口咽拭子、鼻咽/口咽生理盐水洗液或抽吸物、深咳痰液、支气管灌洗液和肺泡灌洗液的采集过程。

1. 鼻咽拭子 采集时应使用带有塑料轴的合成纤维拭子，避免使用海藻酸钙棉签或木柄棉签，因其可能含有抑制聚合酶链反应（polymerase chain reaction，PCR）的物质[28]。采样的关键是"深、转、取到细胞"。采样时，嘱患者头部后仰（约 70°）保持不动，操作人员一手轻扶被采集人员头部，另一手执拭子，沿下鼻道的底部缓缓深入，动作需轻柔，以免引起外伤出血，深入距离至少要达到从耳垂部位到鼻尖长度的一半（图 4-1）。待拭子顶端到达鼻咽腔后壁时，轻轻旋转 10~15 秒（4~5 圈），如遇反射性咳嗽，可停留片刻，然后缓缓取出拭子。将拭子头浸入含 2~3ml 病毒保存液的收集管中，尾部弃去，旋紧管盖[2, 31, 34]。

2. 口咽拭子 应使用带有塑料轴的合成纤维拭子，采样前，先将拭子放入无菌生理盐水中湿润，不可使用病毒保存液代替无菌生理盐水，因其含有抗生素，可能导致过敏。嘱患者采用生理盐水或清水漱口，采取头部微仰、口张大的姿势，并发"啊"音，露出两侧咽扁桃体。口咽拭子采样的关键点是将拭子越过舌根，在两侧咽扁桃体稍微用力来回擦拭至少 3 次，然后再在咽后壁上下擦拭至少 3 次。应避免拭子触及舌、腭垂、口腔黏膜和唾液。取样完毕后，将拭子头浸入含 2~3ml 病毒保存液的收集管中，尾部弃去，旋紧管盖[2, 31, 34]。

3. 鼻咽/口咽生理盐水洗液或抽吸物 使用非抑菌盐水或与负压泵相连的收集器从鼻咽或口咽收集呼吸道分泌物（或用与 50ml 注射器连接的小儿导尿管代替收集器）。采集到的标本应立即放入无菌运输管中[2, 30]。

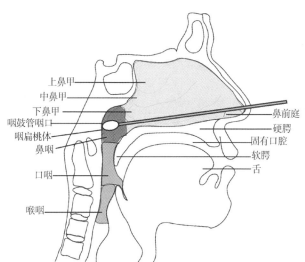

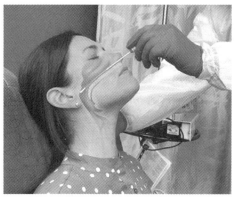

上鼻甲
中鼻甲
下鼻甲
咽鼓管咽口
咽扁桃体
鼻咽
口咽
喉咽

鼻前庭
硬腭
固有口腔
软腭
舌

图 4-1　鼻咽拭子采样位置示意图

4. 深咳痰液　嘱患者采用无菌生理盐水漱口，深呼吸数次后深咳，以保证收集到痰液，而不是口腔分泌物，然后将咳出的痰液收集于含采样液的收集杯中。如果痰液未收集于采样液中，可在检测前加入 2～3ml 采样液，或加入与痰液等体积的痰液消化液[2, 31]。

5. 支气管灌洗液　于患者鼻孔或气管插口处将与负压泵相连的收集器插入气管，深度约 30cm，注入 5ml 生理盐水，收集抽取的黏液。也可用连接于 50ml 注射器上的小儿导尿管代替收集器[2]。病原体可能会被稀释，但标本仍然很有价值[4]。

6. 肺泡灌洗液　取样前 6 小时禁食、禁水，采用全身麻醉或局部黏膜表面麻醉后，通过患者的口或鼻经咽部插入纤维支气管镜，深入右肺中叶或左肺舌段，经活检孔缓缓注入灭菌生理盐水，每次 30～50ml，总量 100～250ml，不超过 300ml[2]。病原体可能会被稀释，但标本仍然很有价值[4]。

（二）非呼吸道标本

目前报道的能够检测到 SARS-CoV-2 核酸的非呼吸道标本包括粪便、肛拭子、尿液、血液、泪液等，大部分非呼吸道标本的平均病毒载量、随疾病病程的转归及检测阳性率目前尚未明确。对于有消化道症状的 COVID-19 患者，粪便标本和肛拭子标本核酸检测结果能够为疾病诊疗提供很好的依据。

1. 粪便标本　嘱患者在干燥清洁便盆（避免使用坐式或蹲式马桶）内自然排便，取盛有 1ml 标本处理液的无菌便盒，挑取 3～5g（黄豆粒大小）的粪便标本。对于出现腹泻症状的患者，可留取粪便 3～5ml，轻轻吹打混匀，室温静置 10 分钟，8000 转/分离心 5 分钟，吸取上清液进行检测[2, 31]。

2. 肛拭子　应用肥皂水将肛门周围洗净，用消毒棉拭子轻轻插入肛门 3～5cm，再轻轻旋转拔出，立即放入含有 3～5ml 病毒保存液的 15ml 外螺旋盖采样管中，弃去尾部，旋紧管盖[2, 31]。

（三）混合采样

对表现出典型呼吸道症状的患者，通常"一人一管"进行采集，但对阳性率极低（如 1/10 000 乃至 1/100 000）的人群（如疫情期间的一般住院患者、医务人员、社区群众等）进行核酸筛查时，出于成本效益及减轻检测压力的考虑，可以将待检人群分为 5 人或 10 人的小组，对组内每个人分别采样后，将标本收集到同一采样管中，这种采集方法称为"混合采样"或"混采"。混采时无须另外留取每个人的样本，因为如果人群阳性率为 1/100 000，将 10 人的标本混采于同一采样管时，可能只有 1/10 000 的标本出现阳性结果。换句话说，对 10 000 个采集管中的标本进行核酸检测，可能只有 1 个是阳性结果，如果采样过程给 100 000 人分别留取标本，不但要付出巨大人力、物力，而且数量如此巨大的标本也无法适当保存。混采标本一旦检出阳性，即按照记录迅速找到对应的 10 人，并将他们暂时隔离，再次采集样本进行检测。检测结果为阴性者解除隔离，阳性者则按照相关规定进行隔离及流行病学调查等。

从科学角度讲，在采样管内标本保存液体积不变的情况下，这种混采不会影响扩增检测的敏感性，但需要注意采集过程要有序进行，如在对 10 名待检人员进行混采时，前面由 1 名工作人员持该组贴好条码的采样管，10 人跟随其后；每采集一个人的标本，立即将其拭子放于采样管中；每个人的标本都采集完毕后，旋紧管盖。这样就可以避免采样过程中标本可能被弄混的问题。

六、标本保存液

由于 RNase 的无所不在及 RNA 的热不稳定性，从标本采集完成到实验室开始检测期间，病毒 RNA 容易发生降解，进而影响 SARS-CoV-2 核酸检测。为抑制 RNase 活性，降低病毒核酸的损失，标本采集后需要保存于合适的基质中。目前，应用广泛的标本保存液有两种，一种是非灭活型的，如病毒运输培养基（viral transport medium，VTM）或通用运输培养基（universal transport medium，UTM），另一种是灭活型的含胍盐的病毒裂解液。

以美国疾病控制与预防中心发布的配方为例，VTM 的主要成分有 Hank 平衡盐溶液、经热灭活的胎牛血清、抗生素（硫酸庆大霉素和两性霉素 B），在保存病毒活性的同时有效抑制细菌和真菌生长，能够用于病毒的分离与培养[35]。将保存于 VTM 中的标本用于核酸检测前，可进行病毒灭活处理。VTM 本身不含有对抗 RNase 的成分，需要依靠低温对 RNase 活性的抑制来避免病毒 RNA 降解。保存于 VTM 中的标本需要在 2~8℃冷链条件下运输，并且避免反复冻融[36]。

病毒裂解液的主要成分有胍盐（如异硫氰酸胍、盐酸胍等）、表面活性剂、缓冲液等，胍盐不但可以失活 RNase，而且可裂解病毒使其灭活。含胍盐的病毒裂解液对温度的要求不如 VTM 严格，某种商品化保存液的专利申请书显示，制造商检测了甲型流感病毒在该拭子保存液中的稳定性，常温条件下可保存 7 天、4℃保存 5 周和–20℃保存 7 个月，检测结果表明标本无明显降解[37]；另一种 SARS-CoV-2 标本保存液的说明书也显示，裂解液中的 RNA 可在常温下保存 1 个月以上[38]。但对于 SARS-CoV-2 的保存稳定性是否与其说明书相符，需要相应的确认实验来证明。

第二节　标本运送、接收及保存

患者标本采集完成后，应尽快运送至临床实验室进行预处理和检测；为满足病原学及流行病学研究需求，有时还需要将标本运输至疾病预防控制部门或科研机构。妥善的包装及运输能够将标本损坏的可能性降至最低，在保证后续检测工作准确可靠的同时，保护公众、运输人员和实验室工作人员免于接触泄漏的传染性内容物。美国疾病控制与预防中心发布的《人类和动物医学诊断的实验室安全工作指南》根据病原体对健康人类或动物致病的严重程度将传染性物质分为 A 类和 B 类[39]。SARS-CoV-2 的培养物或分离株属于能够导致健康人永久性残疾或致命性疾病的 A 类传染性物质，COVID-19 确诊患者或疑似病例的标本属于 B 类生物物质，包装和运输应满足 UN 3373 的标准和要求[39, 40]。

一、标 本 包 装

美国疾病控制与预防中心发布的《有关 COVID-19 病毒感染被调查患者临床标本的收集、处理和测试的暂行准则》指出，根据当前版本的国际航空运输协会（IATA）《危险品规则》，COVID-19 疑似和确诊患者标本应作为 UN 3373 B 类生物物质进行包装和运输[30]。UN 3373 B 类生物物质需要采用三层包装系统（triple packaging system），由内到外分别为主容器、辅助容器和外包装（图 4-2）[36, 40]。主容器即标本采集管，由玻璃、金属、塑料等材料制成，要求无菌、防水、耐冷冻，采用可靠的防漏封口，如带缘的塞子、金属卷边封口或内有垫圈的螺旋盖（图 4-3A）[41]。有条件的情况下可用足够的吸收材料包裹盛装液体标本的主容器，一旦标本发生泄漏，可被完全吸收（图 4-3B）。标本采集管外表面需用 75%乙醇或 2000mg/L 含氯消毒液擦拭，然后注明标本编号、患者姓名、采集时间等信息，使用大小合适的塑料袋密封，直立放置于有衬垫材料的辅助容器内[41]。辅助容器的作用是包装及保护主容器，要求结实、防水、防泄漏，可以是专用的 SARS-CoV-2 标本转运桶、自封袋、塑料容器（如大体积的离心管、冻存盒）等（图 4-3C）。采用航空运输时，辅助容器必须能够承受 95kPa 的压力且无泄漏。将多个主容器放于单个辅助容器内运输时，需防止它们彼此接触。辅助容器内标本的相关信息（如标本数量、危险性声明、送检者和接收者信息）应放入防水袋中，贴在外表面[41]。应使用合适的缓冲材料将辅助容器固定在外包装中，以避免运输过程中发生移位。外包装即标本转运箱，必须是刚性的，在所有运输条件下均不发生变形（图4-3D）。外表面应贴有高致病性病原微生物危险标签、运输登记表和放置方向标识[36, 40]。

为避免 SARS-CoV-2 降解，COVID-19 确诊或疑似患者标本应全程冷链运输。进行标本包装时，制冷剂应放置于辅助容器和外包装之间。如采用碎冰作为制冷剂，包装材料必

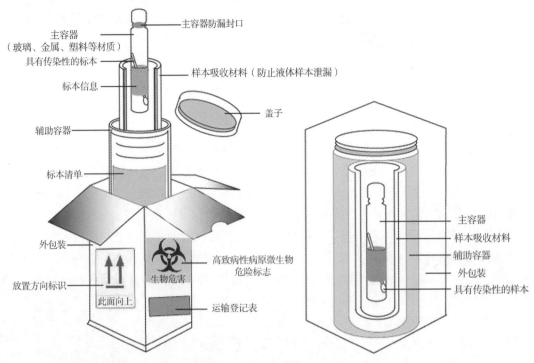

图 4-2　三层包装系统示意图

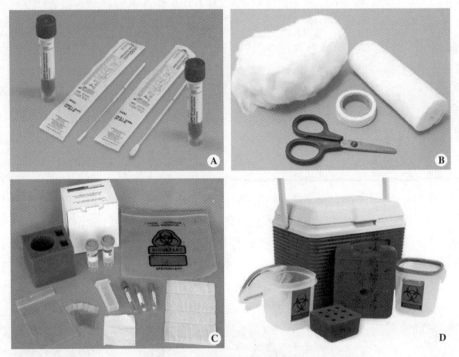

图 4-3　标本包装需要的材料[36]

须防漏；如采用干冰作为制冷剂，因其有爆炸危险，切忌将其放入密封容器中，且外包装必须能够释放二氧化碳。制冷剂使用量要合理，避免在运输途中消耗殆尽。辅助容器应牢固固定于主容器中，避免在制冷剂融化、升华后颠簸摇晃。整个包装系统应有足够的强度，能够承受制冷剂的低温及其融化、升华所导致的气压变化[40]。

对于每个标本，都需要记录以下信息：①患者资料，包括姓名、性别、出生日期、居住地址、身份证号、联系方式（如手机号码）等；②患者就诊医疗机构的相关资料，包括医院名称、医院地址、院内系统患者编号、病房编号、标本编号、主管医生姓名、联系方式等；③采样信息，标本采集的日期及采集部位、类型、数量等；④临床症状和诊疗史（如接受何种药物治疗等）。所有文件可放置于防水袋中，贴在主容器外表面。

二、标 本 运 输

标本运输人员应配备有工作服、防护帽、外科口罩、手套，并且接受生物安全操作规范泄露消毒处理的培训。所有标本应尽可能人工递送，不要使用气压输送管道系统（pneumatic tubes system，PTS），因为一旦发生泄漏将导致整个PTS被感染性气溶胶或飞沫污染[42]，运输期间应保持标本平稳，避免剧烈震荡。保存在VTM中的标本需要在2～8℃冷链条件下运输，如果发生了延误，可将标本在–20℃或–70℃条件下冷冻，并且采用干冰运输，整个运输过程需注意避免标本反复冻融。运输人员应携带酒精或含氯消毒液，以便在发生意外或紧急情况时及时处理[34]。院内运输时，如果该医疗机构同时接诊一般患者，则SARS-CoV-2转运容器需要有特殊标识。院外运输时，需按照《可感染人类的高致病性病原微生物菌（毒）种或标本运输管理规定》（中华人民共和国卫生部令第45号）办理准运手续。如使用汽车运输，应有专用车辆，司机佩戴外科口罩或N95口罩，如采用航空运输，因患者的各类标本具有潜在感染性，需符合国际民用航空组织文件《危险物品安全航空运输技术细则》PI602分类包装要求[2, 4, 6]。

三、标本接收与保存

临床实验室应设立用于接收标本的独立区域，配备消毒剂和医疗垃圾桶，每天使用酒精或2000mg/L含氯消毒液对工作台面和地面至少进行1次消毒。实验室接收人员应穿戴隔离衣、防护帽、外科口罩或N95口罩、乳胶手套。接收时首先确认外包装表面是否有特殊标识，若没有则拒收标本。打开标本转运箱瞬间喷雾消毒[6]。取出辅助容器后首先确认标本无泄漏，然后在气流稳定的生物安全柜内打开辅助容器，使用2000mg/L含氯消毒液喷洒消毒。取出标本采集管，检查是否有破损、泄漏等现象，确认无误后使用2000mg/L含氯消毒液对表面进行喷洒和擦拭，然后直立放置于标本架上核对信息[41]。核对无误的标本置于4℃冰箱内暂存。使用消毒液喷洒、擦拭辅助容器内外壁后将其从生物安全柜内取出，放置在移动紫外灯下等待进一步消毒。标本接收期间任何一个步骤发现泄漏或破损，应立即使用蘸取5000～10 000mg/L含氯消毒液的一次性吸水材料（如吸水纸、抹布、纱布等）覆盖并小心清除，不得继续检测操作[43]。

北京市疾病预防控制中心的研究人员将4个保存在VTM中的阳性咽拭子标本分别稀释100倍和10 000倍，存放于4℃和室温保存，分别于12小时、24小时、36小时和48小时后进行核酸检测，结果显示室温保存24小时或4℃保存48小时的10 000倍稀释标本检测为阴性[44]，说明较高的保存温度和较长的保存时间均可能导致弱阳性标本核酸检测假阴性。广东省感染预防与控制专家组对比了在 VTM 和含胍盐病毒裂解液中保存 12 小时、24 小时和 48 小时的标本 rRT-PCR 的 Ct 值，发现两种保存液中标本的 Ct 值均有不同程度的增加，以 VTM 更为明显，甚至有部分低浓度标本保存 12 小时后无法检出[45]。因此，无论是保存于哪种基质中的标本，接收后都应尽快检测，24 小时内能够处理的标本可暂时于 4℃保存；24 小时内无法检测的标本则应在–70℃或更低温度保存，没有保存条件的，可暂时于–20℃保存[2, 4, 30]。应设立专库或专柜保存标本，并由专人管理，准确登记标本来源、类型、数量、编号等信息，确保标本安全，严防丢失、泄露、被盗、被抢等事件。所有标本均应避免反复冻融[2, 4, 30]。

（王　喆）

参 考 文 献

[1] Hoffmann M，Kleine-Weber H，Schroeder S，et al. SARS-CoV-2 cell entry depends on ACE2 and TMPRSS2 and is blocked by a clinically proven protease inhibitor. Cell，2020，181：271-280

[2] 中国疾病预防控制中心. 新型冠状病毒肺炎实验室检测技术指南. http：//www.chinacdc.cn/jkzt/crb/zl/szkb_11803/jszl_11815/202003/W020200309540843062947.pdf，2020-05-12

[3] US CDC.Evaluating and Testing Persons for Coronavirus Disease 2019（COVID-19）. https：//www.cdc.gov/coronavirus/2019-nCoV/hcp/clinical-criteria.html，2020-05-13

[4] World Health Organization.Laboratory testing for coronavirus disease 2019（COVID-19）in suspected human cases. https：//apps.who.int/iris/rest/bitstreams/1272454/retrieve，2020-05-06

[5] 中华医学会检验医学分会. 2019 新型冠状病毒肺炎临床实验室生物安全防护专家共识. 中华检验医学杂志，2020，（3）：203-208

[6] 中华医学会检验医学分会. 2019 新型冠状病毒肺炎临床实验室检测的生物安全防护指南（试行第一版）. https：//www.cma.org.cn/art/2020/1/31/art_2924_32249.html，2020-04-15

[7] World Health Organization. Infection prevention and control during health care when novel coronavirus（nCoV）infection is suspected. https：//www.who.int/publications/i/item/10665-331495，2020-06-21

[8] US CDC.Interim Infection Prevention and Control Recommendations for Healthcare Personnel During the Coronavirus Disease 2019（COVID-19）Pandemic. https：//www.cdc.gov/coronavirus/2019-ncov/hcp/infection-control.html，2020-05-21

[9] Hamming I，Timens W，Bulthuis ML，et al. Tissue distribution of ACE2 protein，the functional receptor for SARS coronavirus. A first step in understanding SARS pathogenesis. J Pathol，2004，203：631-637

[10] Xu H，Zhong L，Deng J，et al. High expression of ACE2 receptor of 2019-nCoV on the epithelial cells of oral mucosa. Int J Oral Sci，2020，12：8

[11] Zou X，Chen K，Zou J，et al. Single-cell RNA-seq data analysis on the receptor ACE2 expression reveals the potential risk of different human organs vulnerable to 2019-nCoV infection. Front Med，2020，14：185-192

[12] Li Q，Guan X，Wu P，et al. Early transmission dynamics in Wuhan，China，of novel coronavirus-infected pneumonia. N Engl J Med，2020，382：1199-1207

[13] Chen W，Lan Y，Yuan X，et al. Detectable 2019-nCoV viral RNA in blood is a strong indicator for the further clinical severity. Emerg Microbes Infect，2020，9：469-473

[14] Wang W，Xu Y，Gao R，et al. Detection of SARS-CoV-2 in different types of clinical specimens. JAMA，2020，323：1843-1844

[15] Pan Y，Zhang D，Yang P，et al. Viral load of SARS-CoV-2 in clinical samples. Lancet Infect Dis，2020，20：411-412

[16] Wölfel R，Corman VM，Guggemos W，et al. Virological assessment of hospitalized patients with COVID-2019. Nature，2020，581：465-469

[17] Zou L，Ruan F，Huang M，et al. SARS-CoV-2 viral load in upper respiratory specimens of infected patients. N Engl J Med，2020，

382：1177-1179

[18] Liu Y，Yan LM，Wan L，et al. Viral dynamics in mild and severe cases of COVID-19. Lancet Infect Dis，2020，20：656-657

[19] Zhou F，Yu T，Du R，et al. Clinical course and risk factors for mortality of adult inpatients with COVID-19 in Wuhan，China：a retrospective cohort study. Lancet，2020，395：1054-1062

[20] Huang C，Wang Y，Li X，et al. Clinical features of patients infected with 2019 novel coronavirus in Wuhan，China. Lancet，2020，395：497-506

[21] Han H，Luo Q，Mo F，et al. SARS-CoV-2 RNA more readily detected in induced sputum than in throat swabs of convalescent COVID-19 patients. Lancet Infect Dis，2020，20：655-656

[22] To KK，Tsang OT，Chik-Yan Yip C，et al. 2020. Consistent detection of 2019 novel coronavirus in saliva. Clin Infect Dis，71（15）：841-843

[23] Food and Drug Administration.Rutgers Clinical Genomics Laboratory TaqPath SARS-CoV-2 Assay EUA Summary. https：//www.fda.gov/media/136875/download，2020-06-02

[24] To KK，Tsang OT，Leung WS，et al. Temporal profiles of viral load in posterior oropharyngeal saliva samples and serum antibody responses during infection by SARS-CoV-2：an observational cohort study. Lancet Infect Dis，2020，20：565-574

[25] 大公网. 确诊者呼吸道无"毒". 粪便仍留"毒". http：//www. tarungpao. com/news/232109/2020/0318/427155.html，2020-03-18，2020-08-31

[26] 中华人民共和国国家卫生健康委员会. 中国-世界卫生组织新型冠状病毒肺炎（COVID-19）联合考察报告. http：//www.nhc.gov.cn/xcs/yqfkdt/202002/87fd92510d094e4b9bad597608f5cc2c.shtml，2020-05-24

[27] Cai J，Xu J，Lin D，et al. A case series of children with 2019 novel coronavirus infection：clinical and epidemiological features. Clin Infect Dis，2020，DOI：10.1093/cid/ciaa198

[28] 国家卫生健康委办公厅，国家中医药管理局办公室. 新型冠状病毒肺炎诊疗方案（试行第八版），http://www.nhc.gov.cn/yzygj/s7653p/202008/0a7bdf12bd4b46e5bd28ca7f9a7f5e5a/files/a449a3e2e2c94d9a856d5faea2ff0f94.pdf，2020-08-18，2020-08-22

[29] Fang Z，Zhang Y，Hang C，et al. Comparisons of viral shedding time of SARS-CoV-2 of different samples in ICU and non-ICU patients. J Infect，2020，81：147-178

[30] US CDC. Interim Guidelines for Collecting，Handling，and Testing Clinical Specimens from Persons Under Investigation（PUIs）for Coronavirus Disease 2019（COVID-19）. https：//www.cdc.gov/coronavirus/2019-ncov/lab/guidelines-clinical-specimens.html，2020-06-12

[31] 米元元，黄海燕，朱丽群，等. 新型冠状病毒患者标本采集技术专家共识. 护士进修杂志，2020，（12）：1124-1128

[32] Fang Y，Zhang H，Xie J，et al. Sensitivity of chest CT for COVID-19：comparison to RT-PCR. Radiology，2020，296（2）：200432

[33] Zhang R，Li JM. The way to reduce the false negative results of 2019 novel coronavirus nucleic acid detection. Zhonghua Yi Xue Za Zhi，2020，100：801-804

[34] 童永清，汪明，徐万洲，等. 新型冠状病毒核酸检测临床实验室操作规范的建议. 中华检验医学杂志，2020，43：209-212

[35] US CDC. Viral Transport Medium. https：//www.cdc.gov/coronavirus/2019-ncov/downloads/Viral-Transport-Medium.pdf，2020-7-30

[36] Shailendra K. Coronavirus Diseae 2019（COVID-19）：Epidemiology，Pathogenesis，Diagnosis and Therapeufics. Singapore：springer，2020

[37] 高利飞，秦明明，高歌，等. 一种具有样本保存和灭活功能的拭子洗脱液：中国，201710493469.7，2017-10-03

[38] 广东和信健康科技有限公司. 新冠病毒检测相关产品列表-样本保存液. http：//www.hecin-scientific.cn/productinfo/362328.html?templateId=168523，2020-08-31

[39] US CDC. Guidelines for Safe Work Practices in Human and Animal Medical Diagnostic Laboratories. https：//www.cdc.gov/mmwR/pdf/other/su6101.pdf，2012-01-06，2020-6-13

[40] 中华人民共和国卫生部. 可感染人类的高致病性病原微生物菌（毒）种或样本运输管理规定. http：//www.nhc.gov.cn/fzs/s3576/201808/bc5a6e39b56549378e355ed48de87963.shtml，2018-08-30，2020-03-04

[41] 北京预防医学会. 新型冠状病毒肺炎样本采集包装运输及检测规范（T/BPMA 0004—2020）. 中华流行病学杂志，2020，DOI：10.3760/cma. j. cn112338-20200421-00611

[42] US CDC. Lab Advisory：Guidance for Use of Pneumatic Tube Systems for Transport of Respiratory Specimens from Suspected or Confirmed COVID-19 Patients. https：//www.cdc.gov/csels/dls/locs/2020/transport_recommendations_for_covid-19_specimens.html，

2020-06-04，2020-06-15

[43] 中国疾病预防控制中心. 特定场所消毒技术指南. http：//www.chinacdc.cn/jkzt/crb/zl/szkb_11803/jszl_11815/202003/ W020200309540843083653.pdf，2020-06-30

[44] Pan Y，Long L，Zhang D，et al. Potential false-negative nucleic acid testing results for severe acute respiratory syndrome coronavirus 2 from thermal inactivation of samples with low viral loads. Clin Chem，2020，66：794-801

[45] 广东省感染预防与控制专家组. 新型冠状病毒标本采集、运送及保存. http：//wsjkw.gd.gov.cn/attachment/0/392/392011/ 2987559.pdf，220-07-30

第五章

核酸检测过程和原理

    临床实验室进行 SARS-CoV-2 核酸检测的全过程包括标本前处理、核酸提取、核酸扩增及产物分析。标本前处理及灭活过程能够降低操作人员感染的风险，目前较为常用的方法包括热灭活和化学灭活。热灭活依靠高温使病毒结构蛋白变性，但可能造成检测结果假阴性；化学灭活的原理是胍盐能够使核糖核酸酶（ribonuclease，RNase）不可逆失活，作用效率高，标本中病毒 RNA 损失相对较少，可能是更为合适的灭活方法。然而，由于胍盐可能对后续核酸提取及扩增过程造成影响，应使用厂家推荐的含胍盐灭活型标本保存液，如果使用其他灭活型保存液，应首先进行性能确认，评估保存液对提取和检测过程是否存在影响，再用于临床检测。

    核酸提取过程中能够裂解细胞和病毒蛋白衣壳、浓缩富集 SARS-CoV-2 核酸、去除可能抑制扩增反应的杂质，是获得准确可靠检测结果的重要保证。目前，临床实验室中使用最为广泛的方法是磁珠分离法和离心柱提取法，这两种方法均利用了特定条件下核酸与二氧化硅等材料可逆性亲和吸附的特点，能够高效地提取和纯化病毒核酸。此外，部分试剂厂家开发了利用表面活性肽等化学试剂直接裂解细胞和病毒、获取核酸的"一步法"。这种方法操作简单，能够快速获得病毒 RNA，但是无法达到磁珠分离法和离心柱提取法对 PCR 反应抑制物的去除效果，也没有浓缩富集步骤，获得的核酸浓度低于磁珠分离法或离心柱提取法。

    从扩增方式来说，核酸检测方法分为 PCR 扩增、等温扩增和信号扩增放大技术等。目前用于 SARS-CoV-2 核酸检测的方法基本上都是基于逆转录 PCR（RT-PCR）扩增和等温扩增两种方式。毋庸置疑，目前在临床上使用最广泛和技术成熟度最高的方法为实时荧光逆转录聚合酶链反应（real-time reverse transcriptase-polymerase chain reaction，rRT-PCR）。也正是因为这一原因，基于 PCR 的其他方法及基于等温扩增的方法，都在方法学上寻找其与实时荧光 RT-PCR 不同的竞争优势。方法的检测时间、易操作性、成本、通量、敏感性、特异性、精密度、所需仪器设备、对环境条件的要求等因素决定了不同核酸检测方法在临床上有不同的应用场景，这些从本质上来说，又都是由试剂方法的原理所决定的。现有 SARS-CoV-2 核酸检测试剂选择的靶区域有 ORF1ab 区、N 区、E 区和 S 区，E 区和其他冠状病毒的同源性较高，通常作为筛查的区域。ORF1ab 区、N 区和 S 区和其他冠状病毒的同源性较低，因此检测的特异性较高。根据选择靶区域的数量，试剂检测又分为单靶标、双靶标和三靶标 3 种方式。采用多靶标检测的试剂厂家，应明确选择各扩增靶区域对于提高敏感性（包括检测限和对不同病毒株的敏感性）和提高特异性起到的作用。

最后，为了更有效地进行疫情防控，除了用于诊断有症状人群的医学实验室使用的 SARS-CoV-2 核酸检测试剂以外，对大规模人群进行快速、高通量、自动化核酸检测的需求促进了可以用于现场即时检测和多种病原体联合检测试剂盒的产生。这些产品各自具有优势和局限性，临床实验室可以根据具体临床应用的场景和需求，选择不同类型的核酸检测试剂。

确定 SARS-CoV-2 标本保存液的类型与成分、标本前处理时采用的灭活方式、核酸提取和扩增及产物分析过程是环环相扣、相互影响的。实验室收到标本后，对于保存于含胍盐的灭活型标本保存液中的标本，无须进行灭活处理，保存于非灭活型标本保存液中标本，则有热灭活、化学灭活或不灭活 3 种处理方式。为去除核酸扩增反应抑制物，增加病毒 RNA 浓度与均一性，保证检测结果的准确性，在检测标本之前，需要进行核酸提取。核酸提取的效果受标本保存液类型、灭活方式、提取方法的影响，与后续的核酸扩增及产物分析过程更是息息相关。不配套的核酸提取试剂将直接影响核酸扩增及产物分析试剂的性能。目前，SARS-CoV-2 核酸扩增与产物分析试剂基本上均是基于 RT-PCR 扩增和等温扩增原理，不同方法核酸检测试剂具有各自的特点、局限性及临床应用场景。

为强调 SARS-CoV-2 核酸检测系统的概念，本章将介绍标本前处理、核酸提取和核酸扩增及产物分析等核酸检测的全过程及其方法原理，以帮助实验室理解核酸检测及检测过程中可能的影响因素。

第一节 标本前处理

标本前处理主要是对标本的灭活，目前临床上采用较多的方法有热灭活和化学灭活。理想的灭活方式应一方面可导致病毒失活，降低实验室生物安全风险；另一方面对病毒 RNA 没有明显降解作用，对核酸检测的准确性不产生影响。目前对于灭活方式的研究均围绕这两个方面进行。

一、热 灭 活

高温可使蛋白质二级结构变性，从而改变参与入侵宿主细胞和病毒复制的蛋白质的构象与功能，导致病毒失活[1]。COVID-19 患者标本的灭活主要借鉴严重急性呼吸综合征冠状病毒（severe acute respiratory syndrome coronavirus，SARS-CoV）和中东呼吸综合征冠状病毒（Middle East respiratory syndrome coronavirus，MERS-CoV）的经验。美国 FDA 的研究人员采用热处理后的 SARS-CoV 病毒培养液感染 Vero E6 细胞，通过观察致细胞病变效应（cytopathic effect，CPE）确定加热对病毒的灭活效果。结果表明，56℃孵育 20 分钟或 65℃孵育 4 分钟即可使大多数病毒失活[1]。相似地，56℃孵育 25 分钟的 MERS-CoV 病毒培养液对 Vero E6 细胞的感染性显著降低，如果将温度升至 65℃，仅需 1 分钟即可观察到病毒对细胞感染性显著降低[2]，蛋白质含量较高的标本则需要更高的灭活温度或更长的处理时间[3, 4]。然而，研究人员观察到 56℃或 65℃热处理 60 分钟的 SARS-CoV 仍然存在接近检测限的传染性，当温度提高至 75℃，处理时间延长至 45 分钟时，病毒才被完全灭活[1]。美国生物防御和新兴感染研究资源库（Biodefense and Emerging Infections Research Resource，BEI Resource）的 SARS-CoV-2 热灭活方案是 65℃孵育 30 分钟[5]。这样的温度条件和处理时间能否实现对 SARS-CoV-2 的完全灭活还需要更多的实验证据来证明。

对于热灭活是否会引起病毒 RNA 降解、导致核酸检测假阴性仍然存在争议。中山大学附属第一医院的研究人员比较了 2 例咽拭子标本 56℃孵育 30 分钟前后的检测结果，发现热灭活对咽拭子标本后续 SARS-CoV-2 核酸检测无明显影响[6]，武汉大学人民医院医学检验中心的研究人员采用 56℃热处理 45 分钟的方式处理了 12 份不同浓度的 SARS-CoV-2 标本，也得出了相同的结论，即热灭活对 SARS-CoV-2 核酸检测结果无影响[7]。然而，西安市疾病预防控制中心的研究人员采用数字 PCR 对不同条件下灭活的 63 份鼻咽拭子标本进行检测，发现 56℃孵育 30 分钟的标本 N 基因和 ORF1ab 的拷贝数分别降低 48.55% 和 56.40%，80℃加热 20 分钟的标本病毒载量可降低 50%～66%，而 100℃煮沸 20 分钟或 121℃高压灭菌的标本几乎检测不到病毒 RNA[8]。北京市疾病预防控制中心的研究也观察到了类似的结果：15 份 Ct 值为 33.67～36.89 的未灭活标本经 56℃孵育 30 分钟后，有 7 份无法被检出，假阴性率达 46.7%[9]。总体来说，热灭活可能对病毒 RNA 具有一定的降解作用，对弱阳性标本的影响更为明显。

二、化 学 灭 活

在第四章中已经介绍，标本保存液有两种，其中含有胍盐（如异硫氰酸胍、盐酸胍等）的病毒裂解液可使病毒结构蛋白和 RNase 变性，使病毒失活的同时保证其 RNA 的稳定性。因此，除了通过热处理灭活保存于非灭活型标本保存液中的 COVID-19 患者标本之外，还可以通过添加胍盐的方式使 SARS-CoV-2 失去感染细胞的能力。实际上，胍盐是核酸提取试剂的重要成分之一，目前使用广泛的两种提取试剂，即 TRIzol® LS（Invitrogen）和 AVL 缓冲液（Qiagen），均含有异硫氰酸胍。美国国家过敏和传染病研究所的研究人员使用 TRIzol® LS 和 AVL 缓冲液处理含有 MERS-CoV 的标本，发现室温条件下仅需 10 分钟即可完全灭活病毒[10]。此外，与热灭活（46.7%）相比，胍盐裂解导致的 SARS-CoV-2 核酸检测的假阴性（13.3%）更少，Ct 值的增加也更小[9]。使用含胍盐的病毒裂解液在标本采集时即可完成灭活，降低了标本运输和保存的生物安全风险，且对运输时间和温度要求也相对降低，与热灭活相比，化学灭活对 RNA 的降解作用可能较小。

但是，化学灭活也存在问题，作为裂解液成分的胍盐对后续提取和检测过程可能存在影响。核酸提取试剂盒的洗涤步骤（如洗涤次数）通常与指定的含胍盐病毒保存液相关，从非指定的病毒裂解液中提取核酸可能导致 RNA 模板中存在微量胍盐。西安市疾病预防控制中心的研究显示，相比未灭活的标本，经 TRIzol® LS 处理的鼻咽拭子 N 基因拷贝数降低了 47.54%，ORF 基因拷贝数降低了 39.85%。这可能是胍盐对逆转录酶的抑制作用导致的[8]。有研究报道，裂解液中胍盐浓度为 5mol/L 时，核酸提取的总量和纯度达最佳效果[11]，而当 RNA 模板中含有 200mmol/L 胍盐时，逆转录效率可降低近 40%[12]。因此，实验室在使用化学灭活时，应使用厂家推荐的含胍盐灭活型标本保存液，如果使用其他灭活型保存液，应首先进行性能确认，评估保存液对提取和检测过程是否存在影响，再用于临床检测。

第二节　核酸提取方法

从人体的呼吸道或其他部位采集的各种类型标本，如咽拭子、痰液、肺泡灌洗液等，可能含有 PCR 反应抑制物或病毒载量低。核酸提取步骤的主要作用是去除 PCR 抑制物、增加靶核酸浓度（浓缩富集）、增加标本中核酸的均一性，核酸提取是检测结果精密度的重要保证。临床实验室往往很关注检测试剂的性能，但实际上核酸提取步骤也是决定检测反应成败的关键环节之一，特别是当实验室采用无须提取的质粒作为阳性对照，缺乏能够监测核酸提取过程的室内质控品时，往往难以发现提取环节存在的问题。

传统的核酸提取方法如酚-氯仿抽提法、碱裂解法、十六烷基三甲基溴化铵（cetyltrimethylammonium ammonium bromide，CTAB）抽提法和溴化乙啶-氯化铯（ethidium bromide-cesium chloride，EtBr-CsCl）梯度离心法具有步骤繁杂、耗时费力、需要使用有毒化学试剂等缺点，对操作人员的健康造成潜在危害，提取效果也不甚理想，现已很少采用[13]。目前，SARS-CoV-2 RNA 提取使用最多的方法是磁珠分离法和离心柱提取法，还有部分试剂厂家开发了一步法，本节将重点介绍这些方法的原理、优势和局限性，并对基于磁珠分离法和离心柱提取法的自动化提取设备加以简要说明。

一、磁珠分离法

磁珠分离法是目前临床上最常用的核酸提取方法，其原理决定了该方法较易于实现自动化，适合在标本检测量大的情况下使用。

（一）核酸提取原理

磁珠是由对靶核酸表现出亲和性的聚合物制备的特殊材料，粒径小，为 0.5～10μm。磁珠具有超顺磁性，在施加磁场时被磁化并迅速聚集，去除磁场后不会保留永久磁性，在溶液中均匀分散[14]。目前使用最为广泛的硅胶质膜磁珠采用表面化学修饰法在磁性四氧化三铁纳米粒子表面包裹二氧化硅，并在此基础上加入各种活性基团的修饰，如羟基、氨基、羧基等，以硅羟基磁珠最为常见[15]。二氧化硅和 RNA 均带负电荷，当体系的 pH 低于二氧化硅表面酸度系数（pKa）时，二氧化硅表面负电荷减少，与 RNA 分子带有的负电荷之间的排斥力减小。高浓度盐离子或醇类的存在有助于降低 RNA 分子的水合程度，从而被驱使吸附至二氧化硅的表面，与二氧化硅表面羟基形成氢键并发生结合。当去除高浓度盐或醇类并使二氧化硅表面水合时，RNA 被释放出来[14]。除硅胶质膜磁珠外，部分商品化试剂盒采用纤维素包被磁珠。纤维素磁珠的核酸吸附与释放原理与二氧化硅包被磁珠类似，其多孔结构能够提供更大的表面积用于亲和吸附[14]。

（二）特点

随着需要处理的标本数量日益增加，越来越多的临床实验室采用自动化核酸提取方法。由于只需施加或撤离磁场即可实现磁珠在溶液中聚集或重悬，不需要进行离心，从而磁珠分离法特别适合应用于自动化提取系统。此外，磁珠通过表面修饰基团与核酸特异性结合，保证了所提取的核酸纯度高、杂质少，可以用于后续的扩增反应。如果采用手工操作的方式，磁珠分离法核酸提取对人员操作能力具有一定的要求。

（三）影响因素

磁珠分离法应使用核酸检测试剂推荐的提取试剂，生产核酸扩增和产物分析试剂的厂家，很多同时生产磁珠分离法的核酸提取试剂。提取使用的标本量、磁珠试剂量和检测过程应按照试剂说明书进行，因这些因素均可能对核酸提取产生影响。

1. 提取试剂盒的选择 磁珠种类、粒径大小、包被基质、表面活性基团等因素均会导致提取性能的差异，如中国海洋大学的研究人员比较了两种羧基修饰磁珠的性能，发现粒径和表面活性基团密度的差异对磁珠在溶液中的分散性能、与标本的亲和性均有影响[16]。各种磁珠试剂用于核酸提取的标本量、洗脱体积、所适应的试剂体系也有所不同，洗脱的核酸浓度可能存在几倍的差异。临床实验室应选用与检测试剂盒配套的提取试剂盒。

2. 标本的使用量 核酸提取时，简单地增加使用的标本量并不能达到增加核酸提取量的目的，反而可能影响核酸提取质量。以 MagMAX™ Viral/Pathogen Ultra Nucleic Acid Isolation Kit 说明书为例，50μl 酶混合液和 10μl 蛋白酶 K 在 65℃条件下孵育 15 分钟，能够处理的标本量为 200～400μl [17]。如果取用的标本量超过了说明书规定的上限，标本处理液对细胞内蛋白质等成分的消化可能不完全，将导致杂质引入，影响后续检测。

3. 磁珠的使用量 一般来说，标本与磁珠的比例在某个范围时核酸提取的效果是最佳的。高于这个比例，磁珠用量不足，体系中的核酸不能被完全吸附；低于这个比例，磁珠过量，不能在体系中均匀分散，与核酸接触的表面积没有增加，反而降低洗涤过程中与液体接触的效率，甚至还会吸附蛋白酶、溶菌酶等杂质，导致纯化效率低下，影响后续的扩增反应。MagMAX™提取试剂处理 200～400μl 标本的磁珠用量为 20μl，这个用量是试剂厂家根据采用多种标本进行反复实验得出的，实验室不应在未经性能确认的情况下改变磁珠用量。

4. 试剂的使用量 MagMAX™提取试剂推荐的用于磁珠与核酸结合的缓冲液体积是 530μl，3 次洗涤核酸的试剂用量分别为 1ml、1ml 和 500μl，这是根据磁珠与核酸在液体中的碰撞概率、吸附效率和杂质清除效果决定的。为追求更高的细胞裂解效率和纯化效果而增加试剂用量，不但可能造成试剂浪费，还会降低磁珠与 RNA 碰撞的概率，导致磁珠吸附核酸的效率大幅下降。

5. 洗涤次数 如前所述，标本量和磁珠量不合理可能导致磁珠吸附更多杂质。此时，即使进行更多次数的洗涤，对提取效果的改善也很有限。因为洗涤过程会造成一定量的产物损失，而且增加了核酸断裂水解的可能性。因此，洗涤一般控制在 2～4 次为宜。

（四）自动提取设备

磁珠分离法特别适合自动化，大多数生产自动提取设备的厂家，同时也生产和提取设备配套的磁珠提取试剂。部分设备也可以配套兼容其他厂家的核酸提取试剂，但是提取试剂使用的标本量、磁珠和试剂量的不同，往往导致设备适用的提取试剂是有限的。目前，基于磁珠分离法的自动提取设备可根据提取过程中转移的成分，分为移液法和磁棒法两种[18]（表5-1）。

表 5-1 移液法和磁棒法自动提取设备的对比

	移液法	磁棒法
裂解	向标本中加入裂解液，充分混匀，以裂解细胞和SARS-CoV-2蛋白衣壳，释放病毒RNA	向含有裂解液和磁珠的体系中加入标本，充分混匀，以裂解细胞和SARS-CoV-2蛋白衣壳，释放病毒RNA
吸附	向核酸提取体系中加入磁珠，充分混匀；施加磁场以分离磁珠与溶液，将液体移出，弃至废液槽	—
洗涤	（1）去除磁场，加入洗涤缓冲液，充分混匀 （2）施加磁场，将液体移出，以去除杂质 按试剂盒说明书要求重复数次	磁棒吸附磁珠，将其转移至洗涤缓冲液中，充分洗涤以去除杂质 按试剂盒说明书要求重复洗涤数次
洗脱	（1）去除磁场，加入洗脱缓冲液，充分混匀 （2）施加磁场，将液体移出，得到纯化后的核酸	（1）磁棒吸附磁珠，将其转移至洗脱缓冲液中，核酸从磁珠上释放 （2）磁棒将磁珠移出
优势	（1）自动化程度高 （2）交叉污染的风险较低	（1）每一步反应都无液体残留 （2）相比移液法成本低
缺点	（1）需要频繁更换吸头，成本高 （2）为避免移液时带走磁珠，每次移液均有少量液体残留，可能导致洗脱液中存在微量杂质	（1）需要使用多个深孔板 （2）交叉污染的风险高于移液法

　　移液法自动提取设备通过机械臂转移液体，完成核酸提取的全过程。用户需将标本、试剂及耗材放置于仪器指定位置，启动程序，机械臂即在传感器的控制和外加磁场的配合下依次完成向标本中加入裂解液和磁珠、移除废液、加入洗涤缓冲液、移除废液、吸取纯化后的核酸等所有步骤。这类设备的优势是通过精密的智能程序控制，实现每一管标本加样量的均一性，避免人工操作导致的误差，保证了检测结果的稳定性和可重复性。但是，移液法自动提取设备吸取废液时存在"死体积"，导致标本管中始终残留少量无法去除的废液，可能向后续的检测反应体系中引入杂质；移液法自动提取设备对磁珠质量（如悬浮性、均一性等）要求较高。

　　磁棒法自动提取设备通过转移磁珠完成核酸的分离与纯化。用户需要手工将标本添加至裂解液和磁珠中，加载至仪器指定位置，随后利用磁棒将体系中的磁珠转移至洗涤缓冲液和洗脱缓冲液中。磁棒法的优势在于每一步都没有液体残留，因为仪器只通过施加或去除磁场转移磁珠。但是由于磁棒法自动提取设备需要利用磁棒转移磁珠至不同的液体中，每批标本需要使用多个深孔板，而且磁棒转移时有可能导致交叉污染；磁棒法自动提取设备对磁珠质量（如悬浮性、均一性等）要求较低。

　　无论是移液法还是磁棒法自动提取设备，在使用过程中均有可能造成标本核酸的交叉污染，临床实验室应严格按照仪器生产厂家的要求进行设备清洁与维护，避免造成批次内和批次间污染，并在提取过程中采用至少3个阴性对照随机放于临床标本中间参与提取全过程以监测可能的污染发生。

二、离心柱提取法

　　离心柱提取法在临床上也较为常用，是经典的核酸提取方法之一，由于需要反复离心，临床实验室手工操作较多。尽管离心柱提取法也有自动化提取设备，但是操作过程中离心的需要限制了自动化提取设备的通量。多数的核酸检测试剂厂家会同时生产磁珠分离法核酸提取试剂，但往往不自行生产离心柱提取法的核酸提取试剂。离心柱提取法的核酸提取试剂主要由 QIAGEN 和我国天根生化科技（北京）有限公司等厂家生产。

（一）核酸提取原理

离心柱提取法与磁珠分离法均利用了二氧化硅表面在高盐低 pH 条件下可以吸附核酸，在低盐高 pH 条件下将其释放进行核酸提取，不同的是，离心柱提取法采用的是膜化的核酸载体，即离心柱上的硅胶膜。该方法也包括 4 个步骤：细胞和 SARS-CoV-2 裂解、核酸与硅胶膜结合、洗涤、核酸洗脱。用户首先需要使用裂解缓冲液处理标本，将病毒 RNA 释放到溶液中，然后将整个溶液体系转移至硅胶柱中进行离心，通过离心使液体通过柱内部的硅胶膜，而核酸被留下来与其结合。洗涤过程也是相同的原理，只有溶解了残留杂质的洗涤缓冲液通过硅胶膜，核酸仍然与其结合并被保留。最后，采用洗脱缓冲液水合硅胶膜表面使核酸释放。

（二）特点

离心柱提取法与磁珠分离法类似，利用核酸与二氧化硅等材料可逆亲和吸附的特性，与传统的提取方法相比，无须使用有毒的化学试剂即可提取高纯度的核酸，适用于下游的分子生物学反应。离心柱上的硅胶膜为膜化的核酸载体，与磁珠相比，储存方便、手工操作更为稳定可靠。然而，反复的离心操作限制了该方法应用于高通量的自动化系统。此外，碎片较多的非匀浆标本（如细胞含量较多的标本裂解后）会导致滤过膜堵塞。

（三）影响因素

由于柱体积的限制，离心柱提取法较少出现实验室自行改变标本和试剂使用量的情况。实验室在使用离心柱提取法操作时，应注意以下问题。

（1）核酸提取过程应该在专门的洁净 RNA 工作区域进行，移液器、耗材及用于洗脱的去离子水等均要保证无 RNase 污染，配制裂解缓冲液时添加的无水乙醇应达到分析纯级别。提取过程中，操作人员觉得有必要时，应随时更换外层手套。

（2）向离心柱中添加裂解后的标本及洗涤缓冲液、洗脱缓冲液时需要小心操作，将吸头伸入离心柱内部，以避免溶液溢洒导致损失和污染（如离心柱密封圈被污染，残留的乙醇可能会抑制后续的扩增反应），悬空滴加以避免吸头接触硅胶膜。

（3）为避免 RNA 发生降解，最好使用低温离心机，并将温度设定至 4℃。

（4）从离心机中取出离心柱时应注意避免硅胶膜被收集管中的废液污染。

（5）最后一次添加洗涤缓冲液去除杂质，并且离心弃去废液后，需要进行全速离心，以充分去除硅胶滤膜中残留的洗涤缓冲液，确保提取的核酸具有高纯度。

（四）自动提取设备

离心柱提取法提取核酸的整个过程需要反复离心，给高通量和自动化的实现带来一定的难度。自动化离心柱提取法核酸提取仪器构造复杂，以较为常见的 QIAcube（QIAGEN）为例（图 5-1）[19]，仪器整合了离心机、摇床、吸头传感器、试剂耗材工作台和机械臂（包括抓手、移液系统、光学传感器和超声波传感器），每次最多可处理 12 个标本。QIAcube 预先安装了 RNA、质粒 DNA、基因组 DNA 等多种纯化程序，用户只需将耗材、标本和配套的 QIAGEN 试剂装载到指定位置，关闭仪器门并通过触摸屏选择程序，仪器即开始自动执行核酸提取步骤。

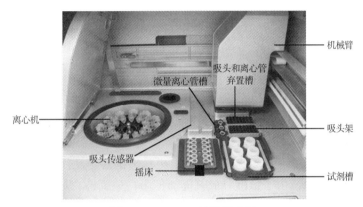

图 5-1　QIAcube 结构示意图

简单来说，QIAcube 提取 RNA 包括 4 个步骤。首先，裂解放置于摇床上的标本，用户可根据试剂盒说明书选择是否加热。裂解后的标本通过移液系统转移到离心机转子适配器的离心柱上。COVID-19 患者标本以呼吸道分泌物为主，裂解后存在的组织碎片较少，通常可以直接加载到离心柱中；如果为碎片较多的标本，则需要在离心机转子适配器的中间位置额外加一组离心管（如 QIAshredder column），以去除裂解液中的碎片，避免在后续操作步骤中滤膜堵塞。接下来，移液系统在吸头传感器、光学传感器和超声波传感器的控制下，从试剂槽中吸取相应试剂，洗涤结合在硅胶膜上的 RNA，去除核酸中残留的杂质。最后，由机械臂抓手将离心柱转移到微量离心管中，洗脱纯化的 RNA。

与磁珠分离法自动提取设备类似，离心柱提取法自动提取设备最大的优势在于避免手工操作导致的加样误差，标本处理过程均一性高，保证了检测的重复性和准确性。但需要注意的是，离心柱提取法自动提取设备只适用于指定的提取试剂盒，各工作模块使用的耗材必须符合说明书的要求。以 QIAcube 为例，该仪器只能操作 QIAGEN® Spin column，其他类型的离心柱可能会导致设备损坏；放置在摇床上的离心管必须是 2ml 容量的，因为 1.5ml 的离心管可能引起标本转移过程中滤嘴卡住吸头，损坏移液系统，导致离心机无法正常运行。此外，整个核酸提取过程，尤其是移液步骤可能导致仪器内部产生污染，用户应根据厂家提供的指南进行清洁保养。QIAcube 说明书提供了用于清除工作台、离心机和弃置槽组件 RNase 和核酸污染的维护方案，并且要求用户每处理完一批标本就需进行常规维护，每天处理完最后一批标本、每月及必要时均需进行维护。

三、一　步　法

上述基于磁珠和离心柱的核酸提取方法能够有效地去除标本中影响后续检测反应的

抑制物，获取的核酸纯度高，适用于下游的 PCR 或其他检测试验，在 SARS-CoV-2 病毒核酸提取中应用较为普遍。除了磁珠和离心柱方法以外，一步法也是目前 SARS-CoV-2 核酸提取中较常见的方法。一步法的原理是使用表面活性肽等化学试剂直接裂解标本中的 SARS-CoV-2 蛋白衣壳，释放病毒 RNA。

以国内使用较多的某种产品为例[20]，该核酸释放试剂包含十二烷基硫酸钠（sodium dodecyl sulfate，SDS）、氯化钾、Chelex-100 等成分。SDS 属于阴离子表面活性剂，同时具有亲水性和亲脂性，可以展开蛋白质结构的极性（氢键）和非极性（疏水键）部分，导致蛋白质变性、丧失天然构象和功能[21]。SDS 与钾离子结合形成不溶于水的十二烷基硫酸钾（potassium dodecyl sulfate，PDS），PDS 能够共沉淀标本中绝大部分蛋白质和细胞基因组 DNA。Chelex-100 是一种含有成对亚氨基二乙酸盐离子的化学螯合树脂，能够使细胞膜破裂、蛋白质变性及螯合多价金属离子，比普通离子交换剂具有更高的选择性和结合力，能够结合许多可能影响进一步分析的外源物质[22]。该方法的优点是核酸释放过程在一个反应管中即可完成，无须频繁离心、振荡、移液、更换离心管等操作，节省时间和耗材成本，对操作人员的技术要求低。由于核酸释放剂能够使蛋白质变性，从而丧失天然构象与功能，一步法提取同样对标本中的病毒具有灭活作用。

此外，获得美国 FDA 紧急使用授权（EUA）的一些 SARS-CoV-2 检测产品也采用了类似的核酸提取方法，以 Abbott 的 ID NOW COVID-19 自动化测定系统为例[23]，该系统包括含有裂解缓冲液和洗脱液的标本接收器、用于转移洗脱标本的转移盒、包含两个密封反应管的检测基座及主机，用户直接将从患者鼻腔、口腔或鼻咽采集的拭子装载进标本接收器，仅需 13 分钟即可获得靶向 RdRp 基因的核酸扩增结果。Abbott 没有公开裂解缓冲液和洗脱液的成分，但它们起到的作用应与前述各核酸提取原理相似：通过裂解拭子采集到的细胞及其中的 SARS-CoV-2 病毒，释放病毒 RNA，将其与细胞膜、蛋白质等杂质分离，用于后续扩增反应。

必须说明的是，虽然一步法具有操作简单、快速获得病毒 RNA、无需特殊仪器设备的优点，能够在需要进行大规模标本处理时有效缩短检测周转时间，但这种"高效率"是以部分牺牲病毒 RNA 富集、纯化效果为代价的。磁珠分离法和离心柱提取法均通过反复洗涤去除靶核酸中可能抑制后续检测反应的杂质，一步法直接吸取部分裂解液作为模板，尽管一步法可以沉淀蛋白质和人基因组 DNA，但无法达到磁珠分离法和离心柱提取法对 PCR 反应抑制物的去除效果。此外，一步法直接裂解病毒释放核酸，虽然不会在提取过程中损失核酸，但是也没有浓缩富集步骤，获得的核酸浓度低于磁珠分离法或离心柱提取法所需浓度。例如，使用中山大学达安基因的磁珠提取试剂需要取用 200μl 标本，最终洗脱体积为 100μl；使用 QIAGEN 的离心柱提取试剂需要取用 140μl 标本，最终洗脱体积为 60μl。两者均浓缩了标本中的核酸。我国使用较多的一步法产品需要取用 10μl 标本，加入 10μl 核酸释放试剂，导致标本中的核酸被稀释。当标本含有的病毒载量较低时，标本用量低可能导致没有取到病毒，对标本中核酸的稀释及不完全的杂质去除均有可能影响后续检测结果的准确性。试剂厂家也在说明书中明确表示，这种直接裂解病毒获得核酸的方法会造成多少比例的假阴性尚需进一步验证[24]。

最后，表 5-2～表 5-4 归纳了获得美国 FDA 紧急应用授权的 SARS-CoV-2 核酸检测产品配套的核酸提取方法。

表 5-2　美国 FDA 紧急使用授权和中国国家药品监督管理局授权的核酸检测产品配套的提取方法（实时荧光 RT-PCR 法）

产品名称	制造商	标本类型	标本保存液	提取方法	提取平台	取用标本体积	核酸洗脱体积	检测平台
美国 FDA 紧急使用授权的核酸检测产品								
New York SARS-CoV-2 Real-time Reverse Transcriptase（RT）- PCR Diagnostic Panel	Wadsworth Center, New York State Department of Public Health's （CDC）	鼻咽拭子，口咽拭子，痰液	无菌的病毒运输培养基（未指定）	离心柱提取法 磁珠分离法 （移液法）	Qiagen EZ1 Advanced XL bioMerieux easyMAG bioMerieux EMAG	120μl 110μl 110μl	120μl 110μl 110μl	ABI 7500 FAST Dx PCR Detection System Instrument
cobas SARS-CoV-2	Roche Molecular Systems, Inc. （RMS）	鼻拭子，鼻咽拭子，口咽拭子	Copan 通用运输运输培养基 BD 通用病毒运输系统 cobas PCR 介质 生理盐水	磁珠分离法	cobas 6800/8800	400μl	约 110μl*	cobas 6800/8800
TaqPath COVID-19 Combo Kit	Thermo Fisher Scientific, Inc.	上呼吸道标本(如鼻咽拭子、口咽拭子、鼻拭子、中鼻甲拭子、鼻咽抽吸物)和支气管肺泡灌洗液	运输介质（未指定）	磁珠分离法	MagMAX™ Viral/Pathogen Nucleic Acid Isolation Kit 或 MagMAX™ Viral/Pathogen II Nucleic Acid Isolation Kit （KingFisher™提取系统或手工提取）	200μl/400μl	50μl	Applied Biosystems 7500 & 7500 Fast RealTime PCR System 或 QuantStudio 5 RealTime PCR Instrument
Panther Fusion SARS-CoV-2 Assay	Hologic, Inc.	鼻咽拭子，鼻拭子，口咽拭子和下呼吸道标本	Remel MicroTest M4, M4RT, M5 或 M6 formulations Copan 通用运输培养基 BD 通用病毒运输系统	磁珠分离法	Panther/Panther Fusion System	500μl（拭子标本） 250μl（下呼吸道标本）		Panther/Panther Fusion System

续表

产品名称	制造商	标本类型	标本保存液	提取方法	提取平台	取用标本体积	核酸洗脱体积	检测平台
COVID-19 RT-PCR Test	Laboratory Corporation of America (LabCorp)	鼻拭子	生理盐水	磁珠分离法	Thermo Fisher MagMAX Viral/Pathogen Nucleic Acid Isolation Kit on the Thermo Fisher KingFisher Flex instrument; MagNA Pure 96 DNA and Viral NA Small Volume Kit on the Roche MagNA Pure-96 (MP6)	—	—	Applied Biosystems QuantStudio7 Flex (QS7) instrument
Lyra SARS-CoV-2 Assay	Quidel Corporation	鼻拭子、鼻咽拭子、口咽拭子	M4, M4-RT, M5, M6, Molecular Transport Medium 通用运输培养基	磁珠分离法（移液法）	bioMérieux NucliSENS easyMAG	200μl	50μl	Applied Biosystems 7500 Real Time PCR System
Quest SARS-CoV-2 rRT-PCR	Quest Diagnostics Infectious Disease, Inc.	呼吸道标本（如鼻咽拭子、口咽拭子、痰液、气管吸出物、支气管肺泡灌洗液）	Quest V-C-M transport medium PBS 生理盐水	磁珠分离法（移液法）	Roche MagNA Pure-96 (MP96)	450μl	50μl	Applied Biosystems 7500 Real Time PCR System
Abbott RealTime SARS-CoV-2 assay	Abbott Molecular	鼻拭子、鼻咽拭子、口咽拭子	Abbott multi-Collect Specimen Collection Kit	磁珠分离法（移液法）	Abbott m2000sp	500μl	—	Abbott m2000rt
Simplexa COVID-19 Direct assay	DiaSorin Molecular LLC	鼻咽拭子、鼻拭子、鼻腔洗液/抽吸物、支气管肺泡灌洗液	Copan 通用运输培养基 BD 通用病毒运输系统	一步法	RNasin®	50μl	—	LIAISON® MDX
Primerdesign Ltd. COVID-19 genesig Real-Time PCR assay	Primerdesign Ltd.	口咽拭子	病毒运输培养基	磁珠分离法（移液法）	GXT DNA/RNA Extraction kit (GenoXtract®, Bruker-HAIN Lifescience GmbH)	700μl	85μl	Applied Biosystems® 7500 Real-Time PCR System 或 Bio-Rad CFX Connect™ Real-Time PCR Detection System 或 Roche® Light Cycler 480 II

续表

产品名称	制造商	标本类型	标本保存液	提取方法	提取平台	取用标本体积	核酸洗脱体积	检测平台
Xpert Xpress SARS-CoV-2 test	Cepheid	鼻咽拭子、口咽拭子、鼻拭子、中鼻甲拭子、鼻腔冲洗液/抽吸物	病毒运输培养基、生理盐水	磁珠分离法	GeneXpert Dx System/GeneXpert Infinity System	300μl	—	GeneXpert Dx System/Gene Xpert Infinity System
PerkinElmer New Coronavirus Nucleic Acid Detection Kit	PerkinElmer, Inc.	鼻咽拭子、口咽拭子	病毒运输培养基	磁珠分离法(移液法)	PerkinElmer® Nucleic Acid Extraction Kit	400μl	60μl	Applied Biosystems 7500 Real-Time PCR System
AvellinoCoV2 test	Avellino Lab USA, Inc.	鼻咽拭子、口咽拭子	iSWAB matrix	离心柱提取法	chemagic™ Viral DNA/RNA 300 Kit；QIAamp DSP Viral RNA Mini Kit	300μl	60μl	TaqPathTM 1-Step RT-qPCR Master Mix, CG
Real-Time Fluorescent RT-PCR Kit for Detecting SARS-CoV-2	BGI Genomics Co. Ltd.	鼻咽拭子、口咽拭子、前鼻拭子、中鼻甲拭子、鼻腔洗液、鼻腔抽吸物、支气管肺泡灌洗液		离心柱提取法	QIAamp Virus RNA Mini Kit	—	—	Applied Biosystems 7500 Real-Time PCR System
NeuMoDx SARS-CoV-2 Assay	NeuMoDx Molecular, Inc.	鼻拭子、鼻咽拭子、口咽拭子、支气管肺泡灌洗液	Copan 通用运输培养基、BD 通用病毒运输系统	磁珠分离法	NeuMoDx™ 288 Molecular System/NeuMoDx™96 Molecular System	根据耗材规格不同而不同,最少500μl	—	NeuMoDx™ 288 Molecular System/NeuMoDx™96 Molecular System
QIAstat-Dx Respiratory SARS-CoV-2 Panel	QIAGEN GmbH	鼻咽拭子	Copan 通用运输培养基	二氧化硅膜法	QIAstat Dx Analyzer System	300μl	—	QIAstat Dx Analyzer System
COV-19 IDx assay	Ipsum Diagnostics, LLC	鼻咽拭子、口咽拭子	—	磁珠分离法(磁棒法)	Omega Bio-Tek Mag-Bind Viral DNA/RNA 96 Kit (KingFisher Flex 核酸提取系统)	—	—	Applied Biosystems Quant Studio12 Flex (QS12) instrument
BioGX SARS-CoV-2 Reagents for BD MAX System	Becton, Dickinson & Company (BD)	鼻咽拭子	BD 通用病毒运输系统、Copan 通用运输培养基、Copan 通用运输培养基	磁珠分离法(移液法)	The BD MAX™ System	750μl	25μl	The BD MAX™ System
ARIES SARS-CoV-2 Assay	Luminex Corporation	鼻咽拭子	—	—	ARIES® SARS-CoV-2 Assay Kit (Luminex® ARIES® System)	200μl	—	Luminex® ARIES® System

续表

产品名称	制造商	标本类型	标本保存液	提取方法	提取平台	取用标本体积	核酸洗脱体积	检测平台
CoV-2 Coronavirus Real-time RT-PCR (RT-qPCR) Detection Kit	ScienCell Research Laboratories	鼻拭子、鼻咽拭子、口咽拭子、支气管肺泡灌洗液	—	离心柱提取法	QIAamp Virus RNA Mini Kit (Qiagen)；ScienCell Viral RNA Isolation Kit	200μl；75μl	—；30μl	LightCycler® 96 RealTime PCR System (Roche)
Logix Smart Coronavirus Disease 2019 (COVID-19) Kit	Co-Diagnostics, Inc.	支气管肺泡灌洗液、痰液、气管抽吸物、鼻咽拭子、口咽拭子	viral transport media	离心柱提取法	QIAamp Viral RNA Mini Kit (Qiagen)	140μl	100μl	CoDx Box (BMS, Bio Molecular Systems)
Gnomegen COVID-19 RT-Digital PCR Detection Kit	Gnomegen LLC	鼻拭子、鼻咽拭子、口咽拭子	Copan 通用运输培养基	离心柱提取法	QIAamp® DSP Viral RNA Mini Kit (Qiagen)	140μl	60μl	QuantStudio™ 3D Digital PCR System (Applied Biosystems)
Smart Detect SARS-CoV-2 rRT-PCR Kit	InBios International, Inc.	鼻咽拭子、前鼻拭子、中鼻甲拭子	—	离心柱提取法	QIAamp Viral RNA Mini Kit (Qiagen)	140μl	60μl	7500 Fast Dx RealTime PCR instrument (Applied Biosystems) 或 CFX96 Touch RealTime PCR Detection System (BioRad)
BD SARS-CoV-2 Reagents for BD MAX System	Becton, Dickinson & Company	鼻咽拭子、鼻拭子、中鼻甲拭子、口咽拭子、鼻咽洗液/抽吸物	BD 通用病毒运输系统、Copan 通用运输培养基 0.85%盐水	磁珠分离法	BD MAX™ TNA Unitized Reagent Strip (TNA)	750μl	—	BD MAX System
QuantiVirus SARS-CoV-2 Test kit	DiaCarta, Inc.	鼻拭子、鼻咽拭子、口咽拭子、痰液	通用病毒运输系统	离心柱提取法	Thermo Fisher PureLink™ viral RNA/DNA mini kit	200μl	30~50μl	Applied Biosystems™ Quant Studio 5 Real-Time PCR instrument 或 Applied Biosystems™ 7500 Fast Dx Real-Time PCR Instrument
iAMP COVID-19 Detection Kit	Atila BioSystems, Inc.	鼻拭子、鼻咽拭子、口咽拭子	Atila Sample Collection Device (COVID-SCD; provided in the kit)	一步法	—	每拭子使用 350μl 标本缓冲液处理	—	CFX96 Real-Time System

续表

产品名称	制造商	标本类型	标本保存液	提取方法	提取平台	取用标本体积	核酸洗脱体积	检测平台
SARS-CoV-2 Fluorescent-PCR Kit	Maccura Biotechnology(USA)LLC	口咽拭子、鼻咽拭子、鼻拭子、中鼻甲拭子	病毒运输培养基等效物	磁珠分离法；离心柱提取法	Nucleic Acid Extraction Kit, Manual Version；QIAamp Viral RNA Mini Kit(Qiagen)；Nucleic Acid Extraction Kit, Fast Version	200μl；140μl；200μl	35μl；80μl；35μl	Applied Biosystems 7500 Real-Time PCR Systems with v2.3 software
GS™ COVID-19 RT-PCR KIT	GenoSensor LLC	鼻咽拭子、口咽拭子	病毒运输培养基	离心柱提取法	QIAamp DSP Viral RNA Mini Kit	140μl	60μl	7500 Fast Dx Real-Time PCR Instrument (Applied Biosystems™)
Curative-Korva SARS-Cov-2 Assay	KorvaLabs, Inc.	口咽拭子、鼻咽拭子、鼻拭子、唾液	DNA/RNA Shield (Zymo Research)	离心柱提取法	Total RNA Purification 96-Well Kit (Norgen Biotek Corporation, 手工提取或 Tecan Resolvex A200)	300μl	60μl	BioRad CFX 96 Touch 或 BioRad CFX Connect Real-Time PCR systems 或 Roche LightCycler 480 II Real-Time PCR systems
Fosun COVID-19 RT-PCR Detection Kit	Fosun Pharma USA Inc.	鼻拭子、中鼻甲鼻拭子、鼻咽拭子、口咽拭子、痰液、下呼吸道抽吸物、支气管肺泡灌洗液、鼻咽洗液/抽吸物	运输培养基	离心柱提取法	QIAamp DSP Viral RNA Mini Kit (Qiagen)	200μl	60μl	7500 Fast Dx Real-Time PCR Instrument (Applied Biosystems™)
GeneFinder COVID-19 Plus RealAmp Kit	OSANG Healthcare	鼻咽拭子、口咽拭子、鼻拭子、中鼻甲拭子、支气管肺灌洗液、痰液	—	离心柱提取法；磁珠分离法（移液法）	QIAamp viral RNA Mini Kit (Qiagen)；DNA and Viral NA Small Volume Kit (Roche MagNA Pure 96)	140μl；250μl	50μl；50μl	Applied Biosystems 7500 & 7500 Fast RealTime PCR System 或 CFX96 Real-Time PCR Instrument (Biorad)

续表

产品名称	制造商	标本类型	标本保存液	提取方法	提取平台	取用标本体积	核酸洗脱体积	检测平台
PhoenixDx 2019-nCoV	Trax Management Services Inc.	鼻拭子、鼻咽拭子、口咽拭子、支气管肺泡灌洗液	—	离心柱提取法	RTA Viral Nucleic Acid Isolation Kit / Qiagen QIAamp MinElute Virus Spin Kit / Roche High Pure Viral RNA Kit	150μl / 200μl / 200~600μl	50μl / 20~150μl / 100μl	BIO-RAD CFX96-IVD 或 Qiagen Rotor-Gene Q 或 ABI 7500 Fast Real time PCR platform
Allplex 2019-nCoV Assay	Seegene, Inc.	鼻咽拭子、口咽拭子、前鼻拭子、中鼻甲拭子、痰液	通用运输培养基	磁珠分离法（移液法）	STARMag 96 X 4 Universal Cartridge Kit（Microlab STARlet IVD）	300μl	100μl	CFX96 Real-Time PCR Instrument（Biorad）或 CFX96 Touch RealTime PCR Detection System（Bio-Rad）
RealStar SARS-CoV02 RT-PCR Kits U.S.	altona Diagnostics GmbH	鼻咽拭子、口咽拭子、前鼻拭子、中鼻甲拭子、鼻腔洗液、鼻腔抽吸物	Copan 通用运输培养基	磁珠分离法（移液法）	AltoStar® Automation System AM16	500μl	80μl	CFX96™ Touch Real Time PCR Detection System（Bio-Rad）或 CFX96™ Touch Deep Well Real-Time PCR Detection System（BioRad）
STANDARD M nCoV RealTime Detection kit	SD Biosensor, Inc.	鼻拭子、口咽拭子、鼻拭子、中鼻甲拭子、痰液	—	离心柱提取法	QIAamp Virus RNA Mini Kit（Qiagen）	200μl	—	CFX96 Real-Time PCR Instrument（Bio-rad）或 Applied Biosystems 7500 & 7500 Fast RealTime PCR System 或 Roche LightCycler 480 Real-Time PCR systems

续表

产品名称	制造商	标本类型	标本保存液	提取方法	提取平台	取用标本体积	核酸洗脱体积	检测平台
U-TOPTM COVID-19 Detection Kit	Seasun Biomaterials	口咽拭子, 前鼻拭子, 中鼻甲拭子, 鼻咽洗液/油吸物, 鼻腔抽吸物, 痰液	viral sample collection kit(Noble Bio, Cat # UTNFS-3B-1), BD™ BD 通用病毒运输系统, BD 无菌救液收集系统(BD, Cat # 90004-118)	离心柱提取法	QIAamp Virus RNA Mini Kit(Qiagen)	300μl	60μl	CFX96 Real-Time PCR Instrument(Biorad)或 Applied Biosystems 7500 & 7500 Fast RealTime PCR System
Rheonix COVID-19 MDx Assay	Rheonix, Inc.	鼻咽拭子, 口咽拭子, 中鼻甲前鼻拭子, 鼻腔洗液/油吸物, 支气管肺泡灌洗液	BD 通用病毒运输系统 Copan 通用运输培养基(移液法)	磁珠分离法	Rheonix Encompass MDx® Workstation	1000μl / 3000μl	150μl / 450μl	Rheonix Encompass MDx® Workstation
LabGun COVID-19 RT-PCR Kit	LabGenomics Co., Ltd.	鼻咽拭子, 口咽拭子, 中鼻甲前鼻拭子, 鼻腔洗液/油吸物, 鼻腔抽吸物, 痰液	病毒运输培养基	离心柱提取法	QIAamp® DSP Viral RNA Mini Kit(Qiagen)	140μl	60μl	7500 Fast Dx RealTime PCR instrument(Applied Biosystems)或 CFX96 Touch RealTime PCR Detection System(BioRad)
Novel Coronavirus(2019-nCoV) Nucleic Acid Diagnostic Kit(PCR-Fluorescence Probing)	Sansure BioTech Inc.	鼻咽拭子, 口咽拭子, 中鼻甲前鼻拭子, 鼻腔洗液/油吸物	运输培养基(病毒/通用)	病毒/离心柱提取法 一步法	QIAamp Virus RNA Mini Kit(cat.# 52904)	140μl / —	50μl / —	Applied Biosystems 7500 Real-Time PCR System
FTD SARS-CoV-2	Fast Track Diagnostics Luxembourg S.à.r.l.(a Siemens Healthineers Company)	鼻拭子, 鼻咽拭子, 口咽拭子, 鼻咽洗液/油吸物, 支气管肺泡灌洗液	病毒运输培养基(除 Remel M4RT® transport medium 以外)	磁珠分离法(移液法)	NucliSENS® easyMAG® System(bioMéreux)	200μl	55μl	Applied Biosystems® 7500 Real-Time PCR System(Thermo Fisher Scientific)

续表

产品名称	制造商	标本类型	标本保存液	提取方法	提取平台	取用标本体积	核酸洗脱体积	检测平台
SARS-COV-2 R-GENE	BioMérieux SA	鼻咽拭子、口咽拭子、前鼻拭子、中鼻甲拭子、鼻腔抽吸物/洗液、支气管肺泡灌洗液	通用运输培养基	磁珠分离法（移液法）	EMAG®（bioMérieux）	200µl/400µl	50µl/100µl	ABI 7500 Fast Dx 或 LightCycler 480 System II 或 Rotor-Gene Q 或 Bio-Rad CFX96 或 Quantstudio 5 Dx
					NucliSENS easyMAG（bioMérieux）	200µl/400µl	50µl/100µl	
					QIASymphony SP（QIAgen）	200µl	85µl	
					MagNA Pure 96（Roche）	250µl	50µl	
OPTI SARS-CoV-2 RT PCR Test	OPTI Medical Systems, Inc.	鼻拭子、鼻咽拭子、口咽拭子、痰液、下呼吸道抽吸液、支气管肺泡灌洗液、鼻咽洗液/抽吸液、鼻腔抽吸物	病毒运输培养基	磁珠分离法	RealPCR DNA/RNA Magnetic Bead Kit	200µl	100µl	7500 Fast Real Time PCR System 或 QuantStudio5 Flex instrument 或 Agilent Light Cycler 480 或 Agilent Mx3005P™或 Bio Molecular Systems Micq PCR
					NucleoMag VET Magnetic Extraction Kit	200µl	100µl	
					OPTI RNA/DNA Magnetic Bead Kit	200µl	100µl	
Quick SARS-CoV-2 rRT-PCR Kit	Zymo Research Corporation	鼻拭子、鼻咽拭子、口咽拭子、中鼻甲拭子、支气管肺泡灌洗液和气管抽吸物	DNA/RNA Shield™ Swab Collection Kits DNA/RNA Shield™ Saliva/Sputum Collection Kits	磁珠分离法	MagMAX™ Viral/Pathogen Nucleic Acid Isolation Kit（On KingFisher™ Flex or manual）	—	60µl	Bio-Rad CFX96 Touch Real-Time PCR Detection System 或 Applied Biosystems™ Quant Studio 5 Real Time PCR Instrument
Rutgers Clinical Genomics Laboratory TaqPath SARS-CoV-2-Assay	Rutgers Clinical Genomics Laboratory at RUCDR Infinite Biologics-Rutgers University	口咽拭子、鼻咽拭子、前鼻中鼻甲拭子、支气管肺泡灌洗液、唾液	拭子和支气管肺泡灌洗液：病毒运输培养基；唾液：Spectrum Solutions LLC SDNA-1000 Saliva Collection Device	磁珠分离法（移液法）	Chemagic Viral DNA/RNA 300 Kit H96（PerkinElmer Chemagic 360 automated specimen processing system）	300µl	50µl	Applied Biosystems TaqPath COVID-19 Combo Kit
Gnomegen COVID-19-RT-qPCR Detection Kit	Gnomegen LLC	鼻拭子、口咽拭子	病毒运输培养基	离心柱提取法	Qiagen QIAamp® DSP Viral RNA Mini Kit	140µl	60µl	Applied Biosystems 7500 Fast Dx Real-time PCR Instrument

续表

产品名称	制造商	标本类型	标本保存液	提取方法	提取平台	取用标本体积	核酸洗脱体积	检测平台
Alinity m SARS-CoV-2 assay	Abbott Molecular Inc.	鼻拭子、鼻咽拭子、口咽拭子	Abbott multi-Collect Specimen Collection Kit Abbott Universal Collection Kit	磁珠分离法	Alinity m System employs magnetic microparticle technology	—	—	Alinity m System
1copy ™COVID-19 qPCR Multi Kit	1drop Inc.	鼻咽拭子、口咽拭子、前鼻拭子、中鼻甲拭子、鼻腔洗液、鼻腔抽吸物	通用运输培养基或病毒运输培养基	离心柱提取法	QIAamp Viral RNA Mini Kit (QIAgen)	140μl	50μl	Light Cycler 480 或 Rotor-Gene Q 5plex HRM 或 Applied Biosystems Quantstudio5 或 Applied Biosystems 7500 Real-Time PCR Instrument system 或 CFX96™ Real-Time PCR Detection System
Linea COVID-19 Assay Kit	Applied DNA Sciences, Inc.	鼻拭子、鼻咽拭子、口咽拭子、鼻咽洗液抽吸物、鼻腔抽吸物	—	TRIzol法 离心柱提取法	TRIzol (Invitrogen) QIAamp Viral RNA Mini Kit	— 140μl	50μl 50μl	Thermo Fisher Scientific QuantStudio™ Dx Real-Time PCR System
NeoPlex COVID-19 Detection Kit	GeneMatrix, Inc.	鼻咽拭子、口咽拭子、中鼻甲拭子、鼻拭子、痰液、气管抽吸物、支气管肺泡灌洗液	通用运输培养基或等效物	离心柱提取法	QIAamp DSP Viral RNA Mini Kit (Qiagen)	200μl	50μl	7500 Fast Dx Real-Time PCR Instrument (Applied Biosystems™)
Aptima SARS-CoV-2 assay	Hologic, Inc.	鼻咽拭子、中鼻甲拭子、口咽拭子、鼻咽洗液抽吸物	病毒运输培养基 通用运输培养基 盐水 Liquid Amies 标本运输介质(STM)	磁珠分离法 (移液法)	Panther System	500μl	—	Panther System

续表

产品名称	制造商	标本类型	标本保存液	提取方法	提取平台	取用标本体积	核酸洗脱体积	检测平台
Assurance SARS-CoV-2 Panel	Assurance Scientific Laboratories	呼吸道标本	Everlywell COVID-19 test home collection kit	磁珠分离法（磁棒法）	Zymo Quick-RNA Viral Kit RNA Extraction Kit（Abnova Precipitor32 或 Indical Indimag 48）	最多 400μl	最少 6μl	CFX96™ Touch Real Time PCR Detection System 或 CFX384™ Touch Deep Well Real-Time PCR Detection System（BioRad）
Fulgent COVID-19 by RT-PCR Test	Fulgent Therapeutics, LLC	鼻拭子、鼻咽拭子、口咽拭子	0.85%盐水	离心柱提取法	Qiagen QIAamp Viral RNA Mini Kit — Zymo QuickRNA Viral Kit RNA Extraction Kits —	—	50μl	QuantStudio 6 or QuantStudio 7 Real-Time PCR System and the QuantStudio Real-Time PCR Software
Lyra Direct SARS-CoV-2 Assay	Quidel Corporation	鼻拭子、鼻咽拭子、口咽拭子	无（拭子放入洁净、干燥的标本采集管）	一步法	试剂自带的 Process Buffer	—	—	Applied Biosystems 7500 Fast Dx，或 Applied Biosystems 7500 Standard 或 Roche LightCycler 480 或 Roche Cobas Z480 或 Bio-Rad CFX96 Touch 或 Thermofisher QuantStudio 7 Pro 或 Qiagen Rotor-Gene Q
BioCore 2019-nCoV Real Time PCR Kit	BioCore Co., Ltd.	呼吸道标本（如鼻咽拭子、口咽拭子、痰液、下呼吸道抽吸物、支气管肺泡灌洗液、鼻咽洗液/抽吸物、鼻腔抽吸物）	病毒运输培养基	离心柱提取法	QIAamp DSP Viral RNA Mini Kit	200μl	50μl	CFX96 Dx System 或 Applied Biosystems 7500 RealTime PCR Instrument System 或 SLAN-96P

续表

产品名称	制造商	标本类型	标本保存液	提取方法	提取平台	取用标本体积	核酸洗脱体积	检测平台
DiaPlexQ Novel Coronavirus (2019-nCoV) Detection Kit	SolGent Co., Ltd.	鼻咽拭子、口咽拭子、前鼻拭子、中鼻甲拭子、鼻腔抽吸物/洗液、支气管肺泡灌洗液、痰液	—	离心柱提取法 磁珠分离法	QIAGEN QIAamp Viral RNA Mini Kit MAgNa Pure 96 (Roche, 576 Extraction)	140μl 140μl	60μl 60μl	Applied Biosystems™ 7500 Real-Time PCR Instrument 或 Applied Biosystems™ 7500 Fast Real-Time PCR Instrument 或 Bio-Rad CFX96™ Real-time PCR Detection System
P23 Labs TaqPath SARS-CoV-2 Assay	P23 Labs, LLC	口咽拭子、鼻咽拭子、前鼻拭子、中鼻甲拭子、鼻咽洗液/抽吸物、鼻腔抽吸物、支气管肺泡灌洗液、唾液	Copan 通用运输培养基 Copan ESwab 480C flocked swab in Amies Media	磁珠分离法	MagMAX Viral/Pathogen Nucleic Acid Isolation Kit (KingFisher Duo Primer Purification System)	400μl	50μl	ThermoFisher Applied Biosystems QuantStudio 5 Real-Time PCR System
HymonTMSARS-CoV-2 Test Kit	dba SpectronRX	上呼吸道标本(如鼻拭子、中鼻甲拭子、口咽拭子)、支气管肺泡灌洗液	通用运输培养基或 效物	一步法	—	50μl	—	7500 Dx Real-Time PCR Instrument (Applied Biosystems™)
LetsGetChecked Coronavirus(COVID-19) Test	PrivaPath Diagnostics, Inc.	鼻拭子	Hologic Multitest Swab Collection Kit	磁珠分离法	Panther System	拭子标本: 500μl 下呼吸道标本 250μl	—	Hologic Panther Fusion SARS-CoV-2 assay
Gravity Diagnostics COVID-19 Assay	Gravity Diagnostics, LLC	鼻拭子、鼻咽拭子、口咽拭子、支气管肺泡灌洗液	—	磁珠分离法	Magmax Pathogen Kit RNA/DNA	—	—	Applied Biosystems Quant Studio7 Flex instrument 或 Applied Biosystems Quant Studio12 Flex instrument

续表

产品名称	制造商	标本类型	标本保存液	提取方法	提取平台	取用标本体积	核酸洗脱体积	检测平台
Phosphorus COVID-19 RT-qPCR Test	Phosphorus Diagnostics LLC	口咽拭子、鼻咽拭子、前鼻拭子、中鼻甲拭子、鼻咽抽吸物/洗液、鼻腔抽吸物、支气管肺泡灌洗液、唾液	拭子标本:病毒通用运输培养基, Liquid Amies, 无菌 PBS 或生理盐水 唾液: OGD-510 device	磁珠分离法	MagMAX Viral/Pathogen Nucleic Acid Isolation Kit (ThermoFisher Scientific) Promega Maxwell HT Viral TNA Kit (Promega) Maxwell RSC TNA Viral Kit performed on the Maxwell RSC 48 System	400μl 200μl 200μl	100μl 60μl 50μl	CFX384 Touch Real-Time PCR Detection System
Genetron SARS-CoV-2 RNA Test	Genetron Health (Beijing) Co., Ltd.	上呼吸道标本(如口咽拭子、鼻咽拭子、前鼻拭子、中鼻甲拭子)	通用运输培养基和病毒运输培养基	离心柱提取法	QIAamp DSP Viral RNA Mini Kit (Qiagen)	140μl	60μl	7500 Fast Dx Real-Time PCR Instrument (Applied Biosystems™)
EURORealTime SARS-Cov-2	Euroimmun US, Inc.	上呼吸道标本(如鼻 BAL matrix、中鼻甲拭子、鼻咽拭子、口咽拭子)支气管肺泡灌洗液	或病毒运输培养基	离心柱提取法 磁珠分离法	QIAamp® Viral RNA Mini Kit (Qiagen) CMG-2015 Prepito Viral DNA/RNA200 Kit (Chemagen)	140μl 300μl	60μl 50μl	LightCycler® 480 II (Roche) 或 7500 Fast Dx Real-Time PCR Instrument 或 CFX96 Touch RealTime PCR Detection System (BioRad)
HDPCR SARS-CoV-2 Assay	ChromaCode Inc.	鼻咽拭子、口咽拭子、前鼻拭子、中鼻甲拭子、鼻腔洗液/抽吸物、支气管肺泡灌洗液	通用运输培养基或 VCM 运输培养基	磁珠分离法	Roche MagNA Pure 24 Thermo Scientific™ KingFisher™ Flex	200μl 200μl	50μl 50μl	Applied Biosystems™ Quant Studio™ 7 (Fast Block) 或 Applied Biosystems™ 7500 Fast 或 Applied Biosystems™ QuantStudio™ 12K Flex

续表

产品名称	制造商	标本类型	标本保存液	提取方法	提取平台	取用标本体积	核酸洗脱体积	检测平台
ExProbe SARS-CoV-2 Testing Kit	TBG Biotechnology Corp.	鼻咽拭子、口咽拭子、中鼻甲前鼻拭子、鼻咽洗液/抽吸物、鼻腔抽吸物、支气管肺泡灌洗液	通用运输培养基	离心柱提取法	QIAamp Virus RNA Mini Kit (Qiagen)	100μl	100μl	Applied Biosystems 7500 Real-Time PCR System
DTPM COVID-19 RT-PCR Test	Tide Laboratories, LLC	鼻咽拭子、口咽拭子、鼻拭子、中鼻甲拭子	—	离心柱提取法	Qiagen RNeasy Kit	—	—	ThermoFisher QuantStudio 5 instrument
Diagnovital SARS-CoV-2 Real-Time PCR Kit	RTA Laboratories Biological Products Pharmaceutical and Machinery Industry	前鼻拭子、中鼻甲拭子、口咽拭子、鼻咽拭子、鼻咽抽吸物/洗液、鼻腔抽吸物、支气管肺泡灌洗液	Copan 通用运输培养基 BD 通用病毒运输系统	离心柱提取法	RTA Viral RNA Isolation Kit	—	—	BIO-RAD CFX96-IVD 或 QuantStudio™ 5 Dx
KPMAS COVID-19 Test	Kaiser Permanente Mid-Atlantic States	鼻拭子	KPMAS COVID-19 Home Collection Kit	磁珠分离法	Roche Cobas 6800 instrument	—	—	Ro+B1: J152che Cobas6800 instrument

中国国家药品监督管理局授权的核酸检测产品

产品名称	制造商	标本类型	标本保存液	提取方法	提取平台	取用标本体积	核酸洗脱体积	检测平台
新型冠状病毒 2019-nCoV 核酸检测试剂盒 (荧光 PCR 法)	上海之江生物科技股份有限公司	鼻咽拭子、痰液、肺泡洗液	鼻咽拭子:灭菌生理盐水 痰液:等体积乙酰半胱氨酸 (10g/L)	磁珠分离法 离心柱提取法	上海之江核酸提取试剂 (MVR01) QIAamp Viral RNA Mini Kit (50)	—	—	ABI 7500 或 MIC
新型冠状病毒 2019-nCoV 核酸检测试剂盒 (荧光 PCR 法)	上海捷诺生物科技有限公司	鼻咽拭子、痰液	—	磁珠分离法 离心柱提取法	上海捷诺全自动核酸提取仪 GenAct NE-48 及配套试剂 VR112 或 VR102 QIAamp Viral RNA Mini Kit	200μl 140μl	100μl 60μl	ABI7500 ABI 7500 荧光定量 PCR 仪或上海宏石 SLAN-96P
新型冠状病毒 2019-nCoV 核酸检测试剂盒 (荧光 PCR 法)	华大生物科技(武汉)有限公司	鼻咽拭子、肺泡灌洗液	咽拭子:采样液 肺泡灌洗液:干燥无菌、无 DNA/RNA 酶的冻存管	离心柱提取法	天根生化科技(北京)有限公司病毒 RNA 提取试剂盒 (DP315-R)	140μl	60μl	荧光定量 PCR 仪

续表

产品名称	制造商	标本类型	标本保存液	提取方法	提取平台	取用标本体积	核酸洗脱体积	检测平台
新型冠状病毒 2019-nCoV 核酸检测试剂盒（荧光 PCR 法）	中山大学达安基因股份有限公司	咽拭子、痰液	采样液	磁珠分离法	中山大学达安基因核酸提取或纯化试剂盒（磁珠法）	200μl	—	ABI 7500、LightCycler 480
新型冠状病毒 2019-nCoV 核酸检测试剂盒（荧光 PCR 法）	圣湘生物科技股份有限公司	咽拭子、肺泡灌洗液	—	一步法	圣湘生物科技股份有限公司样本释放剂	10μl	—	—
新型冠状病毒 2019-nCoV 核酸检测试剂盒（荧光 PCR 法）	上海伯杰医疗科技有限公司	口咽拭子、鼻咽拭子、痰液	采样液	磁珠分离法	上海伯杰医疗科技有限公司核酸提取及纯化试剂(沪奉械备 20180202 号)	—	—	ABI 7500 荧光定量 PCR 仪
新型冠状病毒 2019-nCoV 核酸检测试剂盒（荧光 PCR 法）	北京卓诚惠生生物科技股份有限公司	咽拭子	1ml 灭菌生理盐水、组织培养液（DMEM）或 pH 7.0 磷酸盐缓冲液（Hank 液，PBS）	离心柱提取法	北京卓诚惠生生物科技股份有限公司的核酸提取试剂（备案号：京昌械备 20200008）	200μl	—	ABI 7500 荧光定量 PCR 仪
新型冠状病毒 2019-nCoV 核酸检测试剂盒（荧光 PCR 法）	迈克生物科技股份有限公司	咽拭子、痰液	一次性使用病毒采样管（苏 泰 械 备 20180169 号）病毒采样试剂盒(京械注准 2018240236)	离心柱提取法 磁珠分离法	QIAamp Viral RNA Mini Kit 迈克生物核酸提取或纯化试剂（川药备 20170046 号）	140μl	60μl	ABI 7500 或宏石 SLAN-96P 荧光定量 PCR 仪
新型冠状病毒 2019-nCoV 核酸检测试剂盒（荧光 PCR 法）	武汉明德生物科技股份有限公司	口咽拭子、鼻咽拭子、痰液	生理盐水、磷酸盐缓冲液、深圳逆点生物病毒运送培养基、北京友康恒业病毒采样试剂盒	离心柱提取法 磁珠分离法	QIAGEN QIAamp Viral RNA Mini Kit 明德生物病毒 DNA/RNA 基因组提取试剂盒（鄂汉械备 20180244 号）上海伯杰医疗核酸提取及纯化试剂（沪奉械备 20180202 号）	140μl	60μl	ABI 7500 实时荧光定量 PCR 仪

续表

产品名称	制造商	标本类型	标本保存液	提取方法	提取平台	取用标本体积	核酸洗脱体积	检测平台
新型冠状病毒 (2019-nCoV) 核酸检测试剂盒 (荧光 PCR 法)	上海复星长征医学科学有限公司	咽拭子、痰液	咽拭子: 生理盐水；痰液: 等体积乙酰半胱氨酸 (10g/L)	磁珠分离法 离心柱提取法	上海复星长征核酸提取及纯化试剂 QIAamp Viral RNA Mini Kit NX-48 Viral RNA Kit	200µl 200µl 200µl	— — —	Life Technologies 7500 实时荧光定量 PCR 仪
新型冠状病毒 2019-nCoV 核酸检测试剂盒 (荧光 PCR 法)	北京金豪制药股份有限公司	咽拭子、痰液	通用运输介质、Hank 平衡盐水、无菌生理盐水、Buffer AVL (QIAGEN)、金豪公司核酸提取裂解液 RL	Hank 离心柱提取法	QIAamp Viral RNA Mini Kit 北京金豪制药股份有限公司核酸提取试剂盒 (京经械备 20160028)	140µl —	60µl —	ABI Prism 7500 或 STRATAGENE x3000p 型全自动荧光 PCR 检测仪
新型冠状病毒 2019-nCoV 核酸检测试剂盒 (荧光 PCR 法)	江苏硕世生物科技股份有限公司	咽拭子、鼻咽拭子、痰液	江苏硕世生物科技股份有限公司含胍盐病毒保存液、友康恒业生物科技(北京)有限公司病毒采样试剂盒、江苏康健医疗用品有限公司一次性使用病毒采样管、宁波海尔施基因科技有限公司细胞保存液、江苏硕世生物科技股份有限公司转运培养基或 3ml 生理盐水	离心柱提取法 磁珠分离法	江苏硕世核酸提取试剂盒(苏泰械备 20140001 号) QIAamp Viral RNA Mini Kit 江苏硕世生物科技股份有限公司病毒核酸提取试剂盒(苏泰械备 20140002 号、苏泰械备 20150182 号、苏泰械备 20150256 号)	— 140µl —	— 60µl —	ABI 7500、QuantStudio™5、Roche LightCycler®480、Bio-Rad CFX96、上海宏石 SLAN-96P/S 荧光定量 PCR 仪

*说明书中未明确核酸洗脱体积，根据 cobas SARS-CoV-2 产品说明书，21.2ml 洗脱缓冲液可用于检测 192 个标本，故每个标本核酸提取最终洗脱体积约为 110µl。

表 5-3 美国 FDA 紧急使用授权的核酸检测产品配套的提取方法（其他 PCR 法）

产品名称	制造商	标本类型	标本保存液	提取方法	提取平台	取用标本体积	核酸洗脱体积	检测平台
ePlex SARS-CoV-2 Test	GenMark Diagnostics, Inc.	鼻咽拭子	病毒运输培养基	磁性固相提取	GenMark ePlex instrument and Software	200μl	—	GenMark ePlex instrument and Software
BioFire COVID-19 Test	BioFire Defense, LLC	鼻咽拭子	Remel M4, M4-RT, M5, M6 运输培养基, BD 通用病毒运输瓶, Sigma-Virocult™ 病毒收集和运输系统, Copan ESwab™标本收集和转运系统	磁珠分离法	FilmArray® System	300μl	—	BioFire® FilmArray®
Accula SARS-CoV-2 Test	Mesa Biotech Inc.	鼻拭子	病毒运输培养基	一步法	Accula™ Dock 或 the Silaris™ Dock	每扰子放入 5ml 标本缓冲液中处理	—	Accula™ Dock 或 the Silaris™ Dock
NxTAG CoV Extended Panel Assay	Luminex Molecular Diagnostics, Inc.	鼻咽拭子	Copan 通用运输培养基 / BDTM 通用病毒运输液	磁珠分离法（移液法）	bioMérieux® NucliSENS® easyMAG® System / bioMérieux® EMAG® System	200μl / 210μl	110μl / 50μl	Luminex® MAGPIX® Instrument
BioFire Respiratory Panel 2.1（RP2.1）	BioFire Diagnostics, LLC	鼻咽拭子	Remel M4, M4-RT, M5, M6 运输培养基, BD 通用病毒运输培养基, PrimeStore®分子运输培养基, Sigma-Virocult™ 病毒收集和运输系统, Copan ESwab™标本收集和转运系统	磁珠分离法	FilmArray® system	最少 300μl	—	BioFire® FilmArray® System
Bio-Rad SARS-CoV-2 ddPCR Test	Bio-Rad Laboratories, Inc.	鼻咽拭子、前鼻拭子、中鼻甲拭子、鼻咽洗液/抽吸物、鼻腔抽吸物	病毒运输培养基和通用运输培养基	磁珠分离法 / 离心柱提取法	ThermoFisher MagMAX™ Viral/Pathogen Nucleic Acid Isolation Kit / QIAamp Virus RNA Mini Kit	100μl / 140μl	75μl / 75μl	QX200™ PCR Systems 或 QXDx™ Droplet Digital™ PCR Systems
BioCode SARS-CoV-2 Assay	Applied BioCode, Inc.	鼻咽拭子、口咽拭子、鼻拭子、支气管肺泡灌洗液	运输培养基	磁珠分离法	NucliSENS® easyMAG® / MagNA Pure 96 automated systems	200μl / 200μl	50μl / 50μl	BioCode® MDx-3000

表5-4 美国FDA紧急使用授权和中国国家药品监督管理局授权的核酸检测产品配套的提取方法（等温扩增方法）

产品名称	制造商	标本类型	标本保存液	提取方法	提取平台	取用标本体积	核酸洗脱体积	检测平台
美国FDA紧急使用授权的核酸检测产品								
ID NOW COVID-19	Abbott Diagnostics Scarborough, Inc.	鼻咽拭子	病毒运输培养基	一步法	ID NOW Instrument	每拭子放入2.5ml标本裂解液中处理	2×100µl	ID NOW Instrument
Sherlock CRISPR SARS-CoV-2 Kit	Sherlock BioSciences, Inc.	上呼吸道标本（如鼻拭子、鼻咽拭子、口咽拭子、鼻咽洗液抽吸物、鼻腔抽吸物）、支气管肺泡灌洗液	病毒/通用运输培养基（如M4RT）	离心柱提取法	PureLink™ Viral RNA/DNA Mini Kit(Thermo Fisher Scientific)	200µl	30µl	—
AQ-TOP COVID-19 Rapid Detection Kit	Seasun Biomaterials, Inc.	鼻咽拭子、口咽拭子、前鼻拭子、中鼻甲拭子、鼻咽抽吸物/洗液、鼻抽油吸物、支气管肺泡灌洗液、痰液	上呼吸道标本: Viral Sample Collection Kit(Noble Bio, Cat.No UTNFS-3B-1) 下呼吸道标本: Sputum collection container(BD, Cat# 9004-118)	离心柱提取法	QIAamp DSP virus kit	140µl	60µl	CFX 96 real-time PCR detection system(Bio-Rad)或Applied Biosystems 7500 real-time PCR system
Cue COVID-19 Test	Cue Health Inc.	鼻拭子	病毒运输培养基	一步法	Cue Health Monitoring System	—	—	Cue Health Monitoring System
中国国家药品监督管理局授权的核酸检测产品								
六项呼吸道病毒核酸检测试剂盒（恒温扩增芯片法）	成都博奥晶芯生物科技有限公司	咽拭子(至少2个)	江苏康为世纪生物科技有限公司病毒DNA/RNA标本保存液（苏泰械备20200064号）	离心柱提取法	成都博奥晶芯生物科技有限公司核酸提取试剂（川蓉械备20200038号）	—	—	RTisochipTM-A恒温扩增微流控芯片核酸分析仪及随机软件 RTisochip-A V2.0和RTisochip-W恒温扩增核酸分析仪及随机软件 RTisochip-W V1.0
				Trizol法	天根生化科技（北京）有限公司 TRNzol Universal 总RNA 提取试剂	30~100µl	—	

续表

产品名称	制造商	标本类型	标本保存液	提取方法	提取平台	取用标本体积	核酸洗脱体积	检测平台
新型冠状病毒 2019-nCoV 核酸检测试剂盒（恒温扩增-实时荧光法）	杭州优思达生物技术有限公司	咽拭子、痰液	友康恒业生物科技（北京）有限公司采样液（京械注准 2018400236）	磁珠分离法	优思达 2019-nCoV RNA 提取液	咽拭子：500μl；痰液：200μl	—	杭州优思达生物技术有限公司生产的核酸扩增检测分析仪（型号：UC0102）
新型冠状病毒 2019-nCoV 核酸检测试剂盒（RNA 捕获探针法）	上海仁度生物科技有限公司	口咽拭子、痰液	上海仁度生物科技有限公司标本保存液（沪浦械备 20150012 号），不可用含胍盐溶液	磁珠分离法	试剂盒内病毒核酸提取液	400μl	—	全自动核酸检测分析系统（AutoSAT）
新型冠状病毒 2019-nCoV 核酸检测试剂盒（RNA 恒温扩增-金探针层析法）	武汉中帜生物科技股份有限公司	咽拭子、痰液	武汉中帜生物科技股份有限公司细胞保存液（鄂汉械备 20150258 号）	有一步法	试剂盒内细胞裂解液	20μl	—	迷你金属浴（MiniG-R100、MiniT-100H），胶体金免疫层析分析仪 AGS2000，胶体金试纸定量分析仪 GIC-S100，胶体金免疫分析仪（IVD-CG10）
新型冠状病毒 2019-nCoV 核酸检测试剂盒（双扩增法）	武汉中帜生物科技股份有限公司	咽拭子、痰液	武汉中帜生物科技股份有限公司细胞保存液（鄂汉械备 20150258 号）	有一步法	试剂盒内细胞裂解液	20μl	—	迷你金属浴（MiniG-R100、MiniT-100H），化学发光检测仪 TZD-CL-200G（S），全自动化学发光免疫分析仪 ADC CLIA，全自动化学发光酶免仪 Tethys

第三节　核酸检测方法

理论上说，基于核酸的分子检测方法都可以用于 SARS-CoV-2 核酸检测。但是，检测时间、易操作性、成本、通量、敏感性、特异性、精密度、所需仪器设备、对环境条件的要求等因素决定了不同核酸检测方法在临床上有不同的应用场景。这些从本质上来说，又都是由试剂方法的原理所决定的。从扩增方式来说，核酸检测方法分为 PCR 扩增、等温扩增和信号扩增放大技术等。目前用于 SARS-CoV-2 核酸检测的基本上都是基于 RT-PCR 扩增和等温扩增两种方式。毋庸置疑，目前在临床上使用最广泛和技术成熟度最高的方法为实时荧光 RT-PCR，也正是因为这一原因，基于 PCR 的其他方法及基于等温扩增的方法，都是在方法学上寻找其与实时荧光 RT-PCR 不同的竞争优势，并在临床应用中转变成与实时荧光 RT-PCR 不同的应用场景。本节将介绍我国国家药品监督管理局（National Medical Products Administration，NMPA）、美国 FDA EUA 批准的和文献报道的 SARS-CoV-2 核酸检测试剂，并在说明其方法原理的基础上，帮助实验室理解不同方法核酸检测试剂的特点、局限性及其临床应用场景。

一、基于逆转录聚合酶链反应扩增的方法

SARS-CoV-2 的基因组为单股正链 RNA，进行扩增时需要先将 RNA 转变为 DNA，然后进行 DNA 扩增，这一过程即为 RT-PCR 扩增，也称反转录 PCR 扩增。所有基于 RT-PCR 扩增的核酸检测方法，其检测过程都分为两部分，即 RT-PCR 扩增和扩增产物的分析。在这一部分，我们将首先介绍 RT-PCR 扩增的基本原理，然后根据扩增产物分析方法的不同，介绍比较常见的基于 RT-PCR 扩增的 SARS-CoV-2 核酸检测方法（表 5-5）。

（一）RT-PCR 扩增的基本原理

RT-PCR 扩增包括 RNA 逆转录和 PCR 两个过程（图 5-2）。在科研工作中，常常分两步反应来完成，即先在反应管中完成逆转录，然后将逆转录产物取出，加入 PCR 反应管中，再进行 PCR 扩增。但是在临床病原体核酸检测中，也包括 SARS-CoV-2 核酸检测，商品化试剂通常都是一步反应，即逆转录和 PCR 在一管内完成，这样即方便操作、节约时间，也避免开盖导致污染的可能性，同时由于全部的互补 DNA（complementary DNA，cDNA）产物都进行 PCR 扩增，也提高了敏感性。

1. 逆转录反应　反应体系包括逆转录酶、逆转录引物和脱氧核苷三磷酸（deoxy ribonucleoside triphosphate，dNTP）。逆转录酶也称依赖于 RNA 的 DNA 聚合酶（RNA-dependent DNA polymerase，RdDp）[25]。逆转录酶主要的酶活性包括依赖于 RNA 的 DNA 聚合酶活性、核糖核酸酶 H（ribonuclease H，RNase H）活性和依赖于 DNA 的 DNA 聚合酶活性。逆转录过程：①cDNA 的产生，逆转录引物退火，逆转录酶发挥依赖于 RNA 的 DNA 聚合酶活性，以 dNTP 为原料，合成一条和 RNA 互补的 cDNA 链。②RNA 的水解，

表 5-5 基于 RT-PCR 扩增的方法

方法原理	检测过程	检测时间	检测通量	操作复杂性	仪器设备	预期用途	已有试剂
实时荧光 RT-PCR	RT-PCR 扩增，数据分析	1~2 小时	最多为 96 个标本	较简单	实时荧光 PCR 仪	定性	FDA EUA 批准 68 家，NMPA 批准 12 家，具体见表 5-7
HRM	逆转录巢式 PCR 扩增，产物变性，采集分析熔解曲线	45 分钟	同一批状运行通量最多可达 12 个标本	较简单	BioFire® FilmArray® System instrument module	检测 22 种包括 SARS-CoV-2 在内的呼吸道相关的病毒和细菌感染	BioFire COVID-19 Test, BioFire Respiratory Panel 2.1（RP2.1）
数字 PCR	微滴生成，RT-PCR 扩增，微滴分析	4~5 小时	最多为 96 个标本	中等复杂	微滴生成仪、封膜仪、微滴读取仪	对特定标本的量值分析或标准物质的量值测定	Bio-Rad Laboratories, Inc.
PCR-Luminex	RT-PCR 扩增，TAG 引物杂交延伸，仪器分选微球	2 小时 15 分钟至 2 小时 25 分钟	最多为 96 个标本	较简单	MAGPIX® instrument	检测 3 种冠状病毒，22 种呼吸道病原体	Luminex Molecular Diagnostics, Inc.
高通量测序	RNA 处理，核酸片段化，文库制备、测序、数据分析	几天时间	几十万到几百万条 DNA 分子	高度复杂	打断仪、实时荧光 PCR 仪、荧光定量仪和基因测序仪（MGISEQ-2000）	病毒溯源、序列分析、突变检测	华大生物科技（武汉）有限公司，Illumina COVIDSeq Test

注：检测时间指 PCR 扩增和产物分析时间，不包括标本前处理和核酸提取；仪器设备仅指专用检测设备。

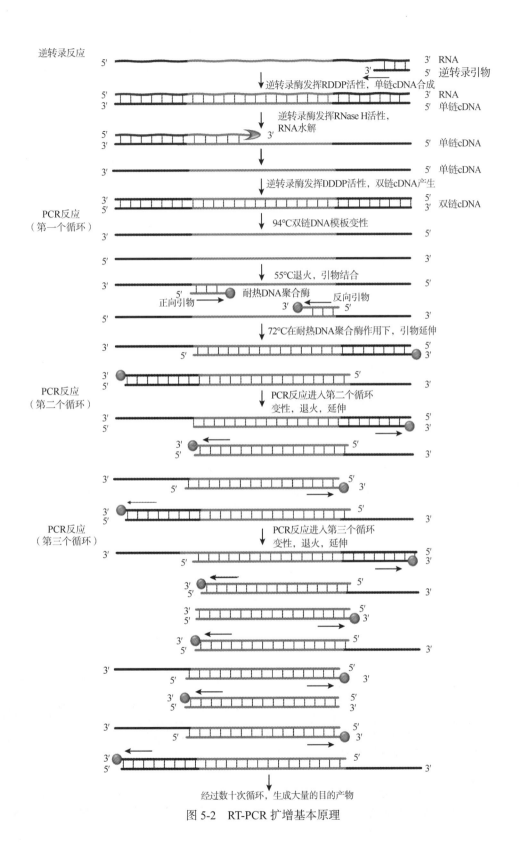

图 5-2　RT-PCR 扩增基本原理

逆转录酶发挥 RNase H 活性，水解 DNA-RNA 复合物中的 RNA。但这一步不是必需的，而且为避免在全长逆转录完成前 RNA 降解，长片段 cDNA 合成过程往往采用没有 RNase H 活性的逆转录酶。③双链 cDNA 的产生，逆转录酶发挥依赖于 DNA 的 DNA 聚合酶活性，以第一条 cDNA 链为模板合成 cDNA 第二条链，形成双链 cDNA。以此双链 cDNA 为模板，可以进行 PCR 扩增。

逆转录过程中可能的影响因素：①RNA 模板的质量，逆转录过程是 RT-PCR 扩增的关键，而 RNA 提取得到的 RNA 纯度、完整性等将首先影响逆转录的效率，这与 SARS-CoV-2 标本分析前运送和保存有关，也和提取试剂的质量、提取过程操作有关。②逆转录酶，常用的逆转录酶有禽类成髓细胞瘤病毒逆转录酶（avian myeloblastosis virus reverse transcriptase，AMV-RT）、莫洛尼鼠白血病病毒逆转录酶（moloney murine leukemia virus reverse transcriptase，M-MLV-RT）及一些经过基因工程改造过的商品化 M-MLV。逆转录酶的热稳定性、RNase H 活性、cDNA 持续合成能力都会导致不同试剂逆转录过程效率的差异。例如，热稳定性较高的逆转录酶，可以提高逆转录反应的温度，而反应温度较高有助于减少 RNA 二级结构对引物结合效率的影响。因此，很多 SARS-CoV-2 核酸检测试剂盒逆转录温度设置在 50℃，而不是传统的 42℃。③逆转录引物，病原体检测时，逆转录引物有随机引物、特异性引物等类型，其中特异性引物可以与目标 RNA 序列匹配结合，具有很好的特异性。但是特异性引物设计时，结合效率受 RNA 二级结构的影响，RNA 二级结构也称茎环结构，如果引物和二级结构的茎部结合，其逆转录效率将低于与环部结合的引物。

2. PCR 反应体系包括引物、耐热 DNA 聚合酶（多为 Taq 酶）、dNTP、Mg^{2+} 和缓冲液等[26]。整个过程由变性—退火—延伸 3 个基本反应步骤构成。①变性（denaturation）：双链 cDNA 加热至 94℃左右，双链之间的氢键断裂，双螺旋解链形成两条单链，以便与引物结合；②退火（annealing）：当温度降至一定程度（55℃左右）时，引物与模板 DNA 单链互补序列配对结合；③延伸（extension）：在 DNA 聚合酶的作用下，结合在 DNA 单链模板上的引物，以 dNTP 为原料，按照 A-T、C-G 碱基配对与半保留复制的原则，合成一条新的与模板 DNA 互补的链。SARS-CoV-2 核酸检测，特别是实时荧光 RT-PCR 试剂，通常扩增的片段较短（100～200bp），退火和延伸常采用一个温度，在退火温度及退火—变性的温度变化过程中完成短序列的延伸。重复上述变性—退火—延伸的循环过程，每一循环产生的双链 DNA 扩增产物可以作为下一个循环的 DNA 模板，每个循环 DNA 量约为上个循环的 2 倍，如果扩增 30 个循环，DNA 产物理论上可达到 2^{30}（$1.07×10^9$）个，约 10 亿拷贝。上述的计算是基于逆转录效率为 100%，每一轮 PCR 都可以达到 100% 的扩增的理想情况，但是实际上，引物探针的设计、酶、dNTP 的质量浓度、核酸的纯度（是否还有 PCR 反应抑制物）、Mg^{2+} 的浓度、PCR 反应温度和反应时间及多重引物扩增的效率等，都是 PCR 反应的影响因素，这也是导致试剂检测性能差异的原因。

（二）实时荧光 RT-PCR

在 RT-PCR 基础上，根据产物分析方法的不同，衍生出很多不同的核酸检测方法，实时荧光 RT-PCR 毫无疑问是 SARS-CoV-2 核酸检测使用最为普遍的方法，也是目前临床上病原体检测使用最为普遍的方法。

1. 实时荧光 RT-PCR 原理　反应体系中的荧光探针（或其他荧光标志物）与 PCR 产物相结合，通过分析每个循环结束后的荧光强度，实时监测反应体系中 PCR 产物的量[27]。荧光标记根据使用的类型可分为特异性荧光标记和非特异性荧光标记两大类。前者包括 TaqMan 探针、双杂交探针、分子信标和蝎形探针等，而非特异性荧光标记主要为双链 DNA 交联荧光染料。SARS-CoV-2 核酸检测以 TaqMan 探针使用最为普遍，这里以 TaqMan 探针为例，介绍实时荧光 RT-PCR 的原理。

TaqMan 探针是一种寡核苷酸探针，设计为可与目标序列上游引物和下游引物之间的序列互补配对。荧光基团标记在探针的 5′端，如 6-羧基荧光素（6-carboxyfluorescein，6-FAM）、四氯-6-羧基荧光素（tetrachloro-6-carboxyfluorescein，TET）、六氯-6-羧基荧光素（hexachloro-6-carboxyfluorescein，HEX）；而探针的 3′端标记淬灭基团，如 6-羧基-四甲基罗丹明（6-carboxyl-tetramethylrhodamine，TAMRA）。根据荧光共振能量转移（fluorescence resonance energy transfer，FRET）原理，即一个荧光基团与另一个荧光淬灭基团（可以淬灭前者的发射光谱）距离邻近至一定范围时，淬灭基团会吸收荧光基团在激发光作用下产生的荧光；如果荧光基团和淬灭基团分开，淬灭作用即消失，荧光基团发出荧光。因此，当完整的探针与目标序列退火配对时，荧光基团发射的荧光因与 3′端的淬灭基团很近，其发出的荧光被淬灭。但发生 PCR 扩增时，引物在 Taq 酶作用下进行延伸时，由于 Taq 酶除了具有 DNA 聚合酶的活性以外，还具有 5′→3′核酸外切酶的活性，因此，当延伸到达 TaqMan 探针时，Taq 酶将探针降解，使得荧光基团与淬灭基团分离而发射荧光（图 5-3）。随着扩增循环数的增加，释放出来的荧光基团不断积累，因此荧光信号的强度与扩增产物的数量呈正相关。

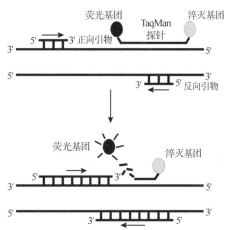

图 5-3　TaqMan 探针荧光检测的基本原理

实时荧光 RT-PCR 的探针包括双杂交探针、分子信标和蝎形探针，它们均是基于荧光共振能量转移的原理，只是探针的设计不同。例如，分子信标探针由两端分别共价标记荧光染料和淬灭剂的单链 DNA 分子组成，中间部分设计为可与目标序列上游引物和下游引物之间的序列互补配对。由于探针两头设计为互补而成为茎，因此当无 PCR 产物时，探针呈发夹型或茎环结构，位于一端的荧光基团与分子另一端的淬灭基团距离很近，荧光淬灭；存在 PCR 产物时，茎环结构打开与 PCR 产物配对形成了更长更稳定的碱基对连接，分子信标发生构型改变，荧光基团与淬灭基团分开，荧光被释放（图 5-4）。与线性 TaqMan 探针相比，分子信标的发夹结构打开需要一定的能量，因此其特异性要高于线性探针。

2. 实时荧光 RT-PCR 反应的过程　标准的实时荧光 RT-PCR 反应体系包括上下游引物、探针、DNA 聚合酶、dNTP、Mg^{2+}和其他缓冲液组分等。前面在 RT-PCR 的原理中，已经介绍了 PCR 反应为约 2 倍的指数扩增，那么实时荧光 RT-PCR 最主要的就是，反应体系里增加了荧光探针，并通过荧光共振能量转移原理，使得探针如同"信号灯"，把每一轮 PCR 产生的荧光量值记录下来，如果反应体系中有靶核酸（即 SARS-CoV-2 RNA），可以形成典型的 S 形荧光曲线（图 5-5），从而让我们能够直接"看到"PCR 产物的产生及增长。实时荧光 RT-PCR 反应通常可以分为 4 个阶段。

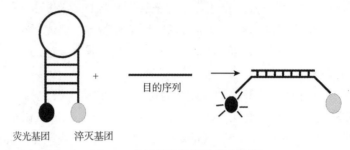

图 5-4　分子信标检测的基本原理

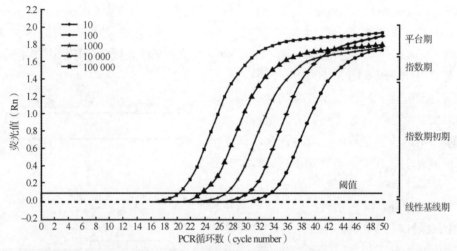

图 5-5　实时荧光 RT-PCR 扩增曲线

（1）线性基线期（linear base-line phase）：为反应开始到 10～15 个循环，为 PCR 的起始阶段，扩增产物很少，产生的荧光信号很低。在实时荧光 RT-PCR 数据分析时，通常需要设置采集基线荧光的扩增循环区间，一般来说，都会选择线性基线期作为采集的区间。例如，试剂盒建议采集荧光循环的 Start 值为 3～15 个循环，End 值为 5～20 个循环。如果 Start 值设置为 6 个循环，End 值为 15 个循环，表示采集 6～15 个循环之间的荧光作为基线荧光值计算。那么为什么起始荧光值要至少从第 3 个循环，而不是第 1 个循环开始设置呢？因为在 3 个循环以后，荧光信号值更为稳定；那么为什么不采集 20 个循环以后的荧光呢？主要考虑 20 个循环以后，扩增反应可能到达指数期初期，荧光信号值开始升高，因此这部分荧光不适合作为基线计算。

（2）指数期初期（the beginning of exponential phase）：进入指数期初期，荧光强度达到阈值。阈值是实时荧光 RT-PCR 非常重要的一个参数，表示统计学上比背景明显升高的荧光信号。通常把基线荧光信号的标准差的 10 倍设定为阈值，同时阈值应处于指数扩增期的初期。PCR 的荧光强度超过设定的阈值所需的循环数称为 Ct 值。基于 PCR 扩增的原理，如果 Y_n 为第 n 个循环后扩增产物的量，X 为原始模板数，E 为扩增效率，n 为扩增循环数，那么每一轮循环产生的 PCR 产物的量为

$$Y_n = X(1+E)^n \tag{1}$$

在扩增达到阈值线时，n = Ct，于是，扩增产物的量为

$$Y_{Ct} = X(1+E)^{Ct} \tag{2}$$

Y_{Ct} 为荧光信号达到阈值强度时扩增产物的量。在阈值线设定以后，它就是一个常数。因此，从公式可以看到，X（原始模板数）和 Ct 值成反比，即标本中含有 SARS-CoV-2 核酸的量越多，荧光强度升高得越快，Ct 值也越小。因此，通过 Ct 值可以了解标本中 SARS-CoV-2 核酸的初始量，那么 Ct 值和原始模板具体的换算关系是什么呢？对公式（2）两边取对数，可以得到

$$Log\, Y_{Ct} = Log\, X(1+E)^{Ct} \tag{3}$$

$$即：Log\, Y_{Ct} = Log\, X + Ct \times Log(1+E) \tag{4}$$

$$Log\, X = -Ct \times Log(1+E) + Log\, Y_{Ct} \tag{5}$$

从而，得到 Ct 值和 Log X 的关系如下

$$Ct = [-1/log(1+E)]Log\, X + Log\, Y_{Ct}/log(1+E) \tag{6}$$

如果扩增效率为 100%，即 E 为 100%，则

$$Ct = [-1/log(1+1)]Log\, X + Log\, Y_{Ct}/log(1+1)$$
$$= -3.32\, Log\, X + Log\, Y_{Ct}/log\, 2 \tag{7}$$

由于 Log Y_{Ct}/ log 2 是一个常数，因此，如果标本中 SARS-CoV-2 核酸的初始量分别为 X_1 和 X_2，那么

$$Ct\, 值（标本\, 1）-Ct\, 值（标本\, 2）= -3.32 Log\, X_1/X_2 \tag{8}$$

如果 SARS-CoV-2 核酸的初始量分别为 1×10^7 copies/ml、1×10^6 copies/ml，那么代入公式（8），Ct 值的差为 3.32。也就是说，核酸初始量每相差 10 倍，标本检测的 Ct 值就相差 3.32 个循环。我们也可以从图 5-5 中看出，10 倍梯度稀释的标本，其 Ct 值的差是固定的，即 3.32 个循环；同理，如果两份标本相差 1 个、2 个、3 个 Ct 值，两份标本的浓度相差为 $10^{(1/3.32)}$、$10^{(2/3.32)}$、$10^{(3/3.32)}$，即 2 倍、4 倍和 8 倍。

如果扩增效率不是 100%，而是 50%，则

$$Ct = [-1/log(1+0.5)]Log\, X + Log\, Y_{Ct}/log(1+0.5)$$
$$= -5.68 Log\, X + Log\, Y_{Ct}/log\, 1.5 \tag{9}$$

标本中 SARS-CoV-2 核酸的初始量分别为 X_1 和 X_2，那么

$$Ct\, 值（标本\, 1）-Ct\, 值（标本\, 2）= -5.68 Log\, X_1/X_2 \tag{10}$$

即核酸初始量每相差 10 倍，标本检测的 Ct 值相差 5.68 个循环。

因此，如果实验室采用 10 倍梯度稀释标本进行 SARS-CoV-2 核酸检测的性能验证，Ct 值差大于 3.32，说明 PCR 扩增效率较低；Ct 值相差越大，说明反应体系 PCR 扩增效率越低。

（3）指数期（exponential phase）：指数期初期后，由于此时试剂中 dNTP、引物、探针等组分的量很充分，DNA 聚合酶活性很高，每个循环 PCR 扩增可以达到最高的效率（可能接近 100%），即 2 倍指数扩增，因此荧光值会出现快速增长，直至平台期。

（4）平台期（plateau phase）：由于 dNTP、引物、探针的不断消耗，DNA 聚合酶活性随着反应时间延长而逐渐降低，扩增效率下降，相应地，荧光信号增加缓慢或不再增加。

3. 检测试剂举例 以国家药品监督管理局批准的江苏硕世生物科技股份有限公司 SARS-CoV-2 检测试剂盒为例，检测的标本类型为咽拭子、鼻咽拭子、痰液，推荐的含胍盐病毒保存液为江苏硕世生物科技股份有限公司的标本保存液，可分离病毒的保存液为友康恒业生物科技（北京）有限公司的病毒采样试剂盒、江苏康健医疗用品有限公司的一次性使用病毒采样管、宁波海尔施基因科技有限公司的细胞保存液、江苏硕世生物科技股份有限公司的转运培养基或者 3ml 生理盐水。配套的核酸提取试剂有离心柱提取法的江苏硕世生物科技股份有限公司病毒核酸提取试剂盒（苏泰械备 20140001 号）和 QIAGEN 的 QIAamp Viral RNA Mini Kit 提取试剂盒，以及磁珠分离法的江苏硕世生物科技股份有限公司病毒核酸提取试剂盒（苏泰械备 20140002 号、苏泰械备 20150182 号、苏泰械备 20150256 号）。该试剂盒能够特异性扩增 SARS-CoV-2 的 ORF1ab 和 N 基因，以及作为内源性内对照的人类管家基因核糖核酸酶 P（ribonuclease P，RNase P）。总扩增反应体系 25μl，包含 7.5μl 核酸扩增反应液（三羟甲基氨基甲烷、氯化钾、氯化镁、dNTP）、5μl 酶混合液（逆转录酶、RNA 酶抑制剂、Taq DNA 聚合酶）、4μl SARS-CoV-2 反应液（含 ORF1ab、N 基因和 RNase P 基因的引物、探针）、3.5μl 去 RNA 酶水及 5μl 提取的 RNA。适用的扩增检测仪器有 ABI 7500、QuantStudio™5、Roche LightCycler®480、Bio-Rad CFX96 和上海宏石 SLAN-96P/S 荧光定量 PCR 仪，检测通量为 96 人份。以 ABI 7500 为例，设定的反应循环参数为 50℃逆转录 10 分钟循环 1 次、97℃预变性 1 分钟循环 1 次，之后进行 45 个循环的 PCR 扩增，97℃变性 5 秒、58℃退火、延伸及检测荧光 30 秒，不同的实时荧光 PCR 升降温速度不同，总体来说，运行时间在 1 小时以内（不计算核酸提取时间）。该试剂盒的检测限为 350copies/ml。

美国 FDA EUA TaqPath COVID-19 Combo Kit（Thermo Fisher Scientific，Inc.）是针对 SARS-CoV-2 ORF1ab、N、S 三个靶基因设计的试剂盒，与 Applied Biosystems™ 7500 Fast Dx、ABI 7500 Fast、ABI 7500、QuantStudio™ 5 实时荧光 PCR 仪配套使用，能够一次性同时检测 96 个临床标本[28]。检测的标本类型为上呼吸道标本（如鼻咽拭子、口咽拭子、鼻拭子、中鼻甲拭子、鼻咽抽吸物）和支气管肺泡灌洗液，未指定标本保存液。在核酸提取之前，向待测标本中加入一定量的 MS2 噬菌体作为外源性内对照，使用基于磁珠分离法的 MagMAX™ Viral/Pathogen 或 MagMAX™ Viral/Pathogen Ⅱ核酸提取试剂盒进行手动核酸提取或通过 KingFisher™ Flex 自动化系统进行核酸提取。取用标本体积有 200μl 和 400μl 两种，核酸洗脱体积为 50μl。标本取用体积不同，配制反应体系时，加入提取 RNA 的体积也不同。当标本取用体积为 200μl 时，加入 10.0μl 提取的 RNA；当标本取用体积为 400μl 时，则加入 5.0μl 提取的 RNA，总反应体系为 25μl。该试剂在进行 PCR 扩增时，采用 dUTP 替代 dTTP，这样扩增产物中 DNA 原来为 T 碱基的地方全部为 U 碱基，由于尿嘧啶-N-糖基化酶（uracil-N-glycosylase，UNG）可以在室温条件下识别尿嘧啶，因此在新的扩增前，在反应管中加入 UNG 可以降解反应管中存在的含 U 碱基的扩增产物，从而能在一定程度上消除 PCR 产物污染。该试剂反应条件：25℃ UNG 孵育 2 分钟，53℃逆转录 10 分钟，95℃ 2 分钟，之后进行 40 个循环的 PCR 扩增，95℃变性 3 秒、60℃退火、延伸 30 秒，总体来说，运行时间在 1 小时以内（不计算核酸提取时间）。PCR 扩增之后对产物进行检测，使用与仪器相应的分析软件对结果进行分析。该试剂盒对于鼻咽拭子和支气管肺泡灌洗液标本的检测限为每个反应 10 基因组拷贝当量（genome copy equivalents，GCE），注意这里试剂盒说明书给出的是每个反应中 10GCE 可以检出，而不是临床标本中的检测限。

（三）高分辨率熔解曲线分析技术

高分辨率熔解曲线（high resolution melting，HRM）分析技术是基于核酸的物理性质，在实时荧光 PCR 基础上发展起来的一种技术。此技术通过监测核酸熔解曲线的变化，从而区分样本中的碱基变化（包括单个碱基差异），以进行基因突变检测或病原体检测。

1. 高分辨率熔解曲线分析技术原理 熔解曲线表示双链 DNA 降解为单链 DNA 时的曲线。一半双链 DNA 降解为单链 DNA 所对应的温度为熔解温度（melting temperature，T_m）。双链 DNA 的热稳定性与其自身的碱基组成和碱基数目有关，DNA 的序列长度、GC 含量（DNA 4 种碱基中鸟嘌呤和胞嘧啶所占的比率）均将影响 T_m 值的变化。若 DNA 序列不同，在升温过程中双链变成单链的熔解曲线形状也不同。因此，如果在 PCR 反应体系中加入 LC Green、LC Green Plus、SYTO9、EvaGreen 等荧光染料，荧光染料可插入 PCR 产物中 DNA 双链小沟中，在升温过程中不匹配双链 DNA 会先解开，荧光染料从局部解链的 DNA 分子上释放，从而可实时监测升温过程中双链 DNA 荧光染料与 PCR 扩增产物的结合情况记录 HRM，从而对标本进行检测，即为 HRM 分析技术的原理[29]。HRM 分析技

术不需要设计荧光探针，只是在逆转录PCR基础上增加一个饱和染料。具体过程为，在PCR反应前将DNA饱和荧光染料一同加入反应体系，然后将 PCR 产物直接导入高分辨率熔解分析仪中，在一定的温度范围内升高温度，PCR 扩增产物发生变性，仪器的光学检测系统自动采集、分析荧光信号并绘制出 HRM（图 5-6）。

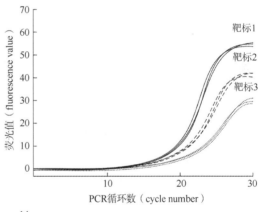

HRM 分析技术和实时荧光 RT-PCR 相比，实时荧光 RT-PCR 可以采用荧光染料，更多的是采用特异性荧光探针，HRM 分析技术是在 PCR 反应体系中采用双链 DNA 饱和荧光染料；实时荧光 RT-PCR 在 PCR 反应结束后根据 Ct 值和扩增曲线来判读，HRM 分析技术在 PCR 反应后，通过约 15 分钟的升温过程，记录 HRM，完成检测。因此，从检测过程来说，HRM 分析技术检测所需要的时间、操作的简便性和实时荧光 RT-PCR 相近。HRM 分析技术扩增检测的片段中，只要存在碱基变化（包括单个碱基

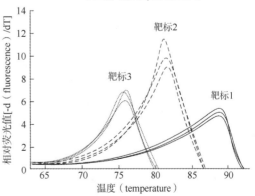

图 5-6 高分辨率熔解曲线分析示意图

差异），熔解曲线即可以发生相应改变，因此片段中已知突变、未知突变都可以检测，相

当于对片段内的碱基差异进行扫描分析。从应用场景上来说，HRM 分析技术和实时荧光 RT-PCR 相比，其优势在于可以识别更大范围的突变，临床上多用于检测基因突变（遗传和肿瘤学）、人类白细胞抗原（human leukocyte antigen，HLA）配型、亲子鉴定、法医鉴定、甲基化等，当然，多种病原体的鉴定区分也是其应用范围。但是，从 HRM 分析技术的原理我们也可以看出，如果仅检测 SARS-CoV-2，该方法和实时荧光 RT-PCR 相比没有优势，只有在进行多个病原体区分时，HRM 分析技术才具有更好的应用价值。因此，采用 HRM 分析技术原理的试剂，如美国 FDA EUA 批准的 BioFire Defense，临床预期用途为检测 22 种包括 SARS-CoV-2 在内的呼吸道相关的病毒和细菌感染，而不是只检测 SARS-CoV-2。

需要注意的是，由于 HRM 分析技术是靠温度变化导致的熔解曲线改变进行分析，该技术对仪器的要求非常高，特别是单碱基分析，如果仪器的温度分辨率不高，则无法进行检测。目前市场上有专门用于 HRM 分析的仪器，也有附带 HRM 分析功能的实时荧光 RT-PCR 仪。

2. 检测试剂举例　美国 FDA EUA 批准的 BioFire Defense, LLC 生产的 BioFire COVID-19 Test 和 BioFire Respiratory Panel 2.1（RP2.1），使用的都是多重巢式 PCR-HRM 产物分析的方法。两者选择扩增的靶基因不同，分析敏感性也不同[30, 31]。前者扩增的是 ORF1ab-1/ORF1ab-2/ORF8，检测限为 330copies/ml；后者扩增的是 S/M 基因，对于热灭活 SARS-CoV-2 的检测限为 500copies/ml，对于传染性 SARS-CoV-2 的检测限为 160copies/ml。

以 BioFire COVID-19 Test 为例[30]，临床预期用途为检测 22 种包括 SARS-CoV-2 在内的呼吸道相关的病毒和细菌感染，试剂盒配套 FilmArray 2.0 Instrument System 或 FilmArray Torch Instrument System 仪器进行检测，检测系统是封闭性的，由塑料薄膜包被的不同反应区域构成，每个反应区域配合自带的试剂，依次完成核酸提取、纯化、巢式 PCR 扩增、HRM 结果分析等过程。该系统检测的标本类型为鼻咽拭子，推荐的标本保存液为 Remel M4®运输培养基（Remel M4® transport medium）、Remel M4-RT®运输培养基（Remel M4-RT® transport medium）、Remel M5®运输培养基（Remel M5® transport medium）、Remel M6™运输培养基（Remel M6™ transport medium）、BD 通用病毒运输瓶（BD universal viral transport vial）、Sigma-Virocult™病毒采集和运输系统（Sigma-Virocult™ viral collection and transport system）、Copan ESwab™标本采集和运输系统（Copan ESwab™ sample collection and delivery system）。主要操作过程：向待测的鼻咽拭子标本中加入粟酒裂殖酵母的 RNA 转录本作为外源性内对照，接着注入水化液，与样品缓冲液混合后，一起置于 FilmArray 2.0 Instrument System 或 FilmArray Torch Instrument System 中，便可开始运行。核酸提取方法为磁珠分离法，用于核酸提取的标本体积为 0.3ml。对于结果的分析依赖于特定的 FilmArray 软件，该软件能够自动计算出熔解曲线的 T_m 值，并将其与预期的 T_m 值范围进行比较，如果在测定范围内，则该标本的熔解曲线为阳性结果，反之，则为阴性结果。该系统同一批次运行通量最多可达 12 个标本，手工操作仅耗时 2 分钟，检测周期约需要 50 分钟（包括核酸提取时间）。

（四）数字 PCR

数字 PCR（digital PCR）是利用理想的 PCR 条件扩增单一模板，结合荧光染料或荧光探针，然后采用计数的方法对 DNA 进行定量，因此是一种绝对定量的方法。

1. 数字 PCR 原理　对于数字 PCR，要实现单一模板，需要首先将反应体系均匀分配到多个单独的 PCR 反应单元中，目前有芯片和油包水微滴两种分配方式，分别称为芯片数字 PCR 和微滴数字 PCR。目前美国 FDA EUA 批准的 SARS-CoV-2 核酸检测数字 PCR 为微滴数字 PCR，其原理为，在传统的 PCR 扩增前，对提取的核酸标本进行微滴化处理，利用微滴发生器将含有核酸分子的反应体系分为成千上万个纳升级的油包水微滴，每个微滴都作为一个独立的标本分散载体，或不含待测核酸靶分子，或者含有一个至数个待测核酸靶分子。经 PCR 扩增后，采用微滴分析仪对每个微滴进行检测，有荧光信号的微滴判读为 1，没有荧光信号的微滴判读为 0。分析软件基于泊松分布原理，根据每个样品中阳性微滴的个数与阳性微滴/总微滴的比例，计算出靶分子的起始拷贝数或浓度。数字 PCR 对反应终点的产物进行检测，并计算得出待测靶分子的拷贝数，进行绝对定量分析[32]。具体过程为，将提取的 RNA 加入含有逆转录酶的探针预混液当中，使用微滴生成仪进行微滴生成，生成的微滴液转移至 96 孔板中进行封膜处理，使用 PCR 仪进行 PCR 扩增，扩增完成后将 96 孔板放入微滴读取仪中，采用专用软件（QuantaSoft）进行结果分析（图 5-7，见彩图 5）。

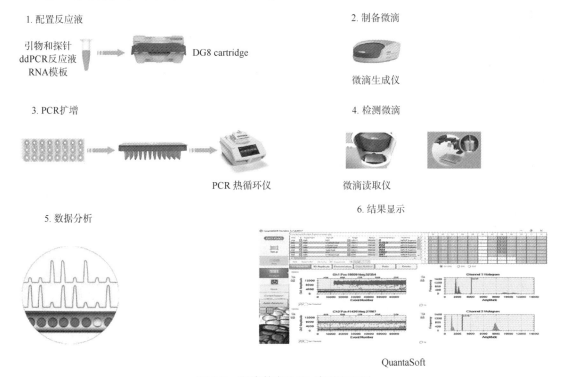

图 5-7　微滴数字 PCR 检测流程图

数字 PCR 和实时荧光 RT-PCR 相比，需要额外进行微滴生成，每次可以完成 8 个标本的微滴生成，需要 2.5 分钟，完成 96 个标本微滴生成，不考虑加样时间的情况下，需要 12 次，共计 30 分钟；之后标本需要手工加样转移至 96 孔板，进行 PCR 反应，约 40 个循环，2 小时；PCR 反应结束后需要使用微滴读取仪进行读取（每个标本读取需要 1～2 分钟，96 个标本需要 100～200 分钟），这些均大大增加了检测时间。从操作性来说，微滴生成和转移至 96 孔板时，将标本加到 DG8 cartridge，不能产生气泡，转移生成的微滴至 96

孔板，要小心缓慢吸取，缓慢打入，这些对操作人员的能力要求更高，并且增加了污染的可能性。因此，从检测过程来说，数字 PCR 所需要的时间更长，操作的简便性也不如实时荧光 RT-PCR，检测过程也不容易自动化。数字 PCR 可以对标本中含有的核酸进行绝对定量，不需要依靠 Ct 值或已知浓度的标准品建立标准曲线，可以用于基因表达分析、基因突变检测，以及标准物质的量值测定等方面。但是，SARS-CoV-2 感染的诊断通常只需要定性结果，即明确核酸是"阳性"还是"阴性"。此外，由于口咽拭子、鼻咽拭子或痰液标本采集量决定了标本中 SARS-CoV-2 核酸的含量，所以定量检测对于 SARS-CoV-2 感染的诊断和治疗基本没有临床价值。因此，在 SARS-CoV-2 核酸检测中，数字 PCR 检测和实时荧光 RT-PCR 相比没有优势，且应用场景比较局限，仅对特定标本的量值分析或标准物质的量值测定具有一定应用价值。

2. 检测试剂举例 美国 FDA EUA 批准的 Bio-Rad SARS-CoV-2 ddPCR Test（Bio-Rad Laboratories，Inc）使用的是数字 PCR 技术，配套仪器为 QX200™ PCR System 或 QXDx™ Droplet Digital™ PCR System[33]。该方法检测的标本类型为鼻咽拭子、前鼻拭子、中鼻甲拭子、鼻咽洗液/抽吸物或鼻腔抽吸物，推荐的标本保存液为病毒运输培养基或通用运输培养基。其主要过程如下：使用基于磁珠分离法的 ThermoFisher MagMAX Viral/Pathogen Nucleic Acid Isolation Kit，或基于离心柱提取法的 QIAamp Viral RNA Mini Kit，按照使用说明书对采集的标本进行 RNA 提取及纯化。纯化后的 RNA 使用 Bio-Rad 的 One-Step RT-ddPCR Advanced Kit for Probes 进行逆转录和 PCR 扩增，配制 22μl 的反应体系，即 5.5μl 超混液（Supermix）、2.2μl 逆转录酶、1.1μl 300mmol/L 二硫苏糖醇（dithiothreitol，DTT）、1.1μl SARS-CoV-2 CDC ddPCR Triplex Probe Assay（包含美国疾病控制与预防中心推荐的 N1 和 N2 靶点的引物探针，以及 RNase P 的引物探针）、5.5μl 纯化后的 RNA 及 6.6μl 无核酶水。接着进行微滴生成，使用全自动微滴生成仪器 QX200/QXDx AutoDG Droplet Generator 可以节省手工加入微滴生成油的时间，也降低了操作污染的可能性。之后将密封好的反应板放入热循环仪中，50℃逆转录 60 分钟，95℃酶激活 10 分钟，之后进行 40 个循环的 PCR 扩增，94℃变性 30 秒，55℃退火、延伸 60 秒，扩增完成后 98℃酶灭活 10 分钟，4℃微滴稳定 4 分钟，整个扩增过程大概需要 2.5 小时。将反应板转移至配套微滴读取仪器 QX200/ QXDx Droplet Reader，使用专门的软件 QuantaSoft 进行微滴读取。该系统同一批次运行通量最多可达 96 个标本，检测限为 625copies/ml。

（五）PCR-Luminex

PCR-Luminex 采用 20 世纪 90 年代中期由美国 Luminex 公司开发的流式荧光（xMAP）技术，其又称为"液相悬浮芯片技术"。

1. PCR-Luminex原理 PCR-Luminex 的技术原理基于直径为 5.6μm 的聚苯乙烯微球，不同的微球适用于不同的检测，如 SeroMAP 微球是为血清免疫学检测设计，目前在临床上用于抗体检测；而 xTAG 微球连接核酸探针，可以用于核酸检测。把针对不同目的基因的探针以共价交联的方式结合到特定的荧光编码微球上（带有不同比例混合的红色荧光信号），每个荧光编码微球都能特异性捕获并检测相应的目的基因，然后加入另一种荧光标记的报告分子（一般为绿色），就可以实现阳性结果的识别。其检测过程大致为，先把荧光编码微球混合，然后加入目的基因，所形成的复合物再与标记荧光素结合。微球在流动鞘液的带动下依次单列通过红绿激光，红激光判定微球的荧光编码，绿激光测定微球上报告分子的荧光强度，从而实现多种核酸分子的检测[34]。

PCR-Luminex 与实时荧光 RT-PCR 相比，检测时间和检测通量相近。由于液态芯片在一个反应体系中包含 100 种不同编码的微球，可以标记 100 种不同的探针分子，PCR-Luminex 可以对多个位点进行检测或分型，目前临床上最广泛的应用是对人乳头瘤病毒（human papillomavirus，HPV）进行基因分型，HPV 临床常区别的型别多达 20 余种，因此 PCR-Luminex 在进行如 HPV 基因分型这一类检测时具有一定的优势。但是 SARS-CoV-2 核酸检测没有分型的需要，检测的位点最多为 3 个靶基因，因此，如果仅检测 SARS-CoV-2，该方法和实时荧光 RT-PCR 相比同样没有优势，如果进行多种病原体检测，则具有一定的价值。

PCR-Luminex 需要专用的液相芯片分析平台（如 Luminex 200）和配套耗材，但是 Luminex 检测的仪器在临床实验室普及性较低，该方法更容易为原来就已经具备液相芯片分析平台的实验室所接受。此外，由于在该平台上开发的临床核酸检测试剂较少，在综合医院中往往考虑仪器对核酸检测项目的广泛适用性，这也导致了该方法的普及性不高。此外，扩增产物的检测为开放式，容易产生扩增产物的污染，需要更多的实验室分区。

2. 检测试剂举例 美国 FDA EUA 批准的 NxTAG CoV Extended Panel Assay（Luminex Molecular Diagnostics 公司）使用 PCR-Luminex 技术（图 5-8），临床预期用途为检测 3 种冠状病毒，包括 SARS-CoV-2、SARS-CoV 和 MERS-CoV，与该公司的 NxTAG Respiratory Pathogen Panel 同时运行，可检测 22 种呼吸道病原体[35]。NxTAG® CoV 检测系统将多重逆转录聚合酶链反应（multiplex RT-PCR）与 Luminex 平台上专有的通用标签分类系统结合，在指定的 MAGPIX®平台上快速检测 SARS-CoV-2。检测的标本类型为鼻咽拭子，推荐的标本保存液为 Copan 通用运输培养基或 BD™ 通用病毒运输液。其主要过程为，使用基于磁珠分离法（移液法）的 bioMérieux®NucliSENS®easyMAG®System 或 bioMérieuxEMAG®System 自动化核酸提取仪对混有 MS2 噬菌体外源性内对照的鼻咽拭子标本进行核酸提取，将提取的 RNA 分子加入一密封的反应孔中，RNA 分子在普通 PCR 仪上发生多重逆转录 PCR 反应，特异性扩增 ORF1ab、N、E3 个基因片段。设定 PCR 的循环参数为 42℃逆转录 20 分钟循环 1 次，95℃预变性 2.5 分钟循环 1 次，进入第一阶段的 15 个 PCR 循环扩增，95℃变性 20 秒，65℃退火 60 秒，72℃延伸 10 秒，降低退火温度，进入第二阶段的 24 个 PCR 循环扩增，95℃变性 20 秒，56℃退火 60 秒，72℃延伸 10 秒，最后 37℃保持 45 分钟，整个运行时间约为 2 小时 20 分钟（不计算核酸提取时间）。扩增的 DNA 与短的标签序列 TAG 引物混合，若目的序列存在，那么 TAG 引物会与目的序列杂交并发生延伸，这一过程中会同时掺入标志物。然后加入连有反-TAG 序列的微球，通过互补配对特异性识别目标序列上的 TAG 引物。微球在流动鞘液的带动下依次通过激光，产生的信号在指定的 MAGPIX®仪器上被分选并读取，借助 SYNCT™分析软件准确分析数据。该方法同一批次运行通量最多可达 96 个标本，对于 SARS-CoV-2 的检测限为每毫升 $5×10^3$ 基因组拷贝当量（genome copy equivalents，GCE）。

（六）高通量测序方法

高通量测序（high-throughput sequencing，HTS），即下一代测序（next generation sequencing，NGS），一次性可以检测大量靶基因，除了无创产前筛查、肿瘤基因突变、遗传病、胚胎植入前遗传学筛查和诊断以外，在病原微生物检测方面也具有临床应用价值。

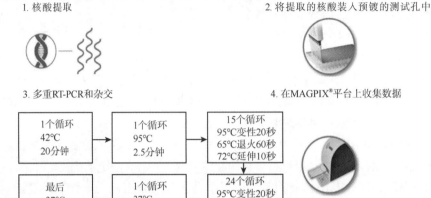

图 5-8　NxTAG® CoV 检测系统检测流程图

1. HTS 原理　HTS 能一次并行对几十万到几百万条 DNA 分子进行序列测定，并且一般读长较短。基于 HTS 技术的病原学检测主要有两种方式[36, 37]，第一种是靶向扩增子测序，即利用靶向的特异性引物进行 PCR 扩增反应，从而使基因组上的目的基因或序列被选择性扩增和富集，再进一步进行测序分析。这种方式能够用于病原体的鉴定和耐药突变基因的检测，但是前提是目的基因已知。第二种方式是全基因组测序，即利用酶解反应或机械力将基因组序列片段化，然后对这些片段进行测序，再利用生物信息学的手段将测序后的序列从头组装成完整的基因组。这种方式主要应用于未知病原微生物的鉴定、变异体的研究。

HTS 检测的复杂性远超过实时荧光 RT-PCR，是所有核酸检测方法中最为复杂、检测时间最长、对人员要求最高的方法，检测过程中需要多次开盖，污染的风险也较高，需要使用包括打断仪、实时荧光 RT-PCR 仪、荧光定量仪和高通量测序仪等多种仪器设备，且难以实现自动化。HTS 很难应用于 SARS-CoV-2 的日常临床检测，主要适用于病毒溯源、序列分析、突变检测等分子流行病学方面的研究。

2. 检测试剂举例　NMPA 批准了华大生物科技（武汉）有限公司生产的基于联合探针锚定聚合测序法的 SARS-CoV-2 核酸试剂盒。该试剂盒用于构建人样本的核酸测序文库，与核酸纯化试剂、测序反应通用试剂盒及 SARS-CoV-2 核酸分析软件联合使用，用于定性检测病原体的核酸。其主要检测过程如下：使用无菌冻存管采集新鲜的人肺泡灌洗液、咽拭子标本，向待测标本中加入稀释后的内对照后，使用 QIAGEN 公司生产的 QIAamp Viral RNA Mini Kit 进行样本 RNA 提取。将提取的 RNA 进行逆转录，然后将获得的 DNA 进行片段化处理，通过末端修复、接头连接和 PCR 扩增，构建测序文库。测序文库建立后，进行上机测序。推荐使用基因测序仪（MGISEQ-2000）与配套测序反应通用试剂盒（联合探针锚定聚合测序法），或者基因测序仪（DNBSEQ-T7）与配套测序反应试剂盒（联合探针锚定聚合测序法）。进行上机测序后获得序列信息，然后通过配套软件 SARS-CoV-2 核酸分析软件与数据库进行比对，获取检测结果，自动判读标本中是否存在 SARS-CoV-2

（图 5-9）。尽管批准为体外诊断试剂，但是该试剂在临床上很少常规使用，HTS 方法主要还是用于 SARS-CoV-2 的病毒溯源、序列分析、突变检测。

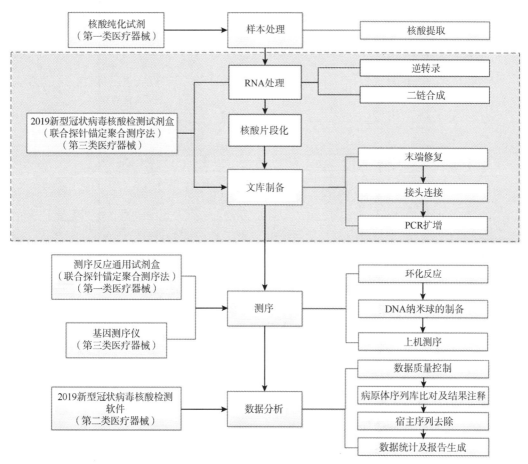

图 5-9 联合探针锚定聚合测序法检测示意图［来源于华大生物科技（武汉）有限公司说明书］

二、基于等温扩增的方法

核酸等温扩增技术是继 PCR 技术后发展起来的一种体外核酸扩增技术，能在某一特定的温度下实现核酸扩增。等温扩增技术包括依赖核酸序列扩增（nucleic acid sequence based amplification，NASBA）技术、转录介导的扩增（transcription mediated amplification，TMA）技术和环介导等温扩增（loop-mediated isothermal amplification，LAMP）技术等。与传统 PCR 相比，该技术不需要反复升降温，能够在等温条件下连续扩增。因此，等温扩增本身不需要热循环仪，水浴或等温仪即可满足要求，从这个方面来说，对仪器设备要求较低。等温扩增方法为基础的核酸检测试剂，包括等温扩增和产物分析两个部分（表 5-6）。等温扩增和 PCR 扩增一样，都需要解决扩增后如何进行产物分析的问题。采用等温扩增法的试剂通常都会采取同样简便、不依赖特殊仪器设备的产物分析方法，以体现等温扩增不需要昂贵的热循环仪和操作简便性的技术优势。如果采用荧光探针，试剂厂家需要配套能够简便快速进行荧光分析的仪器，否则会和实时荧光 RT-PCR 一样，仍然需要依靠实时

表 5-6 基于等温扩增的方法

等温扩增方法原理	等温扩增+产物分析原理	检测时间	检测通量	操作复杂性	仪器设备	预期用途	已有试剂
依赖核酸酶序列扩增	特异性荧光探针实时检测，微流控芯片相结合	1 小时以内	24 个标本	较简单	RTisochipTM-A 恒温扩增微流控芯片核酸分析仪或 RTisochip-W 恒温核酸扩增分析仪	定性检测	成都博奥晶芯生物科技有限公司
	捕获探针-RNA 扩增产物-特异探针-放大探针-酶联物复合体	2~3 小时	96 个标本或 192 个标本	较复杂	化学发光检测仪 TZD-CL-200G（S）或全自动化学发光免疫分析仪 ADC CLIA、全自动化学发光酶免仪 Tethys	定性检测	武汉中帜生物科技股份有限公司
	金探针层析法	75~85 分钟	96 个标本或 40 个标本	稍复杂	胶体金免疫层析分析仪 AGS2000、胶体金试纸定量分析仪 GIC-S100、胶体金免疫分析仪 IVD-CG10	定性检测	武汉中帜生物科技有限公司
转录介导扩增	RNA 捕获探针法	1~2 小时，90 分钟出第一个结果，后面平均 1 分钟出一个结果	80 个标本	较简单	全自动核酸检测分析系统（AutoSAT）	定性检测	上海仁度生物科技有限公司
环介导等温扩增	肽核酸（PNA）探针	1 小时以内	最多为 96 个标本	较简单	CFX96 或 ABI 7500	定性检测	AQ-TOP COVID-19 Rapid Detection Kit
	CRISPR/Cas 分析	1 小时左右	最多为 190 个标本	中等简单	Plate Reader running Gen5 3.08 software	定性检测	Sherlock CRISPR SARS-CoV-2 Kit
交叉引物等温扩增	特异性荧光探针	79 分钟	2 个标本	较简单	自带的核酸扩增检测分析仪	定性检测	杭州优思达生物技术有限公司

注：检测时间指省 PCR 扩增和产物分析时间，不包括标本前处理和核酸提取；仪器设备仅指专用检测设备。

荧光 RT-PCR 仪，那么等温扩增不需要 PCR 仪的优势就不存在了。因此，等温扩增的简便性不等于试剂方法的简便性，在试剂开发时需结合产物分析方法总体设计考虑，解决配套设备或产物分析判读的问题，平衡简便快速和方法准确性的关系，对试剂应用场景（临床实验室或快速检测）进行明确设定。

（一）等温扩增的原理

目前我国 NMPA 授权和美国 FDA EUA 批准的 SARS-CoV-2 检测试剂盒常用的等温扩增技术有 NASBA 技术、TMA 技术和 LAMP 技术，下面将分别介绍这三种技术的扩增原理。

1. NASBA 技术　主要依赖于 3 种酶，即 AMV 逆转录酶、RNase H、T7 RNA 聚合酶，主要扩增 RNA[38]。反应过程：首先，引物与模板 RNA 结合，该引物 5′端带有 T7 RNA 聚合酶启动子序列，引物在 AMV 逆转录酶的作用下合成一条 cDNA 链，形成 DNA-RNA 杂交双链，RNase H 水解杂合双链中的 RNA 链，生成 DNA 单链。在 AMV 逆转录酶依赖于 DNA 的 DNA 聚合酶作用下可合成 DNA 双链，新生成的 DNA 双链带有 T7 RNA 聚合酶的识别位点，因此，在 T7 RNA 聚合酶的作用下，可转录出 1000 倍的 RNA。之后，引物与模板 RNA 再结合，在 AMV 逆转录酶的作用下再合成 cDNA 链，形成 DNA-RNA 杂交双链，RNase H 水解 RNA 链，留下一条 DNA 单链，T7 RNA 聚合酶再次以 DNA 为模板（这一轮产生的 DNA 及上一轮产生的 DNA）转录合成 RNA 产物。所有的 RNA 扩增产物都可以作为模板进入下一个扩增循环，如此循环反复，使产物得到指数扩增（图 5-10）。根据反

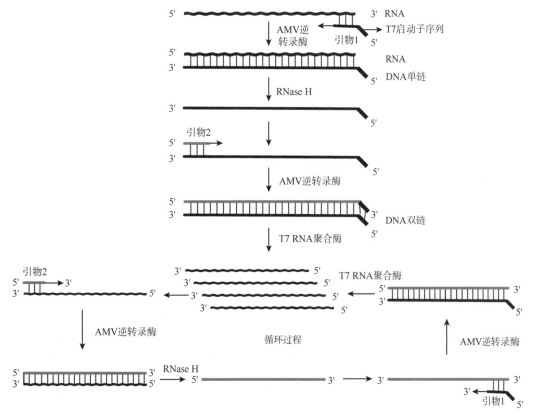

图 5-10　NASBA 技术等温扩增的基本原理

应原理,也可以看到,产物中以 RNA 为主,同时也含有 DNA,RNA 的量约为 DNA 的 1000 倍,因此同样需要进行实验室分区,以及在实验室检测中采取防止产物污染的措施。

2. TMA 技术 由美国 Gen-Probe 公司研发,基本原理与 NASBA 技术相似,NASBA 技术使用的是 AMV 逆转录酶,该酶无 RNase H 活性,因此在 NASBA 技术扩增中还需另外加入 RNase H;而 TMA 技术使用的是 M-MLV 逆转录酶,该逆转录酶同时含有逆转录酶、依赖于 DNA 的 DNA 聚合酶和 RNase H 水解活性[39](图 5-11)。与 NASBA 技术一样,TMA 技术扩增产物中以 RNA 为主,同时也含有 DNA,RNA 的量为 DNA 的 100～1000 倍,因此同样需要进行实验室分区,以及在实验室检测中采取防止产物污染的措施。

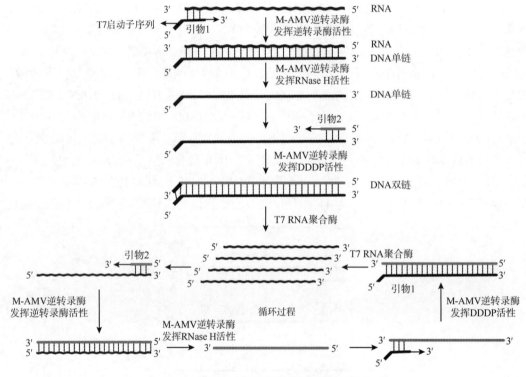

图 5-11　TMA 技术等温扩增的基本原理

3. LAMP 技术 是 2000 年由日本荣研株式会社 Notomi 等开发的一种等温核酸扩增方法[39, 40]。针对靶基因的 6 个区域设计 4 条特异性引物,在链置换 DNA 聚合酶(Bst DNA polymerase)的作用下,60～65℃等温扩增,15～60 分钟产物可达 10^9～10^{10}。

LAMP 反应中的 4 条引物及其对应的 6 个区域的结构见图 5-12(见彩图 6)。4 条引物分别为上游内部引物(forward inner primer,FIP)、下游内部引物(backward inner primer,BIP)、上游外部引物(F3)和下游外部引物(B3)。FIP 由 F1c 区和与 F2c 互补的 F2 区组成,BIP 由与 B1 互补的 B1c 区和 B2 区组成,外部引物 F3 和 B3 分别与 F3c 和 B3c 互补。后来发展的环引物 F(loop F)和 B(loop B)结合的区域分别位于 F1 和 F2 间及 B1 和 B2 间。LAMP 反应使用的酶主要是具有链置换活性的 Bst DNA 聚合酶。

LAMP 反应过程可分为 3 个阶段:循环模板合成阶段、循环扩增阶段和伸长再循环阶段。

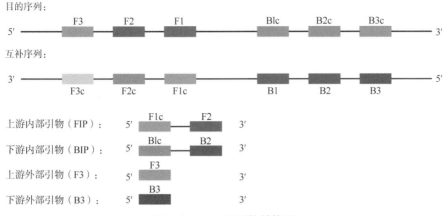

图 5-12 LAMP 引物结构图

循环模板合成阶段：因为上游内部引物 FIP 的 T_m 值和浓度都大于上游外部引物 F3，所以 FIP 的 F2 序列优先结合到模板的 F2c 上（结构 1），上游外部引物 F3 再结合到模板的 F3c 上（结构 2），通过链置换释放出由 FIP 引导合成的互补链（结构 3）。被释放出的互补链 5′端的 F1c 和 F1 发生自我配对形成一个环状结构。下游内部引物 BIP 的 B2 序列结合到环状结构的 B2c 上，并把 5′端的环状结构打开，下游外部引物 B3 接着结合到其 B3c 上置换出由 BIP 引导合成的互补链（结构 4）。被置换出的互补链两端由 B1c–B2–B1 和 F1–F2c–F1c 组成，分别发生自我配对，形成一条两端环状的哑铃式单链 DNA 结构（结构 4）。该结构是循环扩增阶段的起始结构，是之后反应的模板。

循环扩增阶段：哑铃式单链 DNA 自我延伸生成双链茎环结构（结构 5），引物 FIP 结合到茎环结构上，引导合成新的 DNA 双链。被置换出的单链 3′端 B1–B2c–B1c 结构自动环化，形成一个过渡性茎环结构（结构 6），随后通过自我延伸，合成一条填补好缺口、含有反向重复靶序列的茎环 DNA（结构 7），并置换出一个与结构 4 互补的哑铃式单链 DNA 结构（结构 8）。结构 8 在下游内部引物 BIP 作用下进行类似结构 4 经历的反应（结构 9、结构 10），产生一个与结构 4 完全一样的哑铃式单链 DNA 结构，以及一个与结构 7 互补的 DNA 链（结构 11），从而以结构 4 和结构 8 为起始模板不断循环。

伸长再循环阶段：结构 7 和结构 11 分别为内部引物 BIP 和 FIP 指导的链置换反应提供模板，随着扩增的进行，茎环个数逐渐增加（结构 12～15）。最终的扩增产物是由交替反向重复的靶序列构成的具有不同个数茎环结构、不同长度的 DNA 混合物（图 5-13，见彩图 7）。

4. 其他 除了上述介绍的等温扩增技术，还有交叉引物等温扩增技术（crossing priming isothermal amplification，CPA）等，具体原理不详述。

（二）等温扩增常见的产物分析方法

从上述介绍的几种等温扩增技术原理，我们可以看出，等温扩增的优势在于不需要升降温的扩增，可在更短时间内达到与 PCR 同等数量级的扩增，且不需要使用 PCR 仪。因此，对于使用等温扩增方法的试剂厂家来说，产物分析的过程应该同样快速、简便及不需要使用 RT-PCR 仪，如果产物分析过程复杂，则整体的试剂快速简便的优势就不存在了。目前常见的产物分析方法有荧光探针识别、新兴的成簇的规律间隔的短回文重复序列/成簇的规律间隔的短回文重复序列相关蛋白（CRISPR/Cas）分析技术等，其中最成熟的是通过荧光探针进行产物分析的方法。

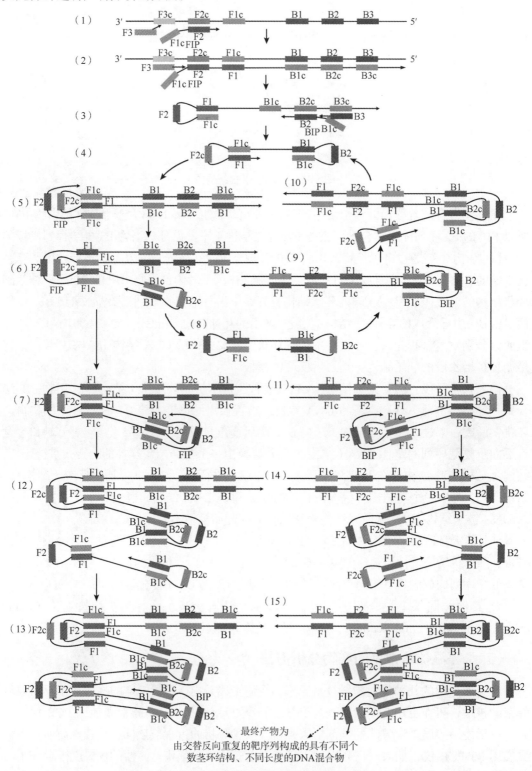

图 5-13　LAMP 技术等温扩增的基本原理

1. 荧光探针识别 是等温扩增常见的产物分析方法之一，其原理和实时荧光 RT-PCR 中使用荧光探针原理相同。这种方法需要厂家自行开放配套的荧光分析仪器以代替实时荧光 RT-PCR 仪，具体配套仪器可见表 5-6。

（1）NASBA–荧光探针检测试剂举例：NMPA 批准的成都博奥晶芯生物科技有限公司生产的六项呼吸道病毒核酸检测试剂盒（等温扩增芯片法），采用 NASBA 扩增的方法，能够检出 SARS-CoV-2，以及甲型流感病毒、新型甲型 H1N1 流感病毒（2009）、甲型 H3N2 流感病毒、乙型流感病毒、呼吸道合胞病毒核酸。主要技术原理为采用 NASBA 技术，基于逆转录酶和体外转录酶的协同作用在 41℃等温条件下进行反应，使用特异性荧光探针进行实时荧光检测。扩增阳性的结果会产生类似实时荧光的 S 形扩增曲线，一步完成对 N 和 S 靶基因的扩增和检测。该试剂盒适用于成都博奥晶芯生物科技有限公司生产的 RTisochip™-A 等温扩增微流控芯片核酸分析仪及随机软件 RTisochip-A V2.0 或者 RTisochip-W 等温扩增核酸分析仪及随机软件 RTisochip-W V1.0。检测的标本类型为咽拭子，推荐的标本保存液为江苏康为世纪生物科技有限公司生产的病毒 DNA/RNA 标本保存液（灭活型）。核酸提取使用基于离心柱提取法的成都博奥晶芯生物科技有限公司核酸提取试剂或基于 Trizol 法的天根生化科技（北京）有限公司 TRNzol Universal 总 RNA 提取试剂。主要检测过程如下：配制 55μl 的等温扩增反应体系，16.5μl 缓冲液、13.0μl 核苷酸混合液、5.5μl 酶混合液（AMV 逆转录酶、T7 聚合酶）和 20.0μl 待检测核酸标本。将配置好的反应体系注入芯片主通道中，封口膜封住进出样口。每张芯片上设有 24 个反应池，在特定反应池包埋固定 1 套引物探针，用于 1 种核酸靶序列的扩增与检测，阳性内对照反应池中含有检测人源性核酸的特异性引物和探针。将上述加样后的芯片置于芯片加热离心机中，贴封口膜一侧朝下，迅速置于预热好的微流控芯片核酸分析仪中，设置扩增反应条件为 41℃扩增 40 分钟，开始进行芯片检测。检测完成后，软件将自动进行数据分析。该试剂盒对于 SARS-CoV-2 的检测限为 15copies/reaction，注意这里试剂盒说明书给出的是每个反应中 15 拷贝核酸可以检出，而不是临床标本中的检测限。

（2）TMA–荧光探针检测试剂举例：NMPA 批准了上海仁度生物科技有限公司采用等温扩增检测技术（simultaneous amplification and testing，SAT）建立的 SARS-CoV-2 核酸检测试剂，原理与 TMA 基本相同，产物分析的方法是荧光检测，配套仪器是全自动核酸检测分析系统（AutoSAT）。检测的标本类型为口咽拭子或痰液标本，推荐使用上海仁度生物科技有限公司标本保存液，不可用含胍盐的溶液。整个检测过程可分为病毒核酸提取和等温扩增探针检测两个部分。病毒核酸提取液通过磁珠分离法裂解病毒释放 RNA，此外，病毒核酸提取液还包含外源性内对照，与标本同时进行提取、扩增和检测。使用 SAT 等温扩增技术对 SARS-CoV-2 ORF1ab 基因进行特异性扩增，带有荧光标记的探针和这些扩增产物特异性结合产生荧光。等温扩增反应试剂包含扩增检测液 6.1[引物、dNTP 和核苷三磷酸（ribonucleoside triphosphate，NTP）]、扩增检测液 6.2（引物、dNTP 和 NTP、荧光探针）及酶液（逆转录酶、T7 RNA 聚合酶），反应条件试剂盒说明书未提供。标本的检测结果由软件根据每个反应管内靶标和内对照检测信号，结合阳性和阴性对照进行判定。该全自动核酸检测分析系统（AutoSAT）同一批次运行通量最多为 80 个标本，检测时间为 1～2 小时（包括核酸提取时间），其中 90 分钟左右出第一个结果，后面平均 1 分钟出一个结果。该方法对于 SARS-CoV-2 的检测限为 250copies/ml。

（3）LAMP–荧光探针检测试剂举例：美国 FDA EUA 批准的 Seasun Biomaterials 公司生产的 AQ-TOP COVID-19 Rapid Detection Kit 采用的是 LAMP 技术结合荧光探针分析方法，特异性等温扩增及检测 SARS-CoV-2 ORF1ab 基因和人类管家基因 RNase P[41]。检测标本类型为鼻咽拭子、口咽拭子、前鼻拭子、中鼻甲拭子、鼻咽抽吸物/洗液、鼻腔抽吸物、支气管肺泡灌洗液、痰液标本。上呼吸道标本推荐保存在 Noble Bio 病毒标本采集试剂盒，下呼吸道标本保存在 BD 无菌痰收集容器。主要反应过程如下：使用 QIAamp DSP virus kit 离心柱提取法进行核酸提取，配制 30μl 的等温扩增体系，15μl 反应缓冲液、1μl 酶混合液（逆转录酶、Bst DNA 酶）、4μl 含引物探针的反应液、10μl 提取的 RNA。利用实时荧光 PCR 系统进行扩增和荧光检测，设置的反应温度为 60℃，检测时间为 25～30 分钟。若使用 CFX 96 real-time PCR detection system（Bio-Rad），每 50 秒收集荧光信号，收集 30 次；若使用 Applied Biosystems 7500 real-time PCR system，每 60 秒收集荧光信号，收集 30 次。两种检测系统一次性最多能同时检测 96 个标本，检测限为 7×10^3 copies/ml。

2. CRISPR/Cas 分析　　成簇的规律间隔的短回文重复序列（clustered regularly interspaced short palindromic repeat，CRISPR）是细菌基因组中的特殊 DNA 重复序列，CRISPR 经转录产生的 RNA 序列能够识别入侵病毒的遗传物质，并且储存入侵病毒的 DNA 片段信息，充当了防御外源入侵物质的"基因武器"。CRISPR/Cas（CRISPR-associated protein，CRISPR 相关蛋白）像一把"分子剪刀"，具有核酸内切酶活性，能够在序列识别处切割外源基因组 DNA，从而达到防御目的[42]。CRISPR 技术是在 20 世纪 90 年代初发现的，2013 年 2 月 15 日，张锋等将 CRISPR/Cas9 系统成功应用于哺乳动物和人类细胞的基因编辑，此后用于人类生物学、农业和微生物学等领域，近年来也开始用于实验室检测。

（1）原理：2017 年，张锋团队将一种靶向切割 RNA 的 Cas13a 核酸酶改造为一种快速、廉价但高度灵敏的分子诊断工具，命名为 SHERLOCK（specific high-sensitivity enzymatic reporter unlocking）[43]。SHERLOCK 系统除了 Cas13a 及对应的靶向待检测病毒的 CRISPR 向导 RNA（针对目的基因设计的向导序列）外，还引入了一个切割后可发出荧光的 RNA 探针（也称 RNA 报告分子）。Cas13a 一旦识别并切割由 CRISPR RNA（crRNA）序列指定的目的 RNA，就会转入一种酶促"激活"状态，这时它会非特异性结合并切割其他非目的 RNA，而不管它们是否与 crRNA 同源。此时检测系统中的 RNA 探针被 Cas13a 核酸酶识别并切割，发出荧光信号，这表明已经检测到了目的序列的存在。该团队设计出了一种试纸条，其在室温下就可以肉眼判读结果，不需要昂贵的仪器，操作十分简便。RNA 探针两端分别连接 FAM 和生物素（Biotin），Cas13a 识别由 crRNA 序列指定的目的 RNA 后，其核酸内切酶活性被激活，导致 RNA 探针被非特异性切割，FAM 与 Biotin 分开；试纸条浸入检测液中，经毛细管虹吸作用，FAM 会结合到抗体捕获线位置，Biotin 会结合到链霉亲和素位置，从而出现两条线，表示检测结果为阳性。如果 Cas13a 未切割 RNA 探针，只有 Biotin 与试纸条上的链霉亲和素区域结合，试纸条仅出现一条线，表示检测结果为阴性。

（2）检测试剂举例：美国 FDA EUA 批准的 Sherlock CRISPR SARS-CoV-2 Kit（Sherlock BioSciences 公司）采用 LAMP 结合 CRISPR/Cas 的分析方法[44]（图 5-14）。

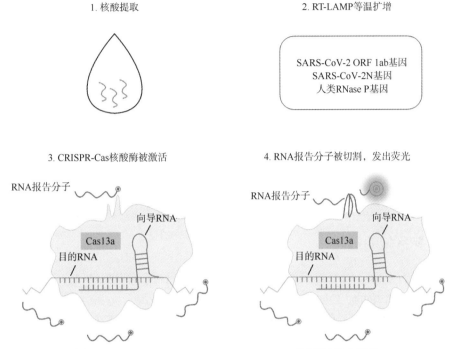

图 5-14 Sherlock CRISPR SARS-CoV-2 Kit 检测原理示意图

该试剂盒的检测标本类型为上呼吸道标本（如鼻拭子、鼻咽拭子、口咽拭子、鼻咽洗液/抽吸物、鼻腔抽吸物）、支气管肺泡灌洗液，推荐使用的标本保存液为病毒/通用运输培养基（如 M4RT）。主要反应过程如下：首先使用 PureLink™ Viral RNA/DNA Mini Kit（Thermo Fisher Scientific）离心柱提取法进行核酸提取，然后进行 RT-LAMP 等温扩增，反应体系为 10μl RT-LAMP 混合液、2μl 引物及 8μl 提取的 RNA，61℃孵育 40 分钟扩增 SARS-CoV-2 ORF1ab 和 N 基因，以及人类管家基因 RNase P。等温扩增完成后，采用 CRISPR/Cas 进行产物分析。CRISPR/Cas 反应体系 25μl，包括 1.56μl RNA 报告分子（reporter）、0.56μl crRNA、1μl 核苷三磷酸混合液（rNTP mix）、0.5μl T7 RNA 聚合酶、0.63μl 核糖核酸酶抑制剂（RNase inhibitor）、0.32μl CRISPR-Cas 核酸酶、15.2μl 无菌水、0.23μl 氯化镁及 5μl 上述 RT-LAMP 扩增产物，最后在 Corning® 384 Well Plate 荧光平板分析仪进行数据采集，将温度设置为 37℃，分析波长设置为 485nm/528nm，总反应时间为 10 分钟，每 2.5 分钟进行一次荧光收集。从反应过程可见，在扩增后，需要对产物开盖，并且加入 CRISPR/Cas 反应体系，存在污染的风险较高；从试剂盒宣称的检测限来看，ORF1ab 为 6.75×10^3 copies/ml，N 为 1.35×10^3 copies/ml，其分析敏感性不高；如果整个过程未实现自动化和闭管操作，该方法与荧光 RT-PCR 相比没有优势。目前有一些厂家尝试将该方法进行自动化，用于 SARS-CoV-2 的即时检测，这可能是等温扩增和 CRISPR/Cas9 产物分析未来应用的方向。

3. 其他 除荧光探针和 CRISPR/Cas 方法以外，NMPA 批准的武汉中帜生物科技股份有限公司生产的试剂盒和美国 FDA EUA 批准的 Cue Health 公司生产的 Cue COVID-19 Test[45]通过形成捕获探针–RNA 扩增产物–特异探针–放大探针–酶联物复合体，作用辣根过氧化物酶化学发光底物，最终采用免疫检测实验室常用的化学发光仪进行检测；武汉中帜生物科技股份有限公司生产的另一试剂盒使用层析方法肉眼判读，其核心目的都是要简化产物分析过程，并不额外使用仪器设备完成产物分析。

三、核酸扩增和产物分析区域的选择

无论是 PCR 扩增还是等温扩增，都涉及扩增区域的选择问题，以及根据检测区域设计相应的引物。除 SARS-CoV-2 的靶区域以外，检测试剂通常会设计内对照（internal control，IC），以监测标本采集、核酸提取和 PCR 反应过程可能产生的假阴性结果。接下来，我们将会对目前试剂选择的 SARS-CoV-2 检测靶区域和内对照进行介绍。

（一）靶区域的选择

现有 SARS-CoV-2 核酸检测试剂选择的靶区域有 ORF1ab 区、N 区、E 区和 S 区[15]，正如第二章中所介绍的，E 区和其他冠状病毒的同源性较高，为 93.5%～99.6%[46]，只能作为筛查的区域，单独 E 区阳性，只表示有冠状病毒感染（但可能是其他冠状病毒）。ORF1ab 区、N 区和 S 区与其他冠状病毒的同源性较低，分别为 79.5%～88.9%、87.7%～96.9%、72.7%～93.7%[46-48]，因此检测的特异性较高。

WHO 网站上公布了一些国家针对 SARS-CoV-2 检测制定的实时荧光 RT-PCR 方案，其采用引物探针及基因组内区域[49]。日本传染病研究所病毒学部门采用的是多重巢式 PCR–琼脂糖凝胶电泳的检测方法，针对的靶区域为 ORF1a 区和 S 区。其余国家采用的都是实时荧光 RT-PCR 的方法。美国疾病控制与预防中心（Center for Disease Control and Prevention，CDC）针对 N 基因的两个不同区域进行检测，中国疾病预防控制中心建议检测 ORF1ab 区和 N 区。总体来说，ORF1ab 区、N 区是最常选择的两个靶区域。ORF1ab 区中不同试剂选择的扩增区域比较分散，其中依赖于 RNA 的 RNA 聚合酶（RNA-dependent RNA polymerase，RdRp）所在的编码区域是 ORF1ab 区中最为常用的检测靶区域（表 5-7～表 5-9）。

目前，应用于临床检测的试剂有单靶标、双靶标和三靶标 3 种方式。单靶标的试剂有 NMPA 批准的华大生物科技（武汉）有限公司生产的试剂，针对 ORF1ab 区；WHO 公布的泰国卫生部医学科学司使用的试剂也是单靶标检测，针对 N 区。出于 SARS-CoV-2 为单链 RNA 容易发生突变的考虑，更多的试剂都是采用多靶标的方法，通过增加 RT-PCR 反应系统中特定靶标的数量避免漏检（表5-7～表5-9）。但是有研究表明，反应体系中的多个靶标之间可能会相互干扰，降低扩增效率，影响彼此的检测，检出率反而会下降[49]。

对于选择多个靶基因的试剂厂家来说，需要首先思考选择各扩增靶区域的目的是什么？选择各扩增靶区域的目的无非有两个方面：提高敏感性（包括检测限和对各不同病毒株的敏感性）、提高特异性。例如，罗氏 SARS-CoV-2 核酸检测试剂检测 ORF1ab 区和 E 区，其中针对 E 基因的引物可以检测出所有 Sarbecovirus，而针对 ORF1ab 的引物对

SARS-CoV-2 特异，因此单独 ORF1ab 阳性、ORF1ab 和 E 区同时阳性均可以报告 SARS-CoV-2 阳性[50]。单独 E 区阳性建议复检，因为可能存在标本弱阳性（接近或低于检测限）、ORF1ab 突变、其他冠状病毒感染等。这说明 E 基因的加入主要是为了提高检测的敏感性，避免漏检。有的试剂要求 ORF1ab 区和 N 区任何一个阳性即可报告阳性，两个区域的设计通常是为了避免病毒突变导致的漏检，在确认试剂 ORF1ab 区和 N 区均特异的情况下，ORF1ab 区和 N 区任何一个阳性即可报告阳性，以提高敏感性。有的试剂要求两个区都为阳性才可以报告阳性，说明该试剂 ORF1ab 区和 N 区两个区域均特异性不高（如和其他冠状病毒存在交叉反应），需要多个区域互相确认，以提高特异性。实际上，这种情况下厂家应优化扩增区域的选择和引物探针设计，避免两个区域都存在特异性不高的情况，而不是通过两个区都阳性的判读规则解决这一问题。如果两个区域都特异，不存在和其他病毒的交叉反应，那么就没有必要要求两个区域同时阳性。因为多重检测往往各个区域存在一定干扰，这种干扰必然造成至少一个靶区域检测敏感性降低，从而导致整个试剂敏感性下降。因此，这种设计很可能同时导致敏感性和特异性的不足。厂家需谨慎、充分地评估反应体系中多重 PCR 扩增干扰对各靶基因造成的敏感性影响。

有的试剂采用 ORF1ab、N 和 E 3 个基因进行检测，3 个基因任何两个为阳性，可以判为 SARS-CoV-2 阳性；其他情况，包括一个靶基因阳性或 3 个都为阴性，都判为 SARS-CoV-2 阴性。任何一个靶基因阳性不能判为阳性，说明 3 个靶基因都不特异；其中两个靶基因阳性即可以报告阳性，此时另一个靶基因阴性，说明每个靶基因敏感性都不高，存在漏检的情况。在 3 个靶基因敏感性和特异性都不足的情况下，这种试剂设计令人困惑，各个靶基因检测的目的是什么？

总之，厂家靶标选择和判定规则均与试剂建立时方法学总体设计（包括引物、探针和检测区域）有关，尽管不能一概而论哪种方式最为合适，但是试剂厂家需明确各靶基因选择的原因，在一定的科学和实验数据（特别是性能确认）的基础上建立检测方法。

（二）内对照的选择

为了避免标本采集、核酸提取和 PCR 反应过程可能产生的假阴性结果，SARS-CoV-2 核酸检测试剂通常包含内对照，内对照在实时荧光 RT-PCR 反应体系中和靶核酸同时完成扩增反应，如果内对照无扩增曲线，则提示实验环节存在问题，该标本实验无效。内对照可以分为两类。一类为内源性，如 RNase P 等人源基因，这些基因在人体各器官组织细胞中普遍存在，存在于采集的咽拭子等标本中，因此可以监测是否采集到了上皮细胞及整个实验操作过程的准确性，由于人基因组和病毒提取效率存在一定差别，内源性内标无法完全监测提取过程存在的问题。另一类为外源性，表 5-7～表 5-9 列出了各试剂使用的内对照，常用的外源性内对照是 MS2 噬菌体等。MS2 噬菌体在核酸提取前加入临床标本中，可以较全面地监测从核酸提取到产物分析全过程的有效性。与内源性人源基因相比，外源性内对照不能监控标本采集的质量，需要提前制备并作为试剂盒的一个组分。内对照和检测标本均阴性，提示实验过程可能存在问题，应根据试剂盒说明书进行复检或重新采样。

表 5-7 SARS-CoV-2 核酸检测试剂汇总（实时荧光 RT-PCR 法）

批准机构	批准时间	制造商	产品名称	检测靶基因	内对照	最低检测限
WHO	2020-02-04	美国疾病控制与预防中心	—	N1/N2	人类家基因核糖核酸酶 P（RNase P）	$10^3 \sim 10^{3.5}$copies/ml
	2020-01-24	中国疾病控制与预防中心	—	ORF1ab/N	—	—
	2020-01	法国巴斯德研究所	—	RdRp_IP2/ RdRp_IP4/N	—	—
	2020-01	日本国立传染病研究所	—	N	—	—
	2020-01-17	Charité，Germany	—	RdRp /E	—	RdRp：3.8copies/reaction，E：5.2 copies/reaction
	2020-01	HKU，Hong Kong SAR	—	ORF1b-nsp14/N	—	—
	2020-01-23	National Institute of Health, Thailand	—	N	—	5copies/reaction
美国 FDA EUA	2020-02-04	美国疾病控制与预防中心	CDC 2019-nCoV Real-Time RT-PCR Diagnostic Panel（CDC）	N1/N2	人类家基因核糖核酸酶 P（RNase P）	$10^3 \sim 10^{3.5}$copies/ml
	2020-02-29	Wadsworth Center, New York State Department of Public Health's（CDC）	New York SARS-CoV-2 Real-time Reverse Transcriptase（RT）-PCR Diagnostic Panel	N1/N2	人类管家基因核糖核酸酶 P（RNase P）	0.5 copies/reaction
	2020-03-12	Roche Molecular Systems, Inc.（RMS）	cobas SARS-CoV-2	ORF1ab/E	无传染性的包含与 SARS 无关病毒的 MS2 噬菌体（外源性）	ORF1ab：0.009 TCID$_{50}$/ml；E：0.003 TCID$_{50}$/ml
	2020-03-13	Thermo Fisher Scientific, Inc.	TaqPath COVID-19 Combo Kit	ORF1ab/N/S	MS2 噬菌体（外源性）	每反应 10 GCE
	2020-03-16	Hologic, Inc.	Panther Fusion SARS-CoV-2 Assay	ORF1ab-1/ORF1ab-2	—	0.01 TCID$_{50}$/ml
	2020-03-16	Laboratory Corporation of America（LabCorp）	COVID-19 RT-PCR Test	N1/ N2/N3	人类管家基因核糖核酸酶 P（RNase P）	6.3×10^3copies/ml
	2020-03-17	Quidel Corporation	Lyra SARS-CoV-2 Assay	ORF1ab	灭活且稳定的 MS2 噬菌体（外源性）	800copies/ml
	2020-03-17	Quest Diagnostics Infectious Disease, Inc.	Quest SARS-CoV-2 rRT-PCR	N1/N3	外源性 RNA	136copies/ml
	2020-03-18	Abbott Molecular	Abbott RealTime SARS-CoV-2 assay	RdRp/N	包含与 SARS-CoV-2 无关的 RNA 序列（外源性）	100copies/ml

续表

批准机构	批准时间	制造商	产品名称	检测靶基因	内对照	最低检测限
美国 FDA EUA	2020-03-19	DiaSorin Molecular, LLC	Simplexa COVID-19 Direct assay	ORF1ab/S	外源性 RNA	鼻咽拭子：500copies/ml 鼻拭子：242copies/ml 支气管肺泡灌洗液：$1.2×10^3$copies/ml
	2020-03-20	Primerdesign, Ltd.	Primerdesign Ltd COVID-19 genesig Real-Time PCR assay	ORF1ab	外源性 RNA	330copies/ml
	2020-03-20	Cepheid	Xpert Xpress SARS-CoV-2 test	N2/E	外源性内标	250copies/ml
	2020-03-24	PerkinElmer, Inc.	PerkinElmer New Coronavirus Nucleic Acid Detection Kit	ORF1ab/N	MS2噬菌体（噬菌体）	ORF1ab：9.3copies/ml N：30.5copies/ml
	2020-03-25	Avellino Lab USA, Inc.	AvellinoCoV2 test	N1/N3	人类管家基因核糖核酸酶 P（RNase P）	$5.5×10^4$copies/ml
	2020-03-26	BGI Genomics Co., Ltd.	Real-Time Fluorescent RT-PCR Kit for Detecting SARS-CoV-2	ORF1ab	人类管家基因β肌动蛋白（β-actin）	咽拭子：150copies/ml 支气管肺泡灌洗液：100copies/ml
	2020-03-30	NeuMoDx Molecular, Inc.	NeuMoDx SARS-CoV-2 Assay	Nsp2/N	—	150copies/ml
	2020-03-30	QIAGEN GmbH	QIAstat-Dx Respiratory SARS-CoV-2 Panel	RdRp/N	MS2噬菌体（外源性）	500copies/ml
	2020-04-01	Ipsum Diagnostics, LLC	COV-19 IDx assay	N1	人类管家基因核糖核酸酶 P（RNase P）	$8.5×10^3$copies/ml
	2020-04-02	Becton, Dickinson & Company（BD）	BioGX SARS-CoV-2 Reagents for BD MAX System	N1/N2	人类管家基因核糖核酸酶 P（RNase P）	40GE/ml
	2020-04-03	Luminex Corporation	ARIES SARS-CoV-2 Assay	ORF1ab/N/E	MS2噬菌体（外源性）	$7.5×10^4$GCE/ml
	2020-04-03	ScienCell Research Laboratories	ScienCell SARS-CoV-2 Coronavirus Real-time RT-PCR（RT-qPCR）Detection Kit	N1/N2	人类管家基因核糖核酸酶 P（RNase P）	$10^{3.5}$copies/ml
	2020-04-03	Co-Diagnostics, Inc.	Logix Smart Coronavirus Disease 2019（COVID-19）Kit	RdRp	人类管家基因核糖核酸酶 P（RNase P）	$4.3×10^3$copies/ml
	2020-04-06	Gnomegen, LLC	Gnomegen COVID-19 RT-Digital PCR Detection Kit	N1/N2	人类管家基因核糖核酸酶 P（RNase P）	8copies/reaction

续表

批准机构	批准时间	制造商	产品名称	检测靶基因	内对照	最低检测限
美国FDA EUA	2020-04-07	InBios International, Inc.	Smart Detect SARS-CoV-2 rRT-PCR Kit	RdRp/N/E	人类管家基因核糖核酸酶P（RNase P）	每反应12.5GE, 1.1×10^3 GE/ml
	2020-04-08	Becton, Dickinson & Company	BD SARS-CoV-2Reagents for BD MAX System	N1/N2	人类管家基因核糖核酸酶P（RNase P）	40GE/ml
	2020-04-08	DiaCarta, Inc.	QuantiVirus SARS-CoV-2 Test kit	ORF1ab/N/E	人类管家基因核糖核酸酶P（RNase P）	100～200copies/ml
	2020-04-10	Atila BioSystems, Inc.	iAMP COVID-19 Detection Kit	E/S	人类管家基因甘油醛-3-磷酸脱氢酶（GAPDH）	4×10^3copies/ml
	2020-04-14	Maccura Biotechnology（USA）, LLC	SARS-CoV-2 Fluorescent PCR Kit	ORF1ab/N/E	含有外源RNA序列的MS2病毒样颗粒（外源性）	1×10^3copies/ml
	2020-04-16	GenoSensor, LLC	GS™ COVID-19 RT-PCR KIT	ORF1ab/N/E	人类管家基因β-葡萄糖苷酸酶（GUSB）	1×10^3copies/ml
	2020-04-16	KorvaLabs, Inc.	Curative-Korva SARS-Cov-2 Assay	N1/N2	人类管家基因核糖核酸酶P（RNase P）	200copies/ml
	2020-04-17	Fosun Pharma USA, Inc.	Fosun COVID-19 RT-PCR Detection Kit	ORF1ab/N/E	慢病毒（外源性）	300copies/ml
	2020-04-18	OSANG Healthcare	GeneFinder COVID-19 Plus RealAmp Kit	RdRp/N/E	人类管家基因核糖核酸酶P（RNase P）	500copies/ml
	2020-04-20	Trax Management Services, Inc.	PhoenixDx 2019-CoV	RdRp/E	人类管家基因核糖核酸酶P（RNase P）	100copies/ml
	2020-04-21	Seegene, Inc.	Allplex 2019-nCoV Assay	RdRp/N/E	MS2噬菌体（外源性）	$(1.3～4.2) \times 10^3$copies/ml
	2020-04-22	Altona Diagnostics GmbH	RealStar SARS-CoV-2 RT-PCR Kits U.S.	E/S	外源性DNA和RNA分子	0.1PFU/ml
	2020-04-23	SD Biosensor, Inc.	STANDARD M nCoV Real-Time Detection Kit	RdRp/E	假病毒（外源性）	125～500copies/ml
	2020-04-27	SEASUN BIOMATERIALS	U-TOP COVID-19 Detection Kit	ORF1ab/N	人类管家基因核糖核酸酶P（RNase P）	10copies/reaction, 1×10^3copies/ml

续表

批准机构	批准时间	制造商	产品名称	检测靶基因	内对照	最低检测限
美国 FDA EUA	2020-04-29	Rheonix, Inc.	Rheonix COVID-19 MDx Assay	N1	人类管家基因核糖核酸酶 P（RNase P）	625GE/ml
	2020-04-29	LabGenomics Co., Ltd.	LabGun COVID-19 RT-PCR Kit	RdRp/E	MS2 噬菌体（外源性）	2×10^3copies/ml
	2020-05-04	Sansure BioTech, Inc.	Novel Coronavirus（2019-nCoV）Nucleic Acid Diagnostic Kit（PCR-Fluorescence Probing）	ORF1ab/N	人类管家基因核糖核酸酶 P（RNase P）	200copies/ml
	2020-05-05	Fast Track Diagnostics Luxembourg S.á.r.l.（a Siemens Healthineers Company）	FTD SARS-CoV-2	ORF1ab/N	马动脉炎病毒（外源性）	0.0023 $TCID_{50}$/ml
	2020-05-06	BioMérieux SA	SARS-COV-2 R-GENE	RdRp/N/E	人类基因次黄嘌呤磷酸核糖基转移酶 1（HPRT1）	380copies/ml
	2020-05-06	OPTI Medical Systems, Inc.	OPTI SARS-CoV-2 RT PCR Test	N1/N2	人类管家基因核糖核酸酶 P（RNase P）	痰液：700copies/ml鼻咽拭子：900copies/ml
	2020-05-07	Zymo Research Corporation	Quick SARS-CoV-2RT-PCR Kit	N1/N2/N3	人类管家基因核糖核酸酶 P（RNase P）	250GEC/ml
	2020-05-07	Rutgers Clinical Genomics Laboratory at RUCDR Infinite Biologics-Rutgers University	Rutgers Clinical Genomics Laboratory TaqPath SARS-CoV-2-Assay	ORF1ab/N/S	MS2 噬菌体（外源性）	200copies/ml
	2020-05-08	Gnomegen, LLC	Gnomegen COVID-19-RT-qPCR Detection Kit	N1/N2	人类管家基因核糖核酸酶 P（RNase P）	500copies/ml
	2020-05-11	Abbott Molecular, Inc.	Alinity m SARS-CoV-2 assay	RdRp/N	包含与 SARS-CoV-2 无关的 RNA 序列（外源性）	100copies/ml
	2020-05-11	1drop, Inc.	1copy COVID-19 qPCR Multi Kit	RdRp/E	人类管家基因甘油醛-3-磷酸脱氢酶（GAPDH）	200copies/ml
	2020-05-13	Applied DNA Sciences, Inc.	Linea COVID-19 Assay Kit	S1/S2	人类管家基因核糖核酸酶 P（RNase P）	1.25×10^3copies/ml

续表

批准机构	批准时间	制造商	产品名称	检测靶基因	内对照	最低检测限
美国 FDA EUA	2020-05-14	GeneMatrix, Inc.	NeoPlex COVID-19 Detection Kit	RdRp/N	人类家基因核糖核酸酶 P（RNase P）	50copies/reaction
	2020-05-14	Hologic, Inc.	Aptima SARS-CoV-2 assay	ORF1ab-1/ORF1ab-2	外源性内对照	$0.01TCID_{50}$/ml
	2020-05-15	Assurance Scientific Laboratories	Assurance SARS-CoV-2 Panel	N1/N2	人类家基因核糖核酸酶 P（RNase P）	37copies/reaction
	2020-05-15	Fulgent Therapeutics, LLC	Fulgent COVID-19 by RT-PCR Test	N1/N2	人类管家基因核糖核酸酶 P（RNase P）	500copies/ml
	2020-05-18	Quidel Corporation	Lyra Direct SARS-CoV-2 Assay	ORF1ab（pp1ab）	灭活且稳定的 MS2 噬菌体（外源性）	800copies/ml
	2020-05-21	BioCore Co, Ltd.	BioCore 2019-nCoV Real Time PCR Kit	RdRp/N	人类管家基因 β 球蛋白	500copies/ml
	2020-05-21	SolGent Co, Ltd.	DiaPlexQ Novel Coronavirus (2019-nCoV) Detection Kit	ORF1ab/N	—	200copies/ml
	2020-05-21	P23 Labs, LLC	P23 Labs TaqPath SARS-CoV-2 Assay	ORF1ab/N, S	MS2 噬菌体（外源性）	1×10^3copies/ml
	2020-05-22	dba SpectronRx	Hymon SARS-CoV-2 Test Kit	N/E	人类管家基因 β-肌动蛋白（ACTB）	250copies/ml
	2020-05-28	PrivaPath Diagnostics, Inc.	LetsGetChecked Coronavirus（COVID-19）Test	ORF1ab	人类管家基因核糖核酸酶 P（RNase P）	—
	2020-06-01	Gravity Diagnostics, LLC	Gravity Diagnostics COVID-19 Assay	N1/N2	人类管家基因核糖核酸酶 P（RNase P）	2.4×10^3copies/ml
	2020-06-04	Phosphorus Diagnostics, LLC	Phosphorus COVID-19 RT-qPCR Test	N1/N2	人类管家基因核糖核酸酶 P（RNase P）	5×10^3copies/ml
	2020-06-05	Genetron Health（Beijing）Co., Ltd.	Genetron SARS-CoV-2 RNA Test	ORF1ab/N	人类管家基因核糖核酸酶 P（RNase P）	1×10^3copies/ml
	2020-06-08	Euroimmun US, Inc.	EURORealTime SARS-Cov-2	ORF1ab/N	包含与 SARS-CoV-2 无关的 RNA 序列（外源性）	150copies/ml

续表

批准机构	批准时间	制造商	产品名称	检测靶基因	内对照	最低检测限
美国 FDA EUA	2020-06-09	ChromaCode, Inc.	HDPCR SARS-CoV-2 Assay	N1/N2	人类家基因核糖核酸酶 P (RNase P)	Applied Biosystems 7500 Fast/7 systems: 1×10^3copies/ml; Applied Biosystems Quant Studio 12K system: 250 copies/ml
	2020-06-10	TBG Biotechnology Corp	ExProbe SARS-CoV-2 Testing Kit	RdRp/N/E	人类管家基因核糖核酸酶 P (RNase P)	1×10^4copies/ml
	2020-06-10	Tide Laboratories, LLC	DTPM COVID-19 RT-PCR Test	N	人类 S9 核糖体基因	2.2×10^4copies/ml
	2020-06-12	RTA Laboratories Biological Products Pharmaceutical and Machinery Industry	Diagnovital SARS-CoV-2 Real-Time PCR Kit	RdRp/E	包含与 SARS-CoV-2 无关的 RNA 序列(外源性)	38copies/ml
	2020-06-13	Kaiser Permanente Mid-Atlantic States	KPMAS COVID-19 Test	ORF1ab/N/S	MS2 噬菌体(外源性)	—
NMPA	2020-01-26	上海之江生物科技股份有限公司	新型冠状病毒 2019-nCoV 核酸检测试剂盒(荧光 PCR 法)	RdRp/N/E	外源性内标	1×10^3copies/ml
	2020-01-26	上海捷诺生物科技有限公司	新型冠状病毒 2019-nCoV 核酸检测试剂盒(荧光 PCR 法)	ORF1ab/N	含人基因组片段的质粒(外源性)	500copies/ml
	2020-01-26	华大生物科技(武汉)有限公司	新型冠状病毒 2019-nCoV 核酸检测试剂盒(荧光 PCR 法)	ORF1ab	内源性内参	咽拭子:150copies/ml 支气管肺泡灌洗液:100copies/ml
	2020-01-28	中山大学达安基因股份有限公司	新型冠状病毒 2019-nCoV 核酸检测试剂盒(荧光 PCR 法)	ORF1ab/N	内源性内标	500copies/ml
	2020-01-28	圣湘生物科技股份有限公司	新型冠状病毒 2019-nCoV 核酸检测试剂盒(荧光 PCR 法)	ORF1ab/N	内源性内标	200copies/ml
	2020-01-31	上海伯杰医疗科技有限公司	新型冠状病毒 2019-nCoV 核酸检测试剂盒(荧光 PCR 法)	ORF1ab/N	人类管家基因核糖核酸酶 P (RNase P)	1×10^3copies/ml
	2020-02-27	北京卓诚惠生生物科技股份有限公司	新型冠状病毒 2019-nCoV 核酸检测试剂盒(荧光 PCR 法)	ORF1ab/N	含非目的片段的假病毒(外源性)	200copies/ml

续表

批准机构	批准时间	制造商	产品名称	检测靶基因	内对照	最低检测限
NMPA	2020-03-01	迈克生物科技股份有限公司	新型冠状病毒 2019-nCoV 核酸检测试剂盒（荧光 PCR 法）	ORF1ab/N/E	含有内参检测基因的 RNA 假病毒（外源性）	1×10^3copies/ml
	2020-03-12	武汉明德生物科技股份有限公司	新型冠状病毒 2019-nCoV 核酸检测试剂盒（荧光 PCR 法）	ORF1ab/N	人类管家基因核糖核酸酶 P（RNase P）	500copies/ml
	2020-03-24	上海复星长征医学科学有限公司	新型冠状病毒（2019-nCoV）核酸检测试剂盒（荧光 PCR 法）	ORF1ab/N/E	外源性内参 A	300copies/ml
	2020-04-03	北京金豪制药股份有限公司	新型冠状病毒 2019-nCoV 核酸检测试剂盒（荧光 PCR 法）	ORF1ab/N	人类管家基因核糖核酸酶 P（RNase P）	500copies/ml
	2020-04-16	江苏硕世生物科技股份有限公司	新型冠状病毒 2019-nCoV 核酸检测试剂盒（荧光 PCR 法）	ORF1ab/N	人类管家基因核糖核酸酶 P（RNase P）	350copies/ml

表 5-8 SARS-CoV-2 核酸检测试剂汇总（其他 PCR 扩增的方法）

组织机构	批准时间	制造商	产品名称	检测原理	检测靶基因	内对照	最低检测限
美国 FDA EUA	2020-03-19	GenMark Diagnostics, Inc.	ePlex SARS-CoV-2 Test	RT-PCR, 电化学法	—	外源性 DNA 和 RNA 分子	1×10^5copies/ml
	2020-03-23	BioFire Defense, LLC	BioFire COVID-19 Test	巢式 RT-PCR, HRM 分析技术	ORF1ab-1/ORF 1ab-2/ORF8	粟酒裂殖酵母的 RNA 转录本（外源性）	330copies/ml
	2020-03-23	Mesa Biotech, Inc.	Accula SARS-Cov-2 Test	RT-PCR, 横向流动试纸条	N	无传染性的 RNA 噬菌体（外源性）	200copies/reaction
	2020-03-27	Luminex Molecular Diagnostics, Inc.	NxTAG CoV Extended Panel Assay	RT-PCR, Luminex	ORF1ab/N/E	MS2 噬菌体（外源性）	5×10^3GCE/ml
	2020-05-01	BioFire Diagnostics, LLC	BioFire Respiratory Panel 2.1（RP2.1）	巢式 RT-PCR, HRM 分析技术	S/M	粟酒裂殖酵母的 RNA 转录本（外源性）	热灭活病毒：500copies/ml 传染性病毒：160copies/ml
	2020-05-01	Bio-Rad Laboratories, Inc	Bio-Rad SARS-CoV-2 ddPCR Test	微滴数字 PCR	N1/N2	人类管家基因核糖核酸酶 P（RNase P）	625copies/ml
	2020-06-15	Applied BioCode, Inc.	BioCode SARS-CoV-2 Assay	RT-PCR, 探针捕获	Na/Nb	MS2 噬菌体（外源性）	1.72×10^{-2}TCID$_{50}$/ml

表 5-9　SARS-CoV-2 核酸检测试剂汇总（等温扩增的方法）

批准机构	批准时间	制造商	产品名称	检测靶基因	内对照	最低检测限
美国 FDA EUA	2020-03-27	Abbott Diagnostics Scarborough, Inc.	ID NOW COVID-19	RdRp	—	125GE/ml
	2020-05-06	Sherlock BioSciences, Inc.	Sherlock CRISPR SARS-CoV-2 Kit	ORF1ab/N	人类管家基因核糖核酸酶 P（RNase P）	ORF1ab: 6.75×10^{3}copies/ml N: 1.35×10^{3}copies/ml
	2020-05-21	Seasun Biomaterials, Inc.	AQ-TOP COVID-19 Rapid Detection Kit	ORF1ab	人类管家基因核糖核酸酶 P（RNase P）	7×10^{3}copies/ml
	2020-06-10	Cue Health, Inc.	Cue COVID-19 Test	N	人类管家基因核糖核酸酶 P（RNase P）	1.3×10^{3}copies/ml
NMPA	2020-02-22	成都博奥晶芯生物科技有限公司	六项呼吸道病毒核酸检测试剂盒（恒温扩增芯片法）	N/S	内源性内标	15 copies/reaction
	2020-03-16	杭州优思达生物技术有限公司	新型冠状病毒 2019-nCoV 核酸检测试剂盒（恒温扩增-实时荧光法）	ORF1ab/N	人类管家基因甘油醛-3-磷酸脱氢酶（GAPDH）	1×10^{3}copies/ml
	2020-03-26	上海仁度生物科技有限公司	新型冠状病毒 2019-nCoV 核酸检测试剂盒（RNA 捕获探针法）	ORF1ab	外源性内标	250copies/ml
	2020-03-31	武汉中帜生物科技股份有限公司	新型冠状病毒 2019-nCoV 核酸检测试剂盒（RNA 恒温扩增-金探针层析法）	ORF1ab/E	人 18S 核糖体 RNA(18SrRNA)	1×10^{3}copies/ml
	2020-03-31	武汉中帜生物科技股份有限公司	新型冠状病毒 2019-nCoV 核酸检测试剂盒（双扩增法）	ORF1ab/E	人 18S 核糖体 RNA(18SrRNA)	100copies/ml

新型冠状病毒全基因组序列参见 https://www.ncbi.nlm.nih.gov/nuccore/NC_045512.2?report=genbank&to=29903

第四节　SARS-CoV-2 核酸检测试剂的特点

我们已经介绍了标本前处理的方法、核酸提取方法、核酸扩增和产物分析方法的原理，这些共同组成了核酸检测试剂。事实上，SARS-CoV-2 核酸检测这些环节的原理和其他呼吸道病原体（如流感病毒）核酸检测没有区别。但是，由于 SARS-CoV-2 造成全球大流行，并对人类健康、社会、经济等方面产生巨大危害，SARS-CoV-2 核酸检测除了对有症状人群进行诊断以外，还有不同于流感病毒的检测需求，如大规模的人群检测、现场即时检测（point-of-care testing，POCT）等，这些使得 SARS-CoV-2 核酸检测和以往呼吸道病原体检测相比，有更加快速、操作简便、高通量和高度自动化的需求，临床应用的场景也更为多样，总体来说，目前的核酸检测试剂可以分为以下 3 种。

一、医学实验室使用的 SARS-CoV-2 核酸检测试剂

医学实验室使用的 SARS-CoV-2 核酸检测试剂主要以实时荧光 RT-PCR 为主，经过标本前处理、核酸提取和纯化，然后在实时荧光 RT-PCR 仪上完成扩增和产物分析。在有大规模人群检测需求时，核酸提取和纯化及反应体系的配制均可以通过自动化仪器来完成，检测通量的限制主要来自实时荧光 RT-PCR（通常为 96 个反应）。等温扩增法试剂，同样经过标本前处理、核酸提取和纯化，然后在等温扩增仪或分析仪上完成扩增和产物分析，或者产物分析通过 CRISPR 等方法来完成。等温扩增法通常宣称速度更快，有时也称为"快速核酸检测试剂"。但是在标本前处理、核酸提取和纯化都和实时荧光 RT-PCR 采用相同过程的情况下，核酸扩增和产物分析时间的缩短对整体检测时间的影响并不十分明显。特别是当需要检测的标本数量较多时，增加实时荧光 RT-PCR 仪的数量也可以提高检测通量，从而在同等时间完成同等数量的标本检测。无论是 PCR 还是等温扩增法，都需要在临床基因扩增检测实验室进行，有实验室分区和防污染的程序。

在有大规模标本检测需求时，可以通过自动化仪器完成核酸提取及反应体系配制，然后人工将反应体系转移到产物扩增区进行检测。此外，为进一步提高检测速度和操作的简便性，自动液体工作站也用于医学实验室的大规模 SARS-CoV-2 标本检测。自动液体工作站是整合了标本裂解、核酸提取、核酸扩增和检测功能的全自动操作平台，在实现高通量标本处理、快速获得检测结果的同时，通过高精度的准确移液，避免人工操作导致误差，提高标本处理的一致性和结果的可重复性[18]。自 COVID-19 疫情暴发以来，多家试剂制造商研发了可用于检测 SARS-CoV-2 核酸的自动液体工作站。以 Rheonix Encompass MDx® Workstation 为例，该自动液体工作站由液体处理器（liquid handler）、联锁门（interlocking door）、智能感知警报（smart sense alert）、触摸屏（touch screen）、平台（deck）、标本条形码扫描仪（sample barcode scanner）和照相机组成[52]。标本需要装载在制造商提供的特

制标本盒（CARD cartridge）里，和耗材一起放置在平台上，系统扫码验证无误后，液体处理器就会在联锁门的控制下自动执行标本处理过程。CARD cartridge 包含整个流程所需的所有试剂，是 Encompass 自动液体工作站的核心。如图 5-15 所示，储液槽（reservoirs）可以容纳少量试剂，并且通过流体网络与其他组件相互连接，检测起始时它容纳核酸提取试剂，液体处理器吸取标本至 CARD cartridge 后，泵/阀结构（pump/valves）自动启动，控制流体网络中的液体流量。经磁珠分离纯化后，核酸被洗脱至 PCR 反应管中，储液槽就成了废液容器。最后，PCR 扩增产物经流体网络被送至机载低密度 DNA 阵列（low density array），此处包含与 SARS-CoV-2 RNA 靶序列互补的核苷酸探针。通过流体网络系统向DNA 阵列杂交反应体系中引入辣根过氧化物酶和 3′，3′，5′，5′-四甲基联苯胺（tetramethyl benzidine，TMB），实现可视化检测，显色结果可由照相机捕获并分析。Encompass 自动液体工作站最多可同时处理 24 个标本。该系统的优势在于核酸提取、PCR 扩增、杂交反应等所需的试剂均在 CARD cartridge 中封闭、分别保存，所有液体组分的添加与转移均由流体网络和泵/阀结构精确控制，加样准确、可重复性高。

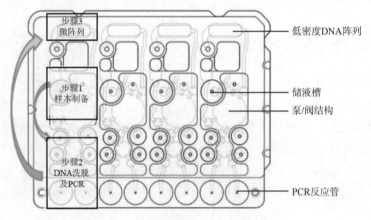

图 5-15　CARD cartridge 的结构示意图

二、现场即时检测

采用医学实验室使用的 SARS-CoV-2 的检测试剂盒，标本需要首先转运到医学实验室，检测过程最快也需要 2 小时。如果需要在短时间（如半小时）完成核酸扩增、信号收集与结果分析等过程，则往往通过即时检测（POCT）来完成。这种检测不需要在医学实验室进行，可以即采即检，检测方法原理多为等温扩增法，通过将标本裂解、核酸提取、核酸扩增和产物分析整合在一台自动液体工作站上封闭完成。但是这种检测通量通常仅为 1~2 个标本，POCT 检测通常敏感度低于医学实验室开展的 SARS-CoV-2 核酸检测。

自 COVID-19 疫情暴发以来，多家试剂制造商研发了可用于检测 SARS-CoV-2 核酸的 POCT 方案。以获得美国 FDA 紧急使用授权的 ID NOW COVID-19 assay 为例，这种利用等温扩增技术检测鼻咽/口咽/鼻拭子是否包含 SARS-CoV-2 病毒核酸的检测能够在13 分钟内获得结果[23]。ID NOW COVID-19 assay 包括标本接收器、检测基座、传输盒和主机（图 5-16）。开始检测前，需要将所有标本和仪器组件平衡至室温，检查检测基座的两个反应管底部是否有可见的冻干试剂沉淀，然后将检测基座和标本接收器依次插入 ID NOW 主机，等待标本接收器预热。预热完毕后，取下标本接收器的箔纸封条，放入需要检测的患者标本，在液体中混合 10 秒。移除拭子时，需要将拭子头压在标本接收器的侧壁，以去除多余液体。保存在病毒运输培养基（viral transport medium，VTM）中的标本不适用于 ID NOW COVID-19 assay 检测。传输盒是连接标本接收器和检测基座的组件，主要功能是转移洗脱的标本，正常工作时有指示灯提示。如果传输盒没有正确连接，分配到检测基座的标本量不足，将导致无效或错误的检测结果。检测基座的反应管中包含 SARS-CoV-2 扩增所需的试剂，能够靶向扩增 SARS-CoV-2 RdRp 片段的特定区域，并且使用荧光标记的分子信标报告靶序列的特异性扩增。

然而，POCT 操作简便快速是以部分牺牲检测准确性为代价的。例如，ID NOW COVID-19 assay 的检测限为每毫升 125 基因组当量，检测一个拭子标本，需要在检测基座的反应管内产生 2×100μl 反应体系，即该 POCT 方法的分析灵敏度为每个反应 25 基因组当量，是该试剂制造商研发的另外一种核酸检测产品 Abbott RealTime SARS-CoV-2 assay 的数倍：后者的分析灵敏度为每个反应 3.1 基因组当量。美国纽约大学格罗斯曼医学院发表在预印本平台 *Biorxiv* 上的一篇研究显示，使用 ID NOW COVID-19 assay 检测 31 份经 Cepheid Xpert® Xpress 确认为阳性的患者鼻拭子标本，阳性率仅为 51.6%（16/31）[52]。芝加哥洛约拉大学医学院的研究人员从 524 名有症状患者中采集配对标本，分别使用 ID NOW COVID-19 assay 和 Abbott m2000 system 检测，结果显示，对于 Abbott m2000 system 检测阳性的标本，ID NOW COVID-19 assay 的阳性率只有 75%[53]。这意味着使用该 POCT 方案时，25%的 COVID-19 阳性患者会获得阴性结果，因此，不建议将其作为 SARS-CoV-2 核酸检测的通用方法。美国 FDA 指出，该检测仅适用于症状疑似 COVID-19 的患者，不能对无症状个体进行检测；任何与患者临床症状及体征不一致，或作为患者管理依据的阴性结果均需要通过更高灵敏度的检测方法确认[54]。

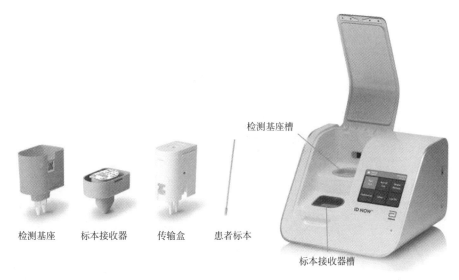

检测基座　　标本接收器　　传输盒　　患者标本

检测基座槽

标本接收器槽

图 5-16　ID NOW 组件和主机

获得了国内 NMPA 批准的 iPonatic 核酸检测分析仪也能够快速获得 SARS-CoV-2 核酸检

测结果。该仪器主要由试剂条推送模块、上下运动模块、移液泵、热循环模块、条码扫描模块、热敏打印机及分析软件组成，操作者需要将标本、核酸提取试剂、PCR 反应试剂和酶装载在仪器组件上，然后按照显示屏提示输入标本信息，开始核酸提取和扩增反应[55]。iPonatic 的检测通量为一个标本，能够在 15～45 分钟完成提取、扩增、检测和分析步骤[56]。

三、多种病原体联合核酸检测试剂

除了上述两种试剂以外，还有一类试剂在检测是否存在 SARS-CoV-2 病毒 RNA 的同时，还区分多种其他呼吸道病原体的核酸。不过，即使检测出其他呼吸道病原体，也并不意味着相应的微生物是导致感染及患者临床症状的病原体；由于 SARS-CoV-2 假阴性的问题，SARS-CoV-2 阴性也不能排除 SARS-CoV-2 感染。

以 QIAstat-Dx® Respiratory Panel 为例，该试剂需搭配 QIAstat-Dx Analyzer 1.0 运行，实现从疑似呼吸道感染患者的鼻咽拭子标本中提取核酸、进行多重实时 RT-PCR 的全过程（图 5-17）。除了 SARS-CoV-2 以外，QIAstat-Dx® Respiratory Panel 还可以定性和区分甲型流感病毒、乙型流感病毒、副流感病毒、呼吸道合胞病毒、腺病毒、肺炎支原体、嗜肺军团菌、百日咳博德特氏菌等 22 种常见的呼吸道病原体（或亚型）[57]。该试剂的核心功能依托于 PANEL cartridge（图 5-17），PANEL cartridge 的主要结构包括拭子口、主口、标本检查窗口、裂解室、纯化室、反应室等。没有保存在通用运输培养基（universal transport medium，UTM）中的鼻咽拭子标本需从拭子口插入 PANEL cCartridge，保存在 UTM 中的标本可使用移液管吸取 300μl，通过主口添加，并且通过标本检查窗口确认是否正确加载。试剂制造商检测了 448 个临床标本，发现干拭子和保存在 UTM 中的标本灵敏度分别为 98.8% 和 99.4%，特异性分别为 95.9% 和 98.1%，表现出良好的一致性[58]。标本被分配到裂解室后，在高速转子机械力和裂解液的作用下释放病原体核酸。纯化室中含有离液盐和醇，病原体核酸在它们的作用下与二氧化硅膜结合，经过纯化，与冻干的 PCR 预混液混合，并且被等份转移至不同的反应室。每个反应室中含有冻干的特异性引物和探针，用于进行实时多重 RT-PCR 检测。QIAstat-Dx Analyzer 1.0 能够捕获每个反应室中的荧光增加、自动执行荧光分析、生成扩增曲线和结果报告。一项由丹麦、德国和法国的三所医院参与的多中心临床试验使用 QIAstat-Dx® Respiratory Panel 检测了 578 份患者标本，结果显示该检测对不同呼吸道病原体整体表现出良好的灵敏度（97.3%）和特异性（98.4%）[57]。

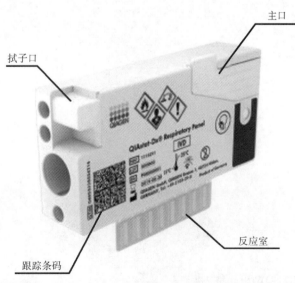

图 5-17 QIAstat-Dx® Respiratory Panel 的核心：PANEL cartridge

附录 SARS-CoV-2 核酸检测所用引物探针及 SARS-CoV-2 基因序列

附表 1 扩增引物探针汇总（逆转录 PCR 法）

机构	引物和探针		基因组内区域	方法
中国疾病预防控制中心	引物	F: 5'-CCCTGTGGGTTTTACACTTAA-3'（13342-13362） R: 5'-ACGATTGTGCATCAGCTGA-3'（13460-13442）	ORF1ab（119bp, 13342-13460）	实时荧光 RT-PCR，TaqMan 探针
	探针	P: 5'-FAM-CCGTCTGCGGTATGTGGAAAGGTTATGG-BHQ1-3'（13377-13404）		
	引物	F: 5'-GGGGAACTTCTCCTGCTAGAAT-3'（28881-28902） R: 5'-CAGACATTTTGCTCTCAAGCTG-3'（28979-28958）	N（99bp, 28881-28979）	
	探针	P: 5'-FAM-TTGCTGCTGCTTGACAGATT-TAMRA-3'（28934-28953）		
法国巴斯德研究所，文献	引物	F: 5'-ATGAGCTTAGTCCTGTTG-3'（12690-12707） R: 5'-CTCCCTTTGTTGTGTTGT-3'（12797-12780）	RdRp_IP2（108bp, 12690-12797）	实时荧光 RT-PCR，TaqMan 探针
	探针	P: 5'-HEX-AGATGTCTTGTGCTGCCGGTA-BHQ1-3'（12717-12737）		
	引物	F: 5'-GGTAACTGGTATGATTTCG-3'（14080-14098） R: 5'-CTGGTCAAGGTTAATATAGG-3'（14186-14167）	RdRp_IP4（107bp, 14080-14186）	
	探针	P: 5'-FAM-TCATACAAACCACGCCAGG-BHQ1-3'（14105-14123）		
	引物	F: 5'-ACAGGTACGTTAATAGTTAATAGCGT-3'（26269-26294） R: 5'-ATATTGCAGCAGTACGCACACA-3'（26381-26360）	E（113bp, 26269-26381）	
	探针	P: 5'-FAM-ACACTAGCCATCCTTACTGCGCTTCG-BHQ1-3'（26332-26357）		
美国疾病预防控制中心	引物	F: 5'-GAC CCC AAA ATC AGC GAA AT-3'（28287-28306） R: 5'-TCT GGT TAC TGC CAG TTG AAT CTG-3'（28358-28335）	N1（72bp, 28287-28358）	实时荧光 RT-PCR，TaqMan 探针
	探针	P: 5'-FAM-ACC CCG CAT TAC GTT TGG TGG ACC-BHQ1-3'（28309-28332）		
	引物	F: 5'-TTA CAA ACA TTG GCC GCA AA-3'（29164-29183） R: 5'-GCG CGA CAT TCC GAA GAA-3'（29230-29213）	N2（67bp, 29164-29230）	
	探针	P: 5'-FAM-ACA ATT TGC CCC CAG CGC TTC AG-BHQ1-3'（29188-29210）		
	引物	F: 5'-GGG AGC CTT GAA TAC ACC AAA A-3'（28681-28702） R: 5'-TGT AGC ACG ATT GCA GCA TTG-3'（28752-28732）	N3（72bp, 28681-28752）	
	探针	P: 5'-FAM-AYC ACA TTG GCA CCC GCA ATC CTG-BHQ1-3'（28704-28727）		

续表

机构	引物和探针		基因组内区域	方法
日本传染病研究所病毒学部门，文献[59, 60]	引物	F外: 5'-TTCGGGATGCTCGAACTGCACC-3' (484-504)	ORF1a (外: 413bp, 484-896; 内: 346bp, 492-837)	巢式 RT-PCR，琼脂糖凝胶电泳
		R外: 5'-CTTTACCAGCACGTGCTAGAAGG-3' (896-874)		
		F内: 5'-CTCGAACTGCACCTCATGG-3' (492-510)		
		R内: 5'-CAGAAGTTGTTATCGACATAGC-3' (837-816)		
	引物	F外: 5'-TTGGCAAAATTCAAGACTCACTTT-3' (24354-24377)	S (外: 547bp, 24354-24900; 内: 493bp, 24364-24856)	
		R外: 5'-TGTGGGTTCATAAAAAATTCCTTTGTG-3' (24900-24876)		
		F内: 5'-TCAAGACTCACTTTCTTCCAC-3' (24364-24384)		
		R内: 5'-ATTTGAAACAAAGACACCTTCAC-3' (24856-24834)		
	引物	F: 5'-AAAATTTGGGGACCAGGAAC-3' (29124-29144)	N (158bp, 29124-29282)	实时荧光 RT-PCR，TaqMan 探针
		R: 5'-TGGCAGCTGTGTAGGTCAAC-3' (29282-29263)		
	探针	P: 5'-FAM-ATGTCGCGCATTGGCATGGA-BHQ-3' (29222-29241)		
德国柏林，文献[61]	引物	F: 5'-GTGARATGGTCATGTGTGGCGG-3' (15431-15452)	RdRp (100bp, 15431-15530)	实时荧光 RT-PCR，TaqMan 探针
		R: 5'-CARATGTTAAASACACTATTAGCATA-3' (15530-15505)		
	探针	P1: 5'-FAM-CCAGGTGGWACRTCATCMGGTGATGC-BBQ-3' (15469-15494)		
		P2: 5'-FAM-CAGGTGGAACCTCATCAGGAGATGC-BBQ-3' (15470-15494)		
	引物	F: 5'-ACAGGTACGTTAATAGTTAATAGCGT-3' (26269-26294)	E (113bp, 26269-26381)	
		R: 5'-ATATTGCAGCAGTACGCACACA-3' (26381-26360)		
	探针	P: 5'-FAM-ACACTAGCCATCCTTACTGCGCTTCG-BBQ-3' (26332-26357)		
	引物	F: 5'-CACATTGGCACCCGCAATC-3' (28706-28724)	N (128bp, 28706-28833)	
		R: 5'-GAGGAACGAGAAGAGGCTTG-3' (28833-28814)		
	探针	P: 5'-FAM-ACTTCCTCAAGGAACAACATTGCCA-BBQ-3' (28753-28777) @		

续表

机构	引物和探针		基因组内区域	方法
香港大学公共卫生学院，文献[62]	引物	F: 5'-TGGGGYTTTACRGGTAACCT-3'（18778-18797） R: 5'-AACRCGCTTAACAAAGCACTC-3'（18909-18889）	ORF1b-nsp14（132bp, 18778-18909）	实时荧光 RT-PCR, TaqMan 探针
	探针	P: 5'-FAM-TAGTTGTGATGCWATCATGACTAG-TAMRA-3'（18849-18872）		
	引物	F: 5'-TAATCAGACAAGGAACTGATTA-3'（29145-29166） R: 5'-CGAAGGTGTGACTTCCATG-3'（29254-29236）	N（110bp, 29145-29254）	
	探针	P: 5'-FAM-GCAAATTGTGCAAITTGCGG-TAMRA-3'（29196-29177）		
泰国卫生部医学科学学司	引物	F: 5'-CGTTTGGGTGGGACCCTCAGAT-3'（28320-28339） R: 5'-CCCCACTGCGTTCTCCATT-3'（28376-28358）	N（57bp, 28320-28376）	实时荧光 RT-PCR, TaqMan 探针
	探针	P: 5'-FAM-CAACTGGCAGTAACCA-BQH1-3'（28341-28356）		
文献[63]	引物	F: 5'-CAAGTGGGGGTAAGGCTAGACTTT-3'（14961-14983） R: 5'-ACTTAGGATAAITCCCAACCCAT-3'（15304-15283）	RdRp（344bp, 14961-15305）	实时荧光 RT-PCR, SYBR Green 荧光染料
	引物	F: 5'-CCTACTAAAITTAAAITGATCTCTGCTTTACT-3'（22712-22741） R: 5'-CAAGCTATAACGCAGCCTGTA-3'（22869-22849）	S（158bp, 22712-22869）	
文献[64]	引物	F 外: 5'-GTGCTAAACCACCGCCTG-3'（18449-18466） R 外: 5'-CAGAICAICATGGTTGCTTTGTAGGT-3'（18816-18794） F 内: 5'-CGCCTGGAGAICAAITTAAACAC-3'（18461-18483） R 内: 5'-ACCTGTAAAACCCCATTGTTGA-3'（18792-18771）	ORF1ab（外: 368bp, 18449-18816；内: 332bp, 18461-18792）	巢式 RT-PCR

附表 2　扩增引物汇总（等温扩增法）

检测方法		引物和探针	基因组内区域	文献
RT-LAMP	引物	F3: 5'-TGGACCCCAAAATCAGCG-3' (28285-28302)	N	[65]
		B3: 5'-AGCCAATTTGGTCATCTGGA-3' (28529-28510)		
		FIP: 5'-CGTTGTTTGATCGGCGCCC-ATTACGTTTGGTGGACCCTC-3' (28392-28373, 28316-28335)		
		BIP: 5'-ATACTGCGTCTTGGTTCACCGC-ATTGGAACGCCTTGTCCTC-3' (28416-28437, 28494-28476)		
		LF: 5'-TGCGTTCTCCATTCTGGTTACT-3' (28370-28349)		
		LB: 5'-TCTCACTCAACATGGCAAGGAA-3' (28438-28459)		
RT-LAMP	引物	F3: 5'-TGCTTCAGTCAGCTGATG-3' (13434-13451)	ORF1ab	[66]
		B3: 5'-TTAAAITGTCATCTTCGTCCTT-3' (13636-13615)		
		FIP: 5'-TCAGTACTAGTGCCTGTGCC-CACAATCGTTTTTAAACGGGT-3' (13526-13507, 13452-13472)		
		BIP: 5'-TCGTATACAGGGGCTTTTGACATCTA-TCTTGGAAGCGACAACAA-3' (13529-13553, 13613-13596)		
		LF: 5'-CTGCACTTACACCGCAA (13489-13473)		
		LB: 5'-GTAGCTGGTTTTGCTAAATTCC-3' (13564-13585)		
RT-LAMP	引物	F3: 5'-TGGACCCCAAAATCAGCG (28285-28302)	N	[67]
		B3: 5'-GCCTTGTCCTCGAGGGAAT-3' (28486-28468)		
		FIP: 5'-CCACTGCGTTCTCCATTCTGGT-AAATGCACCCGCATTACG-3' (28374-28353, 28303-28321)		
		BIP: 5'-CGCGATCAAAACAACGTCGGC-CCTTGCCATGTTGAGTGAGA-3' (28377-28397, 28457-28438)		
		LF: 5'-TGAATCTGAGGGTCCACCAAA-3' (28342-28322)		
		LB: 5'-GGTTTACCCAATAATACTGCGTCTT-3' (28403-28427)		
RT-LAMP	引物	F3: 5'-AGATCACAITGGCACCCG-3' (28702-28719)	N	[67]
		B3: 5'-CCAITGCCAGCCATTCTAGC-3' (28914-28895)		
		FIP: 5'-TGCTCCCTTCTGCGTAGAAGCC-AAITGCTGCAAITCGTGCTAC-3' (28802-28787, 28733-28751)		
		BIP: 5'-GGCGGCAGTCAAGCCTCTC-CCTACTGCTGCCTGGAGTT-3' (28805-28824, 28882-28864)		
		LF: 5'-GCAAITGTTGTTCCTTGAGGAAGTT-3' (28775-28752)		
		LB: 5'-GTTCCTCAITCACGTAGTCGCAACA-3' (28827-28850)		

续表

检测方法	引物	引物和探针	基因组内区域	文献
RT-LAMP	引物	F3: 5'-TCTTTCACACGTGGTGTT-3' (21653-21670)	N	[67]
		B3: 5'-GTACCAAAAATCCAGCCTC-3' (21885-21867)		
		FIP: 5'-CATGGAACCAAGTAACATTGGAAAA-CCTGACAAAGTTTTCAGATCC-3' (21761-21737, 21772-21792)		
		BIP: 5'-CTCTGGGACCAATGGTACTAAGAGG-ACTTCTCAGTGGGAAGCA-3' (21772-21796, 21854-21838)		
		LF: 5'-GAAAGGTAAGAACAAGTCCTGAGT-3' (21736-21713)		
		LB: 5'-CTGTCCTACCATTTAATGATGGTGT-3' (21807-21831)		
RT-LAMP	引物	F3: 5'-CCCCAAAATGCTGTTGTT-3' (1346-1363)	ORF1ab	[67]
		B3: 5'-TAGCACGTGAACCCAAT-3' (1547-1530)		
		FIP: 5'-GGTTTTCAAGCCAGATTCATTATGG-ATGTCACAATTCAGAAGTAGGA-3' (1450-1426, 1381-1402)		
		BIP: 5'-TCTTTCGTAAGGGTGGTCGCA-GCACACTTGTTATGGCAAC-3' (1453-1472, 1527-1509)		
		LF: 5'-TCGGCAAGACTATGCTCAGG-3' (1422-1403)		
		LB: 5'-TTGCCTTTGGAGGCTGTGT-3' (1476-1494)		
RT-LAMP	引物	F3: 5'-GGAATTTGGTGCCACTTC-3' (3145-3162)	ORF1ab	[68]
		B3: 5'-CTATTCACTTCAATAGTCTGAACA-3' (3345-3322)		
		FIP: 5'-CTTGTTGACCAACAGTTTGTTGACT-TCAACCTGAAAGAGAGCAA-3' (3239-3215, 3172-3190)		
		BIP: 5'-CGGCAGTGAGGACAATCAGACA-CTGGTGTAAGTTCCATCTC-3' (3241-3261, 3320-3302)		
		LF: 5'-ATCATCATCTAACCAATCTTCTTC-3' (3214-3191)		
		LB: 5'-TCAAACAATTGTTGAGGTTCAACC-3' (3271-3294)		
RT-LAMP	引物	F3: 5'-TGCAACTAATAAAGCCACG-3' (6253-6271)	ORF1ab	[68]
		B3: 5'-CGTCTTTCTGTATGGTAGGATT-3' (6446-6425)		
		FIP: 5'-TCTGACTTCAGTACATCAAACGAAT-AAATACCTGGTGTATACGTTGTC-3' (6357-6333, 6280-6302)		
		BIP: 5'-GACGGCGCAGGGAATGGATAAT-TCCACTACTTCTTCAGAGACT-3' (6359-6379, 6423-6403)		
		LF: 5'-TGTTTCAACTGGTTTTGTGCTCCA-3' (6328-6305)		
		LB: 5'-TCTTGCCTGCGAAGATCTAAAAC-3' (6379-6401)		

续表

检测方法	引物和探针	基因组内区域	文献
RT-LAMP 引物	F3: 5'-CTGACAAAGTTTTCAGATCCTCAG-3'（21678-21701）	S	[68]
	B3: 5'-AGTACCAAAAATCCAGCCTCTT-3'（21886-21865）		
	FIP: 5'-TCCCAGAGACACATGTATAGCATGGAA-TCAACTCAGGACTTGTTCTTACC-3'（21779-21755，21710-21732）		
	BIP: 5'-TGGTACTAAGAGGTTTGATAAACCCTGT-TAGACTTCTCAGTGGAAGCA-3'（21784-21810，21857-21838）		
	LF: 5'-CCAAGTAACATTGGAAAAGAAA-3'（21754，21733）		
	LB: GTCCTACCATTTAATGATGGTGTTT-3'（21809-21833）		
RT-LAMP 引物	F3: 5'-GCCAAAAGGCTTCTACGCA-3'（28774-28791）	N	[68, 69]
	B3: 5'-TTGCTCTCAAGCTGGTTCAA-3'（28971-28952）		
	FIP: 5'-TCCCCTACTGCTGCCTGGAG-GCAGTCAAGCCTCTTCTCG-3'（28885-28866，28809-28827）		
	BIP: 5'-TCTCCTGCTGCTAGAATGGCTGGCA-TCTGTCAAGCAGCAGCAAAG-3'（28889-28910，28951-28932）		
	LF: 5'-TGTTGCGACTACGTGATGAGGA-3'（28850-28829）		
	LB: 5'-ATGGCGGTGATGCTGCTCT-3'（28911-28929）		

（陈玉清 王喆 张瑞）

参 考 文 献

[1] Darnell ME，Subbarao K，Feinstone SM，et al.Inactivation of the coronavirus that induces severe acute respiratory syndrome，SARS-CoV. J Virol Methods，2004，121：85-91

[2] Leclercq I，Batéjat C，Burguière AM，et al. Heat inactivation of the middle East respiratory syndrome coronavirus. Influenza Other Respir Viruses，2014，8：585-586

[3] Rabenau HF，Cinatl J，Morgenstern B，et al. Stability and inactivation of SARS coronavirus. Med Microbiol Immunol，2005，194：1-6

[4] Yunoki M，Urayama T，Yamamoto I，et al. Heat sensitivity of a SARS-associated coronavirus introduced into plasma products. Vox Sang，2004，87：302-303

[5] Ganguli A, Mostafa A, Berger J, et al. Rapid isothermal amplification and portable detection system for SARS-CoV-2. Proc Natl Acad Sci，2020，117 (37) 22727-22735

[6] 陈培松，何宇婷，黄裕立，等. 不同方式灭活口咽拭子标本对 2019SARS-CoV-2 实时荧光定量 PCR 检测结果的影响. 中华检验医学杂志，2020，43（4）：364-367

[7] 童永清，汪明，徐万洲，等. SARS-CoV-2 核酸检测临床实验室操作规范的建议. 中华检验医学杂志，2020，43：209-212

[8] Chen H，Wu R，Xing Y，et al. Influence of different inactivation methods on severe acute respiratory syndrome coronavirus 2 RNA copy number. J Clin Microbiol，2020，58（8）：e00958-20

[9] Pan Y，Long L，Zhang D，et al. Potential False-Negative Nucleic Acid Testing Results for Severe Acute Respiratory Syndrome Coronavirus 2 from thermal inactivation of samples with low viral loads. Clin Chem，2020，66：794-801

[10] Kumar M，Mazur S，Ork BL，et al. Inactivation and safety testing of middle east respiratory syndrome coronavirus. J Virol Methods，2015，223：13-18

[11] 李海洋，王飞，雷红涛，等. 硅羟基磁珠的制备及全基因组 DNA 提取优化. 生物技术通报，2017，33（6）：223-229

[12] FOREGENE. RT EasyTM Instruction Manual, http://www.foregene.com/uploadfile/2016/0629/20160629042456557.pdf. 2020-11-05

[13] Tan SC，Yiap BC. DNA，RNA，and protein extraction：the past and the present. J Biomed Biotechnol，2009，2009：574398

[14] Thatcher SA. DNA/RNA preparation for molecular detection. Clin Chem，2015，61：89-99

[15] 陆佳飞. 病毒核酸提取方法的研究及其在诊断试剂中的应用（硕士学位论文）. 上海：华东理工大学，2012

[16] 石良，王锡昌，刘源，等. 羧基化磁性纳米微球的表面生物修饰方法. 食品与生物技术学报，2012，31（1）：71-77

[17] Thermo Fisher Scientific. MagMAX™ Viral/Pathogen Ultra Nucleic Acid Isolation Kit. https：//www.thermofisher.com/order/catalog/product/A42356#/A42356，2020-07-30

[18] 罗英. 磁珠法核酸自动提取仪在分子生物学领域的应用. 蚕学通讯，2013，2：22-28

[19] QIAGEN. QIAcube User Manual. https://www.qiagen.com/us/resources/resourcedetail?id=f7d77c6e-0479-4b2b-a2e0-5ca747114e34 & lang= en. 2020-11-05

[20] 湖南圣湘生物科技有限公司. 核酸释放剂、核酸 PCR 扩增方法和 PCR 扩增试剂盒：中国. 109402240，2019-03-01

[21] Linke D. Detergents：an overview. Methods Enzymol，2009，463：603-617

[22] Walsh PS，Metzger DA，Higushi R. Chelex 100 as a medium for simple extraction of DNA for PCR-based typing from forensic material. BioTechniques 10（4）：506-13（April 1991）. Biotechniques，2013，54：134-139

[23] U.S. Food and Drug Administration. ID NOW COVID-19. https：//www.fda.gov/media/136525/download，2020-7-30

[24] U.S. Food and Drug Administration. Novel Coronavirus（2019-nCoV）Nucleic Acid Diagnostic Kit（PCR-Fluorescence Probing）. https：//www.fda.gov/media/137651/download，2020-04-05，2020-07-30

[25] Bachman J. Reverse-transcription PCR（RT-PCR）. Methods Enzymol，2013，530：67-74

[26] Green MR，Sambrook J. The basic polymerase chain reaction（PCR）. Cold Spring Harbor Protocols，2018，2018（5）：t95117

[27] Arya M，Shergill IS，Williamson M，et al. Basic principles of real-time quantitative PCR. Expert Rev Mol Diagn，2014，5（2）：209-219

[28] U.S. Food and Drug Administration. TaqPath™ COVID-19 Combo Kit. https：//www.fda.gov/media/136112/download，2020-07-15，2020-07-30

[29] Montgomery JL，Sanford LN，Wittwer CT. High-resolution DNA melting analysis in clinical research and diagnostics. Expert Rev Mol Diagn，2014，10（2）：219-240

[30] U.S. Food and Drug Administration. BioFire® COVID-19 Test. https：//www.fda.gov/media/136353/download，2020-07-30

[31] U.S. Food and Drug Administration. BioFire® Respiratory Panel 2.1 （RP2.1）. https：//www.fda.gov/media/137583/download，2020-07-30

[32] Li H，Bai R，Zhao Z，et al. Application of droplet digital PCR to detect the pathogens of infectious diseases. Bioscience Rep，2018，38（6）：BSR20181170

[33] U.S. Food and Drug Administration. Bio-Rad SARS-CoV-2 ddPCR Test. https：//www.fda.gov/media/137579/download，2020-07-30

[34] Krunic N，Merante F，Yaghoubian S，et al. Advances in the diagnosis of respiratory tract infections：role of the Luminex xTAG respiratory viral panel. Ann Ny Acad Sci，2011，1222（1）：6-13

[35] U.S. Food and Drug Administration. NxTAG® CoV Extended Panel Assay Package Insert. https：//www.fda.gov/media/136500/download，2020-07-20

[36] Slatko BE，Gardner AF，Ausubel FM. Overview of next-generation sequencing technologies. Current Protocols in Molecular Biology，2018，122（1）：e59

[37] Lefterova MI，Suarez CJ，Banaei N，et al. Next-generation sequencing for infectious disease diagnosis and management. J Mol Diagnos，2015，17（6）：623-634

[38] Deiman B，van Aarle P，Sillekens P. Characteristics and applications of nucleic acid sequence-based amplification （NASBA）. Mol Biotechnol，2002，20（2）：163-179

[39] Zhao Y，Chen F，Li Q，et al. Isothermal amplification of nucleic acids. Chem Rev，2015，115（22）：12491-12545

[40] Notomi T，Mori Y，Tomita N，et al. Loop-mediated isothermal amplification （LAMP）: principle，features，and future prospects. J Microbiol，2015，53（1）：1-5

[41] U.S. Food and Drug Administration. AQ-TOP™ COVID-19 Rapid Detection Kit. https：//www.fda.gov/media/138307/download，2020-07-30

[42] Hille F，Richter H，Wong S P，et al. The biology of CRISPR-Cas：backward and forward. Cell，2018，172（6）：1239-1259

[43] Gootenberg J S，Abudayyeh O O，Lee J W，et al. Nucleic acid detection with CRISPR-Cas13a/C2c2. Science，2017，356（6336）：438-442

[44] U.S. Food and Drug Administration. SherlockTM CRISPR SARS-CoV-2 kit. https：//www.fda.gov/media/137746/download，2020-05-06，2020-07-30

[45] U.S. Food and Drug Administration. Cue™ COVID-19 Test Instructions For Use. https：//www.fda.gov/media/138826/download，2020-07-30

[46] Zhou P，Yang X，Wang X，et al. A pneumonia outbreak associated with a new coronavirus of probable bat origin. Nature，2020，579（7798）：270-273

[47] Lu R，Zhao X，Li J，et al. Genomic characterisation and epidemiology of 2019 novel coronavirus：implications for virus origins and receptor binding. The Lancet，2020，395（10224）：565-574

[48] Chen L，Liu W，Zhang Q，et al. RNA based mNGS approach identifies a novel human coronavirus from two individual pneumonia cases in 2019 Wuhan outbreak. Emerg Microbes Infec，2020，9（1）：313-319

[49] Barra G，Mesquita P，Jacomo Rafael，et al. Analytical sensibility and specificity of two RT-qPCR protocols for SARS-CoV-2 detection performed in an automated workflow. NewsRX LLC，2020，DOI：10.1101/2020.03.07.20032326

[50] U.S. Food and Drug Administration. cobas® SARS-CoV-2. https：//www.fda.gov/media/136049/download，2020-07-30

[51] U.S. Food and Drug Administration. Rheonix COVID-19™ MDx Assay. https：//www.fda.gov/media/137489/download，2020-04-29，2020-07-30

[52] Atreyee Basu，Tatyana Zinger，Kenneth Inglima，et al. Performance of the rapid Nucleic Acid Amplification by Abbott ID NOW COVID-19 in nasopharyngeal swabs transported in viral media and dry nasal swabs，in a New York City academic institution. bioRxiv preprint，doi：https：//doi.org/10.1101/.05.11.089896

[53] Harrington A，Cox B，Snowdon J，et al. Comparison of Abbott ID Now and Abbott m2000 methods for the detection of SARS-CoV-2 from nasopharyngeal and nasal swabs from symptomatic patients. J Clin Microbiol，2020，10.1128/JCM.00798-20

[54] U.S. Food and Drug Administration. Coronavirus （COVID-19）Update：FDA Informs Public About Possible Accuracy Concerns with Abbott ID NOW Point-of-Care Test. https：//www.fda.gov/news-events/press-announcements/coronavirus-covid-19-update-

fda-informs-public-about-possible-accuracy-concerns-abbott-id-now-point，2020-05-14，2020-07-20

[55] Sansure Biotech. iPonatic Portable Molecule Workstation. http：//eng.sansure.com.cn/index.php?g=&m=article&a=index&id=82，2020-07-20

[56] 广东省精准医学应用学会. 圣湘生物 iPonatic 核酸检测分析仪获国家药监局注册证书. https：//www.gdpmaa.com/News/details?id=dad752f2-d4bf-4635-9896-c3c38575d150，2020-04-30，2020-07-20

[57] U.S. Food and Drug Administration. QIAstat-Dx® Respiratory SARS-CoV2 Panel Instructions for Use（Handbook）. https：//www.fda.gov/media/136571/download，2020-07-20

[58] Pfefferle S，Reucher S，Nörz D，et al. 2020. Evaluation of a quantitative RT-PCR assay for the detection of the emerging coronavirus SARS-CoV-2 using a high throughput system. Eurosurveillance，2020，25（9）：2000152

[59] Ishige T，Murata S，Taniguchi T，et al. Highly sensitive detection of SARS-CoV-2 RNA by multiplex rRT-PCR for molecular diagnosis of COVID-19 by clinical laboratories. Clin Chim Acta，2020，507：139-142

[60] Shirato K，Nao N，Katano H，et al. Development of genetic diagnostic methods for novel coronavirus 2019（nCoV-2019）in Japan. Jpn J Infect Dis，2020，73（4）：304-307

[61] Corman V，Landt O，Kaiser M，et al. Detection of 2019 novel coronavirus（2019-nCoV）by real-time RT-PCR. Eurosurveillance，2020，25（3）：2000045

[62] Chu DKW，Pan Y，Cheng SMS，et al. Molecular diagnosis of a novel coronavirus（2019-nCoV）causing an outbreak of pneumonia. Clin Chem，2020，66（4）：549-555

[63] Chan JF，Yuan S，Kok K，et al. A familial cluster of pneumonia associated with the 2019 novel coronavirus indicating person-to-person transmission：a study of a family cluster. The Lancet，2020，395（10223）：514-523

[64] La Rosa G，Iaconelli M，Mancini P，et al. First detection of SARS-CoV-2 in untreated wastewaters in Italy. Sci Total Environ，2020，736：139652

[65] Baek YH，Um J，Antigua KJC，et al. Development of a reverse transcription-loop-mediated isothermal amplification as a rapid early-detection method for novel SARS-CoV-2. Emerg Microbes Infec，2020，9（1）：998-1007

[66] El-Tholoth M，Bau HH，Song J. A single and two-stage，closed-tube，molecular test for the 2019 novel coronavirus（COVID-19）at home，clinic，and points of entry. ChemRxiv，2020，doi：10.26434/chemrxiv.11860137

[67] Huang WE，Lim B，Hsu CC，et al. RT - LAMP for rapid diagnosis of coronavirus SARS-CoV-2. Microb Biotechnol，2020，13（4）：950-961

[68] Park GS，Ku K，Baek SH，et al. Development of reverse transcription loop-mediated isothermal amplification assays targeting severe acute respiratory syndrome coronavirus 2（SARS-CoV-2）. J Mol Diagn，2020，22（6）：729-735

[69] Lu R，Wu X，Wan Z，et al. A novel reverse transcription loop-mediated isothermal amplification method for rapid detection of SARS-CoV-2. Int J Mol Sci，2020，21（8）：2826

第六章

核酸检测的性能确认和性能验证

在面对种类繁多的检测试剂时，如何利用性能确认/性能验证过程明确所选择使用/建立的试剂是否能在本实验室操作条件下达到可接受的检测性能、实现预期临床检测需要，从而为患者提供可靠的临床检测结果，是每一个拟开展 SARS-CoV-2 核酸检测的实验室在开展临床检测前都需要深入了解的问题。

在开展 SARS-CoV-2 核酸检测前，实验室首先应明确自己拟选用的检测试剂/系统是商品化的、经注册批准的、可供临床实验室使用的体外诊断（in vitro diagnostic，IVD）产品，还是经实验室自行修改后的商品化 IVD 产品、未经注册或批准的试剂/系统或生产厂家未提供性能指标的试剂/检测系统，即实验室自建方法（laboratory developed test，LDT）。对于使用未经修改的商品化 IVD 产品，为保证该检测试剂可在实际使用的条件（人、机、料、法、环）下对特定的检测人群样本发挥出符合试剂盒说明书检测性能，实验室在开展临床检测前应选用真实临床样本或模拟样本，通过简化的最低检测限实验、重复性实验及方法学比较实验对检测系统整体的分析敏感性、精密度和准确度等分析性能特征进行验证。而对于使用 LDT 的实验室，在开展临床检测前也应选用真实临床样本或模拟样本，通过相对更为复杂的最低检测限实验、交叉反应研究、干扰物质研究、重复性实验及方法学比较实验等对检测系统整体的分析敏感性、分析特异性、精密度和准确度等分析性能特征进行确认，以明确检测系统是否可实现检测预期用途。

由于性能确认和性能验证的过程只是通过人、机、料、法、环等方面明确了检测的质量控制点和标准操作程序，但在临床实验室实际开展检测的过程中，还需严格遵循标准操作程序并监控相应的关键质量控制点，才能实现检测正常运行的目的。因此，实验室在开展 SARS-CoV-2 核酸检测时，所需要做的不仅仅是在开展检测前进行性能确认或性能验证，同时还需要在日常检测中不间断地进行室内质量控制及室间质量评价，即延伸检测系统性能确认和性能验证过程，这样才能持续保证检测质量的准确和可信，实现对患者的可靠检测。

自 2019 年 12 月 COVID-19 疫情被发现以来，国内外众多诊断试剂生产企业迅速进行了核酸诊断试剂的研发和生产，多种针对 SARS-CoV-2 核酸检测的试剂盒应际而生。截至 2020 年 6 月 1 日，国内已有 19 种 SARS-CoV-2 核酸检测试剂盒经国家药品监督管理局（National Medical Products Administration，NMPA）紧急批准上市，美国也已有 68 种 SARS-CoV-2 核酸检测商品化试剂盒经美国 FDA 紧急使用授权上市。除此之外，国内外不少实验室还通过使用自配试剂建立了实验室自建检测方法，截至 2020 年 6 月 1 日，美国已有 33 家实验室的自建检测方法通过了美国 FDA 紧急使用授权。

面对如此种类繁多的商品化试剂和自建方法，如何利用性能确认/性能验证过程明确所选择使用/建立的试剂是否能在本实验室操作条件下达到可接受的检测性能、实现预期临床检测需要，从而为患者提供可靠的临床检测结果，是每一个拟开展 SARS-CoV-2 核酸检测的实验室在开展临床检测前都需要深入了解的问题。因此，为了帮助实验室更好地了解 SARS-CoV-2 核酸检测性能确认和性能验证的过程，本章将从性能确认/性能验证的概念、性能确认/性能验证的意义及性能确认/性能验证的流程等方面进行详细描述。

第一节　性能确认和性能验证的基本概念及相关问题

在进行性能确认或性能验证前，实验室人员需要对性能确认和性能验证的概念及含义具有清晰、明确的认知。因此在本节中，我们首先对性能确认和性能验证的基本概念及其相关问题进行阐述。

一、基 本 概 念

在了解性能确认和性能验证的具体概念前，首先需要明确体外诊断（in vitro diagnostic，IVD）产品及实验室自建方法（laboratory developed test，LDT）的概念。

IVD 产品明确定义的出现最早可以追溯至 1976 年由美国国会所颁布的《医疗器械修正案》（Medical Device Amendments，MDA），该法案中明确将 IVD 产品纳入了美国医疗器械管理，并指出由美国 FDA 对包括 IVD 产品在内的医疗产品进行监管。根据美国 FDA 所遵从的《美国联邦法规》（Code of Federal Regulations，CFR）第 21 篇"食品与药品"及《联邦食品、药品和化妆品法案》（Federal Food，Drug and Cosmetic Act，FD&C）第 201（h）节规定，IVD 产品被定义为预期用于患者疾病诊断、健康状况检测及治疗、减轻或预防疾病或其后遗症等目的的试剂、仪器、检测系统或其他相关产品。此类产品通常用于收集、制备和检查从人体采集的标本[1-3]。

在美国，根据上市前后所处的不同阶段，IVD 产品可分为标记为仅供科研使用（research use only，RUO）产品、标记为仅供临床研究使用（investigational use only，IUO）产品和标记为体外诊断（IVD）应用的美国 FDA 许可/批准产品。其中，RUO 标记的产品和 IUO 标记的产品分别处于实验室开发阶段（即处于基础研究阶段或刚开始探索其潜在的临床应用阶段）和临床研究开发阶段（即正在受试人群中测试产品的临床性能特征和预期疗效的阶段）。由于此两种产品的检测性能在使用时均未完全建立，从而 RUO 标记的产品及 IUO 标记的产品仅可分别用于临床前研究、非临床相关科学研究或临床研究，而无法在临床实验室作为真正的体外诊断产品使用[4]。只有当生产厂家建立完整的试剂分析检测性能和临床检测性能，获得充分的安全性和有效性数据，并向美国 FDA 申请注册审查获批后，才可最终成为商品化的、标记有 IVD 的可供临床实验室使用的体外诊断产品。

与其他医疗器械一样，商品化的 IVD 产品也受上市前及上市后的严格监管。根据检测结果可能对患者造成的风险，美国 FDA 又将 IVD 标识产品分为 Ⅰ、Ⅱ 或 Ⅲ 类。随着 IVD 类别从 Ⅰ 类增加到 Ⅱ 类再到 Ⅲ 类，其监管控制程度有所增加，相应的上市前流程也有所不同。其中，Ⅰ 类为低到中等风险产品，如实验室通用设备、胆碱酯酶检测产品、血栓生成实验检测产品等。其仅受一般控制措施管理，包括禁止伪劣和标记不当的产品出售、制造过程遵守质量体系规范及生产质量管理规范（Good Manufacturing Practices，GMP）要求、标记遵守标签规范、使用美国 FDA 2891 表格建立登记及上市前向美国 FDA 报送上市前告知 510（k）等。绝大多数的 Ⅰ 类产品通常都可免除上市前告知（《美国食品安全现代化法案》第 206 节规定的保留医疗器械除外[5]），因此在用于临床检测前可无须经过美国 FDA 的评估或批准。Ⅱ 类为中到高等风险产品，如用于临床多重检测系统的实验室设备、酶联免疫/放射免疫检测产品、感染性病原体核酸检测产品等。此类产品除受一般控制外，还需要特别控制措施（包括特殊标签要求、性能参数要求、上市前数据要求、上市后监管等）以保证其安全性和有效性。此类产品在进入市场前需要经过上市前告知 510（k）审查，并由美国 FDA 进行评估和许可后方可上市销售。Ⅲ 类为高风险产品，如 HIV 检测、HPV 检测、肿瘤伴随诊断、肿瘤相关胚系突变检测等产品。其除受一般控制外，此类产品还需要完成严格的上市前批准（premarket approval，PMA），以避免其结果对患者或公众造成潜在的健康危害或伤害风险，最终经由美国 FDA 批准才可进入市场[6]。

而除了使用美国 FDA 许可/批准的商品化 IVD 产品外，另一种可在美国临床实验室开展体外诊断检测的途径则为建立 LDT，又称内部自行配制的检测（home-brew test）。在美国，LDT 由美国 FDA 和美国医疗保险和医疗补助服务中心（Center for Medicare & Medicaid Service，CMS）分别依据 MDA 和美国 1988 年《临床实验室改进法案修正案》（Clinical Laboratory Improvement Amendments of，CLIA）共同监管[7]。根据 CFR 第 42 篇"公共健康"描述，LDT 是指在 CLIA 认证的实验室内设计、研发且仅在该实验室使用的用于患者疾病诊疗的检测方法和试剂[2]。其可为：①经实验室自行修改后的美国 FDA 注册或批准 IVD 产品；②未经美国 FDA 注册或批准的试剂或检测系统；③生产厂家未提供性能指标的试剂或检测系统。对于经实验室自行修改后的美国 FDA 注册或批准 IVD 产品，CLIA 将"修改"定义为包括对检测组分[提取、扩增和（或）检测过程组分]、操作参数、检测 cut-off 值、检测样本类型或样本收集设备等内容的修改。而对于未经美国 FDA 注册、批准的试剂或检测系统，其多指标准方法或实验室自行研发的用于临床检测及报告的检测试剂或系统[4]。在过去，美国 FDA 对 LDT 采取的立场为有权监管，但行使执法自由裁量权（即美国 FDA 可选择不执行监管要求）。因此 LDT 的开展并不需要经过美国 FDA 批准，仅需要按照 CLIA 要求确定所有的检测性能参数，并负责这些检测产生结果的质量和解释即可。但近年来，随着基因检测的发展，LDT 的数量不断增多且潜在风险与日俱增，美国

FDA 开始提出建议设立 LDT 监管制度。2014 年 10 月，美国 FDA 正式发布了《实验室自建方法监督管理框架（草案）》（Framework for Regulatory Oversight of Laboratory Developed Tests-Draft Guidance）以期逐步加强对 LDT 的基于风险的、分阶段的监管[8-10]。

与美国相比，我国的医疗器械监管历史相对较短，但尽管如此，对于 IVD 的定义及监管，我国目前的整体情况与美国类似。根据我国《体外诊断试剂注册管理办法》，IVD 被定义为按照医疗器械管理的，在包括疾病的预测、预防、诊断、治疗检测、预后观察和健康状态评价过程中，用于人体样本体外检测的试剂、试剂盒、校准品、质控品等产品，由 NMPA 依据《医疗器械监督管理条例》进行监管[11]。与美国 FDA 监管分类相似，在我国，IVD 也按低风险、中风险和高风险分为 3 类。其中，第一类主要为样本处理用产品、临床检验仪器用产品及标准品、质控品等，由市级药品监管部门实行产品备案管理；第二类主要为临床生化类及微生物类相关诊断产品，由省级药品监管部门负责注册审批；第三类主要为致病性病原体、基因检测、遗传性疾病诊断、药物靶点检测等相关诊断产品，由 NMPA 负责注册审批管理。而对于 LDT，在 2000 年，国务院发布的《医疗器械监督管理条例》（国务院令第 276 号）规定，医疗机构根据本单位的临床需要，可以研制医疗器械，在执业医师指导下在本单位使用。尽管 2014 年及现行的 2017 年《医疗器械监督管理条例》（国务院令第 650 号及国务院令第 680 号）删去了这一条，但并没有禁止 LDT 的使用[12-14]。尽管目前我国对 LDT 的概念和监管范围尚没有明确的定义和界定，但是国内现已有相当数量的临床实验室、独立医学实验室开展了 LDT 项目，包括但不限于遗传病诊断、肿瘤诊断、药物遗传学诊断等方面。

截至 2020 年 6 月 1 日，NMPA 批准的商品化 SARS-CoV-2 核酸检测试剂盒、美国 FDA 紧急使用授权（Emergency Use Authorization，EUA）的商品化 SARS-CoV-2 核酸检测试剂盒及美国 FDA 紧急使用授权的 LDT 具体见表 6-1~表 6-3。

表 6-1 NMPA 批准的商品化 SARS-CoV-2 核酸检测试剂盒（截至 2020 年 6 月 1 日）

批准日期	生产厂家	试剂名称
2020-01-26	上海捷诺生物科技有限公司	新型冠状病毒 2019-nCoV 核酸检测试剂盒（荧光 PCR 法）
2020-01-26	上海之江生物科技股份有限公司	新型冠状病毒 2019-nCoV 核酸检测试剂盒（荧光 PCR 法）
2020-01-26	华大生物科技（武汉）有限公司	新型冠状病毒 2019-nCoV 核酸检测试剂盒（荧光 PCR 法）
2020-01-26	华大生物科技（武汉）有限公司	新型冠状病毒 2019-nCoV 核酸检测试剂盒（联合探针锚定聚合测序法）
2020-01-28	圣湘生物科技股份有限公司	新型冠状病毒 2019-nCoV 核酸检测试剂盒（荧光 PCR 法）
2020-01-28	中山大学达安基因股份有限公司	新型冠状病毒 2019-nCoV 核酸检测试剂盒（荧光 PCR 法）
2020-01-31	上海伯杰医疗科技有限公司	新型冠状病毒 2019-nCoV 核酸检测试剂盒（荧光 PCR 法）
2020-02-27	北京卓诚惠生生物科技股份有限公司	新型冠状病毒 2019-nCoV 核酸检测试剂盒（荧光 PCR 法）
2020-03-01	迈克生物股份有限公司	新型冠状病毒 2019-nCoV 核酸检测试剂盒（荧光 PCR 法）
2020-03-12	武汉明德生物科技股份有限公司	新型冠状病毒 2019-nCoV 核酸检测试剂盒（荧光 PCR 法）
2020-03-16	杭州优思达生物技术有限公司	新型冠状病毒 2019-nCoV 核酸检测试剂盒（恒温扩增–实时荧光法）
2020-03-24	上海复星长征医学科学有限公司	新型冠状病毒（2019-nCoV）核酸检测试剂盒（荧光 PCR 法）
2020-03-24	安邦（厦门）生物科技有限公司	新型冠状病毒 2019-nCoV 核酸检测试剂盒（杂交捕获免疫荧光法）

续表

批准日期	生产厂家	试剂名称
2020-03-26	上海仁度生物科技有限公司	新型冠状病毒 2019-nCoV 核酸检测试剂盒（RNA 捕获探针法）
2020-03-31	武汉中帜生物科技股份有限公司	新型冠状病毒 2019-nCoV 核酸检测试剂盒（双扩增法）
2020-03-31	武汉中帜生物科技股份有限公司	新型冠状病毒 2019-nCoV 核酸检测试剂盒（RNA 恒温扩增-金探针层析法）
2020-04-03	北京金豪制药股份有限公司	新型冠状病毒 2019-nCoV 核酸检测试剂盒（荧光 PCR 法）
2020-04-16	江苏硕世生物科技股份有限公司	新型冠状病毒 2019-nCoV 核酸检测试剂盒（荧光 PCR 法）
2020-05-21	浙江东方基因生物制品股份有限公司	新型冠状病毒 2019-nCoV 核酸检测试剂盒（荧光 PCR 法）

表 6-2　美国 FDA EUA 授权的商品化 SARS-CoV-2 核酸检测试剂盒（截至 2020 年 6 月 1 日）

美国 FDA EUA 授权日期	生产厂家/组织	试剂名称
2020-02-04	Center for Disease Control and Prevention's（CDC）	CDC 2019-nCoV Real-Time RT-PCR Diagnostic Panel（CDC）
2020-02-29	Wadsworth Center, New York State Department of Public Health's（CDC）	New York SARS-CoV-2 Real-time Reverse Transcriptase（RT）-PCR Diagnostic Panel
2020-03-12	Roche Molecular Systems, Inc.（RMS）	cobas SARS-CoV-2
2020-03-13	Thermo Fisher Scientific, Inc.	TaqPath COVID-19 Combo Kit
2020-03-16	Laboratory Corporation of America（LabCorp）	COVID-19 RT-PCR Test
2020-03-16	Hologic, Inc.	Panther Fusion SARS-CoV-2 Assay
2020-03-17	Quest Diagnostics Infectious Disease, Inc.	Quest SARS-CoV-2 rRT-PCR
2020-03-17	Quidel Corporation	Lyra SARS-CoV-2 Assay
2020-03-18	Abbott Molecular	Abbott RealTime SARS-CoV-2 assay
2020-03-19	GenMark Diagnostics, Inc.	ePlex SARS-CoV-2 Test
2020-03-19	DiaSorin Molecular, LLC	Simplexa COVID-19 Direct assay
2020-03-20	Cepheid	Xpert Xpress SARS-CoV-2 test
2020-03-20	Primerdesign, Ltd.	Primerdesign Ltd COVID-19 genesig Real-Time PCR assay
2020-03-23	Mesa Biotech, Inc.	Accula SARS-Cov-2 Test
2020-03-23	BioFire Defense, LLC	BioFire COVID-19 Test
2020-03-24	PerkinElmer, Inc.	PerkinElmer New Coronavirus Nucleic Acid Detection Kit
2020-03-25	Avellino Lab USA, Inc.	AvellinoCoV2 test
2020-03-26	BGI Genomics Co, Ltd.	Real-Time Fluorescent RT-PCR Kit for Detecting SARS-CoV-2
2020-03-27	Luminex Molecular Diagnostics, Inc.	NxTAG CoV Extended Panel Assay
2020-03-27	Abbott Diagnostics Scarborough, Inc.	ID NOW COVID-19
2020-03-30	QIAGEN GmbH	QIAstat-Dx Respiratory SARS-CoV-2 Panel
2020-03-30	NeuMoDx Molecular, Inc.	NeuMoDx SARS-CoV-2 Assay
2020-04-01	Ipsum Diagnostics, LLC	COV-19 IDx assay
2020-04-02	Becton, Dickinson & Company（BD）	BioGX SARS-CoV-2 Reagents for BD MAX System
2020-04-03	Co-Diagnostics, Inc.	Logix Smart Coronavirus Disease 2019（COVID-19）Kit
2020-04-03	ScienCell Research Laboratories	ScienCell SARS-CoV-2 Coronavirus Real-time RT-PCR（RT-qPCR）Detection Kit
2020-04-03	Luminex Corporation	ARIES SARS-CoV-2 Assay
2020-04-06	Gnomegen, LLC	Gnomegen COVID-19 RT-Digital PCR Detection Kit
2020-04-07	InBios International, Inc.	Smart Detect SARS-CoV-2 rRT-PCR Kit

续表

美国 FDA EUA 授权日期	生产厂家/组织	试剂名称
2020-04-08	DiaCarta，Inc.	QuantiVirus SARS-CoV-2 Test kit
2020-04-08	Becton，Dickinson & Company	BD SARS-CoV-2Reagents for BD MAX System
2020-04-10	Atila BioSystems，Inc.	iAMP COVID-19 Detection Kit
2020-04-15	Maccura Biotechnology（USA）LLC	SARS-CoV-2 Fluorescent PCR Kit
2020-04-16	KorvaLabs，Inc.	Curative-Korva SARS-Cov-2 Assay
2020-04-16	GenoSensor，LLC	GS™ COVID-19 RT-PCR KIT
2020-04-17	Fosun Pharma USA，Inc.	Fosun COVID-19 RT-PCR Detection Kit
2020-04-18	OSANG Healthcare	GeneFinder COVID-19 Plus RealAmp Kit
2020-04-20	Trax Management Services，Inc.	PhoenixDx 2019-CoV
2020-04-21	Seegene，Inc.	Allplex 2019-nCoV Assay
2020-04-22	altona Diagnostics GmbH	RealStar SARS-CoV02 RT-PCR Kits U.S.
2020-04-23	SD Biosensor，Inc.	STANDARD M nCoV Real-Time Detection Kit
2020-04-27	SEASUN BIOMATERIALS	U-TOP COVID-19 Detection Kit
2020-04-29	LabGenomics Co，Ltd.	LabGun COVID-19 RT-PCR Kit
2020-04-29	Rheonix，Inc.	Rheonix COVID-19 MDx Assay
2020-05-01	Bio-Rad Laboratories，Inc.	Bio-Rad SARS-CoV-2 ddPCR Test
2020-05-01	BioFire Diagnostics，LLC	BioFire Respiratory Panel 2.1（RP2.1）
2020-05-04	Sansure BioTech，Inc.	Novel Coronavirus（2019-nCoV）Nucleic Acid Diagnostic Kit（PCR-Fluorescence Probing）
2020-05-05	Fast Track Diagnostics Luxembourg S.á.r.l.（a Siemens Healthineers Company）	FTD SARS-CoV-2
2020-05-06	OPTI Medical Systems，Inc.	OPTI SARS-CoV-2 RT PCR Test
2020-05-06	Sherlock BioSciences，Inc.	Sherlock CRISPR SARS-CoV-2 Kit
2020-05-06	BioMérieux SA	SARS-COV-2 R-GENE
2020-05-07	Rutgers Clinical Genomics Laboratory at RUCDR Infinite Biologics - Rutgers University	Rutgers Clinical Genomics Laboratory TaqPath SARS-CoV-2-Assay
2020-05-07	Zymo Research Corporation	Quick SARS-CoV-2rRT-PCR Kit
2020-05-08	Gnomegen，LLC	Gnomegen COVID-19-RT-qPCR Detection Kit
2020-05-11	1drop Inc.	1copy COVID-19 qPCR Multi Kit
2020-05-11	Abbott Molecular，Inc.	Alinity m SARS-CoV-2 assay
2020-05-13	Applied DNA Sciences，Inc.	Linea COVID-19 Assay Kit
2020-05-14	Hologic，Inc.	Aptima SARS-CoV-2 assay
2020-05-14	GeneMatrix，Inc.	NeoPlex COVID-19 Detection Kit
2020-05-15	Fulgent Therapeutics，LLC	Fulgent COVID-19 by RT-PCR Test
2020-05-15	Assurance Scientific Laboratories	Assurance SARS-CoV-2 Panel
2020-05-18	Quidel Corporation	Lyra Direct SARS-CoV-2 Assay
2020-05-21	BioCore Co，Ltd.	BioCore 2019-nCoV Real Time PCR Kit
2020-05-21	SolGent Co，Ltd.	DiaPlexQ Novel Coronavirus（2019-nCoV）Detection Kit
2020-05-21	Seasun Biomaterials，Inc.	AQ-TOP COVID-19 Rapid Detection Kit
2020-05-21	P23 Labs，LLC.	P23 Labs TaqPath SARS-CoV-2 Assay
202005-22	dba SpectronRx	Hymon SARS-CoV-2 Test Kit
2020-05-28	PrivaPath Diagnostics，Inc.	LetsGetChecked Coronavirus（COVID-19）Test

表 6-3　美国 FDA EUA 授权的 LDT（截至 2020 年 6 月 1 日）

美国 FDA EUA 授权日期	开展实验室	LDT 名称
2020-03-31	Yale New Haven Hospital	SARS-CoV-2 PCR test
2020-03-31	Clinical Virology Laboratory	SARS-CoV-2 PCR test
2020-04-02	Diagnostic Molecular Laboratory – Northwestern Medicine	SARS-Cov-2 Assay
2020-04-02	Infectious Disease Diagnostics Laboratory - Children's Hospital of Philadelphia	SARS-CoV-2 RT-PCR test
2020-04-03	Massachusetts General Hospital	MGH COVID-19 qPCR assay
2020-04-06	Viracor Eurofins Clinical Diagnostics	Viracor SARS-CoV-2 assay
2020-04-08	Stanford Health Care Clinical Virology Laboratory	Stanford SARS-CoV-2 assay
2020-04-10	Orig3n，Inc.	Orig3n 2019 Novel Coronavirus（COVID-19）Test
2020-04-10	Specialty Diagnostic（SDI）Laboratories	SDI SARS-CoV-2 Assay
2020-04-10	University of North Carolina Medical Center	UNC Health SARS-CoV-2 real-time RT-PCR test
2020-04-13	Integrity Laboratories	SARS-CoV-2 Assay
2020-04-13	Pathology/Laboratory Medicine Lab of Baptist Hospital Miami	COVID-19 RT-PCR Test
2020-04-14	Infectious Diseases Diagnostics Laboratory（IDDL），Boston Children's Hospital	Childrens-Altona-SARS-CoV-2 Assay
2020-04-14	Exact Sciences Laboratories	SARS-CoV-2 Test
2020-04-15	Hackensack University Medical Center（HUMC）Molecular Pathology Laboratory	CDI Enhanced COVID-19 Test
2020-04-15	CirrusDx Laboratories	CirrusDx SARS-CoV-2 Assay
2020-04-20	Mayo Clinic Laboratories，Rochester，MN	SARS-CoV-2 Molecular Detection Assay
2020-04-22	Diatherix Eurofins Laboratory	SARS-CoV-2 PCR Test
2020-04-23	Southwest Regional PCR Laboratory LLC. dba MicroGen DX	COVID-19 Key
2020-04-24	Ultimate Dx Laboratory	UDX SARS-CoV-2 Molecular Assay
2020-04-24	AIT Laboratories	SARS-CoV-2 Assay
2020-04-27	Nationwide Children's Hospital	SARS-CoV-2 Assay
2020-04-28	Biocerna	SARS-CoV-2 Test
2020-04-30	Altru Diagnostics，Inc.	Altru Dx SARS-CoV-2 RT-PCR assay
2020-05-03	UTMG Pathology Laboratory	UTHSC/UCH SARS-CoV-2-RT-PCR Assay
2020-05-07	Biocollections Worldwide，Inc.	Biocollections Worldwide SARS-Co-V-2 Assay
2020-05-12	Columbia University Laboratory of Personalized Genomic Medicine	Triplex CII-CoV-1 rRT-PCR Test
2020-05-13	One Health Laboratories，LLC	SARS-CoV-2 Real-Time RT-PCR-Test
2020-05-13	Cedars-Sinai Medical Center，Department of Pathology and Laboratory Medicine	SARS-CoV-2-Assay
2020-05-18	Color Genomics，Inc.	Color SARS CoV-2 Diagnostic Assay
2020-05-22	Exact Sciences Laboratories	Exact Sciences SARS-CoV-2（N gene detection）Test
2020-05-22	Express Gene，LLC（dba Molecular Diagnostics Laboratory）	Express Gene 2019-nCoV RT-PCR Diagnostic Panel
2020-05-22	Avera Institute for Human Genetics	Avera Institute for Human Genetics SARS-CoV-2 Assay

由于商品化 IVD 产品在上市前已完成了完整的检测性能参数建立并且经过了美国 FDA、我国 NMPA 等监管机构对其检测性能和临床性能的分类审查，因此，商品化 IVD 产品在临床实验室使用前仅需完成性能验证即可实施对临床患者的诊疗。那么在这里性能验证的概念是什么呢？根据美国 FDA 及国际标准化组织（International Organization for Standardization，ISO）最早的描述，性能验证（verification）被广泛定义为通过提供客观证据以证明规定的要求得到满足。随后，CLIA 将性能验证术语进一步特定描述为使用某种特定检测试剂或系统的实验室按照所提供的试剂盒或检测系统说明书使用时，能复现生产厂家所宣称的检测性能[2]。同样，ISO15189（CNAS-CL02）将性能验证描述为"在常规应用前，实验室对未加修改而使用的已确认的检验程序进行独立验证。实验室进行的独立确认应通过获取客观证据（以性能特征形式）证实检验程序的性能与制造商声明相符。验证过程证实的检验程序性能指标，应与检验结果的预期用途相关"[15]。由此说明，性能验证的过程即针对经批准的商品化试剂或检测系统（料），在特定的实验室条件如人员（人）、环境（环）、仪器（机）及标准操作程序（法）下对商品试剂盒说明书中列出的性能指标，如精密度（重复性和再现性等）、准确度、可报告范围等进行测试，以明确这些性能特征能否在特定条件下复现。

而对于 LDT，由于其没有经过美国 FDA、我国 NMPA 等监管机构对其检测性能和临床性能的严格分类审查（尤其是国内缺乏对 LDT 开展的监管），因此，LDT 在实验室完成方法建立后、临床实际使用前还需完成严格的性能确认（validation）才可实施对临床患者的诊疗。根据美国 FDA 及 ISO 的定义，性能确认被描述为"通过检查和提供客观证据证明，对特定预期用途的应用要求始终能得到满足"。表面上看美国 FDA 和 ISO 对性能验证和性能确认术语的描述相似，但实际上后者存在"预期用途"上的差异。"预期用途"是指由试剂厂商或方法研发实验室在方法建立时所明确的检测目标（如诊断、治疗、监测等）和目的应用人群[2]。因此，性能确认实际是厂商或方法研发实验室根据预期应用场景和目标明确相关的检测性能特征的过程。为了避免与性能验证相混淆，WHO 将性能确认明确定义为"证明所使用的一个程序、过程、系统设备或方法能按预期进行工作及取得预期结果的活动（或过程）。"通俗来说，性能确认也就是在测定方法研发时，最早建立如准确度、精密度、分析敏感性、分析特异性、可报告范围、参考区间等分析性能特征的过程。性能验证和性能确认间的差异和比较见表 6-4。

表 6-4　性能验证和性能确认的区别

	性能验证	性能确认
定义	通过提供客观证据以证明规定的要求得到满足	通过检查和提供客观证据证明，对特定预期用途的应用要求始终能得到满足
适用范围	商品化 IVD 产品（配套检测系统固定组合的检测系统标准方法）	LDT（非标准方法、实验室设计或制定的方法、超出预期用途使用的标准方法、修改后的确认方法）
目的	满足厂商宣称性能及预期用途	满足检测预期用途的特定要求
完成者	临床检测实验室	厂商、方法研发实验室、临床检测实验室
性能指标	准确度、精密度、可报告范围（定量检测）、检测限（部分条件下）	准确度、精密度、分析敏感性、分析特异性、可报告范围（定量检测）、参考区间等
判断标准	试剂或检测系统说明书提供的性能参数	实验室根据预期用途自行建立（可参考相关标准和文献）

二、进行 SARS-CoV-2 核酸检测性能确认/性能验证前需明确的问题

在进行性能确认和性能验证前，仅仅了解性能确认和性能验证的概念是不够的。实验室往往仍会存在为什么要进行性能确认/性能验证、用什么来进行性能确认/性能验证、验证和确认些什么及怎么去做性能确认和性能验证之类的困惑。因此，在这里我们首先需明确以下几个问题。

（一）为什么要进行性能确认/性能验证，尤其是为什么在进行 SARS-CoV-2 核酸检测前需要进行性能确认/性能验证？

实验室往往认为性能确认与性能验证是繁琐、费时费力、规定要做并且无端增加了实验室的检测成本。而造成这些认识的原因主要是实验室人员不理解做性能确认/性能验证的目的和意义。实验室通常只是为了做而做，因此才会将这一环节当作额外的工作或应付检查的流程，从而导致实验室完成的性能确认/性能验证无法起到保证实验室检测质量的作用。

实际上，完成性能确认及性能验证的根本目的是标准化实验室操作并且保证检测结果准确[4]。论语有云："工欲善其事，必先利其器"。对于临床检测实验室而言，为了保证最终的检测质量无误，就必须首先明确所采购使用或自行建立的试剂或检测系统足够好，能够达到临床预期的检测需求。实验室应该要认识到的是，虽然商品化 IVD 产品在上市前已完成了良好性能参数的建立并经过了监督管理部门的审核和批准，但是这并不能代表该检测试剂或检测系统可在实际使用的实验室条件（人、机、料、法、环）下对特定的检测人群样本发挥出相应的检测性能。而对于 LDT，虽然实验室在研发建立检测方法时经过了对检测条件的优化，但是所建立检测方法的实际性能可能并不一定与预想一致，也不一定能达到预期用途。以 SARS-CoV-2 核酸实时荧光 PCR 方法检测为例，在理想情况下，实验室采集得到一定量的鼻咽或口咽拭子，经过 RNA 提取、实时荧光 RT-PCR 检测后即可得到准确的结果。但在实际情况下，实验室可能存在鼻咽拭子或口咽拭子采集不标准、RNA 提取量或质量不佳、自动化提取仪可能发生交叉污染、荧光 PCR 扩增仪光路偏倚、数据分析时参数设置不正确、实验室操作人员的能力参差不齐等情况，这些环节中的每个错误和偏倚相互叠加，最终就可能导致检测性能无法达到预期临床检测需求。根据 2020 年 3 月由国家卫生健康委临床检验中心发布的全国 SARS-CoV-2 核酸检测室间质量评价活动结果报告可见，使用由 NMPA 批准的某种 SARS-CoV-2 核酸检测试剂盒（宣称检测限为 500copies/ml）的实验室对 3.2×10^3copies/ml 及 640copies/ml 的 SARS-CoV-2 核酸阳性样本的正确检出率仅为 58.3%；使用自建方法（检测限为 10~1000copies/ml）的实验室对 3.2×10^3copies/ml 的 SARS-CoV-2 核酸阳性样本的正确检出率仅为 88.9%[16]。这些结果均从侧面反映出实验室无法实现厂家宣称检测限的现状。由此可见，只有通过完整的性能确认或性能验证证实在本实验室中检测方法的性能是可靠的，对于确认/验证过程中发现的问题和不可靠的方面在最终的检测流程中进行修正，才可保证检测结果最终能够达到厂商宣称性能或满足其相应的临床预期用途。

（二）性能确认/性能验证的确认/验证内容

前文已经介绍了性能确认和性能验证的概念，即使用、建立检测试剂或检测系统时，确认所使用的商品化 IVD 产品或 LDT 的分析性能特征（如准确度、精密度、分析敏感性、分析特异性和可报告范围等）能够复现厂家宣称的性能或能够满足相应的临床应用目的。那么在了解了相应概念后，部分实验室往往会产生一个误区，即把所谓的分析性能特征仅看作单独试剂盒或单独检测仪器的性能。实验室需要认识到的是单一检测试剂盒或检测仪器并没有所谓的分析性能。因为当只有试剂而没有检测仪器、实验室环境、操作人员等的配合时，检测就无法顺利完成，更何谈分析性能特征。因此，实验室在进行性能确认/性能验证前应当建立起"配套检测系统"的概念。

其中，"检测系统"在狭义上是指完成一个检验项目所涉及的仪器、试剂、校准品等的组合。而对于临床实验室而言，除了仪器、试剂、校准品之外，实验室分区设计及环境条件（温度、湿度、洁净度、干扰等）、仪器设备状态及维护和校准、标准操作程序（standard operation procedure，SOP）、操作人员知识及能力、质量控制（质控品、质控方法等）、结果报告与解释等影响最终检测结果的方面也均为临床实验室检测系统的一部分。而在"检测系统"的基础上，另一个需要强调的是"配套"的概念。"配套"是指在使用某种商品化检测试剂时，需要搭配固定的某种或某几种提取试剂/自动化提取仪、检测仪器及分析软件进行检测。根据 2020 年 3 月由国家卫生健康委临床检验中心发布的全国 SARS-CoV-2 核酸检测室间质量评价活动结果报告，目前实验室大都缺乏配套提取试剂的概念。据统计，对于使用中山大学达安基因股份有限公司核酸检测试剂的 224 家实验室，共有 23 种不同厂家生产且不同原理的核酸提取试剂被各实验室所使用。各种核酸提取试剂的上样量、磁珠吸附效率和洗脱体积均有所不同。而在 58 家使用配套的达安基因核酸提取纯化试剂的实验室中，虽然各实验室使用的核酸提取的样本量均为 200μl，但最终的洗脱体积却为 40～100μl[16]。由于核酸检测从样本提取到完成扩增检测是一个完整的体系，并不配套的核酸提取试剂和操作程序会使各实验室配制的最终检测体系实际上并不相同，从而导致检测分析敏感性存在一定差异而无法实现厂家说明书的宣称性能。因此，当实验室在进行性能验证时，需要首先建立配套的检测系统，随后进行验证。若验证结果符合厂家宣称性能和预期要求，实验室应当固定 SOP 避免随意更换调整。以美国 FDA EUA 授权的、Co-Diagnostics 公司生产的 Logix Smart Coronavirus Disease 2019（COVID-19）Kit 为例，该试剂在说明书上明确注明所使用的配套提取试剂为 QIAGEN 生产的 QIAamp Viral RNA Mini Kit，使用配套仪器为同公司生产的 CoDx Box 荧光 PCR 扩增仪。通过使用 140μl 采集得到的上呼吸道或下呼吸道分泌物样本进行 RNA 提取，100μl 固定体积洗脱液进行洗脱，随后实验室人员按照说明书使用该试剂盒在 CoDx Box 上进行检测，最终才可达到厂家说明书宣称的 4290copies/ml 的最低检测限。

因此由上可知，实验室在进行性能确认/性能验证时，验证/确认的不光是单一检测试剂盒的检测能力，同时也是对配套提取试剂是否满足检测需求、配套仪器功能是否合格、实验室人员对检测流程是否熟悉等各方面的验证。性能验证及性能确认的过程不光是实验室明确检测方法性能指标是否满足试剂盒所规定要求或预期用途的过程，也是实验室建立及完善配套检测系统的过程，是实验室明确日常检测质量控制关键点、形成操作 SOP 及建立室内质控及其失控规则的过程。

（三）采用什么样本进行性能确认/性能验证？

在进行性能确认/性能验证时，实验室存在的最大困惑就是选用哪些样本来完成确认/验证。通常而言，临床样本，特别是预期将来临床上将应用检测的样本类型是最佳的选择。例如，在进行 HBV DNA 检测的性能确认/性能验证时，乙型肝炎患者血液即为最理想的样本；对于非小细胞肺癌组织体细胞突变高通量测序检测，非小细胞肺癌患者活检组织或术后切除组织制备得到的福尔马林固定石蜡包埋（FFPE）样本就是最理想的样本。因此，对于 SARS-CoV-2 核酸检测而言，COVID-19 确诊患者的鼻咽拭子、口咽拭子、痰液及其他下呼吸道分泌物（如支气管肺泡灌洗液等）就是最理想的确认/验证样本。对于在疫情暴发期间建立有 COVID-19 患者生物样本库的实验室，可以选择此类最为理想的样本进行检测建立初期的性能确认/性能验证。

但是对于在疫情期间未建立生物样本库的实验室或根本就没有足量阳性样本来源的实验室，是不是就无法完成性能确认/性能验证了呢？部分临床实验室在进行性能确认/性能验证时总是存在畏难心理，觉得样本选择就无法实现。这其实是对性能确认的一种误解，认为必须要做到最理想的情况才能实现性能确认/性能验证的意义。如上文所述，性能确认/性能验证是指在使用或建立检测试剂或检测系统时，确认所使用的商品化 IVD 产品或 LDT 的分析性能特征（如准确度、精密度、分析敏感性、分析特异性和可报告范围等）能够复现厂家宣称的性能或能够满足相应的临床应用目的。正是由于这一原因，最接近临床真实情况（样本类型、病毒拷贝数浓度等）的评价是最理想的。但是在达不到最理想的情况下，使用次理想的样本（如添加有灭活 SARS-CoV-2 的临床样本、添加有灭活 SARS-CoV-2 RNA 的临床样本及重组病毒人工模拟样本等）进行试剂的性能确认/性能验证，实验室依然能通过实验过程了解试剂的真实检测能力。

目前在国外，实验室可通过使用临床收集样本或通过购买在售的性能确认/性能验证用样本完成检测（表 6-5）。而对于国内实验室，可以使用临床收集样本、自制重组病毒样本、中国食品药品检定研究院发布的 SARS-CoV-2 核酸检测试剂国家标准品或国家卫生健康委临床检验中心自研的无生物传染危险性噬菌体病毒样颗粒模拟样本作为性能确认/性能验证用样本完成检测。需要注意的是，国外在售的性能确认/性能验证用样本的基因序列与目前在我国流行的 SARS-CoV-2 序列之间可能存在潜在差异。这些差异可能会影响测定的临床检测性能，实验室在选择此类材料时应当注意。

表 6-5　国外在售的性能确认/性能验证用样本

类型	公司名称	货号	样本名称及特点	采购方式
临床样本	Boca Biolistics	C0040-0001	SARS-CoV-2 Validation Panel（包含 30 例阳性患者样本及 30 例阴性患者样本）	SALES@BocaBio.com
灭活病毒	BEI Resources	NR-52286	SARS-CoV-2（USA-WA1/2020 病毒株来源），热灭活病毒	https：//www.beiresources.org
		NR-52287	SARS-CoV-2（USA-WA1/2020 病毒株来源），紫外线灭活病毒	

续表

类型	公司名称	货号	样本名称及特点	采购方式
灭活病毒	ATCC	VR-1986HK	SARS-CoV-2（USA-WA1/2020 病毒株来源），热灭活病毒	https：//www.atcc.org/Landing_Pages/ Coronavirus_ResourcesExternal Link Disc laimer
灭活病毒 RNA	BEI Resources	NR-52285	SARS-CoV-2 RNA（USA-WA1/2020 病毒株来源）	https：//www.beiresources.org
	ATCC	VR-1986D	SARS-CoV-2 RNA（USA-WA1/2020 病毒株来源）	https：//www.atcc.org/Landing_Pages/Co-rona virus_Resources External Link Disclaimer
人工合成模拟样本	Twist Bioscience	SKU 102019	Twist Synthetic SARS-CoV-2 RNA Control 1（MT007544.1）（覆盖＞99.9%病毒基因组）	https：//www.twistbioscience.com/coro-navirus-research-tools
		SKU 102024	Twist Synthetic SARS-CoV-2 RNA Control 2（MN908947.3）（覆盖＞99.9%病毒基因组）	
	SeraCare	0505-0129	AccuPlex SARS-CoV-2 Verification Panel（包含 ORF1a、RdRp、E、N 基因片段）	https：//www.seracare.com/SARS-CoV-2/External Link Disclai mer
		0505-0126	AccuPlex SARS-CoV-2 Reference Material Kit（包含 ORF1a、RdRp、E、N 基因片段）	
	Asuragen	52030	Armored RNA Quant® SARS-CoV-2（包含 N 基因片段）	armored@asuragen.com https：//asura gen.com/portfolio/ custom-reagents/External Link Disclaimer

（四）性能确认/性能验证需要使用多少样本

除了选用哪些样本来完成性能确认/性能验证外，使用多少数量的样本也是很多实验室所纠结的问题。样本数量的确定其实主要取决于性能参数评估时实验室预期想要达到多大的统计学置信水平（confidence level）及置信区间（confidence interval，CI）[17-18]。

对于性能验证，试剂厂商已在试剂盒说明书中明确描述了试剂性能参数的置信水平及相应 CI。通常 SARS-CoV-2 核酸检测商品化试剂的分析敏感性、准确度、重复性等指标均需达到95%置信水平及相应 CI。因此在进行性能验证时，所用的最小样本数应使得统计量满足说明书描述。例如，当实验室预期验证某个试剂的阳性符合率（95% CI 93.2%～100%）时，若实验室仅使用 5 个阳性样本进行验证，而最终仅检出 4 个阳性结果，此时阳性符合率仅为 80%，并不在厂家宣称的 CI 范围内；而如果实验室使用了 50 个阳性样本进行检测，最终检出了 47 个阳性结果，此时阳性符合率则可达到符合厂家宣称的 94%。而对于 LDT 的性能确认，实验室需要在设计性能确认计划时建立性能参数的可接受范围。对于 SARS-CoV-2 此类少见病原体检测，试剂性能参数的置信水平通常可设置为 95%（即犯 I 型错误的概率 α=0.05），95% CI 下限需至少高于 80%。由于 CI 的变化主要取决于置信水平的设定及所使用的检测样本数，因此在置信水平固定的情况下，确认/验证时样本数量是建立/验证性能参数最大的影响因素。在一般情况下，样本数量越多，CI 就越窄。因此，根据统计学方法估算，为实现以上要求，阳性样本数量应不低于 20～50 例[18]。

但是，由于 COVID-19 的应急性和特殊性，并非所有实验室都可以在短时间内获得足量的阳性样本进行确认/验证。此时实验室不需要过分地纠结于样本数量，而是需要将 SARS-CoV-2 核酸检测的性能确认/性能验证看作一个连续的且不断完善的过程。在最初进行初始确认/验证时，评价中所使用的样本例数可能较少，但是在后续的临床检测过程中，可以通过日常检测及质量控制的积累逐步增加性能确认/验证的内容（具体内容将在第四节阐述）。实验室应当将凭借经验建立的方法视为可能报告错误的方法，在后续的日常检测过程中，也应当始终记录存在问题的方面，并调整补充复核方法等。

第二节　SARS-CoV-2 核酸检测的性能确认

在前文中，我们已经介绍了性能确认的概念，即在建立检测试剂或检测系统时，确认所建立的试剂或检测系统的分析性能特征（如准确度、精密度、分析敏感性、分析特异性和可报告范围等）能够满足预期用途。在实践中，实验室往往会将性能确认视为一个独立于方法建立的步骤。的确，从狭义上看，性能确认就是评价试剂或检测系统分析性能参数的过程；但是，从广义上看，实验室所评价的是试剂能否满足相应的临床应用目的，也就是评价试剂能否满足临床预期用途的需要。性能确认实际上与方法建立是一个互相交互的过程（图 6-1）。实验室在建立 SARS-CoV-2 核酸检测试剂或检测系统时，首先需要根据临床实际需要明确检测的预期用途（即明确实验室建立 SARS-CoV-2 核酸检测是为了辅助诊断还是其他目的）。根据确定的预期用途，实验室进一步明确所采用的方法（实时荧光 PCR 法、恒温扩增法还是高通量测序方法）、检测的样本类型（鼻咽拭子、口咽拭子、痰液还是其他下呼吸道分泌物）、检测的人群类型（普通人群还是发热患者）、方法的设计要求、方法的优化目标、性能参数定义、人员及检测仪器的要求等。随后通过对初步建立的试剂方法性能进行预先测试和评价，从而实现对检测系统的不断优化调整。当实验室确立了预期用途，并根据临床预期用途完成方法设计和反复优化后，最终需要建立方法的性能时，才到了我们所常说的分析性能确认。

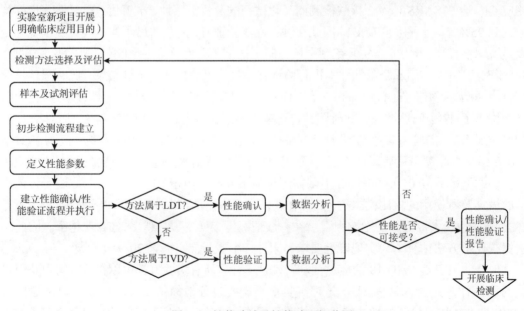

图 6-1　性能确认及性能验证概览图

对于 SARS-CoV-2 核酸检测，由于目前大部分 IVD 产品和 LDT 为基于实时荧光 PCR 方法的使用 COVID-19 疑似患者鼻咽/口咽拭子、痰液或其他下呼吸道分泌物以进行 COVID-19 辅助诊断的检测，因此在下文中我们将以实时荧光 PCR 方法检测 SARS-CoV-2 核酸用于 COVID-19 辅助诊断为例，对实时荧光 PCR 方法 cut-off 值设定、常见的性能参数定义和如何进行 SARS-CoV-2 核酸检测性能确认进行介绍。

一、实时荧光聚合酶链反应方法用于诊断试验时 cut-off 值的设定

在上文中，我们提到性能确认实际上与方法建立是一个互相交互的过程。而在方法建立的过程中，阴性、阳性结果判断值（即 cut-off 值）的设定是影响最终检测分析性能的最重要因素。因此，在介绍常见的性能参数定义和如何完成 SARS-CoV-2 核酸检测性能确认前，我们首先对 cut-off 值设定的相关内容进行简要介绍。

Cut-off 值，又称分界值、临界值或截断值，是阴阳性判断值或疾病与否的阈值。起初 cut-off 值被用于判断酶联免疫吸附试验（enzyme-linked immunosorbent assay，ELISA）定性检测结果，随后被广泛地应用于其他检测项目。根据 ISO 18113，cut-off 值被描述为"鉴别样品，作为判断特定疾病、状态或被测量存在或不存在的界限的数值或量值"[19]。一般来说，检测结果高于 cut-off 值时判断为阳性，而低于 cut-off 值时判断为阴性，其选择决定了检测的敏感性和特异性。cut-off 值设置得高，则敏感性低、特异性高；相反，cut-off 值设置得低，则敏感性高、特异性低（图 6-2）。对于实时荧光 PCR 方法，由于 Ct 值大小与实际样本中的核酸浓度成反比，因此在实时荧光 PCR 检测中，高于设定的 Ct 值阈值时，样本为阴性，低于设定的 Ct 值阈值时，样本为阳性。

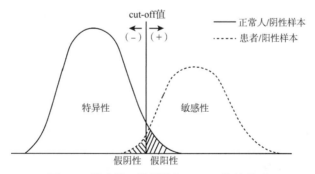

图 6-2 敏感性、特异性与 cut-off 值的关系

对于实时荧光 PCR 方法，由于阴性样本的检测并不会产生 Ct 值，因此其检测结果与传统检测（如酶联免疫检测）所产生的连续性结果不同——实时荧光 PCR 方法检测得到的 Ct 值的分布通常是非正态的、异方差的及截断的。因此，实时荧光 PCR 方法 Ct 值的 cut-off 值设定也与一般检测稍有不同（免疫学测定的 cut-off 值设定可参见李金明主编的《临床酶免疫测定技术》）[20]。根据是否纳入流行病学分析，实时荧光 PCR 方法 Ct 值的 cut-off 值的设定方法可分为基于实验的分析方法和基于人群的流行病学方法。

（一）基于实验的分析方法

理论上，实时荧光 PCR 在限制扩增循环数时就已经限定了 Ct 值的 cut-off 值。假设荧光信号产生于最后一个扩增循环之后，那么其将被认为是未被检测到，即为阴性。通常，扩增循环数的设定是基于单拷贝样本在最后一个扩增循环前可超出荧光阈值线被检出而计算得到的。一般的实时荧光 PCR 检测方案会将扩增循环数设置为 40 个循环，即按照扩增效率为 100% 时，单拷贝样本最终可产生 1 099 511 627 776 个扩增子，从而被检出。但是，随着反应的进行、试剂的减少，反应扩增效率通常会逐渐降低，最终产生的扩增子数量可能远达不到 1 099 511 627 776 个（扩增效率为 90% 时，40 个循环仅可产生 141 300 610 453 个扩增子）。由于当样本拷贝数低于方法检测限（limit of detection，LOD）时可能产生不可信的 Ct 值，在最大扩增循环数之前需要设置一个更为良好的 cut-off 值以进行阴阳性结果判断[21-24]。

此时常用的 cut-off 值设定方法为基于 LOD 的 cut-off 设定法。LOD 通常指代检测的分析敏感性，即在常规实验室条件下，对某一特定类型的样本，在有可接受的精密度的同时，可重复检出（≥95%）的最低待测物的浓度。通常 LOD 可通过统计学计算方法或经验性实验方法获得。其中，统计学计算方法多用于临床化学检测中；而经验性实验方法则在分子检测中更为常用——通过梯度稀释的方式制备低浓度核酸模板样品，重复检测各个浓度样品，将不同浓度下检出率汇总进行 Probit 分析，从而得到 95% 检出率下的核酸浓度（C_{95}）即 LOD（详细内容见本节"二、分析性能确认"）。随后测定 LOD 水平浓度下重复检测的平均 Ct 值及其标准差（standard deviation，SD），即可通过计算得到实时荧光 PCR 定性检测的 cut-off 值[此时即相当于检测在理论上达到 50% 检出的核酸浓度样品所对应的平均 Ct 值（C_{50}）；cut-off 值=平均 Ct 值 $_{LOD}$+1.645SD_{LOD}][21, 22, 25, 26]。

基于实验的分析方法通常用于 LDT 建立和优化时。但是因为每次检测时反应的扩增效率都可能有一定差异，因此此类 cut-off 值的设定方法并不是非常准确，需要对建立的检测进行优化以保证其标准化。

（二）基于人群的流行病学方法

除了以上所介绍的基于实验的分析方法外，另一种可用于实时荧光 PCR 方法 cut-off 值设定的则为基于人群的流行病学方法。该方法较前者纳入了流行病学分析，因此可以对检测方法提供一种更为可靠的判断标准，并辅助后续诊断决策。在介绍基于人群的流行病学 cut-off 值设置方法前，首先需要了解诊断性试验真实性评价的几个常用指标（表 6-6）。

表 6-6　诊断性试验结果真实性评价归纳表

检测结果		金标准		合计
		患病	未患病	
检测方法	阳性	a	b	$a+b$
	阴性	c	d	$c+d$
合计		$a+c$	$b+d$	$a+b+c+d$

　　表 6-6 为诊断性试验结果真实性评价归纳表，从表中可知，整体样本量为 $a+b+c+d$，其中患者样本有 $a+c$ 个，非患者样本有 $b+d$ 个。由待评价方法检出的阳性样本有 $a+b$ 个，阴性样本有 $c+d$ 个。根据对表中数据的统计分析，可得到包括敏感性、特异性、假阴性率、假阳性率、尤登指数和似然比等指标。

　　（1）敏感性（sensitivity，Sen）：又称灵敏度或真阳性率，是指一项检测能够将患者样本正确检出为阳性的能力。敏感性越高，检测发现阳性的可能就越大。

$$敏感性（Sen）=\frac{a}{a+c}\times100\%$$

　　（2）特异性（specificity，Spe）：又称真阴性率，是指一项检测能够将非患者样本正确检出为阴性的能力。特异性越高，实际无病的人被判断为阴性的可能就越大。

$$特异性（Spe）=\frac{d}{b+d}\times100\%$$

　　（3）假阴性率：又称漏诊率，是指将患者样本检出为阴性的百分比。

$$假阴性率（漏诊率）=1-Sen$$

　　（4）假阳性率：又称误诊率，是指将非患者样本检出为阳性的百分比。

$$假阳性率（误诊率）=1-Spe$$

　　（5）尤登指数（Youden index）：又称正确诊断指数，其取值范围为 0～1。其通常越大越好。

$$尤登指数=Sen+Spe-1$$

　　（6）似然比（likelihood ratio，LR）：是一种反应检测真实性的指标，属于同时反映敏感性和特异性的复合指标。即患者样本中检出某种诊断试验结果的概率与非患者样本中得出这一概率的比值，说明患者样本出现该结果的概率是非患者样本的多少倍。因试验结果有阴性和阳性之分，似然比也可分为阳性似然比（positive likelihood ratio，LR+）和阴性似然比（negtive likelihood ratio，LR-）。

$$阳性似然比（LR+）=\frac{Sen}{1-Spe}$$

$$阴性似然比（LR-）=\frac{1-Sen}{Spe}$$

　　在了解了以上几个诊断性试验的常用评价指标后，下面介绍如何通过基于人群的流行病学方法进行 cut-off 值的设置。

　　此方法可通过对检测得到的数据进行双图受试者操作特征曲线（two-graph receiver operating characteristic，TG-ROC）分析。TG-ROC 曲线是我们平时所常用的受试者操作特征（ROC）曲线的改进版本，其较传统 ROC 曲线的优越之处在于能绘制敏感性曲线和特异性曲线——其横坐标为 Ct 值的 cut-off 值，纵坐标为敏感性和特异性（图 6-3A）。由于这两条曲线绘制在同一个坐标上，故称为双图。TG-ROC 曲线和传统 ROC 曲线一样，也可计算曲线下面积（area under the curve，AUC）来标识诊断试验的准确度，其计算方法与 ROC 曲线一致。以实时荧光 PCR 方法为例，TG-ROC 曲线的绘制方法如下：①假设阴性和阳性样本的检测数据以 Ct 值的形式呈现，那么数据则完全落入 $[0, Ct_{max}]$。将该区域分为若干个区间（如 45 个），每个节点即为可能的阈值 d_j，$j=1,\cdots,45$。②对于每一个 d_j，计算

其对应的敏感性 Sen_j 和特异性 Spe_j。③以 d_j 为横坐标，敏感性 Sen_j 和特异性 Spe_j 为纵坐标，在同一个坐标系上绘制（d_j, Sen_j）和（d_j, Spe_j）得到双图（图 6-3A）。④由于 Ct 值的分布为非正态分布，因此后续可使用非参数法（如 Hanley-Mcneil 非参数法）进行 AUC 估计，以明确最佳 cut-off 值[27, 28]。

与传统 ROC 曲线不同的是，TG-ROC 曲线不仅可以根据 AUC 明确 cut-off 值，还可根据实际情况，选取理论上最适合的、判断阴性和阳性的 cut-off 值，以使检测的敏感性和特异性达到实际要求的水平。根据不同指标及考虑的因素，一般 TG-ROC 曲线 cut-off 值选取有以下几种方式。

（1）敏感性等于特异性：此方法是 TG-ROC 曲线确定最佳诊断 cut-off 值的基本方法，利用敏感性曲线和特异性曲线必然相交这一特性，取其交点作为 cut-off 值（图 6-3A 中的线 C）。此方法同时考虑了敏感性和特异性，相当于把漏诊率和误诊率控制在了一定的范围内。以此设置的 cut-off 值相对保守，适用于如果漏诊和误诊造成的假阴性和假阳性都会带来严重后果的情况[27, 29]。

（2）尤登指数最大化：此方法为传统 ROC 曲线最常用的 cut-off 值选择方法，即利用每一个分段点所得到的敏感性和特异性，选取尤登指数（图 6-3A 中的 J）最大的一组对应的点作为 cut-off 值（图 6-3A 中的线 D）。该方法的特点是可将漏诊率和误诊率控制在最小范围内。在患病率稳定的情况下，其适用于被正确诊断后使用不恰当的治疗手段可能导致严重后果的疾病[28, 30]。

（3）诊断优势比最大化：该方法是基于诊断优势比（diagnostic odds ratio，DOR）得到的，其计算公式为 $DOR=\dfrac{LR+}{LR-}$（图 6-3B 中的线 C）。该方法对 cut-off 值的选择更偏向于敏感性，即对漏诊率的控制。但是此方法对应的特异性会相应降低。因此，根据 Galen 和 Gambino 所提出的在设定 cut-off 值时需考虑的情况，此类 cut-off 值设定适用于严重的、可治疗的、假阳性结果不会造成严重心理压力和经济损失且不当治疗不会造成严重后果的疾病[28, 30]。

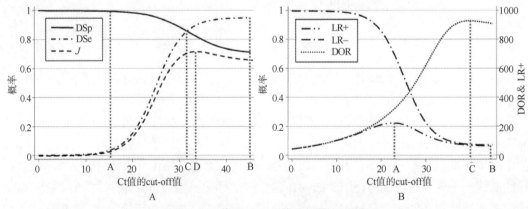

图 6-3 Ct 值的 cut-off 值选择设定图[27]

A.TG-ROC 曲线示意图：线 A 为最佳特异性时的 Ct 值的 cut-off 值、线 B 为最佳敏感性时的 Ct 值的 cut-off 值、线 C 为敏感性等于特异性时的 Ct 值的 cut-off 值、线 D 为最佳尤登指数时的 Ct 值的 cut-off 值；B.似然比曲线示意图：线 A 为最佳阳性似然比时的 Ct 值的 cut-off 值、线 B 为最低阴性似然比时的 Ct 值的 cut-off 值、线 C 为最佳诊断优势比时的 Ct 值的 cut-off 值。DSp，诊断特异性；DSe，诊断敏感性；J，尤登指数；LR+，阳性似然比；LR−，阴性似然比；DOR，诊断优势比

（4）效率最大化：该方法是基于效率、有效性指标和正确归类百分比最大化而设定，其计算公式为 $Ef=p\times Sen+（1-p）\times Spe$（其中 p 为患病率）。以该方法设定的阈值通常比前几种方法的阈值大一些，它更偏向于考虑特异性，即对误诊率的控制。但是此方法对应的敏感性也会相应降低，可能出现漏诊。因此，该方法适用于能引起严重的后果、无法治疗且误诊产生的假阳性结果会引起严重的精神压力或经济损失的疾病（如艾滋病）[27, 29]。

对于 COVID-19，由于其漏诊将引发疾病的大规模传染，而误诊又将给患者带来不必要的经济损失和恐慌，因此实验室所建立的 COVID-19 辅助诊断 LDT 需要将漏诊率和误诊率控制在较小范围内，因此可以选择上文中所述（1）（2）情况的 cut-off 值设置。

综上，基于人群流行病学方法对 SARS-CoV-2 实时荧光 PCR 方法检测进行 cut-off 值设置的流程基本如下：实验室首先应根据 COVID-19 的患病率、预计的敏感性和特异性计算并纳入相应数量的 COVID-19 患者样本和非 COVID-19 患者样本作为检测评价样本盘。随后使用实验室已建立并优化的方法对样本进行检测，并记录各样本检测 Ct 值。假设检测设定的最大循环数为 45，则检测得到数据将完全落入[0, 45]。实验室可将该区域分为 45 个区间，每一个 Ct 值即为可能的阈值 d_j。对于每一个 d_j，实验室可分别计算其对应的敏感性 Sen_j 和特异性 Spe_j，随后以 d_j 为横坐标，敏感性 Sen_j 和特异性 Spe_j 为纵坐标，在同一个坐标系绘制（d_j, Sen_j）和（d_j, Spe_j）即可得到 TG-ROC 曲线。由于 Ct 值的分布为非正态分布，因此后续可使用 Hanley-Mcneil 非参数法进行 AUC 估计或选取敏感性和特异性的交汇点，以明确最终设定的 cut-off 值。

二、分析性能确认

在实验室完成了检测方法的建立和优化并明确了检测 cut-off 值（即检测的阴性、阳性结果判断值）后，则到了建立方法性能（分析性能确认）的阶段。对于 LDT，需要完成确认的性能指标通常有准确度、精密度、分析敏感性、分析特异性、可报告范围（针对定量检测）、参考区间及其他性能指标等[15]。这些性能指标一般可通过：方法学比较实验获得不准确度、重复性实验获得不精密度、最低检测限研究确定分析敏感性、交叉反应研究明确分析特异性、线性研究明确可报告范围和最低定量限及参考值研究明确参考区间[4, 31]。而对于 SARS-CoV-2 检测，此类因快速暴发疫情而需要紧急投入使用的检测试剂而言，最初完成确认的性能指标可有所缩减。根据美国 FDA 在 SARS-CoV-2 核酸检测 EUA 授权模板中要求，在进行 SARS-CoV-2 核酸检测 LDT 性能确认时，必须完成确认的性能指标为检测限（分析敏感性、精密度）、临床评估（准确度）、包容性（分析敏感性）和交叉反应（分析特异性）。

由于目前绝大部分 SARS-CoV-2 核酸检测的 IVD 产品和 LDT 为基于实时荧光 PCR 方法的使用 COVID-19 疑似患者鼻咽/口咽拭子、痰液或其他下呼吸道分泌物的检测，在下文中我们将以实时荧光 PCR 方法检测 SARS-CoV-2 核酸为例，对常见的性能指标定义和如何进行性能确认进行介绍。

（一）分析敏感性

分析敏感性（analytical sensitivity）即能在某一生物学样本中检出极低浓度某特定物质

的能力。根据定义其包含两层含义：①能检出"极低浓度"；②能检出"特定物质"。因此，分析敏感性包括检测限和反应性（又称包容性）两个性能指标。其中反应性通常较少提及，仅在多重病原检测时需要完成确认；因此在通常提及分析敏感性时，大多指的是检测限。

1. 检测限（LOD）

1）定义：LOD 是指在常规实验室条件下，对某一特定类型的样本，在有可接受的精密度的同时，可重复检出（≥95%）的最低待测物的浓度。

2）性能确认方法：LOD 是体外诊断试剂和性能确认的重要指标之一。

临床化学检测试剂盒的 LOD 一般采用空白样品多次检测均值的方法确定，如 EP-17A 所规定[32]：

$$LOD=LOB+1.645SD_{LC}$$

$$LOB=mean_{blank}+1.645SD_{blank}$$

其中，LOB 为多次重复检测空白样品时显示的最高测量结果，即此检测值及其下的检测结果有 95% 的概率为空白或阴性样品。而 LOB 同时也为 LOD 的 95% 单侧概率界限，可以多次测量低浓度样本（LC）的 SD 与 LOB 计算 LOD。

然而，采用实时荧光 PCR 原理的核酸检测试剂不能简单地采用以上方法进行 LOD 评估，原因在于 PCR 反应是特异的、指数扩增的过程。空白样品不会有任何扩增反应发生。另外，实时荧光 PCR 是通过检测达到一定荧光阈值的 PCR 产物来实现检测目的的，实时荧光 PCR 检测将样品达到阈值所对应的循环数为原始检测结果。只含有单个核酸分子模板的 PCR 反应有可能成功扩增至可检出的阈值，而空白样品则不可能达到阈值，其所需循环数为无穷大。因此对于实时荧光 PCR，无法通过 LOB 的方式确定 LOD，只能通过梯度稀释的方式制备含处于预计检测限分析范围内的低浓度核酸模板样品，重复检测各个浓度样品，将不同浓度下检出率汇总进行分析，从而得到 95% 检出率下的核酸浓度，即 LOD。

根据美国 FDA EUA 授权要求，SARS-CoV-2 核酸检测在确定 LOD 时，可采用不同样本类型的真实临床样本、添加有灭活 SARS-CoV-2 的临床样本、添加有灭活 SARS-CoV-2 RNA 的临床样本或重组病毒人工模拟样本（详见本章第一节"二、进行 SARS-CoV-2 核酸检测性能确认/性能验证前需要明确的问题"）按 2～3 倍间隔稀释形成梯度系列样本，随后每个浓度梯度进行 3 次重复提取，并最终完成至少 20 次重复检测进行 LOD 测定。最终可直接采用符合率为 95%（19/20）的最低病毒拷贝数/病毒滴度作为 LOD 或采用二分类变量 Probit 分析以进行 LOD 计算[33]。其中，所使用的样本类型应根据预期检测样本类型进行选择。例如，若实验室预期检测的为常见上呼吸道样本（如鼻咽拭子、口咽拭子、鼻腔洗液等），此时可选择最难检测的鼻咽拭子作为代表样本类型；若实验室预期检测的为常见的下呼吸道样本（如痰液、支气管肺泡灌洗液等），此时可选择最难检测的痰液标本作为代表。

在 LOD 分析时使用的 Probit 分析属于一种特殊的回归分析（即找到一条线适用于所分析的数据），主要用于分析二分类变量（即只有是和否两种结果的数据）。在医学上，Probit 分析多用于计算半数抑制浓度（half maximal inhibitory concentration，IC_{50}）及 LOD。其分析方法如下：首先列出每个检测浓度梯度的检测总数及检测阳性结果数；随后通过原始查表方法（Finney 表）、手工计算方法或统计学软件（如 SPSS 等）自动计算方法将每个浓度梯度的阳性结果百分比转换为 Probit 值；最后构建 Probit 模型（即 Probit 值与不同浓度梯度的回归曲线），当卡方检验 $P>0.05$ 时，则证明 Probit 回归模型成立（P 越接近 1.0，证明所建立模型越接近真实），最终可通过查 Probit 表确定 95%概率下可信检出的浓度值，即为 LOD[33]。目前，原始查表及手工计算 Probit 值的方法已较为少用，Probit 分析多可通过 SPSS 等统计分析软件进行一步操作计算分析。首先列出每个检测浓度梯度的检测总数及检测阳性结果数，将其输入 SPSS 中；随后在分析界面直接进行 Probit 分析，将检测阳性结果数选作为 "Response Frequency"，检测总数选作为 "Total Observed"，浓度梯度选作为 "Covariate"，并选择数据对数转换，随后进行分析；在输出的分析结果中，若显著性显示 $P>0.05$，则证明 Probit 回归模型成立；最终可通过查输出的 Probit 表确定 95%所对应的浓度值，即为 LOD。

3）举例：以罗氏公司生产的 Cobas SARS-CoV-2 检测试剂盒为例。Cobas SARS-CoV-2 检测试剂盒对 LOD 的性能确认采用的为添加有梯度稀释的灭活 SARS-CoV-2 的模拟临床样本。每个梯度按 3 倍稀释比进行稀释，共制备 7 个浓度梯度，每个浓度梯度各重复检测 21 次。为保证检测不受模拟临床样本基质干扰，实验中还额外增加了对模拟临床样本基质的检测，共 10 次重复。根据检测结果（表 6-7）及后续 Probit 分析计算，最终设定的 ORF1a 基因 LOD 为 0.007 $TCID_{50}/ml$（95% CI 0.005～0.036），E 基因 LOD 为 0.004 $TCID_{50}/ml$（95% CI 0.002～0.009）。

表 6-7 Cobas SARS-CoV-2 检测试剂盒 LOD 性能确认结果

稀释梯度（$TCID_{50}/ml$）	检测总数（例）	阳性结果百分比（%）	
		靶 1（ORF1a 基因）	靶 2（E 基因）
0.084	21	100	100
0.028	21	100	100
0.009	21	100	100
0.003	21	38.1	100
0.001	21	0	52.4
0.0003	21	0	14.3
0.0001	21	0	9.5
0（空白）	10	0	0

2. 反应性/包容性（reactivity/inclusivity）

1）定义：反应性/包容性是指检测试剂对预期范围内的靶物质检出的能力[15]。

2）性能确认方法：包容性性能确认主要针对病原体检测试剂及部分人基因检测试剂，即证明所建立的检测试剂有检出不同型别待测病原体或不同基因型的能力，包括已知型别、病原体亚群和血清型等。包容性的确认可采用两种方式：①计算机模拟比对分析，即通过数据库比对方式确认所建立的试剂引物、探针可与预期设计的所有待测病原序列完全匹配；②实验验证，即通过采用临床样本或标准菌株/毒株进行检测，确认所建立的试剂可检出所有待测病原/基因。

对于 SARS-CoV-2 核酸检测 LDT，由于其预期设计的待测病原一般为目前世界流行的所有 SARS-CoV-2 病毒株，因此 SARS-CoV-2 核酸检测的包容性确认难以通过实验验证的方式实现，目前多采用计算机模拟比对分析。

3）举例：以罗氏公司生产的 Cobas SARS-CoV-2 检测试剂盒为例。Cobas SARS-CoV-2 检测试剂盒对包容性的性能确认采用的是计算机模拟比对分析方法。通过与目前美国国家生物信息中心（National Center for Biotechnology Information，NCBI）及全球共享流感数据倡议组织（Global initiative on Sharing All Influenza Data，GISAID）数据库所上传的所有 SARS-CoV-2 病毒株序列进行比对，发现试剂盒所设计的靶 1（ORF1a 基因）和靶 2（E 基因）引物均可与所有 SARS-CoV-2 病毒株序列 100% 匹配。

（二）分析特异性

分析特异性（analytical specificity）是指试剂只检测目的靶物质的能力，即靶物质的检测不受来自潜在干扰核酸或标本相关因素所致的交叉反应性影响。根据定义，分析特异性包括交叉反应和干扰物质两个性能指标。其中，交叉反应为美国 FDA 在 SARS-CoV-2 核酸检测 EUA 授权模板中要求必须完成的性能确认指标，而对于干扰物质则并无强制要求。

1. 交叉反应（cross-reactivity）

1）交叉反应物质：与检测对象可能存在交叉反应的物质。对于病原体核酸检测来说，主要指与检测对象核酸序列具有同源性、易引起相同或相似临床症状的病原体，通常包括有类似遗传结构的微生物、标本中的正常菌群、引起类似疾病状态或临床相关的共感染微生物等[4]。

2）性能确认方法：在核酸检测 LDT 建立时即需要保证设计的引物和探针序列与其他序列无非特异性结合。因此，在交叉反应的性能确认时，除了需要采用实验验证的方式确认无交叉反应产生，还需要使用计算机模拟比对分析。计算机模拟比对分析与包容性确认时相类似，即通过数据库比对方式确认所建立的试剂引物、探针不与其他序列相匹配；而实验验证则为通过将可能潜在产生交叉反应的病原体（加入量为病原体感染的医学决定水平）加入不含待测物的阴性样本中，然后进行检测，以确认所建立的试剂对所有可能潜在产生交叉反应的病原体检测为阴性。

对于 SARS-CoV-2 核酸检测 LDT 交叉反应确认，根据美国 FDA EUA 要求，LDT 需至少完成对潜在交叉反应性微生物（表6-8）的计算机模拟比对分析，比对结果的序列同源性应不高于 80%[33]。而对于实验验证，实验室应根据实际的待测样本类型分析可能产生交叉反应的微生物并进行实验验证。

3）举例：以罗氏公司生产的 Cobas SARS-CoV-2 检测试剂盒为例。Cobas SARS-CoV-2 检测试剂盒对交叉反应的性能确认同时采用了计算机模拟分析方法与实验验证方法。

通过与 NCBI 及 GISAID 数据库上的潜在交叉反应性病原微生物（表 6-9）基因序列进行比对，结果发现试剂盒所设计的靶 1（ORF1a 基因）和靶 2（E 基因）引物仅与 SARS-CoV 可能产生交叉反应。随后，通过使用添加有潜在交叉反应可能性的病原微生物（表 6-9）的模拟临床样本（病毒浓度为 $1 \times 10^5 U/ml$，其他病原体浓度为 $1 \times 10^6 U/ml$）进行 3 次重复检测。结果显示，针对 SARS-CoV 仅有靶 2（E 基因）检测呈阳性。而由于 Cobas SARS-CoV-2 检测试剂盒的靶 2 扩增区为针对泛 β 冠状病毒属 *Sarbecovirus* 亚型的检测，最终检测结果并不会被判为 SARS-CoV-2 阳性。因此认为 Cobas SARS-CoV-2 检测试剂盒无明显的交叉反应。

表 6-8　美国 FDA 建议检测的交叉反应性病原微生物

其他来自相同病毒种属的病原体	临床标本中的正常菌群或可能共感染微生物
人类冠状病毒 229E	腺病毒（如 C1 Ad. 71 型）
人类冠状病毒 OC43	人类偏肺病毒
人类冠状病毒 HKU1	副流感病毒 1~4 型
人类冠状病毒 NL63	A 型流感病毒、B 型流感病毒
SARS 冠状病毒	肠道病毒（如 EV68 型）
MERS 冠状病毒	呼吸道合胞病毒
	鼻病毒
	肺炎衣原体
	流感嗜血杆菌
	嗜肺军团菌
	结核分枝杆菌
	肺炎链球菌
	化脓性链球菌
	百日咳杆菌
	肺炎支原体
	卡氏肺孢菌
	混合人类鼻腔灌洗液（以代表人类呼吸道不同菌群）
	白念珠菌
	绿脓杆菌
	表皮葡萄球菌
	唾液链球菌

表 6-9　Cobas SARS-CoV-2 检测试剂盒交叉反应性能确认结果

菌株/毒株	计算机模拟比对		实验验证	
	与靶 1（ORF1a 基因）的序列分析一致性	与靶 2（E 基因）的序列分析一致性	靶 1（ORF1a 基因）检测结果	靶 2（E 基因）检测结果
人类冠状病毒 229E	74.47%	未发现匹配序列	阴性	阴性
人类冠状病毒 OC43	72.26%	未发现匹配序列	阴性	阴性
人类冠状病毒 HKU1	76.52%	未发现匹配序列	阴性	阴性
人类冠状病毒 NL63	71.32%	未发现匹配序列	阴性	阴性
SARS 冠状病毒	95.04%	100%	阴性	阳性
MERS 冠状病毒	未发现匹配序列	未发现匹配序列	阴性	阴性
腺病毒	未发现匹配序列	未发现匹配序列	阴性	阴性
人类偏肺病毒	未发现匹配序列	未发现匹配序列	阴性	阴性
副流感病毒 1 型	未发现匹配序列	未发现匹配序列	阴性	阴性
副流感病毒 2 型	未发现匹配序列	未发现匹配序列	阴性	阴性
副流感病毒 3 型	未发现匹配序列	未发现匹配序列	阴性	阴性
副流感病毒 4 型	未发现匹配序列	未发现匹配序列	阴性	阴性

续表

菌株/毒株	计算机模拟比对		实验验证	
	与靶1（ORF1a基因）的序列分析一致性	与靶2（E基因）的序列分析一致性	靶1（ORF1a基因）检测结果	靶2（E基因）检测结果
A型流感病毒（H1N1）	未发现匹配序列	未发现匹配序列	阴性	阴性
B型流感病毒	未发现匹配序列	未发现匹配序列	阴性	阴性
肠道病毒	未发现匹配序列	未发现匹配序列	阴性	阴性
呼吸道合胞病毒	未发现匹配序列	未发现匹配序列	阴性	阴性
鼻病毒	未发现匹配序列	未发现匹配序列	阴性	阴性
肺炎衣原体	未发现匹配序列	未发现匹配序列	阴性	阴性
流感嗜血杆菌	未发现匹配序列	未发现匹配序列	阴性	阴性
嗜肺军团菌	未发现匹配序列	未发现匹配序列	阴性	阴性
结核分枝杆菌	未发现匹配序列	未发现匹配序列	阴性	阴性
肺炎链球菌	未发现匹配序列	未发现匹配序列	阴性	阴性
化脓性链球菌	未发现匹配序列	未发现匹配序列	阴性	阴性
百日咳杆菌	未发现匹配序列	未发现匹配序列	阴性	阴性
肺炎支原体	未发现匹配序列	未发现匹配序列	阴性	阴性
卡氏肺孢菌	未发现匹配序列	未发现匹配序列	未检测	未检测
C型流感病毒	未发现匹配序列	未发现匹配序列	未检测	未检测
白念珠菌	未发现匹配序列	未发现匹配序列	未检测	未检测
白喉杆菌	未发现匹配序列	未发现匹配序列	未检测	未检测
炭疽杆菌	未发现匹配序列	未发现匹配序列	未检测	未检测
卡纳莫拉菌	未发现匹配序列	未发现匹配序列	未检测	未检测
奈瑟菌	未发现匹配序列	未发现匹配序列	未检测	未检测
绿脓杆菌	未发现匹配序列	未发现匹配序列	未检测	未检测
表皮葡萄球菌	未发现匹配序列	未发现匹配序列	未检测	未检测
唾液链球菌	未发现匹配序列	未发现匹配序列	未检测	未检测
钩端螺旋体	未发现匹配序列	未发现匹配序列	未检测	未检测
鹦鹉热衣原体	未发现匹配序列	未发现匹配序列	未检测	未检测
伯氏柯氏菌	未发现匹配序列	未发现匹配序列	未检测	未检测
金黄色葡萄球菌	未发现匹配序列	未发现匹配序列	未检测	未检测
混合人鼻腔灌洗液	—	—	阴性	阴性

2. 干扰物质（interfering substance）

1）定义：干扰物质指可能对检测结果产生影响的物质，对于病原体核酸检测来说，主要指影响聚合酶活性或干扰核酸扩增的物质，一般可分为内源性和外源性两类。内源性干扰物质包括血红蛋白、胆红素、甘油三酯、病理状况下的代谢物、治疗药物及患者可能会摄入的食品、营养保健品等。外源性干扰物质包括标本采集过程中污染的护肤用品、手套滑石粉、乙醇、漱口水等。

2）性能确认方法：实验室可根据实际样本特点（即实际临床样本中可能存在的干扰物质及其浓度水平）选择需要进行确认的干扰物质及浓度。例如，上呼吸道样本可选择鼻腔分泌物黏蛋白、鼻腔常用喷雾药物（如去氧肾上腺素、羟甲唑啉、氯化钠等）、鼻用皮肤固醇类药物（如倍氯美松、地塞米松、氟尼缩松等）、常用过敏药物或抗病毒药物（如盐酸组胺、α-干扰素、扎那米韦、利巴韦林等）等作为干扰试验的待测物质。

干扰物质一般可采用配对比对方式进行确认：通过向含有医学决定水平待测物的样本中加入高浓度水平（真实临床样本中的最高浓度）的潜在干扰物质，然后与不含有干扰物质的成对待测物样本进行平行 2 次重复检测比较，即可评价检测结果是否会被干扰物质所影响。通常样本数量无最少样本数限制。检测得到的数据可采用配对 t 检验、重复测量检验、配对差异检验等统计方法分析测定均值和对照样本之间的差异。通过对每一样本对检测值间的差异进行计算，得到差异值的均值和标准差，从而产生差异值标准差/均值的 t 分布（自由度等于成对样本数减 1）。当 t 值确定后，即可得到 P 值，如 $P<0.05$，则说明该干扰物质对检测存在明显干扰[4]。

对于 SARS-CoV-2 核酸检测，美国疾病控制与预防中心（Center for Disease Control and Prevention，CDC）基于既往对中东呼吸综合征冠状病毒（MERS-CoV）及甲型流感病毒（H7N9）的 RT-PCR 检测经验认为，通过建立良好的核酸提取方法，常见呼吸道标本通常不会受常见内源性干扰物质的干扰[34]。因此，美国 FDA 在进行 EUA 时并未对干扰物质的性能确认做出强制要求。而根据 NMPA 2020 年 2 月发布的《2019 新型冠状病毒核酸检测试剂注册技术审评要点》，建议实验室根据样本类型对表 6-10 中的干扰物质进行验证[35]。

表 6-10　NMPA 推荐用于 SARS-CoV-2 核酸检测干扰试验的物质

物质	活性成分
黏蛋白	纯化黏蛋白
血液（人类）	—
鼻腔喷雾剂或滴鼻剂	去氧肾上腺素、羟甲唑啉、氯化钠（含防腐剂）
鼻用皮肤类固醇	倍氯美松、地塞米松、氟尼缩松、曲安奈德、布地奈德、莫米松、氟替卡松
过敏性症状缓解药物	盐酸组胺
抗病毒药物	α-干扰素、扎那米韦、利巴韦林、奥司他韦、帕拉米韦、洛匹那韦、利托那韦、阿比多尔
抗生素	左氧氟沙星、阿奇霉素、头孢曲松、美罗培南
全身性抗菌药	妥布霉素

（三）准确度

准确度（accuracy）是方法性能确认的基础。在进行准确度性能确认方案设计时，需同时结合检测试剂的预期用途（包括预期检测疾病、预期检测人群及使用样本类型）进行设计。

1）定义：准确度指检测结果和真实结果的一致程度。当其指一系列待测物中检测得到的平均值与真值（有国际标准品时）或可接受参考测量值（无国际标准品时）的一致程度时，准确度又可称为正确度。

2）性能确认方法：通常，准确度的性能确认方法有两种。①方法学比对：即采用待评价方法与参比方法（包括但不限于参考方法、金标准方法、行业公认方法、其他经验证性能符合要求满足临床预期用途的方法）平行检测同一套样本的方式，比较检测结果的差异，结果多用符合率表示；②回收试验：即通过比较分别加入有不同浓度待测物标准液及无待测物基质的两种待回收分析样本的检测值差异以分析检测方法的准确性，结果用回收率表示。在一般情况下，方法学比对较回收试验更为常用，仅在没有合适的参比方法且需要用于评估定量检测方法准确测定待测分析物的能力时，才通过采用回收试验对准确度进行确认。

对于病原体核酸检测，准确度性能确认通常采用方法学比对进行。常规的方法学比对流程如下：实验室首先根据预期检测的疾病、预期检测的人群及预期使用的样本类型选择在人群和临床疾病上具有代表性且通过实验室现有方法或参考实验室已检测过的剩余患者样本作为准确度评价样本盘（包括覆盖所有预期样本类型的阴性样本及阳性样本；样本数需不低于 20 例，通常为 40~50 例或更多的样本，计算依据见本章第一节）。随后采用待评价方法和参比方法平行对准确度评价样本盘进行至少为期 5 天的每天 2 次的重复测定（最大程度地避免随机误差的影响）。在有金标准作为参比方法的情况下，检测数据可采用散点图或差异图进行结果分析以评估测定范围内值的偏倚是否恒定及偏倚是否受方法间差异的影响。而在没有合适的参比方法时，"金标准"可为由临床方法确定的临床诊断，根据检测结果与临床诊断是否一致，计算最终的阳性符合率（positive percent agreement，PPA）和阴性符合率（negative percent agreement，NPA）以明确检测准确度情况[36, 37]（表 6-11）。

表 6-11　准确度性能确认结果

检测结果	参比方法/临床诊断		合计
	患病	未患病	
阳性	a	b	a+b
阴性	c	d	c+d
合计	a+c	b+d	a+b+c+d

$$阳性符合率（PPA）= \frac{a}{a+c} \times 100\%$$

$$阴性符合率（NPA）= \frac{d}{b+d} \times 100\%$$

对于 SARS-CoV-2 核酸检测 LDT 的准确度性能确认，由于疫情的紧迫性，其方法学比对流程较常规可有所简化。根据美国 FDA EUA 要求[美国 FDA EUA 要求中的临床评估（clinical evaluation）即为准确度性能确认过程]，准确度评价样本盘需前瞻性采集或回顾性收集至少 30 例 COVID-19 确诊患者的临床样本（SARS-CoV-2 阳性）及至少 30 例既往收集的其他呼吸道感染临床样本或其他疾病患者的临床样本（SARS-CoV-2 阴性）（若实在无法获得真实临床样本，可使用添加灭活 SARS-CoV-2 的临床样本或添加灭活 SARS-CoV-2 RNA 的临床样本替代）。随后实验室可采用另一已获批/授权上市的 SARS-CoV-2 RT-PCR 核酸检测方法与待评价方法进行平行检测，以比较待评价方法与已获批/授权上市的方法间结果的差异。当出现不一致结果时，可通过第 3 种已获批/授权上市的 SARS-CoV-2 RT-PCR 核酸检测方法或 Sanger 测序进行确认，并在结果表中进行备注。最终，实验室通过计算 PPA 和 NPA 以评价 SARS-CoV-2 核酸定性检测的准确度，PPA

及 NPA 应不低于 95%[32]。

3）举例：以罗氏公司生产的 Cobas SARS-CoV-2 检测试剂盒为例。其说明书中的临床评估即包含准确度性能确认过程。

由于实际情况下无法获得足量的 SARS-CoV-2 阳性的真实临床样本，因此 Cobas SARS-CoV-2 检测试剂盒使用了 50 例添加灭活 SARS-CoV-2 的临床样本作为真实临床阳性样本的替代（其中 25 例配制为接近 1.5 倍 LOD 浓度水平，另 25 例配制为接近 4 倍 LOD 浓度水平），并选取了 100 例确认 SARS-CoV-2 阴性的真实临床样本同时进行检测。根据统计得到的检测结果（表 6-12），计算 PPA=50/50=100%（95% CI 86.7%～100%）；NPA=100/100=100%（95% CI 96.3%～100%）。

表 6-12　Cobas SARS-CoV-2 检测试剂盒准确度性能确认结果

样本浓度	样本数量（例）	靶 1（ORF1a 基因）阳性结果 百分比（双尾 95% CI）	靶 2（E 基因）阳性结果 百分比（双尾 95% CI）
阳性样本（约 1.5×LOD）	25	100%（86.7%～100%）	100%（89%～100%）
阳性样本（约 4×LOD）	25	100%（86.7%～100%）	100%（89%～100%）
阴性	100	0	0

（四）精密度

对于上文提到的准确度，其反映的通常是检测的系统误差，而对于精密度，其反映的则为检测中的随机误差。当一项方法每次检测的随机误差过大时，此方法就不可能具有良好的检测准确度。因此，精密度是一项检测方法最重要的性能之一。

1）定义：精密度指在规定条件下，对同一或类似样本重复检测所得结果间的一致程度，包括重复性（repeatability）、中间精密度（intermediate precision）和再现性（reproducibility）。其中，重复性又称批内精密度，是指在同一条件下（相同地点、相同操作人员、相同检测流程、相同仪器）短时间内多次测量同一或类似样本，测定结果的一致程度。再现性又称实验室间精密度，是指在不同条件下（不同地点、不同操作人员、不同仪器、不同时间）测量同一或类似样本，测定结果的一致程度。而中间精密度则介于两者之间，即在相同地点但不同时间或不同其他因素下测量同一或类似样本检测结果的一致程度，其可包括批间（between-run）精密度、日内（within-day）精密度、日间（between-day）精密度、实验室内（within-laboratory）精密度等。精密度的度量通常用测量不精密表示，如偏差（d）、标准差（SD）或变异系数（coefficient of variation，CV），代表在特定条件下各独立检测结果的分散程度[38]。

偏差（d），即测量值与平均值之差。若 $\bar{x}$ 代表一组平行测定的算数平均值，则单个测量值 x_i 的偏差 $d = x_i - \bar{x}$。

标准差（SD），即测量值与平均值离差平方的算术平均数的平方根，通常可反映检测结果之间的离散程度。SD 越小，则离散程度越小，精密度越好。若 n 为总共检测的样本数量，则 $SD = \sqrt{\sum \dfrac{(x_i - \bar{x})^2}{n-1}}$。

变异系数（CV），即标准差与平均值的比值。当两组数据量纲不同，直接用 s 比较不太合适时，则可使用 CV 以消除测量尺度和量纲的影响。$CV = \dfrac{SD}{\bar{x}} \times 100\%$。

2）性能确认方法：在进行精密度评价前，实验室首先需评估检测方法的变异来源。通常，一项检测方法的精密度变异来源主要有仪器、实验室环境、操作人员、样本来源及浓度、试剂批次、检测批次及检测时间。这些因素的变化均可导致检测不精密，因此在一般情况下，以上因素都应进行精密度评价。

对于定量检测而言，精密度评估计算方式较为复杂。根据美国临床和实验室标准化委员会（CLSI）EP5-A3 文件规定，实验室需选择 3 份浓度分别为高、低和接近医学决定水平的样本（可为标准品、质控品、能力验证样本或患者样本），每天检测两批（上午和下午各 1 次，至少间隔 4 小时），每批重复检测 2 次，检测 20 天（可非连续）。随后通过文件内提供公式计算检测值批内、批间及日间 SD 和（或）CV，以得到重复性（批内精密度）及实验室内精密度等[38]。而对于定性检测而言，由于其仅有阴性和阳性两种结果，因此其精密度的评估计算相对简单。根据 CLSI EP12-A2 文件规定，定性检测精密度评估样本可选择浓度接近 C_{50}（在多次重复试验中各有 50% 概率获得阴性或阳性结果时的分析物浓度）、C_5（在多次重复试验中有 95% 概率获得阴性结果时的分析物浓度）及 C_{95}（在多次重复试验中有 95% 概率获得阳性结果时的分析物浓度，即 LOD）的样本，重复测定至少 40 次，随后计算检测的阴性和阳性检出率以得到检测重复性。

对于 SARS-CoV-2 核酸检测 LDT，美国 FDA EUA 要求中并未描述精密度的性能确认过程，那么对于 SARS-CoV-2 核酸检测性能确认，是否实验室就无须进行精密度确认了呢？根据上文中的描述，我们知道精密度是保证检测准确度的基础。因此在进行性能确认时，精密度确认是必不可少的步骤。实际上，实验室可在进行分析敏感性的 LOD 确认时同时完成精密度的确认。

3）举例：以罗氏公司生产的 Cobas SARS-CoV-2 检测试剂盒为例。根据上文描述，Cobas SARS-CoV-2 检测试剂盒对 LOD 的性能确认采用的为添加梯度稀释的灭活 SARS-CoV-2 的模拟临床样本。每个梯度按 3 倍稀释比进行稀释，共制备了 7 个浓度梯度。随后操作人员对每个浓度梯度进行重复检测，共重复检测 21 次。根据检测结果，阴性样本（即稀释浓度低于 C_5 或为零浓度样本，如表 6-7 中的稀释浓度为 $0TCID_{50}/ml$ 的样本）的阴性检出率为 100%（10/10）；临界阳性样本（即待测物浓度略高于 LOD 的样本，如表 6-7 中稀释浓度为 $0.009TCID_{50}/ml$ 的样本）的阳性检出率为 100%（21/21）；中/强阳性样本（即待测物浓度呈中度至强阳性的样本，如表 6-7 中稀释浓度为 $0.028TCID_{50}/ml$ 及 $0.084\ TCID_{50}/ml$ 的样本）阳性检出率为 100%（21/21）。

（五）其他

除上述介绍的分析敏感性、分析特异性、准确度、精密度等常见的性能确认指标外，实验室还可根据自身的情况对核酸提取试剂、样本类型等效性、参考范围等进行性能确认。

例如，美国疾病控制与预防中心就在建立荧光 PCR 法 SARS-CoV-2 核酸检测试剂时指出，由于实时荧光 RT-PCR 扩增检测的性能好坏取决于模板 RNA 的数量和质量，因此在开展临床检测前，实验室应根据自身情况对采用的核酸提取试剂的回收率和纯度进行确认。实验室可参考中国合格评定国家认可委员会（China National Accreditation Service for Conformity Assessment，CNAS）发布的《分子诊断检验程序性能验证指南》[39]，通过将含有 SARS-CoV-2 核酸的临床样本或模拟样本平均分成 2 份，其中一份（A）加入一定体积（小于总体积的 10%）已知浓度的 SARS-CoV-2 核酸（如其他样本提取得到的 SARS-CoV-2 核酸或模拟 SARS-CoV-2 核酸序列），另一份（B）加入同体积核酸洗脱液，按照试剂盒要求提取核酸，分别测定 A 和 B 提取的核酸量，按核酸提取产率$=\dfrac{A-B}{\text{加入核酸量}}\times 100\%$计算得到核酸提取产率（重复 3 次测定，计算平均值），并用分光光度计测定 A260/280 比值。核酸提取产率应不低于核酸提取试剂厂家声明或实验室的最低要求；核酸纯度 A260/280 比值应为 1.8～2.0。

　　除此之外，罗氏公司在对 Cobas SARS-CoV-2 检测试剂盒进行性能确认时，除对分析敏感性、分析特异性、准确度、精密度进行了确认外，还对样本类型等效性进行了确认（表 6-13）。通过分别向鼻咽拭子和口咽拭子临床阴性样本中添加灭活 SARS-CoV-2 的方式制备成对的模拟弱阳性临床样本（约 1.5×LOD 浓度）和中度阳性临床样本（约 4×LOD），并进行检测。结果显示所有弱阳性和中度阳性的成对样本检测都为阳性，所有阴性配对样本都为阴性。在两种样本类型中，所观测到的样本 Ct 值具有可比性。

表 6-13　Cobas SARS-CoV-2 检测试剂盒样本类型等效性性能确认结果

样本类型	样本浓度	样本数量（例）	靶 1（ORF1a 基因）		靶 2（E 基因）	
			阳性结果百分比	Ct 值（95% CI）	阳性结果百分比	Ct 值（95% CI）
鼻咽拭子	阳性样本(约 1.5×LOD)	21	100%	31.9（31.7～32.0）	100%	33.6（33.5～33.7）
口咽拭子			100%	32.2（31.8～32.6）	100%	33.7（33.4～34.1）
鼻咽拭子	阳性样本（约 4×LOD）	11	100%	30.9（30.3～31.5）	100%	32.2（31.6～32.9）
口咽拭子			100%	31.5（31.2～31.9）	100%	32.7（32.4～33.0）
鼻咽拭子	阴性	11	0	—	0	—
口咽拭子			0	—	0	—

第三节　SARS-CoV-2 核酸检测的性能验证

　　目前，仅有少部分实验室在进行 SARS-CoV-2 核酸检测时采用的为 LDT，绝大部分实验室在检测时更多使用的为获批上市的商品化检测试剂盒。在前文中我们已经提到，对于临床检测实验室而言，为了保证最终的检测质量无误，必须首先明确所采购使用的试剂或检测系统是否足够好，能否达到临床预期的检测需求。因此，临床实验室在正式开展 SARS-CoV-2 核酸检测前，需采用拟使用的检测试剂或系统（料），在预期开展该检测的实验室条件[如人员（人）、环境（环）、仪器（机）及标准操作程序（法）]下对商品试剂盒说明书中列出的性能指标进行测试，以明确这些说明书列出的性能特征能否在本实验室条件下得以复现，即完成实验室对检测试剂的性能验证。若经性能验证结果显示性能指标无法达到说明书上宣称的程度，那么此时实验室需要根据实际情况查找人、机、料、法、环等环节中的问题并进行修正，随后再次进行性能验证；而若经性能验证，结果显示性能指标可达实际说明书上宣称的性能特征，实验室此时应固定进行性能验证时的实验室条件（包括人、机、料、法、环），并按此条件开展后续的临床检测（图6-1）。

对于商品化检测试剂，通常实验室需要完成验证的性能指标与性能确认时基本一致，即包括准确度、精密度、分析敏感性、分析特异性、可报告范围（针对定量检测）、参考区间等[18]。这些指标也可通过方法学比对实验、重复性实验、最低检测限研究、交叉反应研究等方法获得。但与性能确认时相比，由于IVD产品已经通过方法学的确认，因此在性能验证时，其实验方案可进行一定简化。而对于此类因快速暴发疫情而需要紧急投入使用的SARS-CoV-2检测试剂而言，除性能验证实验可进行一定简化外，其必须验证的指标也可进行一定缩减。其中，对于SARS-CoV-2检测最为重要的性能指标为准确度、精密度和检测限。

由于目前绝大部分SARS-CoV-2核酸检测的IVD产品为基于实时荧光PCR方法的使用COVID-19疑似患者鼻咽/口咽拭子、痰液或其他下呼吸道分泌物的检测，因此在下文我们将以实时荧光PCR方法检测SARS-CoV-2核酸为例，对临床实验室如何进行性能验证进行介绍。

一、准 确 度

在第六章第二节中我们已经介绍过，准确度即为检测结果和真实结果的一致程度，它是一项检测方法的基础，因此准确度是所用检测试剂必须验证的性能指标之一。

通常，准确度的性能验证方案可参照所使用试剂说明书上所描述的性能确认方案进行设计。但是，目前绝大部分国产SARS-CoV-2核酸检测试剂说明书上对性能指标的描述内容仅为对性能指标确认后的结果阐述而无性能确认过程描述。因此，实验室此时可参照美国FDA EUA授权试剂说明书进行检测性能验证方案的设计。

以实验室拟使用中山大学达安基因股份有限公司生产的新型冠状病毒2019-nCoV核酸检测试剂盒（荧光PCR法）为例。由于中山大学达安基因股份有限公司生产的新型冠状病毒2019-nCoV核酸检测试剂盒预期用于体外定性检测SARS-CoV-2感染的肺炎疑似病例、疑似聚集性病例及其他需要进行SARS-CoV-2感染诊断或鉴别诊断者的咽拭子、痰液样本检测。因此，参考美国FDA EUA的SARS-CoV-2核酸检测试剂说明书的通用方式，实验室在进行中山大学达安基因股份有限公司生产的检测试剂准确度验证时应选取包含咽拭子和痰液两种样本类型的SARS-CoV-2阴性样本20例及SARS-CoV-2阳性样本20例进行待验证方法与参比方法的平行检测（若实验室无法获得足量阳性样本，其所用样本数量可酌情减少，但统计效能也将相应降低）。其中，阴性样本可为既往收集的其他呼吸道感染临床样本或其他疾病患者的临床样本；阳性样本与性能确认时一样，最优为COVID-19确诊患者的临床样本，若无法获得足量临床阳性样本，则可使用添加灭活SARS-CoV-2的临床样本、添加灭活SARS-CoV-2 RNA的临床样本或人工模拟样本。随后实验室可根据检测结果绘制 2×2 表，以进行 PPA 和 NPA 的计算（结果表绘制及统计计算可详见表 6-10）。若实验室计算得到的 PPA 和 NPA 均≥95%，则达到厂家宣称的准确度水平。

二、精　密　度

由于检测精密度是保证检测准确度的基础，因此精密度也是检测方法必须验证的重要性能指标之一。与准确度相同，精密度的性能验证方案也可参照美国 FDA EUA 授权的试剂说明书进行性能验证方案设计。

当实验室可获得 SARS-CoV-2 核酸检测定值标准品（如中国食品药品检定研究院发布的 SARS-CoV-2 核酸检测试剂国家标准品）或精准定值的 SARS-CoV-2 模拟样本（如国家卫生健康委临床检验中心自研的无生物传染危险性噬菌体病毒样颗粒模拟样本）时，实验室可通过开展检测限研究同时完成试剂的最低检测限验证及精密度验证。以实验室拟使用中山大学达安基因股份有限公司生产的新型冠状病毒 2019-nCoV 核酸检测试剂盒（荧光 PCR 法）为例。实验室可将定值标准物质按 2～3 倍梯度稀释至厂家声明的 LOD 浓度（500copies/ml）以下，随后每个浓度梯度使用检测试剂重复测定 10 次。若阴性样本（即稀释浓度低于 C_5 或为零浓度样本）的阴性检出率为 100%（10/10），弱阳性样本（即稀释浓度略高于 LOD 的样本）的阳性检出率为 100%（10/10），中/强阳性样本（即稀释浓度为中度到强阳性的样本）阳性检出率为 100%（10/10），同时阳性样本的重复检测 Ct 值 CV＜5%，则检测精密度（重复性）验证通过[39, 40]。

若实验室无法获得 SARS-CoV-2 核酸检测定值标准品或精准定值的 SARS-CoV-2 模拟样本，同样可采用临床样本对检测的重复性进行验证。同样以实验室拟使用中山大学达安基因股份有限公司生产的新型冠状病毒 2019-nCoV 核酸检测试剂盒（荧光 PCR 法）为例。实验室在进行精密度验证时可重复利用准确度验证时所使用的样本，制备包括 2 例阴性样本及 3 例阳性样本（包含弱阳性及中/强阳性样本，如使用该试剂进行准确度验证时 Ct 值分别为 35～36、33～34、29～33 的样本）的精密度（重复性）评价样本盘，随后重复检测 10 次。若阴性样本的阴性检出率为 100%（10/10），阳性样本的阳性检出率为 100%（10/10），同时阳性样本的重复检测 Ct 值 CV＜5%，则检测精密度（重复性）验证通过[39, 40]。

三、检　测　限

根据美国 CLIA 规定，并不强制要求实验室在进行检测前开展检测试剂 LOD 验证。但在我国，根据 CNAS 发布的《分子诊断检验程序性能验证指南》建议，在所用检验程序在厂商试剂使用说明书有 LOD 声明、有标准物质或以定量形式表达定性结果时，应进行 LOD 验证[39]。

因此，当实验室可获得 SARS-CoV-2 核酸检测定值标准品（如中国食品药品检定研究院发布的 SARS-CoV-2 核酸检测试剂国家标准品）或精准定值的 SARS-CoV-2 模拟样本（如国家卫生健康委临床检验中心自研的无生物传染危险性噬菌体病毒样颗粒模拟样本）时，实验室可通过进行 LOD 研究完成试剂的最低 LOD 验证。以实验室拟使用中山大学达安基因股份有限公司生产的新型冠状病毒 2019-nCoV 核酸检测试剂盒（荧光 PCR 法）为例。实验室可将定值标准物质按 2～3 倍梯度稀释至厂家声明的 LOD 浓度（500copies/ml）以下，随后每个浓度梯度使用检测试剂重复测定 10 次。如果≥95% LOD 浓度以上的样本检测呈阳性，则该试剂的 LOD 验证通过。

四、其 他

除上述介绍的准确度、精密度和 LOD 等性能验证指标外，剩余的试剂厂商在性能确认时所建立的性能指标（如分析敏感性中的包容性及分析特异性中的交叉反应和干扰物质）可不强制要求进行验证，实验室可根据自身的情况参照国外 SARS-CoV-2 核酸检测试剂盒说明书性能确认方案进行验证（参见本章第二节）。

除了以上常规性能指标外，由于实时荧光 RT-PCR 扩增检测的性能好坏取决于模板 RNA 的数量和质量，因此与性能确认流程一样，实验室在使用 IVD 产品开展临床检测前，也需根据自身情况对采用的核酸提取试剂的回收率和纯度进行验证。实验室同样可参考《分子诊断检验程序性能验证指南》，将含有 SARS-CoV-2 核酸的临床样本或模拟样本平均分成 2 份，其中一份（A）加入一定体积（小于总体积的 10%）已知浓度的 SARS-CoV-2 核酸（如其他样本提取得到的 SARS-CoV-2 核酸或模拟 SARS-CoV-2 核酸序列），另一份（B）加入同体积核酸洗脱液，按照试剂盒要求提取核酸，分别测定 A 和 B 提取的核酸量，按核酸提取产率＝$\frac{A-B}{\text{加入核酸量}}$×100% 计算核酸提取产率，重复 3 次测定，计算平均值，并用分光光度计测定 A260/280 比值。核酸提取产率应不低于核酸提取试剂厂家声明或实验室的最低要求；核酸纯度 A260/280 比值应为 1.8～2.0。

具体的 SARS-CoV-2 核酸检测性能验证及性能确认的性能指标要求对比见表 6-14。

表 6-14 开展 SARS-CoV-2 核酸检测前所需明确的性能指标及其需求

性能指标	IVD	LDT
分析敏感性（测定下限）	CLIA 不要求 当有定值标准品时可进行 LOD 验证，标准品梯度稀释后，每个浓度梯度重复检测 10 次	样本按 2～3 倍间隔稀释形成梯度系列，随后每个浓度梯度进行 3 次重复提取，并最终完成至少 20 次重复检测，利用 Probit 分析确定 LOD
分析敏感性（包容性）	CLIA 不要求	通过数据库比对方式确认所建立的试剂引物、探针可与预期设计的所有待测病原序列完全匹配
分析特异性（交叉反应）	CLIA 不要求	（1）通过数据库比对方式确认所建立的试剂引物、探针不与其他序列相匹配 （2）通过使用添加潜在交叉反应可能性的病原微生物的模拟临床样本进行 3 次重复检测，分析阳性检出率
分析特异性（干扰物质）	CLIA 不要求	通过向含有医学决定水平待测物的样本中加入高浓度水平的潜在干扰物质，然后与不含有干扰物质的成对待测物样本进行平行双管重复检测比较，采用配对 t 检验统计分析

续表

性能指标	IVD	LDT
精密度 （重复性）	与 LOD 试验同时完成，使用零浓度水平、LOD 水平、弱阳性浓度水平及中/强阳性浓度水平的 10 个数据点或 2 个阴性样本、3 个阳性样本重复检测 10 次，计算阳性检出率和 Ct 值 CV	与 LOD 试验同时完成，使用零浓度水平、LOD 水平、弱阳性浓度水平及中/强阳性浓度水平的至少 20 个数据点，计算阳性检出率和 Ct 值 CV
准确度	选取 20 例 SARS-CoV-2 阴性样本及 20 例 SARS-CoV-2 阳性样本进行待验证方法与参比方法的平行检测，计算 PPA 和 NPA	前瞻性采集或回顾性收集至少 30 例 COVID-19 确诊患者的临床样本（SARS-CoV-2 阳性）及至少 30 例既往收集的其他呼吸道感染临床样本或其他疾病患者的临床样本（SARS-CoV-2 阴性），随后采用另一已获批/授权上市的 SARS-CoV-2 RT-PCR 核酸检测方法与待评价方法进行平行检测，比较两种方法检测结果间符合率的差异

注：所有性能确认和性能验证研究必须使用于适当基质中制备的样本，必须对检测的所有样本类型进行评价。

第四节　SARS-CoV-2 核酸检测性能确认/验证的延伸

根据前文中的介绍，我们已经了解到实验室完成性能确认及性能验证的根本目的是标准化实验室操作并且保证检测结果准确[2]。那么临床实验室在开展一项新的检测项目（如 SARS-CoV-2 核酸检测）时，是不是仅仅在检测开展前完成了性能确认或性能验证就能完全保证之后检测结果的准确了呢？答案当然是否定的。就像开通一条新的地铁线路，性能确认和性能验证的过程只是通过人、机、料、法、环等方面明确了运行的质量控制点和操作的标准操作程序（SOP），但在地铁线路实际运行（即临床实验室开展检测的过程中）时，还必须严格遵循 SOP 并监控这些关键质量控制点，才能实现正常运行的目的。而这个质量控制的过程，也就相当于我们在检测时所常说的实验室质量保证的过程。实验室应当正确认识到的是，性能确认及性能验证的过程并不是一个独立、静态的过程，而是一个动态变化发展的过程。实验室在开展某项新的检测时，所需要做的不仅仅是在开展检测前进行性能确认或性能验证，同时还需要在日常检测中不间断地进行室内质量控制（internal quality control，IQC）及室间质量评价（external quality assessment，EQA），这样才能持续保证检测质量准确和可信（IQC 及 EQA 的相关内容阐述详见第九章）。因此，从某种程度上来说，日常检测中不间断进行的 IQC 及 EQA 是检测系统性能确认和性能验证的延伸。

尤其对于 COVID-19 此类迅速暴发的传染性疾病，由于并非所有实验室都可以在短时间内获得足量的阳性样本进行性能确认/验证，因此实验室更加需要认识 SARS-CoV-2 核酸检测的性能确认/验证是一个连续的且不断完善的过程。在最初进行初始确认/验证时，实验室可使用相对略少的样本进行确认/验证，但在后续的临床检测过程中，实验室可通过日常检测结果、质量控制结果及 EQA 活动反馈逐步增加性能确认/验证的内容。

一、准　确　度

对于准确度的延伸验证，实验室可通过对日常检测结果进行汇总、对 IQC 质量控制结果进行统计分析及参加 EQA 活动获得。

其中，对于 EQA，其组织者通常制备包含数支至十几支、覆盖常用检测样本类型、具有明确定值的 SARS-CoV-2 模拟样本或真实临床样本以构建室间质量评价样本盘。实验室通过参加 EQA 活动并与室间质量评价样本盘预期结果进行比对，即可实现对初始较为简化的性能确认或性能验证数据的补充。准确度良好的检测系统应能对预期可检出的质评样本百分之百检出。若实验室对于高于宣称 LOD 的质评样本无法准确检出，则证明检测准确度存在不可接受的问题，还需从检测系统各方面寻找错误来源并加以改进。

同样，对于实验室每天完成的 IQC 质控品（已知弱阳性样本和阴性样本）检测，也可实现对初始性能确认或性能验证数据进行补充的目的。具有良好准确度的检测应具有将质控品完全正确定性检出的能力。若检测质控品出现了持续的定性检测错误，则证明检测系统准确度性能存在不可接受的问题，需从人、机、料、法、环等各方面寻找错误来源并进行改进。

除此之外，对于日常检测的结果，实验室还可进行临床患者检测结果的横向比较及对单独患者系列检测结果的纵向比较。例如，实验室可将项目开展后一段时间内的（如 1 天、几天、1 周或 1 个月）的 SARS-CoV-2 核酸检测的结果进行横向汇总，统计其中阳性结果的百分比，随后与当前 COVID-19 患病率进行比较。在疫情相对稳定的情况下，对于非传染病专科医院的单位，其日均检测阳性率或周均检测阳性率通常不可能显著高于实际 COVID-19 目前患病率。若出现实验室日常检测阳性率显著高于 COVID-19 患病率的情况，实验室则需考虑之前仅经过简化性能验证的检测系统是否在实际检测过程中出现了问题，从而导致实际检测准确度发生了变化。同时，对于同一 COVID-19 患者连续多天采集的样本，还可进行检测数据的纵向回顾分析。若其检测结果出现了时阴时阳或与临床症状显著不一致的情况，实验室也应考虑检测系统的实际检测准确度是否存在异常。

二、精 密 度

除了上文中所提到的实验室可在检测临床标本的同时通过检测一定数量的已知弱阳性和阴性的质控样本验证检测的准确度，实验室还可通过统计弱阳性质控品的 Ct 值计算均值和 s 以进行检测精密度（包括重复性及中间精密度）的验证[38]。

对于通过弱阳性质控品的 Ct 值计算的均值和 SD，实验室可通过绘制 Levey-Jennings 质控图更加直观地进行观测。如图 6-4 所示，实验室在完成初步的检测系统性能确认或性能验证后，通过对 20 份弱阳性（与试剂宣称的测定下限相适应）的质控样本进行检测计算，得到其平均值及标准差，即可绘制得到 Levey-Jennings 质控图的基线并制定质控限。随后在日常检测中，实验室随患者标本每天（或每批）测定相同质控样本，将每天得到的质控检测 Ct 值绘制在质控图上，即可得到完整的 Levey-Jennings 质控图。通过对数周结果的汇总分析，实验室不仅可获得重复性的验证数据，同时还可获得再现性的验证数据。例如，实验室可通过对不同批次试剂、不同的操作者或不同仪器检测得到的数据进行分类，随后通过 CLSI EP-5A3 中公式计算分析，即可得到批间、日间、操作者间、试剂批次间和（或）仪器间检测精密度，从而进一步补充初始较为简化且仅有重复性验证的性能确认或性能验证数据。若统计得到的各项精密度 CV＜5%，则可视为检测精密度良好；若某项精密度出现了较大变化（如 CV＞15%），此时则证明检测系统中存在一定问题，还需从检测系统各方面寻找错误来源并加以改进。

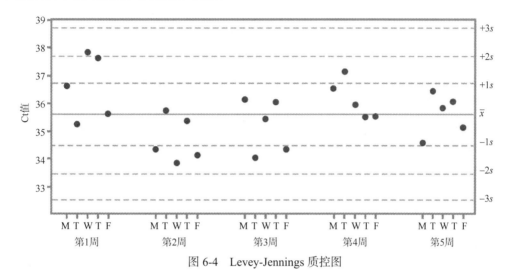

图 6-4　Levey-Jennings 质控图

（彭绒雪）

参 考 文 献

[1] Needleman G. The medical device amendments of 1976 . J Law Med Ethics，1976，4（4）：3-4

[2] D'Agostino R B，Sullivan L，Massaro J. Wiley Encyclopedia of Clinical Trials. New Jersey：John Wiley & Sons，2007

[3] Schultz H W. Federal Food，Drug，and Cosmetic Act. New Jersey：John Wiley & Sons，1981

[4] Burd E M . Validation of laboratory-developed molecular assays for infectious diseases . Clin Microbiol Rev，2010，23（3）：550-576

[5] US Food and Drug Administration. Reserved Medical Devices .https：//www.accessdata.fda.gov/scripts/cdrh/cfdocs/cfpcd/3151.cfm，2020-07-20

[6] US Food and Drug Administration. Overview of IVD Regulation.https：//www.fda.gov/medical-devices/ivd-regulatory-assistance/overview-ivd-regulation，2020-07-20

[7] US Food and Drug Administration. Laboratory Developed Tests.https：//www.fda.gov/medical-devices/vitro-diagnostics/laboratory-developed-tests，2020-07-30

[8] Sidawy M K. US food and drug administration regulatory oversight of laboratory-developed tests：Commentary on the draft guidance . Cancer Cytopathology，2015，123（10）：573-575

[9] 王蓓丽，郭玮，潘柏申. 国外医学检验实验室自建检测方法监管现状. 中华检验医学杂志，2016，39（1）：55-59

[10] 刘东来，石大伟，张春涛. 美国对实验室研发诊断试剂的监管之路. 中国新药杂志，2016，（3）：244-252

[11] 国家药品监督管理局. 体外诊断试剂注册管理办法（国家食品药品监督管理总局令第 5 号）. http：//www.gov.cn/gongbao/content/2014/content_2758501.htm，2014-10-01，2014-07-30

[12] 医疗器械监督管理条例（国务院令第 276 号）. http：//www.gov.cn/gongbao/content/2000/content_60576.htm，2000-04-01，2020-06-03

[13] 医疗器械监督管理条例（国务院令第 650 号）. http：//www.gov.cn/zhengce/2014-03/31/content_2651127.htm，2014-03-07，，2020-05-06

[14] 医疗器械监督管理条例（国务院令第 680 号）. http：//www.gov.cn/gongbao/content/2017/content_5197006.htm，2017-05-04，2020-06-04

[15] 中国合格评定国家认可委员会.CNAS-CL02：2012 医学实验室质量和能力认可准则. https：//www.sbc.org.cn/upload/default/20191231/441d37a115b90efa675474dff4f7fc2c.pdf.2013-11-22，2020-07-30

[16] 国家卫生健康委临床检验中心. 全国新型冠状病毒核酸检测室间质量评价活动结果报告，2020

[17] The Clinical and Laboratory Standards Institute (CLSI). MM03-A2: Molecular Diagnostic Methods for Infectious Disease. 2015

[18] Wilson J A，Zoccoli M A，Jocobson J W，et al.MM17-A Verification and validation of multiplex nucleic acid assays；approved guideline. The Clinical and Laboratory Standards Institute （CLSI），2014，28（9）

[19] International Organization for Standardization. ISO 18113：In vitro diagnostic medical devices-Information supplied by the manufacturer （labelling）. Terms，definitions and general requirements，2011

[20] 李金明. 临床酶免疫测定技术. 北京：人民军医出版社，2005：100-104

[21] Caraguel C G B，Stryhn H，Gagne N，et al. Selection of a cutoff value for real-time polymerase chain reaction results to fit a diagnostic purpose：analytical and epidemiologic approaches. J Vet Diagn Invest，2011，23（1）：2-15

[22] 张倩，王卓莹，何赏，等. 评估实时荧光 PCR 反应的检测限. 南京：全国免疫诊断暨疫苗学术研讨会，2009

[23] Trang N V，Choisy M，Nakagomi T，et al. Determination of cut-off cycle threshold values in routine RT–PCR assays to assist differential diagnosis of norovirus in children hospitalized for acute gastroenteritis. Epidemiol Infect，2015，143（15）：3292-3299

[24] Shelly B，Deeks S L，Alex M A，et al. Correlation of real time PCR cycle threshold cut-off with bordetella pertussis clinical severity. Plos One，2015，10（7）：e0133209

[25] Food and Drug Administration. Guidance for Industry and FDA Staff：Recommendtions for Clinical Laboratory Improvement Amendments of 1988 （CLIA）Waiver Applications for Manufactures of In Vitro Diagnostics Devices. FDA guidance document No.1171.Rockville，MD USA：FDA，2008

[26] 陆柔剑，张陵林，谭文杰，等. 人冠状病毒 HCoV-NL63 和 HCoV-HKU1 常规 RT-PCR 与实时荧光定量 RT-PCR 检测方法的建立及应用比较. 病毒学报，2008，（4）：61-67

[27] 陈佑. TG-ROC 分析方法在诊断试验评价中的应用与研究（硕士学位论文）. 昆明：云南大学，2014

[28] 杜加亮，陈佑，高加梅，等.TG-ROC 分析方法在检测试剂质量评价中的应用. 国际检验医学杂志，2016，37（17）：2361-2363

[29] Gambino R，Galen RS. Why are clinical laboratory tests performed？When are they valid？. JAMA，1975，233（1）：76-78

[30] Broeders S，Huber I，Grohmann L，et al. Guidelines for validation of qualitative real-time PCR methods. Trends Food Sci Tech 2014，37（2）：115-126

[31] The Clinical and Laboratory Standards Institute （CLSI）. EP-17A2：Protocols for Determination of Limits of Detection and Limits of Quantitation；Approved Guideline-Second Edition，2012

[32] Center for Devices and Radiological Health.Policy for Coronavirus Disease-2019 Tests During the Public Health Emergency （Revised）. Immediately in Effect Guidance for Clinical Laboratories，Commercial Manufacturers，and Food and Drug Administration Staff，https：//www.fda.gov/regulatory-information/search-fda-guidance-documents/policy-coronavirus-disease-2019-tests-during-public-health-emergency-revised，2020-07-20

[33] Jesse Albert Canchola. Limit of Detection （LoD）Estimation Using Parametric Curve Fitting to （Hit）Rate Data：The LoD_Est SAS® Macro. https://www.researchgate.net/publication/289376327_Limit_of_Detection_LoD_Estimation_Using_Parametric_Curve_Fitting_to_PCR_Hit_Rate_Data_The_LoD_Est_SAS_Macro，2016

[34] CDC. 2019-Novel Coronavirus （2019-nCoV）Real-Time RT-PCR Diagnostic Panel，2020

[35] 国家药品监督管理局. 2019 新型冠状病毒核酸检测试剂注册技术审评要点，2020

[36] 国家药品监督管理局. 体外诊断试剂分析性能评估（准确度-方法学比对）技术审查指导原则. http：//www.gainder.com/uploads/file/20160302/14569022892620.pdf，2020-07-20

[37] The Clinical and Laboratory Standards Institute （CLSI）. EP9-A3：Method comparison and biasestimation using patient samples；Approved Guideline-Third Edition，2013

[38] The Clinical and Laboratory Standards Institute （CLSI）. EP-5A3：verification of precision and estimation of bias；Approved Guideline-third Edition. 2014

[39] 中国合格评定国家认可委员会. 分子诊断检验程序性能验证指南（CNAS-GL039）. https：//max.book118.com/html/2019/0521/5020301200002040.shtm，2019-02-15，2020-07-20

[40] 中国合格评定国家认可委员会. 临床免疫学定性检验程序性能验证指南（CNAS-GL038）. https：//max.book118.com/html/2019/0408/7162062200002016.shtm，2019-02-15，2020-07-20

第七章

核酸扩增检测实验室建设及质量保证体系建立

实验室核酸检测可以提供 SARS-CoV-2 感染的病原学证据，是 SARS-CoV-2 感染确诊的金标准，在疫情防控中具有非常重要的作用。核酸扩增检测实验室是开展 SARS-CoV-2 核酸检测的必备场所，必要的实验室物理分区和通风系统是避免 SARS-CoV-2 核酸扩增实验室因扩增产物遗留"污染"而出现假阳性结果的重要前提条件。在核酸扩增检测实验室建设过程中，有相当一部分机构在并不了解实验室分区的本质，也不清楚实验室设计时须考虑的关键因素的情况下就开始建设实验室，具有很大的盲目性，建成的实验室通常实用性差。本章主要是帮助大家弄清楚核酸扩增实验室分区的本质——预防扩增产物污染，即结合具体的检测流程在实验室硬件层面，将各功能区进行物理分隔，隔断扩增区和（或）产物分析区扩增产生的高浓度气溶胶对洁净区（试剂准备区）和相对洁净区（标本处理区）的污染，将实验室环境或各实验区域之间交叉污染发生的风险降至最低，最大程度避免因实验室"污染"而出现假阳性结果。在开始实验室设计前，一定要明确临床应用目的，即拟开展的检测项目是什么；拟采用的检测方法和检测平台是什么；具体的检测流程是什么；污染发生的风险有多高；以及预计的近期、中期和远期日常工作量有多大。在实验室设计时应遵循"各区独立、注意风向、因地制宜、方便工作；工作有序、互不干扰、防止污染、报告及时"的"三十二字"基本原则。除此之外，还应注意各实验区域的通风、清洁和温湿度等要求。只有这样才能将实验室设计的合理性最大化。

在 SARS-CoV-2 核酸检测过程中，任何试剂耗材的污染或质量不过关、样本间的交叉污染、核酸提取和扩增产物气溶胶的污染、结果分析解读的不规范、仪器设备维护校准不到位及人员操作不规范等均可导致假阳性或假阴性结果。为保证 SARS-CoV-2 核酸检测结果的准确性和可靠性，实验室必须建立严格的实验室质量保证体系，使之与自身情况相适应，做到"写你所应做的，做你所写的，记录已做的和分析已做的"，并在运行过程中进行有效控制和持续改进，确保各项工作有序开展，检测质量持续提升。

SARS-CoV-2 核酸检测与所有其他临床检测一样，均涉及人、机、料、法、环等关键环节。其中"环"指的是核酸扩增检测实验室，是开展 SARS-CoV-2 核酸检测的必备场所；"法"指的是实验室制定的以标准操作程序（standard operating procedure，SOP）为核心元素的质量管理体系，其决定了 SARS-CoV-2 核酸扩增检测质量。如何规划设计一个符合实际工作需求的临床核酸扩增实验室，如何建立与自身情况相适应的质量管理体系，是每一个拟开展 SARS-CoV-2 核酸检测的实验室首先要审慎考虑的问题。本章将对实验室分区设计和实验室质量管理体系建立的重要性和必要性进行深入阐述，并详细介绍实验室分区设计时需要考虑的重要因素和分区设计的"三十二字"基本原则，以及如何制定本实验的 SOP等，以期为实验室的合理规划设计和质量管理体系的建立提供参考。

第一节　核酸扩增检测实验室设计

合理有效的核酸扩增检测实验室分区设计对保证临床 SARS-CoV-2 核酸检测质量至关重要。为避免临床实验室在 SARS-CoV-2 核酸扩增检测实验室分区设计中的一些误区，本节将从进行实验室分区的原因、分区设计时需要考虑的因素、实验室设计的基本原则、实验室环境条件和实验室清洁要求等方面进行全面介绍，并针对不同检测方法通过列举核酸扩增检测实验室分区设计实例进行具体说明，以便大家更好地理解核酸扩增检测实验室设计的基本原则。

一、核酸扩增检测实验室设计的基本思路

随着复工复产复学逐步推进、疫情境外输入压力不断增大，以及无症状感染者存在一定传播风险等情况，国务院应对新型冠状病毒肺炎疫情联防联控机制综合组发布《关于进一步做好疫情期间新冠病毒检测有关工作的通知》（联防联控机制综发〔2020〕152 号文件），要求扩大 SARS-CoV-2 核酸检测范围，各三级综合医院均应建立符合生物安全二级及以上标准的临床检验实验室，具备独立开展 SARS-CoV-2 核酸检测的能力；各级疾控机构和有条件的专科医院、二级医院、独立医学检验实验室也应当加强实验室建设，提高检测能力，及时有效发现和控制传染源，实现"早发现、早报告、早隔离、早治疗"，切实做好"外防输入、内防扩散"，掌握疫情防控工作的主动权。

在北京新发地市场聚集性疫情中，首例病例于 2020 年 6 月 11 日通过核酸检测阳性结果确诊为新型冠状病毒肺炎。当时北京市做的决策就是对新发地市场的工作人员和 2020年 5 月 30 日以后进出过该地的人员及周边的 11 个小区进行大规模的核酸检测，并对新发地市场及北京各大农贸批发市场和大型商超进行环境样本抽检，整个过程迅速、严格且规范。核酸检测为及早发现首个新发地聚集性疫情的确诊病例和精准及时地确定疫情地点提供了科学依据，为控制疫情赢得了时间。目前，北京市核酸检测实验室已从疫情初期的 98家，增加至现在的 182 家（截至 2020 年 7 月 3 日），检测人数已超过 1000 万人。

当前，各级医院的临床实验室和独立医学检验实验室都正在开展或筹备 SARS-CoV-2 核酸检测，核酸扩增检测实验室迅速增加，全国及北京的核酸检测能力得到大幅提升。在建设核酸扩增检测实验室过程中，有相当一部分机构在并不了解实验室分区的本质，不清楚自己具体采用什么样的技术平台、什么样的技术流程、可能有多大的工作量时，就开始建设实验室。普遍存在的问题如下：①区域设计与使用或拟使用的检测方法不匹配，通常认为临床基因扩增实验室分为试剂准备区、标本制备区、扩增区和产物分析区 4 个功能区，就建立一个有 4 个分区的实验室；②实验室各区域面积大小设置不合理，仪器设备难以有效放置和（或）人员操作不便；③在实验室建设时，未充分考虑实验室的通风及温湿度要求；④过度追求实验室洁净，将实验室做成"十万级"甚至"万级"；⑤未对 SARS-CoV-2 核酸检测操作全流程进行风险评估，仅仅由于"谈新冠而色变"，就将实验室设置成 P2+、P3 级生物安全实验室甚至是独立的建筑单元；⑥从试剂准备区至后续多个区域的实验室各区间空气压力呈不明原因的梯度递减。上述，由于没有结合自己实验室的实际工作情况而设计建成的实验室带有极大的盲目性，很可能建成的实验室很难或无法有效使用。

那么，到底应该如何进行合理有效的实验室设计呢？我们首先要弄清楚两个根本问题：①为什么要进行实验室分区；②进行实验室设计时要考虑哪些必要因素。

（一）进行实验室分区的原因

核酸扩增检测具有较高的敏感性和特异性，可以实现痕量核酸分子（低至几个拷贝）的检测，因而被广泛应用于临床感染性疾病的诊断和疗效观察，大大提高了其诊断的准确性和快速性[1-3]。目前，国内临床用于 SARS-CoV-2 核酸检测的方法主要有实时荧光 RT-PCR、恒温扩增等，Sanger 测序和高通量测序方法主要用于核酸序列分析的研究，上述方法均涉及病毒核酸扩增的过程，这一过程可使特定的靶核酸序列在 1～2 小时呈指数级水平增加。极高的敏感性是核酸扩增检测的优势，但同时也带来一定的问题——即使是痕量的核酸污染也可以被扩增出来，从而导致假阳性结果的出现。SARS-CoV-2 核酸检测一旦出现假阳性结果，会造成大量人群不必要的隔离和恐慌及医疗资源的极大浪费。核酸扩增检测的假阳性结果可来源于检测方法的特异性不高而导致的非特异性扩增、样本间存在交叉污染和操作或处理不当产生的气溶胶和（或）扩增产物污染等[4]，但严格的引物和探针设计可避免因为特异性问题而出现假阳性，这也是病毒核酸检测阳性结果可作为新型冠状病毒肺炎诊断金标准的依据之所在。但难以完全避免的是核酸扩增检测过程中气溶胶和（或）扩增产物污染导致的假阳性，据报道气溶胶和（或）扩增产物污染导致的假阳性结果可高达 57%[4]。

病原体核酸检测过程中不同的操作步骤可能会导致产生的污染的核酸分子数量迥然不同，导致污染发生的风险高低差异也很大。通常来说，试剂准备过程没有任何导致核酸污染的潜在因素，该操作区域属于最洁净的区域；标本制备过程（即病毒灭活和 RNA 提取过程）仅仅产生微量（相对于扩增产物）的核酸分子，导致污染发生的风险相对较低，属于相对洁净的区域；而涉及靶核酸扩增和扩增产物分析的步骤则会产生大量高浓度的小片段核酸分子（普通 PCR 扩增产物为 100～200bp，实时荧光 PCR 产物通常≤100bp）[5]。通常，一次典型的扩增可以产生 10^9 拷贝的靶序列，如果气溶胶化，至少含有 10^6 拷贝的扩增产物[4,5]，导致污染发生的风险相对较高，进行扩增和产物分析的区域可视为有扩增产物污染的区域。试想，如果上述操作步骤共用一个大房间或在几个空气可以互通的房间进行，一旦发生气溶胶或扩增产物外泄（加样过程中反复吹打产生的气溶胶、样本未经离心直接开盖时管盖上残留液体的飞溅、扩增过程中加热产生的含有扩增产物的气溶胶及产物分析时开盖所致的扩增产物气溶胶等），均可能导致检测试剂耗材、仪器设备和实验室环境的全面污染，并且在短时间内很难消除，从而出现大批量的假阳性结果而使日常检测工作无法正常进行。如果实验室可以实现将试剂准备区、标本制备区、扩增区和产物分析区（实时荧光 PCR，因其扩增和产物分析同时完成，不需要产物分析区）完全永久地物理上分隔，并且做到各区之间无空气的直接流通，人员和物品流动方向仅限于从洁净的样本准备区至扩增区和产物分析区（绝不可逆向运行），就可以极大地降低污染发生的风险[6-8]。

避免核酸扩增过程中假阳性结果的策略主要有两个方面：①预防污染，将污染发生的概率降至最低；②消除污染，污染一旦发生采取一系列方法尽快清除污染。核酸扩增实验室分区的本质就是预防污染，即结合具体的检测流程在实验室硬件层面将各功能区进行物理分隔，隔断扩增区和（或）产物分析区扩增产生的高浓度气溶胶对洁净区（试剂准备区）和相对洁净区（标本处理区）的污染，将实验室环境或各实验区域之间交叉污染发生的风险降至最低，最大程度避免假阳性结果产生。

（二）实验室设计时需要考虑的因素

经过上面的阐述我们已经明确了实验室分区的本质，接下来我们要进一步明确核酸检测实验室设计时需要考虑的具体因素。

1. **明确检测项目**　临床实验室的建设是为临床疾病诊疗服务的，建立任何一个实验室都应该首先明确其检测项目，即究竟要开展哪一类或哪几类检测项目。核酸扩增只是一项检测技术，不能成为检测目的，SARS-CoV-2 核酸检测才是疫情期间实验室建设的具体检测项目。我们要清楚 SARS-CoV-2 核酸检测属于有潜在生物传染危险性的实验室诊断项目，主要涉及核酸扩增检测和测序两大方面，应在生物安全 2 级（biosafety level 2，BSL-2）实验室开展[9]。从事该检测项目的实验人员应进行过正规的临床基因扩增检验技术人员上岗培训和生物安全培训，并配备必要的实验室个人防护装备（personal protective equipment，PPE）[10]。

2. **明确检测方法及检测流程**　SARS-CoV-2 核酸检测主要包括标本接收和处理、病毒核酸提取、核酸检测和结果分析等内容，这些均与实验室分区设计密切相关，决定实验室分区的数目并且影响各区域面积的大小。目前用于 SARS-CoV-2 核酸检测的标本类型主要有鼻咽拭子、口咽拭子、深咳痰、支气管分泌物、肺泡灌洗液、粪便等[11,12]，其中最常用的鼻咽拭子、口咽拭子和粪便样本被接收后无须其他处理即可直接进行热灭活（如果采样管中含有异硫氰酸胍或盐酸胍等胍盐灭活剂则无须热灭活）和（或）病毒核酸提取，深咳痰样本灭活后还需要在消化液中处理 10~30 分钟，再进行核酸提取。依据标本类型不同，接收、处理和灭活方式（56℃ 30 分钟热灭活和灭活剂裂解灭活）不同，所需的仪器设备各异；核酸提取原理（离心柱提取法、磁珠分离法、化学裂解法等），手工提取还是自动化提取，以及自动化提取仪的通量和体积等，都是本处理区的面积和试验台面大小的决定因素。依据检测原理不同，SARS-CoV-2 核酸检测方法主要分为实时荧光 RT-PCR 法、恒温扩增法、杂交捕获免疫荧光法和测序法等（各检测方法的原理和特点详见本书第五章）。不同检测方法的检测流程迥异，可依据实际情况对某些区域进行适当合并。实时荧光 RT-PCR 法因其靶基因扩增和产物分析可同时完成，扩增区和扩增产物分析区可合并；目前，已经国家药品监督管理局（National Medical Product Administration，NMPA）批准上市的恒温扩增–实时荧光 PCR 法、恒温扩增芯片法、RNA 捕获探针法，多采用集样本处理、核酸提取及扩增检测为一体的自动化分析仪，如果能保证核酸提取过程完全处于密闭状态，不会出现核酸提取的气溶胶污染，以及扩增检测过程中扩增产物也不会从扩增反应管中泄漏，则标本制备区、扩增区、扩增产物分析区可合并，否则该自动化系统只能放于扩增区；杂交捕获免疫荧光法的本质是利用免疫荧光层析法的荧光纳米颗粒信号放大核酸杂交试验，不涉及核酸扩增步骤，无需扩增区，但应设置免疫荧光分析区；Sanger 测序法由于扩增产物需要电泳纯化，还需要增加电泳区；高通量测序是所有检测流程中最为复杂的，分为"湿桌实验"和"干桌实验"（生物信息学分析）两部分，依据所使用的检测平台和检测原理，至少需要试剂准备区、标本与文库制备区（如果工作量大，使用频率≥2 次/天，则需要分别设置标本准备区和文库制备区）、文库扩增和检测区及测序区。文库构建是采用多重 PCR 法，还是采用杂交捕获方法，对实验室分区要求也有差异，多重 PCR 法建库不涉及提取核酸片段化过程，杂交捕获法则需先对核酸进行片段化处理，而片段化有酶消化和超声打断两种方式。超声波可通过机械、热和空化效应发挥作用，在医学上可用于诊断和治疗。体外实验表明，超声波可能导致染色体畸变和 DNA 损伤，长期并且高频的超声波可能对人体危害更大，但是目前缺乏临床证据支持，因此尚存在争议[13, 14]。但建议采用超声打断方法进行片段化处理时设置单独的打断区。后续的靶基因富集所涉及的扩增环节与分区也有关。除上述之外，SARS-CoV-2 核酸检测前需要对特定的试剂耗材进行高压处理，检测后需要对废弃样本和 SARS-CoV-2 相关医疗垃圾进行湿热高压处理，以免造成环境污染及病原微生物传播，这就需要设置单独的高压区或与检验科共用的高压区，并由持有压力容器操作证的专业人员操作。

3. 明确污染发生风险　明确实验室使用的检测方法及其检测流程后，应对检测流程中的每一个环节可能发生污染的风险做出合理评估。这是一个科学、系统的，依据检测流程中的具体操作步骤，评估各环节核酸污染发生的可能性和影响的过程，并依据污染风险评估结果明确哪些操作必须在试剂准备区（洁净区）进行、哪些操作需要在标本制备区（相对洁净区）进行及哪些操作需要在扩增和（或）产物分析区（污染区）进行，合理分配各实验区域的数目、面积和位置，确定行之有效的污染防控措施。

建议实验室按照以下 3 个步骤进行污染风险评估：①依据本实验室 SARS-CoV-2 核酸检测的标准操作程序（standard operating procedure，SOP）从样本接收、试剂配制、标本处理及核酸提取、扩增检测到医疗废物处理所有环节中找到可能造成污染的操作步骤，写明其可能导致的污染类型（如加样过程中反复吸加产生的气溶胶、样本未经离心直接开盖时管盖上残留液体的飞溅、扩增过程中加热产生的含有扩增产物的气溶胶及产物分析时开盖所致的扩增产物气溶胶等）及其可能产生污染的核酸分子的数量（可用"无核酸分子""低拷贝数核酸分子""较高拷贝数核酸分子""高拷贝数核酸分子"描述）；②评估各操作步骤的污染风险等级并记录；③针对每一个污染风险等级制定相应的防控方案，使污染发生的理论概率降至零或可接受的水平。实验室污染风险等级评估可参照表 7-1（见表 1）。

表 7-1　SARS-CoV-2 核酸检测污染风险等级评估

实验室名称	
实验室主任/管理人	
项目名称	
SOP 名称及编号	

		污染发生的可能性		
		不可能	可能性低	可能性高
污染发生导致的结果	严重	中	高	极高
	中等严重	低	中	高
	忽略不计	极低	低	中
操作步骤/人员行为		污染风险等级（极低/低/中/高/极高）	是否需要防控（是/否）	具体防控措施（详细列出）
负责人签字				
签字日期				

4. 明确预计的日常工作量　在开始建设实验室之前要对本实验室日常 SARS-CoV-2 核酸检测的工作量有一定的预估，因为日常工作量的大小决定了实验室分区设计时区域的数量和各区域面积的大小。试想，每天要检测的 SARS-CoV-2 标本数量为 50 份和每天要检测的标本达 500 份或 5000 份乃至 10 000 份的实验室的区域数目和面积能是一样的吗？除此之外，对于大多数的实验室来说，SARS-CoV-2 核酸检测并不是该实验室开展的唯一的病原体检测项目，那么在多个病原体检测同时开展的情况下又该如何设计实验室区域数目和区域大小呢，这也是实验室建设之前需要考虑清楚的问题。

综上所述，要建设一个能满足实际临床需求且能保证 SARS-CoV-2 核酸检测质量的实验室，首先要问为什么（Why）要建这么一个实验室，要解决临床疾病诊疗中的什么问题（What），并进行临床调研了解实验室所面向的临床（本医院各相应科室或其他医院）近期、中期及可预见的较远期（When）有多大（How）的需求量，然后考虑要选择什么样（What）的检测方法、其相应的检测流程是怎样的及检测流程中每一个检测步骤污染发生的风险有多高，然后进行实验室分区及功能与流程安排的方案设计；接着选择一个符合设计要求的实验室建设地点（Where）；最后选择一个有经验的能保证质量的建设施工单位（Who）进行建设（图 7-1）[15]。

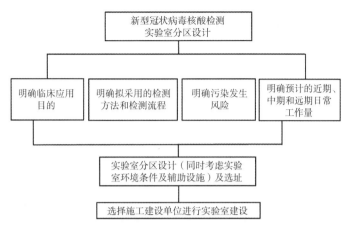

图 7-1　SARS-CoV-2 核酸检测实验室分区设计基本流程

二、核酸扩增检测实验室设计的"三十二字"原则

要设计一个合格的 SARS-CoV-2 核酸扩增检测实验室,与其他临床基因扩增实验室一样,应遵循"各区独立、注意风向、因地制宜、方便工作"的十六字一般原则[5]。在此基础上,各实验室还应依据所使用的或拟使用的检测方法、检测流程及具体工作量等"量体裁衣式"地制定具体的分区数量和各区域面积大小,并遵循"工作有序、互不干扰、防止污染、报告及时"的十六字基本准则[15]。

1. **各区独立**　含义:①实验室各区域之间应各自独立,无论是在使用还是不使用时,均应处于物理上的永久性分隔状态;②各区域间不能有连通各区的中央空调、分区装修隔断密封不严、传递窗密封不实等原因导致的空气直接流通。因此,实验室的各功能区应该进行严格的物理分区,而非简单的形式上的分区。通常来说,核酸扩增检测实验室应分为试剂准备区、标本制备区、扩增区和产物分析区,依据不同的检测方法和检测流程具体分区情况不同(详见本节"四、基于不同方法核酸扩增检测实验室分区设计实例"),如使用全自动分析仪,区域还可进行适当合并。

有几点需要特别注意:①不可使用连通各区的中央空调,否则会造成各区之间空气直接流通,可以在各区内安装分体式空调或非连通的新式中央空调;②不可采用家庭装修模式,即不可使用可能造成门下留有缝隙的上吊推拉门或平开门;③若各区之间设置试剂物品传递窗,用以保证试剂和标本在传递过程中不受污染(人物分流),则该传递窗应为双开门,以连锁装置设计为最优,即当传递窗一侧的门没关好时,另一侧门不能打开(推荐机械连锁装置,不建议使用电子连锁装置),避免传递窗封闭不严或物品传递过程中交叉污染;④各分区可设置缓冲间以控制空气流向,防止实验室内外空气互通,缓冲间设置成正压或负压均可。

2. **注意风向**　核酸扩增检测过程中微量离心管管盖的打开和关闭、样本吸取过程中的反复吹打及不规范的剧烈震荡等操作均会造成样本或扩增产物气溶胶的形成和扩散,而极易对后续新的扩增反应造成污染。核酸扩增检测涉及对原始靶核酸的指数扩增过程,每次扩增后均会产生大量由阳性标本扩增而来的产物,产物中靶核酸的拷贝数极高,如果反应管意外开盖或其他原因导致扩增产物泄漏，即使是极微量的，也会造成实验室的整体污染，而出现大批量的假阳性结果。为防止气溶胶和扩增产物这类污染发生，需要在严格进行分区的同时，注意实验室内空气在不同区域的流向，严防扩增产物顺空气气流进入上游扩增前的相对"洁净"区域。可以通过在每个独立区域设置缓冲间（正压或负压均可），隔绝实验室内外的空气。若缓冲间安装正压进气装置，则缓冲间的气压相对高于工作区和外界环境气压，使实验室内的空气不能流出，实验室外的空气不能流入；若缓冲间安装负压排风装置，来自实验室内或实验室外的空气在缓冲间即可被抽走。正压或负压缓冲间均可达到避免工作区域内空气和外界环境空气互通的作用。设置好缓冲间的正压或负压，各独立区域内通风换气也是需要特别重视的问题，通风系统完善与否直接对实验室环境、实验人员的身体健康、实验设备的运行维护等方面产生重要影响。建议通风换气频率大于 10 次/小时，如果一天内使用同一区域多于 2 次，则建议有更多的通风换气次数，有助于残留核酸污染的清除。

现有很多基因扩增检测实验室，在分区设计时除了将缓冲间设置成正压或负压外，对各独立区域内也设置不同的正压或负压，如试剂准备区设置为一定的正压（如 10Pa），标本准备区正压稍弱于试剂准备区（如 5Pa），其后的各区压力依次递减，这是完全不必要的，因为缓冲间的正压和负压设计已经起到了将各区间空气流动有效分隔阻断的作用，而且当区域较多时，持续的压力递减会造成实验室过度负压，进而导致生物安全柜气体泄漏而无法正常运行、实验室内系统噪声过大及对实验人员的身体健康造成损害等。还有些核酸扩增检测实验室被装修为超净实验室，这也是没有必要的。因为基因扩增检测的产物只是病原体核酸中极小的一部分，通常为一二百个核苷酸，实时荧光 PCR 的扩增产物更小，有的只有几十个核苷酸，这么小的分子可以说几乎无孔不入，通常的超净装修设计对其来说是没有用的。

3. **因地制宜**　核酸扩增检测实验室的分区设计没有固定模板，不是一成不变的，必须依据实验室的具体情况具体分析。各区之间最重要的是绝对的物理分隔，既可以设计成相互邻近的组合形式的实验室；也可以设计为彼此相距较远的分散形式的实验室，可以分散在同楼层的不同处，甚至可以分散在不同的楼层。对于新建实验室应尽可能做到合理、规范、易于管理。对于在旧的实验室基础上改造的实验室则不必强求理想状态，可根据原有实验室的分布现状及空间大小进行合理安排，只要符合"各区独立，注意风向，方便工作"的原则即可。

4. **方便工作**　对核酸扩增检测实验室进行严格的分区设计是为了将各个区域在物理上绝对分隔，有效地防止污染发生。但同时也应最大程度考虑各区域分隔设计及空间和区域面积大小的合理性，是否方便日常检测工作。如果分区设计造成日常工作的极大不便，规范化的实验室管理在实际工作中就很难被实施，从而更难以达到有效防止实验室污染的目的。除此之外，生物安全柜、核酸提取仪等大型仪器设备的进出是否方便也应是分区设计时需要考虑的因素，否则，会给后续实验室仪器设备放置带来困扰，甚至不得不重新安排各功能区域，打乱初始部署，造成人力和资源浪费。

5. **工作有序**　是保证实验室 SARS-CoV-2 核酸检测结果可靠的重要前提条件之一。试想，如果一个实验室分区设计和检测流程安排因为多个检测方法的存在、不同检测流程的差异而处于一种混乱状况，出现差错的可能性会大大增加。目前，很多开展 SARS-CoV-2 核酸检测的实验室会采用两种或两种以上的方法进行 SARS-CoV-2 核酸检测，样本的复检率为 1.4%～30.7%[16]，国家推行复工复产复学人员均需进行 SARS-CoV-2 核酸检测筛查期间，各实验室的工作量大幅增加，很大一部分临床实验室增加实验人员并采取"人员两班或三班倒，设备不停歇满负荷运转"的工作模式，进行 24 小时连续的 SARS-CoV-2 核酸检测，这就意味着实验室一天内各区域需要重复使用、检测仪器数目增加、较大型自动化仪器设备和一体机配置等，为保证工作有序进行，会对区域面积大小，甚至某一/某几个区域数量进行重新调整。

6. 互不干扰、防止污染、报告及时　通常，进行 SARS-CoV-2 核酸检测的实验室同时也会开展其他病原体检测项目，由于不同检测项目涉及的检测方法和检测流程不同，出现相互干扰的可能性必须要考虑，一旦工作出现相互干扰，也就很难防止污染发生，也不太可能及时发出检测报告。不同于其他常规病原体检测项目，新型冠状病毒肺炎患者标本具有潜在的生物危害性，此实验室和其他病原体核酸检测实验室一样均为 P2 级生物安全实验室，但人员需要配备一定的安全防护装备，所以出入 SARS-CoV-2 核酸检测实验室的人员须是经过培训的具有一定资质的专业实验人员，其他人员不得随意进出。如何在不影响其他病原体日常检测工作的基础上设计 SARS-CoV-2 核酸检测实验室是需要考虑的问题，哪些区域可以共用，哪些区域绝对不可共用一定要严格区分。此外，区域的数目和面积的设置也与日常工作量及检测过程的自动化程度相关。若工作量大，所需的人员及仪器设备就会随之增多，需要的区域数目相对就多，所需区域面积也相对较大，以避免相互干扰，保证报告及时发出。若自动化程度高，可根据自动化仪器设备的引入进行适当流程和区域整合，在一定程度上减少所需区域，但需要视仪器体积和数目及操作人员数量确定区域面积。如果采用两种及以上方法检测 SARS-CoV-2 核酸，则需要考虑不同检测方法涉及的工作流程和所需的仪器设备可能造成工作干扰或引发交叉污染的可能，从而合理安排这些仪器设备的放置区域和工作流程。

SARS-CoV-2 核酸检测实验室的每一个区域都须有明确的区域标识。进入各工作区域应当严格按照"洁净区"至"污染区"单一流向进行，即试剂储存和准备区→标本制备区→扩增区（→扩增产物分析区）。各区的耗材、仪器设备、工作服、工作鞋、实验记录本和笔等物品都必须专用，不得混淆，实验人员离开各工作区域时，不得将相关物品带出。此外，每个区域的实验结束后，必须立即对该工作区进行清洁，各实验区域均应配备各自的清洁用具，以防止交叉污染。每个工作区域内还应有固定于房顶的紫外灯和可移动紫外灯，便于对工作后的实验台和区域进行照射，以减少上一次标本检测遗留的核酸及扩增产物的污染。由于紫外线照射清除核酸污染的主要机制是基于碱基的氧化，从而单链和双链断裂并在邻近的嘧啶碱基之间形成环丁烷环，环丁烷环形成链内嘧啶二聚体，抑制聚合酶介导的链伸长[17]。因此，紫外线照射的距离、强度和时间对去除核酸污染的效果是非常关键的[4]。可使用可移动紫外灯（波长 254nm），在工作完成后调至实验台上 60～90cm 照射，由于扩增产物仅几百或几十个碱基对（bp），对紫外线损伤不敏感，因此紫外线照射扩增片段必须延长照射时间，最好是照射过夜。

三、核酸扩增检测实验室通风、清洁和温湿度等要求

实验室分区的主要目的是避免提取的核酸分子和扩增产物逆向污染前面的洁净区域，但多年临床基因扩增实验室管理的经验表明，即使经过严格分区后的实验室依然不能完全杜绝实验室污染的发生。由此，核酸扩增实验室分区设计完成后，还应注意各实验区域的通风、清洁和温湿度等要求。

（一）通风

实验室通风系统是整个实验室设计和建设过程中规模最大、影响最广泛的系统之一。一个科学、合理且完善的通风系统要求通风效果好、噪声低、操作简便、节约能源、有利于实验室环境和仪器设备的运行维护及保持实验人员的最佳舒适度等。除此之外，实验室各区域内的通风换气对减少实验区域的前一次检测过程中的残留核酸分子、气溶胶和（或）扩增产物的污染非常重要。建议各实验区域内通风换气大于 10 次/小时，一般的 BSL-2 实验室通风换气是 3~4 次/小时。如果实验室未设置通风系统，则各实验区域必须安装外通的窗户，可在窗户上安装由室内向室外排出空气的排风扇或其他有效通风设施[5]。

（二）清洁

实验室在设计及建设中，只要严格控制每个区域的送排风，防止各实验区域间空气流通，避免扩增产物顺空气气流进入非扩增的"洁净"区域即可，没有必要将实验室装修成超净或层流实验室[5]。实验室可安装新风过滤装置，对进入实验室的空气应进行适当过滤，有助于仪器设备处于良好的运行状态。

实验结束后，应立即对相应的实验区域进行必要的清洁工作，以保持各实验区域洁净，同时避免扩增产物累积。如果不重视清洁工作，实验室环境中累积的气溶胶和（或）扩增产物会污染实验室中的检测试剂、耗材、仪器设备和（或）通风系统，从而造成严重的实验室污染，出现大批量的假阳性结果。

1. **实验室空气清洁**　每次检测完毕后，应对各实验区域进行 30 分钟以上的紫外线照射消毒。在此期间，应禁止人员进入，以免紫外线照射对皮肤黏膜等造成损伤。

2. **实验室工作台面和地面清洁**　每次检测完毕后，依次使用 10%次氯酸钠溶液和清水进行工作台面和地面清洁。使用 10%次氯酸钠溶液消毒后再用清水洗涤的目的是去除残留的次氯酸钠，避免其对工作台面和地面造成氧化腐蚀。

3. **实验室仪器设备清洁**　每次检测完毕后，应使用 10%的次氯酸钠溶液对加样器、生物安全柜、离心机等仪器设备表面进行擦拭，去除残留的核酸分子，再用 70%~75%的乙醇擦拭去除残留的次氯酸钠，避免其对金属表面造成氧化腐蚀。配置紫外灯的生物安全柜，还应进行 30 分钟及以上的紫外线照射。若怀疑加样器在加样过程中受到核酸污染，则可以将加样器拆卸，依次卸下外层套筒、内层套筒、活塞和弹簧，将外层套筒和内层套筒置于 10%次氯酸钠溶液中浸泡约 30 分钟，再用 70%~75%的乙醇溶液擦拭去除残留的次氯酸钠，将外层套筒、内层套筒、活塞和弹簧一起进行 30 分钟以上的紫外线照射，即

可重新组装使用。若核酸样本溢出到超净工作台面，应立即用洁净的纱布或纸巾覆盖，由外围向中心倾倒 10% 的次氯酸消毒溶液浸泡约 30 分钟后，清除污染物，再依次使用 10% 的次氯酸溶液和 70%～75% 的乙醇溶液擦拭，紫外线照射 30 分钟以上。

除上述之外，所有日常检测工作中可能被触及的地方，如门把手、冰箱门、电话、灯的开关等也需要每天或定期进行清洁。

（三）温湿度

核酸扩增实验室可建为恒温恒湿实验室。应监测实验室环境温度和湿度，并定期进行实验室环境质量评估。实验室所有的仪器设备放置及运行均有相应的温度区间要求，在仪器设备的说明书中均会体现。仪器设备在运行的过程中会产热甚至过热，而温度过高会影响仪器的性能，因此，实验室应有相应的温度控制措施，保证 2 小时内温度波动小于 2℃。此外，阳光直射也会导致热量增加，影响仪器运行，因此测序仪应该放置于远离阳光直射的位置；若房间内条件不允许，则操作期间推荐使用遮光板或其他遮光制品。

（四）震动

震动过程会产热，缩短设备寿命。同一区域中其他仪器设备工作、房门打开和关闭、不稳定的工作台面及周围环境都可能导致震动。对震动敏感的仪器设备应放置于远离人员活动高频区（如远离房间门口的区域），以避免人员频繁通过造成震动和意外碰撞等问题。震动敏感的仪器设备运行时应尽量减少周围环境中震动的产生，同时建议实验室购买减震垫，以减少可能影响仪器运行时的高频震动。

四、基于不同方法核酸扩增检测实验室分区设计实例

通过上文的叙述，相信大家已经了解了实验室分区的本质、分区设计时需要考虑的主要因素、实验室设计的"三十二字"重要原则及核酸扩增检测实验室通风、清洁和温湿度等要求。那么，大家可能会想"到底怎样的区域划分才是较为理想的 SARS-CoV-2 核酸扩增检测实验室分区呢？"通常来说，没有标准的模板。只要在上述"三十二字"原则的基础上，依据具体的检测方法、检测技术流程和日常工作量，合理设计和布局，达到防止污染的同时，保证高效的日常工作效率，就是理想的核酸扩增检测实验室。下面，在标准临床基因扩增检测实验室的基础上（图 7-2），分别以 SARS-CoV-2 核酸扩增检测临床上常用的病毒核酸特异性检测方法——实时荧光 RT-PCR 法、恒温扩增-实时荧光法、恒温扩增-芯片法，以及用于 SARS-CoV-2 核酸序列分析研究的 Sanger 测序和高通量测序检测为例，对 SARS-CoV-2 核酸检测实验室分区设计加以实例阐述。图 7-2～图 7-6 所示的分区图可作为参考。

（一）实时荧光逆转录聚合酶链反应法

实时荧光 RT-PCR 法是 SARS-CoV-2 核酸检测最常用的方法，在疫情防控中起到了至关重要的作用。SARS-CoV-2 是单股正链 RNA 病毒，需先将病毒 RNA 逆转录为 cDNA，

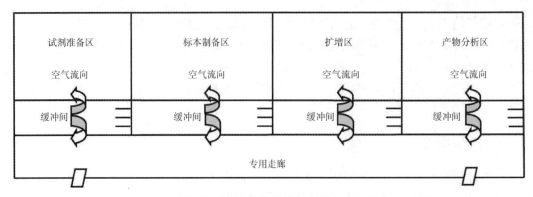

图 7-2　标准的临床基因扩增检测实验室分区设计图

再通过实时荧光 PCR 扩增病毒特异性的靶基因序列（一般针对病毒序列中高度保守的区域设计引物探针）。该方法操作简便，应用成熟，可在 2～3 小时完成 SARS-CoV-2 核酸的检测。目前（截至 2020 年 06 月 09 日），NMPA 已批准的 SARS-CoV-2 核酸检测试剂中实时荧光 RT-PCR 法占 63.16%（12/19）（表 7-2）。在国家卫生健康委临床检验中心组织开展的 2020 年第一次全国新型冠状病毒核酸检测室间质量评价活动中，889 家参评单位回报的931 份（其中 85 家实验室采用两种或两种以上试剂检测）检测结果中 97.53%（908/931）的检测结果报告自实时荧光 RT-PCR 法[16]。

表 7-2　国家药品监督管理局批准的新型冠状病毒核酸检测试剂

试剂名称	试剂厂家	国械注准
新型冠状病毒 2019-nCoV 核酸检测试剂盒（荧光 PCR 法）	上海之江生物科技股份有限公司	20203400057
新型冠状病毒 2019-nCoV 核酸检测试剂盒（荧光 PCR 法）	上海捷诺生物科技有限公司	20203400058
新型冠状病毒 2019-nCoV 核酸检测试剂盒（荧光 PCR 法）	华大生物科技（武汉）有限公司	20203400060
新型冠状病毒 2019-nCoV 核酸检测试剂盒（荧光 PCR 法）	中山大学达安基因股份有限公司	20203400063
新型冠状病毒 2019-nCoV 核酸检测试剂盒（荧光 PCR 法）	圣湘生物科技股份有限公司	20203400064
新型冠状病毒 2019-nCoV 核酸检测试剂盒（荧光 PCR 法）	上海伯杰医疗科技有限公司	20203400065
新型冠状病毒 2019-nCoV 核酸检测试剂盒（荧光 PCR 法）	北京卓诚惠生生物科技股份有限公司	20203400179
新型冠状病毒 2019-nCoV 核酸检测试剂盒（荧光 PCR 法）	迈克生物股份有限公司	20203400184
新型冠状病毒 2019-nCoV 核酸检测试剂盒（荧光 PCR 法）	武汉明德生物科技股份有限公司	20203400212
新型冠状病毒 2019-nCoV 核酸检测试剂盒（荧光 PCR 法）	上海复星长征医学科学有限公司	0203400299
新型冠状病毒 2019-nCoV 核酸检测试剂盒（荧光 PCR 法）	北京金豪制药股份有限公司	0203400322
新型冠状病毒 2019-nCoV 核酸检测试剂盒（荧光 PCR 法）	江苏硕世生物科技股份有限公司	0203400384
新型冠状病毒 2019-nCoV 核酸检测试剂盒（恒温扩增–实时荧光法）	杭州优思达生物技术有限公司	20203400241
新型冠状病毒 2019-nCoV 核酸检测试剂盒（RNA 恒温扩增–金探针层析法）	武汉中帜生物科技股份有限公司	0203400301
六项呼吸道病毒核酸检测试剂盒（恒温扩增芯片法）	成都博奥晶芯生物科技有限公司	20203400178
新型冠状病毒 2019-nCoV 核酸检测试剂盒（RNA 捕获探针法）	上海仁度生物科技有限公司	0203400300
新型冠状病毒 2019-nCoV 核酸检测试剂盒（联合探针锚定聚合测序法）	华大生物科技（武汉）有限公司	20203400059
新型冠状病毒 2019-nCoV 核酸检测试剂盒（双扩增法）	武汉中帜生物科技股份有限公司	0203400302
新型冠状病毒 2019-nCoV 核酸检测试剂盒（杂交捕获免疫荧光法）	安邦（厦门）生物科技有限公司	20203400298

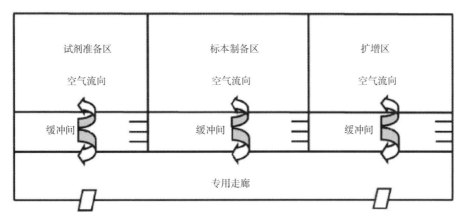

图 7-3　实时荧光 RT-PCR 法实验室分区设计实例

实时荧光 RT-PCR 法检测 SARS-CoV-2 核酸主要涉及试剂准备、标本灭活（如需）、核酸提取、上样、核酸扩增和结果分析等步骤，其因扩增和结果分析同时完成，无需产物分析区。依据上述检测流程和防污染的理念，图 7-3 所示的是较为理想的实时荧光 RT-PCR 法实验室分区设计图。

试剂准备区是最为洁净的区域，从标本制备到检测每一步反应需要配置的试剂（商品试剂盒除外）及实验室通用试剂的配置和分装工作都应在该实验区域完成，并且使用前均应储存在该区域。如这一区被污染，整个操作流程及最终的检测结果都会受影响，所以要将其单独分隔为一个区，并且列为第一区。

第二区是标本制备区。标本处理是影响检测结果的关键环节，若标本被污染或标本之间存在交叉污染，检测的准确性则无从谈起。所以与试剂准备区一样，对标本制备区防污染的要求也是非常高的，一定要和下游的扩增区分隔开。SARS-CoV-2 标本的热灭活步骤（如需）应在标本制备区的生物安全柜内的水浴箱中进行。需要指出的是，56～60℃ 30分钟热灭活可能会导致实时荧光 RT-PCR 法检测 SARS-CoV-2 核酸出现假阴性结果，对临床弱阳性标本的影响尤为明显，所以推荐化学灭活，即使用含有异硫氰酸胍或盐酸胍类的病毒灭活剂的样本管，灭活病毒的同时提高检出率[18]。待测标本、阴阳性质控品和室内质控品的核酸提取过程也需要在标本制备区的生物安全柜中完成。除此之外，依据"检测试剂配置与 PCR 扩增之间的时间越短越好"的原则，有些实验室的检测试剂配制会选择在核酸提取步骤之后进行，因此，检测试剂配制和核酸上样步骤也需要在标本制备区完成。这种做法是合理的，但前提是必须保证标本制备区没有任何潜在的核酸污染物。如果标本量较大，应该依据日常工作量合理扩大标本制备区的面积，如果标本制备区需要使用两次或以上，为避免前一次实验过程中样本管开盖或加样过程中吹打产生的气溶胶和（或）样本意外溢出等潜在污染的发生，前一次实验结束后一定要对生物安全柜的工作台面进行彻底清洁，并清理前一次样本处理过程中产生的所有医疗废弃物（包括废弃的样本管、一次性吸头、提取管等一次性耗材）。

待测标本核酸、阴阳性质控品和室内质控品的核酸扩增的过程会产生高浓度的扩增产物和气溶胶，因此必须要自成一区，即扩增区，在该区完成 SARS-CoV-2 核酸逆转录、扩增及结果分析和判读工作。这里需要重点强调的是，各实验室在使用自配试剂和试剂厂家研制成品的试剂时，试剂及其反应条件的优化步骤是重中之重，增加模板的加入量和扩增循环数虽然可以提高样本检测的阳性率，但绝不是越多越好，过多的模板量和扩增循环数会产生更大量的扩增产物和气溶胶，若不加控制则势必会引发实验室严重污染。

此外，每个区域均应设置一个缓冲间，正压和负压均可（图7-3所示为正压缓冲间），用以维持空气流向，避免实验区域的空气与外界环境空气互通，将扩增区产物带向扩增前的洁净区域。同时，缓冲间还可以供工作人员更换工作服和工作鞋，顶上可装紫外灯。

（二）恒温扩增法

恒温扩增法是在同一温度下扩增SARS-CoV-2特异性靶基因，相对于实时荧光RT-PCR法，其对设备要求低，通常仅需要恒温金属浴或普通PCR仪的加热模块，一般1～2小时即可完成检测。目前，NMPA已批准的基于恒温扩增法的SARS-CoV-2核酸检测试剂盒见表7-2，具体可分为恒温扩增−实时荧光法、恒温扩增−基因芯片法、恒温扩增−RNA捕获探针法及恒温扩增−金探针层析法等。使用以武汉中帜生物科技股份有限公司生产的新型冠状病毒2019-nCoV核酸检测试剂盒为代表的RNA恒温扩增−金探针层析法则需要设置试剂准备区、标本制备区、扩增区和产物分析区4个区（图7-2），其中产物分析区用于RNA恒温扩增后的层析检测，这是由于涉及对扩增产物开盖和加入检测液的步骤，有扩增产物随开盖溢出及加样过程中产生气溶胶的潜在污染风险。使用以成都博奥晶芯生物科技有限公司的六项呼吸道病毒核酸检测试剂盒为代表的恒温扩增芯片法的实验室需要设置试剂准备区、标本制备区和扩增区，该检测方法的实验室分区设计同实时荧光RT-PCR法（图7-3），在此不做过多赘述。如果使用以杭州优思达生物技术有限公司的新型冠状病毒2019-nCoV核酸检测试剂盒为代表的恒温扩增−实时荧光法，可进行"一管式"全自动核酸分析，即在一个密闭检测管内完成核酸释放、清洗、洗脱和扩增反应，有效减少污染，同时实现连续检测，因此仅需要试剂准备区和标本制备区（图7-4），全自动核酸扩增检测分析仪可放置于标本制备区。对于可以全自动完成标本处理和核酸扩增检测，但并非密闭的核酸扩增分析仪（上海仁度生物科技有限公司的全自动核酸检测系统AutoSAT），不可放置于标本制备区（图7-5），应放置于扩增区，以免扩增过程中产生的高浓度扩增产物和气溶胶污染标本制备区。

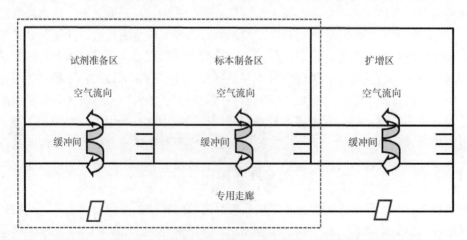

图 7-4 "一管式"全自动密闭恒温扩增−实时荧光法实验室分区设计实例

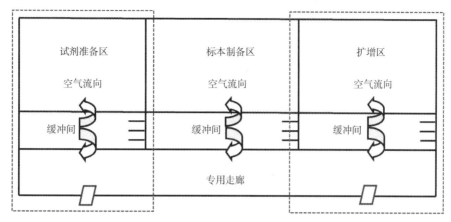

图 7-5　全自动非密闭恒温扩增–RNA 捕获探针法实验室分区设计实例

（三）高通量测序法

高通量测序（high-throughput sequencing，HTS）即下一代测序（next-generation sequencing，NGS），其检测灵敏度高、特异性强，可同时对几十万到几百万条模板序列进行测序，因此又称为大规模平行测序（massively parallel sequencing，MPS）。靶向序列分析可用于感染性疾病病原体的鉴定和耐药突变的检测等，全基因组序列测定可用于未知病原体的识别及其变异体的研究等[19]。在本次新型冠状病毒肺炎疫情暴发期间，NGS 技术在 SARS-CoV-2 的鉴定、分型、溯源和诊断等方面都展现了极其重要的作用[20, 21]。但 NGS 检测由于成本较高、操作复杂、耗时长等，不适用于临床常规检测。目前，NMPA 已批准的华大生物科技（武汉）有限公司的新型冠状病毒 2019-nCoV 核酸检测试剂盒（联合探针锚定聚合测序法）仅用于新型冠状病毒肺炎相关病例的辅助诊断和此次疫情的体外诊断应急储备，不能作为常规体外诊断试剂应用于临床。下面我们以该试剂盒为例，介绍 NGS 方法检测 SARS-CoV-2 的实验室分区。

NGS 技术的检测流程比实时荧光 RT-PCR 法和等温扩增法等方法要复杂得多，实验室分区的数目也应该相应增加。但是设计理念仍然遵循具体检测技术流程和防止污染的原则。图 7-6 展示的是较为理想的华大平台（联合探针锚定聚合测序法）SARS-CoV-2 核酸检测的实验室分区设计。其有一个专用的走廊，实验室分区依次为试剂准备区、标本制备区、打断区、文库制备区、扩增区（文库扩增、纯化和定量）、测序区（和电泳区）。

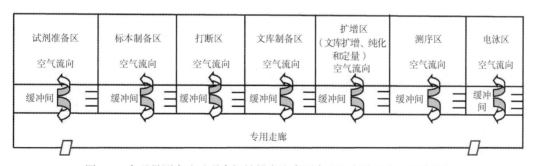

图 7-6　高通量测序法（联合探针锚定聚合测序法）实验室分区设计实例

图 7-7 所示各实验区域及其所涉及的主要工作内容。试剂准备区为最洁净的区域，独立成区。标本制备区用于 SARS-CoV-2 临床标本热灭活（如需）、核酸提取及提取后 RNA 的逆转录和二链合成。获得的 DNA 需经超声打断片段化处理成 127～187bp 的 DNA 片段，所以在标本制备区后设置打断区，DNA 片段分析工作可在打断区进行，或设置单独的电泳区。打断后的 DNA 片段末端修复、加接头和标签及连接后的产物纯化在文库制备区完成。之后对文库的扩增、纯化、浓度测定和 pooling 工作在扩增区完成。因为测序仪对通风、温度、湿度、震动等要求很高，所以需要设置单独的测序区，终文库的测序工作在测序区完成。缓冲间的设置原则同上文。

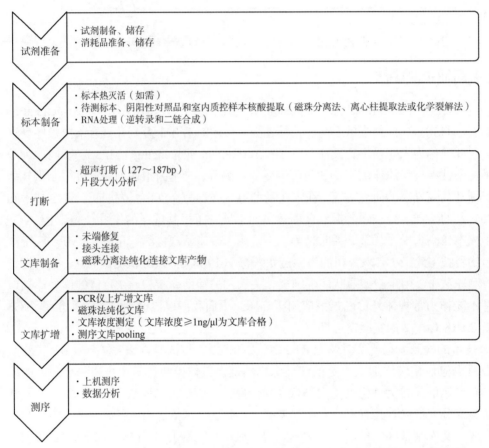

图 7-7　高通量测序法（联合探针锚定聚合测序法）实验室各区主要工作内容

综上，一个符合基本要求的临床核酸扩增检测实验室，在实验室分区上至少要满足以下几个方面的要求：①各实验区域在物理空间上必须完全独立，无论是在空闲时间还是在使用中，应始终处于完全分隔状态，绝不能有空气直接流通；②应在标本制备区、文库制备区（NGS 检测）、扩增区及产物分析区等任何有可能出现"污染物"的区域安装有效的通风装置、合理设置缓冲间，控制可能存在污染的实验区域内的空气不要流至实验室外，同时控制外部可能污染的空气进入相应的实验区域内；③各实验区域中可移动的仪器设备、工作服、工作鞋及实验记录本、记号笔、试管架、清洁用具等必须专用。

图 7-3～图 7-6 所示的是各检测方法在理想空间状态下的分区设计。各实验室在实际工作中，不可能只开展某一项检测，需要针对自己实验室具体开展的项目、使用的检测方法及实际拥有的空间面积，采取"量体裁衣"的分区设计方案，各实验区域可以进行合理合并或增加相应区域数目。需要强调的是，在整个操作流程中一定要有"防污染"意识，尤其是在共用区域中工作时。例如，使用带滤芯的吸头而非普通吸头进行加样，利用涡旋震荡的方式替代吹打的方式进行样本混匀，样本瞬时离心后再进行开盖等操作，以减少样本加样、混匀、开盖等操作过程中产生的气溶胶所致的可能的交叉污染。保证检测结果的准确性除了实验室规范化分区，实验室日常工作中的严格管理和工作人员对规程的遵循，更是核心之所在。

五、核酸扩增检测实验室各区主要功能及仪器设备配置

本部分将具体介绍各实验区域在 SARS-CoV-2 核酸检测中的具体作用，以及需要配置的基本仪器设备（表 7-3），为实验室更好地设计分区提供参考。

表 7-3　各实验区域所需基本仪器设备

区域名称	仪器设备名称
试剂准备区	生物安全柜、纯水仪（18.2MΩ）、分析天平、pH 计、磁力搅拌器、涡旋振荡器、移液器、离心机、冰箱、紫外灯、避光罩
标本制备区	生物安全柜、金属加热模块或水浴温控仪、离心机、移液器、磁力架、涡旋振荡器或混匀仪、制冰机、冰箱、紫外灯
打断区	超声打断仪、生物分析仪或凝胶电泳仪、微型离心机、移液器、制冰机、紫外灯
文库制备区	生物安全柜、磁力架、热循环仪、离心机、涡旋振荡器、移液器、冰箱、紫外灯
扩增区	热循环仪、不间断电源或稳压电源、离心机、Ion OneTouch 乳液 PCR 仪（Ion Torrent）或 Cluster Station/cBot 簇生成仪
产物分析区	电泳仪、核酸定量仪、磁力架、涡旋振荡器、离心机、移液器、金属加热模块或水浴温控仪、酶标仪、洗板机、杂交仪、芯片扫描仪
测序区	测序仪、服务器、稳压电源、离心机、移液器
高压灭菌区	高温灭菌设备

（一）试剂准备区

SARS-CoV-2 核酸检测从标本制备开始直至上机检测的整个流程，除外商品化试剂盒，还需要配置一些通用的试剂，如无 DNase 和 RNase 的去离子水、焦碳酸二乙酯（DEPC）处理水、NaOH 溶液、缓冲液、75%乙醇溶液、10%次氯酸钠溶液等，这些辅助试剂的配制、分装和储存都要在试剂准备区完成。一些主要反应混合液的配置和分装也应在试剂准备区完成。在国家卫生健康委临床检验中心组织开展的 2020 年第一次全国新型冠状病毒核酸检测室间质量评价活动中，889 家参评单位中 32 家实验室使用的是实验室自配（home-bred）试剂[16]，试剂准备区就显得更为重要。如果实验室使用的是商品化试剂盒，在真正开始临床常规检测之前需要进行性能验证（verification）实验；如果实验使用的是自配试剂，那么在真正开始临床常规检测之前需要进行性能确认（validation）实验（详见

本书第六章）。除上述之外，用于标本制备和核酸检测的离心管、八联管、带滤芯吸头等耗材也应该储存于该区。试剂准备区的空间大小可以依据具体使用情况结合经济合理原则做出适当调整。

试剂准备区的仪器设备主要涉及微量可调移液器、纯水仪（18.2MΩ）、分析天平、pH计、离心机、涡旋振荡器、磁力搅拌器、2~4℃和–20℃以下冰箱、超净工作台或生物安全柜、紫外灯、避光罩（用于保存探针等带有荧光的需要避光的试剂）等。移液器、分析天平和 pH 计等属于高精密度仪器，除了要专用外，还应定期校准。试剂准备区是核酸扩增实验室中最为"洁净"的区域，不应有任何核酸分子存在。试剂中所带的标准品和阳性对照品均应储存于标本制备区。试剂配制时，最好一次较大量配制（必须要现用现配的试剂除外），然后分装成小份保存，每次检测时，取出一小份使用，未用完的即弃掉，不再重复使用，因为试剂在使用过程中有可能发生"污染"，下次再使用就有可能造成试剂源性的假阳性结果。试剂如果是从冰箱取出，首先应平衡至室温，如为冰冻状态，则应化冻后平衡至室温，开盖前混匀并瞬时离心，避免液体残留在管盖上。每次工作结束后，应立即对工作区进行清洁，包括超净工作台操作台面、移液器、离心机、冰箱门把手等所有试剂配制过程中可能接触的地方(详见本节"三、核酸扩增检测实验室通风、清洁和温湿度等要求")。

（二）标本制备区

新型冠状病毒肺炎患者临床标本的热灭活（如需）和核酸提取工作应该在标本制备区的生物安全柜中进行，因为生物安全柜呈负压并且有高效滤膜，只允许高效空气过滤器（HEPA）过滤的（无菌的）空气流过工作台面[22]，可保护操作者，同时有效防止标本气溶胶外泄污染实验室。因此，虽然核酸检测涉及临床样本操作，但核酸检测属于无生物传染性的实验室诊断项目，在 BSL-2 实验室开展即可，并符合相应的临床基因扩增操作规范要求。实时荧光 RT-PCR 法、等温扩增法扩增反应体系的配制和提取核酸的加入可在标本制备区的生物安全柜中进行，在打开装有核酸模板样本的离心管盖前应先瞬时离心，要注意防止样本对手套指尖污染。加样时，先加提取的核酸模板样本，每加完一个即盖好管盖，然后加阳性质控核酸模板，再就是阴性质控和仅含同标本一样稀释的主反应混合液的扩增阴性质控，这样做的目的是，最大可能地测出以前扩增产物的交叉污染[5, 22]。试剂盒中的阳性对照品也应该保存于标本制备区。未用完的患者标本和提取的核酸也可保存于该区–20℃以下的冰箱，以–80℃保存最佳。

标本制备区的仪器设备主要有生物安全柜、金属加热模块或水浴温控仪、离心机（高速冷冻离心机、普通台式离心机、微型离心机等）、涡旋振荡器或混匀仪、微量可调移液器、磁力架、制冰机（RNA 的相关操作需要在低温条件下进行，避免 RNA 降解）、2~4℃和–20℃以下冰箱、紫外灯等。进行核酸提取时，将标本从指定的标本接收及保存处拿至标本制备区，并进行相关记录。标本的热灭活（如需）和核酸提取应在生物安全柜内进行。生物安全柜应为外排式，须有外接管道排风，可采用 30%外排的 II 级 A2 型安全柜，不宜使用 100%外排的 II 级 B2 型生物安全柜[5, 22]，因其对实验室进风量要求高，此外，也并无必要。标本制备区在建设时，一定要充分考虑实验室内进风的量和速度，避免干扰生物安全柜的使用，不宜将标本制备区再做负压实验室，即所谓的 P2+级。因为外排生物安全柜使用时，实验室即处于负压状态，如果再另将该区做成负压，其就会与生物安全柜的排风相矛盾，干扰生物安全柜的正常使用，甚至可能将生物安全柜内空气吸出。此外，生物安全柜不应放置于实验室门口等易受人员走动影响的地方，也不应直对分离式空调[5]。在标本制备的全过程中都应戴一次性手套，并经常更换，主要是因为在实验操作过程中，手套一旦被污染很容易造成标本间的交叉污染。最好戴两副手套，当手套与标本有直接接触时即可弃掉外层手套。实验时所使用的加样器吸头必须为一次性带滤芯吸头，并且要注意的是，滤芯不能是后插入的，而应是结合在吸头内壁上的疏水性膜滤芯，这样才能有效和可靠地防止气溶胶对加样器的污染。几乎所有活细胞中均存在内源性核糖核酸酶（RNase），其易导致 RNA 降解，提取 SARS-CoV-2 RNA 时应使用无 RNase 的带滤芯吸头和离心管等，并且整个提取过程均在低温条件下进行，以保证提取 RNA 的完整性。标本制备过程中的温育步骤既可在金属加热模块中进行，也可在水浴中进行。金属加热模块应定期进行孔间温度差异的检验并校准。应在每次使用水浴时，都要对所设置的温度使用已经校准过的温度计进行校准。经高温温育后的标本，应平衡至室温后再瞬时离心，使得由于加热回流的标本液体能离心至离心管底部，避免开盖时气溶胶污染。

标本制备区内的仪器设备都应定期或在有明显已知污染后，使用中性消毒剂（如异丙醇、戊二醛等）或 10% 次氯酸钠溶液清洁。虽然 10% 次氯酸钠溶液有助于扩增产物的降解，但其对金属表面有氧化作用，会腐蚀仪器，因此用其去除扩增污染后，应再用去离子水仔细擦拭仪器表面，去除残留的次氯酸钠。标本制备区是唯一与临床标本直接接触的区域，因此要注意生物安全问题，应有洗眼器，并配备一个急救箱，箱内可放置 75% 乙醇、络合碘、棉签、创可贴等必要的急用物品[5]。同样，该实验区域的仪器设备、工作服及各种物品都必须专用。每次工作结束后，应立即对工作区进行清洁。

（三）打断区

RNA 提取后的片段化方法主要分为酶消化法和超声打断法两种。选择使用超声打断法进行片段化处理时需要在打断区完成。并用生物分析仪或凝胶电泳仪对 DNA 片段的大小和质量进行分析检测。高通量测序检测需要的 DNA 片段大小一般为 200～300bp。如果实验室同时还开展一代测序检测项目，则可设置单独的电泳区，作为一代测序扩增产物电泳纯化和二代测序判断 DNA 提取质量、片段大小分析等步骤的公共区域，可放置生物分析仪和凝胶电泳成像仪等。

打断区的仪器设备主要为超声打断仪、生物分析仪和（或）凝胶电泳仪、制冰机及冰箱等。如实验室设有电泳区则也可将生物分析仪和（或）凝胶电泳仪放置于电泳区进行检测。打断区单独设置主要是因为打断过程通常时间较长，打断过程中产生的超声波对人体有一定的影响。如果在标本制备区内分隔一个能有效阻断声波的区域，也可不单独设置[15]。

（四）文库制备区

文库制备包括末端修复、加 A 尾、加接头、标签、靶向捕获、产物纯化等环节，根据检测平台和检测方法流程不同，包含的步骤和顺序也有所不同。虽然称为"文库制备区"，但依据不同文库制备和捕获的方法其可能不只是一个区域。

文库制备区的仪器设备主要为微量可调移液器、离心机、涡旋振荡器、热循环仪或杂交仪、磁力架、紫外灯、冰箱、生物安全柜等。实验时所使用的吸头必须为一次性带滤芯无 RNase 吸头，并且应避免反复多次吹打混匀的步骤。

（五）扩增区

无论是实时荧光 RT-PCR 核酸扩增，还是等温扩增，或是 NGS 方法文库扩增等，但凡涉及核酸扩增的步骤均应在扩增区完成。实时荧光 RT-PCR 和等温扩增后的结果分析工作也可在本区完成。所有经过扩增检测的反应管均不得在此实验区域打开。

扩增区最主要的仪器是核酸扩增热循环仪。热循环仪的电源应专用，并配备不间断电源（UPS）或稳压电源，以防止电压波动对扩增产生影响。此外，还应定期对热循环仪孔内的温度进行校准。NGS 检测，根据测序仪的不同，也可能需要配备相应的辅助扩增仪器。例如，HiSeq 系列的快速测序模式中两条 Lane 中样品不同，需要在 cBot 上完成簇生成，该仪器可以放置于扩增区。如果使用 IonTorrent 测序平台，通常还需再配备 Ion OneTouch 乳液 PCR 仪。

由于本区会产生扩增产物和气溶胶，每次扩增后，需使用可移动紫外灯对扩增热循环仪进行照射。对于扩增孔内的消毒清洁，可首先用浸泡 10%次氯酸钠溶液的棉签逐孔清洁，再用浸泡 70%～75%乙醇或无菌无酶去离子水的棉签逐孔清洁。10%次氯酸钠溶液的使用有助于污染的扩增产物降解，70%～75%乙醇或清水可清除残留的次氯酸，避免对金属扩增孔的腐蚀。

（六）产物分析区

扩增产物开盖进行进一步分析测定的工作均需要在产物分析区完成，如直接或酶切后琼脂糖凝胶电泳、聚丙烯酰胺凝胶电泳、膜上或微孔板或芯片上探针杂交、变性高效液相色谱分析及 NGS 方法文库扩增后的纯化和浓度测定等。本区是最主要的扩增产物污染来源，因此，严禁将测定孔内反应液或洗液倒入实验室水池内，必须采取手工吸加或应用洗板机洗板。如使用膜上、芯片、乳胶颗粒上杂交，同样不能将电泳缓冲液、其他反应后的废液倒入池内，而应集中倒至 10%次氯酸钠溶液或 1mol 盐酸溶液中，浸泡半小时以上后至远离核酸扩增检验实验室处弃掉[5]。由于本区有可能会用到某些可致基因突变和有毒物质如溴化乙啶、丙烯酰胺、甲醛或放射性核素等，故应当注意实验人员的安全防护。

本区所使用的仪器设备可能有微量可调移液器、电泳仪、核酸定量仪、磁力架、涡旋振荡器、金属热模块或水浴温控仪、酶标仪、洗板机、杂交仪、芯片扫描仪等，其中移液器、酶标仪、杂交仪、芯片扫描仪等应定期校准，洗板机每次使用完都应进行清洗。该区使用后必须一次使用 10%次氯酸钠溶液和 70%～75%乙醇清洁工作台面，并进行紫外线照射。该区的仪器设备、工作服、工作鞋、记录本、记号笔等必须专用，绝不可随意拿到其他实验区域。

（七）测序区

扩增和定量后的测序文库在测序区进行芯片加载，测序过程和数据产生过程也是在此区进行。该区所需的仪器设备主要有高通量测序仪和（或）Sanger 测序仪、服务器、稳压电源、移液器、离心机（高速离心机、芯片专用离心机）等。此外，NGS检测会产生大量数据，实验室需要配备满足数据储存、分析所需要的仪器设备，生物信息平台需要至少一台服务器或计算机群。根据计算规模的不同，实验室可能使用塔式服务器或者搭建计算机群，用于数据储存和数据计算[15]。

（八）高压灭菌区

依据《新型冠状病毒感染的肺炎疫情医疗废物应急处置管理与技术指南（试行）》，SARS-CoV-2核酸检测的剩余样本及检测过程中产生的医疗垃圾应在高温消毒舱中进行高温蒸汽（不低于134℃）60～90分钟的消毒灭菌，实现无害化处理。需要设置单独的高压灭菌区域放置高压设备，医疗废物绝不可和清洁物品使用同一个高压设备进行高压处理。压力容器属于特种设备，必须由已取得特种设备作业人员证的人员负责操作。

高压蒸汽灭菌确实可以杀死样本中可能残留的病毒，对核酸有一定的清除作用（经过高压蒸汽灭菌后DNA分子会被打断成小片段而失去作为PCR模板的能力，但并不会完全降解；RNA分子即使不经高压灭菌也极易被降解）[6, 23]，但经过高压后，扩增产物可能会随蒸汽溢出导致气溶胶和扩增产物污染。这里需要指出的是，如果一次性吸头、样本管、反应管等一次性实验耗材使用后弃入盛有10%次氯酸钠溶液或1mol盐酸溶液的容器中，残留的核酸被降解消除，实际上无须高压处理。Porter-Jordan和Garrett曾报道，他们在进行巨细胞病毒检测时发现大量的假阳性结果，究其原因是下一楼层的实验室同样也进行该检测，并且将医疗废物进行高压处理，导致扩增产物溢出而污染了整个实验环境[24]。如果一定要将废弃的实验耗材进行高压处理，请务必将其与SARS-CoV-2核酸检测后的废弃样本统一收集于黄色医疗废物专用垃圾袋中，并严格密封，再进行高压处理。高压处理结束后，不要立即开盖，一定要待高压设备压力降至最低且压力容器冷却后再开盖取出废物丢弃。一方面是为了高压设备操作人员的安全，另一方面是为了降低随蒸汽溢出的气溶胶对实验室造成污染的可能性。

第二节　核酸扩增检验实验室质量保证体系建立

《医疗机构临床基因扩增检验实验室管理办法》（卫办医政发〔2010〕194号）要求临床基因扩增检验实验室，不但实验室分区设计及仪器设备等硬件条件满足开展临床检验的条件，而且要求实验室的日常工作要有文件化的工作程序，建立严格的实验室质量保证体系。经过十几年的不断努力，临床实验室质量保证的概念逐步进入临床检验实践，实验室质量保证的建立工作也在持续改进，我国临床基因扩增检验已经进入规范化和标准化的时代，为SARS-CoV-2核酸扩增检测质量保证体系的建立提供了良好的基础和极为有价值的参考。

一、实验室质量管理概述

实验室质量管理是实验室软实力的体现。虽然十几年以来这个概念通过每年全国各省临床检验中心的培训已经深入每一个检验人员的心中，但具体实施时总感觉难以达到理想的状态，其最主要的原因是，实验室可能有一个习惯，只是将"通过实验室审核验收"或"实验室认可"作为一个目的。其实那只是一个过程，或者是一种技术规范应用的大的层面的管理方法和手段，实验室进行质量管理的目的，应该是保证日常每一批乃至每一份标本的检测质量。实验室质量管理其实并不复杂，概念也容易理解，总结起来就是简单的四句话，即写你所应做的、做你所写的、记录已做的和分析已做的[5]。所谓写你所应做的，就是将在实验室检测中要做的事，按照所依据的管理标准以文字化的形式表述出来，形成实验室的质量体系文件，通常包括质量手册、质量体系程序文件、标准操作程序（standard operating procedure，SOP）和实验记录表格等（图7-8）。

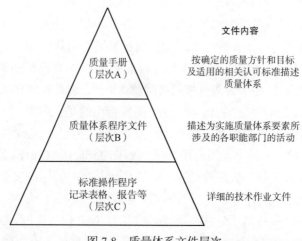

图 7-8   质量体系文件层次

从图7-8可见，如果将实验室质量体系文件比作一座山，质量手册就是这座山的山峰，可以登高望远，从某种意义讲，质量手册彰显了实验室的法律地位、质量方针、质量目标、组织结构及相互关系。其主要内容包括目录、批准页、前言、质量方针、组织结构、人员职责、实验室设施环境、仪器设备、溯源性、检验方法、标本管理、记录、报告等，是对上述各方面质量管理的一般性描述。质量体系程序文件则是这座山的山腰，具有承上启下的作用，其依据质量手册对各种与质量有关的活动做出规定，对实验室的共性工作做出程序规定，为SOP的编写提供了一个原则框架和指南。其主要包括实验室文件和档案等的管理、内审、管理评审、合同评审、预防措施、纠正措施、人员培训、投诉处理、保密、计算机安全、新项目开展、试剂仪器及实验用品的购买、标本管理、废物处理等方面的内容。而SOP和实验记录表格等则是这座山的山脚，是最为具体、最具有可操作性，同时也是使用频率最高的文件，与实验室的日常工作密切相关，如某个具体项目临床标本的采集和保存、处理、检测和结果解读等，具体仪器的操作使用、校准及维护等。SOP与程序文件之间的区别在于后者的原则性要强一些，针对的是一个系列或一个方面的整体工作，但在有些方面（如可操作性）则没有根本的区别。如程序文件已清晰明确叙述，则不必再起草重复性的SOP；如果特定程序文件尚包含不了，则可再在其涵括范围内，补充一个或数个SOP。

我们首先来看一下"写你所应做的"，即如何编写 SOP。SOP 是指导实验室人员日常工作的"最高标准"，而具有可操作性的 SOP 并且实现全员遵循是实验室质量管理的"灵魂"所在。SOP 没有标准模式，应该是个性化的。编写 SOP 的过程，即仔细思考如何保证某一项检验质量，并将这些过程详细记录下来的过程。判断一份 SOP 是否具备可操作性的标准是，在写好后，让本实验室一个尚未从事过 SOP 所述方面工作的人员去实际执行，即"做你所写的"。如其能按预期完成操作，并得到满意的检测结果，则该 SOP 就是合格的；如其在操作过程中，还要就某些细节问题进行询问，则该 SOP 尚需完善。其实 SOP 究竟采用何种格式编写并不重要，关键的是要具体、具有可操作性，要让即使第一次接触该 SOP 的人也能按其完成相关操作。一定要形成这样一种理念，即 SOP 不是拿给别人看的，而是自己实验室技术人员的操作准则，一定要从实际出发，做得到的写进去，做不到的就不要写进去。一个实验室的 SOP，外在形式做得不管多么精美，如果没有可操作性，则该实验室的质量管理只是一句空话，无从谈起。

SOP 有了，但能不能按其执行每天的常规工作，除了要有严格的实验室管理制度外，关键是实验室负责人和实验室技术人员的观念和意识，要认识到 SOP 对保证核酸扩增检测质量的重要性，而不只是为了应付技术验收和检查。质量管理不是表面文章，其实质就是所有与实验室检测质量有关的环节全部要有章可循，有据可依，并按其执行。这不单是对实验室实际操作技术人员的约束，更是对实验室负责人的约束，不能随心所欲，如仪器、试剂、消耗品的购买，都必须按程序进行。如果编制的 SOP 或其他质量管理文件只是为了应付验收检查，那么从一开始就会觉得很麻烦，不知从何做起，在心中产生一种抵触情绪，这样，即使是有了装订精美的 SOP，也只不过是供人参观的一个摆设而已。

"记录已做的"简单讲就是将常规工作中所做的记录下来。一般来说，临床基因扩增检验实验室需要记录的内容如下：临床标本接收中的患者个人有关资料（如姓名、性别、年龄等）、标本接收日期、标本特性、标本状态、标本编号等；检测前的仪器设备和试剂的准备等；检测中的试剂生产厂家、试剂批号、检测日期、检测结果、质控结果及分析、检测人（签字）、质检人（签字）等，检测后的实验台面、仪器设备等的消毒和清洁、紫外线照射等。一次两次的记录并不难，难的是持之以恒。上述内容看起来很多、很烦琐，但在具体工作中，可将一些具体的常见的条目采用表格的方式一一列出，实验技术人员在记录时只需在相应的条目上打"√"即可。至于质控结果和分析的记录，可根据实验室所采用的室内质控方法，直接在相应的质控图上记录。

"分析已做的"简单讲就是对得到的患者测定结果进行仔细分析后再报告，其实质也就是对检验结果的解释。应由具备一定资质和临床知识的人员负责对测定结果做出合理的解释。当发现明显的结果异常时，应积极与临床医师沟通，必要时进行复检或用第二种/第三种方法进行确认实验，从而找到出现异常的原因，保证报出正确的检测结果。

有了管理制度和标准操作程序，接下来就是要让实验室的每一个实验操作人员都知道，并遵照执行。如果实验室操作人员对其应该遵循的管理制度和 SOP 一无所知或知之甚少，则其肯定是无法胜任日常检验工作的。

二、SARS-CoV-2 核酸扩增检测实验室质量管理特点

（一）"无基因或无核酸"概念

众所周知，病毒是很微小的生物个体，看不见摸不着。SARS-CoV-2 核酸扩增检测的是 SARS-CoV-2 基因组序列的很小一部分，大到几百个碱基，小到数十个碱基，这么小的物质，可以说是无孔不入，很容易随人员和（或）实验物品的流动、人员操作不规范而造成实验污染，出现假阳性结果。因此，早在十几年前，李金明教授就提出，在临床基因扩增检测相关的临床检测或科学研究中，一定要有"无基因或无核酸"概念[5]。也就是说，要有防止以前扩增的"基因或核酸"对现有实验的污染的概念，并针对其采取严格的实验室管理和程序化的室内质量控制措施，从而减少或避免假阳性结果的出现；即使出现，也要做到可监测，从而避免错误结果报出而误导临床决策。尤其对于 SARS-CoV-2 核酸检测，一旦报出假阳性结果，势必会造成大量人员不必要的隔离，引起不必要的恐慌及医疗资源的极大浪费。

（二）严格的实验室人员准入程序

实验室人员的无序和随意进出是临床核酸扩增检测实验室"污染"的主要原因之一。如果没有严格的实验室管理，即使有再合理的实验室分区设计和符合要求的实验室设置，也毫无意义。因此，与临床核酸扩增检测无关的实验室人员，在未经许可的情况下，是不能进入实验室的。实验室应在门口显眼的位置标识"非本实验室工作人员未经许可不得入内"的提示，并且人员进出均应有相应的记录。也可在实验室地面上标识不同区域的进入流向，从而清楚提示实验室技术人员在 PCR 实验室的工作流向。从事 SARS-CoV-2 核酸检测的实验室，建议与其他病原体核酸扩增检测实验区域分隔开，不要混用；从事该检测的实验人员除具备临床基因扩增检验技术人员上岗证外，还需经过正规的生物安全培训，并配备相应的生物安全个人防护装备。

（三）严格的试剂耗材准入程序

试剂和耗材的质量是临床基因扩增检测至关重要的一环。每批试剂在购入后均应有最基本的质量检验。商品试剂在正式应用到常规检测前，应进行性能验证，确保按照试剂说明书使用时可以复现试剂生产厂家所宣称的检测性能（详见第六章）。对于 SARS-CoV-2 核酸扩增检测来说，体外诊断试剂的可靠性非常重要。拟检测的病毒核酸靶区域对于检测的敏感性极为关键，多数厂家选择病毒核酸序列的两个或两个以上的区域进行检测，但在实际检测中存在一定比例单个靶区域阳性的结果，说明试剂对不同区域的敏感性确实存在差异，也可能是双靶标或三靶标之间的相互竞争作用所致[25]。除此之外，试剂反应条件、反应体系、核酸加入量等也都是可能影响分析敏感性的因素。新型冠状病毒肺炎疫情暴发突然，部分试剂厂家由于试剂研发时间短，也没有使用已知临床样本进行必要的性能确认，可能存在试剂优化不充分及试剂批间差异大等问题。在这种情况下，在正式开展临床检测前对检测试剂进行性能验证更是不可或缺的重要步骤。SARS-CoV-2 核酸扩增检测中使用的一次性耗材主要为离心管和带滤芯吸头，由于 SARS-CoV-2 是 RNA 病毒，标本制备和

检测过程中使用的离心管和带滤芯吸头均应无 RNA 酶、无扩增反应抑制物。此外，还应检测带滤芯吸头的密封性等。对试剂和耗材的质检均应有相应的具有可操作性的质检 SOP。这些都是为了避免出现假阴性结果。

三、SARS-CoV-2 核酸扩增检测标准操作程序的编写和记录表格的设计

临床基因扩增检测实验室验收对实验室质量体系的要求最主要的就是 SOP、实验记录表格的编写和实施。那么，SOP 和实验记录表格到底应该如何编写和设计呢？前文已经叙述怎么做怎么写、怎么做怎么记。下面将结合临床 SARS-CoV-2 核酸扩增检测的特点对 SOP 编写的内容、要点及实验记录表格的设计进行具体阐述。

（一）标准操作程序的编写内容

SOP 编写最重要的是它的内容，首先要目的明确，即为什么要编写该 SOP，是为了规范一项什么样的工作程序，保证一个什么样的结果，如标本采集、运送和保存对检测的有效性，核酸提取和检测流程的规范性，仪器设备的正确操作、良好运行等。第二个就是要确定其适用范围，也就是说，该 SOP 适用于哪些工作内容。SOP 还有非常重要的一点，即必须要确定责任人，即在这个实验室中会有哪些工作人员在其日常检验工作中会用到此 SOP，可以让每个责任人签字确认。操作步骤是整个 SOP 的核心和灵魂，在编写时，应越具体越好，推荐图文并茂。编好 SOP 后，让另一名实验室人员按照此 SOP 进行操作，如果可以保证得到预期的实验结果，则其是一份合格的、具有可操作性的 SOP。如果在操作过程中，此操作人员有不清楚的地方，仍需要询问撰写人，则该 SOP 就不是一份合格的 SOP，需要重新修改，反复几次，最终一定可以得到一个具有实际可操作性的 SOP。需要强调的是，SOP 一经形成，不得随意改动，在工作中必须严格按照相应的 SOP 去做，即使你认为 SOP 有问题，在改动之前，也必须按照你所认为的"错"的去做。只有经过有组织的讨论确认以后，才能按讨论结果予以改动。在这里，通常可以下述方式进行叙述：该 SOP 具体使用者在实际工作中发现该程序有不正确或不完善之处，则应向该 SOP 的批准人提出，由其召集与该 SOP 有关的所有责任人讨论，确认后再决定是否改动，如有改动，则形成新一版的 SOP，有关责任人重新签字确认后，对相关人员进行培训，然后开始实施新一版 SOP。在临床实验室见到的 SOP 经常是装订在一起的，像一本书一样，有几十页或数百页。需要指出的是，每个 SOP 均应视为一个独立的文件，如放在一起，应为活页，如打孔的活页夹。而且，每个 SOP 的版本也应该是独立的，每一个 SOP 的改版，均应是在实际工作过程中，因为差错、有效投诉分析、失控原因分析、评审的不符合项等发现 SOP 存在不适用的问题后而进行改版的。因此，一个 SOP，如果没有因为上述原因有修改需要，则不需要改版，一直是第一版，而有的，则可能会改至第二版、第三版，甚至第十版，因此，一个实验室不同的 SOP 可有不同的版本及各自的页码。图 7-9 所示的是一个实验室 SOP 编写的格式及基本内容。

×××医院 临床基因扩增检测实验室	××× 标准操作程序	编号： 启用日期： 版本号： 第×页，共×页
一、目的 二、适用范围 三、责任人 四、操作步骤 1. 2. 3. 4. 5. …… 五、本操作程序变动程序 ……		
编写人	审核人	批准人

图 7-9　SOP 编写基本格式

（二）标准操作程序的编写要点

与临床基因扩增检测实验室的日常工作一样，SARS-CoV-2 核酸扩增检测 SOP 的编写通常涉及：①实验室清洁；②生物安全防护；③仪器设备的维护和校准；④仪器设备的操作；⑤临床标本的采集、运送、接收和保存；⑥试剂和消耗品的质检；⑦项目检测、结果判断、解释和报告；⑧实验记录及其管理；⑨室内质量控制；⑩室间质量评价；⑪投诉处理等。下面分别就每一个基本要点进行讨论。并以 SARS-CoV-2 的标本采集（以鼻咽拭子和口咽拭子为例）、运送、接收、保存及核酸提取、检测、结果判读、解释和报告为例具体阐述 SOP 的编写要点。

1. **实验室清洁**　实验室清洁 SOP 编写的目的：使实验室台面、地面和仪器设备在使用后处于洁净和无感染状态，以防止出现因仪器设备不洁影响检测或仪器使用寿命；防止实验室台面、地面和仪器设备存在生物传染危险性而造成实验室人员感染，以及防止实验室交叉污染而出现假阳性结果等。其适用范围应包括实验室地面、台面和仪器设备等的清洁。责任人应包括可能会从事地面清洁的临时工在内的所有会用到该 SOP 的实验室人员。具体的操作步骤至少应包括以下基本点：①按实验室台面、地面和仪器设备分开写各自的具体清洁方法，要具体而又具有可操作性，实验室台面、地面和仪器设备的清洁程序包括用品应该是不一样的，各有其独特性，所以应分条目单独编写，并且仪器设备也各有不同，如扩增仪、离心机、恒温仪、生物安全柜、加样器等，清洁又各有其特点，应根据具体的仪器设备编写。如果仪器设备的日常清洁程序放在他处（如仪器设备的维护程序），则可指明特定仪器设备的清洁见哪一个特定的程序即可，不必重复叙述。②应规定工作人员在清洁时，必须按试剂准备区→标本制备区→扩增（及产物分析）区方向进行，不得逆行。

③规定每一工作区域的清洁必须使用专用的清洁用具，不得混用。④规定有潜在生物传染危险性的材料溅出时的消毒清洁方法。

该程序编写普遍存在的问题：①没有规定具体的责任人。实验室的操作台面、地面和仪器设备可能是由不同的人员负责，应明确责任人，并在实际工作中，对有关责任人进行实验室管理方面的培训。②清洁内容不全面。只涉及实验室台面和地面的清洁，仪器设备的清洁可能只涉及加样器、离心机等，或根本就没有涉及。③清洁操作步骤过于原则，不具体。例如，清毒剂的消毒没有规定时间，清洁的各步骤之间没有连贯性，紫外线照射没有时间，可移动紫外灯在使用时没说明调到多高等。④没有规定工作人员清洁时的工作流向。⑤没有规定清洁各实验区域必须使用其专用的清洁用具。⑥没有考虑有潜在生物传染危险性的材料溅出时的消毒清洁。

2. 生物安全防护　由于新型冠状病毒肺炎存在多种传播途径，且具有人群普遍易感性，临床核酸扩增检测实验室反复、大量接触新型冠状病毒肺炎患者标本，因此应对实验室工作人员和环境进行生物安全防护。实验室生物安全防护 SOP 编写的目的：通过确定工作中生物安全个人防护装备（实验服、手套、口罩、护目镜等）的正确使用，保证实验室工作人员在日常检验工作中尽可能不受具有潜在生物传染危险性的临床标本、实验用品和（或）不规范操作步骤产生的气溶胶而导致的感染；通过确定意外情况下的处理程序，保证出现意外的实验室工作人员能得到及时有效的处理；通过确定实验室具有潜在生物传染危险性医疗废弃物的处理程序，保证实验室外环境不受实验室内具有潜在生物传染危险性的物品的威胁。其适用范围应包括，实验室内所有涉及有潜在生物传染危险性物品和材料的区域和操作步骤。责任人应包括指定的实验室生物安全负责人和可能会接触有潜在生物传染危险性物品和材料的实验室工作人员。具体内容应有：①依据感染风险，明确规定实验室工作人员在进行 SARS-CoV-2 的标本采集、运送、接收、保存、核酸提取和检测操作时，分别应遵循哪一级别的生物安全防护标准，应配备哪一级别的个人防护装备和用具，如生物安全柜的选择，穿什么样的实验服（普通实验服、实验服外隔离衣、实验服外防护服、防护服外隔离衣等），戴什么样的帽子（单层医用防护帽、双层医用防护帽等）、手套（一次性 PE 手套、单层乳胶手套、双层乳胶手套等）、口罩（医用普通口罩、医用外科口罩、N95 口罩等）和防水鞋套，是否需要佩戴护目镜或防护面屏等，以及穿戴顺序和注意事项（详见第十八章第二节）；②制定实验室内锐器物品的使用规则；③制定发生意外如手指划破、标本溅入眼内等意外事故处理程序，包括初步处理、所接触临床标本的生物传染危险性确认（生物危险的评估）、进一步的措施（疫苗免疫、药物阻断、定期监测等）（详见第十八章第六节）；④明确有潜在生物传染危险性的废弃物（包括废弃临床标本、耗材、个人防护装备等）送出实验室前的消毒灭菌方法（如高压蒸汽灭菌或化学消毒处理等）。

该程序编写普遍存在的问题：①没有指定实验室生物安全负责人。②对实验室工作人员在处理有潜在生物传染危险性物品时，个人防护装备的使用规定不具体，通常只是简单叙述。至于穿什么样的实验服，戴什么样的防护帽、手套、口罩和鞋套，是否需要佩戴护目镜或防护面屏，以及相应的穿戴顺序和流程则没有详细规定，显然不具备可操作性。③没有制定锐器的使用规则。④对出现意外事故的处理程序和措施不明确、不具体，如实验中手的意外划破，处理方法通常只是叙述，先挤压，再用碘酒和75%乙醇消毒，标本溅入眼内，也只是简单地用生理盐水冲洗。至于，是否要确认所接触标本的传染性，如何确认，以及进一步措施的采取，如向谁咨询、疫苗免疫、药物阻断等，则没有说明。⑤没有规定具有潜在生物传染危险性的废弃物（包括废弃临床标本、耗材、个体防护装备等）送出实验室前的消毒灭菌方法，或方法不具体。

3. 仪器设备的维护和校准　仪器设备的维护和校准的 SOP 应包括一大类，维护的 SOP 会涉及几乎所有实验室的仪器设备，如超净工作台、生物安全柜、核酸提取仪、扩增仪、测序仪、恒温仪、加样器、冰箱、离心机、振荡器、可移动紫外灯、扫描仪等。校准的 SOP 涉及核酸提取仪、扩增仪、加样器、温度计和测序仪等，这些仪器可将校准和维护的 SOP 写在一起。要注意的是，最好每种仪器设备单独写一个 SOP。编写仪器设备的维护和校准的 SOP 的目的：通过定期对特定仪器设备的维护和校准，保证仪器设备处于良好的运行状态，从而保证检验结果准确。其适用范围如为一个仪器一个 SOP，则单指该仪器；如为多个仪器一个 SOP，则将所有涉及仪器列出。如果是维护的内容，责任人则包括所有会用到该仪器设备的实验室工作人员，如果是校准的内容，则要看校准的实施者是谁，如仪器设备的生产或销售商、国家计量部门、实验室工作人员等。一个符合要求的仪器设备维护和校准 SOP 具体操作步骤至少要包括下述基本点：①维护和校准的基本方面，光路、滤光片、波长、加热模块的清洁，具体的校准点选择（如加样器的校准体积点选择、温度计的校准温度点选择等），维护和校准的具体方法包括用具和试剂等。②校准合格的判断标准。③维护和校准的间隔时间，如1周、1个月、3个月、6个月等。

该程序编写普遍存在的问题：①没有明确责任人。这一点在校准程序上尤为明显。有编写者认为校准是由计量部门或厂家进行，所以没标明责任人。如果校准是由厂家或计量部门进行，则责任人即为他们，但在 SOP 中同样需要明确。同时，实验室工作人员也应为责任人，其职责是监督和确认仪器设备是否按程序进行了校准，并确认其是否达到了合格的标准。②没有具体的校准方法或步骤。通常大家都认为，仪器设备由厂家或计量部门校准，不需要知道校准的方法和内容。其实，尽管校准不是由实验室进行，但实验室也要校准，其根本目的不是通过某种认可或验收，目的只有一个，那就是保证 SARS-CoV-2 核酸扩增检测的质量。因此，对于校准的内容和具体方法，实验室有必要了解和明确。校准的具体方法和内容，可通过由有关厂家提供、咨询计量部门或查阅有关标准获得。通常国家计量部门的校准方法是根据相应的国家或行业标准获得的。③没有相关仪器设备校准合格的判断标准。此类标准通常可通过查阅仪器设备的说明书解决，也可咨询相关厂家或查阅有关国家或行业标准。④没有维护和校准周期。

4. 仪器设备的操作　仪器设备操作的 SOP 同样应包括一大类，也应涉及几乎所有实验室的仪器设备。编写仪器设备操作的 SOP 的目的：保证仪器设备的正确操作和使用。每台仪器设备操作的 SOP 的适用范围就是其本身的操作。责任人包括所有会用到该仪器设备的实验室工作人员。编写仪器设备操作的 SOP 的要点就是按照每台仪器设备的使用说明书，将其详细操作步骤包括开机关机次序、编程、调试、运行、计算等按实际使用中的先后顺序逐项列出，最后还应有使用的注意事项。

该程序编写可能普遍存在的问题：①责任人没有明确；②仪器操作各步骤出现逻辑混乱，步骤都有，但与实际操作先后有差异；③关键的注意事项说明不够。

5. 临床标本的采集、运送、接收和保存　目前，临床上最常用的 SARS-CoV-2 核酸检测的标本类型是鼻咽拭子、口咽拭子和深咳痰液，此外还有支气管灌洗液、肺泡灌洗液、粪便、肛拭子等，每类标本都应有一个采集、运送、接收和保存的 SOP（表7-4，表7-5）。编写该项 SOP 的目的是，通过规范相应临床标本的采集方法、所用容器、运送方式、保存条件及接收规则，保证相应临床标本的正确采集、运送和保存，从而确保所采集的标本在检测前的有效性。适用范围根据其所适用的特定的检测项目确定，这里的适用范围即是 SARS-CoV-2 核酸检测。责任人包括所有涉及标本采集、运送、接收和保存的人员，如医师、护士、护工、实验室技术人员等。临床标本的采集、运送、接收和保存的 SOP 应包括如下基本内容：①特定标本采集的具体方法、步骤。②明确规定标本的采集容器要求。③明确标本的采集量。④明确标本采集后送实验室检测所能容许的最大时间间隔，即标本采集后，应在多长时间内送至实验室。⑤明确标本采集后，送至实验室检测前的处理、保存方式和条件。⑥明确标本从采集处运送至实验室过程中所要求的运送条件。⑦明确标本接收时，签收的程序、拒收的标准和标本唯一编号的规则。⑧规定标本在实验室内的短期（应有具体时间）和长期（应有具体时间）保存条件和要求。应设立专库或专柜保存 SARS-CoV-2 核酸检测标本，并由专人管理，准确登记标本来源、类型、数量、编号等信息，确保标本安全，严防丢失、泄露、被盗、被抢等事件。⑨制定保证标本安全，即如何防止标本丢失、调换、变质的措施。

该程序编写可能普遍存在的问题：①责任人没有明确。通常，临床实验室认为，标本不是由本室采集，因而也就没有明确责任人。不管标本是不是由本室采集，都必须明确责任人。②标本采集方法不具体。尽管标本大部分不是由实验室本身采集，而是由护士或医生采集，在 SOP 中也必须写出标本采集的具体方法，并作为培训有关标本采集人的依据。③对标本的采集容器规定不明确。例如，只规定采用采样管，但采样管有很多种，应该明确是灭活型还是非灭活型采样管，如果为灭活型采样管，应明确样本保存液的具体成分。④没有明确规定标本采集后，送到实验室的时间，而只标明尽快送到。⑤没有规定标本采集后在送至实验室之前的保存条件和要求。⑥没有规定标本的运送条件和要求，忌使用"严格按照相关规定包装运输"这类笼统的描述方式。⑦标本拒收的标准过于原则，未详细列出具体拒收原因。⑧没有保证标本安全的措施。绝大部分实验室很少想到这一点，其实具体的措施也不复杂，无非就是标本由专人负责保管和取放、保存标本的冰箱本身带锁或放在有锁的房间内等。

表 7-4　鼻咽拭子采集、运送、接收和保存标准操作程序

×××医院	鼻咽拭子采集、运送、接收和保存	编　　　号：NO.×××
		启用日期：×年×月×日
临床基因扩增检测实验室	标准操作程序	版 本 号：第一版
		第×页，共×页

一、目的：规范鼻咽拭子采集、运送、接收和保存流程，确保标本在检测前的有效性

二、适用范围：SARS-CoV-2 鼻咽拭子采集、运送、接收和保存操作流程

三、责任人：×××

四、操作步骤

鼻咽拭子采集

1. 准备一次性病毒采样管（灭活型，含拭子和病毒保存液）

2. 嘱患者头部后仰（约 70°）保持不动；采样人员一手轻扶被采集人员的头部，一手执拭子贴鼻孔进入，沿下鼻道的底部向后缓缓深入（由于鼻道呈弧形，不可用力过猛，以免发生外伤出血）

3. 待拭子顶端到达鼻咽腔后壁时（见图 4-1），轻轻旋转 10～15 秒（4～5 圈），如遇反射性咳嗽，应停留片刻

4. 缓缓取出拭子，将拭子头浸入含 2～3ml 病毒保存液的采样管中，尾部弃去，旋紧管盖

5. 用 75%乙醇或 2000mg/L 含氯消毒液擦拭采样管外表面

6. 在采样管外表面贴好注明"患者姓名、标本条码和种类及采样日期"的标签

7. 将密闭后的标本放入大小合适的塑料袋内密封，每袋放一份标本

8. 将采集的标本放入转运容器中

鼻咽拭子运送

1. 标本采集后，应 2～4 小时送至检测实验室，室温放置不超过 4 小时

2. 如果需要长途运输标本，应采用干冰等制冷方式进行保存，标本运送期间避免反复冻融

鼻咽拭子接收

1. 实验室接收人员应穿戴实验服、隔离衣、医用防护帽、N95 口罩、乳胶手套

2. 用 75%乙醇或 2000mg/L 含氯消毒液消毒转运容器后将其打开，取出标本，放入标本制备区的物品传递窗内

3. 取出传递窗内的标本，在标本制备区的生物安全柜内取出样本管，检查是否有破损、泄漏等现象，确认无误后使用 75%乙醇或 2000mg/L 含氯消毒液对样本管表面进行喷洒和擦拭，然后将其直立放置于标本架上核对信息

4. 录入检验科信息系统（LIS）

鼻咽拭子保存

1. 设立专库或专柜单独保存 SARS-CoV-2 核酸检测标本

2. 可在 24 小时内进行核酸检测的标本可置于 4℃保存

3. 24 小时内无法检测的标本则应置于–70℃或以下保存（如无–70℃保存条件，则于–20℃冰箱暂存）

编写人	审核人	批准人
×××	×××	×××

表 7-5 口咽拭子采集、运送、接收和保存标准操作程序

×××医院	口咽拭子采集、运送、接收和保存	编　　号：NO.×××
		启用日期：×年×月×日
临床基因扩增检测实验室	标准操作程序	版　本　号：第一版
		第×页，共×页

一、目的：规范口咽拭子采集、运送、接收和保存流程，确保标本在检测前的有效性

二、适用范围：SARS-CoV-2 口咽拭子采集、运送、接收和保存操作流程

三、责任人：×××

四、操作步骤

口咽拭子采集

1. 准备一次性病毒采样管（灭活型，含拭子和病毒保存液）

2. 采样前，被采集人员先用生理盐水漱口，采样人员将拭子放入无菌生理盐水中湿润（禁止将拭子放入病毒保存液中，避免抗生素引起过敏）

3. 嘱被采集人员头部微仰，口张大，并发"啊"音，露出两侧咽扁桃体（图 7-10）

4. 将拭子越过舌根，在被采集者两侧咽扁桃体稍微用力来回擦拭至少 3 次，再在咽后壁上下擦拭至少 3 次

5. 将拭子头浸入含 2～3ml 病毒保存液的采样管中，尾部弃去，旋紧管盖

6. 用 75%乙醇或 2000mg/L 含氯消毒液擦拭采样管外表面

7. 在采样管外表面贴好注明"患者姓名、标本条码和种类及采样日期"的标签

8. 将密闭后的标本放入大小合适的塑料袋内密封，每袋放一份标本

9. 将采集的标本放入转运容器中

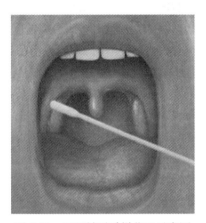

图 7-10　口咽拭子采样位置示意图

口咽拭子运送

1. 标本采集后，应 2～4 小时送至检测实验室，室温放置不超过 4 小时

2. 如果需要长途运输标本，应采用干冰等制冷方式进行保存，标本运送期间避免反复冻融

口咽拭子接收

1. 实验室接收人员应穿戴实验服、隔离衣、医用防护帽、N95 口罩、乳胶手套

2. 用 75%乙醇或 2000mg/L 含氯消毒液消毒转运容器后将其打开，取出标本，放入标本制备区的物品传递窗内

3. 取出传递窗内的标本，在标本制备区的生物安全柜内取出样本管，检查是否有破损、泄漏等现象，确认无误后使用 75% 乙醇或 2000mg/L 含氯消毒液对样本管表面进行喷洒和擦拭，然后将其直立放置于标本架上核对信息

4. 录入检验科信息系统（LIS）

口咽拭子保存

1. 设立专库或专柜单独保存 SARS-CoV-2 核酸检测标本

2. 可在 24 小时内进行核酸检测的标本可置于 4℃保存

3. 24 小时内无法检测的标本则应置于 –70℃或以下保存（如无 –70℃保存条件，则于 –20℃冰箱暂存）

编写人	审核人	批准人
×××	×××	×××

6. 试剂和消耗品的质检　在临床 SARS-CoV-2 核酸扩增检测中，需要质检的试剂和消耗品主要是特定的商品化或实验室自配试剂、提取用离心管、加样用一次性带滤芯无 RNA 酶和无扩增抑制剂的吸头、检测用八联管等。编写试剂和耗材质检的 SOP 的目的是，通过对试剂和耗材的质量检验，发现存在的问题，避免将有问题的试剂和耗材用于日常检验工作。其适用范围可将特定的试剂和耗材的名称如新型冠状病毒 2019-nCoV 核酸检测试剂盒（荧光 PCR 法）、离心管、八联管、一次性带滤芯吸头等列出。责任人则为可能使用到这些试剂和耗材的所有实验室工作人员。试剂和消耗品质检 SOP 中质检的具体操作步骤应包括如下基本内容：①试剂质检的基本方面，如试剂对抗内源性（血红蛋白、胆红素、甘油三酯、病理状况下的代谢物、治疗药物及患者可能会摄入的食品、营养保健品等）和外源性干扰物质的能力（标本采集过程中污染的护肤用品、手套滑石粉、乙醇、漱口水等）。SARS-CoV-2 核酸检测试剂的检测下限应为重点考察的内容，可用系列稀释的含有已知量

靶核酸的标本进行验证。②核酸提取用离心管和检测用八联管质检的基本方面。内含水溶液的离心管在加热时，管盖的密封性，高速离心时，离心管和八联管的完整性和扩增抑制物的质检。最核心的是离心管和八联管的扩增抑制物的质检（尤其是使用国产离心管时），应说明抽取多少支、用什么浓度的样本、合格的判断标准等。③带滤芯吸头的质检，主要是滤芯的密封性，可采用含1%～2%甘油的有色溶液来进行质检。需要说明的一点是，用以进行SARS-CoV-2核酸提取和检测的一次性带滤芯吸头应无RNA酶，无须进行抑制物质检，可直接使用。

该程序编写普遍存在的问题：①对试剂的质检方法过于烦琐；②无对离心管所含抑制物的质检方法，只是关注密封性和离心耐受性的质检；③对消耗品如离心管等数量的选取过多；④带滤芯吸头质检的方法不具体等。

7. 项目检测及结果判断、解释和报告 SARS-CoV-2核酸检测为检测项目名称，其下涉及的项目检测流程及结果判读、解释和报告应该是一份完成的SOP，通过规范核酸提取、检测，结果判断、解释和报告过程，保证检测结果的准确性和可重复性，以及不同实验操作人员间的一致性。适用范围则为SARS-CoV-2核酸检测项目。责任人包括所有会用到该SOP的实验室工作人员。该SOP至少要包括以下基本内容：①标本进入实验程序后的操作编号方式。②根据所用试剂盒确定的详细核酸提取和检测操作流程。③仪器编程及文件名的编写规则。④结果判读的流程和规则，如采用实时荧光RT-PCR方法进行SARS-CoV-2核酸检测，扩增完成后，首先按照试剂盒说明书设置阈值线，然后观察阴阳性对照品的扩增曲线是否正常（阳性对照品应该呈现典型的S形扩增曲线，而阴性对照品应无扩增曲线）；再看标本的扩增曲线，依据是否有典型的S形扩增曲线进行定性结果判断。⑤结果分析解释的流程。⑥结果报告的流程。

该程序编写普遍存在的问题：①没有规定标本进入实验程序后的操作编号方式。这一点尽管只是一个过程，但实际上是非常重要的，一个规范的实验室，进行同一项目检验的每个工作人员都应遵循相同的标本编号规则，在程序上尽可能避免标本发生混淆。②将所用试剂盒说明书中提出的标本采集方法写出，并且常与已有标本采集程序不一致。如果在该程序中仍想将标本采集方法列出，则可用"详见×××标准操作程序（程序编号）"的形式写出即可。③无计算机编程的文件名命名规则，计算机程序中通常无标本的唯一编号。④结果判读的流程和规则不清。⑤无结果分析解释的流程。结果分析包括两个方面，一方面是整批实验结果的全面分析，另一方面是单个标本结果的分析。整批实验结果的分析包括阴性和阳性结果出现频率是否异常，是否在强阳性标本后即有较弱阳性的结果出现，以及质控结果的有效性判断等。单个结果的分析则是对每份标本的结果结合临床诊断提示进行分析，发现问题应立即联系临床医师，找出发生问题的原因。⑥没有结果报告流程。所谓结果报告流程就是一份检验报告从得到原始数据到最后形成可发出报告的整个过程。在对标本的检测数据分析形成结果后，如何填写报告单，报告单必须填写的基本内容，由谁复核，如何提出临床或进一步的检测建议等应有个基本规则（详见第十章第三节）。在国家卫生健康委临床检验中心组织开展的全国新型冠状病毒核酸检测第二次室间质量评价活动中使用中山大学达安基因股份有限公司的新型冠状病毒2019-nCoV核酸检测试剂盒（荧光PCR法）进行检测并回报的结果数最多，为750份，约占所有回报结果的30%

（750/2492）[26]，下面以中山大学达安基因股份有限公司 Stream SP96 全自动核酸提取系统和新型冠状病毒 2019-nCoV 核酸检测试剂盒（荧光 PCR 法）为例，进行核酸提取、检测及结果判读、解释和报告 SOP 撰写的阐述（表 7-6）。

表 7-6　SARS-CoV-2 核酸提取、检测，结果判读、解释和报告标准操作程序

×××医院	核酸提取、检测，结果判读、解释和报告	编　　　号：NO.××× 启用日期：×年×月×日
临床基因扩增检测实验室	标准操作程序	版 本 号：第一版 第×页，共×页

一、目的：规范核酸提取、扩增检测及结果判断、解释和报告流程，保证检测结果的准确性和可重复性

二、适用范围：SARS-CoV-2 核酸提取、检测及结果判断、解释和报告的操作流程

三、责任人：×××

四、操作步骤

标本编号（标本制备区）

1. 将核对接收后的鼻咽拭子或口咽拭子在标本制备区的生物安全柜中震荡混匀

2. 将标本有序地排列于标本架上，并写好对应的卡片（图 7-11）

（1）每天标本从 1 号开始编号

（2）每行 8 个样本，4 行（32 个）标本为一组

（3）每张卡片需写清楚待测标本号、试剂盒阴阳性对照名称和阴阳性质控名称及其所在的位置

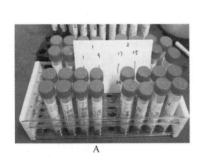

图 7-11　标本编号示例

A. 标本管排列；B. 卡片编写

核酸提取（标本制备区）

1. 提取试剂准备

（1）根据待提取的样本数准备相应的 96 孔提取板（预分装），震荡混匀后，撕去锡纸膜，画好线后（避免加样错误）置于标本制备区的生物安全柜中待用（图 7-12）

（2）每组标本（32 个）对应两个 96 孔提取板（预分装）

2. 加样和保存

（1）每块 96 孔提取板（预分装）的第 1 列和第 7 列加入待提取的标本、参与提取的阴阳性质控和（或）试剂盒阴阳性对照 200μl

（2）加样完成之后，将标本按顺序依次摆放至样本架上，并写好配套的卡片，写明日期和样本号，如"2020.07.01 1～100 号"

（3）置于专用的 –70℃及以下温度的冰箱保存

	1	2	3	4	5	6	7	8	9	10	11	12
A												
B												
C												
D												
E												
F												
G												
H												

图 7-12　待用 96 孔提取板（预分装）

3. 上机（达安基因 Stream SP96 全自动核酸提取仪）提取

（1）操作前试剂、耗材准备：根据待提取的样本数准备相应量的蛋白酶 K、检测试剂、磁力套、枪头导出套、八联管、1000μl 带滤芯吸头、200μl 带滤芯吸头和医疗废物收集袋等放置于相应的位置备用

注意：为确保实验顺利进行，实验前一定要确保试剂耗材都放置足量和到位

1）在 S1～3 放置相应管数的蛋白酶 K，每 32 人份放 1 管（图 7-13A）

2）放置 1000μl 和 200μl 带滤芯吸头，缺口朝左放置（图 7-13B）

3）放置透明枪头导出套（图 7-13C）

4）放置一次性磁力套和加好标本的 96 孔提取板，1 块 96 孔提取板需放置 2 条磁力套（图 7-13D）

5）再次检查实验所需试剂、标本，确保量充足无气泡且位置正确

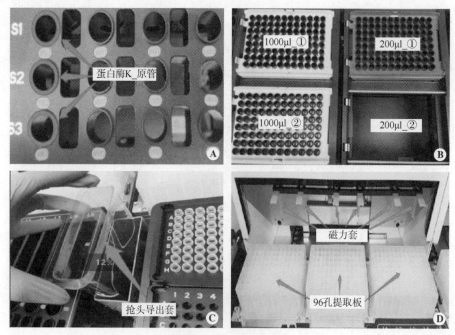

图 7-13　试剂耗材准备

A. 放置蛋白酶 K；B. 放置一次性带滤芯吸头；C. 放置透明枪头导出套；D. 放置磁力套和 96 孔提取板

续表

（2）开机和仪器初始化

1）开启仪器左侧的电源开关；同时开启仪器配套的计算机

2）待仪器蜂鸣器长鸣声结束后，双击SP96应用软件图标 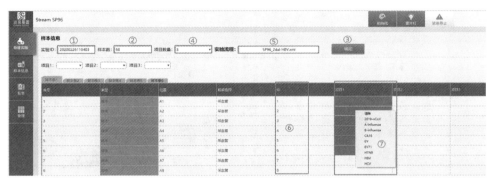，进入软件主界面，点击界面中【初始化】按钮，仪器进行初始化动作，初始化的过程中界面将不能进行任何操作，初始化完成后点击"确定"进入下一步

（3）新建实验

1）按照图7-14所示的顺序依次输入①实验ID、②样本数，点击③"确定"按钮，选择④项目数量、⑤实验流程，填充⑥空白ID，选择⑦样本所做的项目，然后点击"下一步"按钮

图7-14　样本排版界面

2）进入提取板排版界面，该界面显示的是样本加到96孔板的位置，以及提取试剂的摆放位置等；确认无误之后，点击"下一步"按钮

3）进入分装界面，该界面显示的是PCR反应液和核酸模板分装到八联管的位置，以及对应PCR体系的加液量；确认无误之后，点击"下一步"按钮

4）进入实验步骤和耗材界面，此界面显示的是实验步骤及吸头，根据实际情况勾选对应的1000μl/200μl枪盘并点击"更新"，然后点击"运行"按钮

5）启动实验后软件会弹窗提示"即将开始测试，请确保试剂及耗材已放置好"，确认无误后点击"确定"按钮，一起开始执行实验步骤

A. PCR反应液和核酸分装

B. 当仪器执行完"在洗涤液3中洗涤"步骤时，软件会弹窗提示"请将PCR体系试剂准备好，然后再点击确定按钮，仪器将继续运行"

C. 此时，按标本数目摆好八联管，并将复融的反应液（A液、B液）混匀并瞬时离心后，放置到指定位置（图7-15），记录检测试剂批号

D. 点击"确定"，仪器进行扩增反应试剂的混匀与分装

E. 当仪器完成提取，分装核酸之前，软件会弹窗提示"PCR体系配置完成，即将分配核酸产物，请再次确认体系达标"

F. 此时应检查八联管内反应液体系的分装是否有漏分，检查无误后点击"确定"，仪器将进行核酸分装

G. 程序运行完成之后，软件会弹窗提示"完成"，点击"确定"按钮

H. 小心取出加好PCR扩增反应液和待测核酸的八联管，置于冰盒上，在生物安全柜中使用配套的盖板器迅速盖好八联管管盖；转移至物品传递窗内，待转移至扩增区进行扩增检测

4. 关机：点击"退出"按钮，退出软件系统，并关闭仪器左侧的电源开关

5. 仪器清洁

（1）清理仪器上使用完的试剂管、使用过的96孔加样板和磁力套

（2）将实验产生的废弃物密封好，转移至专用垃圾桶中；更换新的黄色医疗废弃物垃圾袋

（3）用75%乙醇喷雾打湿无尘纺布后，擦拭仪器工作台表面、标本架、试剂架，注意正门及两块侧板为有机玻璃，严禁使用酒精等有机溶剂进行擦拭

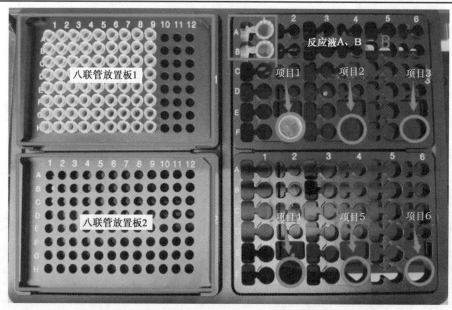

图 7-15　八联管和 PCR 反应液放置

（4）关闭仪器正面舱门

（5）最后，点击软件主界面的"紫外开关"按钮，设置照射时间（30 分钟），点击"开启"按钮，即可打开仪器内部紫外灯，倒计时结束后，紫外灯将会自动关闭

核酸扩增检测（扩增区）

1. 将八联反应管从物品传递窗取出，震荡混匀后瞬时离心，转移至扩增检测区 ABI 7500 实时荧光定量 PCR 仪的样品槽内

2. 程序设置

（1）打开 ABI 7500 实时荧光定量 PCR 仪，双击应用软件图标 ，进入软件主界面

（2）打开 Setup 窗口，按样本对应顺序设置阴性质控品（NTC）、阳性质控品及待测样本（Unknown），并在"Sample Name"一栏中设置样本名称

（3）探针检测模式设置为 Reporter1：FAM，Quencher 1：NONE；Reporter 2：VIC，Quencher 2：NONE；Reporter3：Cy5，Quencher3：NONE；Passive Reference：NONE

（4）打开 Instrument 窗口，设置循环条件如下

阶段	循环数	温度（℃）	时间	信号采集
1	1	50	00：15：00	
2	1	95	00：15：00	
3	45	94	00：00：15	
		55	00：00：45	√

（5）设置完成后，保存文件，以"检测日期+试剂名称缩写+第几反应板"的方式命名，如 2020.07.01DA-1

（6）运行程序

（7）登记检测日期、文件名称、所用试剂名称及批号和操作者

（8）反应结束后，关闭 ABI 7500 实时荧光定量 PCR 仪，取出八联反应管装入一次性 PE 手套密封好，弃入医疗垃圾专用黄色医疗废弃物垃圾袋

原始数据分析

1. 反应结束后，仪器自动保存结果

2. 根据分析后图像调节 Baseline 的 Start 值、End 值及 Threshold 值

（1）Start 值可设为 3～15，End 值可设为 5～20

（2）在 Log 图谱窗口设置 Threshold 的 Value 值，使阈值线位于扩增曲线指数期，阴性质控品的扩增曲线平直或低于阈值线

（3）点击 Analysis 自动获得分析结果，在 "Report" 窗口读取检测结果

结果有效性分析/质量控制

1. 阴性质控品：FAM 和 VIC 检测通道无明显扩增曲线，Cy5 通道有明显扩增曲线

2. 阳性质控品：FAM 和 VIC 检测通道有明显扩增曲线，Ct 值≤32，Cy5 通道有或无扩增曲线

3. 以上要求需在同一次实验中同时满足，否则本次实验无效，需重新进行

结果判读和复检

1. 如果检测样品在 FAM 和 VIC 通道无扩增曲线或 Ct 值＞40，且 Cy5 通道有扩增曲线，可判样品未检测到 SARS-CoV-2 RNA

2. 如果检测样品在 FAM 和 VIC 通道 Ct 值≤40，且有明显的扩增曲线，可判样品为 SARS-CoV-2 阳性

3. 如果检测样品仅在 FAM 或 VIC 单一通道 Ct 值≤40，另一通道无扩增曲线，则结果需复检，复检结果一致可判样品为 SARS-CoV-2 阳性；复检均为阴性可判断为未检测到 SARS-CoV-2 RNA

结果解释和报告

1. 填写或在 LIS 中导入报告单的基本信息

（1）患者信息

（2）标本信息

（3）检测项目信息：SARS-CoV-2 核酸检测

（4）实验室信息

2. 填写报告单特定信息

（1）检测方法信息

1）检测方法名称，实时荧光 RT-PCR 法

2）检测的分析敏感性（检测限）：500copies/ml

（2）结果报告与解释

1）阴性结果报告格式为标本未检测到 SARS-CoV-2 RNA

2）阳性性结果报告格式为标本 SARS-CoV-2 阳性

（3）进一步检测建议

1）本检测可能受采样时间、采样部位及方法学局限性等因素影响，结果需结合临床进行分析

2）本报告仅对本次送检结果负责

编写人	审核人	批准人
×××	×××	×××

8. 实验记录及其管理 实验记录及其管理 SOP 编写的目的是，通过确定实验室日常检验记录基本内容、记录方式和管理，保证日常检验记录能作为实验室检验结果的有效证据，也是实验室长期分析其检验结果变化趋势，发现潜在问题的原始资料。其适用范围应该包括实验室的 SARS-CoV-2 核酸检测项目的检测过程和结果；仪器设备的操作、维护和校准过程和结果；实验室环境条件的维持和检验实施时情况的记录；试剂和耗材的质检过程和结果等。责任人应包括涉及日常检验工作的所有实验室工作人员。日常检验记录的管理则应指定专门的责任人。实验记录及其管理 SOP 的基本内容：①日常检验过程中应记录的基本内容的规定。例如，仪器设备操作、维护和校准过程及有关数据；检验试剂来源和批号；检验标本的来源和唯一编号；试剂的配制；实验环境条件的控制记录；实验室清洁的记录；质控的记录；原始检测数据及其推导记录等。②对实验记录者的签名方式的规定和要求。③实验记录管理的基本方面。指定专门的管理人；有专门的保存处如柜子等；记录的登记归档方法；记录的借阅及销毁记录；记录保存的时间；电子记录的备份保存具体

方法及保存时间等。

该程序编写普遍存在的问题：①对日常检验中工作人员应记录的基本内容没有规定或规定不详细。②没有规定实验记录者的签名方式，即是否要手签、是否要签全名等。③实验记录管理方面的问题。没有指定专门的管理人；没有专门的保存用柜子；没有记录的登记归档；没有记录的借阅及销毁记录；记录保存的时间规定不确切；没有电子记录的备份保存具体方法及保存时间等。

9. **室内质量控制** 室内质量控制 SOP 编写的目的是，通过对实验室室内质量控制的规范化和程序化，监测实验室每批实验间结果的重复性，并依其决定当批检验结果的有效性，报告能否发出。适用范围应包括所有临床检验项目。责任人应包括涉及日常检验的所有工作人员。一个完整的室内质量控制 SOP 应包括如下基本内容：①测定项目名称、测定方法、试剂名称和批号及仪器型号。②明确室内质控物的来源及浓度，以及每批检测时质控物的放置规则。如为自制，则应说明其制备方法、稳定性和管间差异的评价方法及合格条件，同时应说明量值可溯源至何种参考方法或国家和国际标准品（如适用）。室内质控物应包括阴性质控物和阳性质控物。对于 SARS-CoV-2 核酸扩增检测项目，建议每批检测设立 1 个弱阳性质控、3 个阴性质控（生理盐水），3 份阴性质控随机放在临床样本中间。弱阳性质控测定为阳性，3 份阴性质控全部测定为阴性，视为在控。反之，则为失控，不可发出报告，应分析原因，必要时重新检测样本[27]。③明确所选用的质控方法和质控规则，内容详见第九章。④明确失控的判断标准或所采用的失控规则，如阳性质控样本出现假阴性、阴性质控样本出现假阳性、定量测定的 13S 规则等。⑤明确失控后的分析及处理措施。即出现假阳性和假阴性后，如何分析假阳性和假阴性出现的原因（可以写出分析证实失控原因的具体实验步骤），如何针对性地采取措施，包括再检测的实验设计等。分析失控的步骤应尽可能具体。实际工作中，一旦出现失控，实验室即可以遵循此程序分析并发现失控的原因，采取正确的处理措施。⑥进行质控操作的技术人员和科室负责人签名等。

该程序编写普遍存在的问题：①责任人不清。②质控物的来源及浓度不清或不全，并且通常没有说明阴性质控物的来源。有些是自制，但制备方法不规范，没有任何的质量检验，定量结果没有溯源性。③没有明确所选用的质控方法。④没有明确的失控判断标准，只是做了一些失控的含糊叙述，并且一般都没有阴性失控的判断方法。⑤没有失控后的分析及处理措施。

10. **室间质量评价** 编写实验室参加室间质量评价 SOP 的目的是，规范实验室对室间质量评价样本的接收、处理、保存、实验编号、检测、结果解释报告及对返回结果的分析，监测实验室在测定准确度上存在的问题，以采取相应措施加以改进。适用范围应包括所有参加室间质量评价的检验项目。责任人包括所有涉及室间质量评价样本接收、处理、检测和报告的实验室工作人员。一个较完善的参加室间质量评价 SOP 的基本内容应包括：①明确规定室间质量评价样本的接收记录方式、保存条件及实验编号规则；②明确室间质量评价样本的检测流程，要强调的是，室间质量评价样本应以与临床标本相同的方式处理和检测；③明确室间质量评价样本的报告流程，即填写、复核和签发如何进行，由谁负责；④明确对返回结果的分析流程和责任人；⑤明确室间质量评价检测失败的原因分析流程，包括必要的实验证实的具体方法；⑥明确如果测定准确性出现问题，针对性采取措施的流程。

该程序编写普遍存在的问题：①责任人不清。各个环节都应有相应的责任人。②没有明确规定室间质量评价样本的接收记录方式、保存条件及实验编号规则。③没有明确室间质量评价样本应以与临床标本相同的方式处理和检测。④没有明确的室间质量评价样本的报告流程。⑤没有对返回结果的具体分析流程。⑥没有室间质量评价检测失败的原因分析流程。⑦在测定结果有问题时，没有针对性采取措施的流程。

11. 投诉处理 编写投诉处理的 SOP 的目的是，通过规范对投诉的处理流程，妥善处理实验室与临床医师和患者可能发生的对检验结果或其他方面的不满意或疑问，缓解矛盾，并通过规范这种流程，从投诉中发现自身实验室存在的问题，采取措施加以改进，及时准确地为临床医师和患者提供检验报告。适用范围应包括检验结果、服务态度、检验时间、检验项目的设置等。责任人应包括所有实验室工作人员。一个较为全面而又具有可操作性的投诉处理的 SOP 至少应包括以下基本内容：①明确投诉第一接触人对投诉的处理流程，即如何记录、针对相关投诉的进一步处理程序、是否需要报告和如何报告及如何向投诉人返回处理意见等。可将投诉分为不同类，如检验结果正确性、服务态度、报告单填写错误等，然后根据分类分别编写处理流程。②投诉有效时如何改进和采取何种措施的具体流程，应非常具体并具有可操作性。

该程序编写普遍存在的问题：①责任人不清。也就是说，什么层次的人应该负责什么样的投诉的处理不清楚。②投诉的处理流程过于原则。应该尽可能具体，在编写时可以假定各种投诉的情况，设想在此种情况下的具体处理流程应该是什么样的，将其写下来，再进一步审核确定。③对投诉没有根据分类分别设定处理流程。因为不同类的投诉处理的复杂程度是有差异的，有些还较大，因此，进行必要的分类，有助于投诉及时有效的处理。④投诉无效时如何改进和采取何种措施的具体流程。

以上对 11 个方面的 SOP 的编写要点进行了简要叙述，提出的只是基本点，具体细节还需要根据自己实验室的具体情况制定。SOP 不是装订成册的精美摆设，是指导实验室日常工作的指南，一定要有可操作性，并在实际工作中切实遵照执行，保证检验报告单的质量。这也是 SOP 编写的真正目的之所在。此外，为实现 SOP 的可操作性，推荐采用"文字加图片"形式的 SOP，文字加图片可形象具体地体现操作细节，更易为实验室实际操作者所掌握并应用。

（三）实验记录表格的设计

SARS-CoV-2 核酸检测实验室的日常检验记录通常包括生物安全柜、离心机、核酸提取仪、恒温仪、扩增仪、测序仪等仪器设备操作、维护和校准过程及有关数据；检测试剂来源和批号；检验标本的来源和唯一编号；试剂的配制；实验环境条件的控制记录；实验室清洁的记录；质控的记录；原始检测数据及其推导记录等。这些实验记录初看起来很多，再加上临床基因扩增实验室的分区，实验室人员通常会感觉记录太多太过复杂，难以做到。有这种感觉并不奇怪，如果要求记录完整，上述记录可能需要很多的记录本，并且非常零散，不同记录者的记录习惯也不一致，既难以持之以恒，也不易归档保存，出现问题需要查找时，也极不方便。如何使实验记录既记录完整，又简单并查找方便是一个值得思考的问题。

　　临床实验室常规检验的特点就是每天都在重复着相同的实验和实验过程，因此，对实验流程的记录至少在一段相对较长的时间内应该是相同的，除非试剂方法有大的更换。实验记录要求完整而有效，具有对试剂、人员、检测标本、质控、仪器状态的回溯性，因此，将每天重复的工作流程以文字形式列出，前面留一方框即"□"，做完后在"□"内打"√"即可。

　　表 7-7 所示是一份临床 SARS-CoV-2 核酸扩增检测（实时荧光 RT-PCR 法）的记录表格，其特点是将整个实验流程及不同区的仪器设备操作、实验室环境状态（温湿度）、实验室清洁等放在了一张实验记录表上，简单而有效，实验室记录表最后可与打印出来的原始数据和结果保存在最后一个区内，归档保存和查找都相当方便。

　　至于阳性质控样本的室内质控图需单独绘制，每月 1 张，与相应的"检测流程记录表"一起归档保存。如有严重的失控发生，则失控原因的分析及实验验证过程可用单独的记录表格，然后再将这些记录表与上述"检测流程记录表"一起保存。

　　此外，保存试剂和临床标本的冰箱温度也可单独记录，现已有一些计算机软件，可通过联网对冰箱温度进行实时监测和记录，这样就不必在此流程表上记录。

　　对于 SARS-CoV-2 核酸扩增检测，还有一个很重要的记录就是临床标本的接收、编号和拒收，该项记录也可通过设计相应的表格来完成，记录完成实验区域应为标本接收区。

表 7-7　临床 SARS-CoV-2 核酸扩增检测（实时荧光 RT-PCR 法）的记录表格

检测日期：　　　　　　检测项目：SARS-CoV-2 核酸扩增检测　　　　扩增仪中保存文件名：

实验前准备

□分析天平、加样器、扩增仪在校准的有效期内　　　□离心管、八联管、带滤芯吸头质检合格

□生物安全柜的滤膜在使用有效期内　　　□冲眼器内无菌生理盐水在有效期内

□消毒溶液在有效期内

试剂准备区

实验前：□打开通风设备　　　□实验台面清洁　　　□利器盒里装有 10%次氯酸溶液或 1mol 盐酸溶液

冰箱温度：2～8℃冰箱：＿＿＿℃　　-18℃±2℃冰箱：＿＿＿℃　　-70℃冰箱：＿＿＿℃

实验室温度：＿＿＿℃（允许范围 10～30℃）　　实验室湿度：＿＿＿%（允许范围 30%～70%）

提取试剂批号：＿＿＿＿＿　　　　　　　提取试剂有效期：＿＿＿＿＿

检测试剂批号：＿＿＿＿＿　　　　　　　检测试剂有效期：＿＿＿＿＿

本次实验用量：＿＿＿人份　　　剩余量：＿＿＿人份

其他试剂配制：

……

仪器设备使用：

离心机：□正常　　□不正常　　　涡旋振荡器：□正常　　□不正常

实验后：

□按 SOP—×××（列出相关 SOP 编号）清洁实验室台面、地面、加样器、离心机等，并进行紫外线照射 30 分钟以上

□按 SOP—×××（列出相关 SOP 编号）处理实验废弃物

操作者：＿＿＿＿＿

续表

标本制备区

实验前：□打开通风设备　　□实验台面清洁　　□利器盒里装有 10%次氯酸溶液或 1mol 盐酸溶液

冰箱温度：2～8℃冰箱：_____℃　－18℃±2℃冰箱：_____℃　－70℃冰箱：_____℃

实验室温度：_____℃（允许范围 10～30℃）　℃实验室湿度：_____℃%（允许范围 30%～70%）

阳性室内质控物来源：_____　浓度及批号：_____　扩增位置：_____

阴性室内质控物来源：_____　浓度及批号：_____　扩增位置：_____

待测标本及阴阳性标准品扩增位置：

1		9		81		89	
2		10		82		90	
……		……		……		……	
……		……		……		……	
8		16		88		96	

核酸提取及加样过程：按 SOP—×××（列出相关 SOP 编号）进行

仪器设备使用：

生物安全柜：□正常　　□不正常　　离心机：□正常　　□不正常　　涡旋振荡器：□正常　　□不正常

实验后：

□按 SOP—×××（列出相关 SOP 编号）清洁实验室台面、地面、加样器、离心机等，并进行紫外线照射 30 分钟以上

□按 SOP—×××（列出相关 SOP 编号）处理实验废弃物

操作者：_____

扩增和结果分析区

实验前：□打开通风设备　　□实验台面清洁　　□利器盒里装有 10%次氯酸溶液或 1mol 盐酸溶液

实验室温度：_____℃（允许范围 10～30℃）　　实验室湿度：_____%（允许范围 30%～70%）

扩增仪操作：□运行正常　　□按 SOP—×××（列出相关 SOP 编号）进行程序和参数设定

室内质控结果：□填写室内质控记录　　是否失控：□是　　□否

失控原因及分析：失控标准及原因分析按 SOP—×××（列出相关 SOP 编号）

实验结果：见所附扩增仪打印结果

实验后：

□按 SOP—×××（列出相关 SOP 编号）清洁实验室台面、地面、加样器、离心机等，并进行紫外线照射 30 分钟以上

□按 SOP—×××（列出相关 SOP 编号）处理实验废弃物

操作者：_____

使用说明：①本记录表格必须严格遵循试剂准备区→标本制备区→扩增和结果分析区单一方向移动，严禁逆向移动；②各项工作执行后应该在相应的"□"内打"√"或在相应的"_____"填写相关数据；③本记录表格填写完成后应与相应的标本接受记录表等归档保存于扩增区的专用文件柜内，以便查找。

（韩彦熙　李金明）

参 考 文 献

[1] Lee S H，Park S M，Kim B N，et al. Emerging ultrafast nucleic acid amplification technologies for next-generation molecular

diagnostics. Biosens Bioelectron，2019，141：111448

[2] Ballard Z，Ozcan A. Nucleic acid quantification in the field. Nat Biomed Eng，2018，2（9）：629-630

[3] Michaelis J，Roloff A，Seitz O. Amplification by nucleic acid-templated reactions. Org Biomol Chem, 2014, 12（18）：2821-2833

[4] Borst A，Box A T，Fluit A C. False-positive results and contamination in nucleic acid amplification assays：suggestions for a prevent and destroy strategy. Eur J Clin Microbiol Infect Dis，2004，23（4）：289-299

[5] 李金明. 实时荧光 PCR 技术. 第 2 版. 北京：科学出版社，2016

[6] Kwok S，Higuchi R. Avoiding false positives with PCR. Nature，1989，339（6221）：237-238

[7] Persing D H. Polymerase chain reaction：trenches to benches. J Clin Microbiol，1991，29（7）：1281-1285

[8] Hartley J L，Rashtchian A. Dealing with contamination：enzymatic control of carryover contamination in PCR. PCR Methods Appl，1993，3（2）：S10-14

[9] WHO. Laboratory biosafety guidance related to the novel coronavirus （2019-nCoV）.https：//www.who.int/publications-detail-redirect/laboratory-biosafety-guidance-related-to-coronavirus-disease-（covid-19），2020-05-13，2020-07-20

[10] 国家卫生健康委.新型冠状病毒实验室生物安全指南（第二版）. http：//www.nhc.gov.cn/xcs/zhengcwj/202001/0909555408d842a58828611dde2e6a26.shtml，2020-01-23，2020-07-30

[11] Zou L，Ruan F，Huang M, et al. SARS-CoV-2 viral load in upper respiratory specimens of infected patients. N Engl J Med，2020，382（12）：1177-1179

[12] Wang W，Xu Y，Gao R，et al. Detection of SARS-CoV-2 in different types of clinical specimens. JAMA，2020，323（18）：1843-1844

[13] Liebeskind D，Bases R，Elequin F，et al. Diagnostic ultrasound：effects on the DNA and growth patterns of animal cells. Radiology，1979，131（1）：177-184

[14] Macintosh I J，Davey D A. Relationship between intensity of ultrasound and induction of chromosome aberrations. Br J Radiol，1972，45（533）：320-327

[15] 李金明. 高通量测序技术. 北京：科学出版社，2018

[16] 国家卫生健康委临床检验中心. 全国新型冠状病毒核酸检测室间质量评价结果报告，2020

[17] Gordon L K，Haseltine W A. Quantitation of cyclobutane pyrimidine dimer formation in double- and single-stranded DNA fragments of defined sequence. Radiat Res，1982，89（1）：99-112

[18] Pan Y. Long L Y，Zhang D T，et al. Potential false-negative nucleic acid testing results for severe acute respiratory syndrome coronavirus 2 from thermal inactivation of samples with low viral loads. Clin Chem，2020，66（6）：794-801

[19] Han D ，Li Z ，Li R，et al.mNGS in clinical microbiology laboratories：on the road to maturity. Crit Rev Microbiol，2019，45（5/6）：668-685

[20] Zhu N，Zhang D ，Wang W L，et al. A novel coronavirus from patients with pneumonia in China，2019. N Engl J Med，2020，382（8）：727-733

[21] Lu P R，Zhao X，Li J，et al. Genomic characterisation and epidemiology of 2019 novel coronavirus：implications for virus origins and receptor binding. Lancet，2020，395（10224）：565-574

[22] 朱万孚，陈冠英. 生物医学安全与法规. 北京：北京大学医学出版社，2007

[23] Meier A，Persing D H，Finken M，et al. Elimination of contaminating DNA within polymerase chain reaction reagents：implications for a general approach to detection of uncultured pathogens. J Clin Microbiol，1993，31（3）：646-652

[24] Porter-Jordan K，Garrett C T. Source of contamination in polymerase chain reaction assay. Lancet，1990，335（8699）：1220

[25] 张瑞，李金明. 如何减少新型冠状病毒核酸检测的"假阴性". 中华医学杂志，2020，100：801-804

[26] 国家卫生健康委临床检验中心. 全国新型冠状病毒核酸检测第二次室间质量评价结果报告，2020

[27] 中华人民共和国国家卫生健康委员会. 关于印发医疗机构新型冠状病毒核酸检测工作手册（试剂）的通知（联防联控机制医疗发〔2020〕271 号）. http：//www.hhc.gov.cn，2020-07-13

第八章

核酸提取仪和核酸扩增仪的维护与校准

　　新型冠状病毒核酸为 RNA，主流的检测方法为实时荧光逆转录聚合酶链反应（real-time reverse transcription-polymerase chain reaction，real time RT-PCR）技术。通常采集的标本送到 PCR 实验室，由实验室技术人员集中进行核酸提取和检测。新型冠状病毒核酸可以用手工或自动核酸提取仪提取，随后加入 PCR 反应液，在实时荧光 PCR 仪上进行逆转录反应及扩增检测。手工提取存在速度慢等诸多缺点，在目前大规模人群筛查的需求下基本采用仪器自动提取。可以说核酸提取仪和核酸扩增仪是新型冠状病毒核酸检测中最重要的仪器设备。新冠病毒核酸检测对实验室的资质、环境和条件要求较高，要在生物安全等级二级实验室进行，并且需要获得相应资质和有经验的人员操作。现阶段国内疫情防控已走向常态化，一些急查场景需要对实验室环境条件要求低的核酸快速检测仪器，如从标本核酸提取到检测一体化完成的床旁检测（point-of-care test，POCT）设备。本章也介绍了目前国内外厂商研发的几款新型冠状病毒快速检测仪器。正确使用核酸检测相关仪器设备，并使其处于良好的工作状态，是保证核酸检测结果准确性的重要前提之一。这就需要对仪器进行定期维护和校准。本章对新型冠状病毒核酸检测主要仪器的维护和校准的目的、内容、方法、周期进行了简明扼要的阐述，可操作性强。仪器的维护，主要包括仪器清洁及零部件的定期更换。仪器的消毒清洁主要用到超纯水、70%乙醇、10%次氯酸钠溶液和无尘布。核酸提取仪可能发生携带污染和核酸气溶胶污染，因此要考虑去除核酸污染，可使用核酸酶和10%次氯酸钠溶液。对于待提取核酸为 RNA 的，还可以考虑去除核酸酶，可使用合适的核酸酶去除剂。实时荧光 PCR 仪需要注意反应孔及光路有无发生扩增产物或荧光污染，通常可用 10%次氯酸钠溶液和95%乙醇处理。定期更换零部件是仪器维护的重要内容，常常被实验室人员忽略。常规更换的仪器有紫外灯、PCR 仪的荧光光源、散热通风口的灰尘过滤器、保险丝等。部分核酸提取仪需要定期对温控系统、移液系统（移液量、机械臂位置）等进行校准，其一般由厂家完成。实时荧光 PCR 仪需要定期对温控系统和光路系统进行校准。温控系统可以委托计量院校准，光路系统可以自校或由厂家校准。核酸检测一体机整合了核酸释放/纯化及检测功能，其维护和校准内容与提取仪、扩增仪相似。实验室需要制订仪器设备使用、维护和校准的标准操作程序（standard operation procedure，SOP），对相关仪器定期进行正确的日常维护和定期校准，相关职责落实到人。仪器平时不维护保养，一直使用到损坏，或把维护校准完全交给厂家，维护校准没有做到位，是目前实验室广泛存在的问题。实验室技术人员应学习、充分理解和掌握仪器设备相关知识，做到知其然，知其所以然，在仪器设备维护和校准活动中起主导作用，而不是完全依赖于厂家。较为复杂的校准操作可让厂家工程师按照 SOP 完成。

核酸检测相关仪器的维护和校准主要根据仪器使用说明书的要求进行。相对来说，知名国际产品说明书维护和校准的内容详尽，要求严格，操作图文并茂，而大部分国产仪器说明书相应内容则较为简略，要求较低。国产仪器在整体质量和细节上仍有很大的提升空间。对核酸提取仪和核酸扩增仪，我们归纳总结了通用的维护和校准内容，再以市面上较为经典或常见的仪器为例进一步具体说明如何操作，希望能对实验室的仪器管理起到启示和借鉴的作用。

第一节 仪器日常维护所需的清洁剂和材料

仪器清洁主要包括表面尘土清洁、仪器的消毒清洁、临床标本或试剂的滴溅清洁、核酸污染或核酸酶去除清洁。用到的清洁剂和材料包括水、消毒剂、核酸/核酸酶去除剂和无尘布等。在选用时，应注意仪器材料的可耐受性。

一、水

实验室的清洁用水一般包括自来水和去离子水。

1. **自来水** 即供人日常生活的饮水和生活用水[1]。自来水厂通过对天然水进行混凝、澄清、过滤、灭菌吸附、加氯消毒处理，使之达到饮用水标准。自来水可以用于某些零部件如废物槽的初步冲洗。

2. **去离子水** 是指除去了呈离子形式杂质后的纯水。去离子水可通过离子交换、反渗透、电去离子等工艺由纯水机制备。一般根据去离子水的电导率确定去离子水的质量，电导率越低，水中其他杂质离子的含量就越低。去离子水电导率低于 $1\mu S/cm$，如果低于 $0.056\mu S/cm$[2]，其基本没有导电介质，称为超纯水（一级水）。建议使用超纯水配制试剂、清洁仪器及零部件表面。

二、消 毒 剂

消毒剂是指能杀灭传播媒介上的病原微生物并达到消毒要求的制剂。按化学成分分类，其主要有醇类、醛类、酚类、胍类、卤素类、季铵盐类、杂环类、过氧化物类和重金属类等。实验室仪器一般可用 70% 乙醇、10% 次氯酸钠（俗称漂白剂）溶液和季铵盐溶液消毒，以去除实验过程可能发生的临床标本中细菌、真菌和病毒等病原体的污染。此外，10% 次氯酸钠溶液也可有效去除 PCR 扩增产物的污染。

（一）70% 乙醇

配制方法：取 700ml 市售分析纯无水乙醇与 300ml 超纯水混匀，即可得到 1L 70% 乙醇溶液（体积比）。乙醇作为消毒剂使用已有 100 多年的历史。乙醇溶液制备成本低，消毒作用快，易挥发，对人和物品一般无损害，被普遍于病毒、细菌和真菌等微生物的消毒，常用浓度为70%。其确切的作用机制不清楚，一般认为乙醇与水混合后有很强的渗透能力，可破坏病原微生物的细胞膜或病毒包膜，导致其裂解、蛋白变性、死亡或失活[3]。乙醇有效的杀菌浓度范围为60%~90%[4]，浓度低于50%或无水乙醇消毒效果明显减弱，有研究认为，70%浓度最为有效[5]。在仪器说明书中广泛存在70%和75%两种浓度的乙醇消毒液，这里统一使用70%乙醇。

（二）10%次氯酸钠溶液

配制方法[6]：在通风环境中，做好防护，如戴好手套、护目镜、口罩等，取100ml市售质量浓度为5.25%~6%的分析纯次氯酸钠溶液与900ml超纯水（室温）混匀，即得到1L 10%次氯酸钠溶液（体积比）。如果用于实验室地面、台面消毒，其也可用自来水配制。次氯酸钠溶液呈微黄色，有似氯气的刺鼻气味，极不稳定。若水中的离子含量过高（如硬水），次氯酸钠的分解可能会加快。次氯酸钠溶液会腐蚀金属，因此要用塑料容器盛装，在清洁完金属仪器表面后要及时用超纯水擦拭干净。其在低浓度、高温和光照条件下易降解失去活性，要现用现配。次氯酸钠溶液属于高效的含氯消毒剂，它的确切作用机制不明，但是认为它的氧化作用可以使蛋白变性从而达到有效杀灭细菌、真菌和病毒的作用[4]。次氯酸钠在水中能解离为次氯酸，一般认为次氯酸是次氯酸钠灭菌的有效成分。次氯酸钠还能在PCR扩增产物（DNA双链）上造成广泛的"缺口"，阻碍核酸聚合酶延伸，因此可用于PCR产物污染的控制[7, 8]。次氯酸钠溶液氧化能力的强弱通常用有效氯表示，有效氯是指与含氯消毒剂氧化能力相当的氯量（非指消毒剂所含氯量），单位为mg/L或质量浓度。其氧化能力还可用次氯酸钠的质量浓度表示。例如，质量浓度为5.25%氯酸钠相当于5%有效氯，或者53 800mg/L有效氯。通常所说的10%次氯酸钠（漂白剂）溶液有效氯浓度为0.5%。

有些仪器说明书标明采用84消毒液消毒。84消毒液以次氯酸钠为主要成分，其因首都医科大学附属北京地坛医院于1984年研制成功用于防范甲型肝炎的流行而得名。市售84消毒液有效氯含量因不同厂家略有差异，通常为2%~10%。建议核酸检测实验室使用上述方法配制的10%次氯酸钠溶液，不要直接使用84消毒液或使用其配制，因其确切浓度未知。

（三）季铵盐类消毒剂

配制方法：取10g分析纯乙二醛，12g分析纯十二烷基二甲基苄基氯化铵，12g分析纯肉豆蔻基二甲苄基氯化铵，10g分析纯Triton X-100，用超纯水定容至100ml。也可使用商品试剂：①Lysetol AF（Schülke & Mayr GmbH, cat. no. 107410），每100g含14g cocospropylene-二氨基胍-双醋酸酯，35g苯氧基丙醇，2.5g苯扎氯铵，以及防腐剂、芳香剂、15%~30%非离子型表面活性剂。②DECON-QUAT 100（Veltek Associates, Inc., cat. no. DQ100-06-167-01），含5%脂肪链（C14, 60%；C16, 30%；C12, 5%；C18, 5%）二甲基苄氯化铵，5%脂肪链（C12, 68%；C14, 32%）二甲基乙基苄氯化铵，以及90%的惰性成分。季铵盐类消毒剂是一类阳离子型表面活性剂，其杀菌的原理[4]为穿透细胞壁，与细胞膜上的磷脂作用，破膜，导致细菌裂解死亡。其对乙型肝炎病毒等包膜病毒也有效，性质稳定，无腐蚀和漂白作用，毒性低，可用于硬质表面的消毒。部分仪器，如凯杰 QIAcube HT 核酸提取仪，要求使用季铵盐类消毒剂浸泡零部件。

三、核酸/核酸酶去除剂

核酸提取，需要保护待提取的核酸免受核酸酶降解，这时要用核酸酶去除剂清洁仪器。新型冠状病毒核酸为 RNA，特别容易被 RNase 降解。RNase 广泛存在于环境、人体体表，能耐受高温，因此高压无法去除，这时需使用有效的 RNase 去除剂。另外，核酸提取之后，要对重复使用的核酸提取仪相应部件进行残留核酸清除，防止核酸气溶胶污染，这时可使用核酸去除剂降解核酸。一般来说，磷酸、盐酸、氢氧化钠、叠氮化物等可以有效降解核酸，但是对金属有很强的腐蚀性，不适用于金属材质零部件的核酸去除。这里介绍一些商品试剂，也可以使用其他有效的试剂。

（一）DNA 去除剂

1. DNAZap（Life Technologies，cat. no. AM9890）　由两种无毒性的溶液组成，溶液混合后可迅速将物体表面的 DNA 和 RNA 降解为核苷酸。溶液 1 成分为五水硫酸铜，溶液 2 成分未知。

2. DNA Away（Fisher Scientific，cat. no. 21-236-28）　可有效去除物体表面的 DNA 和 DNA 酶，主要成分为氢氧化钠。

3. DNA-ExitusPlus（AppliChem，cat. no. A7089，0100）　可有效去除物体表面的 DNA 和 RNA，可生物降解，对人体无毒，含低浓度乙醇，不含腐蚀性酸和碱，不损坏金属，含氯化锌、乙醇、维生素 C、十二烷基硫酸钠、丁酮和吐温 20。

（二）核酸酶去除剂

1. RNAse Away（Fisher Scientific，cat. no. 21-236-21）　可用于去除物体表面的 RNase 和 DNA，主要含碱金属类氢氧化物。

2. 5 PRIME RNaseKiller（5 PRIME，cat. no. 2500080）　以化学降解的方式有效去除物体表面 RNase 和 DNase，5 分钟即完成，对 DNA/RNA 无影响，对人体无毒。成分未知。

四、无　尘　布

在各厂商仪器使用说明书中，清洁用布种类繁多，包括无尘布、软布、清洁布、不脱毛的布块、不含棉绒的布、棉片、白棉纱布和纸巾，在此统一使用无尘布（lint-free cloth）。无尘布（图8-1）一般用特殊材料（聚酯纤维、超细纤维等）经过特殊工艺编织而成，封边或不封边，表面柔软，摩擦不脱纤维，低离子释出，防静电，具有良好的吸水性及清洁效率。因此广泛用于无尘环境、精密仪器和电子产品的清洁。当然，无尘并不是绝对无尘，只是使用时脱落的尘埃和纤维量很低。无尘布品质的高低取决于其制备的材质、封边方法、制备时的环境和洗涤用水的纯度。要根据待用的清洁剂的性质,结合无尘布对该溶剂的耐受性选用。注意清洁仪器时打湿无尘布即可,不要使用过多液体,以免造成电子元件短路。对重要零部件,还应选用高等级的无尘布。这里介绍了一些商品无尘布的特点(表8-1),也可以使用其他有效的产品。

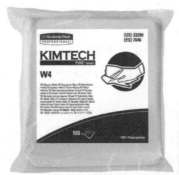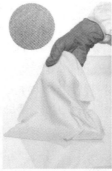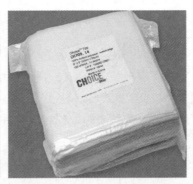

图 8-1　无尘布

表 8-1　几种商品无尘布简介

商品名	材料	边缘	尺寸	特点	应用	购买途径
Berkshire Choice 700	聚酯纤维	超声波封边	23cm×23cm	低颗粒和纤维释放,低离子痕迹和可萃取物,耐受乙醇等溶剂,吸液性好	可用于 ISO3 及以上洁净室,适用于清洁仪器表面	https://berkshire.com.cn(Berkshire 中文网站)
Berkshire Micro-Polx1100	超细聚酯纤维	密封边缘	23cm×23cm	超细聚酯纤维结构,高纤维表面积,表面柔软,适用于敏感或易刮伤表面,耐受乙醇及其他溶剂	可用于 ISO4 及以上洁净室,适用于清洁光学元件,可清洁仪器表面	https://berkshire.com.cn
Kimtech Pure W4 Wiper	聚丙烯	刀切边缘	23cm×23cm	切边平直、干净,超低发尘率和离子析出率,具有抗酸碱溶剂性能,表面柔软,吸水力强	可用于 ISO4 及以上洁净室,适用于精密仪器的擦拭	www.amazon.com(亚马逊)
Kimtech science delicate task wipes	原生木浆	/	11cm×21cm	低尘,表面细腻,不易破损,吸液性好,盒装抽取式	适用于精密仪器的擦拭	www.amazon.com 或 www.gongyingshi.com(供应室平台)
Bemcot M-3Ⅱ	纤维素	/	25cm×25cm	低尘,具有抗溶剂性能,吸液性好	适用于精密仪器的擦拭	www.gongyingshi.com

第二节　核酸提取仪的维护与校准

传统上采用手工法提取核酸,在标本量大的情况下容易出错,而且费时费力。自动核酸提取仪能够实现多种标本的核酸自动化提取及纯化,增加标本处理通量,提高核酸提取的准确性和重复性。在进行大规模人群核酸筛查时能发挥重要作用。按原理其主要可分为离心柱提取法提取和磁珠分离法提取，目前磁珠分离法是主流。它通常由温控系统、移液系统、震荡装置和分离纯化系统组成。核酸提取仪维护和校准的目的主要是保持仪器的清洁、减少携带污染、减少核酸气溶胶污染、保证移液的准确度和精密度、维持温控系统的准确性及达到仪器预期使用寿命。本节主要介绍自动核酸提取仪通用的维护和校准原则，以及代表性的核酸提取仪的维护和校准。

一、核酸提取仪日常维护和校准的一般原则

为保证核酸提取仪的正确使用，首先要仔细阅读仪器的说明书，结合实验室检测标本的实际情况，写出仪器操作、维护和校准的标准操作程序（SOP），制成操作卡，放于仪器旁，全体人员需遵循 SOP 使用仪器。SOP 内容宜包括目的与范围、人员职责、仪器简介、安全与环境、维护与校准、具体操作、问题处理等。实验室所有使用人员需经仪器操作培训合格后方能使用。

（一）实验室环境

仪器应放置在平稳、满足承重要求的水平台面上，电源电压须与仪器要求电压相一致，并连接可靠的地线。应配备不间断或稳压电源，保护仪器电路，保障实验过程。仪器不能靠近水池、火源、腐蚀性物质、强磁场等影响仪器工作的地方。仪器对所处工作环境的温度和湿度均有一定的要求，实验室人员应通过阅读仪器说明书明确其范围。通常其运行的温度要求为 15～30℃，湿度为 20%～80%。室温太高或太低均会引起仪器内的程控芯片和其他电子元件非正常工作。湿度过低容易产生静电，湿度过大则电子元件的绝缘性能变差，在较高电压下工作可能被击穿。可在实验室安装冷暖空调及除湿设备，以维持仪器所需温湿度。此外，仪器宜放在通风位置，周围预留一定空间，以方便仪器散热和维护。仪器使用时所处海拔一般不超过 2000m。高海拔地区空气密度小，空气散热性能变差，绝缘强度降低，影响仪器稳定性。长时间不使用仪器时，应拔下电源插头，并用软布或塑料覆盖防尘。

（二）仪器维护

核酸提取仪的维护按内容可以分为仪器清洁、零部件接头检查和零部件更换。按维护周期划分仪器维护可以分为日维护、周维护、月维护、年度维护及按需维护。仪器维护时，一般先要关机，拔掉电源线。操作人员要穿戴护目镜、面罩、手套、实验服等防护品，防止感染。

1. 仪器清洁 包括一般性清洁、消毒清洁、去除核酸/核酸酶。要根据清洁的目的，结合仪器说明书选用合适的清洁剂，遵照 SOP 操作，以免损害仪器。

（1）一般性清洁：仪器外部表面灰尘，用超纯水湿润无尘布擦拭即可。如有酸、碱、盐溶液溅到仪器上，应立即用无尘布擦拭干净。在每次提取实验完成之后，也要检查仪器内部有无溶液滴溅并擦拭。完成一次提取实验或当天提取实验结束后，通常要清空试剂耗材、清空并处理固体废物和液体废物。

（2）消毒清洁：仪器的消毒清洁主要是为了杀灭临床标本中的病原微生物。仪器内直接或间接与标本、质控品、试剂接触的零部件及仪器内部工作台面每天都要消毒。一般不使用消毒液直接喷洒，可用 70% 乙醇蘸湿无尘布对待消毒部位（如磁棒、仪器内壁）擦拭，再用超纯水蘸湿无尘布擦拭一遍。10% 次氯酸钠溶液有更强的消毒效果，有的仪器可以先用 10% 次氯酸钠溶液擦拭，再用 70% 乙醇和超纯水清洁。需要注意的是，次氯酸钠对金属有强腐蚀作用，利用其处理之后一定要彻底清除干净。一般核酸提取仪会配备紫外灯，当天工作结束后要打开照射半小时。某些仪器的部件是透明的丙烯酸材料，如凯杰 QIAcube HT 的仪器盖，雅培 m2000sp 的安全门、机柜门和侧安全面板，这些部件不能用 70% 乙醇或 10% 次氯酸钠溶液清洁，否则会被损坏，可用超纯水清洁。某些仪器还需要将零部件拆下浸泡消毒，如凯杰 QIAcube HT 的管路适配器、垫板和吸头滑槽等零部件的清洁有一步在季铵盐消毒液浸泡 15～30 分钟的操作。再次强调，要仔细阅读仪器说明书或咨询厂家，使用合适的消毒剂。

（3）去除核酸/核酸酶：紫外灯照射是一种方法。用 10% 次氯酸钠溶液擦拭相关部位也是一种有效的办法，但不适用于所有仪器。可以选用不损害仪器的核酸去除剂和核酸酶去除剂对仪器进行清洁，如凯杰 QIAcube HT 用 DNA-ExitusPlus 和 5 PRIME RNaseKiller 去除核酸及核酸酶。

2. 零部件接头检查 有些仪器要求在每天使用之后检查管路的密闭性，如雅培 m2000sp 提取仪每天要检查液体系统是否漏液，拧紧阀门接头、注射器螺丝等。

3. 零部件更换 核酸提取仪的某些零部件有使用寿命，在使用一定时间后需要更换，以维持仪器的正常运行，比较普遍的有风扇/通风口过滤器、紫外灯和保险丝/熔断体。仪器的电源或温控模块一般用风扇降温，风扇附近的通风口常配备过滤器除尘，需要视所处环境空气清洁度决定是否更换过滤器。有些核酸提取仪配备紫外灯用于消毒，一般使用 1000 小时后紫外线强度会降至原来的 70%，杀菌效率降低，需要更换。保险丝/熔断体为仪器提供过电保护或过热保护，烧断后需要更换。某些仪器还需要更换其特有的零部件。例如，凯杰 QIAcube HT 提取仪需要定期更换高效空气（high efficiency particle air，HEPA）滤器和真空泵滤器；罗氏 COBAS AmpliPrep 要更换注射器组件中的注射器、1 号/2 号机械头的钳子 O 形环和试剂吸头；雅培 m2000sp 提取仪需要更换冲洗器、三通阀、DiTi 的 O 形环、DiTi 锥头等。较为复杂的零部件更换需要由厂家工程师完成。

4. 维护记录 通常不同的维护周期要完成的任务也不同，为此可以将仪器状况、维护周期、维护内容、维护时间、执行人、执行时间等信息整理成表格形式（图 8-2），执行之后只要在对应位置打勾及签名即可，方便工作。实验室可以根据自己所用的仪器的维护内容进行修改。

（三）仪器校准

自动核酸提取仪在出厂或初次安装时已经过校准，内容通常包括温控系统、移液系统（机械臂位置、板位置和移液体积）等，此后一般不需要再校准。有些仪器如凯杰 QIAcube HT 经过移动以后，需要重新检查校准情况，如有必要，需再次校准。有些提取仪如雅培 m2000sp 需要定期对机械臂进行校准。一般来说，核酸提取仪的校准较为复杂，需要厂家工程师按照 SOP 完成操作。

×××　实验室

雅培 m2000sp 维护记录　　仪器编号：

时间：　年　月

日维护项目	1	2	3	4	5	6	7	8	9	10	11	12	13	14	15	16	17	18	19	20	21	22	23	24	25	26	27	28	29	30	31
1. 旋紧阀门接头																															
2. 旋紧注射器螺丝																															
3. 旋紧柱塞杆锁螺丝																															
4. 检查液体系统是否泄漏																															
5. 清洁DiTi锥体																															
6. 清洁安全门																															
7. 清洁工作台																															
8. 清洁废物站																															
9. 清洁输出台																															
10. 清空液体废物容器																															
11. 清空固体废物容器																															
12. 重新填充系统液体容器																															
13. 执行系统冲洗																															
未使用																															
故障																															
操作者签名（缩写）																															

周维护项目	日期	操作者签名	月维护项目	日期	操作者签名
1. 清洁系统液体容器和管线			1. 断开再接通系统控制中心电源		
2. 清洁液体废物容器					
3. 清洁托架和样本			其他维护项目（按需）	日期	操作者签名
4. 清洁PosID扫描仪头（G系列）			1. 除污输出台		
6. 清洁机械臂导轨			2. 清洁1ml子系统		
6. 清洁混合母液试剂固定器			3. 执行系统备份		
7. 清洁防护罩内部（如适用）			4. 零部件更换		

图 8-2　雅培 m2000sp 提取仪维护内容、周期和记录

二、凯杰 QIAcube HT 高通量核酸自动纯化仪

凯杰 QIAcube HT（图 8-3）采用硅胶膜技术，以 96 孔板形式进行中高通量（24～96 个标本/次，8 个为增量）自动核酸纯化。96 个标本处理时间为 70～90 分钟。需专用的纯化试剂盒，可从各类标本中提取 DNA、RNA 和 miRNA。该仪器采用 HEPA 滤器、独立的真空隔室等多种措施减少标本间交叉污染。

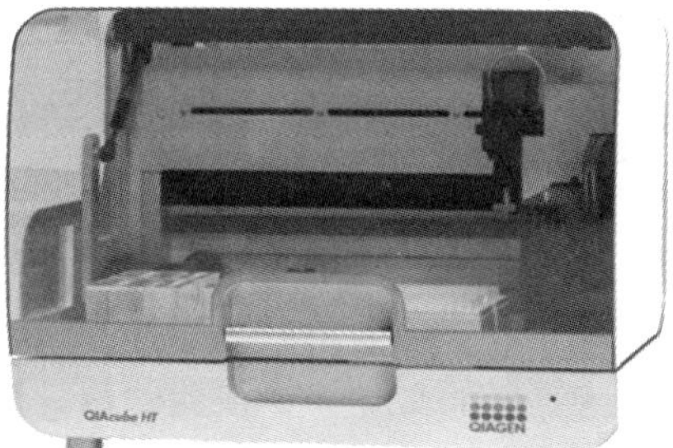

图 8-3　凯杰 QIAcube HT

（一）维护

1. 清洁剂

（1）70%乙醇（仪器盖禁用）。

（2）季铵盐类消毒剂。可使用商品试剂：①Lysetol AF（Schülke & Mayr GmbH，cat. no. 107410）；②DECON-QUAT 100（Veltek Associates，Inc.，cat. no. DQ100-06-167-01）；③Tri-Gene 消毒剂（MEDI-CHEM），主要含多聚盐酸双胍和卤代叔铵。

（3）RNA 酶去除剂：5 PRIME RNaseKiller（5 PRIME，cat. no 2500080），可用于仪器表面清洁和零部件浸泡。

（4）核酸去除剂：DNA-ExitusPlus（AppliChem，cat. no. A7089，0100），可用于仪器表面清洁和零部件浸泡。

2. 注意事项

（1）如有酸、碱、盐溶液溅到仪器上或 QIAcube 试剂溅到仪器盖上，应立即擦拭干净。

（2）按说明书选择清洁剂的浓度和浸泡时间。

（3）不能用醇类消毒剂清洁仪器盖（材料为透明的丙烯酸），否则会裂开，只能用超纯水擦拭。

（4）用湿润的无尘布小心擦拭仪器。

3. 每次运行后清洁

（1）运行结束后，盖上并取出洗脱板（elute plate）。

（2）丢弃已用过的吸头架（tip rack），用封口膜将未用的封上。

（3）丢弃未用试剂。

（4）丢弃裂解模块（lysis block）。

（5）移除吸头滑槽（tip chute），用超纯水清洗干净。

（6）移除转运架（carriage），丢弃捕获板（capture plate），转运架用超纯水清洗干净并晾干。

（7）移除管路适配器（channeling adapter），用超纯水清洗干净并晾干。

（8）用无尘布擦拭仪器工作台（instrument worktable）和真空室（vacuum chamber）的试剂滴溅。

4. 关机后清洁　仪器关机后，系统自动打开清洁程序，引导用户完成清洁操作过程。也可以在开机状态下，手动点击工具栏的清洁图标开始清洁程序。

（1）丢弃已用过的吸头架，更换含未用吸头的吸头架的盖子。

（2）丢弃未用试剂和试剂槽（reagent troughs）。按照下文"仪器零部件清洁"清洁试剂槽适配器和试剂槽盖子。

（3）丢弃裂解模块。

（4）移除吸头滑槽，用超纯水清洗干净并晾干。

（5）移除转运架，丢弃捕获板，按照下文"仪器零部件清洁"清洁转运架。

（6）冲洗真空室。将 20ml 超纯水倒入左侧废液室，在"仪器清洁程序"中点击"Next"，循环冲洗管路。

（7）移除管路适配器并按照下文"仪器零部件清洁"清洁。

（8）用 Tri-Gene 消毒剂（MEDI-CHEM）喷洒真空室和工作台，作用 15～30 分钟后，用无尘布擦干。

（9）根据当地法规处理废液。

（10）打开紫外灯照射 30 分钟。

5. 每周清洁　仪器需要定期去除污染，主要是 DNA、RNA、DNase 和 RNase，以保证核酸提取的有效性，避免交叉污染。准备物品：季铵盐消毒溶液，去垢剂（如 Triton X-100），无水乙醇,无核酸和核酸酶的灭菌水,无核酸和核酸酶的超纯水(可从 Sigma 等公司购买),无尘布,装有无核酸和核酸酶的超纯水的灭菌喷壶,装有无核酸和核酸酶的 70%乙醇的灭菌喷壶。注意:避免醇类、酸、碱、盐溶液与仪器盖接触,否则盖子会被损坏。勿用 84 消毒液与阳极化处理的部件(如吸头滑槽)接触,否则仪器部件会被损坏。

(1)移除仪器工作台的试剂板和模块、管路适配器、垫板和吸头滑槽,用去垢剂清洗,然后用灭菌水冲洗。

(2)将上述洗干净的部件放于季铵盐消毒溶液中,浸泡 15~30 分钟后,用超纯水彻底冲洗干净。

(3)用无水乙醇稍冲洗,然后用无尘布擦干。确保无去垢剂和季铵盐溶液残留。

(4)根据需要,选择合适的清洁剂(去核酸或去除 RNase)喷洒仪器工作台面,作用 15~30 分钟后,用无尘布擦拭。

(5)用灭菌水喷洒仪器内部,然后用无尘布擦干,重复该步骤 3 次。

(6)用 70%乙醇喷洒仪器内部,自然晾干。

(7)将各部件归位,盖上仪器盖,打开紫外灯照射 15 分钟。

6. 仪器零部件(图 8-4)**清洁**

(1)转运架和真空室适配器(transfer carriage and vacuum chamber adapters):先用室温的自来水冲洗,然后在季铵盐消毒溶液中浸泡 15~30 分钟,最后用超纯水冲洗干净并晾干。

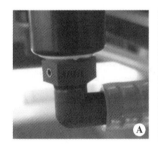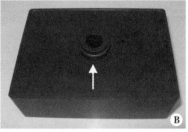

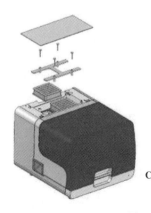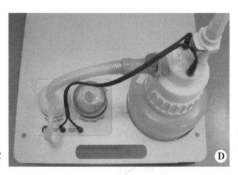

图 8-4　QIAcube HT 零部件

A. 放气孔;B. O 形环;C. HEPA 滤器;D. 真空泵滤器

（2）试剂槽适配器（reagent trough adapters）：用自来水冲洗。如需要，可高压消毒。

（3）仪器盖（instrument lid）：只能用超纯水擦拭。

（4）放气孔（air bleed holes）：真空室的放气孔要保持干净且无堵塞，以维持设备的真空泵正常工作。用喷射瓶和超纯水对放气孔进行喷射清洁。

（5）O 形环（O-ring）：用随仪器附带的润滑油在管路模块夹持器（channeling block holder）的 O 形环上涂一层薄膜，有利于管路模块的拆装。

（6）移液器（pipettor）：需要定期维护以保证移液的准确性和精密性。在 300 000 次移液操作后，仪器系统会自动提示要维护移液器吸嘴，需要厂家工程师执行。

（7）导轨（guide rail）：不能用布擦拭 X、Y、Z 导轨，否则会将上面的润滑油擦掉。每天检查有无液体滴溅到导轨上。若发现，只擦拭滴溅部位，然后沿导轨方向前后移动机械臂，使导轨上的润滑油均匀分布。

（8）HEPA 滤器（HEPA filter）：为维持提取仪内空气的清洁度，仪器系统每半年会自动提示更换 HEPA 滤器。步骤：拉下滤器盖；卸下 4 个固定螺丝；移除 H 框；移除 HEPA 滤器；装上新 HEPA 滤器，复原部件。

（9）真空泵滤器（vacuum filter）：仪器系统每半年会自动提示更换真空泵滤器。步骤：从 Polycap™滤器上卸下所有管路；将 Polycap and Carbon-Cap™滤器从真空泵上拔下；装上新的 Polycap and Carbon-Cap™滤器，并复原管路连接。

（二）校准

QIAcube HT 在初次安装时需要校准，内容包括板位置、板高度和移液体积，此后一般不需要再校准。但仪器经过移动以后，建议重新检查校准情况，如有必要，让厂家工程师再次进行校准。每台仪器在初装时的校准数据作为软件安装的一部分储存于该仪器。

三、雅培 m2000sp 全自动核酸提取纯化仪

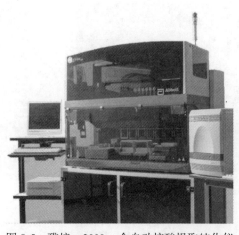

雅培 RealTime SARS-CoV-2 检测试剂被美国 FDA 紧急授权批准用于新型冠状病毒核酸检测，该试剂配套所用的仪器为核酸提取仪雅培 m2000sp（图 8-5），核酸扩增仪为雅培 m2000rt。雅培 m2000sp 采用磁珠分离法提取核酸，通量为 24~96 个标本。需要专用试剂。

（一）维护

该仪器的维护主要是清洁维护，维护周期包括日维护、周维护、月维护、按需维护等。维护工具为（DiTi）锥头扳手、无尘布。清洁剂包括超纯水、70%乙醇、10%次氯酸钠溶液、

图 8-5　雅培 m2000sp 全自动核酸提取纯化仪

5%次氯酸钠溶液（较特殊）、不含乙醇和次氯酸钠的消毒液（如Sporicidin消毒液）。仪器说明书给出了非常详尽的维护操作步骤，这里仅概述维护任务（表8-2）。

（二）校准

仪器校准需由厂家工程师定期执行，主要是液体处理臂和机械操纵臂的校准。

表8-2　雅培m2000sp全自动核酸提取纯化仪维护周期和内容

频率	内容
每天	（1）旋紧所有注射器、柱塞杆锁螺丝和阀门接头 （2）检查液体系统是否泄漏 （3）清洁DiTi锥体 （4）清洁安全门 （5）清洁工作台和废物站 （6）清洁输出台 （7）清空液体废物容器和固体废物容器 （8）重新填充系统液体容器 （9）执行液体系统冲洗
每周	清洁以下部件 （1）系统液体容器 （2）液体废物容器 （3）托架和样本架 （4）检测和混合母液试剂固定器 （5）条形码读码器 （6）机械臂导轨 （7）防护罩（如适用）
每月	断开再接通系统控制中心电源
按需	（1）清洁输出台 （2）清洁1ml子系统
按需（软件）	执行系统备份
一年两次	厂家工程师执行预防性维护程序

四、天隆NP968-C型全自动核酸提取仪

天隆NP968-C型全自动核酸提取仪（图8-6）采用磁珠分离法提取核酸。提取通量为1～32个标本。每次提取时间为30～60分钟。提取试剂开放。

（一）维护

1. 清洁维护

（1）准备：70%乙醇、10%次氯酸溶液、无尘布。

（2）单次实验结束后的清洁：应用润湿的无尘

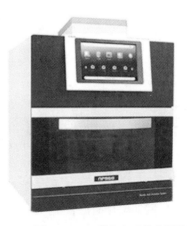

图8-6　天隆NP968-C型全自动核酸提取仪

布对实验舱内进行擦拭，再用干燥的无尘布擦干。使用 70%乙醇对实验舱壁及磁棒架进行喷雾清洁，然后开启紫外灯照射 15～30 分钟以上。

（3）每天实验结束后，需按以下程序进行清洁处理：用 10%次氯酸溶液润湿的无尘布对实验舱内进行擦拭，再用干燥的无尘布擦干。使用 70%乙醇对实验舱进行喷雾清洁，然后开启紫外灯照射 30 分钟以上。

注意：①严禁将溶液直接倒入实验舱内；②应用 10%次氯酸溶液对仓内进行清洁后，必须尽快按程序分别用润湿的无尘布、干燥的无尘布对仪器进行清洁，以免酸性溶液损坏仪器表面材料。

2. 更换过滤棉　为确保仪器性能稳定，每隔 3 个月更换 1 次仪器顶部的过滤棉，更换时将仪器断电，取下顶盖，使滤棉的绿色面朝下装入新滤棉，贴近风扇。

3. 空转　仪器停止使用时，为确保仪器性能稳定，每隔 30 天，开启仪器空运行 1 次。

（二）校准

仪器在出厂时已校准，无须再校准。

五、达安 Smart32 型全自动核酸提取仪

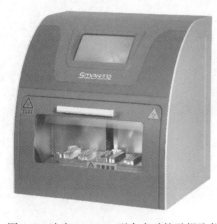

图 8-7　达安 Smart32 型全自动核酸提取仪

达安 Smart32 型全自动核酸提取仪（图 8-7）采用磁珠分离法提取核酸。提取通量为 1～32 个标本。每次提取时间为 30～60 分钟。

（一）维护

1. 当天实验工作完毕后，关闭仪器总电源。

2. 取出 96 深孔板、8 连磁力套等一次性实验耗材。

3. 用 70%乙醇打湿无尘布后，轻轻擦拭提取仪机芯内壁、加热模块和磁棒，重复上述过程 3～5 次。注意：①避免乙醇过多渗入加热模块下面；②擦拭磁棒时不能用力过猛，擦拭方向要从上到下。70%乙醇挥发干后才能再次通电。

4. 检查仪器各模块的轨道是否有异物或部件摆放错位，如有，则需清理或重新固定归位。

5. 使用超纯水擦拭仪器观察窗口及仪器外表面。先里后外、先难后易。注意事项：严禁使用乙醇等有机溶剂对仪器表面喷射消毒。

6. 上述清洁完毕后，打开仪器紫外灯开关照射 1 小时。

（二）校准

仪器在出厂时已校准，无须再校准。

第三节　核酸扩增仪的维护与校准

目前病原体核酸扩增检测多使用实时荧光定量 PCR 仪，但一般只用它的定性功能作为结果判断依据。实时荧光 PCR 仪最重要的组件是加热模块和光学检测部件。仪器性能质量的优劣主要体现在温控系统的准确性、管间 PCR 扩增的一致性、荧光检测水平和荧光数据分析水平。荧光定量 PCR 仪的维护和校准主要是为了保证检测结果的准确性和重复性。本节主要介绍荧光定量 PCR 仪通用的使用注意事项、维护和校准，以代表性的仪器为例说明如何进行维护和校准。

一、实时荧光 PCR 仪使用中的注意事项

为保证实时荧光 PCR 仪的正确使用，要仔细阅读仪器的说明书，结合实验室检测标本的实际情况，写出仪器操作的标准操作程序（SOP），制成操作卡，放于仪器旁，人员需遵循 SOP 使用仪器。SOP 内容宜包括目的与范围、人员职责、仪器简介、安全与环境、维护与校准、具体操作、问题处理等。实验室所有使用人员需经仪器操作培训合格后方能使用。

（一）实验室环境

实时荧光 PCR 仪的安装环境和使用条件与核酸提取仪类似（参考上文），摆放位置、电源、通风、温湿度、空气清洁度等应满足仪器说明书要求。例如，美国 ABI 7500 实时荧光 PCR 仪摆放的台面需能承重 54.5kg 以上，仪器四周留出至少 15.2cm 空间，上方至少留出 30.5cm 空间。使用电压为 100～240V，要求波动不能超过 10%，若超过该波动范围要配电源线调节器，应连接 UPS。仪器使用海拔不得超过 3000m，不能放于邻近加热器、冷却管道的位置或日光直射的位置。其工作温度为 15～30℃，湿度范围为 30%～80%，避免冷凝。仪器功率为 950W，需要确认实验室通风系统是否可在此热输出水平下维持室温。罗氏 LC 480 Ⅱ实时荧光 PCR 仪的安装环境要求周围不能有热源、产生震动、电磁干扰及高感应性的设备（如散热器、加热器、冰箱、离心机、搅拌器等），不能阳光直射，仪器的背面和左右两侧通风口不能堵塞，通风口前方不得摆放物品。仪器背侧留出至少 4cm 空间，右侧留出至少 40cm 空间，左侧留出至少 20cm 空间，上方留出至少 5cm 空间，以方便工作和维护。其工作温度为 15～32℃，湿度范围为 30%～80%，使用海拔不得超过 2000m，环境条件超出该范围会导致仪器故障或实验结果不准确。要保持仪器环境干燥，过于潮湿的环境会引起仪器故障。

（二）计算机及软件

实时荧光 PCR 仪一般通过配套计算机的专用软件进行操控和数据分析。配套的计算机应专机专用，不可自行安装任何第三方软件，不得随意修改和删除计算机内特别是与操作软件相关的文件。为预防计算机病毒，最好使用专用的 U 盘转移实验数据，在使用前将

U 盘格式化。应定期备份实验数据。为发挥仪器最佳工作性能，美国 ABI7500 实时荧光 PCR 仪配套的计算机还需要每月执行磁盘碎片整理，每 6 个月访问美国 ABI 公司网站并更新 SDS 软件，适时更新计算机操作系统。

（三）潜在的光路污染

不要将用记号笔做标记的 PCR 反应管放入仪器使用，记号笔颜料含荧光物质，在高温受热时会挥发造成光路污染。将 PCR 反应管放入仪器之前，要检查 PCR 管是否有破损，封条是否紧密盖严，若有破损或盖不严，PCR 反应液中的荧光物质在实验过程中会受热挥发污染光路。

（四）仪器搬动

实时荧光 PCR 仪在搬动时，须仔细小心，尽量保持水平。美国 ABI 系列实时荧光 PCR 仪每次搬动后需对光路进行校准才能使用。

二、维 护

实时荧光 PCR 仪的维护一般包括仪器清洁和更换零部件。通常需要更换的零部件有光源和保险丝。LC 480 Ⅱ还要每年更换风道过滤器。注意在维护之前先切断电源，让仪器冷却 15 分钟以上，穿戴好个人防护用品进行操作。应根据仪器说明书编写仪器维护操作的 SOP，制订维护计划。如图 8-8 所示，还可将校准计划一并编入一张表格，以便执行和记录。

ABI 7500 PCR扩增仪维护记录

仪器编号：_____
时间：_____ 年 ___ 月

日维护项目	1	2	3	4	5	6	7	8	9	10	11	12	13	14	15	16	17	18	19	20	21	22	23	24	25	26	27	28	29	30	31
1.归档或备份实验数据（.sds文件）																															
2.关闭仪器电源和计算机开关，然后重新打开																															
3.用无尘布擦拭仪器表面（严禁用有机溶剂）																															
未使用																															
故障																															
操作者签名（缩写）																															

月维护项目	日期	操作者签名	半年维护项目	日期	操作者签名
1.执行背景校准			1.执行纯荧光校准		
2.执行计算机硬盘碎片整理			2.执行目标区（ROI）校准		

其他维护项目（按需）	日期	操作者签名
1.去除样本块中的污染物		
2.更换卤素灯		
3.更换仪器保险丝		

图 8-8 ABI 7500 PCR 仪维护内容、周期和记录

（一）清洁

实时荧光 PCR 仪的清洁包括一般性清洁和荧光污染物清洁。仪器外表面一般可用无尘布蘸取超纯水擦拭，注意不要让水进入仪器内部。ABI 7500 PCR 仪禁止使用有机溶剂清洁。仪器不用时用布遮盖防灰。

（二）标本孔荧光污染物的清洁

一般情况下，当一个或多个反应孔连续显示出不正常的高信号并表明可能存在荧光污染物时，可执行此清洁。下面以 ABI 7500 PCR 仪为例说明具体操作步骤（图 8-9）。

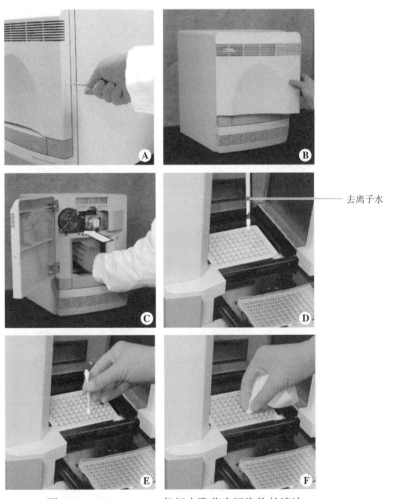

去离子水

图 8-9　ABI 7500 PCR 仪标本孔荧光污染物的清洁

A～C. 打开检查门；D～F. 污染孔清洁

1. **准备**　移液器、吸头、棉棒、95%乙醇、超纯水、10%次氯酸钠溶液。

2. **执行**　关闭仪器，拔下电源插头冷却 15 分钟。将薄型螺丝刀插入检查门边缘处的键销孔内，打开检查门，将受热的护盖门移到仪器的背面。用移液器吸取少量超纯水，加入受污染孔中，反复吹打，吸弃。用棉棒擦拭每个受污染反应孔的内壁。用无尘布吸出残余的超纯水。将受热的护盖门拉至仪器的前面，并关闭检查门。插上电源，打开仪器开关。执行背景校准（详见下文），以确认已经清除污染物。若仍显示有污染物，先后用超纯水和95%乙醇重复上述清洁及确认步骤。若用乙醇仍不能清除污染，则先后用超纯水和10%次氯酸钠溶液重复上述清洁及确认步骤。注意：要用超纯水将10%次氯酸钠溶液和乙醇彻底清洁干净。如果依然存在污染物，联系厂家技术支持。

（三）更换光源

荧光PCR仪通常用的激发光源为卤素灯、氙气灯和LED灯，存在使用寿命。为不影响检测结果，在损坏和使用一定时长（如ABI 7500卤素灯2000小时）后需要更换。LC 480 Ⅱ系统软件在使用到期时会自动提示更换氙气灯。下面以ABI 7500 PCR仪卤素灯的更换为例说明操作。

1. **准备**　新的卤素灯泡、小号螺丝刀、无粉手套、护目镜。

2. **执行**　关闭仪器的电源开关，等待30秒后重新打开。执行仪器功能测试，若失败，选择"Instrument""Lamp Status/Replacement"，报告为"Failed"需要更换。关闭仪器，拔下插头，冷却15分钟。戴手套按上文打开检查门，先向下滑动灯具释放杆，用手紧紧地抓住卤素灯并向上提，使灯从安装槽口中脱出（图8-10）。查看灯泡有无故障迹象（故障的灯泡内壁通常有碳粉层）。更换时，向上滑动灯具释放杆，紧紧握住卤素灯，将灯放入带槽口的安装座内，小心地向下滑动，使其到位。关闭检查门，开机。在SDS软件中，选择"Instrument""Calibrate"，在"ROI Inspector"对话框中，选择"Lamp Control""Idle"，通过检查门上的缝隙观察，确保灯泡已发光，然后单击"Done"。

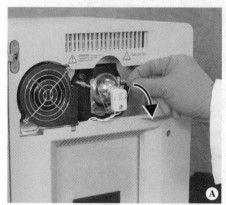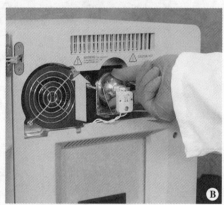

图8-10　ABI 7500 PCR仪卤素灯更换

（四）更换保险丝

保险丝可能因仪器的供电电源出现波动而发生故障。要防止进一步发生故障，可考虑安装电气保护装置。以ABI 7500 PCR仪为例说明操作（图8-11）。

1. **准备**　保险丝（12.5A，250V，5mm×20mm）、平口螺丝刀、无粉手套、护目镜。

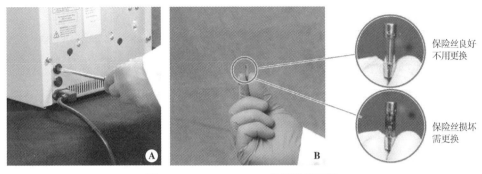

图 8-11 ABI 7500 PCR 仪保险丝更换

A. 拆卸保险丝架；B. 检查保险丝

2. 执行 关闭仪器的电源开关，拔下插头，使用平口螺丝刀从仪器上旋松并卸下保险丝架。从保险丝架中卸下每条保险丝，查看有无损坏。损坏的保险丝内通常有碳粉层，更换新保险丝。将保险丝架重新装入仪器。重新开机，如果仪器正常启动，则说明更换成功（图 8-11）。

（五）更换风道过滤器

LC 480 Ⅱ电子支架依靠通风冷却，通风口附带灰尘过滤装置，每年要更换一次（图 8-12）。

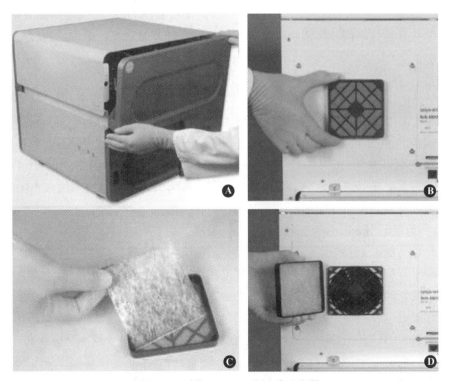

图 8-12 更换 LC 480 Ⅱ风道过滤器

1. **准备** 新的灰尘过滤器。
2. **执行** 关闭仪器的电源开关，拔下插头，先移除仪器右侧的嵌板，移开风道灰尘过滤器的支架，以同样的方式，从仪器背面的通风口处将灰尘过滤器的支架移开。从每个架子上将旧的灰尘过滤器取下来，并插入新的灰尘过滤器。将每个灰尘过滤器的架子重新放回通风口处。并将仪器右侧的嵌板重新安装好。

三、校　　准

实时荧光 PCR 仪通常需要定期校准，校准的内容主要包括仪器的光学系统和温控系统校准。PCR 仪校准规范有中国计量科学研究院主持编写的《聚合酶链反应分析仪校准规范》（JJF 1527—2015），内容主要涉及温度校准。光学系统的校准可以自校，也可由厂家工程师进行，但必须有校准的 SOP，工程师必须按 SOP 的要求完成相应的校准程序。

（一）温控系统

PCR 仪又称热循环仪，PCR 依赖于 3 个温度循环，即高温变性、低温退火、适温延伸，对温控的要求很高。不同品牌、相同品牌不同型号的 PCR 仪都存在温控参数的差异，同一个 PCR 仪的不同孔间也存在温控的不均一性。PCR 仪温控的参数一般包括温度准确度、温场均一性、升降温速率、最大超调（overshoot）温度。PCR 仪经使用后，其温度传感器的计量特性可能发生变化，作为计量设备一般要定期校准，避免造成假阴性和假阳性结果。实验室可委托计量院根据《聚合酶链反应分析仪校准规范》对温控系统进行校准。

（二）光学系统

荧光信号的正确采集是荧光 PCR 仪获得准确分析结果的前提，而仪器光学系统决定荧光信号的采集。因此，对于采用卤钨灯激发、电荷耦合组件（charge coupled device，CCD）检测光学系统的 PCR 仪，当仪器初次安装、拆装、更换光源或仪器搬动后，一般应重新进行光路校准。多数实时荧光 PCR 仪须定期进行光路校准。当然也有例外，如罗氏 LC 480 Ⅱ 在出厂后不需要对光路进行校准。下面以 ABI 7500 为例说明光路校准的基本操作，详细校准步骤请参考仪器使用说明书。

1. 执行目标区（regions of interest，ROI）校准　用于生成目标区数据。校准期间生成的数据，允许 SDS 软件映射标本块（block）上反应孔的位置，从而在仪器操作期间，使软件可判断出反应板上特定反应孔中荧光强度的增量。因为定量 PCR 仪使用一组滤光片分离检测运行期间生成的荧光能量，所以必须为每个滤光片生成校准图像，以修正光学系统中的微小差异。

（1）准备：ABI 7500 实时荧光 PCR 仪光谱校准套件中的 ROI 校准反应板和无粉手套。

（2）执行：创建反应板文件，ROI 校准反应板平衡至室温后稍微离心，载入 ABI 7500，分析并产生 ROI 校准数据，最后执行 ROI 校准。所有的滤光器都需要逐个校准（图 8-13）。

（3）校准时间：每半年执行一次 ROI 校准。如果怀疑仪器光路受影响，如搬动仪器，建议进行 ROI 校准。

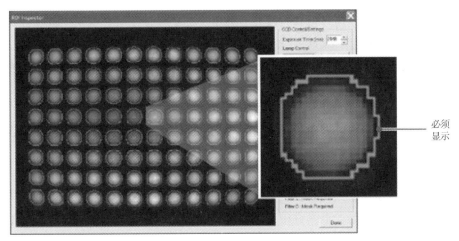

图 8-13 ROI 校准数据分析

2. 背景校准 背景校准程序测量定量 PCR 仪的环境荧光强度。在运行校准程序期间，定量 PCR 仪在 10 分钟内连续地读取背景校准反应板的荧光强度，运行温度为 60℃。随后，SDS 软件计算运行期间所收集到的荧光强度的平均值，提取出结果并保存至校准文件中。软件在此后的分析中将自动调用此校准文件，从实验数据中减去背景信号。

（1）准备：ABI 7500 实时荧光 PCR 仪光谱校准套件中的背景板和无粉手套。

（2）执行：创建背景校准反应板文件，背景反应板平衡至室温稍微离心，载入 ABI 7500，运行背景反应板，提取并分析背景数据，查看原始数据中是否有超过 72 000 荧光标准单位（fluorescence standard unit，FSU）的异常光谱峰值。如果一个或多个反应孔中生成的原始光谱超过 72 000 FSU，则说明背景反应板或标本块中包含荧光污染物，需要进一步确定存在污染的荧光源并加以去除（图 8-14，见彩图 8）。

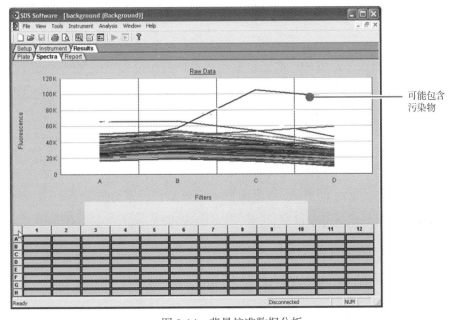

图 8-14 背景校准数据分析

（3）校准时间：建议每月执行一次背景校准。如果发现信号异常，建议立即进行背景校准。

3. 纯荧光校准　根据一系列荧光标准品收集荧光数据，软件将不同纯荧光标准品的荧光信息分析并存储于程序中。每次实验时，SDS 软件会收集原始光谱信号，然后将原始光谱与纯荧光文件中包含的纯荧光标准进行比较，以确定标本中使用的每种荧光的光谱表现，包括 FAM™、JOE™、NED、ROX™、TAMRA™、VIC®、CY-3、CY-5、TEXAS RED 和 SYBR Green I dsDNA Binding 荧光。

（1）准备：ABI 7500 实时荧光 PCR 仪光谱校准套件中的纯荧光反应板和无粉手套。

（2）执行：创建纯荧光反应板文件，纯荧光反应板平衡至室温后稍微离心，载入 ABI 7500，运行，必须为荧光校准套件中提供的所有纯荧光均执行一次仪器纯荧光校准程序。提取并分析纯荧光校准数据（图 8-15，见彩图 9）。

（3）校准时间：在每次执行纯荧光反应板之前，必须执行 ROI 校准和背景校准。建议每半年执行一次纯荧光校准。如果使用自定义的荧光，必须进行纯荧光校准。

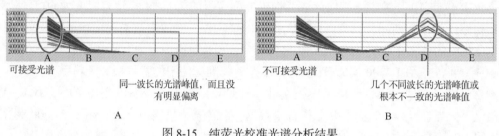

图 8-15　纯荧光校准光谱分析结果
A. 可接受；B. 不可接受

第四节　新型冠状病毒核酸快速检测仪器的维护与校准

本节主要介绍国内外研发的一些新型冠状病毒核酸快速检测试剂配套使用的仪器的维护和校准，包括仁度 AutoSAT、圣湘 iPonatic、优思达 UC0102、博奥 RTisochip-W 和雅培 ID NOW。这些仪器与其相应的新型冠状病毒检测试剂组成一个检测系统，在检测通量、速度、准确性和人员要求等方面有其各自的优缺点，实验室在选购前应进行科学评估。严格来说，只有雅培 ID NOW 是一台 POCT 设备，轻便且易操作，做到标本进、结果出。仁度 AutoSAT 也实现了从标本提取到结果报告的全程自动化，仪器虽然较大，但是检测通量高。圣湘 iPonatic 和优思达 UC0102 可以称为"类 POCT"，因为仍需要 1～2 步的上机前手工操作，还要用到移液器等额外设备。博奥 RTisochip-W 需要先将核酸提取好，才能上机，优点是采用芯片技术可以并行检测多种病原体。

一、仁度 AutoSAT 全自动核酸检测分析系统

仁度 AutoSAT 全自动核酸检测分析系统整合了核酸提取、扩增检测和结果报告，实现

了全程一体化（图 8-16）。检测原理基于 RNA 捕获探针法和转录介导的实时荧光恒温扩增检测技术（simultaneous amplification and testing，SAT）。其具有通量高（8 小时 200 个，24 小时 700 个）、连续并行检测（单个或批量标本可以随时上机）、快速（90 分钟报告结果）等特点，适合大批量标本的现场快速排查。

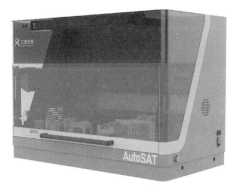

图 8-16　仁度 AutoSAT 全自动核酸检测分析系统

（一）维护

1. 日维护　主要是清洁消毒和处理废弃物。准备：10% 次氯酸钠溶液、70% 乙醇、超纯水、无尘布。

（1）关闭仪器电源，拔下插头。

（2）打开外罩，移出工作台面的载架，应用 10% 次氯酸钠溶液擦拭工作台面。

（3）使用 10% 次氯酸钠溶液擦拭上罩盖内外壁。

（4）使用 10% 次氯酸钠溶液擦拭可拆卸部件的表面。

（5）使用超纯水擦拭刚刚应用 10% 次氯酸钠溶液擦拭过的各部位。

（6）使用 70% 乙醇擦拭通道适配器和条码扫描系统激光束输出窗口。

（7）最后关闭仪器大门，依次用 10% 次氯酸钠溶液和超纯水擦拭仪器安全面板、大小门、侧板和后板。

（8）更换垃圾袋，清空废液桶。

注意：部件清洗完毕后，等晾干后再安装固定；不要立即插上电源线，开启仪器。在确保仪器外壳各部分表面没有水迹后，再使用仪器。

2. 周维护

（1）使用无尘布包裹在螺丝刀上擦拭液体处理臂，切勿使用乙醇或溶剂清洁臂导轨。

（2）使用无尘布擦拭清洁激光输出窗口和条码扫描器。

3. 年度维护　由厂家工程师进行，内容包含易损件的更换和各功能模块的维护。

（二）校准

仪器年度校准由厂家工程师完成，内容包括液体处理臂的移液量校准、荧光读数模块的温度校准和荧光校准、裂解加热模块的温度校准及振荡模块的转速校准。

二、圣湘 iPonatic 核酸检测分析仪

圣湘 iPonatic 核酸检测分析仪（图 8-17）与圣湘核心技术一步法结合，基于实时荧光 PCR 技术，与配套的检测试剂共同使用，对标本中的病原体核酸

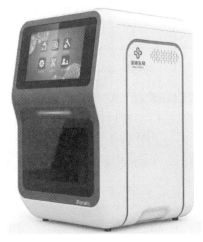

图 8-17　圣湘 iPonatic 核酸检测分析仪

（DNA/RNA）进行提取、扩增，通过荧光检测系统对扩增产物进行定性检测分析。仪器由试剂条推送模块、上下运动模块、移液泵、热循环模块、条码扫描模块、热敏打印机模块、电源适配器及相关软件组成。目前标本通量是1次1个。DNA检测在25分钟内报告结果，RNA检测在45分钟内报告结果。

（一）维护

1. 日维护

（1）当天实验完成后清理吸头、四联管、PCR反应管、离心管等耗材。断电源，检查仪器标本提取区、PCR扩增区等部位，用70%乙醇喷在无尘布上擦拭仪器内外部表面及工作平台。禁止使用强腐蚀性溶剂或其他有机溶剂清洁仪器。禁止将液体倾倒在反应模块中或仪器内部。

（2）反应孔清洁：仪器不使用时，应关闭滑板，防止灰尘进入反应孔。若有试剂进入反应孔内，应用无尘布加70%乙醇擦拭干净。

（3）溅洒物处理：若溶液溅入仪器硬件内部，应立即停止使用，联系厂家维修。不能用紫外灯照射去除仪器内可能的核酸污染物，以免造成仪器故障。

2. 年度维护
除了日常维护外，在仪器运行12个月或长时间储存后再使用时，需要进行年度维护，必须由仪器工程师完成。内容包括原点定位、I孔（取枪头位置）定位、H孔（脱枪头位置）定位、PCR反应管定位、A～G孔定位和跑溶液测试。

（二）校准

仪器年度校准由厂家工程师完成，内容包括加样重复性、加样准确度、升温速率、降温速率、控温精度、温度准确度和荧光强度检测重复性。

三、优思达UC0102核酸扩增检测分析仪

优思达UC0102核酸扩增检测分析仪采用交叉引物恒温扩增技术（crossing priming isothermal amplification，CPA），通过特异性引物、荧光探针、逆转录酶及链置换特性的DNA聚合酶，在恒定温度条件下，一次性完成新型冠状病毒核酸片段的特异性扩增过程，荧光信号被适配仪器探测到并自动生成实时荧光曲线（图8-18A）。需要手工先后将RNA提取液和标本加入配套试剂盒中的2019-nCoV全自动检测管中，然后将检测管放入优思达UC0102核酸扩增检测分析仪，开始后自动进行核酸提取和检测。检测管内通过设置疏水层分成裂解结合磁珠区、核酸清洗区、洗脱区和扩增区（图8-18B），通过外部仪器加热和磁导作用，使标本核酸分别穿过不同液体层，最后在管腿中洗脱，发生扩增反应，从而实现在一个密闭检测管内完成核酸检测全过程。79分钟报告结果。通量1次2个标本。该系统最大的优势在于操作简单。

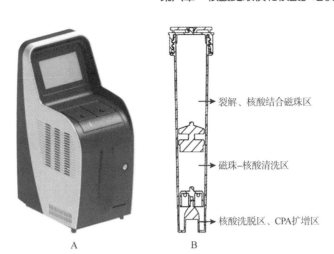

图 8-18 优思达 UC0102 核酸扩增检测系统

A. 优思达 UC0102 核酸扩增检测分析仪；B. 核酸检测管分区示意图

（一）维护

1. 显示屏清洁 用无尘布对触摸屏表面进行清洁，擦去表面灰尘和油污印，每月 1 次。

2. 设备表面清洁 用无尘布蘸取 70%乙醇对设备表面进行清洁，擦去表面灰尘和油污印，每月 1 次。

3. 检测管插口处清洁 用无尘布蘸取 70%乙醇对翻盖座检测管口和金属压盖进行清洁和消毒，擦去表面灰尘和油污印，每月 1 次。清洁时注意不要让液体或固体颗粒物进入腔体内部，以免造成检测管无法插入底部或传感器检测不到检测管。

4. 验证过温保护装置有效性 由厂家工程师对过温保护装置进行通断测试，每 5 年 1 次。

注意事项：拔出检测管后要关闭盖子，防止灰尘、颗粒物进入检测管插口内。清洗后擦干或自然风干，孔洞、插口及电源插座等位置不应有积水。如果长时间不使用仪器，则要切断电源。

（二）校准

校准应每年进行 1 次或每 1000 个检测进行 1 次，由厂家工程师完成。

四、雅培 ID NOW 核酸扩增检测仪

雅培 ID NOW 核酸扩增检测仪是一个 POCT 核酸检测设备，体积小，重量轻（重约 3kg），便于携带（图 8-19）。雅培 ID NOW 采用恒温核酸扩增技术–切口酶扩增反应对传染性病原体进行定性检测，利用一对模板（类似于引物）扩增病原体特异核酸，应用荧光标记的分子信标检测扩增产物。该仪器平台可以进行新型冠状

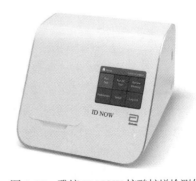

图 8-19 雅培 ID NOW 核酸扩增检测仪

病毒的快速检测（13 分钟内获取结果），标本通量是 1 次 1 个。

（一）维护

雅培 ID NOW 恒温核酸扩增检测仪需要清洁维护，无须特别保养。仪器可用 70% 乙醇或 10% 次氯酸钠溶液蘸湿的无尘布清洁。清洁时切勿将溶液直接喷洒或倾倒到仪器上。清洁时切勿使用过量液体，否则可能会损坏仪器。建议每天清洁仪器外部表面和开盖后可看到的表面，以及仪器周围工作台面。若发生标本污染，应立即清洁仪器和周围区域。注意：不能拆开仪器进行清洁，不能将其浸入水或清洁溶液中，不能使用肥皂或其他溶液清洁。

（二）校准

仪器在出厂时已校准，无须任何后续校准。但若仪器经过运输和移动，建议使用雅培 ID NOW 阳性和阴性质控品进行验证，以确保设备运作正常。

五、博奥 RTisochip-W 高通量恒温扩增核酸分析仪

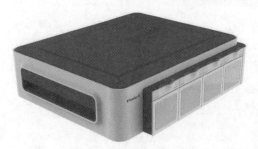

博奥 RTisochip-W 高通量恒温扩增核酸分析仪基于高通量碟式芯片及微流控技术，配合 "呼吸道病毒（6 种）核酸检测试剂盒（恒温扩增芯片法）" 使用，采用等温扩增方法，可有效鉴别新型冠状病毒感染患者和其他 5 种流感病毒感染患者（图 8-20）。使用时，将从标本中提取的核酸与配套试剂混合后加入微流控芯片，放入仪器进行恒温扩增，系统处理产生实时荧光信号并自动进行结果判读。从核酸标本开始到结果报告小于 60 分钟，每台仪器 1 次可检测 4 张芯片。

图 8-20　博奥 RTisochip-W 高通量恒温扩增核酸分析仪

（一）维护

1. 日常维护（图 8-21）

（1）准备：无尘布、M2 内六角改锥、小十字螺丝刀、一把比较钝的镊子、吹风机、70% 乙醇。

（2）仪器外表维护：每周用 70% 乙醇蘸湿的无尘布对仪器外部进行擦拭 1 次。若发现仪器外部被水和油脂污损，及时处理，先用 70% 乙醇擦拭，再用干的无尘布擦拭，直至完全去除水和油脂的污痕。

（3）芯片标本泄漏处理：实验完成后及时将芯片从仪器中取出，防止芯片中标本泄

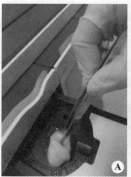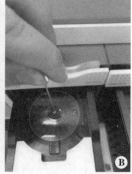

图 8-21　博奥 RTisochip-W 高通量恒温扩增核酸分析仪的日常维护

A. 标本或试剂泄漏处理；B. 定位芯松动维护

漏污损仪器加热托盘表面。一旦发现芯片中有标本泄漏的情况，应及时关机，用含 70%乙醇的半湿无尘布缠绕于钝镊子上，将加热托盘表面擦拭干净，注意不能让标本液体或过多的清洁剂流入仪器中，再用吹风机吹至仪器表面干燥后，才能接通电源。

2. **季度维护** 在装卸微流控芯片时，难以避免人为轻度上下扭动微流控芯片定位芯，仪器使用一个季度或更长时间后，微流控芯片定位芯有可能出现松动。若进行芯片检测时发现信号波动，应先检查微流控芯片定位芯的紧固螺钉是否松动，如果确实松动，则用普通 M2 内六角改锥顺时针紧固即可。

3. **长时维护**（半年以上） 仪器 LED 光源寿命为 5 年，功率下降在 5%以内。每隔半年需联系厂家对仪器的光功率进行标校。在使用过程中，如果对同一种样品进行检测时发现信号持续下降超过 5%，则应联系厂家对 LED 光源的供电电流进行修正，使检测信号恢复至正常状态。仪器温控器正常使用周期为 10 000 次，需联系厂家对其定期检查。

（二）校准

仪器在出厂时已校准，无须后续校准。

（林贵高）

参 考 文 献

[1] 中华人民共和国卫生部，国家标准化管理委员会. 生活饮用水卫生标准：GB 5749—2006. 北京：中国标准出版社，2006

[2] ASTM D1193-06（2018）. Standard Specification for Reagent Water，ASTM International，West Conshohocken，PA，2018，www.astm.org，2020-07-20

[3] Salvage R，Hull CM，Kelly DE，et al. Use of 70% alcohol for the routine removal of microbial hard surface bioburden in life science cleanrooms. Future Microbiol，2014，9：1123-1130

[4] McDonnell G，Russell AD. Antiseptics and disinfectants：activity，action，and resistance. Clin Microbiol Rev，1999，12：147-179

[5] PRICE PB. Reevaluation of ethyl alcohol as a germicide. Arch Surg，1950，60：492-502

[6] Real-Time RT-PCR Panel for Detection 2019-Novel Coronavirus. Instructions for Use. Centers for Disease Control and Prevention. https：//www.who.int/docs/default-source/coronaviruse/uscdcrt-pcr-panel-for-detection-instructions.pdf?sfvrsn=3aa07934_2.2020-01-24，2020-07-20

[7] Prince AM，Andrus L. PCR：how to kill unwanted DNA. Biotechniques，1992，12：358-360

[8] Fischer M，Renevey N，Thür B，et al. Efficacy assessment of nucleic acid decontamination reagents used in molecular diagnostic laboratories. PLoS One，2016，11：e0159274

第九章

核酸检测的质量控制

　　为保证最终报告给临床医师和患者的 SARS-CoV-2 核酸检测结果的准确性和及时性，从事 SARS-CoV-2 核酸检测的实验室应采取一系列有计划的质量控制措施，这就是我们通常所说的质量保证（quality assurance，QA）。实验室工作的质量保证应覆盖整个 SARS-CoV-2 核酸检测流程，包括分析前、分析中和分析后各个环节，实验室需充分了解本实验室整个流程，并且在合适的关键点应用恰当的质量控制程序。室内质量控制（internal quality control，IQC）和室间质量评价/能力验证（external quality assessment/proficiency testing，EQA/PT）均是质量保证的重要组成部分。

　　其中，IQC 指的是由核酸检测实验室自身的检验人员对本实验室的工作和测定结果进行连续评价，以确定 SARS-CoV-2 核酸检测结果的可靠性是否达到可发出报告的一系列活动。实验室可通过外加室内质控品与日常临床标本同时检测的方式，采用统计学（如 Levey-Jennings 质控图）或非统计学（如泊松分布概率计算）质量控制方法，判断特定批次临床标本检测结果的在控或失控，如每批检测设立 1 个弱阳性质控、3 个阴性质控，3 个阴性质控随机放于临床样本中间。弱阳性质控测定为阳性，3 个阴性质控全部测定为阴性，视为在控；反之，则为失控，不可发出报告，应分析原因，必要时重新检测样本。除此之外，实验室质量管理体系的诸多要素，即人（人员培训及能力评估）、机（仪器设备的正确操作、日常维护和定期校准）、料（合格的临床标本、试剂和耗材）、法（可操作性的 SOP 及全员遵守）、环（实验室环境、实验室分区、温度、湿度和通风），都可能出现问题，而任何问题都可能导致 IQC 失控，因此 IQC 应该是基于风险管理的全方位的质量控制。

　　SARS-CoV-2 核酸检测 EQA/PT 在质量保证中对 IQC 有一定的补充作用，其目的是评价实验室常规测定 SARS-CoV-2 核酸的准确度，通过 EQA/PT 将本实验室的 SARS-CoV-2 核酸检测性能与同类实验室进行比较，使各实验室的测定结果具有可比性。各 SARS-CoV-2 核酸检测实验室通过参加 EQA/PT，可发现自己在测定准确性或结果可比性方面的问题，一旦发现 EQA/PT 结果与预期结果不符或本实验室结果与使用相同方法或试剂的其他实验室存在较大差异，应对可能存在问题进行分析，并采取纠正和预防措施，从而促进核酸检测质量的持续改进。

核酸检测结果是临床确诊 SARS-CoV-2 感染的重要依据，临床更加注重于检测结果的准确性和检测报告发出的及时性，为了达到这一目的，要求从事 SARS-CoV-2 核酸检测的实验室必须有严格的实验室管理体系，实验室工作的质量保证应覆盖整个常规检测流程，同时采取必要的一系列有计划的质量控制措施，从而保证实验室提供准确可靠的检测结果。

谈到质量保证（quality assurance，QA），其通用的概念来自工业管理，即为一产品或服务满足特定的质量要求提供充分可信性所要求的有计划的系统性措施。多年以来，这个概念也一直被应用于临床检验领域。根据《新型冠状病毒肺炎防控方案（第五版）》[1]，核酸检测结果是确诊 SARS-CoV-2 感染的重要依据。对于 SARS-CoV-2 核酸检测来说，它和其他病毒核酸检测一样，均属于临床检验的一个项目，同样需要严格且行之有效的实验室质量管理体系。那么，在当前 SARS-CoV-2 引起疾病流行的特殊情况下，我们该如何理解质量保证的概念呢？其实，简单来说，SARS-CoV-2 核酸检测质量保证就是指从事 SARS-CoV-2 核酸检测的实验室应用的一系列有计划的质量控制措施，其目的是尽可能保证最终报告给临床医师和患者的 SARS-CoV-2 核酸检测结果是准确可靠和及时的。

我们已经了解，在开展一项新的检测项目之前，为了满足检测的预期用途，保证检测的质量，需应用一系列已知的阳性和阴性样本对检测系统进行充分的性能确认或性能验证（关于性能确认和性能验证具体参见第六章），然而，在疫情暴发的特殊应急情况下，引入一个新的检测系统，实验室所做的性能确认或性能验证很可能是有限的，这就可能有更大的引入错误的风险。为了保证实验室提供准确可靠的检测结果，降低错误风险，合理应用质量控制措施十分重要。如果缺乏相应的质量控制措施，样本不满足下游检测和分析步骤质量要求的可能性、样本重复检测的风险及时间和经济成本均可能增加，而参考因此而产生的不正确的 SARS-CoV-2 核酸检测结果将可能导致错误的诊断及临床决策，更可能导致疾病流行监测失效[2]。

自 20 世纪 90 年代在临床诊断领域引入核酸扩增检测方法以来，质量控制就起着举足轻重的作用，可以说，它是保证核酸扩增检测成功与否的重要因素。随着技术的发展，核酸扩增检测技术敏感性和特异性不断提高，核酸扩增检测的最终结果不仅仅受生物学变量的影响，即样本类型不同导致的差异，也受技术变量的影响，即从样本处理到最终产生数据的整个流程中任何一个环节出现问题都可能会影响检测结果。整个流程中包含的步骤越多，引入技术变量的风险就越高，因而就越有可能产生假阳性或假阴性结果[3]。针对 SARS-CoV-2 核酸检测来说，我们需要充分了解整个流程，并且在合适的关键点应用质量控制程序。以实时荧光 RT-PCR 检测 SARS-CoV-2 核酸为例，常规测定由一系列步骤组成，涉及分析前、分析中和分析后各个环节。其中，分析前步骤主要包括检验申请、患者准备和识别、标本采集、标本运送、实验室内传递和保存、标本的接收、试剂和耗材质检等，分析中步骤主要包括试剂准备、样本处理（核酸提取）、核酸扩增、核酸检测和结果分析、仪器设备操作及日常维护和定期校准、试剂方法的性能确认或性能验证和人员培训等，分析后步骤主要包括检测结果复核、临床标本保留和储存、样本（和废物）处置，以及检验结果报告格式、发布、报告和留存等。其中，为了监测 SARS-CoV-2 核酸扩增检测的分析中环节,即核酸提取、扩增及产物检测,实验室应采取室内质量控制(internal quality control,IQC)方法和步骤,而为了监测更大范围的实验室活动,如结果分析和解释,并客观比较本实验室检测结果与其他实验室的差异性,实验室则需常态化参加室间质量评价/能力验证(external quality assessment/proficiency testing,EQA/PT)[4]。

从事 SARS-CoV-2 核酸检测的实验室必须了解 IQC 和 EQA/PT 的内涵及其对保证实验室 SARS-CoV-2 核酸检测结果准确可靠所起到的重要作用。IQC 指由 SARS-CoV-2 核酸检测实验室自身的检验人员对本实验室的工作和测定结果进行连续评价,以确定核酸检测结果的可靠性是否达到可发出报告的一系列活动。主要目的是监测常规病毒核酸检测结果的一致性,也就是批内和批间的一致性,衡量指标分别是批内精密度(又称重复性)和批间精密度(又称再现性)。首先,我们要理解"批"的含义,即在相同的条件下所获得的一组测定,相同条件是指地点、仪器、试剂、人员和时间相同,如某实验室同一操作人员在相同操作条件下应用相同操作程序提取核酸,并且同时在实时荧光 PCR 扩增仪上进行扩增检测的 SARS-CoV-2 核酸检测标本。理论上,在同一"批"中,错误的大小应该没有变化。然而,无论从第一个标本分析到最后一个标本分析的时间跨度有多短,在同一批检测中难免会有系统误差,永远也不会实现完全重复。因此,在实际临床检测中,可重复性并非是"完全没有变化",而是可以有"微不足道的不影响结果定性的变化"。批间精密度,则反映了在不同批次测定中得到的核酸检测结果之间的一致性,其必然具有比批内精密度更大的分散性,这是影响不同批次测定的误差来源不同造成的,如分析人员的变化、新批次试剂、不同仪器和实验室环境的变化等。为了无偏倚估计批间测定数据的离散度[用标准差(s)表示],室内质控品必须随机放置于临床标本中,如果总是放在同一位置,那么重复测定的结果往往会低估批间标准差[5]。EQA/PT 的目的是通过第三方机构,如国家卫生健康委临床检验中心,采取一定的方法(如发放预期结果已知的样本),客观地评价实验室 SARS-CoV-2 核酸检测的准确度(accuracy),发现误差并校正结果,使各实验室的核酸测定结果具有可比性,各核酸检测实验室通过参加 EQA/PT,可发现自己在测定准确性或结果可比性方面的问题,从而持续改进核酸检测质量。值得注意的是,IQC 结果决定了实验室即时核酸测定结果的可靠性和有效性,EQA 则是对实验室操作和方法的回顾性评价。关于核酸检测的质量保证涉及的相关概念,如准确度、精密度(重复性、再现性和中间精密度)等,具体请参见《实时荧光 PCR 技术》[6]。

第一节 室内质量控制

当提到如何进行 SARS-CoV-2 核酸检测 IQC 时,有人会觉得这是一件很简单的事情,无非是拿出几支(分装保存)室内质控品随机放于临床标本中间一起进行核酸提取、扩增检测和分析,如果质控品的检测结果符合预期,就说明结果在控,就可以发放该批次临床标本的检测报告了,当 IQC 失控了,则只需要重测质控品,或开封新质控品或试剂再次检测就可以了,如果每天 IQC 均在控,就意味着 IQC 或检测系统没有问题。可能很少有人会思考,怎样才能把 IQC 做好,怎样才能通过分析 IQC 结果促进检测质量持续改进。的确，在传统意义上，IQC 仅仅是通过外加不同浓度的室内质控品（如阴性、弱阳性质控样本）与日常临床标本同时检测，采用统计学（定量和定性）和非统计学（定性）方法判断特定批次临床标本检测结果在控或失控。然而，在实验室质量管理体系的所有要素中，即人（人员培训及能力评估）、机（仪器设备的正确操作、日常维护和定期校准）、料（合格的临床标本、试剂和耗材）、法（可操作性的 SOP 及全员遵守）、环（实验室环境、实验室分区、温度、湿度和通风），每个要素都可能出现问题，任何问题都可能导致 IQC 失控，因此更高阶段的内部质量控制应该是基于风险管理的全方位的质量控制，就是假定将这些可事先控制的问题都事先解决好并控制住，就极少会发生失控。在人工智能迅速发展的今天，实验室甚至可基于日常临床标本检测的大数据分析判断每批临床标本检测的质量状况，如考查所检测的 SARS-CoV-2 临床标本的阳性率或检出频率及阴性率（定性检测），最终，可能实现不再有或极少情况会有外加质控品检测的质量控制，但这种理想中的 IQC 的最高境界在没有做到实验室全方位质量控制的情况下是根本无从谈起的。

前面提到的诸多要素均为 IQC 的有机组成部分，本节我们将对其进行逐一阐述，给从事 SARS-CoV-2 核酸扩增检测的临床实验室同行提供参考，内容涉及临床实验室所关心的 SARS-CoV-2 核酸检测前的质量控制、病毒核酸样本制备和扩增检测的非统计学和统计学质量控制、失控原因分析及处理措施等方面内容。

一、核酸检测前质量控制

SARS-CoV-2 核酸检测前的质量控制针对的是分析前环节，主要涉及人员培训，实验室环境设施、仪器设备及管理，试剂的性能确认或性能验证和质检，标本采集、运送和保存的质量控制，以及标准操作程序的编写等。

（一）人员培训

在实际的临床工作中，我们往往会遇到这样的情况，同一份病毒核酸检测阳性的临床标本如果由不同的实验室人员进行提取和检测，可能会有不同的结果，有时会因为实验室人员操作问题而导致假阴性或假阳性结果，如某实验室使用某商品化的试剂，第一次由一位经验不足的操作人员操作，检测 ORF1ab 区的 Ct 值为 38，N 基因 Ct 值为 37，根据试剂盒说明书判读规则判为可疑，需要复检，当换为一位更有经验的操作人员进行复检时，ORF1ab 区的 Ct 值变为了 32，判读为阳性。这可能和操作人员的专业知识水平、实验操作能力及经验有直接的关系。为了避免这种由人员能力差异而导致的问题，从事病毒核酸检测的人员应接受培训，培训包括外部培训和内部培训。因为疫情防控需要，每天有大量标本需要进行核酸检测，对检测人员的数量和质量提出了更高的要求，因此各省级临床检验中心陆续开办了多个 SARS-CoV-2 核酸检测培训班，通过远程外部培训的方式帮助提高实验室人员的专业知识水平和提供初步的质量管理理念，主要是学习。因此，这种外部培训合格仅仅是从事病毒核酸检测的准入门槛，要想在日常检测中获得稳定可靠的检测结果，仅仅依赖于有限的外部培训远远不够，还需要有针对性的内部培训，其源于实践，高于实践，更多的是思考的结果。

那么，内部培训究竟应该涉及哪些内容往往是实验室所关心的问题。实验室在设计内部培训方案时，不妨从理论知识和操作技能两方面考虑。对于 SARS-CoV-2 核酸检测来说，理论知识可能涉及 SARS-CoV-2 的病原生物学特点及基因组学知识、SARS-CoV-2 引起疾病的临床知识（临床疾病诊疗指南、治疗药物进展）、病毒核酸检测技术进展（测序、实时荧光 RT-PCR、等温扩增等）、目前已有的试剂及其采用的原理和方法（靶区域选择、探针设计和结果判读等）、国家发布的相关法律法规（《新型冠状病毒肺炎防控方案》《新型冠状病毒肺炎实验室检测技术指南（第四版）》《病原微生物实验室生物安全管理条例》等）、实验室质量管理体系、质量控制方法、实验室技术规范和标准操作程序（standard operation procedure，SOP）等。实验室可根据本实验室所采用的技术的实际情况进行操作技能培训设计，如使用实时荧光 RT-PCR 方法的实验室通常涉及试剂配制、标本灭活、核酸提取、实时荧光 PCR 仪的程序设置和扩增曲线分析及结果判断等，另外还有各类仪器设备的使用，如加样器、离心机、生物安全柜、水浴锅或干浴仪、高压灭菌器等，保证每次操作都应严格按照实验室内的 SOP 进行。另外，因为 SARS-CoV-2 可通过呼吸道传播，为了防止实验室感染，实验室应就个人防护装备要求及穿脱流程进行培训，以及检测完成后针对如何对工作台面、地面进行清洁和相应废弃物如何处理进行培训等。当然，培训的方式可以根据考核目的不同而采用不同的形式，如理论知识培训可采用自学或讲座的方式，操作技能培训可采用演示及实操考核的方式。说到培训，人们的第一反应是要有培训资料，如讲座课件、相关文献、录像资料等，除此之外，实验室内部培训最好的培训教材是其制订的具有可操作性的 SOP，可操作性的 SOP 内容须翔实甚至图文并茂，实验室人员通过学习会很快掌握相关内容并有助于在实际检测中更好地应用。

培训不能是形式上的，培训的目的是让实验室人员知其然，也要知其所以然，因此培训之后要进行培训效果评估及要有相应的考核，从而确保被培训人员掌握相应的实验室技术规范、操作规程、生物安全防护知识和实际操作技能等。此外，定期的人员能力评估也很重要，可从如下几个方面进行，如专业知识能力、仪器设备及实验操作能力、分析和解决问题的能力、临床沟通能力等，这些也可以通过个体日常检测的差错率、失控率、有效被投诉率等客观指标体现。理论知识考核方式可通过笔试或口试进行，实际操作考核可通过制订相应的考核表，考核者观察被考核者操作过程并打分记录。总之，从事病毒核酸检测的操作人员一定要经过专业培训方可进行临床标本检测。反之，被培训和考核者的反馈又促进了培训计划制定者进一步完善已有的培训计划，使其更加适应于实际工作的需要。

（二）实验室环境、设施、仪器设备及管理

为了避免温度、湿度、电磁、振动、通风、实验室空间大小及分布等环境因素对检验结果准确性可能造成的影响，以及避免标本核酸提取及扩增产物的气溶胶等造成实验室污染，应当对病毒核酸检测的实验室进行分区设置，各个区域无论是在检测实验过程的使用中还是平常不用时，应当始终处于完全的分隔状态，不能有空气直接相通。区域设置因实验室采用的方法原理不同而不同，如相比于使用实时荧光 RT-PCR 方法的实验室，使用测序方法的实验室要增加文库制备区等更多的区域。根据使用仪器的功能，区域可适当合并。

例如，使用实时荧光 PCR 仪时，扩增区和扩增产物分析区可合并；采用样本处理、核酸提取及扩增检测为一体的自动化分析仪时，标本制备区、扩增区、扩增产物分析区可合并。有关 SARS-CoV-2 病毒核酸检测实验室的分区设计、各区功能及各区域应配制的仪器设备详见第七章。

实验室仪器设备应有定期的维护和校准，使其能处于良好的状态，以免对病毒核酸检测结果造成较大的影响。对于需要进行维护和校准的仪器设备，如扩增仪、提取仪、测序仪、离心机、加样器和生物安全柜等，实验室应该有详细的日常维护和定期校准的SOP，涉及日维护、周和（或）月维护、定期的零部件更换、定期校准等相关内容，并且要保存维护和校准的记录（包括原始的实验室记录）。有关仪器和设备的维护和校准详见第八章。

（三）试剂的性能确认、性能验证和质检

SARS-CoV-2 核酸检测试剂按照三类医疗器械进行管理，原则上，试剂开发完成后，需充分确认试剂方法的有效性，然后才能经过审批上市。但由于 SARS-CoV-2 感染疫情的紧迫性，在疫情初期，国家药品监督管理局（National Medical Product Administration，NMPA）启动应急审批程序，批准了多家 SARS-CoV-2 核酸检测试剂上市（注册证有效期为 1 年），初期临床病例数不足，一些试剂可能存在临床验证不充分的情况，其试剂盒说明书也未明确提供各项性能指标的确认及临床评价信息。但随着一定数量的临床数据的积累，试剂厂家应该进一步论证其方法设计的依据是否科学，如靶标选择原则、引物和探针设计原则及采用双靶标和三靶标检测方式的判读标准等。另外，SARS-CoV-2 为 RNA 病毒，基因组容易产生变异，而目前试剂开发设计中只是根据有限的公开基因组数据进行，没有经过充分的方法学验证，很难排除大规模人群中存在个别样本由于扩增区变异导致假阴性的可能。这些都给临床实验室在将商品试剂用于临床日常标本检测前，进行有效的性能验证（即验证其所用试剂盒说明书宣称的性能指标）带来了挑战。此外，一些实验室在疫情初期，通过实验室自建方法（laboratory developed test，LDT）满足临床检测的需求（如使用由国家疾病预防控制中心配发的试剂，或使用了非配套的核酸提取仪及提取试剂或扩增仪等），此类试剂在用于临床日常标本检测前，应进行性能确认，以证明其满足所设定的临床预期用途（如 SARS-CoV-2 感染诊断或鉴别诊断）。如何进行性能确认和性能验证，以及其相应的性能指标及其确认方法、样本类型等具体参见第六章。

目前，获得 NMPA 批准的 SARS-CoV-2 核酸检测试剂的检测方法涉及测序、恒温扩增（金探针层析、实时荧光）、杂交捕获免疫荧光、RNA 捕获探针、双扩增（T7 RNA 恒温扩增和多生物素信号放大两种技术的结合）和实时荧光 RT-PCR。其中，以实时荧光 RT-PCR最为常用，但各家试剂盒在设计上会有如下不同：引物探针设计针对的靶基因不同（多数为针对 2 个靶基因，一般为 ORF1ab 和 N 基因；少数针对 3 个靶基因，如 ORF1ab、N、E基因），试剂组分配比不同[一般包括扩增反应液（镁离子、核苷酸等）、酶混合物（逆转录酶、RNA 酶抑制剂、DNA 聚合酶）、靶基因对应的引物和探针]，反应体系（试剂及样本加入量）和循环参数不同，另外还有配套的提取试剂不同等。核酸检测试剂盒生产厂家在试剂盒生产过程中可能涉及原材料的改变，如重新合成引物和探针、Taq 酶和逆转录酶

的改变等，另外，试剂盒在生产后到送入临床实验室使用之前，可能会经历储存、运输等环节操作不当的情况，以上因素都可能影响试剂盒的临床使用质量。因此，并非实验室完成性能验证后就可以一劳永逸，而应该对每一批进入实验室的试剂盒进行质检。事实上，试剂盒质检是性能验证的延续。质检的样本可以使用性能验证时所使用的"样本盘"，当然，在已有充分性能验证的前提下，质检使用的样本量可相应减少，如使用实验室之前保存的几份已知阴性和弱阳性标本。

除试剂之外，实验室使用的消耗品也要达到相应的要求，选择不当对检测结果会有很大的影响，每批次耗材在使用之前也需进行相应质检。SARS-CoV-2 核酸检测流程中最常用的耗材可能涉及离心管（样本提取）、扩增管（PCR 扩增反应）、带滤芯的吸头等，所有耗材应不含有核酸酶，质检时主要评估其是否有 PCR 抑制物和密封性是否良好，具体质检方法请参见《实时荧光 PCR 技术》[6]。

（四）样本采集、运送和保存的质量控制

进行 SARS-CoV-2 核酸检测常用的临床标本类型为上呼吸道标本（如鼻咽拭子、咽拭子等）和下呼吸道标本（如深咳痰液、肺泡灌洗液、支气管灌洗液、呼吸道吸取物等），也可能涉及粪便、肛拭子、抗凝血和血清标本等，为了保证核酸检测结果的可靠性，避免因样本采集问题造成的"假阴性"，标本采集时要采集到含有病毒的细胞，因此如何采集标本、针对不同人群采集什么部位的标本十分重要。应当尽量采集病例发病早期的呼吸道标本，如留取痰液，实施气管插管时采集下呼吸道分泌物。轻症病例优先采集咽（鼻或口）拭子和痰液，重症病例优先采集肺泡灌洗液[7]。采样人员也需接受相关培训，确保相关人员熟练掌握鼻咽拭子、口咽拭子、下呼吸道标本、粪便标本的规范采集方法，减少采样技术操作问题对检测结果准确性、可靠性产生影响，因标本采集对象可能为疑似病例、疑似聚集性病例、其他需要进行感染诊断或鉴别诊断者，标本采集人员需进行充分的生物安全防护。另外，因为 SARS-CoV-2 为 RNA 病毒，核酸易于发生自降解和生物酶介导的降解，高温、反复冻融或标本保存不当都会造成核酸降解，影响标本质量，从而影响检测结果，因此对 SARS-CoV-2 标本的保存和运输提出了更高的要求，标本可考虑存放于专用的保存液中，标本采集后尽快送检，能在 24 小时内检测的标本可置于 4℃保存；24 小时内无法检测的标本则应置于–70℃或以下保存（或–20℃冰箱暂存），标本避免反复冻融。此外，病毒核酸标本采集、运送、存储均应暂按二类高致病性病原微生物管理。标本的包装需在生物安全柜内进行，按照 B 类感染性物质进行 3 层包装。有关标本的采集、运送和保存等详见第四章。

（五）标准操作程序

病毒核酸检测整个流程，如标本采集、运送、保存和接收，试剂准备，核酸提取，核酸扩增，以及实验室质量体系涉及的所有要素，如上文提到的仪器设备操作、维护和校准，人员培训，试剂性能确认和性能验证，试剂盒耗材质检，外加质控品的 IQC、EQA/PT 等，任何一个环节出现问题，都可能造成定性检测假阳性或假阴性的结果，实验室针对每个环节均应建立具有可操作性的 SOP，并且工作人员应在日常工作中严格遵循。SOP

一旦确定，不可轻易更改，除非在实际的工作实践中证明其有不当之处，才可按照一定程序（如实验室负责人召集所有涉及该 SOP 使用的人员进行讨论，并进行必要的验证后）进行修改。

另外，对整个检测流程的记录是实验室质量保证的关键环节，有助于实验室发现问题并保证整个过程中标本的追踪溯源，记录包括但不限于性能确认、每个标本的检测和分析过程、IQC 和 EQA/PT 相关记录、使用的仪器和试剂批号的记录、检测过程中任何偏离 SOP 的记录等。记录需有相关人员的签名和时间，建议长期保存。关于如何编写 SOP 和设计实验室记录表格具体请参见第七章。

二、核酸样本的制备、扩增检测及其质量控制

病毒核酸检测的分析中步骤主要包括试剂准备、样本处理（核酸提取）、核酸扩增、核酸检测和结果分析等，其中核酸提取质量和扩增检测过程会直接影响检测的结果，需进行严格的质量控制。

（一）靶核酸质量对后续检测的影响

病毒靶核酸的提取纯化是指使用去垢剂或变性剂裂解病毒，将靶核酸从病毒中释放出来，失活核酸酶，消化结合于核酸的蛋白质，然后将蛋白质和脂类等可能抑制 Taq 酶活性、干扰核酸扩增的物质及 DNA 等从待测 RNA 样本中去除的过程。采用的方法包括离心柱提取法、磁珠分离法等（具体方法和原理详见第四章）。临床标本及靶核酸提取过程中可能存在的抑制和干扰物质：内源性干扰物质，如血红蛋白、脂肪、糖原、细胞成分、钙离子和 DNA 结合蛋白等；外源性干扰物质，如手套粉、酚类化合物、乙醇，甚至塑料制品等，详见第四章。提取和纯化的任何一个环节出现问题，都可能影响 RNA 的质量，进而影响下游的检测，导致假阴性结果（假阴性和假阳性结果可能产生的原因及相应质量控制措施见表9-1）[8]。例如，样本的裂解环节，使用去垢剂或变性剂裂解液裂解病毒属于化学法裂解，对于咽拭子或痰液这类有黏度、蛋白多、不易液化、处理困难的标本，可能不能完全裂解充分，导致病毒核酸释放不够，影响后续核酸提取的效率。如果提取的 RNA 不完整，则其也可能影响后续的逆转录和扩增过程。有研究表明，完整的 RNA 数量和 Ct 值呈负相关，即 Ct 值随着 RNA 完整性数值（RNA integrity number，RIN）下降而增加（观察到的完整 RNA 分子从 8～10 个下降至 1～3 个），而 Ct 值又和原始病毒载量呈负相关。相对来说，长扩增子（如超过 400bp）相对于短扩增子（如 70～250bp）对 RNA 完整性的要求更高。有时，即使是完整的 RNA 也不能保证良好的检测结果。因为 RNA 样本可能含有可以降低反应效率的抑制剂，如果在提取过程中没有彻底去除抑制物，则会不同程度地抑制 PCR 反应。另外，其他因素，如扩增子的长度、二级结构和引物质量也可能会影响扩增效率[9]。此外，值得注意的是，出于对检测人员的安全防护，所有的标本在核酸提取之前都需要进行 56℃ 30 分钟的灭活处理，灭活在一定程度上会造成 RNA 病毒核酸降解而影响后续核酸提取的效率和质量，进而影响下游扩增检测结果。这种影响对弱阳性标本更加明显[10]。

表 9-1　假阴性和假阳性结果可能产生的原因及相应质量控制措施

假阳性原因	质量控制措施
污染：①临床标本交叉污染；②扩增产物气溶胶污染；③实验室环境中的微生物和靶核酸污染；④强阳性样本经操作者的手所致的污染；⑤核酸提取时翻盖离心管崩开导致的污染，扩增反应试剂的污染等	①实验室物理上的分区及工作程序的严格遵守；②实验室通风；③各区域设备耗材专用（如离心机、离心管、吸头、手套、实验服、笔等，如果一天检测两批以上，最好各区域操作人员在当天是固定的）；④分装试剂；⑤生物安全柜中处理标本；⑥使用弱阳性质控品及多个阴性质控品；⑦实验室台面和地面使用 10% 次氯酸钠溶液清洁；⑧紫外线照射；⑨尿嘧啶-N-糖基化酶消化；⑩使用带滤芯的吸头；⑪技术改进，如全自动化检测（样本提取、扩增和检测在同一封闭系统中）等
假阴性原因	质量控制措施
①病毒核酸的引物结合区发生变异；②没有提取到核酸；③标本中的抑制物没有彻底去除；④其他的外源性抑制物引入核酸样本中；⑤标本或环境中的核酸酶降解核酸等	①试剂厂家选择保守区设计引物探针；②实验室选择合适的提取纯化方法并进行验证；③增加内对照同临床标本一起进行核酸提取和扩增检测；④使用弱阳性和阴性质控标本与临床标本一起进行核酸提取和检测等

鉴于获得高质量的病毒核酸对于后续下游检测的重要性，在分子生物学和诊断应用中，最好使用高质量完整的 RNA 作为起始点。高质量的核酸需满足如下条件：①不含有蛋白质；②不含有其他 DNA 的污染；③完整，没有发生降解；④不含有对逆转录和 PCR 反应的抑制物；⑤不存在与反应体系中组分（如 Mg^{2+} 或 Mn^{2+}）发生反应形成复合物的物质；⑥不含有导致 RNA 降解影响进一步保存的核酸酶。简单来说，保证下游检测有效进行的关键是提取时有效去除干扰物质并保持 RNA 完整。因此，在标本处理过程中的几个步骤必须小心控制，以保持 RNA 的质量和完整性。

（二）核酸样本制备及扩增检测的质控

对于测序方法来说，核酸提取后的质量控制包括：用荧光计（如 Qubit 和 Nanodrop 等）对 RNA 进行荧光定量，样品中核酸的浓度可以用 260nm 的吸光值读数来计算，每个吸光度单位 RNA 的量为 40μg/ml，纯度较好的 RNA $OD_{260/280}$ 吸光值的比率应该为 1.9～2.1，230nm 吸收峰应该低，如果 $OD_{260/280}$ 低，则可能是因为残留苯酚、乙醇或其他与核酸提取有关的试剂，或 RNA 的浓度过低。利用生物分析仪检查 RNA 的完整性，RIN 由 RNA 样本中的 28S 和 18S 比值确定[11]。目前的检测试剂大多仅针对核酸提取后的检测，而对于 RNA 提取的方法及质量未做明确说明，加入体系内扩增的样本量也通常以体积（如加入提取后的样本 5μl 等）而非 RNA 量来约定，而使用不同方法学或同样方法学不同生产厂家生产的提取试剂提取纯化的 RNA 质量有一定差异，从而影响最终的扩增检测效率[12]。因此，在该种情况下，如何控制核酸样本提取及扩增的质量是很多实验室关注的问题。可采用如下方式。

（1）在检测临床标本时，可通过增加内对照（internal control，IC）的方法监测 RNA 提取效率，可以有效控制因核酸提取质量欠佳导致的假阴性。内对照需同临床标本一起进行核酸提取和扩增检测，内对照的扩增结果可提示提取的 RNA 样本中是否存在扩增的干扰物质。一个扩增反应管中，如果标本中的内对照和靶核酸序列都不出现扩增，提示可能因标本中有扩增抑制物或核酸的提取效率过低而出现假阴性。如果样本中内对照没有扩增，但靶序列出现扩增，则可能为靶序列浓度太高，对内对照造成竞争抑制所致。内对照的种类、设计和使用详见《实时荧光 PCR 技术》[6]。

（2）使用一份弱阳性质控样本与临床标本一起进行核酸提取和检测，其检测结果可反映提取和扩增的有效性，即提取模板的质量和是否 PCR 反应受到抑制。同时，使用阴性质控品与临床标本一起进行核酸提取和检测，可反映提取过程中是否发生污染。

目前，提取试剂种类较多，各检测试剂均存在与多个核酸提取试剂搭配使用的情况，包括 NMPA 批准的核酸检测试剂配套的核酸提取试剂和其他来源的提取试剂，尽管个别商品化的核酸检测试剂盒说明书中会对选择其他来源的提取试剂提供一定的参考建议，但同一检测试剂可能涉及多家不同厂家、不同原理的核酸提取试剂，用于核酸提取的样本量、洗脱体积也各有不同。实验室在选择提取试剂时需选择适合于 SARS-CoV-2 病毒核酸提取的方法和试剂，并注意是否适用于实验室拟检测的标本类型，可使用商业化的提取试剂盒、设备或已经过确认的自建核酸提取方法。使用前，应对拟采用的提取试剂或设备进行评估，评估是否适用拟检测的标本类型，确认病毒核酸提取的重复性和提取效率。例如，可使用已知病毒载量的质控品，加入干扰物质（如乙醇、乙二胺四乙酸、胍盐等），用待评价试剂进行核酸提取，观察其扩增曲线和 Ct 值的变化，进行提取效率的评价。

三、室内质控样本及统计学质量控制

目前大多临床实验室的 IQC 都是连续在不同测定批次检测一份或数份阳性和阴性质控样本，使用统计学方法评价这些样本的结果以监测分析系统性能是否发生显著性改变，也就是从统计学角度通过设计选择合适的质控品类型、水平及质控频次、质控规则等方式检出分析中过程中的误差，进而决定常规临床标本测定结果的有效性。因此，可以说统计学质量控制是 IQC 工作的核心。对于 SARS-CoV-2 核酸检测实验室来说，如何选择稳定可靠的室内质控样本及如何进行室内质量控制数据的统计学判断十分重要。

（一）核酸检测室内质控样本

1. 选择合适的核酸检测室内质控样本　如何选择和应用质控规则，如何建立质控图，如何解释和分析质控结果，这些都是建立在找到适合于检测项目的室内质控品的基础之上的。最为理想的病毒核酸检测室内质控品应该具有以下条件：①基质（根据 ISO17511，基质指的是某物质体系中除了被分析物之外的所有组分的总称）与待测标本一致；②所含待测病毒核酸的浓度应该接近检测的决定性水平，即定性测定要接近检测的临界值，定量测定需在检测线性范围的下限、中间和上限；③稳定性和均一性良好；④靶值或预期结果已定；⑤无已知的生物传染危险性；⑥单批可大量获得；⑦价廉和使用方便[6]。最理想的室内质控品应该是临床标本，当然前提是临床标本要满足足够稳定、无已知的生物传染危险性（如可经过灭活处理）和单批可大量获得等条件。室内质控品并不需要一定是有证标准物质（certified reference material，CRM），因为其可能价格昂贵，并且几乎不可能获得与临床标本基质完全一致的 CRM。那什么样的室内质控品适用于病毒核酸检测呢？当然实验室可利用检测过的阳性标本，通过灭活处理后混合自制符合上述要求的室内质控品，充分确认之后使用。然而，随着疫情结束，实验室可获得阳性标本的可能性极小，自制来自临床标本的质控品无法满足日后常态化检测的需求。有的实验室可能考虑通过合成质粒制备室内质控品，然而其仅能检测扩增检测环节，无法监测核酸提取环节，且质粒浓度高，稍有不慎可能造成实验室污染。人工模拟假病毒可作为病毒核酸检测的室内质控品，因为其具有无生物传染危险性、稳定、预期结果已知、单批可大量获得、在一段时间内可持续供应、价廉等特点，其唯一的缺点是基质无法做到与临床标本完全一致，但根据 ISO17511，基质效应是指样本中除了被测对象之外的其他组分，对按照规定测定程序测定被测对象及其测定值的影响，而并非指因加入非真实组分模拟分析物而缺少了互通性。因此，模拟的室内质控品中的基质应不影响病毒核酸测定。事实上，即使是来自临床标本的室内质控品，其制备也常常会涉及分装、冻干或添加防腐剂（为了保持稳定性）等处理过程，而不会与临床标本完全一致，但这种差异不会影响其作为室内质控样本的功能，因为室内质控样本的作用是监测和控制实验室测定的批内和批间变异（重复性和再现性），以及精密度的持续改进，从而确定测定结果是否可靠，可否发出报告。事实上，没有一个室内质控品可以完美到能与新鲜的临床标本完全一致的程度，在上述条件下应根据实际检测项目需要进行权衡和选择，除了自制室内质控品外，如果有商品化的满足上述条件的质控品也可以考虑选择使用。另外，在更换不同批次质控品时需进行平行比对。

2. 测定中室内质控样本的数量、设置及排列顺序　关于室内质控样本的设置（即应该包含哪几种类型的质控品及各自的目的）、数量及排列顺序，实验室人员也常觉得困惑。实验室应立足于本实验室病毒核酸检测的实际情况进行检测频次的设置。通常来说，室内质控样本应该包括下面几种类型：①提取用阴性质控，监测在提取阶段是否引入污染物；②提取用阳性质控，监测提取模板的质量和 PCR 是否受到抑制；③无模板的质控，监测是否从 PCR 扩增阶段引入污染，并提示 PCR 试剂是否有问题；④阳性模板质控，检测限的指示和检测的稳健性[2]。其实，就是设置阴性质控样本和阳性质控样本，阴性质控样本可以使用生理盐水和样本保存液等，阳性质控样本就是上文提到的已知病毒浓度（Ct 值）的临床样本制备的质控样本或其他符合要求的质控样本。一些试剂盒中的阳性对照即为阳性模板质控，多为较强的样本，不需要提取，直接加入反应体系扩增。这些质控样本的任何一个失败（如阳性质控样本结果为阴性或阴性质控样本结果为阳性）都表明检测结果无效，检测结果不能发出，在分析和确定失败的原因后（如标本污染或降解，或过期试剂等），必须使用储存或新采集的样本进行重新检测。

至于质控样本的检测频次问题，理论上讲，应尽可能更多地在临床标本中插入弱阳性质控样本进行提取和检测，但实际上，实验室可根据临床标本的数量增加或减少质控样本的数量。实验室可在每批次样本中加入一份阳性质控样本，这里我们要理解批的概念，即在相同条件下获得的一组测定，如果实验室在某一天检测的样本数是 30 份，由同一操作人员提取并同时在 PCR 仪上进行扩增，那么可以使用一份弱阳性质控样本和一份阴性质控样本，如果某一天检测的临床标本是 160 份，那么需要在至少两个 96 孔板上检测，那么这里就应该是两个批次，每一批次都要使用质控样本，需要注意的是，质控样本要随机排列在临床标本中间，才能充分反映实际检测中可能存在的问题。关于如何设置和排列质控样本，国卫办医函〔2020〕53号[7]有明确说明，建议每批检测设立1个弱阳性质控、三个阴性质控（生理盐水），3个阴性质控随机放于临床样本中间。弱阳性质控测定为阳性；3个阴性质控全部测定为阴性，视为在控。反之，则为失控，不可发出报告，应分析原因，必要时重新检测样本。另外，我们还要清楚什么是弱阳性质控品，为什么要使用弱阳性质控品？因为在定性测定中，如果使用高浓度的质控样本，测定操作的变化不是特别大的情况下，对定性测定结果的影响就不会那么明显，而弱阳性质控样本则能更敏感地监测假阴性的发生。弱阳性质控样本浓度可为检测限的1.5~4倍。

（二）阳性质控样本测定重复性的统计学质控方法

统计学质控的功能就是采用统计学方法发现误差的产生（系统误差和随机误差），以及分析误差产生的原因，采取措施予以避免。在临床实验室，使用质控图可以使阳性质控样本当前的检测值与根据以往数据估算的预期值之间的比较变得直观和简单。早在20世纪20年代，美国Shewhart在研究如何提高工业产品的质量时首先使用了质控图（Shewhart质控图），并于1931出版了《产品生产的经济质量控制》。1950年美国学者Levey和Jennings首先将Shewhart质控图用于临床实验室的质量控制，通过对标本做双份测定后绘制质控图。1952年Henry和Segalove对其方法做了改良，即将重复检测同一个质控样本的每个检测结果直接绘制于质控图，称为Levey-Jennings质控图，也是目前常用的质控图。也是从那时开始，陆续有了模拟患者临床标本的室内质控样本。随着误差检出率（P_{ed}）和假拒绝（P_{fr}）概念的提出，20世纪70年代，Westgard等又进一步提出了多规则质量控制程序（即Westgard规则），后来，Westgard等又尝试将六西格玛质量管理方法应用于临床实验室质量控制。

1. Levey-Jennings质控图 以X轴为横坐标表示检测时间或测定批次，以Y轴为纵坐标表示检测结果，根据阳性质控样本（单一浓度水平）的测定均值（$\bar{X}$）和控制限[通常以标准差（s）的倍数表示，如±1s、±2s和±3s]绘制质控图，将各个检测值直接标在控制图上即为Levey-Jennings质控图。然后观察检测值在质控图上的分布，并应用某些控制规则判断质控样本是否在控。在稳定检测条件下，如果室内质控样本的检测结果呈正态分布，那么可以预期会有66.7%的检测值在$\bar{X}\pm1s$范围内（超过该范围的可能性是1/3），95.5%的检测值在$\bar{X}\pm2s$范围内（超过该范围的可能性约为1/20），99.73%的检测值在$\bar{X}\pm3s$范围内，因此，观察到一个偏离均值超过3s的检测值的概率是极低的，只有0.27%的可能性，也就是假失控的概率。如果发生了检测值超过3s的情况，说明测定过程出现了问题，发生超过2s的情况虽然也很少见，但毕竟有4.5%的概率，尽管其也是属于小于5%的小概率事件，但毕竟非常接近5%，因而究竟是不是失控，还是属95%以外的偶然概率，就不好判断了。也就是说，当使用单一质控品时，假失控的可能性为4.5%，所以通常将这种情况不作为失控，而是作为"告警"。实验室应当建立质控规则，解释质控数据和做出控制状态判断的规定，一般用符号A_L表示，A是质控测定值的个数或特定统计量的缩写，L是控制界限。如单个质控规则以±2s为警告线（1_{2s}规则），±3s为失控线（1_{3s}规则）。当质控物检测值落在预期范围内时，该批判断为在控，方能报告该批患者标本的测定结果；如在预期分布范围之外时，该批判为失控，拒绝该批次结果，应解决问题，重新测定在控后方可发出结果。除单一浓度质控样本外，可将一个以上的质控物浓度检测结果标在一张质控图上[13]。

2. **Westgard 多规则控制图**　Westgard 多规则控制图基础仍是 Levey-Jennings 质控图，很容易与 Levey-Jennings 质控图进行比较，并且涵盖了 Levey-Jennings 图的结果，只是控制规则改变，在质控测定结果的判断上采用多个质控规则。多规则质控的确看起来比单一规则质控复杂，但是 Levey-Jennings 质控图 1_{2s} 规则的问题是假警告，尤其是当使用多个室内质控样本时，问题会更加明显，而 1_{3s} 规则的假拒绝率虽然很低（质控样本数量为 2~4 时为 1% 左右），但是其误差检出率也很低，多规则质控则具有低的假失控或假报警概率，同时提高了误差检出率，在失控发生时能确定产生失控的测定误差类型，从而帮助确定失控的原因，便于寻找解决问题的办法。传统的 Westgard 多规则质控方法的每个质控规则及其含义见表 9-2[13]。在观察质控数据时，如未违反 1_{3s}、R_{4s}、4_{1s}、10_x 规则，则在控，可以报告该批检测结果，如违反任一质控规则，则为失控。随着计算机技术的发展，可连续检查上述规则，现代化的多规则质控可同时对更多浓度水平的质控样本进行判定，如质控品数量为 3 或 6。

表 9-2　多规则质控

质控规则	含义
1_{2s}	质控值超出均值±2s，告警
1_{3s}	质控值超出均值±3s，反映随机误差，失控
2_{2s}	①同一水平的质控品的质控值连续 2 次同方向超出 $\bar{X}$±2s（分析批间）；②在同批检测中，2 个水平的检测值同方向超出均值±2s（分析批内），失控
R_{4s}	只用于每批做 2 个或 2 个以上水平质控品（同一分析批内）情况。在同批检测中，一个质控品的检测值超出 +2s，另一个质控品的检测值超出 -2s，反映随机误差，失控
4_{1s}	有 4 次连续的质控值超出同向均值+1s 或均值-1s，是系统误差的表现，失控 分为两种情况：①一个水平的质控品的质控值连续 4 次同方向超出均值+1s 或均值-1s（横跨 4 个连续批）；②在同批检测中，2 个水平的质控值同方向连续 2 次超出均值+1s 或均值-1s（横跨两个连续批）
10_x	有 10 次连续的质控值在均值一侧，是系统误差的表现，失控 分为两种情况：①一个水平的质控品的质控值连续 10 次在均值的同一侧；②在同批检测中，2 个水平的质控值同方向连续 5 次在均值的同一侧

3. **实验室如何设计和使用统计学室内质控方法**　实验室应设计 IQC 程序以证明日常检测可以达到预期的质量目标（ISO15189），并监测整个检测过程的精密度和准确度。但如何科学合理地设计质控程序以提高误差检出率及减小假失控概率，确保检测结果的质量仍然是实验室人员觉得困惑的问题。对于定量检测，首先要设定质量目标，质量目标可以用总允许误差（total error allowance，TEa）的形式表示，然后选择合适的质控品；评价检测程序稳定（在控）状态下的性能，评价的指标主要是不精密度（用 CV% 表示）和不准确度[用偏倚（Bias）表示]，不精密度可通过长期的室内质控数据计算获得，偏倚可通过测定 CRM、室间质评计划或方法学比对获得，IQC 方法的设计可采用六西格玛质量管理法等方法，σ 度量值的计算公式为 $\sigma = (\%TEa - \%Bias)/\%CV$，$\sigma$ 值越大，检测分析性能越好（即精密度和准确度好），需要的质控方法就越简单，反之，需要的质控方法就越复杂。

例如，当 $\sigma > 6$ 时，每天 1 次 1 个浓度水平的检测，不同浓度水平交替使用，使用 1_{3s} 规则。最后，通过收集测定的质控品结果确认靶值与控制限。

当患者感染了某种病毒，如乙型肝炎病毒，医生会通过对病毒载量的定量监测以确定患者对治疗的应答，为了让医生和患者相信结果的可靠性，实验室需尽可能降低定量检测的变异，可考虑使用上述方法来设计质控程序，如总允许误差为 ±0.4log。而对于 SARS-CoV-2 核酸检测来说，目前其预期用途为临床诊断或鉴别诊断，为定性检测，缺乏总允许误差的规定，也缺乏检测标准化，但已知浓度的质控品 Ct 值的变化可反映在不同批次测定中得到的核酸检测结果之间的一致性，因此，采取的质控措施应能保证检测结果的质量符合临床预期用途，可通过将 Ct 值结果绘制在 Levey-Jennings 质控图上，通过观察检测值是否在可接受范围内、是否有突然上升或下降等监测检测系统的性能。下面举例说明 SARS-CoV-2 核酸检测实验室对 Levey-Jennings 质控图的使用及分析方法（表 9-3，图 9-1）。

表 9-3　**SARS-CoV-2 核酸检测室内质控数据**（针对 ORF 基因检测结果）

测定批	测定结果（Ct 值）
1	33.39
2	34.15
3	33.12
4	33.53
5	33.93
6	33.38
7	33.89
8	33.12
9	34.38
10	33.53
11	34.13
12	33.38
13	33.80
14	33.34
15	34.72
16	33.38
17	34.38
18	32.98
19	34.11
20	33.16
21	33.45
22	33.27
23	34.19
24	33.33
25	33.51
26	33.21
27	33.38

续表

测定批	测定结果（Ct 值）
28	33.10
29	33.34
30	33.27
基线测定均值（$\bar{X}$）	33.60
标准差（s）	0.4628

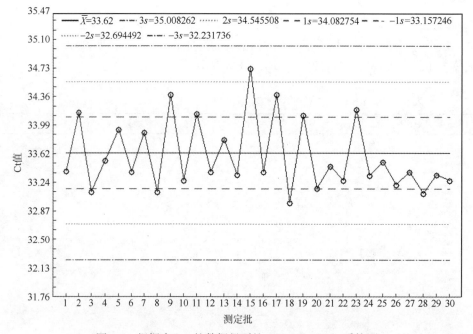

图 9-1 根据表 9-3 的数据得到的 Levey-Jennings 质控图

根据表 9-3 数据绘制图 9-1，从图 9-1 可见，自第 1 批至第 23 批测定，变异为正常的波动，第 24～30 批，测定结果位于均值一侧，可能存在测定的准确性问题，有系统误差存在，第 15 批变异超过 $2s$，告警，但后面未出现异常情况，可能是随机误差导致，通过观察同批检测的临床标本，没有明显异常，报告发出。因目前国内已经获得批准的 SARS-CoV-2 核酸检测试剂盒多针对多基因检测（2 或 3 个基因），因此实验室可同时分析针对不同基因的室内质控样本检测数据。

4. 质控图中应该包含的信息 室内质控数据是临床实验室用来控制试剂测定过程的，因此需详细记录结果和测定的详细情况，室内质控图至少应包括但不限于以下信息：①时间范围（如按月计算）；②测定项目名称、测定方法和仪器型号；③试剂名称和批号；④质控品来源、名称、批号；⑤质控图的平均值和控制限线条；⑥质控图中每个数据点的日期及数据；⑦本月质控品的均值、标准差、变异系数；⑧进行质控操作的技术人员和科室负责人签名等。

（三）假阳性的统计质控方法

实验室可将每次日常检测的阳性率比值作为计算依据，而进行假阳性的统计质控。针对每次日常检测的阳性率比值是否呈正态分布，有两种方法。当每次日常检测的阳性率比值具有正态分布的特征时，可采用日常结果阳性率比值计算阳性率比值的均值（$\bar{X}$）和标准差（s），并绘制 Levey-Jennings 质控图的方法，如果某次阴性质控样本为阴性，测定阳性率比值超过+3s，则为失控（1_{+3s} 规则），如超过+2s，则为"告警"（1_{+2s} 规则），如在 3 次连续的测定中有 2 次"告警"，则为"污染"检测失控（3_{+2s} 规则）。上述质控规则，假失控概率≤0.3%（根据 1_{+3s} 的 99.7%的额可信度），失控时，所有阳性结果不能发出，需在增加 1 倍阴性质控样本的情况下重做，并查找原因。在一般医院临床实验室，针对某些常规检测项目，如乙型肝炎病毒 DNA、丙型肝炎病毒 RNA、结核杆菌 DNA 等，服务的人群通常不会有很大变化，日常阳性率比值具有正态分布特性，可采用该方法进行实验室假阳性质控。针对 SARS-CoV-2 核酸检测，目前国内检测的一般人群阳性率非常低，可能连续多日都不会出现阳性结果，阳性率比值不符合正态分布，如每次日常检测的阳性率比值为非正态分布，则可以采用直接概率计算法，即通过直接计算出每天的日常患者结果中阳性率出现的概率，看其是否为小概率事件（＜5%），如为小概率事件，则判为失控，这是因为在统计学上，事件发生的概率＜5%时被称为统计学的小概率事件，发生小概率事件时，就有可能存在误差，需要对其进行原因分析[6]。

　　概率计算有以下几种模式：①二项式分布的概率计算；②泊松分布概率计算；③标本间交叉污染概率计算。每种模式都有相应的计算公式。人群中阳性率较高的检验项目可采用二项式分布概率计算法，对于目前国内现行 SARS-CoV-2 核酸检测项目来说，除了收治 COVID-19 患者的定点医院，其他检测机构的结果阳性率极低，但每天样本量大，使用泊松分布来估计二项式分布是一种简便的方法。例如，武汉某实验室中，每天 SARS-CoV-2 核酸检测结果的阳性率约为 0.03%，则在 500 个样本中出现 2 个阳性结果的概率，根据泊松分布，可使用公式 $P_{X=k}=\dfrac{(np)^k e^{-np}}{k!}$ 计算概率，此时，n=500，p=0.0003，k=2，np=0.15，计算得 $P_{X=2}=\dfrac{(0.15)^2 e^{-0.15}}{2!}=0.00968$。另外，在检测阳性率极低的情况下，如果连续出现阳性结果，则可能出现样本间的交叉污染，样本间交叉污染的概率计算公式为 $P=\dfrac{n-r+1}{n!/r!(n-r)!}$，其中 n 为当次实验室检测标本数，r 为连续出现阳性的个数，根据该公式，日常检测项目，如乙型肝炎病毒 DNA，每个 96 孔板中，连续出现 2 个阳性结果的概率不会超过 3 次，否则为失控，对于 SARS-CoV-2 核酸检测项目来说这个失控原则同样适用，但实际上出现概率应更低。当考虑为污染时，则所有阳性标本均需在增加 1 倍阴性质控样本的情况下重做。综上，因为 SARS-CoV-2 核酸检测阳性率极低，每次检测但凡出现阳性结果，尤其是弱阳性结果，均需要重新复核检测，必要时重新严格采样后再检测，才能发出检测报告。

（四）失控原因分析及处理措施

　　失控产生的原因可能是系统误差。例如：质控样本保存不当使检测值发生变化；使用不同批号的质控样本，但未及时更新检测值；试剂问题，如使用不同批号的试剂，因运输、保存、使用不当或污染使试剂变质[如 Taq DNA 聚合酶和（或）逆转录酶失活、探针的标记效率降低、核酸提取试剂提取效率降低等]；加样器密封性不好而漏液使加样或加试剂减少，导致测定结果统一偏高或偏低；扩增仪孔间温度不均一、孔内温度偏高或偏低；自动核酸提取系统对各位置样本的提取效率不一致；使用的离心管等耗材有扩增抑制物等。也可能是随机误差，如操作误差（如人员更换）、实验条件改变、核酸提取中靶核酸丢失或抑制物残留、RNA 降解、扩增产物污染、核酸提取过程中发生的标本间的交叉污染等。有些误差会导致阳性质控样本失控，而有些误差则会导致阴性质控样本失控。此外，工作中的错误也可能会引起失控，如工作人员未按正确操作流程进行试验过程而引起的失控（如试剂用错、质控样本的位置放错、试剂被人为污染等）。

当发现一次测定未能达到质量标准时，应探查失控的原因，而并非单纯通过重测质控样本或使用新的质控样本，如果在控就认可，在这种情况下发出报告存在很大的风险。一旦发生失控，应按以下流程处理：①观察质控样本和临床标本结果，或根据质控规则（如使用多规则质控规则），确定误差类型；②分析失控原因；③针对失控的直接原因，采取相应措施；④重测质控样本和临床标本，确认失控问题是否已解决；⑤详细记录失控处理过程，填写失控记录；⑥根据所确定的失控原因，采取纠正措施，并通过修订相应的 SOP 及对人员进行培训等防止同样的问题出现第二次（预防措施）；⑦定期回顾，提高工作质量。关于核酸检测中如何分析阳性质控样本和阴性质控样本失控原因的具体流程请参见《实时荧光 PCR 技术》[6]。

失控记录必须清楚、完整，且及时地记录失控问题及其判断（接受或拒绝等）、失控原因分析方法、纠正措施和预防措施等。至少应包括但不限于如下信息：失控日期、失控项目、失控规则、失控原因分析、纠正措施、验证记录和结论、预防措施、操作者和审核者签字、负责人签字。实验室可通过设计记录表格来记录相关的信息（示例见表 9-4）。这些记录给实验室提供检测过程及其在不同状态下的性能，实验室要每天、每周、每月回顾 IQC 记录。

表 9-4　临床 PCR 实验室核酸检测失控记录

失控项目			质控样本批号		
失控日期	预期值	检测值	检测者	质控规则	接受或拒绝
失控原因分析：					
纠正措施：					
预防措施：					
验证记录和结论：					
操作者： 　　年　月　日		审核者： 　　年　月　日		负责人： 　　年　月　日	

（五）性能指标的长期监测

除了将 IQC 数据作为日常质控外，实验室还应定期（如每月）监测关键性能指标的长期变化趋势，如检测的临床标本数量和标本类型、结果无效的标本数量、标本拒收比例、室内质控失控百分比、EQA/PT 结果及合格情况、周转时间等，并对每月质控数据进行分析总结，通过及时分析总结质控结果，发现存在的问题，并进行持续改进。

第二节 室间质量评价

IQC 确保 SARS-CoV-2 核酸检测实验室室内检测质量的重复性，实验室可通过 IQC 监测和控制实验室 SARS-CoV-2 核酸检测的精密度。而 EQA/PT 是 IQC 的补充，可以评价实验室常规检测 SARS-CoV-2 核酸的准确度，即通过 EQA/PT 将本实验室的 SARS-CoV-2 核酸检测性能与同类实验室进行比较，使各实验室的测定结果具有可比性。其做法与通常的 EQA/PT 做法相同：组织者每隔一段时间向参加实验室发送一定数量的具有良好特性的统一质控样本，参评实验室将质控样本当作患者样本对待，用实验室常规使用的方法进行检测，然后对结果进行分析、比较，并在一定时间内用统一的格式将结果反馈给组织者，由组织者进行统计分析，对参评实验室核酸检测结果、核酸检测方法、试剂和仪器等归纳总结，并发放 EQA/PT 报告供参评实验室参考，促进参评实验室核酸检测质量持续改进。

（一）SARS-CoV-2 核酸检测 EQA/PT 样本

组织者在选择 EQA/PT 样本时应考虑如下因素：样本的稳定性和均一性、传染风险性、是否同试验的临床应用相适应等。在理想的情况下，发放的样本能够尽可能模拟真实的患者临床样本，如可使用来自患者的临床标本，但是这需要在能够获得足够的满足质评需求的患者标本从而保证质评样本均匀一致的前提下。同其他分子诊断项目类似，SARS-CoV-2 核酸检测 EQA/PT 可以考虑其他类型的质控样本，如患者样本、纯化的 DNA 或 RNA、基因工程构建的样本等，不同类型的样本都有其各自的优缺点（表 9-5）[14]。

表 9-5 不同来源的 EQA/PT 样本的比较

样本来源	示例	优点	缺点
患者样本	咽拭子、肺泡灌洗液	更能代表真实的临床标本；可以评价提取方法；与临床标本基质一致；病毒基因序列完整	难以获得；潜在的不稳定性；潜在的传染风险
从临床样本中获得	提取的 RNA	比临床样本稳定；可以稀释获得不同浓度的样本；通常不具有传染风险；病毒基因序列完整	难以获得；不能评价提取方法；与临床标本基质不一致；RNA 可能会降解
培养的细胞	培养的感染病毒的永生化细胞	更加稳定；可以稀释获得不同浓度的样本；病毒基因序列完整，容易获得	可能发生突变；与临床标本基质不一致；潜在的传染风险
基因工程质控品	稳定的 RNA（如噬菌体病毒样颗粒）、质粒克隆和扩增产物	RNA 序列明确；价格相对便宜；制备方法相对简单；易于重复制备；没有传染风险；稳定	非"真实性"样本；基质不同；可能不包含全部的基因序列；质粒克隆和扩增产物不能评价提取方法；实验室污染的风险

SARS-CoV-2 核酸检测 EQA/PT 项目的组织者也要根据临床实际情况和权衡各类样本的优缺点选择合适的质评样本类型，并考虑如下因素：①不存在不可避免的传染危险，这一点十分重要，这对于可通过呼吸道传播的 SARS-CoV-2 的核酸检测 EQA/PT 是优先要考虑的问题，因此如果使用可能能有传染风险的质评样本一定要预先进行灭活处理，使其没有 SARS-CoV-2 及其他已知的病原体的传染危险。②样本的基质与临床患者标本尽量一致，SARS-CoV-2 核酸检测使用的临床标本类型主要为上呼吸道标本（如鼻咽拭子、咽拭子等）和下呼吸道标本（如深咳痰液、肺泡灌洗液、支气管灌洗液、呼吸道吸取物等），质评样本的基质难以做到与其一致，这时可采用生理盐水、细胞培养液等作为替代基质。③样本的浓度与临床检测相适应，如文献发表数据表明，呼吸道和非呼吸道样本中 SARS-CoV-2 载量平均为 3.21×10^4copies/ml，呼吸道样本中病毒载量平均为 4.33×10^4copies/ml[15]。另一项研究表明，痰液样本浓度较高（中位数为 7.52×10^5copies/ml），咽拭子样本浓度较低（中位数为 7.99×10^4copies/ml）[16]。设计质评样本浓度时要基本符合临床样本中病毒载量的情况。另外需根据临床上常见的浓度范围及通用的试剂盒或方法的测定下限设计质评样本，目前 SARS-CoV-2 核酸检测的商品试剂盒宣称的检测下限范围为 100～1000copies/ml，检测目标区域涉及 ORF1ab、N、E、RdRp 等区域，设计质评样本时要考虑试剂的检测下限，如使用合成的质控样本时要尽可能包括更多的基因区域。④样本要均一和稳定。每个参评实验室接收到的样本浓度和待测核酸及基质应是完全一致的，并且在发放的条件下稳定，不会发生降解，如果稳定性实验表明样本无法满足室温邮寄需求，则要使用冷链运输方法，以保证实验室接收的样本没有因为不稳定而发生变化。在样本设计时要包括不同类型样本的组合，包括 1～2 份强阳性（观察 SARS-CoV-2 核酸定性测定时实验室对阳性样本的基本检测能力）、1～2 份弱阳性（观察实验室由样本中病毒核酸浓度低导致假阴性的情况和检测的敏感性）、1～2 份阴性（观察参评实验室因为"污染"发生假阳性的情况）、2～3 份中等阳性（可为同一浓度，观察参评实验室测定的重复性）样本。此外，因为 SARS-CoV-2 基因序列同其他冠状病毒序列的同源性，如与 SARS-CoV 和 MERS-CoV 基因序列相似度分别为 79% 和 50%，还可以考虑加入含有其他病毒序列的干扰样本，观察商品试剂盒和实验室自建试剂测定的分析特异性。上述各类样本可在一次质量评价中都包括在内，也可以根据目的分次进行。

（二）质量评价样本的靶值

目前 SARS-CoV-2 核酸检测报告的是定性测定结果，即阴性或阳性。EQA/PT 样本的靶值应为明确的阴性或阳性。可以使用多家较好的试剂盒检测确认，但需注意使用试剂盒检测确认时靶值与试剂盒的测定限有直接关系，并不是绝对的。更好的方法是采用数字PCR确定，可以直接确定样本中的病毒拷贝数，便于配制不同浓度的样本，满足对敏感性、重复性的考察需要。

（三）参评实验室质量评分的评价方法

通常来说，对参评实验室的评分根据其与其他实验室得分之间的关系，可分为绝对评分和相对评分两种模式。绝对评分就是根据已定的靶值（预期结果）对参评实验室测定的每份质评样本计分,然后再计算该次质量评价的总分。相对评分则是将参评实验室质量评价得分与所有参评实验室的平均分进行比较,观察其得分在全部参评实验室中所处的位置。因为 SARS-CoV-2 核酸检测结果的正确性在疾病防控工作中起到重要作用,EQA/PT 需考察实验室检测的绝对能力,而并非与总体的相对比较,因此只能使用绝对评分方法。一般的定性测定绝对评分方法,按照所有质评样本的测定结果与预期结果的符合率达到80%以上时,可判为合格。计算公式:(某项目测定结果可接受样本数/某样本项目总数)×100=本次项目测定得分。而 SARS-CoV-2 核酸检测 EQA/PT 的绝对评分应与一般的定性测定的绝对评分不同,预期结果为阴性的样本(包括其他冠状病毒阳性样本)均不可以出现假阳性,预期结果为阳性的样本均不可以出现假阴性(判定时根据实验室所用试剂和方法的检测限),完全相符才能判定为合格。

(四)对测定技术的评价

EQA/PT 的一个重要内容是对测定技术的评价,包括测定方法、仪器和试剂等方面的评价。在定性测定中,通常的做法是,对参评实验室分别按照所用的测定方法、仪器和试剂等进行分组,同时计算每一种测定方法、仪器和试剂对每一份质量评价样本的测定符合情况,便于相互比较。可比较测定技术的阴性符合率(特异性)、阳性符合率(敏感性)、总符合率。如果在 EQA/PT 样本中加入可能会影响测定的干扰因素,如加入含有其他病毒基因序列的样本,可仔细评价不同测定技术,尤其是测定试剂引物和探针的特异性。

(五)目前已开展的 SARS-CoV-2 核酸检测 EQA/PT 计划

联防联控机制综发〔2020〕152 号文件[4]要求各省级卫生健康行政部门要组织辖区内开展 SARS-CoV-2 检测的医疗机构分批参加室间质评,保证每家机构至少参加 1 次室间质评并合格;室间质评结果不合格的,不允许开展 SARS-CoV-2 核酸检测;国家卫生健康委临床检验中心要持续组织开展室间质评工作,并做好相关技术指导和支持。目前,国家卫生健康委临床检验中心已经于 2020 年 3 月和 6 月分别组织了第一次和第二次全国范围的 SARS-CoV-2 核酸检测室间质量评价,参加的实验室包括疾病预防控制中心、二级或三级公立医疗机构、独立医学实验室、试剂研发厂家等。第一次室间质评总体看来,实验室检测情况良好,合格实验室所占比例为 83.1%(701/844)。质控样本采用国家卫生健康委临床检验中心制备的基因工程方法建立的无生物传染危险性噬菌体病毒样颗粒模拟样本,样本内含 SARS-CoV-2 基因序列,适用于截至质评活动结束时 NMPA 的 SARS-CoV-2 核酸检测试剂、19 种未批准的商品化试剂和 32 家不同实验室自建方法。评价了实验室对 SARS-CoV-2 核酸检测的能力,重点考察实验室检测的分析性能,包括分析敏感性和分析特异性。在本书成稿之时,国家卫生健康委临床检验中心已开展了第二次全国 SARS-CoV-2 核酸检测的室间质量评价。另外,一些省级临床检验中心也开展了本省的室间质量评价活动。

目前,国际上一些机构也相继开展了 SARS-CoV-2 核酸检测的 EQA/PT 活动,具体信息可登录相应网站获得,见表 9-6。

表 9-6　国际上开展的一些 SARS-CoV-2 核酸检测 EQA/PT 活动

开展机构	EQA/PT	国家	样本数量（例）	网址
QCMD	EQA	英国	6	https://www.randox.com/coronavirus-qcmd
INSTAND	EQA	德国	6 至 8～9	https://www.instand-ev.de/en/eqas/eqa-program.html
LGC	PT	英国	—	https://www.labmate-online.com/news/laboratory-products/3/lgc-group/coronavirus-proficiency-test-offers-laboratories-quality-assurance/51999
CAP	PT	美国	—	https://www.thepcpi.org/NEWS/502907/COLLEGE-OF-AMERICAN-PATHOLOGISTS-LAUNCHES-QUALITY-CONTROL-PROGRAM-FOR-COVID-19.HTM
IEQAS	EQA	爱尔兰	2～3	https://www.ieqas.ie/Covid-19-EQA-Scheme

（六）实验室如何通过 EQA/PT 结果进行质量持续改进

当临床实验室发现本室的 EQA/PT 结果与预期结果不符时该如何做呢？如何寻找造成问题的原因呢？临床实验室又如何通过 EQA/PT 结果进行质量持续改进呢？这些往往是使实验室人员感到困惑的问题。实验室一旦发现 EQA/PT 结果与预期结果不符或本实验室结果与使用相同方法或试剂的其他实验室存在较大差异（如对于 SARS-CoV-2 核酸检测 EQA/PT 中的弱阳性质评样本其他实验室检出而本实验室未检出），应对可能存在问题进行分析，可按以下流程处理：①观察出现问题的质控样本结果，确定存在问题；②分析原因；③针对直接原因采取相应措施；④重测质控样本，确认问题是否已解决；⑤详细记录处理过程，填写记录；⑥采取预防措施，提高工作质量。可通过设计对不符合的 EQA/PT 结果分析的核查表，逐项核查可能导致问题的原因，实际上也是对人、机、料、法、环各要素的核查，示例见表 9-7[17]。

表 9-7　某 PCR 实验室对不符合的 EQA/PT 结果的分析

对不符合的 EQA/PT 结果的分析

EQA/PT 项目名称：　　　　　　　　　　　　检测日期：

与结果不符合的样本编号：

请回答如下问题：

（1）接收到的 EQA/PT 样本状态是否良好？是　　　　否

　　如为否，请详细说明：

（2）问题是否与下列原因相关

　　与书写录入相关的错误

　　　错误的单位或错误的小数点

　　　不同编号样本结果混淆

　　　结果漏填

　　　回报结果时选择了不正确的方法代码

　　　回报结果时选择了错误的试剂代码

　　　计算机键入或数据输入错误

　　　不理解填报系统

　　　上传结果前未进行最后核查

　　　其他文书工作（请注明）：

与样本处理相关的问题

样本混淆

质评样本检测前未充分混匀

冻干样本复融的错误

质评样本的准备或储存不当

没有遵守质评活动安排上的说明处理样本

样本交叉污染

样本稀释错误

处理样本后检测延迟

其他问题（请说明）：

与方法和试剂相关的问题

使用过期的试剂

试剂配制错误

方法缺乏敏感性/特异性

方法未经内部验证

试剂性能有问题

试剂更换批号未经过质检

质评样本检测结果解释错误

其他问题（请说明）：

方法问题

选择了不正确的检测方法，没有标准操作程序

没有遵循标准操作程序

不足或不适当的质量控制程序

其他问题（请注明）：

实验室环境和仪器设备问题

实验室环境的改变（温度、湿度等）

仪器设备维护不当

不正确的仪器校准

移液器加样不准

没有按厂家的说明书使用提取仪和扩增仪

仪器发生重大故障后没有进行校准

设备功能问题

设备故障

仪器数据处理功能的问题

没有观察到测试系统/设备的问题

核酸提取时之前残留的标本污染

仪器软件错误

全自动核酸提取仪样本抽吸不足

使用的耗材未经过质检

其他问题（请说明）：

组织因素

人员配备不足

人员培训不足

员工知识储备不足或无法将知识应用于实际情况

未能确保所有员工都能掌握现场情况

与轮岗员工沟通不足

协调不足（认为是别人做的）

监督不足

缺乏组织意识或优先级

其他组织因素（请说明）：

（3）在收到调查结果后是否对原样本进行了复验？　否　　是

如果是，描述发现：

（4）是否要求更换样品并重新检测？　否　　是

如果是，描述发现：

（5）描述（2）中发现的问题：

（6）对问题调查的评论：

（7）如果已知，指出问题的根本原因

（8）描述所采取的纠正措施：

（9）描述所采取的预防措施：

填表人：	日期：	负责人：	日期：

　　综上所述，为了保证 SARS-CoV-2 核酸检测结果的准确性和报告发出的及时性，就必须有严格的实验室管理体系，实验室需采取必要的一系列有计划的质量控制措施。质量保证覆盖分析前、分析中和分析后各个环节，可以说，检测全过程的各个环节就像一张三条腿的凳子，缺一不可，任何一个环节出现问题都会导致最后检测结果的错误。IQC 也不再是传统意义上仅仅通过外加室内质控品对测定分析步骤即样本处理、核酸扩增和产物检测进行控制，而是覆盖了人、机、料、法、环各个要素。采用统计学方法对核酸检测进行过程控制仍然是 IQC 的重要环节，实验室应根据自身特点选择适当的统计质控方法。EQA/PT 作为 IQC 的补充，是质量保证不可缺少的组成部分，目前 SARS-CoV-2 核酸检测方法多样，不同试剂对靶区域的选择不尽相同，判定规则也相应不同，实验室测定结果间缺乏一致性，EQA/PT 的组织实施，将促进 SARS-CoV-2 核酸检测的标准化。简言之，实验室应该做正确的质量控制，并把正确的质量控制做正确。

（张　括）

参 考 文 献

[1] 中华人民共和国卫生健康委员会. 国家卫生健康委办公厅关于印发新型冠状病毒肺炎防控方案（第五版）的通知. 国卫办疾控函〔2020〕156 号.http：//www.nhc.gov.cn/jkj/s3577/202002/a5d6f7b8c48c451c87dba14889b30147.shtml，2020-02-21，2020-07-20

[2] Assuring quality COVID-19 test results：quality control and external quality assurance strategies.ASLM. https：//aslm.org/wp-content/uploads/2020/05/Assuring-quality-test-results-short-version-pdf.pdf，2020-7-20

[3] Quality Control：An Important Success Factor in Nucleic Acid-Based Analysis. https：//www.americanlaboratory.com/，2014-04-01，2020-07-20

[4] 国务院应对新型冠状病毒肺炎疫情联防联控机制综合组. 关于进一步做好疫情期间新冠病毒检测有关工作的通知. 联防联控机制综发〔2020〕152 号，http：//www.gov.cn/xinwen/2020/04/19/content_5504227.htm，2020-4-18，2020-07-20

[5] Internal quality control in routine analysis. https：//www.rsc.org/images/internal-quality-control-routine-analysis-technical-brief-46_tcm18-214818.pdf，2020-07-20

[6] 李金明. 实时荧光 PCR 技术. 北京：人民军医出版社，2007

[7] 中华人民共和国卫生健康委员会. 国家卫生健康委办公厅关于医疗机构开展新型冠状病毒核酸检测有关要求的通知. 国卫办医函〔2020〕53 号. http：//www. nhc.gov.cn/zcfg/list.shtml，2020-01-22

[8] Valentine-Thon E. Quality control in nucleic acid testing--where do we stand? J Clin Virol，2002，Suppl 3：S13-21

[9] Fleige S，Pfaffl MW.RNA integrity and the effect on the real-time qRT-PCR performance. Mol Aspects Med，2006，27（2/3）：126-139

[10] Pan Y，Long L，Zhang D，et al.Potential false-negative nucleic acid testing results for severe acute respiratory syndrome coronavirus 2 from thermal inactivation of samples with low viral loads.Clin Chem，2020，66（6）：794-801

[11] Dong L，Yoshizawa J，Li X. Nucleic acid isolation and quality control methods Mol Biol，2019，1897：325-343

[12] 莫茜，秦炜，傅启华，关明. 正确认识新冠病毒核酸检测的影响因素. 中华检验医学杂志.2020，43. http：//rs.yiigle.com/yufabiao/118.htm. DOI：10.3760/cma.j.issn.1009-.2020.0002.[网络预发表].

[13] Westgard J O. Basic Qc Practice. 4th ed.Amsterdam：Elsevier，2016

[14] CLSI. MM14-A2.Design of molecular proficiency testing/external quality assessment：approved guideline.2nd ed. www.clsi.org，2020-02-03

[15] Chan JF，Yip CC，To KK，et al. Improved molecular diagnosis of COVID-19 by the novel，highly sensitive and specific COVID-19-RdRp/Hel real-time reverse transcription-polymerase chain reaction assay validated in vitro and with clinical specimens. 2020，58（5）：e00310-20

[16] Pan Y，Zhang D，Yang P，et al. Viral load of SARS-CoV-2 in clinical samples. The Lancet Infectious diseases. Lancet Infect Dis，2020，20（4）：411-412

[17] Clinical and Laboratory Standards Institute. The key to quality.the fundamentals for implementing a quality management system（QMS）in the clinical laboratory. www.clsi.org，2020-05-04

第十章

核酸检测的结果分析、报告与解释

SARS-CoV-2 核酸检测结果分析包括原始数据分析、结果有效性分析及标本的结果判读和复检。以应用最为广泛的实时荧光逆转录聚合酶链反应（reverse transcription-polymerase chain reaction，RT-PCR）为例，在原始数据分析中，需进行基线（baseline）设定、阈值（threshold）设定和 Ct 值分析，这是整个结果分析过程的基础。结果有效性分析是结果分析中重要的质量控制点，即根据阳性质控和阴性质控检测结果判断本批次标本的结果有效性。在标本结果有效的情况下，对内对照（internal control）和标本检测结果进行判读以确定标本的定性结果和是否需要复检。目前国家药品监督管理局（National Medical Products Administration，NMPA）批准和美国食品药品监督管理局（Food and Drug Administration，FDA）紧急使用授权（emergency use authorization，EUA）的核酸检测试剂，总体来说，阴性判定方法都是靶区域阴性且内对照阳性时判阴性；由于不同试剂盒检测靶区域、设计的引物探针不同，对于阳性结果的判读规则有所不同；复检规则的启动时机包括 Ct 值在某一区间、多靶区域没有同时阳性、所有靶区域和内对照均阴性等情况。

SARS-CoV-2 核酸检测的结果报告内容包括基本信息和特定信息，其中基本信息包括患者信息、标本信息、检测项目信息和实验室信息 4 个方面的内容，特定信息包括检测方法信息、核酸检测结果报告与解释和进一步检测的建议。实验室应重视对检测过程的记录，以保证结果报告的可追溯性。在工作量大的情况下，建议实验室采用电子信息系统，这样更便于实现记录的完整性和查询的便捷性。

SARS-CoV-2 核酸检测假阳性和假阴性都可能出现。出现假阳性结果有两个原因，一是以往扩增产物气溶胶产生的 PCR 实验室污染；二是操作过程中和阳性标本产生的交叉污染。防污染的措施包括实验室严格分区及工作程序的遵守、化学方法、扩增产物的修饰和采用阴性质控品监控等。在 SARS-CoV-2 流行率非常低的情况下，对于核酸检测中出现的偶然阳性结果，实验室人员需要警惕实验室污染导致的假阳性，并对该阳性结果进行确认。被感染者的细胞中有一定量的病毒、采集标本时采集到含有病毒的细胞、可靠的体外诊断试剂和规范的临床实验室是核酸检测能发现感染者的 4 个必要条件，因此，这 4 个环节的问题均可能造成假阴性结果。本书核酸检测篇中各章的内容均是从多个方面讨论如何避免假阳性和假阴性问题，以保证核酸检测得到可靠的结果，这也是本书核酸检测篇的核心意义和价值所在。

掌握 SARS-CoV-2 核酸检测的结果分析过程、结果报告与解释的规范内容，是临床实验室开展 SARS-CoV-2 核酸检测必不可少的。因此，本章将以 NMPA 批准和美国 FDA EUA 批准的核酸检测试剂为例，重点介绍 SARS-CoV-2 结果分析过程、结果报告与解释内容，并对核酸检测假阳性和假阴性问题提出应对策略。

第一节　SARS-CoV-2 核酸检测的结果分析

SARS-CoV-2 核酸检测的数据分析是获得核酸检测结果的重要环节，在第五章中，我们介绍了 SARS-CoV-2 核酸检测的方法主要包括基于实时荧光 RT-PCR 扩增和等温扩增两种方式，无论是哪种方式，结果分析总体上可以包括原始数据分析、该批次结果有效性分析、样本的结果判读和复检。为更好地说明每个步骤，我们以目前临床上最常用的实时荧光 RT-PCR 法为例进行介绍（图 10-1）。由于目前很多基层医院开展核酸检测，我们在这部分将结合国内某厂家的试剂盒说明书，尽可能以通俗、可操作性的方式来说明如何进行结果分析。

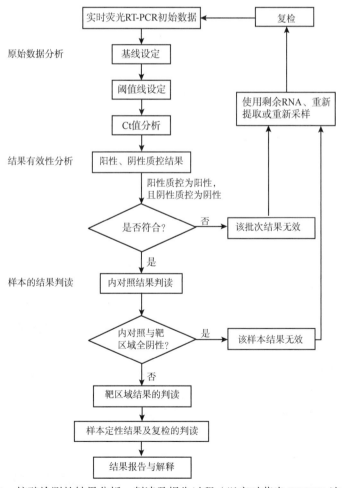

图 10-1　核酸检测的结果分析、判读及报告过程（以实时荧光 RT-PCR 法为例）

一、原始数据分析

实时荧光 RT-PCR 法的原始数据分析，就是将该批次临床样本产物分析中，每个循环检测到的荧光值转化为可以判定阴阳性的数值。这个环节是结果分析的基础。

（一）试剂盒说明书

我们在实时荧光 RT-PCR 法核酸检测试剂盒说明书中通常会看到如下描述。

【结果分析】（请参照各仪器使用说明书进行设置，以 **ABI 7500 仪器为例**）

反应结束后自动保存结果，根据分析后图像调节 Baseline 的 Start 值、End 值及 Threshold 值（用户可根据实际情况自行调整，Start 值可以在 3～15、End 值可设在 5～20，在 Log 图谱窗口设置 Threshold 的 Value 值，阴性质控品的扩增曲线平直或低于阈值线），点击 Analysis 自动获得分析结果，在"Report"窗口读取检测结果。

（二）数据分析过程

不同实时荧光 RT-PCR 仪由于分析软件的差异，具体数据分析过程会有所不同，但是上述基线设定、阈值线确定和 Ct 值分析是必需的 3 个环节。基线、阈值和 Ct 值也是数据分析中最为关键的基本概念。

1. **基线** 在实时荧光 RT-PCR 的线性基线期，反应开始到 10～15 个循环，是 PCR 的起始阶段，扩增产物很少，产生的荧光信号相对于 40 个或 45 个扩增循环后的荧光信号极低，可视为非特异背景荧光。在实时荧光 RT-PCR 数据分析时，通常需要设定采集基线荧光的扩增循环区间，将该区间的荧光作为荧光的基线值。实验室人员可以把基线采集理解为获得一个荧光背景值。

如试剂盒说明书中要求："根据分析后图像调节 Baseline 的 Start 值、End 值"，"Start 值可以在 3～15、End 值可设在 5～20"，这就是试剂盒对基线设定的要求。3 个循环以后，荧光信号值更为稳定；20 个循环以后，扩增反应可能已经达到指数期初期，荧光信号值开始快速升高，这部分荧光不适合作为基线计算。因此试剂盒通常建议 Start 值在 3 个循环以后，End 值在 20 个循环以前[1]。图 10-2（见彩图 10）是 ABI 7500 厂商提供的基线设定示意图，可以看到，当基线采集设定在 2～4 个循环时，荧光值去除本底不足；当基线采集设定在 5～16 个循环时，荧光曲线的变化更为清晰。图 10-3（见彩图 11）是某实验室 SARS-CoV-2 实时荧光 RT-PCR 的检测结果，同样可以看到，当基线采集设定在 3～6 个循环时，荧光值去除本底不足，当基线采集设定在 5～16 个循环时，荧光曲线的变化变为清晰（图中阈值线尚未最终设定，两条暂时设定的阈值线为同一数值）。

2. **阈值** 是实时荧光 RT-PCR 非常重要的一个参数，表示统计学上比背景明显升高的荧光信号。通常以基线的荧光信号作为荧光本底信号，在基线荧光信号的标准差的 10 倍位置设定阈值线[1]，即 threshold=10×SD（baseline）。所以，我们可以看出，只有先采集了基线，才能得到阈值，因为阈值是根据基线计算得出的。SARS-CoV-2 核酸检测试剂通常

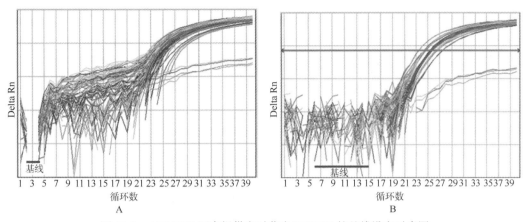

图 10-2　ABI 7500 厂商提供实时荧光 RT-PCR 的基线设定示意图

A. 当基线采集设定在 2~4 个循环时，荧光值去除本底不足；B. 当基线采集设定在 5~16 个循环时，荧光曲线的变化
变为清晰

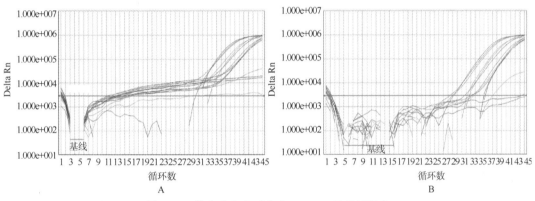

图 10-3　某实验室实时荧光 RT-PCR 的基线设定

A. 当基线采集设定在 3~6 个循环时，荧光值去除本底不足；B. 当基线采集设定在 5~16 个循环时，荧光曲线的变化
变为清晰

包括 1~3 个靶区域和内对照，因此即使只检测一个靶区域，试剂最少也要使用 2 个荧光
通道。这里需要强调的是，基线设定、阈值线设定都是基于每个荧光通道进行的，尽管
分析软件可以同时采集所有荧光通道的基线并计算阈值，但是实验室需要对每个靶区域
和内对照的阈值线进行分别确认，主要确认的是阈值应处于指数扩增期的初期。图 10-4
（见彩图 12）是 ABI 7500 厂商提供的阈值线设定示意图，可以看到，当阈值线未按照要
求设定和设定在指数期初期时，部分标本得到完全不同的阴阳性结果；图 10-5（见彩
图 13）是实验室 SARS-CoV-2 实时荧光 RT-PCR 检测结果，同样可以看到，当阈值线设
定在指数期初期时，阴阳性结果判定更为清晰。基线和阈值线的设定非常重要，因为这
些决定了临床标本的 Ct 值及阴阳性结果。

　　如试剂盒说明书中要求："根据分析后图像调节 Baseline 的 Start 值、End 值及 Threshold
值"，这其中提到的 Threshold 值及"在 Log 图谱窗口设定 Threshold 的 Value 值，阴性质
控品的扩增曲线平直或低于阈值线"，就是试剂盒对阈值设定的要求。这里我们需要讨论
一下，要求"阴性质控品的扩增曲线平直或低于阈值线"是正确的吗？如果在没有实验室

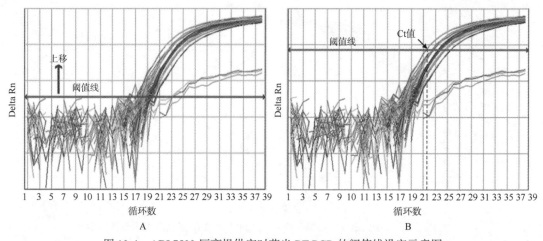

图 10-4　ABI 7500 厂商提供实时荧光 RT-PCR 的阈值线设定示意图

A. 当阈值线未按照要求设定时；B. 当阈值线正确设定在指数期初期，部分标本得到完全不同的阴阳性结果

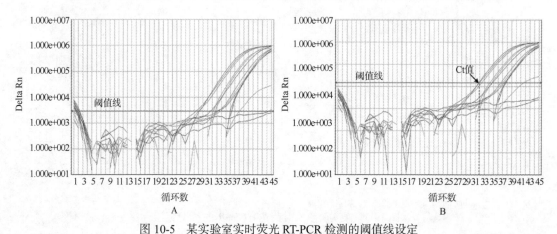

图 10-5　某实验室实时荧光 RT-PCR 检测的阈值线设定

A. 当阈值线未按照要求设定时，阴阳性结果的区分并不清晰；B. 当阈值线正确设定在指数期初期时，阴阳性结果判定
非常清晰

污染的情况下，阴性质控品是已知没有靶核酸的标本，这时不应当出现扩增曲线，那么阴性质控品的扩增曲线应该平直（即整个反应过程没有荧光值的升高），平直的曲线也表示荧光值始终处于基线水平，因此必然低于阈值线；但是，如果阴性质控品的扩增曲线出现上升，实验室应当警惕并排除污染的可能，而不是强行将阈值线设定高于阴性质控品的曲线。因此，阈值线最根本的是在基线的基础上设定，"阴性质控品的扩增曲线平直或低于阈值线"也是由于阴性质控品没有扩增，荧光值在基线水平，但由于污染的风险，"阴性质控品的扩增曲线平直或低于阈值线"不是绝对的。

3. Ct 值　核酸扩增结果的判读是基于核酸扩增曲线的 Ct 值（循环阈值）进行的，其含义为每个反应管内的荧光强度到达设定阈值所需的循环数。我们可以看出，只有设定了阈值，才能得到 Ct 值，因为 Ct 值是根据荧光强度超过设定阈值所需的循环数得出的（图 10-4，图 10-5）。

如试剂盒说明书中要求："点击 Analysis 自动获得分析结果，在 Report 窗口读取检测结果"，这里读取的结果就是 Ct 值。

二、结果有效性分析

结果有效性分析是指在临床标本产物分析中，评价该批次结果是否有效的过程。这个环节是结果分析的质量控制点。

（一）试剂盒说明书

某实时荧光 RT-PCR 法的试剂盒，采用 ORF1ab 和 N 基因作为扩增靶区域，N 基因探针采用 FAM 标记，ORF1ab 探针采用 VIC 标记，内对照探针采用 Cy5 标记。在试剂盒说明书进行如下描述。

> **【质量控制】**
> 阴性质控品：FAM 和 VIC 检测通道无明显扩增曲线，Cy5 通道有明显扩增曲线。
> 阳性质控品：FAM 和 VIC 检测通道有明显扩增曲线，Ct 值≤32，Cy5 通道有或无扩增曲线。
> 以上要求需在同一次实验中同时满足，否则，本次实验无效，需重新进行。

（二）结果有效性分析过程

在数据分析完成后，应首先分析的不是临床标本的结果，而是试剂盒阴性质控品和阳性质控品的结果，这一过程是对该批检测结果是否有效的最基本判断，因为试剂的质量、实时荧光 RT-PCR 仪的性能和反应体系配制等都有可能影响检测结果。但是，实验室需明确，试剂盒中的阴性质控品和阳性质控品如果是 DNA 片段（如质粒），不能监测核酸提取过程的有效性，仅代表扩增和产物分析过程是有效的。

1. **阴性质控品** 阴性质控品的检测结果应为阴性，如试剂盒说明书中要求，"FAM 和 VIC 检测通道无明显扩增曲线，Cy5 通道有明显扩增曲线"，即表示 ORF1ab 和 N 基因均无扩增，而内对照为正常扩增。

2. **阳性质控品** 阳性质控品的检测结果应为阳性，如试剂盒说明书中要求，"FAM 和 VIC 检测通道有明显扩增曲线，Ct 值≤32，Cy5 通道有或无扩增曲线"，即表示 ORF1ab 和 N 基因均应同时有扩增，且 Ct 值应≤32。因为标本中含有 SARS-CoV-2 核酸的量越多，荧光强度升高得越快，Ct 值也越小。因此在质控品浓度已知的情况下，如果 Ct 值超过 32，说明 PCR 反应效率过低，也表示本次反应有异常。Cy5 通道代表的是内对照，该试剂内对照和靶核酸为竞争性扩增，因此，当靶核酸为阳性时，Cy5 通道有或无扩增曲线。

除了试剂盒自带的阴性质控品和阳性质控品外，实验室还可以同时检测室内质控品（特别是涵盖提取过程的质控品）。我们可以看到，阳性质控品尽管可以监测该批反应的有效性，但是由于浓度较高（Ct 值≤32，实际浓度可能更高），因此不能及时发现问题。

采用弱阳性室内质控品，并基于 Ct 值建立统计学方法可以有效监测日常检测的重复性和再现性。

三、标本的结果判读和复检

每个标本的结果判读是决定临床标本核酸检测结果为阴性、阳性或需要复检的过程，是数据分析过程的最核心的部分。

（一）试剂盒说明书

某实时荧光 RT-PCR 法试剂盒，采用 ORF1ab 和 N 基因作为扩增靶区域，N 基因探针采用 FAM 标记，ORF1ab 探针采用 VIC 标记，内对照探针采用 Cy5 标记。试剂盒阳性判断值、结果判读规则和复检规则是结果判读过程最为关键的部分，该试剂说明书中的相关描述如下。

【阳性判断值】

利用 ROC 曲线法最终确定本试剂盒的 Ct 参考值为 40，内标 Ct 值为 40。

【结果判读】

1. 如果检测样品在 FAM 和 VIC 通道无扩增曲线或 Ct 值＞40，且 Cy5 通道有扩增曲线，可判读样品未检测到 SARS-CoV-2 RNA。

2. 如果检测样品在 FAM 和 VIC 通道 Ct 值≤40，且有明显的扩增曲线，可判读样品为 SARS-CoV-2 阳性。

3. 如果检测样品仅在 FAM 或 VIC 单一通道 Ct 值≤40，另一通道无扩增曲线，结果需复检，复检结果一致可判读样品为 SARS-CoV-2 阳性；复检均为阴性可判读为未检测到 SARS-CoV-2 RNA。

【检验结果的解释】

1. 每次实验均需检测阴性质控品、阳性质控品，质控品结果满足质量控制要求时方可进行检测结果的判定。

2. FAM 和 VIC 检测通道为阳性时，由于体系的竞争关系，Cy5 通道（内标通道）结果可能为阴性。

3. 内标结果为阴性时，若该检测管的 FAM 和 VIC 检测通道也为阴性，说明体系受抑制或操作失误，试验无效，需对该样品进行复检。

（二）标本的结果判读过程

不同的试剂盒阳性判断值、结果判读和复检规则都有所不同（表 10-1～表 10-3）[2, 3]，结果判读按照内对照结果的判读、各靶区域结果的判读、标本定性结果和复检判读来进行。

表 10-1 SARS-CoV-2 核酸检测试剂的结果判读规则（实时荧光 RT-PCR 法）

批准机构	分类	试剂厂家	(+) 判读规则				(-) 判读规则	复检规则	复检的判读规则
			ORF1ab	N	E	内对照			
NMPA	单靶标试剂	华大生物科技（武汉）有限公司	(+)	无	无	(±)	ORF1ab (-), 内对照 (+)	ORF1ab 呈 S 形扩增, Ct 值 >38; ORF1ab (-), 内对照 (-)	第一种情况: 若复检仍呈 S 形扩增, 判为阳性; 若无 S 形扩增且无 Ct 值, 内对照 (+), 判为阴性。第二种情况: 按初始判读规则进行
	双靶标试剂	上海捷诺生物科技有限公司	(+)	(+)	无	(±)	双靶均 (-), 内对照 (+)	单靶 (+)	双靶均阳性判为 (+), 单靶阳性判为 (-)
		中山大学达安基因股份有限公司	(+)	(+)	无	(±)	双靶均 (-), 内对照 (+)	单靶 (+)	复检结果一致判为 (+), 双靶均判为 (-)
		上海伯杰医疗科技有限公司	(+)	(+)	无	(+)	双靶均 (-), 内对照 (+)	单靶 (+), 内对照 (+)	痰液标本: 双靶均阳性判为 (+), 否则为 (-); 口鼻咽拭子: 建议采集痰液标本复检
		武汉明德生物科技股份有限公司	(+)	(+)	无	(+)	双靶均 (-), 内对照 (-)	ORF1ab 或 N 呈 S 形扩增且 38≤Ct 值<40, 内对照 (+); 单靶 (+), 内对照 (+)	双靶均阳性判为 (+), 否则判为 (-)
		北京金豪制药股份有限公司	(+)	(+)	无	(+)	双靶均 (-), 内对照 (-)	单靶 (+), 内对照 (+); ORF1ab/N/内对照均 (-)	痰液标本: 复检结果一致 ORF1ab/N 均 (+), 判为 (+), 否则判为 (-); 咽拭子标本: 建议采集痰液标本复检
		圣湘生物科技股份有限公司	ORF1ab/N 其中 1 个或 2 个(+)			(±)	双靶均 (-), 内对照 (+)	ORF1ab/N/内对照均 (-)	查找并排除原因, 重新采样复检, 若结果一致, 联系试剂公司
		江苏硕世生物科技股份有限公司	ORF1ab/N 其中 1 个或 2 个(+)			(±)	双靶均 (-), 内对照 (+)	ORF1ab/N 其中 1 个 2 个 37<Ct 值≤40	ORF1ab/N 单靶或者双靶 Ct 值且有明显 S 形且有明 为 37~40, 曲线呈增长期, 显指数增长期, 判为 (+), 否则判为 (-)

续表

批准机构	分类	试剂厂家	(+)判读规则 ORF1ab	N	E	内对照	(-)判读规则	复检规则	复检后的判读规则
NMPA	三靶标试剂	北京卓诚惠生生物科技股份有限公司	ORF1ab/N/E 其中2个或3个(+)			(+)	单靶(+)或三靶标(-)，内对照(+)	2个或3个靶标出现 38<Ct值<40	复检该靶标，若Ct值<40，且具有S形扩增曲线，则该靶标判为(+)；若Ct值≥40，则判为(-)，进而根据初始判读规则进行判读
		上海复星长征医学科学有限公司	ORF1ab/N/E 其中2个或3个(+)			(±)	单靶(+)，内对照(±)；三靶均(-)，内对照(+)	仅有ORF1ab(+)	复检结果ORF1ab仍为(+)，判为(+)，否则判为(-)
		迈克生物股份有限公司	ORF1ab(+)且N/E至少1个(+)			(-)	三靶均(-)	仅有ORF1ab(+)；ORF1ab(+)且N和或E(-)	第一种情况：复检结果一致判为(+)；第二种情况：若ORF1ab为(+)，其他N和(或)E(+)判为(+)，其他情况为可疑，需隔离复查
		上海之江生物科技股份有限公司	ORF1ab(+)且N/E至少1个(+)			(±)	三靶均(-)，内对照(+)	仅ORF1ab(+)；仅N/E单靶(+)	若ORF1ab(+)，判为(+)；若N/E单靶(+)，ORF1ab(-)，可能是其他近源的冠状病毒
FDA EUA	单靶标试剂	Quidel Corporation	(+)	无	无	(±)	ORF1ab(-)，内对照(+)	ORF1ab/内对照均(-)	重新提取RNA复检，若复检结果一致，考虑重新采集标本
		Primerdesign, Ltd.	(+)	无	无	(±)	ORF1ab(-)，内对照(+)	ORF1ab(-)，内对照(-)	重新采样或提取RNA复检
		BGI Genomics Co., Ltd.	(+)	无	无	(±)	ORF1ab(-)，内对照(+)	ORF1ab(-)，内对照(-)	重新提取RNA复检，若复检结果一致，考虑重新采集标本
		Co-Diagnostics, Inc.	(+)	无	无	(+)	ORF1ab(-)，内对照(+)	内对照(-)	若复检结果一致，分析可能原因，考虑重新采集标本
		Ipsum Diagnostics, LLC	无	(+)	无	(±)	N(-)，内对照(+)	N/内对照均(-)	若复检结果一致，考虑重新采集标本，若复检结果无效，报告结果无效
		KorvaLabs, Inc.	无	(+)	无	(±)	N(-)，内对照(+)	N/内对照均(-)	若复检结果一致，向上级部门报告，考虑重新采集标本
		Rheonix, Inc.	无	(+)	无	(±)	N(-)，内对照(+)	N/内对照均(-)	若复检结果一致，考虑重新采集标本
		Tide Laboratories, LLC	无	(+)	无	(+)	N(-)，内对照(+)	内对照(-)	若复检结果一致，报告结果无效

续表

批准机构	分类	试剂厂家	(+) 判读规则 ORF1ab	N	E	内对照	(−) 判读规则	复检规则	复检的判读规则
FDA EUA	单基因两个区域为双靶标	美国 CDC	无	N1/N2 均(+)	无	(±)	双靶均(−)，内对照(+)	单靶(+)，内对照(±)、(−)；N1/N2/内对照均(−)	重新提取 RNA 复检，若复检结果一致，考虑重新采集标本或上报向 CDC 反应情况
		Quest Diagnostics Infectious Disease, Inc.	无	N1/N3 均(+)	无	(±)	双靶均(−)，$Ct_{(内对照)}=Ct_{(阴性质控)}\pm 3$	单靶(+)，内对照(±)、(−)；N1/N3/内对照均(−)	重新提取 RNA 复检，若复检结果一致，将样品储存在−70℃，上报至适当公共卫生实验室
		Gnomegen, LLC	无	N1/N2 均(+)	无	(±)	双靶均(−)，内对照(+)	单靶(+)，内对照(±)、(+)；N1/N2/内对照均(−)	重新提取 RNA 复检
		Assurance Scientific Laboratories	无	N1/N2 均(+)	无	(±)	双靶均(−)，内对照(+)	单靶(+)，内对照(±)、(−)；N1/N2/内对照均(−)	重新提取 RNA 复检，若复检结果一致，考虑重新采集标本
		Fulgent Therapeutics, LLC	无	N1/N2 均(+)	无	(±)	双靶均(−)，内对照(+)	单靶(+)，内对照(±)、(−)；N1/N2/内对照均(−)	重新提取 RNA 复检，若复检结果一致，考虑重新采集标本
		Avellino Lab USA, Inc.	无	N1 或 N3	无	(±)	双靶均(−)，内对照(+)	N1/N3/内对照均(−)	重新提取 RNA 复检，若复检结果一致，考虑重新采集标本
		Becton, Dickinson & Company (BD)	无	N1 或 N2	无	(±)	双靶均(−)，内对照(+)	N1/N2/内对照均(−)	从原始标本中重新提取 RNA 复检
		ScienCell Research Laboratories	无	N1 或 N2	无	(±)	双靶均(−)，内对照(+)	N1/N2/内对照均(−)	重新提取 RNA 复检。如果结果仍无效，建议用 PCR 专用水将 RNA 稀释 5 倍，并与未稀释的 RNA 一同检测，若复检结果一致，建议重新提取 RNA
		OPTI Medical Systems, Inc.	无	N1 或 N2	无	(±)	双靶均(−)，内对照(+)	N1/N2 均(−)、内对照(−)，内对照(+)	重新提取 RNA 复检，若复检结果一致，考虑重新采集标本
		PrivaPath Diagnostics, Inc.	无	N1 或 N2	无	(+)	双靶均(−)，内对照(+)	N1/N2/内对照均(−)	重新提取 RNA 复检，若复检结果一致，考虑重新采集标本
		Gravity Diagnostics, LLC	无	N1 或 N2	无	(±)	双靶均(−)，内对照(+)	N1/N2/内对照均(−)	重新提取 RNA 检测，若复检结果一致，而标本无法重新采集，则报告结果无效

续表

批准机构	分类	(+) 判读规则 ORF1ab	(+) 判读规则 N	(+) 判读规则 E	(+) 判读规则 内对照	(−) 判读规则	复检规则	复检的判读规则
FDA EUA	单基因两个区域为双靶标	无	N1或N2 (+)	无	(±)	双靶均 (−)，内对照 (+)	N1/N2/内对照 (−)	重新提取 RNA 检测，若复检结果一致，报告结果无效，考虑重新采集标本
		无	N1或N2 (+)	无	(±)	双靶均 (−)，内对照 (+)	ORF1ab/N/内对照 (−)	重新检测
		S1/S2 其中1个或2个 (+)			(+)	双靶均 (−)，内对照 (+)	内对照 (−)	重新提取 RNA 复检，若复检结果一致，考虑重新采集标本
		ORF1ab-1/ORF1ab-2 其中1个或2个 (+)			(±)	双靶均 (−)，内对照 (+)	ORF1ab-1/ORF1ab-2/内对照均 (−)	重新提取 RNA 复检
	两种基因双靶标	(+)	(+)	无	(±)	双靶均 (−)，内对照 (+)	单靶 (+)	若复检结果一致，考虑重新采集标本
		ORF1ab/N 其中1个或2个(+)			(±)	双靶均 (−)，内对照 (+)	ORF1ab/N/内对照均 (−)	重新采样或提取 RNA 复检
		ORF1ab/S 其中1个或2个(+)			(+)	双靶均 (−)，内对照 (+)	内对照 (−)	重新提取 RNA 复检，若复检结果一致，联系公司分子技术服务部门
		Nsp2/N 其中1个或2个 (+)			(±)	双靶均 (−)，内对照 (+)	Nsp2/N/内对照均 (−)	重新提取 RNA 复检，若复检结果一致，考虑重新采集标本
		ORF1ab/N 其中1个或2个(+)			(±)	双靶均 (−)，内对照 (+)	ORF1ab/N/内对照均 (−)	重新采样或提取 RNA 复检
		ORF1ab/N 其中1个或2个(+)			(±)	双靶均 (−)，内对照 (+)	ORF1ab/N/内对照均 (−)	用提取的 RNA 重复试验。若复检结果一致，重新提取 RNA 复检。若复检结果仍一致，报告结果无效，考虑重新采集标本
		ORF1ab/N 其中1个或2个(+)			(±)	双靶均 (−)，内对照 (+)	ORF1ab/N/内对照均 (−)	若复检结果一致，考虑重新采集标本
		ORF1ab/N 其中1个或2个(+)			(±)	双靶均 (−)，内对照 (+)	ORF1ab/N/内对照均 (−)	重新提取 RNA，重复试验
		ORF1ab/N 其中1个或2个(+)			(±)	双靶均 (−)，内对照 (+)	ORF1ab/N/内对照均 (−)	重新提取 RNA 复检，若复检结果一致，考虑重新采集标本

试剂厂家：Phosphorus Diagnostics, LLC；ChromaCode, Inc.；Applied DNA Sciences, Inc.；Hologic, Inc.；Abbott Molecular, Inc.；PerkinElmer, Inc.；DiaSorin Molecular, LLC；NeuMoDx Molecular, Inc.；QIAGEN GmbH；SEASUN BIOMATERIALS；Sansure BioTech, Inc.；Fast Track Diagnostics Luxembourg S.à.r.l.；GeneMatrix, Inc.

续表

批准机构	分类	试剂厂家	(+)判读规则 ORF1ab	N	E	内对照	(-)判读规则	复检规则	复检的判读规则
FDA EUA	两种基因为双靶标	SolGent Co., Ltd.	ORF1ab/N 其中1个或2个(+)		(±)	(±)	双靶均(-), 内对照(+)	单靶标(+), 内对照(±); ORF1ab/N/内对照均(-)	重新提取 RNA 进行复检
		BioCore Co., Ltd.	ORF1ab/N 其中1个或2个(+)		(±)	(±)	双靶均(-), 内对照(+)	ORF1ab/N/内对照均(-)	重新检测
		Atila BioSystems, Inc.	ORF1ab/N 其中1个或2个(+)		(±)	(±)	双靶均(-), 内对照(+)	ORF1ab/N/内对照均(-)	若复检结果一致, 考虑重新采集标本
		Genetron Health (Beijing) Co., Ltd.	ORF1ab/N 其中1个或2个(+)		(±)	(±)	双靶均(-), 内对照(+)	ORF1ab/N/内对照均(-)	重新检测
		Euroimmun US, Inc.	ORF1ab/N 其中1个或2个(+)		(±)	(±)	双靶均(-), 内对照(+)	ORF1ab/N/内对照均(-)	重新提取 RNA 或重新采样复检
		Cepheid	无	N(+)	(±)	(±)	双靶均(-), 内对照(+)	N(-), E(+), 内对照(±); N/E/内对照均(-)	重新提取 RNA 进行复检, 若复检结果一致, 考虑进行其他的确认试验
		Roche Molecular Systems, Inc. (RMS)	(+)	无	(±)	(±)	双靶均(-), 内对照(+)	E(+)	重新提取 RNA 进行复检, 若复检结果一致, 考虑进行其他的确认试验
		Trax Management Services Inc.	(+)	无	(±)	(+)	双靶均(-), 内对照(+)	ORF1ab(-), E/内对照均(+); ORF1ab/E/内对照均(-)	若复检结果一致, 考虑重新采集标本
		SD Biosensor, Inc.	(+)	无	(±)	(±)	双靶均(-), 内对照(+)	ORF1ab(-), E(+), 内对照(±); ORF1ab/E/内对照均(-)	若复检结果一致, 考虑重新采集标本
		Altona Diagnostics GmbH	S(+), E(±)	无	(±)	(±)	双靶均(-), 内对照(+)	E(+), S(-), 内对照(±); S/E/内对照均(-)	若复检结果一致, 向上级部门报告; 考虑进行其他的确认试验
		LabGenomics Co., Ltd.	(+)	无	(±)	(±)	双靶均(-), 内对照(+)	ORF1ab(-), E(+), 内对照(±); ORF1ab/E/内对照均(-)	用剩余 RNA 复检, 若复检结果一致, 重复试验, 考虑进行其他确认试验
		1drop. Inc.	(+)	无	(±)	(±)	双靶均(-), 内对照(+)	ORF1ab(-), E(+), 内对照(±); ORF1ab/E/内对照均(-)	重新提取 RNA 复检, 若检验结果一致, 考虑重新采集标本
		RTA Laboratories Biological Products Pharmaceutical and Machinery Industry	(+)	无	(±)	(±)	双靶均(-), 内对照(+)	ORF1ab(-), E(+), 内对照(±); ORF1ab/E/内对照均(-)	第一种情况: 若结果一致, 需采用其他确认试验; 第二种情况: 若结果一致, 报告结果无效, 重新采样
		dba SpectronRx	N/E 其中1个或2个(+)		(±)	(±)	双靶均(-), 内对照(+)	N/E/内对照均(-)	重新提取 RNA 复检

续表

批准机构	分类	试剂厂家	(+) 判读规则 ORF1ab	N	E	内对照	(−) 判读规则	复检规则	复检的判读规则
FDA EUA	单基因三个区域为三靶标	Laboratory Corporation of America (LabCorp)	无	N1/N2/N3 均 (+)	无	(±)	三靶均 (−), 内对照 (+)	N1/N2 单靶 (+), N3/内对照 (−); N1/N2/N3/内对照均 (−)	重新提取 RNA 复检, 若复检结果一致, 向上级部门报告
		Zymo Research Corporation	无	N1 或 N2 或 N3 (+)	无	(+)	三靶均 (−), 内对照 (+)	N1/N2/N3/内对照均 (−)	重新提取 RNA 复检, 若复检结果一致, 考虑重新采集标本
	三种基因三靶标	Thermo Fisher Scientific, Inc.	ORF1ab/N/S (+)	ORF1ab/N/S 其中 2 或 3 个		(±)	三靶均 (−), 内对照 (+)	单靶 (+); ORF1ab/N/S/内对照均 (−)	重新提取 RNA 复检, 考虑重新采集标本或进行其他的确认试验
		InBios International, Inc.	ORF1ab/N/E (+)	ORF1ab/N/E 其中 2 或 3 个		(±)	三靶均 (−), 内对照 (+)	单靶 (+), 内对照 (±); ORF1ab/N/E/内对照均 (−)	若复检结果一致, 考虑进行其他的确认试验或重新采集标本
		DiaCarta, Inc.	ORF1ab/N/E (+)	ORF1ab/N/E 其中 2 或 3 个		(±)	三靶均 (−), 内对照 (+)	单靶 (+), 内对照 (±); ORF1ab/N/E/内对照均 (−)	重复检测, 若复检结果一致, 考虑进行其他的确认试验或重新采集标本
		GenoSensor, LLC	ORF1ab/N/E (+)	ORF1ab/N/E 其中 2 或 3 个		(±)	三靶均 (−), 内对照 (+)	单靶 (+), 内对照 (±); ORF1ab/N/E/内对照均 (−)	重复检测, 若复检结果一致, 考虑重新采集标本
		Fosun Pharma USA, Inc.	ORF1ab/N/E (+)	ORF1ab/N/E 其中 2 或 3 个		(±)	ORF1ab(−), N/E 单靶(+), 内对照 (±); 三靶均 (−), 内对照 (+)	仅 ORF1ab (−), 内对照 (±); ORF1ab/N/E/内对照均 (−)	若复检结果一致, 判为 (+), 否则判为 (−)
		Rutgers Clinical Genomics Laboratory	ORF1ab/N/S (+)	ORF1ab/N/S 其中 2 或 3 个		(+)	三靶均 (−), 内对照 (+)	单靶 (+), 内对照 (+); ORF1ab/N/S/内对照均 (−)	重新提取 RNA 进行复检, 若复检结果一致, 则报告结果无效
		P23 Labs, LLC.	ORF1ab/N/S (+)	ORF1ab/N/S 其中 2 或 3 个		(±)	三靶均 (−), 内对照 (+)	ORF1ab/N/S/内对照均 (−)	重新提取 RNA 复检, 若复检结果一致, 考虑重新采集标本

续表

批准机构	分类	试剂厂家	(+)判读规则 ORF1ab	N	E	内对照	(-)判读规则	复检规则	复检的判读规则
FDA EUA	三种基因为三靶标	Maccura Biotechnology(USA), LLC	(+)	(±)	(±)	(+)	三靶均(-)，内对照(+)；ORF1ab(-)，N和/或E(+)，内对照(+)	ORF1ab/N/E/内对照均(-)	若复检结果一致，考虑进行其他的确认试验
		TBG Biotechnology Corp	(+)	(±)	(±)	(±)	三靶均(-)，内对照(+)	ORF1ab(-)，N/E单靶(+)，内对照(±)；ORF1ab/N/E/内对照均(-)	重新检测。第一种情况：若结果一致，需要其他确认试验；第二种：若结果一致，则报告结果无效，疑似患者可重新采样
		OSANG Healthcare	ORF1ab/N其中1个或2个(+)，E(±)			(±)	三靶均(-)，内对照(+)	ORF1ab/N均(-)，E(+)，内对照(±)；ORF1ab/N/E/内对照均(-)	若复检结果一致，向上级部门报告，考虑重新采集标本
		BioMérieux SA	ORF1ab/N其中1个或2个(+)，E(±)			(±)	三靶均(-)，内对照(+)	ORF1ab/N/E/内对照均(-)	若复检结果一致，考虑重新采集标本
		Luminex Corporation	ORF1ab/N/E其中1个或2个(+)			(±)	三靶均(-)，内对照(+)	ORF1ab/N/E/内对照均(-)	重新提取并重新检测标本
		Seegene, Inc.	ORF1ab/N/E其中2个或3个(+)或ORF1ab/N单靶(+)			(±)	三靶均(-)，内对照(+)	ORF1ab/N均(-)，E(+)，内对照(±)；ORF1ab/N/E/内对照均(-)	若复检结果一致，考虑进行其他的确认试验

注：(+)代表阳性结果；(-)代表阴性结果；(±)代表阳性或阴性结果。

表 10-2 SARS-CoV-2 核酸检测试剂的结果判读规则（其他 PCR 扩增方法）

组织机构	试剂厂家	检测方法	（+）判读规则	（-）判读规则	复检规则	复检的判读规则
美国FDA EUA	GenMark Diagnostics, Inc.	RT-PCR-电化学法	电化学信号≥阈值，且内部质控报告"通过"	电化学信号<阈值，且内部质控报告"通过"	检测未自动完成，仪器、软件或内部质控报告"错误"	结果无效，需要复检，按照初始判读规则进行
EUA	BioFire Defense, LLC	多重巢式 RT-PCR	ORF1ab-1/ORF1ab-2/ORF8 中 2 个或 3 个（+）	三靶均（-）	单靶标（+）	重复试验，若三靶标全（-），则判为（-），否则判为（+）
	Mesa Biotech, Inc.	RT-PCR-横向流动试纸条技术	N 靶标条带（+），质控（±）	N 靶标条带（-），质控（+）	阴性质控（+）；N 靶标条带、质控均（-）	重复试验，按初始判读规则进行
	Luminex Molecular Diagnostics, Inc.	RT-PCR，杂交检测	ORF1ab/N/E 单靶	三靶均（-），内对照（+）	检测失败	重复试验，按初始判读规则进行
	Bio-Rad Laboratories, Inc.	微滴数字 PCR	N1 或 N2（+），内对照（±）	双靶均（-），内对照（+）	N1/N2/内对照均（-）	重新提取 RNA 复检，若复检结果一致，考虑重新采集标本

注：（+）代表阳性结果；（-）代表阴性结果；（±）代表阳性或阴性结果。

表 10-3　SARS-CoV-2 核酸检测试剂的结果判读规则（等温扩增法）

组织机构	分类	试剂厂家	(+) 判读规则				(−) 判读规则	复检规则	复检的判读规则
			ORF1ab	N	E	内对照			
NMPA	单靶标试剂	上海仁度生物科技有限公司	(+)	无	无	(±)	ORF1ab (−), 内对照 (+)	ORF1ab/内对照均 (−)	若复检结果一致，考虑重新采集标本
美国 FDA EUA		Abbott Diagnostics Scarborough, Inc.	(+)	无	无	(+)	ORF1ab (−), 内对照 (+)	内对照 (−)	若复检结果一致，考虑进行其他的确认试验
		Seasun Biomaterials, Inc.	(+)	无	无	(±)	ORF1ab (−), 内对照 (+)	内对照 (−)	用相同 RNA 重复试验，若复检结果一致，重新提取 RNA 进行试验，若仍一致，报告结果无效，考虑重新采集标本
NMPA	双靶标试剂	杭州优思达生物技术有限公司	ORF1ab/N 其中 1 个或 2 个 (+)			(±)	双靶均 (−), 内对照 (+)	ORF1ab/N/内对照均 (−)	使用剩余标本重复试验
		成都博奥晶芯生物科技有限公司	N/S 其中 1 个或 2 个 (+)			(±)	双靶均 (−), 内对照 (+)	N/S/内对照均 (−)	若复检结果一致，考虑重新采集标本
		武汉中帜生物科技股份有限公司	(+)	无	(±)	(±)	双靶均 (−), 内对照 (+)	仅 E (+)	若 ORF1ab 基因结果为 (+)，则判定结果为 (+)；若仅 E 基因 (+)，可能是其他近源的冠状病毒，SARS-CoV-2 (−)；若结果均为 (−)，可判定为 (−)，重复试验
美国 FDA EUA		Sherlock BioSciences, Inc.	ORF1ab/N 其中 1 个或 2 个 (+)			(±)	双靶均 (−), 内对照 (+)	ORF1ab/N/内对照均 (−)	寻找原因，重复试验，必要时联系试剂公司

注：(+) 代表阳性结果；(−) 代表阴性结果；(±) 代表阳性或阴性结果。

1. **内对照结果的判读**　内对照是否为阳性，是对该标本结果是否有效的基本判断。无论是内源性内对照，还是外源性内对照，在试剂盒说明书中均会给出内对照的判读规则。如上述举例的试剂盒说明书中要求，"阳性判断值内对照 Ct 值为 40"，"FAM 和 VIC 检测通道为阳性时，由于体系的竞争关系，Cy5 通道（内对照通道）结果可能为阴性"（图 10-6，见彩图 14），"内对照结果为阴性时，若该检测管的 FAM 和 VIC 检测通道也为阴性，说明体系受抑制或操作失误，试验无效，需对该样品进行复检"。因此，每个标本应首先查看内对照是否＜40，如果内对照＞40 或没有扩增曲线，再查看靶核酸是否为阳性，如果靶核酸也为阴性，则该标本结果无效（注意不是本批次结果无效），如果是内源性内对照，该标本可能在标本采集、核酸提取和扩增过程的某个环节存在问题，因此需要复检，如复检仍无有效结果，需要重新采样。

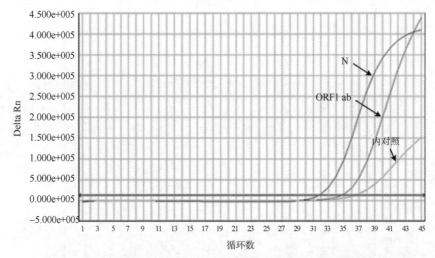

图 10-6　单个阳性标本的实时荧光 RT-PCR 检测中内对照扩增受抑制

　　临床实验室常常忽略对内对照污染的关注，由于日常检测中临床标本多数为内对照阳性，因此内对照污染的风险更高于 SARS-CoV-2 靶核酸。如果内对照污染，将失去对标本采集、核酸提取和扩增过程的监测作用，由于试剂盒阴性质控品中内对照也为阳性，因此实验室应在日常检测中可以通过检测不含内对照的阴性质控品（如生理盐水）以监测内对照污染的发生情况。

2. **各靶区域结果的判读**　根据试剂盒提供的阳性判断值进行。如上述举例的试剂盒说明书中要求，"利用 ROC 曲线法最终确定本试剂盒的参考值 Ct 值为 40"，因此，分别选择各靶区域对应的荧光通道，靶区域无扩增曲线或 Ct 值＞40，代表该靶区域检测结果为阴性；靶区域有扩增曲线且 Ct 值≤40，代表该靶区域检测结果为阳性。例如，N 基因探针采用 FAM 标记，ORF1ab 探针采用 VIC 标记，则选择 FAM 通道，该标本有扩增，说明该标本 N 基因为阳性；选择 VIC 通道，该标本有扩增，说明该标本 ORF1ab 基因为阳性。

　　这里可能遇到的困难是对弱阳性结果的判读，如图 10-7（见彩图 15）所示，在 FAM 通道，对于箭头所示的扩增曲线，尽管在 40 个循环以后才出现，但是该曲线呈典型的 S 形曲线，应高度怀疑可能为弱阳性结果，可重复检测或要求重新采样以进一步确认。实验室同样应警惕污染造成的假阳性结果，因此，实验室在日常检测中应加入足够的阴性质控品（建议不少于 3 个），这样既排除污染造成假阳性的可能，又有助于区分真正的弱阳性结果。

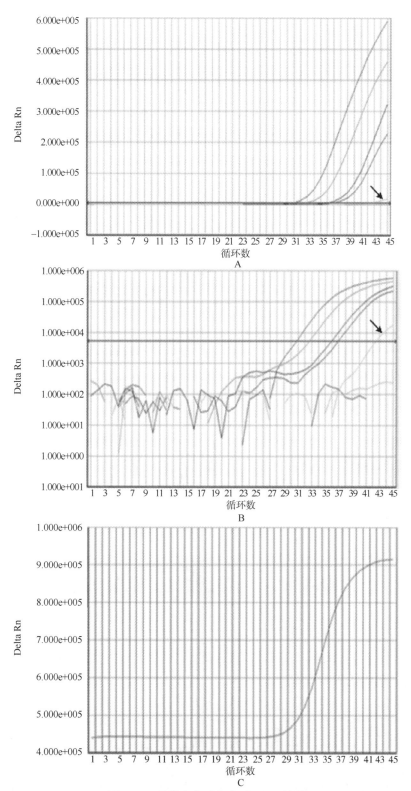

图 10-7 某批次实时荧光 RT-PCR 结果

A. ABI 7500 Y 轴线性模式（linear）曲线图；B. ABI 7500 Y 轴对数模式（log）曲线图；C. 该弱阳性标本的 FAM 通道荧光曲
线，呈现典型的 S 形

3. **标本定性结果的判读** 标本定性结果和复检判读根据试剂盒说明书提供的判读规则进行。不同试剂盒针对靶区域的数量和类型不同，导致其结果判读规则也有差异。

（1）阴性结果的判读：如上述举例的试剂盒说明书中要求，"如果检测样品在 FAM 和 VIC 通道无扩增曲线或 Ct 值＞40，且 Cy5 通道有扩增曲线，可判读样品未检测到 SARS-CoV-2 RNA"，说明 ORF1ab 和 N 靶区域扩增均阴性、内对照扩增阳性时判阴性。目前各种 SARS-CoV-2 核酸检测尽管阳性结果判读规则各不相同，但阴性判读规则都是一致的，即当所有靶区域扩增阴性、内对照扩增阳性时判阴性。

（2）阳性结果的判读：如上述举例的试剂盒说明书中要求，"如果检测样品在 FAM 和 VIC 通道 Ct 值≤40，且有明显的扩增曲线，可判样品为 SARS-CoV-2 阳性"，说明 ORF1ab 和 N 靶区域同时阳性（无论内对照的结果如何）时判阳性。

当然有一些试剂盒，内对照和靶区域扩增没有竞争关系，其阳性判读规则也需要内对照结果为阳性。因此，总体可以理解为靶区域扩增阳性时（内对照是否同时阳性，不同试剂要求不同）判阳性。注意，由于不同试剂针对的靶区域数目和类型不同，靶区域阳性实际是包含着多种判读细节，如某些试剂盒以 ORF1ab 和 N 靶区域中任一个阳性判阳性，有的试剂盒却以 ORF1ab 和 N 靶区域同时阳性判阳性，任一阳性时需要复检；同样，在三靶区域试剂中，这种情况非常多见，且更为复杂。因此，不同试剂针对靶区域的不同导致阳性判读规则的不同，且间接导致复检规则的不同，实验室人员检测前需阅读检测试剂盒的说明书，并参照其中的判读标准进行判读。具体各阳性判读规则将在本章第二节介绍。

4. **标本的复检** 标本疑似结果的复检和判读根据试剂盒的说明书进行，如上述举例的试剂盒说明书中要求，"如果检测样品仅在 FAM 或 VIC 单一通道 Ct 值≤40，另一通道无扩增曲线，结果需复检，复检结果一致可判读样品为 SARS-CoV-2 阳性；复检均为阴性可判读为未检测到 SARS-CoV-2 RNA"，说明当 ORF1ab 和 N 靶区域中只有一个阳性时需要复检。若复检结果与复检前一致，判为阳性；若复检结果显示 ORF1ab 和 N 靶区域均为阴性，则判为阴性。

第二节　SARS-CoV-2 核酸检测试剂盒的结果判读规则

核酸检测试剂的结果判读规则与其针对的靶区域、构建的引物和探针有关，因此每一种规则都有其设定的原因和相通之处。总体来说，所有试剂的阴性判定方法都是靶区域阴性且内对照阳性时判阴性；而阳性结果的判读规则不同，复检规则包括 Ct 值在某一区间、多靶区域没有同时阳性、所有靶区域和内对照均阴性等情况。

一、标本阳性结果判读

根据靶区域，本节梳理总结了截至 2020 年 6 月 15 日 NMPA 和美国 FDA EUA 批准的 SARS-CoV-2 核酸检测试剂的判读规则（表 10-1～表 10-3）[2, 3]，包括单靶标试剂、双靶标试剂和三靶标试剂。

（一）单靶标试剂

单靶标试剂是指在一个 PCR 体系中仅针对 SARS-CoV-2 基因的一个区域进行扩增，一般选择基因组中相对特异的区域。此类试剂的结果判读最为简单。其判读规则如下：单靶区域阳性（部分试剂需要内对照同时阳性）判阳性，单靶区域和内对照全部阴性时需要复检，部分试剂的复检规则还涉及单靶区域的 Ct 值。华大生物科技（武汉）有限公司、上海仁度生物科技有限公司和 Primerdesign 等公司的检测试剂以 ORF1ab 基因为靶区域，Ipsum Diagnostics 有限责任公司的检测试剂以 N 基因为靶区域，判读规则均属于此类。

（二）双靶标试剂

大部分 SARS-CoV-2 核酸检测试剂为双靶标试剂。ORF1ab、N 和 S 基因的序列相对特异，在核酸检测中一般发挥确认试验的作用，而 E 基因的序列保守，在核酸检测中通常作为 β 属冠状病毒的筛查。根据靶区域类型，双靶标试剂分为以单基因的两个区域为靶区域和以两种基因为靶区域两类。

1. 单基因两个区域为双靶标　一些试剂选择 SARS-CoV-2 某一基因的两个区域检测，仍属于双靶标试剂。此类试剂的阳性判读规则分为两种。

（1）两个靶区域均阳性时判阳性；任一靶区域阴性或双靶区域和内对照全阴性需复检，如美国疾病控制与预防中心（Center for Disease Control and Prevention，CDC）的 N1/N2 双靶区域检测策略。

（2）任一靶区域阳性即判阳性；靶区域和内对照全阴性则需复检，如 Becton Dickinson 公司的 N1/N2 双靶区域检测试剂、Hologic 公司的 ORF1ab-1/ORF1ab-2 双靶区域检测试剂。

2. 两种基因为双靶标　此类试剂选择的靶区域是 SARS-CoV-2 的 ORF1ab、N、S 或 E 基因，按靶区域具体可分为以 ORF1ab/RdRp 和 N 基因为双靶区域、以 ORF1ab 和 S 基因为双靶区域、以 Nsp2 和 N 基因为双靶区域、以 ORF1ab/RdRp 和 E 基因为双靶区域、以 N 和 E 基因为双靶区域、以 S 和 E 基因为双靶区域等，其结果判读策略分为以下 3 种。

（1）两种基因均阳性时判阳性；单靶区域阳性或所有靶区域和内对照均阴性时复检。中山大学达安基因股份有限公司、上海伯杰医疗科技有限公司、武汉明德生物科技股份有限公司、北京金豪制药股份有限公司和 Abbott Molecular 等公司的检测试剂以 ORF1ab/RdRp 和 N 基因为靶区域，判读规则属于此类。

（2）两种特异基因中任一阳性即判阳性；双靶区域和内对照全阴性时复检。圣湘生物科技股份有限公司和 PerkinElmer 等公司的检测试剂以 ORF1ab/RdRp 和 N 基因为靶区域、DiaSorin Molecular 公司的检测试剂以 ORF1ab 和 S 基因为靶区域、NeuMoDx Molecular 公司的试剂以 Nsp2 和 N 基因为靶区域、成都博奥晶芯生物科技有限公司以 N 和 S 基因为靶区域、dba SpectronRx 公司的检测试剂以 N 和 E 基因为靶区域，判读规则均属于此类。

（3）指定某一基因必须为阳性（另一基因阳性或阴性）即可判阳性，另一个基因的作用是 β 属冠状病毒的筛查，单独阳性时需要复检。此种判读方法较常见，多为采用 E 基因和 ORF1ab/N/S 其中一个基因的试剂，由于 E 基因的同源性较高，在试剂中作为筛查的区域。当 E 基因单独阳性，或双靶区域和内对照全阴性时需要复检。Roche Molecular Systems 和 SD Biosensor 等公司的试剂以 ORF1ab/RdRp 和 E 基因为靶区域、Cepheid 公司的检测试剂以 N 和 E 基因为靶区域、Altona Diagnostics GmbH 公司的检测试剂以 S 和 E 基因为靶区域，判读规则均属于此类。

（三）三靶标试剂

SARS-CoV-2 核酸检测试剂中三靶标试剂较为常见，分为以某一基因的 3 个区域为靶区域和以 3 个基因为靶区域两类，后者更常见。

1. 单基因 3 个区域为三靶标　一些试剂选择 SARS-CoV-2 某一基因的 3 个区域检测，仍属于三靶标试剂。此类试剂结果判读简单：①三靶区域同时阳性时判阳性，当 N1/N2 单靶区域阳性或三靶区域和内对照均阴性时复检，如美国 Laboratory 公司（LabCorp）的 N1/N2/N3 检测试剂。②单靶区域阳性时判阳性，三靶和内对照均阴性复检，如 Zymo Research Corporation 的 N1/N2/N3 检测试剂。

2. 3 种基因为三靶标　此类试剂按靶标类型可分为以 ORF1ab/RdRp、N 和 E 基因为靶区域，以 ORF1ab/RdRp、N 和 S 基因为靶区域两类，判读规则在所有试剂中最为复杂，分为以下 3 种。

（1）不区分 3 个靶区域的作用，三靶区域中 2 个或 3 个阳性即判阳性，当单靶阳性或所有靶区域和内对照均阴性时进行复检。此类试剂基本上是美国 FDA EUA 批准的试剂，国内试剂较少。InBios International 和 DiaCarta 等公司的检测试剂以 ORF1ab、N 和 E 为靶区域，Thermo Fisher Scientific 等公司的检测试剂以 ORF1ab、N 和 S 基因为靶区域，判读规则均属于此类。

（2）区分 3 个靶区域的作用，ORF1ab 基因阳性，且 N 和 E 基因至少 1 个阳性时才判阳性。此类判读规则常见于国内的三靶标试剂，但不同试剂的复检规则稍有差异，有的试剂在仅 ORF1ab 基因阳性、仅 N 或 E 基因阳性、三靶区域和内对照均阴性时进行复检，如上海之江生物科技股份有限公司和迈克生物科技股份有限公司的检测试剂；有的试剂在仅 ORF1ab 基因阳性时复检，如上海复星长征医学科学有限公司的检测试剂。

（3）其他规则：一些试剂设立了特有的判读规则，在策略上都区分 3 个靶区域的作用，无非是着重于 ORF1ab 和（或）N 基因的扩增结果。例如，BioMérieux SA 公司的检测试剂以 RdRp 和 N 基因其中 1 个或 2 个阳性（不需考虑 E 基因结果）判读阳性，3 个靶区域和内对照全阴性时复检。其他少见的试剂判读规则不逐一列出，详见表 10-1。

二、复检结果判读

我国 NMPA 批准试剂和美国 FDA EUA 批准试剂对复检结果的判读规则不同。我国 NMPA 批准试剂的复检判读规则与首次检测时不一致，部分试剂对于复检结果一致时判为阳性，如华大生物科技（武汉）有限公司和中山大学达安基因股份有限公司等检测试剂；部分试剂直接建议用痰液标本进行复检并给出相应判读规则，如上海伯杰医疗科技有限公司、北京金豪制药股份有限公司等公司的检测试剂。美国 FDA EUA 批准试剂的复检结果判读规则与首次检测时一致，且若复检结果仍为疑似，建议采取其他确认实验、报告当地卫生部门或移交给参考实验室（表 10-1）。

第三节　SARS-CoV-2 核酸检测的结果报告

结果报告是实验室检测分析后的重要一环，但是病原体定性检测的结果报告相对简单，特别是 SARS-CoV-2 为社会普遍熟知的情况下，SARS-CoV-2 核酸检测结果报告，临床医学专业人员、疾病预防控制人员及大众最为关心的就是"阳性"或"阴性"，是否有正式的结果报告单似乎已经不重要了。但实际上，规范的结果报告单、检测记录的保存对于患者报告的可追溯性是必要的。

一、SARS-CoV-2 核酸检测的结果报告单

SARS-CoV-2 核酸检测的结果报告内容应该全面，包括基本信息和特定信息，其中基本信息包括患者信息、标本信息、检测项目信息和实验室信息 4 个方面内容，特定信息包括检测方法信息、核酸检测结果报告与解释和进一步检测的建议[1, 4]，结果报告单示例见图 10-8。

***医院新型冠状病毒核酸检测报告单

姓　　名：　　　　性　　别：　　　　年　　龄：

联系电话：　　　　人员类型：　　　　ID号/住院号

病区/床号：　　　　送检科室：　　　　送检医师：

标本类型：　　　　标本编号：

检验项目	检测结果	参考区间
新型冠状病毒核酸检测		阴性
检测方法：实时荧光PCR法 检测限：500copies/ml		
解释与建议 1. 本检测可能受到采样时间、采样部位及方法学局限性等因素影响，结果需结合临床进行分析。 2. 此报告仅对本次送检标本负责。		

签发时间：　　　（此处加盖医疗机构公章）

采样时间：　　　　　　　　　接收时间：

检测者：　　　　　　　　　　审核者：

联系地址：　　　　　　　　　联系方式：

图 10-8　SARS-CoV-2 实时荧光 RT-PCR 检测的报告单示例

（一）基本信息

基本信息包括以下 4 个方面内容。

1. **患者信息**　包括患者姓名、性别、年龄和联系电话；人员类型包括发热门诊、普通门诊、急诊、住院患者，陪护人员，本院职工，其他机构送检人员等；如果是在医院就诊检测，需注明门诊/住院号、病区/床号、送检医师和送检科室等信息；如果是在采样点采集标本，最好可以体现采样点信息和被检者编号。

2. **标本信息**　包括检查采样时间、实验室接收标本时间、标本编号和标本类型等。这里的标本编号，必须是在该实验室检测中唯一性的编号，以确保可以溯源到被检者。标本类型有鼻咽拭子、口咽拭子、鼻咽/口咽洗液或抽吸物、深咳痰、支气管肺泡灌洗液等。

3. **检测项目信息**　即 SARS-CoV-2 核酸检测。

4. **实验室信息**　包括检测机构名称（包括联系方式）、检测者、报告审核者和结果报告时间。

（二）特定信息

特定信息包括以下内容。

1. **检测方法信息**　采用的具体核酸检测方法，如实时荧光 RT-PCR 法、等温扩增技术等；可以同时注明检测的分析敏感性（检测限）等。

2. **结果报告与解释**　应明确报告"阴性"或"阳性"结果。核酸检测阳性结果可以确诊感染，但由于核酸检测可能受采样时间、采样部位及方法学局限性等因素影响，应解释核酸检测阴性结果仅供临床参考，对患者的临床诊治应结合其症状/体征、流行病学史、其他实验室和影像学检查及治疗反应等情况综合考虑。

3. **进一步检测的建议**　说明检测过程中出现的异常情况，如标本存在需要复检的情况等，并给出重新采集标本或采集其他部位标本等建议。

二、结果报告的可追溯性

SARS-CoV-2 核酸检测在临床实验室检测量有时非常大，在大部分标本检测结果均为阴性的情况下，实验室常忽视对检测过程的记录，从而无法保证结果报告的可追溯性。实验室检测过程的记录应可追溯到相应标本检测的人、机、料、法、环，包括但不限于标本接收的记录、核酸提取批次和该批次提取标本号的记录、核酸扩增产物分析批次（原始文件）和该批次检测标本号的记录、结果报告单的记录及检测过程中意外情况的记录等。根据结果报告单上患者信息和标本编号，应可以查询到该标本接收、核酸提取、核酸扩增产物分析的实验人员、仪器、试剂及其批号、标准操作规程（standard operation procedure，SOP）和实验室环境条件（如温湿度等）及相应原始记录。在工作量大的情况下，建议实验室采用电子信息系统，这样更便于实现记录的完整性和查询的便捷性。

第四节　SARS-CoV-2 核酸检测假阳性和假阴性

SARS-CoV-2 核酸检测假阳性和假阴性都可能出现。在疫情初期，假阴性受到较大关注，但随着疫情防控方案的完善，假阴性对疫情防控的影响减小；假阳性同样需要重视，特别是实验室一旦出现污染造成的假阳性结果，将导致整个实验室暂时无法开展核酸检测。

一、核酸检测假阳性的原因及其对策

实验室发现假阳性结果有两种方式：一是阴性质控品出现阳性结果；二是阴性质控品未出现阳性，但临床标本中出现阳性，该阳性结果采用另一种试剂检测为阴性，在其他实验室检测（采用相同或不同试剂）也为阴性，且对被检测人重新采集标本，在其他实验室采用相同或不同试剂也为阴性。出现假阳性结果有两种原因：一是以往扩增产物气溶胶产生的 PCR 实验室污染，在 SARS-CoV-2 日常检测阳性率非常低的情况下，这种污染多来自阳性对照的扩增产物，在疫情暴发时，污染可来自临床阳性标本的扩增产物；二是操作过程中和阳性标本产生的交叉污染，在无较大疫情发生的情况下，这种原因的可能性较小[5]。可以说，以往扩增产物气溶胶产生的 PCR 实验室污染是造成核酸检测假阳性的最常见原因，除了 PCR 扩增的方法以外，等温扩增技术如依赖核酸序列扩增技术（nucleic acid sequence based amplification，NASBA）和转录介导的扩增技术（transcription mediated amplification，TMA）等，主要的扩增产物是 RNA，但是同样也有一定的 DNA 产物，因此仍然需要注意污染的可能。

（一）实验室防污染的方法

污染是令核酸检测实验室人员头疼的问题，因为PCR扩增可以产生10^9拷贝的产物序列，如果气溶胶化，最小的气溶胶都会含有 10^6 拷贝的扩增产物，这些扩增产物会污染实验室的试剂、耗材、仪器设备甚至通风系统，需要很长时间才能够完全消除，而且严重的污染一旦发生，是无法通过"小心地"操作来避免假阳性结果的。因此，最好的方法是预防污染发生及及时监测到早期轻度污染的出现，并立即处理消除污染。防污染的措施有以下 4 个方面（图 10-9）。

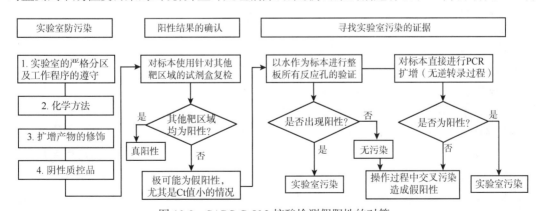

图 10-9　SARS-CoV-2 核酸检测假阳性的对策

1. **实验室的严格分区及工作程序的遵守**　第七章介绍了核酸扩增检测实验室的分区设计、各区物品专用及工作流向等。这是 PCR 实验室防污染的基础，此外，使用带滤芯的吸头也是有效避免加样器内部污染的方法。但是，在 SARS-CoV-2 核酸检测中，出现了一些新的情况。例如，基于生物安全的考虑，实验室将扩增产物进行高压灭菌处理，如果阅读了本书基础篇中 SARS-CoV-2 的致病机制，实验室人员就会了解扩增产物只是核酸片段，没有生物传染的可能，也没有必要进行高压处理；此外，产物高压处理产生的蒸汽将导致生成扩增产物气溶胶的风险性极高，从而造成实验室污染。此外，还出现了要求同一个区域（如标本制备区）缓冲间和实验室使用不同拖把等清洁物品的情况，这无论是在防止 PCR 污染还是保证生物安全方面，都是完全没有必要的做法。

2. **化学方法**　实验室可以采用次氯酸钠溶液擦拭台面，然后用70%乙醇或清水洗去次氯酸钠。次氯酸钠不但可以破坏病毒（生物安全的考虑），还可以损伤核酸，从而破坏扩增产物。需要注意的是，不要用次氯酸钠溶液擦拭金属表面（特别是仪器设备内部），否则会导致其腐蚀，影响仪器性能，可以采用 70%乙醇擦拭。

3. **扩增产物的修饰**　目前临床实验室最常用的是扩增前修饰，分别为紫外线照射和尿嘧啶-N-糖基化酶（uracil-N-glycosylase，UNG）消化两种方法。

（1）紫外线照射：是消除扩增产物遗留污染的首选修饰方法。其原理是紫外线使 DNA 产生二聚体的修饰产物，从而在扩增反应中终止延伸。每次完成检测后，应用紫外灯对实验台面或相关仪器如加样器、离心机等照射 30 分钟以上，距离为 60～90cm。

（2）UNG：采用 UNG 消除污染，需同时在 PCR 反应体系中采用 dUTP 替代 dTTP，这样扩增产物中 DNA 原来为 T 碱基的地方全部为 U 碱基，由于 UNG 可以在室温条件下识别尿嘧啶，因此在新的扩增前，通过在反应管中加入 UNG，可以降解反应管中存在的含 U 的扩增产物，从而能在一定程度上消除 PCR 产物污染。

4. **阴性质控品**　实验室在日常检测中应加入足够的阴性质控品（建议不少于 3 个），一定程度上可以帮助发现实验室的产物污染。但是在污染较轻的情况下，有可能随机出现在标本中，而不是阴性质控品中。特别是实验室很担心阴性质控品失控，检出阳性结果时，最后加入阴性质控品；或阴性质控品不参与提取过程的情况下，污染造成的假阳性结果往往先在临床标本中出现。

（二）阳性结果的确认

在 SARS-CoV-2 流行率非常低的情况下，对于核酸检测中出现的偶然阳性结果，实验室人员需要警惕实验室污染导致的假阳性，并对该阳性结果进行确认。确认的方法是对标本使用针对其他靶区域的试剂盒复检。若标本在本实验室处理过程中受之前 PCR 扩增产物污染，则标本中含有实验室常用检测靶区域的 DNA 扩增片段，因此，使用针对其他靶区域的核酸检测试剂盒对标本进行复检，则会出现阴性结果。举例说明，某实验室长期使用针对 ORF1ab 靶区域的检测试剂盒，如需要对某次的阳性结果进行确认，可以采用针对 N 靶区域的检测试剂盒进行再次检测，若标本为真阳性，则 N 靶区域扩增结果为阳性，若标本为 ORF1ab 扩增的 DNA 产物污染，因为该实验室从未进行该试剂的扩增，因此也不会有该试剂 N 靶区域的扩增产物，则 N 靶区域扩增结果应为阴性。若实验室选择了针对

ORF1ab 和 N 双靶区域的试剂盒进行再次确认，首次检测 ORF1ab 的 Ct 值较小时（如 Ct 值和 cut-off 值相差 10 个循环以上），说明标本中病毒浓度较高，再次检测 ORF1ab 和 N 基因应同时阳性；如果 N 区为阴性，则实验室污染造成的假阳性可能性很大。

（三）寻找实验室污染的证据

为证明该阳性结果属于假阳性，还需要找到实验室存在污染的证据。实验室人员应使用水作为标本进行整板所有反应孔的验证，注意水的处理和反应过程需要与标本一致，包括标本预处理（如灭活）、核酸提取、PCR 反应的各个环节。如反应孔中出现阳性结果，证明实验室存在污染。

此外，标本受实验室污染时，其内会含有靶区域扩增的 DNA 片段，而 SARS-CoV-2 为 RNA 病毒，因此，采用 RT-PCR 的试剂，对标本提取后的核酸不进行逆转录过程，而采用反应体系只运行 PCR 反应条件，也就是说，不测 RNA，只测有没有污染的产物 DNA。例如，RT-PCR 反应条件为逆转录 50℃ 30 分钟，cDNA 预变性 95℃ 1 分钟，变性 95℃ 15 秒，退火延伸及荧光采集 60℃ 30 秒，共 45 个循环。因此，可以不设置"逆转录 50℃ 30 分钟"，直接设置为"95℃ 1 分钟，变性 95℃ 15 秒，退火延伸及荧光采集 60℃ 30 秒，共 45 个循环"。如果结果为阳性，可以证明是实验室残留的 DNA 扩增产物所造成的假阳性。

二、核酸检测假阴性的原因及其对策

在疫情初期，临床医生对核酸检测假阴性反应强烈，这里的假阴性指的是患者临床症状及影像学证据高度疑似新型冠状病毒肺炎，但 SARS-CoV-2 核酸检测多次或始终为"阴性"。但对于核酸检测试剂和临床实验室而言，核酸检测假阴性概念则有所不同，指的是所采集标本中存在足够量的病毒，但却没有被检出，而不是上述临床医生所称的核酸检测结果与临床表现不符的假阴性。要想尽可能避免临床医生反映的假阴性，首先要解决的是被感染者的细胞中有一定量的病毒、采集标本时采集到含有病毒的细胞这两个环节的问题[6]。为避免实验室层面的假阴性，要解决的是可靠的体外诊断试剂和规范的临床实验室的问题。

（一）被感染者的细胞中有一定量的病毒

机体被病毒感染后，病毒通过鼻腔和口腔进入咽喉部，再到气管和支气管，进而到达肺泡，感染者大部分会经历潜伏期、轻度症状至自愈或治愈的过程，少部分患者会出现严重症状。一般感染 2 周内患者体内的病毒载量和核酸检测的阳性率较高[7, 8]，而在潜伏期和恢复期病毒载量较低，若在此阶段进行采样，容易出现标本中低病毒载量而导致假阴性。机体不同部位存在的病毒量有所不同。初步研究表明，肺泡上皮细胞的病毒受体表达占比最高，气道上皮细胞、成纤维细胞、内皮细胞和巨噬细胞等则占比较低。因此，下呼吸道的病毒量明显高于上呼吸道。此外，国内外也有在 SARS-CoV-2 感染者粪便标本中检出病毒的报道[9]。总体来说，支气管肺泡灌洗液中最容易检出病毒核酸，其次是深咳痰，再是鼻咽拭子，然后是口咽拭子[7, 10]。因为操作的方便性和患者的接受程度，目前临床最常用的标本是口咽拭子，其次是鼻咽拭子，而在某些患者中，口咽部或鼻咽部细胞中病毒量较少或极少，如果只取口咽部或鼻咽部标本检测，病毒核酸就检测不到。尽管支气管肺泡灌洗液更容易检出核酸，但由于其操作的复杂性和患者的接受程度差，其难以作为常规采样方法。因此，一个特定的疑似感染患者，不同的感染时期，在不同的身体部位出现病毒与否及出现的浓度会有差异，如咽部没有，痰或粪便中可能有，如能同时或在疾病过程中的不同时间采集上述多种标本进行检测，会有助于避免假阴性。第三章介绍了标本采样的部位、感染不同阶段及不同人群中病毒载量和核酸检测阳性率的情况，在第四章中，现有研究证据提供了相关标本采集的建议。

（二）标本采集时要采集到含有病毒的细胞

理论上说，目前 NMPA 批准的核酸检测试剂都包含检测人细胞中核酸序列的内对照[2]，如含有一个单链 RNA 分子的核糖核酸酶 P（ribonuclease P，RNase P）。内对照可以监测是否采集到足够量的细胞。但是，如采集部位不当，如采集口咽拭子时，采集深度不够，采集鼻咽拭子没有采到鼻腔深处等，则可能采集到的细胞绝大部分都是不含病毒的细胞，也会造成假阴性。通过制订各种标本采集的标准操作程序（可文字加图示），并依其加强对标本采集人员的培训及考核后上岗，可以在很大程度上解决该问题。第四章详细介绍了不同类型标本的采集方法。

（三）可靠的体外诊断试剂

体外诊断试剂的可靠性非常重要。各试剂的分析敏感性不同，试剂反应条件、反应体系优化、核酸加入量大小等都是可能影响检测分析敏感性的因素。第五章介绍了核酸提取的影响因素、核酸扩增、产物分析方法的原理及不同试剂的分析敏感性。试剂也可能存在优化不充分及试剂批间质量差异大等问题。临床核酸检测实验室在使用相应试剂产品前，可采用质控品对其精密度（重复性和再现性）和检测限等关键检测性能进行必要的性能验证；对于不同批次试剂间可能存在的质量差异，实验室可采用几份已知阴性和阳性的临床标本进行使用前的质检。第六章介绍了进行性能验证和性能确认的方法。

需要强调的是，试剂的分析敏感性是有极限的。目前核酸检测试剂通常是在采集的标本（如 1ml）中取一部分（如 140μl）进行核酸提取，提取后再取所纯化的核酸溶液（如 60μl）中的一部分（如 10μl）进行扩增检测。因此，在临床标本中寻找病毒，就像在一本百万字的书中寻找错别字，理论上说，即使只有 1 个错别字也可以被发现，但实际上，由于成本、时间和寻找方式等限制，只能从中随机抽取 10 万或 20 万字进行查找，如果错别字数量不够多，就有可能不在被抽取的字数当中，因此无法找到。同样，原始标本中病毒数量低于一定程度，就很可能在核酸扩增检测的反应体系中没有病毒核酸，试剂也就无法检出。因此，从这个层面上看，病毒核酸检测的假阴性是无法完全避免的。

（四）规范的临床实验室

标本运输保存条件（尤其是时间及温度）、临床实验室的规范操作（仪器设备的熟练使用及日常维护、标准操作程序的全员严格遵循、实验室的清洁等)、结果判读和质量控制(弱阳性质控品在标本处理中及扩增时的摆放规则及失控后的纠正和预防措施)等也是保证检测结果准确可靠的关键因素。通过加强对实验室人员的培训,不断完善实验室质量管理体系,可以减少因实验室检测操作层面出现的假阴性结果。这些在本书第七章、第八章及第九章中均进行了介绍。

(张　瑞　史吉平)

参 考 文 献

[1] 李金明. 实时荧光 PCR 技术. 第 2 版. 北京:科学出版社,2020

[2] 国家药品监督管理局. 国产新型冠状病毒检测试剂注册信息. http://www.nmpa.gov.cn/ zhuanti/xgqxchpxx/index.html,2020-07-15

[3] Food and Drug Administration. Individual EUAs for Molecular Diagnostic Tests for SARS-CoV-2. https://www.fda.gov/medical-devices/coronavirus-disease-2019-covid-19-emergency-use-authorizations-medical-devices/vitro-diagnostics-euas,2020-07-20

[4] Hong KH,Lee SW,Kim TS,et al. Guidelines for laboratory diagnosis of coronavirus disease 2019 (COVID-19)in Korea. Ann Lab Med,2020,40:351-360

[5] 张瑞,李金明. 2019 新型冠状病毒特异抗体检测"假阳性"原因分析及对策. 中华检验医学杂志,2020,43(5):507-510

[6] 张瑞,李金明. 如何减少新型冠状病毒核酸检测的"假阴性". 中华医学杂志,2020,100:801-804

[7] Chan JF,Yip CC,To KK,et al. Improved molecular diagnosis of COVID-19 by the novel,highly sensitive and specific COVID-19-RdRp/Hel real-time reverse transcription-PCR assay validated in vitro and with clinical specimens. J Clin Microbiol,2020,58:e00310-20

[8] Shi J,Han D,Zhang R,et al. Molecular and serological assays for SARS-CoV-2:insights from genome and clinical characteristics. Clin Chem,2020,66(8):1030-1046

[9] Zhang J,Wang S,Xue Y. Fecal specimen diagnosis 2019 novel coronavirus-infected pneumonia. J Med Virol,2020,92:680-682

[10] Wang W,Xu Y,Gao R,et al. Detection of SARS-CoV-2 in different types of clinical specimens. JAMA,2020,323:1843-1844

第三篇

抗原和抗体检测篇

第十一章

特异性抗体检测

特异性抗体检测可以提供 SARS-CoV-2 感染的血清学证据，是 SARS-CoV-2 感染辅助诊断的重要手段，也是核酸检测的重要补充。

抗原是抗体检测的要素之一，不同抗原在刺激体液免疫和用于建立抗体检测方法中有一定差异。SARS-CoV-2 的结构蛋白中，常用于抗体检测方法建立的免疫原包括刺突蛋白（spike protein，S 蛋白）和核衣壳蛋白（nucleocapsid protein，N 蛋白），其中 S 蛋白包含 S1 亚基，S1 亚基包含受体结合结构域（receptor binding domain，RBD）。SARS-CoV-2感染的过程中，机体会针对不同结构蛋白的抗原表位产生特异性抗体，但由于各抗原蛋白含量和免疫原性等特性的差异，相应抗体出现的时间和阳性率不同。N 蛋白在结构蛋白中所占比例高，免疫原性强，基于 N 蛋白的抗体检测方法在感染前期的敏感性稍高；随着病程进展，基于 RBD 的抗体检测方法的阳性率可高于基于 N 蛋白的方法，且基于 RBD 建立的抗体检测方法的特异性也较高。目前，已有多种特异性抗体的检测方法应用于临床，常见的检测方法包括化学发光免疫试验、胶体金免疫层析试验及酶联免疫吸附试验等，不同检测方法还包含不同反应模式，如间接法、捕获法、双抗原夹心法等。本章结合常见的SARS-CoV-2 抗体检测试剂，详细介绍了这些检测方法及其原理。

特异性抗体随着病程进展而相继出现，按一定规律消长，对此，本章介绍了 IgM、IgG 和 IgA 的出现时间、血清转换率及持续时间等总体特征。充分了解特异性抗体的生成和变化的特征是发挥不同类型的特异性抗体辅助诊断新型冠状病毒肺炎（COVID-19）功能的基础。此外，针对不同抗原的不同类型抗体的产生时间和滴度水平还与患者的轻、重分型有关，总体而言，轻症患者特异性抗体出现时间和到达峰值时间早，但滴度水平较低。根据特异性抗体产生的特征，可以认为各类型抗体的产生情况和抗体水平均与COVID-19 的发病时间有关，通过检测各类型抗体存在的情况及其滴度可以推测机体的感染状态。尽管不同的检测方法对不同发病时间所采集的标本中抗体的检测敏感性有所不同，但却有相似的趋势，这与抗体出现的特征非常类似。通常在 SARS-CoV-2 感染潜伏期和 COVID-19 发病之初无法检出特异性抗体，随后各类型的抗体按照一定顺序出现，在患病期间抗体检测的敏感性也逐渐升高。因此，将各类型抗体检测结果的不同组合模式与抗体的动态检测及患者病史、临床资料等相结合，可以用于核酸检测阴性的COVID-19 患者诊断的补充，这有助于明确诊断，促进患者的临床管理。

SARS-CoV-2 和许多病毒一样，会刺激机体产生特异性抗体，抗体作为重要的效应分子可以与 SARS-CoV-2 抗原特异性结合，介导体液免疫，影响 COVID-19 的疾病转归。自 COVID-19 流行以来，已有许多研究报道了 COVID-19 患者特异性抗体产生的特点。国家卫生健康委员会发布的《新型冠状病毒肺炎诊疗方案（试行第八版）》将特异性抗体检测作为 COVID-19 疑似病例的补充检测指标。目前，基于抗原抗体的相互作用原理建立的抗体血清学检测试剂方法相继研发、审批完成，并已广泛应用于临床。

由于抗原是特异性抗体检测的基础，基于不同免疫原的检测方法的敏感性、特异性等有差别，本章首先介绍了 SARS-CoV-2 特异性抗体检测试剂方法建立常用的免疫原的结构特点、交叉反应性及相应抗体检测的临床应用；由于抗体检测的方法较多，本章也详细阐述了常见 SARS-CoV-2 特异性抗体检测方法的原理，包括酶免疫试验、化学发光免疫试验和固相膜免疫试验；通过总结研究中各类型 SARS-CoV-2 特异性抗体（包括 IgM、IgG 和 IgA）产生和变化的特点，本章进一步阐述特异性抗体检测对 SARS-CoV-2 感染的补充诊断价值和临床意义。

第一节　特异性抗体检测试剂方法建立中常用的免疫原

SARS-CoV-2 的结构蛋白主要包括 4 种，即刺突蛋白（spike protein，S 蛋白）、包膜蛋白（envelope protein，E 蛋白）、膜蛋白（membrane，M 蛋白）和核衣壳蛋白（nucleocapsid protein，N 蛋白）。在 SARS-CoV-2 的 4 种结构蛋白中，S 蛋白和 N 蛋白是抗体检测试剂常用的免疫原[1]。SARS-CoV-2 与其他感染人冠状病毒（human coronavirus，HCoV）的氨基酸序列具有较高的同源性，因此 SARS-CoV-2 抗原可能与其他 HCoV 感染者血清中的抗体发生交叉反应。COVID-19 患者通常会针对不同抗原产生相应抗体，这些抗体出现的时间和它在患者中的阳性率不同，相应抗体检测试剂方法的诊断性能也有所差异。本节就 S 蛋白和 N 蛋白的结构特点、它们与其他 HCoV 患者血清的交叉反应性及相应抗体检测的临床应用研究进行介绍。

一、S 蛋 白

S 蛋白在病毒表面形成特殊的花冠结构，约 1273 个氨基酸，可以被细胞蛋白酶水解为两个蛋白亚基，包括 N 端亚基（S1）和 C 端亚基（S2）（图 11-1）。S1 亚基包含的受体结合域（RBD）可与宿主细胞表面的血管紧张素转化酶 Ⅱ（angiotensin-converting enzyme 2，ACE2）受体直接结合；S2 亚基主要介导病毒膜与细胞膜的融合[2]。S1 蛋白及 RBD 是抗体检测试剂方法建立时研究较多的免疫原，主要包括免疫原与其他感染人冠状病毒特异性抗体的交叉反应，以及采用该免疫原建立抗体检测方法在临床应用中的敏感性和特异性评价。

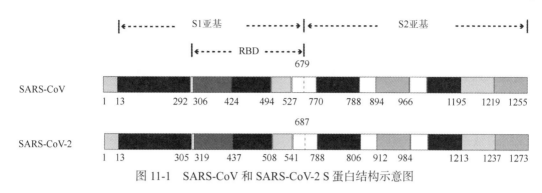

图 11-1 SARS-CoV 和 SARS-CoV-2 S 蛋白结构示意图

（一）S 蛋白与其他感染人冠状病毒的交叉反应

SARS-CoV-2（GenBank 登录号：NC_045512.2）的 S 蛋白和 N 蛋白与目前已知的 6 种其他感染人冠状病毒 S 蛋白和 N 蛋白氨基酸同源性的比较见表 11-1。SARS-CoV-2 S 蛋白与 SARS-CoV、MERS-CoV、HCoV-OC43、HCoV-HKU1、HCoV-229E 和 HCoV-NL63 氨基酸同源性分别为 77%、33%、33%、32%、30% 和 28%，其中 SARS-CoV-2 S 蛋白与 SARS-CoV S 蛋白氨基酸同源性最高。对于 S1 和 S2 两个亚基，SARS-CoV-2 与 SARS-CoV 氨基酸同源性也最高。并且，SARS-CoV-2 S2 亚基与 6 种感染人冠状病毒中 S2 亚基的氨基酸同源性均高于 SARS-CoV-2 S1 亚基与 6 种感染人冠状病毒中 S1 亚基的同源性。由此可见，S2 亚基在感染人冠状病毒中更为保守，在以整个 S 作为抗原时，会出现交叉反应。临床上对 3 例确诊 SARS-CoV-2 感染的患者，采集发病后第 13～21 天的血清，分别采用包被 SARS-CoV-2、SARS-CoV 和 MERS-CoV 重组 S 蛋白、重组 S1 蛋白的酶联免疫吸附试验（enzyme-linked immunosorbent assay，ELISA）试剂进行检测，结果显示，包被 SARS-CoV-2 S 蛋白 ELISA 检测阳性的血清与 SARS-CoV 和 MERS-CoV S 蛋白存在交叉反应。包被 SARS-CoV-2 S1 蛋白 ELISA 检测阳性的血清与 SARS-CoV 存在交叉反应，但是与 MERS-CoV S1 蛋白不存在交叉反应。说明 S1 抗原作为免疫原建立的 SARS-CoV-2 抗体检测方法比 S 抗原更具特异性。

表 11-1 6 种感染人冠状病毒 S 蛋白和 N 蛋白与 SARS-CoV-2 蛋白氨基酸同源性的比较[7]

冠状病毒名称	GenBank 登录号	百分比（%）				
		S	S1	RBD	S2	N
SARS-CoV	NC_004718.3	77	66	73	90	90
MERS-CoV	NC_019843.3	33	24	—	43	49
HCoV-OC43	NC_006213.1	33	25	—	42	34
HCoV-HKU1	NC_006577.2	32	25	—	40	34
HCoV-229E	NC_002645.1	30	24	—	35	28
HCoV-NL63	NC_005831.2	28	21	—	36	—

为了评估重组 RBD 抗原在血清学上的特异性，用 RBD 抗原建立的 ELISA 方法检测在 SARS-CoV-2 大流行前收集的 20 例健康的美国成年人高浓度血清标本（1∶20 稀释）中

的抗体,分析是否可与 SARS-CoV、SARS-CoV-2、HCoV-NL63 和 HCoV-HKU1 的重组 RBD 结合。结果表明这 20 例血清中 16 例含有抗 HCoV-HKU1 重组 RBD 的高水平抗体,19 例含有抗 HCoV-NL63 重组 RBD 的高水平抗体,但抗 SARS-CoV 和 SARS-CoV-2 重组 RBD 抗体均为阴性。该研究进一步采集核酸检测阳性的 2 例 HCoV-NL63、1 例 HCoV-OC43 和 2 例 HCoV-HKU1 患者恢复期血清标本,采用包被 SARS-CoV 和 SARS-CoV-2 重组 RBD 的 ELISA 方法进行检测,发现血清中的抗体与 SARS-CoV 和 SARS-CoV-2 重组 RBD 均无交叉反应[3],表明采用重组 RBD 抗原建立抗体检测方法有很好的特异性。

(二)基于 S 蛋白的抗体检测的临床应用

采用基于 S 蛋白建立的抗体检测方法,显示了较好的临床性能。采集 397 例确诊感染 SARS-CoV-2 患者与 128 例未感染 SARS-CoV-2 患者的静脉血,以重组 S 蛋白作为抗原(连接胶体金颗粒),检测患者静脉血中的 IgG 和 IgM 抗体。397 例 SARS-CoV-2 患者中,24 例 IgG 阳性,72 例 IgM 阳性,256 例 IgG 和 IgM 均阳性,敏感性为 88.7%。128 例未感染 SARS-CoV-2 的患者,1 例 IgG 阳性,10 例 IgM 阳性,1 例 IgG 和 IgM 均阳性,特异性为 90.6%[4]。

RBD 抗原也是临床上抗体方法建立常用的免疫原。将 SARS-CoV-2 重组 RBD 抗原作为 ELISA 检测固相包被和与辣根过氧化物酶(horseradish peroxidase,HRP)连接的抗原,用双抗原夹心法检测血清中总抗体(total antibody,T-Ab);采用与 Ab ELISA 检测相同的 HRP 连接的 RBD 抗原,用 IgM μ 链捕获法检测 IgM 抗体。结果显示,检测 SARS-CoV-2 暴发前健康人血清中 T-Ab 和 IgM,特异性分别为 99.1%(211/213)、98.6%(210/213)[5]。总体来说,相比 S 蛋白作为抗原,以 RBD 作为抗原,抗体检测的特异性更高。

中国人民解放军中部战区总医院研究人员采用重组 RBD 作为抗原建立 ELISA 方法,对 214 例确诊为 COVID-19 患者的血清进行抗体检测,血清标本采集时间为发病后的 0~55 天(中位时间为发病后的 14 天)。该方法对 IgM 检测的敏感性为 77.1%(165/214),IgG 检测的敏感性为 74.3%(159/214)。其中,发病后 0~5 天、6~10 天、11~15 天、16~20 天、21~30 天、31~35 天、>35 天,IgM/IgG 检测的敏感性分别为 36.4% 和 40.9%、50.0% 和 50.0%、83.3% 和 75.9%、96.4% 和 92.7%、87.5% 和 84.4%、100.0% 和 83.3%、85.7% 和 100.0%[6]。说明采用重组 RBD 抗原建立的抗体检测方法可有效检测 IgM 和 IgG,在发病后 10 天和 15 天后 IgM 和 IgG 检出比例均超过 80%。另一个采用重组 RBD 抗原建立的抗体检测方法,结果与此类似。对 63 例 SARS-CoV-2 患者发病后 1~43 天的共 77 份血清标本进行检测,结果表明,发病后的 7~8 天 IgM 检测敏感性为 42.8%;发病后 9 天及以上 IgM 检测敏感性为 81.0%[3]。综上,通常 COVID-19 患者出现症状后 14 天以上,重组 RBD 作为抗原,检测抗体的敏感性较高,可达 80% 以上。

二、N 蛋 白

N 蛋白由 413 个氨基酸组成,可与病毒基因组 RNA 相互缠绕形成病毒核衣壳,参与病毒基因组复制、颗粒的组装,在病毒 RNA 的合成过程中发挥着重要的作用。N 蛋白相对保守，在病毒的结构蛋白中所占比例最大，具有较强的免疫原性，感染早期可诱导机体产生高水平的免疫反应[8, 9]，可以利用 N 蛋白建立检测 SARS-CoV-2 血清抗体方法。

（一）N 蛋白与其他感染人冠状病毒的交叉反应

SARS-CoV-2 N 蛋白与 SARS-CoV N 蛋白氨基酸同源性高达 90%，与 MERS-CoV、HCoV-OC43、HCoV-HKU1 和 HCoV-229E 氨基酸同源性分别为 49%、34%、34% 和 28%（表 11-1）。为了评价 SARS-CoV-2 与其他人冠状病毒之间 N 蛋白的交叉反应性，用蛋白质印迹法分别检测了 SARS-CoV-2 重组 N 蛋白和人抗 HCoV-NL63、HCoV-229E、HCoV-OC43、HCoV-HKU1 和 SARS-CoV 抗体阳性血浆的反应性。蛋白质印迹法分析表明，SARS-CoV-2 重组 N 蛋白与人抗 HCoV-NL63、HCoV-229E、HCoV-OC43 和 HCoV-HKU1 抗体阳性血浆无交叉反应，但是，抗 SARS-CoV 抗体阳性的人血浆与 SARS-CoV-2 重组 N 蛋白之间存在较强的交叉反应[10]。另外，将 SARS-CoV-2 重组 N 蛋白作为抗原，用 ELISA 检测 2 例 SARS 患者和 7 例 MERS 患者标本，发现 2 例抗 SARS-CoV 阳性的血清标本和 1 例抗 MERS-CoV 阳性的血清标本均可以和 SARS-CoV-2 N 蛋白发生交叉反应[7]。因此，采用 SARS-CoV-2 N 蛋白作为抗原产生的抗体与 SARS-CoV 和 MERS-CoV 存在交叉反应。

这种交叉反应在 SARS-CoV 与其他 5 种感染人冠状病毒中也存在。采集 21 例确诊感染 HCoV-OC43 和 7 例确诊感染 HCoV-229E 患者恢复期血清，以 SARS-CoV 重组 N 蛋白作为抗原建立 ELISA 方法，检测 HCoV-OC43 和 HCoV-229E 患者血清中的抗体是否与 SARS-CoV 重组 N 蛋白存在交叉反应。结果显示，21 例 HCoV-OC43 恢复期血清中，3 例抗 SARS N 蛋白阳性；7 例 HCoV-229E 恢复期血清中，1 例抗 SARS N 蛋白阳性。对这 4 例假阳性的标本进行重组 N 蛋白的蛋白质印迹试验验证，证实 4 例假阳性标本中均存在抗重组 N 蛋白的抗体。当采用包被 SARS-CoV 重组 N 蛋白作为抗原的 ELISA 试剂盒筛查献血者、非肺炎住院患者和无症状卫生保健工作者时，828 份血清标本中 33 例（4%）IgG 抗体阳性。然而，在 33 份血清标本中，26 份（79%）通过基于重组 N 蛋白的蛋白质印迹法检测证实含有特异性 SARS-CoV 抗体[11]，7 份假阳性结果可能是 SARS-CoV 重组 N 蛋白与存在血清中的抗 HCoV-229E、HCoV-OC43 抗体的交叉反应所致。该研究指出，由于 ELISA 会产生假阳性结果，检测获得的 SARS-CoV 抗体阳性结果，特别是在低发病率地区获得的结果，都需要用重组 N 蛋白进行蛋白质印迹法分析确认[12]。

（二）基于 N 蛋白建立的抗体检测方法的临床应用

采用基于 N 蛋白建立的抗体检测方法，同样显示了较好的临床性能。重组 N 蛋白作为抗原，检测抗体的敏感性较高。采集 214 例确诊为 COVID-19 的患者的血清，血清标本采集时间为发病后的 0～55 天（中位时间为发病后的 14 天）。以重组 N 蛋白作为抗原，用 ELISA 方法检测血清抗重组 N 蛋白抗体，IgM 敏感性为 68.2%（146/214），IgG 敏感性为 70.1%（150/214）。在发病后 0～5 天、6～10 天、11～15 天、16～20 天、21～30 天、31～35 天、>35 天，IgM 和 IgG 敏感性分别为 31.8% 和 31.8%、52.6% 和 39.5%、72.2% 和 72.2%、

81.8%和87.3%、81.3%和87.5%、83.3%和100.0%、57.1%和100.0%。以 N 蛋白作为抗原进行血清抗体检测，通常在发病后 15 天及以上，IgM 和 IgG 的敏感性可达 80%以上[4]。另外一项研究结果中，对 66 例经 PCR 确诊为 COVID-19 的患者（症状发生后 13～29 天）和 60 例非 COVID-19 对照组，用 ELISA 进行血清抗体检测，IgM 和 IgG 的敏感性和特异性分别为 77.3%和100%、83.3%和95.0%[13]。

三、基于 S 蛋白和 N 蛋白的抗体检测方法的性能比较

总体来说，因为 N 蛋白在病毒的结构蛋白中所占比例最大，具有较强的免疫原性，感染早期机体可诱导机体产生高水平的免疫反应。对 6 例确诊的 COVID-19 患者，从症状出现的 0～20 天，每天连续采集血液标本，共采集 68 份标本。结果显示，在最初症状出现后的第 8～14 天出现抗重组 N 蛋白抗体。为了比较 N 蛋白和 S 蛋白作为抗原产生抗体的敏感性，用荧光素酶免疫沉淀系统（luciferase immunoprecipitation system，LIPS）检测症状发生≤14 天 COVID-19 患者的血清。抗重组 N 蛋白抗体的敏感性为 51%（33/65），抗重组 S 蛋白抗体的敏感性为 43%（28/65）。用 LIPS 对症状发生>14 天的患者的血清进行检测，35 个标本中检测到血清抗重组 N 蛋白抗体的敏感性和特异性均为 100%；检测到血清抗重组 S 蛋白抗体的敏感性稍低，为 91%（32/35），特异性为 100%，但是与重组 N 蛋白的敏感性差异无统计学意义。重组 N 蛋白作为抗原，在 SARS-CoV-2 感染早期（≤14 天）的敏感性可能略高于 S 蛋白抗体[14]。

由于 S2 亚基更为保守，在以整个 S 蛋白作为抗原时，会出现交叉反应，因此 S1 亚基是比 S 蛋白更特异的抗原。RBD 也可作为 SARS-CoV-2 较特异的抗原，无论健康者血清中的抗体还是 HCoV-NL63、HCoV-OC43、HCoV-HKU1 患者恢复期血清标本中的抗体，均与 SARS-CoV 和 SARS-CoV-2 的 RBD 抗原无交叉反应。RBD 抗原也表现出较好的敏感性。香港大学的研究人员使用分别基于重组 N 蛋白和重组 RBD 蛋白的酶免疫试验（enzyme immunoassay，EIA）方法对 16 位确诊为 COVID-19 的患者症状发生 14 天或更长时间的血清标本中的抗体进行检测。通过基因工程制备重组 N 蛋白和重组 RBD 蛋白作为抗体检测的抗原。结果发现抗 N 蛋白 IgG 抗体阳性率为 94%（n=15），抗 N 蛋白 IgM 抗体阳性率为 88%（n=14），而抗 RBD 的 IgG 抗体阳性率为 100%（n=16），抗 RBD 的 IgM 抗体阳性率为 94%（n=15）。以上研究结果表明，对于发病≥14 天的 COVID-19 患者，以 RBD 蛋白作为抗原检测患者血清，特异性 IgM 抗体和 IgG 抗体的阳性率高于以 N 蛋白作为抗原的方法[15]。

尽管相比其他 5 种致病性冠状病毒，在系统发育上与 SARS-CoV-2 最接近的 SARS-CoV 自 2004 年以来没有在人类中传播的报道，血清中的抗 SARS-CoV-2 抗体与其他 6 种致病性冠状病毒的交叉反应仍是免疫分析的一个重要问题，因为它严重影响了抗体检测试验的敏感性和特异性。随着利用各种冠状病毒结构蛋白进行免疫分析的可行性，使用一种以上基于不同的抗原的血清学方法对检测 SARS-CoV-2 感染至关重要[11, 16]，如同时将 N 蛋白和 S 蛋白作为抗原检测患者血清抗体。还有研究因为相同的抗原表达及纯化方法获得分泌型 RBD 的量（>20mg/L）多于可溶性全长 S 蛋白的量（4～5mg/L），且前述重组 RBD 作为

抗原建立抗体检测方法的敏感性和特异性均较高，建议用 RBD 作为 ELISA 初筛的抗原，S 蛋白作为 ELISA 验证的抗原[17]。

四、SARS-CoV-2 抗原的制备

抗原和抗体是免疫反应的基本条件，也是免疫学检测的两大重要因素。获得可以识别抗体的抗原是准确检测特异性抗体的基础。免疫原（immunogen）是指能诱导机体免疫系统产生特异性抗体或致敏淋巴细胞的抗原。绝大多数的免疫原是复杂的混合体，纯化后的免疫原才可以用来制备抗体。免疫原制备的方法主要分为颗粒性抗原的制备、可溶性抗原的制备和人工抗原的制备。天然的颗粒抗原有细胞抗原、细菌抗原和寄生虫抗原等，制备方法比较简单。可溶性抗原包括蛋白质、糖蛋白、脂蛋白及核酸等，这些抗原大多来源于组织和细胞，成分复杂，免疫动物制备相应的抗体前需要进行提取和纯化。人工抗原指用化学合成法或基因重组法制备的抗原，主要包括人工结合抗原的制备、人工合成抗原的制备和基因工程抗原的制备[18]。SARS-CoV-2 抗原主要为利用基因工程抗原制备的人工抗原，即利用分子生物学技术，将编码抗原氨基酸序列的基因扩增并与适当的载体连接，转入受体细胞使之表达，可获得具有免疫原性的重组蛋白，经纯化后可作为抗原，即基因重组抗原。SARS-CoV-2 分离培养活动必须在 BSL-3 实验室开展。病毒 RNA 提取、基因扩增、质粒构建、细胞转染、抗原纯化等可在 BSL-2 实验室进行。

通常 N 蛋白用原核细胞表达，S 蛋白用真核细胞表达。天然 N 蛋白基因通常在宿主细胞质中可完成复制、转录、蛋白合成的过程，而天然 S 蛋白基因转录后需要在内质网中翻译并运输至高尔基体进行加工修饰形成具有天然构象的 S 蛋白，具有天然构象的 S 蛋白才可以充分发挥免疫原性。原核细胞只有核糖体一种细胞器，N 蛋白可以直接在核糖体合成。而 S 蛋白则必须在含有内质网和高尔基体等细胞器的真核细胞中合成。SARS-CoV-2 与 SARS-CoV 的 S 蛋白和 N 蛋白氨基酸同源性较高，由于冠状病毒的结构类似，有研究表明，在 43 例确诊 SARS 的患者中，ELISA 检测针对 N 蛋白的 IgG 抗体，阳性率为 89%，而由于原核细胞中表达产生的重组 S 蛋白与天然抗原相比缺少必要的糖基化，在 ELISA 试验中阳性率不足 63%[19]，因此，S 蛋白需采用真核表达。N 蛋白和 S 蛋白抗原的表达制备过程如下。

（一）N 蛋白

将 SARS-CoV-2 从患者标本中分离，在 Vero E6 细胞中培养 20～48 小时，收集细胞并在裂解缓冲液中将细胞重新悬浮。在冰上孵育 1 小时后，离心细胞裂解液，将获得的上清液经 55℃加热 30 分钟灭活病毒，使用前可储存于−70℃环境。提取 SARS-CoV-2 总 RNA，用相应的引物合成 cDNA，以 cDNA 为模板进行扩增，将 N 蛋白基因 PCR 产物连接到质粒。质粒转化大肠杆菌（BL21），通过 PCR 和测序方法进行验证，最后纯化蛋白质（图 11-2），N 蛋白纯度可通过十二烷基硫酸钠–聚丙烯酰胺凝胶电泳和蛋白质印迹法进行评价。

（二）S 蛋白

S 蛋白抗原制备方法与 N 蛋白抗原制备方法类似（图 11-2）。提取 SARS-CoV-2 总 RNA，用相应的引物合成 cDNA，以 cDNA 为模板进行扩增，将 S 蛋白基因 PCR 产物连接到质粒。可用两种重组质粒转染哺乳动物细胞（如 HEK293F、HEK293T 和 CHO 等）：一种表达分泌性 RBD，另一种表达可溶性三聚体 SARS-CoV-2 S 蛋白[17]。蛋白纯度同样是通过十二烷基硫酸钠-聚丙烯酰胺凝胶电泳和蛋白质印迹法进行评价。

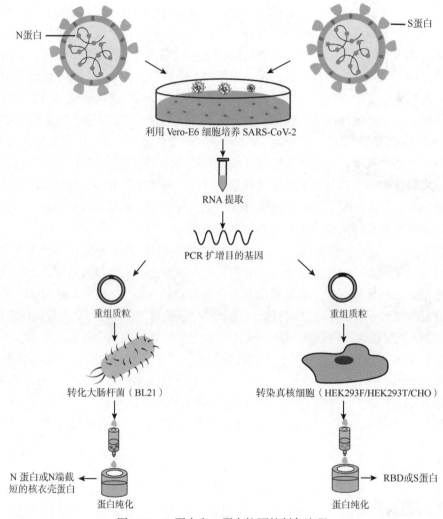

图 11-2　N 蛋白和 S 蛋白抗原的制备流程

五、N 端截短的核衣壳蛋白及其临床应用

除了 S 蛋白和 N 蛋白可以作为抗体检测的免疫原之外，还有少量文献中报道了一种 N 端截短的核衣壳蛋白（N-terminal truncated nucleocapsid protein，ΔN-NP）。由于 N 蛋白结构保守，作为抗原进行抗体检测时，容易与其他感染人冠状病毒发生交叉反应，导致抗体

检测的特异性相对较低，针对这一问题，可以通过 ΔN-NP 作为抗原进行解决。N 蛋白的 N 端结构域是最保守的区域，而免疫反应最强的表位位于 N 蛋白的 C 端结构域[20]。SARS-CoV-2 的 N 蛋白与其他冠状病毒呈交叉反应，这种交叉反应是由 N 蛋白 N 端保守区域引起的。为了将 N 端保守区域去掉，用特异性引物扩增编码 N 蛋白的 122~419 氨基酸基因区域（不包含 N 端），再利用基因工程技术将扩增的目的基因连接于质粒上，构建重组质粒，转化大肠杆菌，表达 ΔN-NP（图 11-3）。

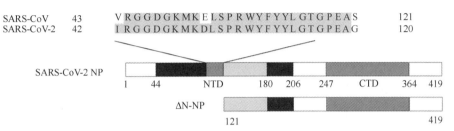

图 11-3　SARS-CoV 和 SARS-CoV-2 N 蛋白结构示意图

NTD，N 端结构域；CTD，C 端结构域；ΔN-NP，N 端截短的核衣壳蛋白

　　为了评价全长 N 蛋白和 ΔN-NP 作为抗原建立的 SARS-CoV-2 抗体检测方法的优劣，日本横滨市立大学医学院的研究人员对 COVID-19 暴发前的 70 例健康献血者的血清（1∶100 稀释）进行检测，在阳性反应判断值相同的情况下，使用以全长 N 蛋白作为抗原的 ELISA 方法检测血清 IgG 抗体时，发现有 9 例健康献血者血清呈阳性，特异性为 87.1%；以 ΔN-NP 作为抗原检测时，健康献血者的血清都呈阴性，特异性为 100%。因此，全长 N 蛋白作为抗原检测抗体的假阳性率比 ΔN-NP 高。为了降低基于全长 N 蛋白的 ELISA 的假阳性率，可以提高检测的阳性反应判断值，但在早期抗体水平较低时该做法会牺牲检测方法的敏感性。因此，在合适的阳性反应判断值下，作为 SARS-CoV-2 抗体检测的免疫原，ΔN-NP 比全长 N 蛋白表现出更高的敏感性和特异性[21]。但该结论需要更严谨的研究进一步确认。

　　因为 SARS-CoV 与 SARS-CoV-2 N 蛋白氨基酸同源性高达 90%，在 SARS 抗体检测过程中，也呈现出和检测 SARS-CoV-2 类似的特点，ΔN-NP 作为抗原检测抗体的敏感性和特异性也高于全长 N 蛋白。基于重组 ΔN-NP 和基于 SARS-CoV 感染细胞的裂解物作为抗原的 ELISA 检测，最早分别可以在症状发生后第 6 天和第 9 天检测到 IgG 抗体。用基于重组 ΔN-NP 作为抗原的 ELISA 检测 37 例被确诊为 SARS 患者的血清，36 例（97.3%）患者血清出现特异性 IgG 转换。然而，以 SARS-CoV 感染细胞的裂解物为抗原的 ELISA，抗体阳性率为 56.8%。重组 ΔN-NP 作为抗原的 ELISA 检测中，相比于全长 N 蛋白，ΔN-NP 作为抗原，抗体检测能更早地检测 SARS-CoV，显示出更高的阳性率和血清滴度[22]。有研究采用重组 ΔN-NP 和全长 N 蛋白作为 ELISA 试剂盒的包被抗原，检测 175 例健康志愿者血清中的 SARS-CoV 特异性 IgG 抗体。重组 ΔN-NP 和全长 N 蛋白作为抗原的情况下，175 例健康志愿者中分别有 11 例和 38 例志愿者检测结果出现弱阳性，据此计算特异性为 93.4% 和 78.3%[22, 23]。

第二节　特异性抗体检测方法及原理

目前在临床上应用的 SARS-CoV-2 特异性抗体检测方法较多，按照检测技术可分为化学发光免疫试验（chemiluminescent immunoassay，CLIA）、酶联免疫吸附试验（ELISA）、固相膜免疫试验 3 大类。CLIA 敏感性高、特异性强、易于自动化、检测通量高，但需要特殊仪器设备的支持，对人员和场地的要求较高。ELISA 在临床中的应用成熟，特异性强，同样只能在实验室内进行。固相膜免疫试验，主要是胶体金免疫层析试验，无须对标本进行特殊处理，标本需要量少，检测速度快，整个过程操作简便，对操作人员没有过高的技术要求，也不需要大型仪器设备，可用于床旁检测。

虽然检测试剂盒的种类繁多，但不论是 CLIA、ELISA，还是固相膜免疫试验，其检测原理都是基于抗原抗体的特异性结合。在此基础上，每种检测方法又包括不同的反应模式，如双抗原夹心法、间接法和捕获法。

双抗原夹心法检测试剂盒中，待测抗体可分别结合包被于固相载体上的抗原及利用酶或发光剂标记的抗原，形成固相抗原–待测抗体–标记抗原免疫复合物，洗涤去除游离成分后加入底物或激发液，发生显色反应，加入反应终止液后检测颜色变化情况，确定待测抗体的含量。双抗原夹心法检测试剂盒可采用两步法进行检测，将待测标本与标记抗原分别加入反应体系中进行孵育洗涤，也可用一步法进行检测，将待测标本与标记抗原同时加入，仅需要一次孵育洗涤。间接法是抗体检测最常用的方法，待测抗体先与固相抗原特异性结合，形成固相抗原–待测标本复合物，加入标记二抗，形成固相抗原–待测抗体–标记二抗免疫复合物，洗涤去除游离成分后加入底物或激发液，发生显色反应，加入反应终止液后检测颜色变化情况，确定待测抗体的含量。捕获法多用于 IgM 抗体的检测，该方法固相载体包被抗 IgM 抗体以捕获特异及非特异性 IgM，洗涤后加入特异性抗原，与固相载体上捕获的特异性 IgM 结合，再加入抗特异性抗原的标记抗体，形成固相抗 IgM 抗体–IgM 抗体–特异性抗原–抗特异性抗原的标记抗体免疫复合物，洗涤去除游离成分，加入底物或激发液，发生显色反应，加入反应终止液终止反应后，检测颜色变化情况，确定待测抗体的含量。

目前国家药品监督管理局（National Medical Products Administration，NMPA）和美国食品药品监督管理局（Food and Drug Administration，FDA）紧急使用授权（emergency use authorization，EUA）批准应用的 SARS-CoV-2 特异性抗体检测试剂盒，根据检测抗体不同分为 IgG、IgM、IgM/IgG 及总抗体检测试剂盒（表 11-2）。其中单独 IgG、IgM 检测试剂盒可对待测标本中 IgG 或 IgM 进行检测，其反应模式多分别为间接法和捕获法。IgM/IgG 检测试剂盒则同时对待测标本中的 IgG、IgM 进行检测，分别获得 IgG、IgM 抗体阴性或阳性结果。总抗体检测试剂盒可再分为 IgG、IgM 抗体（不区分）检测试剂盒及 IgG、IgM、IgA 抗体（不区分）检测试剂盒，反应模式多为双抗原夹心法，与 IgM/IgG 检测试剂盒不同的是，总抗体检测试剂盒得到的结果不能将 IgM、IgG 及 IgA 进行区分。下面就目前临床上应用的 SARS-CoV-2 特异性抗体检测试剂盒的检测原理及手段进行详细描述。

表 11-2 SARS-CoV-2 特异性抗体检测试剂盒

产品名称	生产厂家	检测方法	方法类型	抗原选择	批准机构	批准时间
新型冠状病毒（2019-nCoV）抗体检测试剂盒（胶体金法）	广州万孚生物技术股份有限公司	胶体金免疫层析法	捕获法	—	NMPA、CE	2020-2
新型冠状病毒（2019-nCoV）抗体检测试剂盒（胶体金法）	英诺特（唐山）生物技术有限公司	胶体金免疫层析法	捕获法	—	NMPA	2020-2
新型冠状病毒（2019-nCoV）IgM抗体检测试剂盒（磁微粒化学发光法）	博奥赛斯（重庆）生物科技有限公司	磁微粒化学发光法	间接法	—	NMPA	2020-2
新型冠状病毒（2019-nCoV）IgG抗体检测试剂盒（磁微粒化学发光法）	博奥赛斯（重庆）生物科技有限公司	磁微粒化学发光法	间接法	—	NMPA	2020-2
新型冠状病毒（2019-nCoV）抗体检测试剂盒（磁微粒化学发光法）	厦门万泰凯瑞生物技术有限公司	磁微粒化学发光法	捕获法	—	NMPA	2020-3
新型冠状病毒（2019-nCoV）IgM抗体检测试剂盒（胶体金法）	广东和信健康科技有限公司	胶体金免疫层析法	间接法	—	NMPA	2020-3
新型冠状病毒（2019-nCoV）IgM/IgG抗体检测试剂盒（胶体金法）	南京诺唯赞医疗科技有限公司	胶体金免疫层析法	捕获法	—	NMPA	2020-3
新型冠状病毒（2019-nCoV）IgM/IgG抗体检测试剂盒（胶体金法）	珠海丽珠试剂股份有限公司	胶体金免疫层析法	—	—	NMPA、CE	2020-3
新型冠状病毒（2019-nCoV）IgG抗体检测试剂盒（磁微粒化学发光法）	丹娜（天津）生物科技有限公司	磁微粒化学发光法	—	—	NMPA	2020-4
新型冠状病毒（2019-nCoV）IgM抗体检测试剂盒（磁微粒化学发光法）	丹娜（天津）生物科技有限公司	磁微粒化学发光法	—	—	NMPA	2020-4
新型冠状病毒（2019-nCoV）抗体检测试剂盒（胶体金法）	上海芯超生物科技有限公司	胶体金免疫层析法	—	—	NMPA	2020-4
Abbott Architect SARS-CoV-2 IgG	Abbott	磁微粒化学发光法	间接法	N	美国FDA（EUA）	2020-6
Abbott Alinity i SARS-CoV-2 IgG	Abbott	磁微粒化学发光法	间接法	N	美国FDA（EUA）	2020-6
Anti-SARS-CoV-2 Rapid Test	Autobio	胶体金免疫层析	捕获法	S	美国FDA（EUA）	2020-5
Platelia SARS-CoV-2 Total Ab	Bio-Rad Laboratories	ELISA	双抗原夹心法	N	美国FDA（EUA）	2020-4
qSARS-CoV-2 IgG/IgM Rapid Test	Cellex，Inc.	胶体金免疫层析	捕获法	S、N	美国FDA（EUA）、CE	2020-6
LIAISON® SARS-CoV-2 S1/S2 IgG	DiaSorin	磁微粒化学发光法	间接法	S	美国FDA（EUA）	2020-4
Emory Medical Laboratories SARS-CoV-2 RBD IgG test	Emory Medical Laboratories	ELISA	—	S	美国FDA（EUA）	2020-6

续表

产品名称	生产厂家	检测方法	方法类型	抗原选择	批准机构	批准时间
Anti-SARS-CoV-2 ELISA IgG	EUROIMMUN	ELISA	间接法	S	美国 FDA（EUA）	2020-5
RightSign COVID-19 IgG/IgM Rapid Test Cassette	Hangzhou Biotest Biotech	胶体金免疫层析	捕获法	S	美国 FDA（EUA）	2020-6
Healgen COVID-19 IgG/IgM Rapid Test Cassette	Healgen	胶体金免疫层析	捕获法	S	美国 FDA（EUA）	2020-5
InBios SCoV-2 Detect IgG ELISA	InBios	ELISA	间接法	S	美国 FDA（EUA）	2020-6
Mt. Sinai Laboratory COVID-19 ELISA Antibody Test	Mount Sinai Hospital Clinical Laboratory	ELISA	间接法	S	美国 FDA（EUA）	2020-4
VITROS Immunodiagnostic Products AntiSARS-CoV-2 Total	Ortho Clinical Diagnostics	化学发光法	捕获法	S	美国 FDA（EUA）	2020-5
VITROS Immunodiagnostic Products Anti SARS-CoV-2 IgG	Ortho Clinical Diagnostics	化学发光法	捕获法	S	美国 FDA（EUA）	2020-4
Atellica IM SARS-CoV-2 Total（COV2T）	Siemens Healthcare Diagnostics	磁微粒化学发光	双抗原夹心法	S	美国 FDA（EUA）	2020-5
ADVIA Centaur SARS-CoV-2 Total（COV2T）	Siemens Healthcare Diagnostics	磁微粒化学发光法	双抗原夹心法	S	美国 FDA（EUA）	2020-5
Vibrant COVID-19 Ab Assay	Vibrant America Clinical Labs	化学发光法	捕获法	S、N	美国 FDA（EUA）	2020-6
New York SARS-CoV Microsphere Immunoassay for Antibody Detection	Wadsworth Center，New York State Department of Health	免疫微球分析法	双抗原夹心法	N	美国 FDA（EUA）	2020-4
Roche Elecsys Anti-SARS-CoV-2	Roche	电化学发光法	双抗原夹心法	N	美国 FDA（EUA）、CE	2020-5

注：NMPA，国家药品监督管理局；美国 FDA，美国食品药品监督管理局；CE，欧盟体外诊断认证。

—，中文说明书中未提供。

一、酶联免疫吸附试验

酶免疫试验是三大经典免疫标记技术之一，包括酶免疫测定技术和酶免疫组织化学技术两类，其中酶免疫测定技术又根据是否有洗涤步骤分离游离的和结合的酶标志物，分为均相免疫试验和异相（非均相）免疫试验。异相（非均相）免疫试验中的 ELISA 常被应用于 SARS-CoV-2 特异性抗体的检测。

（一）基本原理

ELISA 检测中抗原或抗体包被于固相载体表面，保持其免疫活性的同时，形成固相抗原或抗体，待测标本中的抗体与其形成抗原抗体复合物，洗涤去除游离成分，加入酶标记抗原或抗体与上述免疫复合物进行特异性免疫反应，再洗涤，此时加入酶相应底物就会产生颜色变化，根据显色情况对待测标本进行定性或定量分析。

（二）试剂盒检测原理

以 Bio-Rad 公司研制的 Platelia SARS-CoV-2 总抗体检测试剂盒为例，介绍 ELISA 双抗原夹心法（一步法），半定量检测人血清或血浆中针对 SARS-CoV-2 N 蛋白产生的 IgM/IgA/IgG 抗体[24]。如图 11-4 所示，首先，将稀释后的标本加到已包被 SARS-CoV-2 N 重组抗原的酶标板上，同时加入 HRP 标记的 SARS-CoV-2 N 重组抗原，在 37℃条件下共同孵育 1 小时，洗涤去除游离的反应成分，标本中抗体与固定在酶标板上的 SARS-CoV-2 N 重组抗原及 HRP 标记的 SARS-CoV-2 N 重组抗原形成固相抗原–待测抗体–酶标抗原免疫复合物。洗涤，加入底物四甲基联苯胺（tetramethylbenzidine，TMB）后，37℃再孵育 30 分钟，加入酸性溶液终止反应，利用酶标仪在 450/620nm 处得到光密度读数，它与标本中抗体的数量成比例。

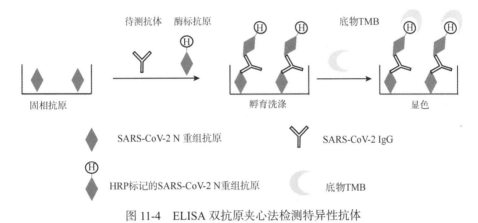

图 11-4　ELISA 双抗原夹心法检测特异性抗体

EUROIMMUN 公司的 Anti-SARS-CoV-2 ELISA（IgG）检测试剂盒、Mount Sinai 实验室的 COVID-19 ELISA IgG 检测试剂盒及 InBios 公司的 SCoV-2 Detect IgG ELISA 检测试剂盒，均采用间接法对标本中的 IgG 抗体进行检测[25-27]。下面以 Anti-SARS-CoV-2 ELISA（IgG）检测试剂盒为例进行详细说明。如图 11-5 所示，预先将 SARS-CoV-2 S 蛋白重组抗原包被在酶标板上，加入稀释后的待测标本，37℃条件下孵育 1 小时，洗涤去除游离的反应成分，此时标本中的特异性抗体与包被在酶标板上的重组抗原形成抗原抗体复合物，再加入 HRP 标记的抗人 IgG 抗体（也就是酶标二抗），37℃孵育 30 分钟，酶标二抗与已形成的抗原抗体复合物结合，再次洗涤后加入底物 TMB 孵育 30 分钟，用酸性溶液终止反应，利用酶标仪检测反应液颜色变化，以此判断标本中特异性 SARS-CoV-2 IgG 抗体水平。

二、化学发光免疫试验

化学发光免疫试验（CLIA）是将化学发光与免疫分析相结合的新型标记免疫分析技术。化学发光，顾名思义就是通过化学反应发出光，其原理是化学反应产生电子能级处于激发态的物质，在跃迁过程中以光能的形式释放能量，而 CLIA 就是通过检测释放出的光能判断待测标本中抗原或抗体的含量。它可根据标志物种类及反应原理分为直接化学发光免疫试验、化学发光酶免疫试验及电化学发光免疫试验等；根据结合成分与游离成分，非均相分离方式可以分为固相分离、磁微粒分离等类型。这里分别对直接化学发光免疫试验、化学发光酶免疫试验和电化学发光免疫试验基本原理，以及相应的 SARS-CoV-2 抗体检测试剂进行介绍。

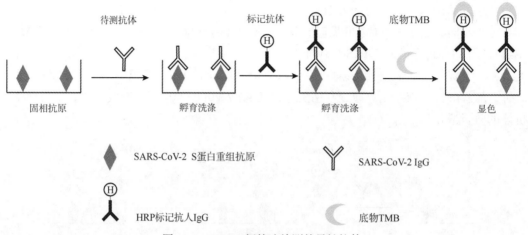

图 11-5　ELISA 间接法检测特异性抗体

（一）直接化学发光免疫试验

直接化学发光免疫试验是指将化学发光剂直接标记于抗原或抗体。直接化学发光剂不需要酶的催化作用，它本身就能够参与发光反应的能量转移过程，并通过光能的形式释放能量。常用的直接化学发光剂如吖啶酯（acridinium ester，AE），其结构中含有发光基团，发光反应不需要酶的催化，在碱性条件下被氧化剂氧化后可直接发出波长为 470nm 的光，因此常作为直接化学发光剂应用于化学发光检测试剂盒。待测标本中的抗体或抗原与标记了吖啶酯的抗原抗体发生特异性识别与结合，此时加入氧化剂并调整 pH 后，吖啶酯即可发光，检测反应的光信号，通过发光强度反映待测标本中抗体的水平。

1. **基本原理**　直接化学发光免疫试验中的磁微粒化学发光技术采用纳米级磁微粒作为固相载体，将磁性分离的自动化、化学发光的高敏感性与免疫分析的高特异性相结合，广泛应用于特异性抗体检测试剂盒中。该试验首先将待测标本与包被有抗原抗体的磁微粒加入反应液中，两者可发生特异性免疫反应，此时加入吖啶酯标记的抗原或抗体，37℃孵育，形成固相抗原或抗体–待测抗体–吖啶酯标记抗原或抗体免疫复合物，通过磁场的磁性吸引作用，将含有化学发光剂的抗原抗体复合物分离出来，洗涤去除多余的游离成分，再加入过氧化氢作为氧化剂，通过氢氧化钠纠正反应液的 pH 使反应环境呈碱性，吖啶酯即可在不需要酶催化的作用下分解发光，通过连续检测发光强度判断待测标本中的抗体水平。

2. **试剂盒检测原理**　以厦门万泰凯瑞生物技术有限公司的新型冠状病毒（2019-nCoV）IgM 抗体测定试剂盒为例，如图 11-6 所示，该试剂盒采用捕获法检测待测标本中的 IgM。该试剂盒将待测标本加至含有包被抗人 IgM 抗体磁微粒的反应液中，37℃孵育后洗涤。标本中的 IgM 抗体与包被抗人 IgM 抗体的磁微粒结合。加入 SARS-CoV-2 重组抗原标记的吖啶酯，37℃孵育后洗涤，形成抗人 IgM 抗体包被的磁微粒-IgM-标记吖啶酯的 SARS-CoV-2 重组抗原复合物。加入预激发液和激发液，检测产生的化学发光信号，以相对光单位（relative light unit，RLU）表示。待测标本中 SARS-CoV-2 IgM 抗体水平与 RLU 成正比。

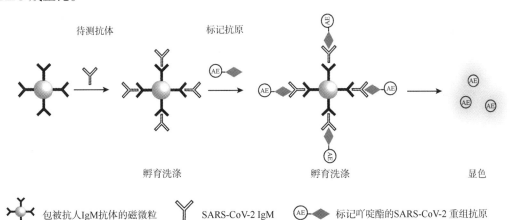

待测抗体　　　　标记抗原

孵育洗涤　　　　　　　孵育洗涤　　　　　　显色

✦ 包被抗人IgM抗体的磁微粒　　Y SARS-CoV-2 IgM　　(AE)◆ 标记吖啶酯的SARS-CoV-2 重组抗原

图 11-6　直接化学发光免疫试验捕获法

以 Abbott 公司研制的 Alinity i SARS-CoV-2 IgG 检测试剂盒为例，该试剂盒采用间接法的反应模式，利用 Alinity i 系统对人血清和血浆中 SARS-CoV-2 IgG 抗体进行检测[28]。如图 11-7 所示，首先将纯化后的 SARS-CoV-2 N 重组抗原包被在磁微粒上，加入待测标本进行孵育。待测标本中 SARS-CoV-2 IgG 抗体与包被在磁微粒上的 SARS-CoV-2 N 重组抗原结合，洗涤后加入吖啶酯标记的鼠抗人 IgG 作为标记二抗进行孵育，此时会形成 SARS-CoV-2 N 重组抗原–IgG–标记二抗复合物，洗涤后在预激发液和激发液的作用下发生化学发光反应，记录下 RLU，待测标本中的 SARS-CoV-2 IgG 水平与光学系统检测到的 RLU 直接相关。通过比较化学发光 RLU 与校准器 RLU 来判断结果。

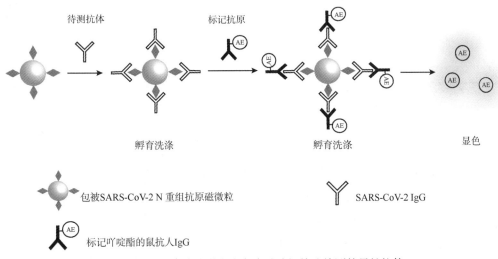

待测抗体　　　　标记抗原

孵育洗涤　　　　　　　孵育洗涤　　　　　　显色

✦ 包被SARS-CoV-2 N 重组抗原磁微粒　　Y SARS-CoV-2 IgG

✦(AE) 标记吖啶酯的鼠抗人IgG

图 11-7　直接化学发光免疫试验间接法检测特异性抗体

Siemens Healthcare Diagnostics 公司研制的 ADVIA Centaur SARS-CoV-2 Total（COV2T）检测试剂盒采用全自动双抗原夹心法（一步法），对血清、经乙二胺四乙酸二钾（ethylenediaminetetraacetic acid，EDTA）或肝素锂抗凝的血浆标本 SARS-CoV-2 总抗体进行检测[29]。重组抗原根据 S1 结构域及受体结合结构域（RBD）设计，如图 11-8 所示，首先将包被链霉亲和素的磁微粒与生物素标记的 SARS-CoV-2 重组抗原形成复合物，该复合物可捕获待测标本中的 SARS-CoV-2 抗体。吖啶酯标记的 SARS-CoV-2 重组抗原也可与被捕获的 SARS-CoV-2 抗体结合，形成重组抗原–SARS-CoV-2 抗体–吖啶酯标记的重组抗原复合物。记录发光反应过程中检测到的 RLU，SARS-CoV-2 抗体的数量与检测到的 RLU 直接相关。

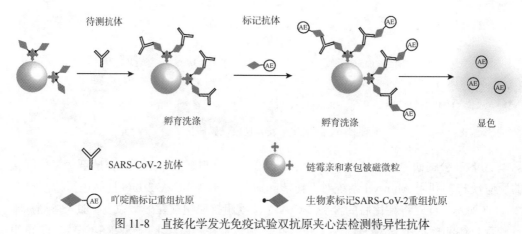

图 11-8　直接化学发光免疫试验双抗原夹心法检测特异性抗体

（二）化学发光酶免疫试验

与直接化学发光免疫试验不同，化学发光酶免疫试验是将参与催化发光反应的酶标记于抗原或抗体上，与待测标本中的抗体或抗原发生特异性免疫反应，加入发光底物后，收集酶催化分解底物过程中发出的光信号，计算发光的总积分值，绘制标准曲线后得到待测标本中抗体或抗原的含量。因此，化学发光酶免疫试验中的化学发光剂也被称为酶促反应发光剂。常用的标记酶有 HRP 及碱性磷酸酶，常用的化学发光剂有鲁米诺及其衍生物等。

1. **基本原理**　以 HRP 标记的化学发光酶免疫试验为例，待测标本加入反应液后与包被在固相载体上的抗原或抗体结合，形成免疫复合物，此时再加入 HRP 标记的抗原或抗体，37℃孵育，形成固相包被抗原或抗体–待测抗体或抗原–HRP 标记抗原或抗体复合物，洗涤去除未结合的游离成分，向反应液中加入氧化剂过氧化氢、发光底物鲁米诺及其衍生物，还可以加入使光强度增加的增强剂，HRP 在氧化剂的催化下分解底物鲁米诺发光，增强剂可增强发出的光强度并延长发光时间，在此过程中，光量子阅读器持续收集光信号，将其转化为电信号后计算待测标本中的抗原抗体浓度。

2. **试剂盒检测原理**　以 VITROS 公司的抗 SARS-CoV-2 IgG 试剂盒为例，待测标本中的 SARS-CoV-2 抗体与固相载体包被的 SARS-CoV-2 S 重组抗原结合。洗涤后，加入 HRP 标记的鼠抗人 IgG 抗体作为酶标二抗，生成抗原抗体复合物。加入底物鲁米诺及电子转移剂，

HRP 催化鲁米诺氧化发光，电子转移剂能够将产生的光信号进一步放大。光信号可通过 VITROS 的 ECi/ECiQ/3600 免疫诊断系统和 VITROS 5600/XT 7600 集成系统进行检测[30]。由 Vibrant 公司研发的 COVID-19 Ab assay 检测试剂盒与之类似，不同之处在于 COVID-19 Ab assay 检测试剂盒可用于检测指血标本中的 IgM 和 IgG 抗体，并且在分离方式上不同于现在临床上普遍应用的磁微粒分离，而是采用固相分离的方式，如图 11-9 所示，利用自动化半导体组装技术将硅片组装到 96 孔板上，在硅片上包被 SARS-CoV-2 抗原，从而进行后续检测[31]。

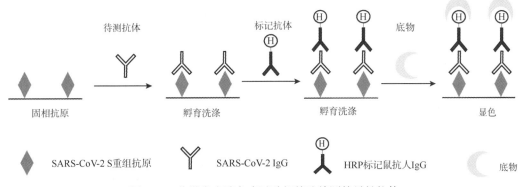

图 11-9　化学发光酶免疫试验间接法检测特异性抗体

博奥塞斯（北京）生物科技有限公司研制的新型冠状病毒（2019-nCoV）IgG 抗体检测试剂盒（磁微粒化学发光法）也采用间接法检测人血清中的 SARS-CoV-2 IgG 抗体。首先将包被抗异硫氰酸荧光素（fluorescein isothiocyanate，FITC）抗体的磁微粒及 FITC 标记 SARS-CoV-2 重组抗原加入反应管中，加入待测标本，若标本中含有 SARS-CoV-2 IgG 抗体，则与上述重组抗原形成复合物，同时结合到磁微粒上，洗涤去除游离成分。将碱性磷酸酶标记鼠抗人 IgG 抗体加入反应管中，碱性磷酸酶标记的抗体作为二抗，与标本中的 IgG 抗体结合，形成碱性磷酸酶标记抗体–IgG 抗体–重组抗原–磁微粒免疫复合物，洗涤去除游离成分。加入全自动免疫检验系统用底物液，碱性磷酸酶催化底物液发光，测定 RLU，RLU 与标本中 SARS-CoV-2 IgG 抗体浓度呈正相关，从而检测人血清中的 SARS-CoV-2 IgG 抗体。

（三）电化学发光免疫试验

电化学发光免疫试验将电化学发光与免疫测定相结合。不同于一般的化学发光试验，电化学发光试验是由电化学引发，发生在电极表面的特异性化学发光反应，它包括免疫测定和电化学发光两部分，其中电化学发光又包含电化学发光和化学发光两个过程。下面将对电化学发光免疫试验的检测原理进行详细描述。

1. 基本原理　电化学发光免疫试验中磁微粒常作为固相载体包被抗原或抗体，三联吡啶钌作为标志物标记抗原或抗体。在检测时，加入待测标本后，抗原抗体发生免疫反应形成磁微粒包被抗原或抗体–待测抗体或抗原–三联吡啶钌标记抗原或抗体免疫复合物，该免疫复合物经蠕动泵输入流动检测池中，被安装于电场下的电磁铁吸引，其他游离成分被冲走。此时由于电激发，被磁铁吸附的二价三联吡啶钌在电场作用下失去一个电子升为三价，而缓冲液中的三丙胺也失去一个电子并将该电子转移给三价的三联吡啶钌，后者被还原成二价的同时从激发态以光能的形式释放能量后返回基态，发出的光信号被检测池上方的光信号检测器捕捉。由于此过程可持续进行直至三丙胺消耗殆尽，因此起到生物放大效应，有效提高了检测的敏感性。根据电化学发光试验的基本检测原理，一些商品试剂盒还进行了相应的改变，如应用生物素–亲和素系统实现检测信号的放大等。

2. **试剂盒检测手段**　以 Roche 公司的 Elecsys®Anti-SARS-CoV-2 体外定性检测试剂盒为例，它是目前美国 FDA EUA 中唯一一个电化学发光试剂盒，用以检测人血清和血浆中的 SARS-CoV-2 抗体[32]。如图 11-10 所示，该试剂盒采用双抗原夹心法，两个 SARS-CoV-2 抗原分别标记钌络合物和生物素，当加入的待测标本中含有 SARS-CoV-2 特异性抗体时，三者形成双抗原夹心结构，此时形成的抗原抗体复合物可通过生物素吸附于包被有链霉亲和素的磁珠上，利用 Roche 公司的 Cobase 411、601、602 和 801 分析仪进行分析，分析仪电极通电后具有磁性，携带抗原抗体复合物的磁珠被束缚在电极的磁性表面，诱导化学发光，光电倍增管测量发光情况，再通过软件进而判断抗体水平。

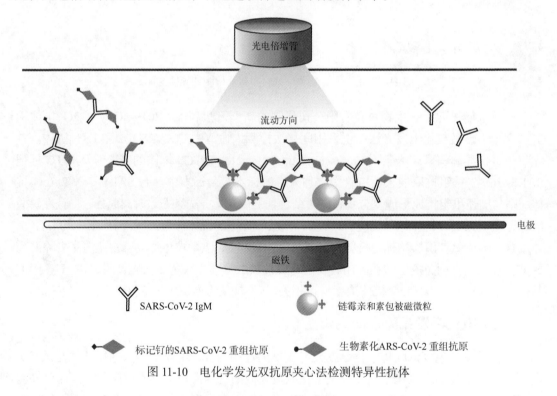

图 11-10　电化学发光双抗原夹心法检测特异性抗体

三、固相膜免疫分析技术

固相膜免疫分析技术包括免疫层析、免疫渗滤、斑点酶免疫吸附及免疫印迹 4 类。其中免疫层析试验是目前 SARS-CoV-2 特异性抗体检测试剂盒的常用技术。免疫层析试验根据标志物不同又可分为胶体金免疫层析及荧光免疫层析试验。胶体金免疫层析试验是 SARS-CoV-2 特异性抗体检测试剂盒的主要方法，多用于快速检测。

1. **基本原理** 胶体金免疫层析试验是将胶体金标记与蛋白层析相结合的固相膜免疫分析技术，常以醋酸纤维素膜为固相载体，在固相载体上包被抗原或抗体，加入待测标本后，液体通过毛细作用向上扩散，标本中的待测抗体与固相载体上预先包被的抗原或抗体结合，扩散过程中在检测区域被捕获，通过标记免疫技术显色，检测待测标本。

2. **试剂盒检测原理** 以 Cellex 公司研制的 qSARS-CoV-2 IgG/IgM 快速检测试剂盒为例[33]。检测卡内含胶体金标记的 SARS-CoV-2 重组抗原和胶体金标记的兔 IgG，醋酸纤维素膜上的 IgG 线（G 线）包被抗人 IgG 抗体，IgM 线（M 线）包被抗人 IgM 抗体，质控线（C 线）包被羊抗兔 IgG 抗体，标本在毛细作用下向前迁移。如果标本中存在 SARS-CoV-2 IgG，则会与胶体金标记的 SARS-CoV-2 重组抗原结合形成免疫复合物。该复合物会在 G 线处被抗人 IgG 捕获，呈现紫红色指示线。同理，如果标本中存在 SARS-CoV-2 IgM，则会与 SARS-CoV-2 重组抗原结合形成免疫复合物。该复合物会在 M 线被抗人 IgM 捕获，呈现紫红色指示线。与此同时。在检测的全过程中，C 线处的羊抗兔 IgG 会捕获胶体金标记的兔 IgG，呈现紫红色指示线，如未观察到质控线，则检测结果无效，须重新检测（图 11-11）。Hangzhou Biotest Biotech 公司的 RightSign COVID-19 IgG/IgM 快速检测卡及 HEALGEN 公司的 COVID-19 IgG/IgM 快速检测卡也采用这种方法进行特异性抗体检测[34, 35]。

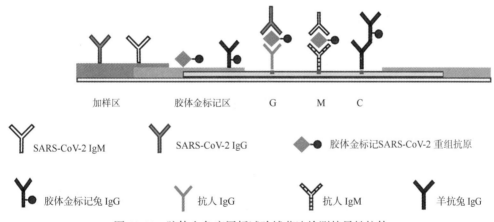

图 11-11 胶体金免疫层析试验捕获法检测特异性抗体

Guangdong Hecin Scientific 公司研制的 COVID-19 IgM 抗体快速检测试剂盒可用于人血清和血浆的 SARS-CoV-2 IgM 检测。在检测卡上，质控区（C 区）预先包被抗兔 IgG 抗体，检测区（T 区）预先包被 SARS-CoV-2 重组抗原。检测卡上还包被有胶体金标记的抗人 IgM 和兔 IgG 抗体。检测时，将待测标本稀释后加至检测卡的加样孔，此时血清或血浆中的 SARS-CoV-2 IgM 与胶体金标记的抗人 IgM 结合，形成胶体金标记的免疫复合物。该免疫复合物在层析作用下沿着醋酸纤维素膜向前移动，在 T 区与 SARS-CoV-2 重组抗原形成抗人 IgM 抗体–IgM 抗体–重组抗原复合物，呈现出一条粉色的指示线。与此同时，胶体金标记的兔 IgG 抗体可以被 C 区抗兔 IgG 抗体结合，同样呈现出一条粉色的指示线，根据 T 区与 C 区指示线情况进行结果判读（图 11-12）[36]。

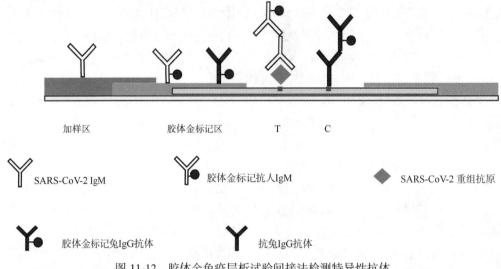

加样区 　　　　　　胶体金标记区 　　　　T 　　　C

Y SARS-CoV-2 IgM 　　　　Y● 胶体金标记抗人IgM 　　　　◆ SARS-CoV-2 重组抗原

Y● 胶体金标记兔IgG抗体 　　　　Y 抗兔IgG抗体

图 11-12 胶体金免疫层析试验间接法检测特异性抗体

四、其　他　方　法

目前还有一些不同于传统抗体检测方法的新方法正在研究当中。例如，美国加州大学研制了一种通过含有 SARS-CoV-2、SARS-CoV、MERS-CoV、常见人类冠状病毒株和其他常见呼吸道病毒免疫抗原的芯片，检测 SARS-CoV-2 抗体，同时还可以对其他感染人冠状病毒进行鉴别[37]。美国国立过敏及传染病研究所利用荧光素酶免疫沉淀系统对 COVID-19 患者的血清进行检测，该团队通过将 SARS-CoV-2 N 作为抗原与荧光素酶 Renilla 融合，将 S 作为抗原与荧光素酶 Gaussia 融合，待测标本中的抗体与标记抗原结合，加入底物后通过检测荧光判断抗体水平[38]。此外，还有一些其他方法用于 SARS-CoV-2 抗体研究。荷兰鹿特丹伊拉斯姆斯大学医学中心通过蚀斑减少中和试验（plaque reduction neutralization test，PRNT）判断被检测的患者是否产生有效对抗 SARS-CoV-2 病毒的抗体（图 11-13，见彩图 16）。该研究收集了经实时荧光定量 PCR 确诊为 COVID-19 患者的血清标本，用双抗、胎牛血清等配制的完全 DMEM 培养液进行梯度稀释，

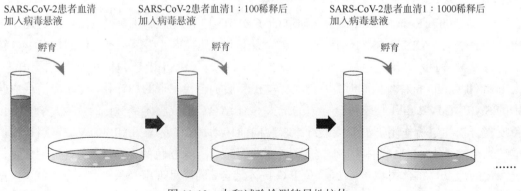

SARS-CoV-2患者血清　　　SARS-CoV-2患者血清1：100稀释后　　　SARS-CoV-2患者血清1：1000稀释后
加入病毒悬液　　　　　　加入病毒悬液　　　　　　　　　加入病毒悬液

孵育 　　　　　孵育 　　　　　孵育

图 11-13 中和试验检测特异性抗体

向不同稀释浓度的血清标本中加入病毒悬液孵育 Vero E6 细胞，抗兔 SARS-CoV-2 多克隆抗体和过氧化物酶标记的羊抗兔 IgG 作为酶标二抗对细胞进行染色。加入底物 TMB，发生酶促反应，最后通过斑点免疫图像分析仪计数每孔感染细胞的数量。若逐渐降低待测标本中抗体浓度后，病毒和细胞能够正常生长，说明患者血清中的抗体能够阻止病毒复制[7]。

第三节　特异性抗体生成的特点

SARS-CoV-2 入侵人体后，病毒自身携带的蛋白具有抗原活性，会刺激机体并诱导 B 细胞活化，但尚未产生能检测到的抗体。随着 B 细胞增殖和分化为浆细胞，抗体量呈指数增长至较高的水平，并维持一段时间。特异性抗体与病毒抗原结合后被清除，随着病毒的减少，抗体水平也逐步下降。此时患者体内已存在记忆 B 细胞，机体再次受到相同病毒抗原刺激时会发生再次应答，此时记忆 B 细胞可以迅速活化并产生大量抗体，抗体浓度较先前水平更高，持续时间更长。免疫应答时，B 细胞首先表达 IgM，随后发生类别转换，开始向循环中分泌 IgG 和 IgA。总体而言，初次应答和再次应答的抗体类型分别以低亲和力的 IgM 和高亲和力的 IgG 为主。SARS-CoV-2 的血清学检测包括定性和定量检测不同类别的抗 SARS-CoV-2 的免疫球蛋白（通常为 IgA、IgM、IgG 或 IgM 与 IgG 总和），以确定是否感染 SARS-CoV-2。SARS-CoV-2 感染的不同阶段，宿主的免疫状态等不同，抗体的生成特点也不同。了解抗体的生成特点对抗体检测具有重要意义。

一、IgM 的生成特点

利用间接 ELISA 法检测 82 例确诊 COVID-19 患者的血清 SARS-CoV-2 特异性 IgM 抗体水平，与发病第 0~7 天 IgM 的几何平均滴度（geometric mean titer，GMT）相比，IgM 抗体水平在第 8~14 天的 GMT 由 400 增至 535.8，但在第 15~21 天（GMT，536.3）及第 21 天（GMT，565.7）之后没有进一步增加[10]。另外两项研究结果与此类似，深圳市第三人民医院的研究人员用化学发光免疫实验检测了 41 例 COVID-19 患者的血清标本，发现 IgM 抗体在第 18 天达到最高浓度，但随后开始下降[39]。重庆市西南大学医学研究所的研究人员检测了 32 例确诊为 COVID-19 患者的 217 份血清 IgM 抗体，探索 IgM 的生成特点发现，IgM 最早可在症状发生后的第 4 天检测到，并且血清滴度开始升高，在约 20 天时达到高峰，之后开始下降[40]。综上，血清 IgM 可以认为是患者感染 SARS-CoV-2 的早期标志，最早可在症状发生后的第 4 天检测到，18~20 天达到高峰，之后 IgM 水平下降。血清转换被定义为连续标本中抗冠状病毒的 IgM 或 IgG 检测结果从阴性到阳性的转变。一项利用 ELISA 方法对 173 例 COVID-19 住院患者的连续血浆检测结果显示，IgM 血清转换的中位时间为第 12 天[5]。另外一项研究得出的结果类似，采集 41 例 COVID-19 患者发病后 3~43 天的血清标本共 347 份，用化学发光免疫分析方法检测血清中 IgM 抗体，IgM 血清转换中位时间为 14（8~28）天，阳性率为 87.8%[39]。利用 ELISA 方法对急性期标本（症状出现后 1～7 天）进行检测的结果表明，IgM 血清转换中位时间为 5（3～6）天[10]。综上，IgM 血清转换的中位时间为 5～14 天。COVID-19 患者的血清 IgM 通常在发病 18～20 天后开始下降[39, 40]。由于目前评估 SARS-CoV-2 IgM 下降程度的研究较少，COVID-19 患者血清 IgM 生成特点与 SARS 患者 IgM 生成特点类似，可以参考 SARS 患者 IgM 下降情况。台湾大学医学院的研究人员利用免疫荧光检测方法检测 30 例确诊的 SARS 患者从症状发生后第 7 天到 2～3 个月的血清 IgM 水平，IgM 血清转换中位时间为 11 天，20 天左右达峰值（1：640），在 3～4 周时开始下降，12 周时 IgM 保持在比较低的水平[1：（40～80）][41]。另外一项研究 IgM 的变化特点类似，使用间接 ELISA 法研究 20 例 SARS 患者抗体生成时发现，IgM 滴度在发病后第 2 周为 1：120，第 3 周为 1：320（达到峰值），第 4 周为 1：160，第 8 周为 1：40，然后在第 12 周以后下降到临界值（1：10）以下[42]。但是，SARS-CoV-2 IgM 是否和 SARS-CoV IgM 一样在发病后 12 周降到临界值以下，还需要更多大样本并长时间随访的研究进一步确认。

患者的疾病严重程度不同，IgM 的生成特点不同。在前述 41 例 COVID-19 患者中，重症组患者（$n=10$ 例）在第 10 天可检测到 IgM，在第 23 天达到峰值，然后开始下降。然而，非重症组（$n=31$ 例）患者的 IgM 在第 5 天即可检测到，在第 16 天达到峰值，然后开始下降[39]。在前述 32 例 COVID-19 患者中，轻症病例（$n=14$）的抗 SARS-CoV-2 特异性 IgM 达到峰值时间（症状发作后约 17 天）往往比重症病例（$n=18$）症状发作后的时间（约 21 天）更早[40]。因此，与重症患者相比，轻症患者 IgM 检出时间较早，并且达峰时间也更早，但是抗体生成水平远低于重症组。

二、IgG 的生成特点

特异性 IgM 被视为当前或感染早期的标志，其水平通常会随着病程的进展而逐渐下降；IgG 作为感染后期或既往感染的标志，其水平会继续升高至较高水平并维持一段时间[43]。利用间接 ELISA 法检测 82 例确诊 COVID-19 患者血清 IgG 抗体水平，在发病后第 0～7 天 IgG 的 GMT 为 490.5，在第 8～14 天时上升至 1325.6，第 15～21 天时持续上升至 2690.9，21 天后稳定至较高水平（GMT，2974.8）。重庆医科大学的研究人员利用间接法检测 285 例 COVID-19 患者血清特异性 IgG，在症状出现后的前 3 周，病毒特异性 IgG 抗体滴度持续增加[44]。另外，重庆市西南大学医学研究所的研究人员检测了 32 例确诊为 COVID-19 患者的 217 份血清 IgG，发现 SARS-CoV-2 特异性 IgG 最早从第 7 天开始被检测到，约在第 25 天达到峰值。感染 4 周后血清 IgG 仍维持在较高水平[40]。综上，在症状发生后最早 7 天左右可检测到 IgG，之后抗体水平逐渐升高，在 21～25 天达到峰值，并维持在较高水平。一项利用 ELISA 方法对 173 例 COVID-19 住院患者的连续血浆检测结果显示，IgG 血清转换的中位时间为 14 天[5]。深圳市第三人民医院的研究人员用 CLIA 检测了 41 例 COVID-19 患者发病后 3～43 天的血清标本共 347 份的 IgG 抗体，IgG 血清中位转换时间为 11（8～16）天。综上，IgG 血清的中位转换时间为 11～14 天。COVID-19 患者血清 IgG 生成特点与 SARS 患者 IgG 生成特点也类似，在症状发生后约第 7 天可检测到 IgG 抗体，之后抗体水平逐渐增加，并在恢复后期（发病后 2～3 个月）维持在较高水平[41]，发病后 3 周左右 IgG 阳性率可达 100%。此外，重庆医科大学的研究人员利用化学发光酶免疫试验检测了 61 例 COVID-19 患者（30 例无症状感染者和 31 例有症状感染者）急性期（暴露后 3~4 周）和恢复早期（出院后 8 周，感染后 2~3 个月）的配对标本，研究血清 IgG 变化特点。结果发现，与急性期 IgG 水平相比，无症状组和有症状组分别有 93.3%（28/30）、96.8%（30/31）的患者 IgG 在恢复早期下降，并且有症状组 IgG 下降幅度更大，无症状组和有症状组 IgG 水平的中位数下降百分比分别为 71.1%、76.2%[45]。说明 IgG 可能不是可持久存在的抗体，具体持续时间有待进一步研究。

北京市微生物与流行病学研究所的研究人员对 56 例确诊为 SARS 的患者随访了 2 年，分别在 1 个月、4 个月、7 个月、10 个月、16 个月、24 个月时采集康复者血清，每个随访点 32~41 例标本，在 16 个月时，可以全部检测到康复者血清中的 IgG，但是在 24 个月时，34 例随访标本中，4 例血清 IgG 转为阴性[46]。该团队还对 23 例确诊为 SARS 的患者进行了一项随访时间长达 6 年的研究，23 例康复患者血清 IgG 逐年下降，随访 6 年后 21 例 SARS-CoV 特异性抗体 IgG 下降到临界值（1∶10）以下。另外 2 例 SARS 康复者，1 例出院时 IgG 滴度为 1∶256，发病后 72 个月逐渐下降至 1∶20；1 例在 6 年随访期内维持较低但稳定的特异性 IgG 水平（1∶40）。因此，少量 SARS 患者（4/34）血清 SARS-CoV IgG 水平在康复后 2 年下降到临界值以下，大部分患者（21/23）IgG 水平在康复后 6 年下降至临界值以下。SARS-CoV-2 IgG 是否和 SARS-CoV IgG 一样可在患者康复后 6 年降至临界值以下，还需要更多大样本并长时间随访的研究进一步确认[47]。

另外，患者的疾病严重程度不同，IgG 的生成特点也不同。在前述 41 例 COVID-19 患者中，重症组患者（n=10 例）在第 7 天可检测到 IgG，在第 20 天达到峰值。然而，非重症组（n=31 例）患者的 IgG 在第 5 天即可检测到，并缓慢上升，但是重症组 IgG 的水平要远远高于非重症组。重庆市西南大学医学研究所的研究人员检测了 32 例 COVID-19 确诊患者血清 IgG 抗体，感染早期血清 IgG 抗体水平与临床病情无显著相关性。然而，从第 15 天开始，轻症和重症患者之间的 IgG 抗体水平差异有统计学意义。与轻症患者相比，重症患者 SARS-CoV-2 的 IgG 水平更高。另外一项研究有类似的结果，重症组 IgG 滴度高于非重症组，但仅在症状发作后 2 周的 IgG 滴度上有显著性差异[5]。因此，可得出如下结论，相比重症患者，轻症患者 IgG 检出时间较早，症状发作前 2 周，重症与轻症患者的 IgG 水平可能无显著差异，但是 2 周后轻症组的抗体产生水平多低于重症组。

三、IgA 的生成特点

IgA 包括分泌型和血清型，分泌型 IgA 是黏膜表面最丰富的免疫球蛋白，在呼吸道和胃肠道黏膜表面中和病毒，发挥重要的保护作用[48]。SARS-CoV-2 与其他呼吸道病毒一样，在无症状或轻度感染中产生有效的保护性分泌型 IgA[49]。血清型 IgA 在血清或血浆中的滴度可以反映黏膜的免疫功能[50]，目前 SARS-CoV-2 的免疫学检测的研究主要针对的是血清型 IgA。利用间接 ELISA 法检测 82 例确认感染 COVID-19 的患者血清 IgA 水平，IgA 水平从第 0~7 天（GMT，400）持续升高到第 8~14 天（GMT，597.2），第 15~21 天 GMT 为 723.3。IgA 与 IgM 出现的时间类似，IgA、IgM 抗体检测的中位时间为 5 天（IQR 3~6），阳性率分别为 85.4%、92.7%[10]。另外一项研究的结果类似，分别在 19 例和 51 例确诊为 COVID-19 患者症状发生后 6 周内观察 IgA、IgM 的变化情况，IgA 和 IgM 抗体水平在症状发生后 6～8 天升高，IgA 水平通常在 18～21 天达到高峰，比 IgM 产生的水平更高且更持久。症状发生后 6～7 天、>12 天，IgA 阳性率可分别达 75%、100%[50]。最新研究发现，即使无症状或轻度感染患者，SARS-CoV-2 也可能触发分泌型 IgA 的生成，因此它们在血液和唾液中的评估可以补充或改进诊疗过程[51]。

COVID-19 患者抗体生成特点见图 11-14。目前试剂厂家提供的血清学分析在方法学、试剂方法建立中使用的免疫原和可接受的标本类型（血清、血浆、全血或指尖血）方面存在差异。因此在不同研究中，IgM、IgG 和 IgA 的出现时间、血清转换率及持续时间有所差异（表 11-3）。通常认为，血清 IgM 是患者感染 SARS-CoV-2 的早期标志，在 0～7 天升高，18～20 天达高峰，之后 IgM 水平下降，IgM 血清转换的中位时间为 5～14 天，在 COVID-19 确诊和可疑患者中，阳性率能达到 90% 左右；在症状发生后第 7 天左右可检测到 IgG 抗体，之后抗体水平逐渐增加，在 21～25 天达到峰值，并维持在较高水平，在患者恢复早期（出院后 8 周，感染后 2～3 个月）IgG 水平可较急性期降低，IgG 血清的中位转换时间为 11～14 天，阳性率可达 95% 以上；IgA 水平在症状发生后 6～8 天升高，IgA 通常在 18～21 天达到峰值，比 IgM 产生的水平更高且更持久，症状发生后 6～7 天、>12 天，IgA 阳性率可分别达 75%、100%。此外，患者在感染 SARS-CoV-2 的不同阶段（潜伏期、发病期、恢复期），以及患者人群的差异（轻症、普通症、重症和危重症患者）都可能导致抗体的产生特点不同。轻症患者较重症患者的特异性抗体出现时间早，达峰时间早。但是，重症患者的抗体滴度水平较轻症患者高。另外，与免疫能力强的患者相比，免疫受损的患者通常表现为 SARS-CoV-2 的抗体生成时间延迟[14]，严重感染的患者相对轻度感染的患者抗体水平更高[7]。充分了解特异性抗体的生成特点，对不同的人群采用合理的采样时间，可使不同类型的特异性抗体检测充分发挥其辅助诊断 COVID-19 的作用。

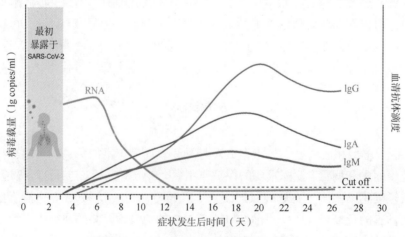

图 11-14　COVID-19 患者抗体生成特点

表 11-3 部分文献中不同时期抗体生成特点

免疫原	抗体	检测方法	生产商	抗体生成特点（早期，0～14 天）	抗体生成特点（晚期，≥15 天）	参考文献
RBD	总抗体	ELISA：双抗原夹心法	北京万泰生物药业股份有限公司	处于疾病早期（发病后 0～7 天）的患者，与 ELISA-IgM（33.3%）和 ELISA-IgG（33.3%）相比，ELISA-Ab 表现出最高的敏感性（64.1%）	2 周后 Ab、IgM 和 IgG 的敏感性分别提高至 100%、96.7%和 93.3%	[53]
RBD	IgM	ELISA：μ 链捕获法	北京万泰生物药业股份有限公司			
重组 NP	IgG	ELISA：间接法	北京万泰生物药业股份有限公司			
RBD	总抗体	ELISA：双抗原夹心法	北京万泰生物药业股份有限公司	发病后 7 天之内，RNA 检测的最高敏感性为 66.7%，抗体检测的阳性率为 38.3%。在发病后 8～14 天的患者标本中，Ab 的敏感性为 89.6%，IgM 为 73.3%和 IgG 为 54.1% 均高于 RNA 测试（54.0%）	在患者发病后第 15～39 天的标本中，Ab、IgM 和 IgG 的敏感性分别为 100.0%、94.3% 和 79.8%，仅在 15～39 天的 45.5%的标本中可检测到 RNA	[5]
RBD	IgM	ELISA：μ 链捕获法	北京万泰生物药业股份有限公司			
重组 N 蛋白	IgG	ELISA：间接法	北京万泰生物药业股份有限公司			
N 蛋白	IgM	ELISA：双抗原夹心法	丽珠医药集团股份有限公司	最早在发病后第 4 天就检测到 IgM 和 IgG 抗体。从症状发作后第 9 天开始，IgM 累积血清转换率迅速升高，而从第 11 天开始，IgG 升高	病程超过 30 天的患者中，两种抗体均呈血清反应阳性	[13]
N 蛋白	IgG	ELISA：双抗原夹心法	丽珠医药集团股份有限公司			
N 蛋白	IgM	ELISA：间接法	—	IgM 和 IgA 抗体检测的中位时间为 5 天（IQR 3～6），阳性率分别为 85.4%和 92.7%	症状发作后的 14 天（IQR 10～18）可检测到 IgG，阳性率为 77.9%	[10]
N 蛋白	IgA	ELISA：间接法	—			
N 蛋白	IgG	ELISA：间接法	—			
—	IgM	化学发光免疫分析	深圳新产业生物医学工程股份有限公司	症状发作后 6～7 天，IgM 和 IgG 迅速增加。IgG 在第 12 天的阳性率为 100%，而 IgM 的阳性率为 88%	—	[54]
—	IgG	化学发光免疫分析	深圳新产业生物医学工程股份有限公司			
N 蛋白和 S	IgM	化学发光免疫分析	深圳新产业生物医学工程股份有限公司	在症状发作≤5 天的患者中，抗体阳性率很低，总是在 5%以下，而在症状发作 5～10 天的患者中，抗体阳性率为 15.4%～53.8%	在症状出现时间＞10 天的患者中，MAGLUMI-IgG 抗体阳性率始终为 100%	[55]
N 蛋白和 S	IgG	化学发光免疫分析	深圳新产业生物医学工程股份有限公司			
N 蛋白和 S	IgM	化学发光免疫分析	Shenzhen YHLO Biotech Co., Ltd（China）	在症状出现后前 5 天，IgM 和 IgG 水平均不高	之后 IgM 阳性率略有上升，然后随时间下降；IgG 阳性率一直提高到 100%，并且始终高于 IgM	[56]
N 蛋白和 S	IgG	化学发光免疫分析	Shenzhen YHLO Biotech Co., Ltd（China）			
—	IgM	胶体金免疫色谱法（ICG）	丽珠医药集团股份有限公司	在早期（发病后 1～7 天）、中期（发病后 8～14 天），经核酸确诊的患者抗体检测的敏感性分别为 11.1%、92.9%	晚期（超过 15 天）经核酸确诊的患者抗体检测的敏感性分别为 96.8%	[57]
—	IgG	胶体金免疫色谱法（ICG）	丽珠医药集团股份有限公司			
N 蛋白和 S 的一个肽段	IgM	双抗体夹心法	MCLIA kits supplied by Bioscience	血清转换后 6 天内 IgG 和 IgM 滴度均稳定	病毒特异性 IgG 阳性患者的比例在症状发作后 17～19 天达到 100%，而病毒特异性 IgM 阳性患者的比例在症状发作后 20～22 天达到 94.1%的峰值	[5]
N 蛋白和 S 的一个肽段	IgG	双抗体夹心法	MCLIA kits supplied by Bioscience			

四、IgM-IgG 联合抗体检测的临床应用

目前用于辅助诊断的 SARS-CoV-2 特异性抗体主要为 IgM 和 IgG。IgM 为当前或感染早期的标志，而 IgG 为感染后期或既往感染的标志。因此，检测 IgM 和 IgG 都可以提供病毒感染时间进程的信息，但是有时很难确切地知道患者何时感染 SARS-CoV-2。因此，临床上常同时检测，并分别报告标本中 IgM 和 IgG 的结果，以提高检测敏感性和特异性。

用定量自动化学发光免疫分析试验检测 128 例确诊为 COVID-19 患者和 72 例健康对照者的血清 IgM 和 IgG 抗体。单独检测 IgM 和 IgG，IgM-IgG 联合检测的敏感性和特异性分别为 58.7% 和 100.0%，53.2% 和 100.0% 及 64.3% 和 100.0%。症状发生后 0～7 天、8～14 天、≥15 天，单独检测 IgM 和 IgG，联合 IgM-IgG 检测的敏感性分别为 14.3%、7.1%、17.9%、64.5%、54.8%、69.4%、87.5%、87.5%、93.8%[52]。采用胶体金免疫层析技术（定性分析），同时在国内 6 个省份的不同医院和疾病预防控制中心实验室（共 8 个地点）对 IgM 和 IgG 抗体进行检测，共检测 397 例确诊感染 SARS-CoV-2 患者，以及 128 例未感染 SARS-CoV-2 的患者。397 例 SARS-CoV-2 感染患者中，72 例 IgM 阳性，24 例 IgG 阳性，256 例 IgM 和 IgG 均阳性。128 例未感染 SARS-CoV-2 的患者，10 例 IgM 阳性，1 例 IgG 阳性，1 例 IgM 和 IgG 均阳性。单独 IgM、IgG 检测，IgM-IgG 联合检测的敏感性和特异性分别为 82.6% 和 91.4%、70.5% 和 98.4% 及 88.7% 和 90.6%。总之，IgM-IgG 联合抗体检测可以同时获得 IgM 和 IgG 水平，提高检测敏感性[4]。临床上可根据抗体初次检测结果的不同组合模式，将血清中 SARS-CoV-2 特异性抗体的模式分为 4 类（见本章第四节），对核酸检测阴性的疑似病例或密切接触者进行抗体的动态监测，辅助临床诊断。

第四节　特异性抗体检测的临床意义

各类特异性抗体产生的特征与 SARS-CoV-2 感染的时间（包括急性期和恢复期等）相关[58-60]，通过分析抗体的产生情况和抗体水平可以推测机体的感染状态。目前 SARS-CoV-2 特异性抗体检测的结果是直接定性或根据检测数值定性的，因此可以把不同的抗体类型的检测结果（阴性或阳性）相互组合为不同模式，再通过动态检测抗体产生的情况，以及将抗体检测结果的模式与受检者的临床资料相结合，可以对检测结果进行临床解读。本节主要阐述特异性抗体检测对 SARS-CoV-2 感染的补充诊断价值和临床意义。

一、各类特异性抗体的补充诊断价值

SARS-CoV-2 核酸检测通常在第 1 周敏感性最高，呼吸道标本检测病毒核酸的阳性率在发病第 1 周可达到 66.7%[5]。作为核酸检测的补充，在感染早期检测出特异性抗体可以提示 SARS-CoV-2 感染，有助于减少核酸检测的假阴性对临床决策的影响。核酸检测的敏感性随病程逐渐下降，在发病后第 2 周和第 3 周之后的阳性率分别为 54.0% 和

45.5%[5]，此时抗体浓度水平和检测阳性率通常会快速升高，表现出更大的补充诊断价值。

由于不同检测抗体的方法的敏感性和特异性等不同，笔者总结了研究中所报道的常见免疫学原理方法检测特异性 IgM、IgG 和 IgA 抗体的阳性结果出现的时间、早期抗体检测的敏感性及发病后多长时间检测敏感性可以达到较高的水平，这些研究具有相似的结论，它们是有效发挥特异性抗体诊断价值的基础。

（一）IgM 抗体

应用 ELISA 检测 SARS-CoV-2 特异性 IgM 抗体，患者在发病第 1 周即可出现抗体阳性，此时的敏感性低于 60%，随后 IgM 抗体阳性率持续增加，在发病第 3 周时达约 90%[5, 61]。应用 CLIA 检测特异性 IgM 抗体，结果显示在发病第 6 天开始出现可检出的抗体，第 1 周的抗体敏感性约为 30%，第 3 周之后的抗体敏感性增至 88%[54]。胶体金免疫层析试验的 IgM 抗体敏感性由发病前 5 天的 20% 升至发病 11 天以上的 45.5%[60]。对于抗体水平而言，ELISA 和 CLIA 检测特异性 IgM 抗体水平通常在发病的第 2 周升高达峰值，在第 3 周出现下降趋势[39, 61]。上述方法检测 IgM 抗体的特异性均较高，其中 ELISA、CLIA 和胶体金免疫层析试验的特异性分别为 98.6%、95% 和 100%[5, 39, 60]。

不同原理方法的检测结果均提示：SARS-CoV-2 特异性 IgM 抗体检测结果阳性说明受检者可能处于感染的急性期，但 IgM 抗体阴性不能排除感染，因为此时可能处于 IgM 抗体检测窗口期，应间隔 1 周再次进行检测。此外，标本中存在的干扰物质等可能导致 IgM 抗体检测结果假阳性[62, 63]，因此应结合 IgG 检测和抗体定性结果的动态监测，对 IgM 的阳性结果进行解释。

（二）IgG 抗体

通常 SARS-CoV-2 感染发病第 1 周即有患者开始出现 IgG 血清转换，但转换率低，在发病 2 周后血清转换的患者比例有所提高。深圳市第三人民医院报道的 ELISA 检测抗体在第 1 周敏感性仅为 19.1%，第 3 周之后敏感性升高至接近 80%[5]；CLIA 检测特异性 IgG 抗体的结果显示在发病第 6 天开始出现可检出的抗体，第 1 周的抗体检测敏感性约为 40%，第 3 周之后的抗体检测敏感性增至 100%[54]；胶体金免疫层析试验检测 IgG 抗体的结果也类似，在发病第 1 周和第 3 周之后，该抗体敏感性分别为 13.3% 和 100%，且根据条带显色的深浅发现检测第 1 周结果均为弱阳性条带，而第 3 周之后均为强阳性[60]。IgG 抗体滴度升高的速度较 IgM 快，由第 1 周的 7.64 AU/ml 快速升高至第 3 周的 59.47AU/ml[54]，且通常会在第 3~4 周达峰值，并在较高水平维持一段时间[39]。上述研究中不同方法检测 IgG 抗体的特异性至少为 95%，ELISA、CLIA 和胶体金免疫层析试验的特异性分别为 99%、95% 和 100%[5, 39, 60]。

若首次 IgG 抗体检测为阴性，此时受检者处于感染窗口期的可能性较 IgM 大，建议在 1 周后再次检测，若 1 周后 IgG 抗体转阳，则患者处于感染急性期的可能性大；首次检测 IgG 抗体阳性，说明受检者感染过 SARS-CoV-2，但是如果要区分感染急性期和恢复期，必须结合 IgG 滴度变化或 IgM 检测结果进行判断。

重庆医科大学的研究人员用磁微粒化学发光免疫试验检测了 SARS-CoV-2 感染者恢复期的血清 IgG 抗体，发现在出院后第 8 周（感染后 2～3 个月），超过 90% 的感染者 IgG 抗体水平相比于感染急性期（呼吸道标本可检出病毒 RNA 的时期）出现下降趋势，其中 40% 无症状感染者和 12.9% 出现症状的 COVID-19 患者的特异性 IgG 抗体转阴[45]，因此应谨慎使用 IgG 抗体作为长期回顾性人群流行血清学调查的指标。

（三）IgA 抗体

北京协和医学院病原生物学研究所等单位使用 ELISA 检测 SARS-CoV-2 特异性抗体，结果显示特异性 IgA 抗体出现的时间比 IgG 更早，但稍晚于 IgM 或与 IgM 同时出现（IgA 和 IgM 出现阳性的中位时间均为 5 天，其四分位间距均为 3～6 天），因此 IgA 检测阳性提示受检者处于感染急性期[10, 50]。荷兰鹿特丹伊拉斯姆斯医学中心使用基于 S1 抗原的 ELISA 检测特异性 IgA 和 IgG 抗体，发现 IgA 抗体检测 SARS-CoV-2 感染的敏感性较 IgG 高（发病 6～10 天，IgG 为 40%，IgA 为 84%），但特异性比 IgG 低（IgG 为 96.1%，IgA 为 73.8%）[7]。根据这项研究结果，由于特异性较低，IgA 检测可以作为核酸检测阳性的个体产生免疫应答的指标，但不适用于核酸检测阴性的疑似病例的补充诊断。

二、SARS-CoV-2 抗体检测的临床意义

根据《新型冠状病毒肺炎诊疗方案（试行第八版）》，SARS-CoV-2 感染者通过核酸检测进行确诊。但是，由于患者感染的严重程度、标本质量等原因，核酸检测可能出现假阴性。当核酸检测结果为阴性，而临床症状和影像学结果提示高度疑似病毒性肺炎时，实验室可通过抗体检测作为补充诊断指标。特异性抗体检测的阳性结果可以提供感染的证据，但阳性结果也必须通过抗体的动态变化进行确认，与其他指标相结合进行临床解释。根据检测的方法原理不同，下面分别介绍 IgM 和 IgG 抗体检测结果模式的临床意义和总抗体检测的临床意义。

（一）IgM 和 IgG 抗体检测结果模式的临床意义

目前，对同一份标本检测并报告 IgM 和 IgG 抗体已经形成了较为一致的 SARS-CoV-2 感染血清学"检验路径"（图 11-15）。根据 IgM 和 IgG 抗体初次检测的定性结果，可以将核酸检测阴性的疑似病例或密切接触者的血清中 SARS-CoV-2 特异性抗体的模式分为 4 类，具体的抗体模式、相应临床意义及其多次检测动态分析（包括滴度检测）的方案叙述如下。

1. **IgM 阳性、IgG 阴性**　该结果可能提示血液中的特异性抗体以 IgM 为主，尚未出现抗体转换，因此 IgG 为阴性。该模式提示受检者处于感染的初期，需要间隔一段时间（通常为 1 周）再次检测。若再次检测发现 IgG 转阳，则可确诊为 SARS-CoV-2 感染急性期；若持续监测抗体，至患者症状消失，结果仍为 IgM 阳性、IgG 阴性，则可以确认 IgM 为假阳性。

2. **IgM 阳性、IgG 阳性**　血清特异性 IgM 和 IgG 抗体均为阳性可高度怀疑 SARS-CoV-2 感染急性期。如果间隔 1 周左右再次检测，IgG 滴度持续增高，则可确认为急性或近期感染。

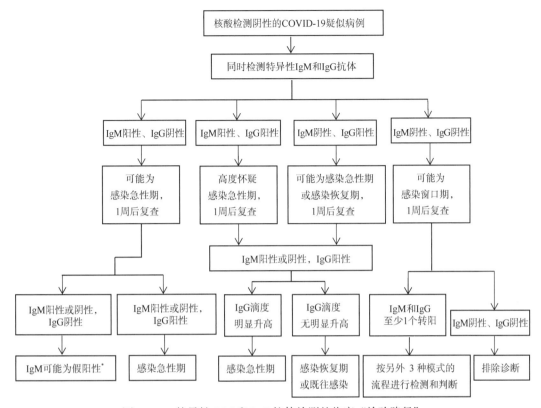

图 11-15 特异性 IgM 和 IgG 抗体检测的临床"检验路径"

*后续可继续检测观察，如患者直至康复，检测结果仍为 IgM 阳性、IgG 阴性，则 IgM 可确认为假阳性

3. **IgM 阴性、IgG 阳性** IgG 抗体单独阳性提示既往感染的可能性大，但应再次检测，通过观察 IgG 动态变化进行确认。如果间隔 1 周左右再次检测，IgG 滴度持续增高，则可判断为急性或近期感染；如果 IgG 没有滴度变化，则可能为 SARS-CoV-2 感染恢复期或既往感染。IgG 抗体单独阳性且滴度不随时间改变的情况也不排除存在 IgG 假阳性的可能。

4. **IgM 阴性、IgG 阴性** 发病后 IgM 和 IgG 抗体均为阴性者可能处于抗体检测"窗口期"，此时机体尚未产生足够检出水平的特异性抗体。这种情况下应在发病 1 周后再次检测血清特异性抗体，若检测结果仍均为阴性可排除疑似病例诊断；若再次检测观察到 IgM 和 IgG 中至少一种抗体出现阳性，感染的可能性大，可转变为前述的 3 种模式，则按相应模式流程进行检测及判断。

5. **抗体滴度检测的临床意义** 如上文所述，在 SARS-CoV-2 感染的诊疗过程中，对患者血清抗体滴度的动态监测可以用于确诊 SARS-CoV-2 感染。IgG 抗体滴度恢复期较急性期升高，且通常在发病第 4 周达高峰。对于抗体检测结果为 IgM 阴性、IgG 阳性的患者，可恰当地保存初次检测标本，在发病第 3～4 周再次采集患者血液，对两次采集的标本进行梯度稀释并检测，判断血清特异性 IgG 抗体滴度是否较先前明显升高（如超过 4 倍）。若出现明显滴度增加可确诊为 SARS-CoV-2 感染，否则为感染恢复期。

值得注意的是，HCoV 之间可能存在抗原的体内交叉免疫反应。香港大学的研究人员

用间接免疫荧光试验检测血清 SARS 抗体，发现近期感染 SARS 可能导致先前已经存在的抗其他地方性 HCoV 抗体 IgG 滴度上升[64]；反之，先前感染 SARS 的患者若此次感染地方性 HCoV，则 SARS 特异性抗体的滴度可能出现明显增加。因此，首次检测抗体即为阳性的患者的 SARS 抗体滴度上升也可以是地方性 HCoV 近期感染。类似的结果可能也适用于 SARS-CoV-2，但需要研究证实。

（二）总抗体检测的临床意义

如本章第二节所叙述，部分试剂在结果判读时不区分特异性抗体的类型，我们称为总抗体的检测。由于总抗体采用双抗原夹心法检测，相较于间接法和捕获法而言，其检测的敏感性和特异性均要高，但其缺点是不能区分 IgM 和 IgG。临床应用时，可先测总抗体，若总抗体为阳性，再分别检测 IgM 和 IgG，并进行上述的动态观察，以确定阳性的真与假。

深圳市第三人民医院的研究人员使用 ELISA 比较了 173 例 COVID-19 患者在发病后不同时间内特异性的抗 RBD 总抗体、抗 RBD-IgM 抗体和抗 N 蛋白-IgG 抗体敏感性，发现在发病后 1～7 天采集的 94 份标本中，上述三者的敏感性均低于 40%；发病后 8～14 天采集的 135 份标本中，三者的阳性率分别提高至 89.6%、73.3% 和 54.1%；发病后 15～39 天采集的 90 份标本中，三者的阳性率分别达到 100%、94.3% 和 79.8%[5]。

三、其他标本中检出抗体阳性的临床意义

其他标本中的特异性抗体的检测目前尚未纳入 COVID-19 诊疗方案，多数试剂盒也不支持这类抗体的检测，因此检测相应标本中的抗体之前需要进行充分的性能确认。

（一）脑脊液

SARS-CoV-2 感染可能出现神经系统症状，已有研究在患者脑脊液检测出病毒核酸[65]。由于血脑屏障的作用，血液中的抗体不能进入脑脊液。若 COVID-19 患者出现中枢神经症状，且其脑脊液中检出 SARS-CoV-2 特异性抗体阳性，需要考虑中枢神经系统感染。

（二）唾液

目前尚无经过同行评议的研究证实唾液标本可以检出 SARS-CoV-2 特异性抗体，但有研究证实唾液标本和血清标本中的 IgG 和 IgM 抗体谱高度相似，且唾液中还有丰富的分泌型 IgA。此外，有研究将唾液抗体检测用于其他病毒感染的人类或冠状病毒感染的动物中，因此检测唾液中的抗体可能与检测血液中的抗体有相似的临床价值[66]。近期，埃默里大学的研究人员也给出了居家唾液采集的推荐方法和特异性抗体检测流程，但没有评价该方法采集和检测唾液特异性抗体的性能[67, 68]。

综上，SARS-CoV-2 特异性抗体检测是 SARS-CoV-2 核酸检测或 COVID-19 临床诊断的重要辅助手段，但是，单次抗体检测所能提供的信息有限，且有出现结果假阳性的风险，因此临床上应结合受检者的临床病史、症状和体征进行多次检测，分析抗体的动态变化，才能充分发挥抗体检测的补充诊断价值，即 COVID-19 的确诊或排除诊断，以及推测患者

处于急性期或恢复期。随着疫苗的研发和应用，今后抗体检测还可能用于产生特异性免疫的人群的检测。

（李丹丹　杨　婧　张嘉威）

参 考 文 献

[1] Meyer B，Drosten C，Müller MA. Serological assays for emerging coronaviruses：challenges and pitfalls. Virus Res，2014，194：175-183

[2] Cao Y，Su B，Guo X，et al.Potent neutralizing antibodies against SARS-CoV-2 identified by high-throughput single-cell sequencing of convalescent patients' B cells. Cell，2020，182（1）：73-84

[3] Premkumar L，Segovia-Chumbez B，Jadi R，et al. The receptor binding domain of the viral spike protein is an immunodominant and highly specific target of antibodies in SARS-CoV-2 patients. Sci Immunol，2020，5（48）：eabc8413

[4] Li Z，Yi Y，Luo X，et al. Development and clinical application of a rapid IgM-IgG combined antibody test for SARS-CoV-2 infection diagnosis. J Med Virol，2020，92（9）：1518-1524

[5] Zhao J，Yuan Q，Wang H，et al. Antibody responses to SARS-CoV-2 in patients of novel coronavirus disease 2019. Clin Infect Dis，2020，DOI：10.1093/cid/ciaa344

[6] Liu W，Liu L，Kou G，et al.Evaluation of nucleocapsid and spike protein-based enzyme-linked immunosorbent assays for detecting antibodies against SARS-CoV-2. J Clin Microbiol，2020，58（6）：e00461-20

[7] Okba NMA，Müller MA，Li W，et al. Severe acute respiratory syndrome coronavirus 2-specific antibody responses in coronavirus disease patients. Emerg Infect Dis，2020，26：1478-1488

[8] Aboagye JO，Yew CW，Ng OW，et al. Overexpression of the nucleocapsid protein of Middle East respiratory syndrome coronavirus up-regulates CXCL10. Biosci Rep，2018，38（5）：BSR20181059

[9] Verheije MH，Hagemeijer MC，Ulasli M，et al. The coronavirus nucleocapsid protein is dynamically associated with the replication-transcription complexes. J Virol，2010，84：11575-11579

[10] Guo L，Ren L，Yang S，et al. Profiling early humoral response to diagnose novel coronavirus disease（COVID-19）. Clin Infect Dis，2020，71（15）：778-785

[11] Woo PC，Lau SK，Tsoi HW，et al. Relative rates of non-pneumonic SARS coronavirus infection and SARS coronavirus pneumonia. Lancet，2004，363：841-845

[12] Woo PC，Lau SK，Wong BH，et al. False-positive results in a recombinant severe acute respiratory syndrome-associated coronavirus（SARS-CoV）nucleocapsid enzyme-linked immunosorbent assay due to HCoV-OC43 and HCoV-229E rectified by Western blotting with recombinant SARS-CoV spike polypeptide. J Clin Microbiol，2004，42：5885-5888

[13] Xiang F，Wang X，He X，et al. Antibody detection and dynamic characteristics in patients with COVID-19. Clin Infect Dis，2020，DOI：10.1093/cid/ciaa461

[14] Burbelo PD，Riedo FX，Morishima C，et al. Detection of nucleocapsid antibody to SARS-CoV-2 is more sensitive than antibody to spike protein in COVID-19 patients. medRxiv，2020，DOI：10.1101/2020.04.20.20071423

[15] To KK，Tsang OT，Leung WS，et al.Temporal profiles of viral load in posterior oropharyngeal saliva samples and serum antibody responses during infection by SARS-CoV-2：an observational cohort study. Lancet Infect Dis，2020，20：565-574

[16] Lee CY，Lin RTP，Renia L，et al. Serological approaches for COVID-19：epidemiologic perspective on surveillance and control. Front Immunol，2020，11：879

[17] Stadlbauer D，Amanat F，Chromikova V，et al. SARS-CoV-2 seroconversion in humans：a detailed protocol for a serological assay，antigen production，and test setup. Curr Protoc Microbiol，2020，57：e100

[18] 王兰兰，许化溪. 临床免疫学检验. 第5版. 北京：人民卫生出版社，2012

[19] Leung DT，Tam FC，Ma CH，et al. Antibody response of patients with severe acute respiratory syndrome（SARS）targets the viral nucleocapsid. J Infect Dis，2004，190：379-386

[20] Wang J，Wen J，Li J，et al. Assessment of immunoreactive synthetic peptides from the structural proteins of severe acute

respiratory syndrome coronavirus. Clin Chem，2003，49：1989-1996

[21] Yamaoka Y，Jeremiah SS，Miyakawa K，et al. Whole nucleocapsid protein of SARS-CoV-2 may cause false positive results in serological assays. Clin Infect Dis，2020，DOI：10.1093/cid/ciaa637.

[22] Yu F，Le MQ，Inoue S，et al. Evaluation of inapparent nosocomial severe acute respiratory syndrome coronavirus infection in Vietnam by use of highly specific recombinant truncated nucleocapsid protein-based enzyme-linked immunosorbent assay. Clin Diagn Lab Immunol，2005，12：848-854

[23] Yu F，Le MQ，Inoue S，et al. Recombinant truncated nucleocapsid protein as antigen in a novel immunoglobulin M capture enzyme-linked immunosorbent assay for diagnosis of severe acute respiratory syndrome coronavirus infection. Clin Vaccine Immunol，2007，14：146-149

[24] Bio-Rad Laboratories，Inc. Platelia SARS-CoV-2 Total Ab instruction for use. https：//www.fda.gov/media/137493/download，2020-04-29

[25] EUROIMMUN US Inc. Anti-SARS-CoV-2 ELISA（IgG）Instruction for use. https：//www.fda.gov/media/137609/download，2020-05-04

[26] Mount Sinai. COVID-19 ELISA IgG Antibody Test instruction for use. https：//www.fda.gov/media/137033/download，2020-04-15

[27] InBios International Inc. SCoV-2 DetectTM IgG ELISA instruction for use. https：//www.fda.gov/media/138810/download，2020-06-10

[28] Abbott Laboratories Inc. SARS-CoV-2 IgG assay instruction for use. https：//www.fda.gov/media/137910/download，2020-06-04

[29] Siemens Healthcare Diagnostics Inc. ADVIA Centaur® SARS-CoV-2 Total（COV2T）instruction for use. https：//www.fda.gov/media/138446/download，2020-05-29

[30] Ortho-Clinical Diagnostics Inc. VITROS Immunodiagnostic Products Anti-SARS-CoV-2 IgG Reagent Pack instruction for use. https：//www.fda.gov/media/137363/download，2020-04-24

[31] Vibrant America Clinical Labs. Vibrant COVID-19 Ab Assay instruction for use. https://www.fda.gov/media/138629/download

[32] Roche Diagnostics. Elecsys Anti-SARS-CoV-2 instruction for use. https：//www.fda.gov/media/137605/download，2020-05-02

[33] Cellex. Cellex qSARS-CoV-2 IgG/IgM Rapid Test. https：//www.fda.gov/media/136625/download，2020-04-01

[34] Hangzhou Biotest Biotech Co.Ltd.RightSignTM COVID-19 IgG/IgM Rapid Test Cassette instruction for use.https：//www.fda.gov/media/138660/download，2020-06-04

[35] Healgen Scientific LLC. COVID-19 IgG/IgM Rapid Test Cassette（Whole Blood/Serum/Plasma）instruction for use. https：//www.fda.gov/media/138438/download，2020-05-29

[36] Guangdong Hecin scientific，Inc. COVID-19 IgM Antibody Rapid Test Kit instruction for use. http://docs.thailand4trade.com/covid19/Hecin-Lateral-Flow-Test/manual%20COVID-19%20IgM%20Antibody%20Rapid%20Test%20Kit.pdf

[37] de Assis RR，Jain A，Nakajima R，et al. Analysis of SARS-CoV-2 antibodies in COVID-19 convalescent plasma using a coronavirus antigen microarray. bioRxiv，2020，DOI：10.1101/2020.04.15.043364

[38] Burbelo PD，Riedo FX，Morishima C，et al. Sensitivity in detection of antibodies to nucleocapsid and spike proteins of severe acute respiratory syndrome coronavirus 2 in patients with coronavirus disease 2019. J Infect Dis，2020，222：206-213

[39] Qu J，Wu C，Li X，et al. Profile of IgG and IgM antibodies against severe acute respiratory syndrome coronavirus 2（SARS-CoV-2）. Clin Infect Dis，2020，DOI：10.1093/cid/ciaa489

[40] Liu X，Wang J，Xu X，et al. Patterns of IgG and IgM antibody response in COVID-19 patients. Emerg Microbes Infect，2020，9：1269-1274

[41] Hsueh PR，Huang LM，Chen PJ，et al. Chronological evolution of IgM，IgA，IgG and neutralisation antibodies after infection with SARS-associated coronavirus. Clin Microbiol Infect，2004，10：1062-1066

[42] Li G，Chen X，Xu A. Profile of specific antibodies to the SARS-associated coronavirus. N Engl J Med，2003，349：508-509

[43] Theel ES，Slev P，Wheeler S，et al. The role of antibody testing for SARS-CoV-2：is there one? J Clin Microbiol，2020，58（8）：e00797-20

[44] Long QX，Liu BZ，Deng HJ，et al. Antibody responses to SARS-CoV-2 in patients with COVID-19. Nat Med，2020，26（6）：845-848

[45] Long QX，Tang XJ，Shi QL，et al. Clinical and immunological assessment of asymptomatic SARS-CoV-2 infections. Nat Med，

2020，26（8）：1200-1204

[46] Liu W，Fontanet A，Zhang PH，et al. Two-year prospective study of the humoral immune response of patients with severe acute respiratory syndrome. J Infect Dis，2006，193：792-795

[47] Tang F，Quan Y，Xin ZT，et al. Lack of peripheral memory B cell responses in recovered patients with severe acute respiratory syndrome：a six-year follow-up study. J Immunol，2011，186：7264-7268

[48] Breedveld A，van Egmond M. IgA and FcαRI：pathological roles and therapeutic opportunities. Front Immunol，2019，10：553

[49] Renegar KB，Small PAJ，Boykins LG，et al. Role of IgA versus IgG in the control of influenza viral infection in the murine respiratory tract. J Immunol，2004，173：1978-1986

[50] Padoan A，Sciacovelli L，Basso D，et al. IgA-Ab response to spike glycoprotein of SARS-CoV-2 in patients with COVID-19：a longitudinal study. Clin Chim Acta，2020，507：164-166

[51] Béné MC，de Carvalho M，Eveillard M，et al. Good IgA bad IgG in SARS-CoV-2 infection? Clin Infect Dis，2020，71（15）：897-898

[52] Montesinos I，Gruson D，Kabamba B，et al. Evaluation of two automated and three rapid lateral flow immunoassays for the detection of anti-SARS-CoV-2 antibodies. J Clin Virol，2020，128：104413

[53] Lou B，Li TD，Zheng SF，et al. Serology characteristics of SARS-CoV-2 infection since exposure and post symptom onset. Eur Respir J，2020，DOI：10.1183/13993003.00763-2020

[54] Padoan A，Cosma C，Sciacovelli L，et al. Analytical performances of a chemiluminescence immunoassay for SARS-CoV-2 IgM/IgG and antibody kinetics. Clin Chem Lab Med，2020，58：1081-1088

[55] Lippi G，Salvagno GL，Pegoraro M，et al. Assessment of immune response to SARS-CoV-2 with fully automated MAGLUMI 2019-nCoV IgG and IgM chemiluminescence immunoassays. Clin Chem Lab Med，2020，58（7）：1156-1159

[56] Jin Y，Wang M，Zuo Z，et al. Diagnostic value and dynamic variance of serum antibody in coronavirus disease 2019. Int J Infect Dis，2020，94：49-52

[57] Pan Y，Li X，Yang G，et al. Serological immunochromatographic approach in diagnosis with SARS-CoV-2 infected COVID-19 patients. J Infect，2020，81（1）：e28-e32

[58] Perera RA，Mok CK，Tsang OT，et al. Serological assays for severe acute respiratory syndrome coronavirus 2 （SARS-CoV-2），March 2020. Euro Surveill，2020，25（16）：2000421

[59] Yang JR，Deng DT，Wu N，et al. Persistent viral RNA positivity during the recovery period of a patient with SARS-CoV-2 infection. J Med Virol，2020，92（9）：1681-1683

[60] Traugott M，Aberle SW，Aberle JH，et al. Performance of SARS-CoV-2 antibody assays in different stages of the infection：Comparison of commercial ELISA and rapid tests. J Infect Dis，2020，222（3）：362-366

[61] Sun B，Feng Y，Mo X，et al. Kinetics of SARS-CoV-2 specific IgM and IgG responses in COVID-19 patients. Emerg Microbes Infect，2020，9：940-948

[62] 张瑞，李金明. 2019 新型冠状病毒特异抗体检测"假阳性"原因分析及对策. 中华检验医学杂志，2020，43：E020

[63] 王强，杜琴，郭斌，等. 尿素解离法纠正 2019 新型冠状病毒 IgM 抗体检测结果假阳性的效果评价. 中华检验医学杂志，2020，43：E014

[64] Chan KH，Cheng VCC，Woo PCY，et al.Serological responses in patients with severe acute respiratory syndrome coronavirus infection and cross-reactivity with human coronaviruses 229E，OC43，and NL63. Clin Diagn Lab Immunol，2005，12：1317-1321

[65] Moriguchi T，Harii N，Goto J，et al. A first case of meningitis/encephalitis associated with SARS-Coronavirus-2. Int J Infect Dis，2020，94：55-58

[66] Ceron JJ，Lamy E，Martinez-Subiela S，et al. Use of saliva for diagnosis and monitoring the SARS-CoV-2：a general perspective. J Clin Med，2020，9（5）：1491

[67] Sullivan PS，Sailey C，Guest JL，et al. Detection of SARS-CoV-2 RNA and antibodies in diverse samples：protocol to validate the sufficiency of provider-observed，home-collected blood，saliva，and oropharyngeal samples. JMIR Public Health Surveill，2020，6：e19054

[68] Guest JL，Sullivan PS，Valentine-Graves M，et al. Suitability and sufficiency of telehealth clinician-observed，participant-collected samples for SARS-CoV-2 testing：the icollect cohort pilot study. JMIR Public Health Surveill，2020，6：e19731

第十二章

特异性抗体检测的质量保证

COVID-19 患者核酸检测结果可能出现假阴性，病毒特异性抗体检测可作为核酸检测的补充发挥重要作用，它与核酸检测结合可以提高 COVID-19 诊断的敏感性。

目前，国内外已经有许多 SARS-CoV-2 特异性抗体检测试剂研发、审批完成，并投入临床使用。这些检测试剂大多采用不同的方法原理，所用的试剂和仪器也不相同，在实验室使用的过程中，检测的结果还受到人员和环境等多方面因素的影响。因此，为了保证特异性抗体检测结果的准确和可靠，实验室应进行全流程的质量保证。在本章中，我们按照分析前、分析中、分析后的顺序介绍了特异性抗体检测的质量保证。

分析前质量保证是决定后续抗体检测结果正确、可靠的前提。分析前质量保证首先强调特异性抗体检测的预期用途，确保对合适的对象在恰当的时间进行检测；检测前应从采集、运送、接收和保存等方面保证标本的类型和质量符合检测的要求；检测前还应注意标本可能存在的内源性干扰因素，这些因素会不同程度地影响检测结果。分析中质量保证是决定检验结果正确、可靠的关键。分析中质量保证包括特异性抗体检测试剂性能确认和性能验证、良好的实验室环境、仪器设备的维护和校准、建立具有可操作性的标准操作程序并全员遵循、定期开展人员培训和能力评估等；实验室还应按要求进行室内质量控制，以监控实际的检测过程，保证结果报告的准确性，同时采取措施解决发现的问题。分析后质量保证要求及时、完整地报告检测结果，并对检测结果进行恰当的临床解释，以保证临床医生能正确理解检验结果并应用于患者疾病的诊断和治疗。

所有的实验室诊断方法都具有一定的局限性，因此有其限定的应用场景，即为了一个合适的目的、对合适的人、在合适的时间进行检测。SARS-CoV-2 抗体检测也不例外。本章也讨论了特异性抗体检测在人群筛查的局限性，并强调科学解读检测结果的重要意义。

COVID-19 流行以来，SARS-CoV-2 特异性抗体检测在临床上被广泛使用。抗体检测基于抗原抗体特异性结合的免疫学反应，检测的方法原理较多，所用的试剂和仪器差异大，且抗体检测步骤较多，容易受到人员和环境等多方面因素的影响。开展特异性抗体检测的实验室应从分析前、分析中和分析后采取一系列措施保证检测结果的准确与可靠，本章从检验全流程的这 3 个方面介绍了特异性抗体检测质量保证的相关内容。

第一节　分析前质量保证

分析前质量保证是决定检验结果正确、可靠的前提，其包括特异性抗体检测的申请及标本的采集、运送、接收和保存等过程，标本中也可能存在导致抗体检测假阳性结果的干扰因素。临床实验室应重视分析前质量保证，避免分析前过程中的不规范而影响抗体检测结果的准确性。

一、特异性抗体检测的申请

血清学检测的申请应充分考虑受检者的病史和症状，国家药品监督管理局（National Medical Products Administration，NMPA）批准的 SARS-CoV-2 抗体检测的试剂说明书指出，抗体检测的预期用途为对 SARS-CoV-2 核酸检测阴性疑似病例的补充检测指标或疑似病例诊断中与核酸检测协同使用，不能作为 SARS-CoV-2 感染的肺炎确诊和排除的依据，不适用于一般人群的筛查。

临床上应结合患者发病时间申请特异性抗体的检测，根据初次检测结果和发病情况还可多次申请检测。在感染早期，个体尚未产生抗体或抗体产生的水平过低，可能导致检测结果的假阴性。因此，在病史或临床特征强烈提示 SARS-CoV-2 感染的情况下，应间隔一段时间再次检测，随着抗体的产生和滴度升高，可以得到阳性结果。维也纳医科大学的研究人员使用酶联免疫吸附试验（ELISA）对 77 名核酸检测阳性的 COVID-19 患者进行特异性抗体检测，发现通常在 COVID-19 发病 3～5 天后 IgM 开始出现阳性（阳性率＜40%），在发病的 6～10 天采集的标本 IgM 检测阳性率显著提高（＞80%）；对于特异性 IgG 抗体而言，发病 6～10 天采集的标本的检测阳性率仅 40%，而在发病 11 天之后采集标本的抗体 IgG 检测结果均为阳性[1]；香港大学的研究人员用 ELISA 检测 12 名患者标本中的特异性 IgG 和 IgM 抗体，发现发病 4 周后这两种抗体检测结果均为阳性[2]。

根据以上抗体检测阳性率的研究，不建议未发病的密切接触者（可能处于疾病潜伏期）和发病 1～2 天的核酸检测阴性的疑似病例申请特异性抗体的检测，因为此时抗体检测的阳性率很低。通常建议在发病 3～5 天后申请抗体检测，此时 IgM 和 IgG 相继出现阳性。若初次 IgM 或 IgG 检测结果为阴性，建议 1 周后复查抗体，此时抗体的阳性率明显升高。此后还可多次申请抗体检测以观察抗体的动态变化，建议在发病第 3～4 周申请急性期和恢复期双份血清抗体检测，观察血清抗体滴度的改变。

此外，若母亲在妊娠期感染了 SARS-CoV-2，婴儿在出生后 5～6 个月不建议检测特异性 IgG 抗体。这是因为 IgG 可以过胎盘屏障进入胎儿的血液循环,来自母体的抗体需要 5～6 个月才能完全消失[3]。若母亲妊娠期间已产生特异性抗体,新生儿出生后的一段时间内抗体检测可能为阳性[4],这段时间内检测 SARS-CoV-2 特异性 IgG 不能反映婴儿是否感染。

二、标本的采集、运送和接收

实验室应根据试剂说明书建立标本的采集、运送和接收的标准操作程序（standard operation procedure,SOP）。SARS-CoV-2 抗体检测标本采集前应核对检测申请单,确定采集对象的姓名、年龄、性别和检测项目等信息。标本采集时需要打印两张条形码,先将一张粘贴于标本采集管上,将标本装入塑料密封袋后,再将另一张条形码粘贴于密封袋上。目前的 SARS-CoV-2 特异性抗体的检测方法均采用血液标本,如采用血清标本,则使用无抗凝剂的真空采血管,采集量要求达 3～5ml;也可采用血浆或静脉全血进行检测,根据试剂说明书可采用枸橼酸钠、肝素、乙二胺四乙酸二钾（ethylene diamine tetraacetic acid-K_2,EDTA-K_2）等抗凝剂。目前我国尚无检测方法采用末梢血标本,因此实验室使用这些检测方法时不建议采用末梢血标本进行检测。若确有采用末梢血标本检测特异性抗体的需求,需要先进行性能确认。

完成标本采集和塑料密封袋包装后,应将标本和申请单统一放置于贴有"COVID-19"特殊标识的转运箱内,保证标本直立,用含氯消毒液或酒精等消毒转运箱内密封袋包装的标本和转运箱内部,随后封闭转运箱,再交给转运人员。COVID-19 相关检测的标本应由经过相应培训的人员单独转运,避免与其他标本共同转运,这样做还可保证运送过程对检测结果影响的可溯源性。转运时应避免剧烈颠簸、倒置,防止泄漏和溢洒。血浆、血清和静脉全血标本采集后应尽快送往实验室,运送时间以 30 分钟以内为宜,最长不建议超过 2 小时[5]。

实验室应根据试剂说明书确定何种标本会对检测结果造成影响,进而确定标本拒收标准。针对 SARS-CoV-2 特异性抗体检测,通常要求拒收体积不足的抗凝标本（提示标本和抗凝剂比例不当）,严重溶血、脂血的标本和外观浑浊（提示被微生物污染）的标本。

三、标本的保存

抗体检测通常采用血清或血浆,胶体金免疫层析试验（gold immunochromatography assay,GICA）还可用静脉全血标本进行检测。标本的保存应注意只有血清、血浆标本可以冻存,而静脉全血标本不得冷冻,因为冷冻的全血融化后会出现细胞破裂,内容物大量释放,严重影响检测结果;冻存的血清、血浆标本应避免反复冻融导致抗体效价降低,进而导致假阴性;融化后的血清、血浆标本应颠倒混匀并观察其性状特征,若标本仍有肉眼可见的分层,则应充分混匀,再次离心后进行检测。

四、标本中影响抗体检测结果的常见内源性干扰因素

多种内源性干扰物质会导致特异性抗体检测结果假阳性,主要包括类风湿因子、嗜异

性抗体、补体、溶菌酶、血红蛋白、纤维蛋白原和既往感染其他冠状病毒所产生的特异性抗体等。对这些内源性影响因素和可能的处理方法阐述如下。

1. **类风湿因子** 抗原性改变的自身 IgG 可以刺激机体产生抗 IgG 的自身抗体，这类自身抗体称为类风湿因子（rheumatoid factor，RF），且 RF 通常为 IgM 型。理论上，含有 RF 的标本可能与间接法或捕获法中标本—抗 IgG 结合，导致 IgM 检测结果出现假阳性[6]（图 12-1），而双抗原夹心法通常不受 RF 的影响。与特异性抗体相比，机体中 RF 的浓度通常较低，因此可以通过稀释标本的方式减少或排除 RF 的影响[7]；由于 RF 与 IgG 的亲和力通常较弱，因此可以通过加入一定浓度的尿素解离 RF 和 IgG[8]；还可用变性 IgG 预封闭 RF，从而避免其干扰[9]；此外，由于 RF 针对免疫球蛋白的 Fc 片段，因此对于间接法，可将标记抗体换成标记的 F (ab')₂ 片段以避免 RF 与标记抗体的结合。

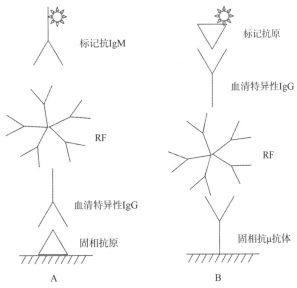

图 12-1 类风湿因子造成特异性 IgM 抗体检测假阳性

A. 间接法；B. 捕获法

2. **嗜异性抗体、补体及溶菌酶** 嗜异性抗体、补体和溶菌酶可以通过不同的方式将固相抗体和标记抗体交联起来，导致假阳性的产生。嗜异性抗体（heterophil antibody，HA）广泛存在于人类的血清中，与接触动物制品有关，多数 HA 可以与多个物种的 IgG 的 Fab 区发生相对弱的结合，在 ELISA 反应中可以介导 Fab-Fab 二聚体状态。固相吸附和抗体标记的过程可能导致抗体的结构发生改变，暴露抗体 Fc 段补体 C1q 结合位点，因此补体可以介导固相抗体和标记抗体的交联。溶菌酶和等电点较低的蛋白有较强的结合能力，免疫球蛋白的等电点约为 5，因此溶菌酶可导致固相抗体和标记抗体发生交联。

实验室可以利用与 HA 结合的封闭剂消除 HA 的干扰（目前许多检测试剂都预先加入了 HA 封闭剂，但仍有产生假阳性的可能），或在反应体系中改用与 HA 低反应性的物质作为固相抗体或酶标抗体，如特异的兔 F (ab')₂ 等[10]。消除补体的干扰通常可以进行标本中补体的灭活（56℃加热 30 分钟），但必须预先验证灭活反应对检测的结果和性能没有影响[11]。而 Cu^{2+} 和卵白蛋白可有效地封闭溶菌酶，防止 IgG 的交联[12]。

3. **血红蛋白** 由于血红蛋白中的血红素基团具有类似过氧化物的活性,若标本引入的血红蛋白残留于标记辣根过氧化物酶的检测体系中,可导致加入底物出现显色反应[13]。拒收严重溶血的标本可以避免此类假阳性的发生。

4. **纤维蛋白原** 未加入促凝剂和抗凝剂的血液通常在半小时后开始凝固,18~24 小时完全凝固。未完全凝固的标本血清中残留的纤维蛋白原可在免疫学检测中形成肉眼可见的纤维蛋白块,造成假阳性结果。在血液标本充分凝固后再分离血清,或采用含促凝剂或分离胶的采血管采集标本,可以避免此类假阳性的发生[14]。

5. **交叉反应** 由于 SARS-CoV 及其他感染人冠状病毒与 SARS-CoV-2 具有较高的同源性,因此非 SARS-CoV-2 的其他感染人冠状病毒的感染者的抗体可能会与 SARS-CoV-2 抗原试剂发生交叉反应,产生假阳性[15]。通过双份标本监测抗体滴度变化或其他感染人冠状病毒特异性抗体的检测可以识别这类假阳性结果。

第二节　分析中质量保证

SARS-CoV-2 特异性抗体检测分析中质量保证包括实验室环境条件和仪器设备、试剂方法及其性能验证、标准操作程序的建立、人员培训、室内质量控制等方面,是决定检验结果正确、可靠的关键。

一、实验室环境条件和仪器设备

免疫学检测是基于抗原和特异性抗体相互作用的原理,该反应受温度和湿度的影响较大,因此必须保持反应过程中温湿度的稳定。免疫学检测仪器的光学元件通常容易受到振动、温度、湿度和光照的影响,应避免灰尘、振动、阳光直射、温湿度波动过大等。此外,实验室应根据仪器使用说明书定期运行校准程序,当更换试剂批号或质控样本检测结果出现多次失控时也应及时校准仪器。

二、抗体检测试剂方法学的建立及性能确认

试剂厂家在建立 SARS-CoV-2 特异性抗体检测方法时,首先要确定的是试剂方法的阳性判断值(cut-off value),然后再进行方法的性能确认。SARS-CoV-2 特异性抗体检测方法的性能确认指标包括分析性能确认和临床性能确认两个方面[16]。

(一)阳性判断值

化学发光免疫试验(chemiluminescent immunoassay,CLIA)、ELISA 等特异性抗体检测结果为数值,如发光值、cut-off 指数(COI)、S/CO(标本的 OD 值/cut-off 值)等,建立方法过程中要确定其阳性判断值,高于该值的标本判为阳性,低于该值的标本则判为阴性。阳性判断值的确定首先要收集一定量的 SARS-CoV-2 感染者和大量未感染者的标本,

用所建立的方法进行检测，绘制相应受试者工作特征（ROC）曲线，取曲线上约登指数最大的点对应的检测值作为阳性反应判断值。

（二）性能确认

性能确认包括分析性能确认和临床性能确认。分析性能特征包括精密度、准确度、分析特异性、干扰物质和包容性；临床性能特征包括临床敏感性和临床特异性。

1. 分析性能确认 分析性能指标的评价需要使用 SARS-CoV-2 特异性抗体样本盘，该样本盘通常通过采集患者不同疾病阶段的血清标本制备[17]或通过混合阳性和阴性血清标本制备，具体分析性能指标如下。

（1）精密度

1）定性检测：SARS-CoV-2 特异性抗体属于定性检测，检测结果可表示为阴性或阳性，其检测精密度的表示方法为阳性或阴性参考品重复多次检测得到阳性结果或阴性结果的比例。

评价精密度时要求在一定的周期内（一般要求为 20 天）重复检测参考品（至少包括 2 个不同水平的阳性参考品和 1 个阴性参考品，其中 1 个阳性参考品须为临界水平的弱阳性参考品），结果表示为相应参考品重复检测为阳性或阴性的比例。这里以美国 FDA 紧急使用授权（emergency use authorization，EUA）的 EUROIMMUN Anti-SARS-CoV-2 ELISA（IgG）检测试剂的部分精密度评价结果为例，在重复检测的 30 次之中，阴性参考品检测结果为阴性的比率为 100%，无假阳性结果；临界阳性参考品大于临界水平的比例为 100%，无假阴性结果；阳性参考品的检测结果阳性率为 100%，无假阴性结果[18]。

2）以数值形式表示的定性检测：对于 CLIA 和 ELISA 等检测结果表示为数值的检测方法，除了按上述方法分析其定性检测结果的精密度外，也可以同时用检测结果的不精密度来评价方法的精密度，不精密度的表示方法包括标准差（s）和变异系数（coefficient of variation，CV）等。

准备至少 3 个不同抗体浓度的精密度参考品，检测持续 20 天，每天进行 2 个批次的检测，每个批次检测的间隔不少于 2 小时，每个批次每个浓度水平重复测定至少 2 次。检测结果的 CV 应小于一定数值，根据《临床定性免疫检验重要常规项目分析质量要求》卫生行业标准，建议批内（即同一批次检测设置的重复测定参考品）检测结果的 CV<10%，批间（即日间或日内非同一次试验内设置的重复参考品）检测结果的 CV<15%[19]。表 12-1 总结了部分以数值形式表示的 SARS-CoV-2 抗体定性检测方法的精密度水平。

表 12-1 以数值形式表示的 SARS-CoV-2 抗体定性检测方法的精密度

制造商	原理	检测抗体类型	精密度评价样本数	定性结果重复性	批内精密度（CV）	批间精密度（CV）
EUROIMMUN 美国有限公司	ELISA	IgG	4 个（阴性和弱阳性参考品各 1 个、阳性参考品 2 个）	100%	≤16%*	≤3.2%
InBios 国际有限公司	ELISA	IgG	7 个（阴性参考品 4 个、弱阳性参考品 1 个、阳性参考品 2 个）	100%	≤11.3%	≤11.4%

续表

制造商	原理	检测抗体类型	精密度评价样本数	定性结果重复性	批内精密度（CV）	批间精密度（CV）
博奥赛斯（重庆）生物科技有限公司	CMIA	IgM/IgG	3 个（阴性、弱阳性和阳性参考品各 1 个）	100%	≤8%	≤10%
雅培公司	CMIA	IgG	3 个（阴性参考品和阳性参考品各 1 个、弱阳性标本 1 个）	—§	≤1.6%	≤1.7%
DiaSorin 公司	CLIA	IgG	10 个（阴性参考品和阳性参考品各 2 个、弱阳性标本 3 个、阳性标本 3 个）	—	≤5.3%	≤4.2%
Vibrant 美国临床实验室	CLIA	IgM/IgG	6 个（阴性参考品和阳性参考品各 1 个、阴性标本和阳性标本各 1 个、弱阳性标本 2 个）	—		≤15%

* 阴性参考品均值小（均值为 0.02），因此计算得到较大的变异系数；弱阳性和阳性参考品的均值为 1.12～5.23，变异系数≤5.4%。

§ "–"表示无该指标数据。

CV. 变异系数；ELISA. 酶联免疫吸附试验；CMIA. 化学发光磁微粒免疫试验；CLIA. 化学发光免疫试验。

（2）准确度：定性检测的准确度采用阳性或阴性参考品的测定结果与真实结果的符合率进行评价，包括阳性符合率和阴性符合率。

评价 SARS-CoV-2 特异性抗体检测方法的准确度时，使用待评价的方法检测 10～20 份阳性参考品（其中应包括弱阳性参考品）和阴性参考品，分别计算阳性参考品检测结果为阳性和阴性参考品检测结果为阴性的比率，即为阳性符合率和阴性符合率。数据如表 12-2 所示，计算公式为阳性符合率=$[A/(A+C)] \times 100\%$，阴性符合率=$[D/(B+D)] \times 100\%$，总符合率=$[(A+D)/(A+B+C+D)] \times 100\%$。例如，博奥赛斯（重庆）生物科技有限公司新型冠状病毒 IgG 抗体检测试剂盒（磁微粒化学发光法）对准确度评价结果描述如下，对 20 份阴性参考品进行检测，检测结果无假阳性，阴性参考品符合率为 100%（20/20）；对 10 份阳性参考品进行检测，检测结果无假阴性，阳性参考品符合率为 100%（10/10）。杭州博拓生物科技股份有限公司评估其 RightSign™ COVID-19 IgG/IgM 快速检测试剂盒的准确度时，选取了 30 份通过一种或多种其他检测方法确认 IgG/IgM 抗体阳性的血清标本，以及 70 份在 COVID-19 流行前收集的抗体阴性标本，用该试剂检测上述标本，30 份阳性血清检测结果无假阴性，阳性符合率为 100%（30/30）；70 份阴性血清检测结果无假阳性，阴性符合率为 100%（70/70）。

表 12-2　符合率结果统计表

检测结果	预期结果		合计
	阳性	阴性	
阳性	A	B	A+B
阴性	C	D	C+D
合计	A+C	B+D	A+B+C+D

（3）分析特异性：由于检测抗体的影响因素众多，需要排除标本中其他物质，也包括其他抗体对检测结果的影响，因此要评价方法的分析特异性。分析特异性主要包括以下两

个方面。

1）其他疾病患者血清的交叉反应：SARS-CoV-2 感染可导致呼吸道、消化道等多种系统的疾病症状，因此需要排除这些症状相关的常见病原体感染产生的抗体对 SARS-CoV-2 特异性抗体检测结果的影响。通常选择相应疾病患者的血液标本（SARS-CoV 抗体阴性）进行检测，检测应完全按照待评价方法的检测流程进行。检测结果应均为阴性，说明待评价方法与所评价的常见病原体感染的患者的血清标本无交叉反应。

通常应评价的病原体包括地方性人类冠状病毒（HKU1、OC43、NL63 和 229E），肺炎支原体，H1N1[新型甲型 H1N1 流感病毒（2009）、季节性 H1N1 流感病毒]、H3N2、H5N1、H7N9，乙型流感 Yamagata、Victoria，呼吸道合胞病毒，鼻病毒 A、B、C 组，腺病毒 1、2、3、4、5、7、55 型，肠病毒 A、B、C、D 组，EB 病毒，麻疹病毒，人巨细胞病毒，轮状病毒，诺如病毒，腮腺炎病毒和水痘–带状疱疹病毒[20]。

这里以 FDA EUA 批准的 VITROS SARS-CoV-2 总抗体 ELISA 检测试剂盒为例，该试剂盒评价其他疾病抗体的交叉反应时使用了 SARS-CoV-2 抗体为阴性，同时其他可能发生交叉反应的病毒抗体为阳性的标本。评价的标本包括腺病毒抗体阳性的标本 2 例，以及甲型流感病毒抗体、乙型流感病毒抗体、柯萨奇病毒抗体、埃可病毒抗体和丙型肝炎病毒抗体阳性的标本各 5 例。结果显示，这些病原体特异性抗体阳性的血清与待评价的 SARS-CoV-2 抗体检测方法没有交叉反应。

2）对 SARS-CoV/MERS-CoV 抗体的交叉反应：由于 SARS-CoV、MERS-CoV 与 SARS-CoV-2 的部分蛋白编码基因有高度同源性，可能部分试剂对 SARS 或 MERS 患者血清有一定比例的交叉反应性，特别是以 N 蛋白或完整 S 蛋白为抗原建立的试剂方法[15]。取 SARS-CoV/MERS-CoV 血清转化盘标本进行交叉反应性能确认，结果以出现交叉反应的标本例数表示，以香港大学的研究人员建立的一种 ELISA 检测 SARS-CoV-2 特异性 IgM 抗体的方法为例，其中对与 SARS-CoV 抗体的交叉反应描述为共检测 7 例 SARS 恢复期患者的血清，出现 IgM 抗体弱阳性反应 3 例，因此该方法检测 SARS 感染者血清可出现交叉反应[2]。

（4）干扰物质：免疫学检测受到的影响因素多，标本的质量、受检者自身的免疫状态和使用的药物等均可能对结果产生影响。

1）血液标本中常见的干扰物质：血液中的干扰物质主要包括胆红素、血红蛋白和三酰甘油等。通常在参考品中加入临床标本中可能出现的高浓度干扰物质，如胆红素（1mg/ml）、血红蛋白（10mg/ml）、三酰甘油（15mg/ml）[21]，再按照待评价方法进行检测并报告定性结果。检测结果的符合率应为 100%，说明该水平的干扰物质对检测结果没有影响。以 FDA EUA 的 Cellex SARS-CoV-2 IgG/IgM 免疫检测试剂（胶体金免疫层析试验）为例，该方法检测了血红蛋白终浓度为 10mg/ml 的 SARS-CoV-2 抗体弱阳性和阴性标本，用来评价血红蛋白对检测结果的干扰作用。结果显示其抗体定性结果与加入干扰物质前完全一致，可以说明血红蛋白浓度为 10mg/ml 的溶血标本对该抗体检测方法的准确性没有影响。

2）自身抗体的干扰作用：自身免疫病的患者常有较高浓度的自身抗体，常见的有 RF、抗核抗体、抗双链 DNA 抗体、抗线粒体抗体、人抗小鼠抗体（human anti-mouse antibody，

HAMA），此外人总 IgG 抗体和人总 IgM 抗体也应作为待评估干扰物质进行检测。通常选取相应自身抗体阳性的 SARS-CoV-2 特异性抗体弱阳性或阴性的标本进行检测，检测结果的符合率若为 100%，则表明该自身抗体对该方法的检测结果没有影响。以 FDA EUA 的 Cellex SARS-CoV-2 IgG/IgM 免疫检测试剂（胶体金免疫层析试验）对自身抗体干扰作用评价为例，其在 SARS-CoV-2 抗体弱阳性和阴性标本中分别加入了 800ng/ml 的 HAMA 或 2000U/ml 的 RF，加入前后抗体定性结果符合率为 100%，可以在一定程度上说明该浓度的自身抗体对受评价的试剂方法没有干扰作用。

3）药物的干扰作用：治疗 SARS-CoV-2 感染的药物及相似症状的疾病的常用药物均可能成为干扰特异性抗体检测的干扰物质。可将平均血药浓度水平的抗病毒药物、抗生素、抗过敏药物等加入到参考品中，然后用待评价方法进行检测，若检测结果符合率为 100%，则受评估的药物无明显的干扰作用。例如，FDA EUA 的 Cellex SARS-CoV-2 IgG/IgM 免疫检测试剂（胶体金免疫层析试验）为了评价药物对检测结果的干扰作用，在抗体弱阳性和阴性标本中分别加入了奥司他韦（1mg/L）、扎那米韦（1mg/L）、阿比多尔（40mg/L）、左氧氟沙星（200mg/L）、头孢曲松钠（400mg/L）、美罗培南（200mg/L）、妥布霉素（10mg/L）、利巴韦林（40mg/L），抗体定性结果与加入药物前完全一致，可以说明上述浓度的药物对该抗体检测方法的准确性没有影响。

（5）包容性：由于 SARS-CoV-2 为 RNA 病毒，其基因突变的可能性较大，相应编码的氨基酸序列可能发生改变，进而影响抗原表位与抗体的结合。因此，需要对多地区、不同年龄的 COVID-19 患者血清进行重复检测验证，发现没有反应性的血清标本，在排除其导致假阴性的原因后，应在性能指标中明确指出可能对某一地区或人群感染后血清学检测的无反应性，如 NMPA 批准的上海芯超生物科技有限公司新型冠状病毒抗体检测试剂盒（胶体金法）对其包容性描述为对来自不同区域的 30 例标本（IgM、IgG、IgM+IgG 各 10 例）进行了精密度验证，结果无显著性差异[20]。

2. 临床性能确认　参考品不能完全反映临床检测患者的血清学特征，因此还需要通过检测临床标本来评价该方法检测临床标本的性能。临床性能指标一般包括临床敏感性（clinical sensitivity）和临床特异性（clinical specificity）。

（1）临床敏感性：对 COVID-19 诊疗方案确诊患者的血液标本进行检测，根据表 12-3 计算敏感性，各血样采集时间的敏感性=$a_i/(a_i+b_i)\times100\%$，该方法的总临床敏感度=$a_{total}/(a_{total}+b_{total})\times100\%$。

表 12-3　临床敏感性数据统计表

发病时间与血样采集时间间隔	血清学检测结果	
	阳性	阴性
1~7 天	a_1	b_1
8~14 天	a_2	b_2
>14 天	a_3	b_3
未知	a_4	b_4
合计	a_{total}	b_{total}

深圳市第三人民医院的研究人员用 ELISA 的方法检测了 173 名患者［确诊依据为《新型冠状病毒感染的肺炎诊疗方案（试行第四版）》］，在发病的 1～7 天、8～14 天和 15～39 天，特异性 IgM 抗体的检测临床敏感性分别为 28.7%、73.3% 和 94.3%，特异性 IgG 抗体的检测临床敏感性分别为 19.1%、54.1% 和 79.8%[22]。

（2）临床特异性：是指当疾病不存在时，检测结果为阴性的比率。通常取健康人群或含有其他干扰因素的非 SARS-CoV-2 感染人群的血液标本进行特异性抗体检测，检测结果为阴性的标本数与总标本数的比值即为临床特异性，临床特异性建议至少应达到 95%[19]。

FDA EUA 的 EUROIMMUN Anti-SARS-CoV-2 ELISA（IgG）检测试剂在临床特异性研究中收集了 COVID-19 流行后的 200 例健康献血者的标本和 111 例非 SARS-CoV-2 感染者的临床常规检测标本，用待评估方法检测这些标本，结果显示 303 例标本的检测结果为阴性，4 例为临界阳性，4 例为阳性，将临界阳性作为阴性计算，临床特异性达到 98.7%。表 12-4 对目前国内外特异性抗体检测的分析性能和临床性能特征进行了总结。

三、特异性抗体检测方法的性能验证

在将已批准的特异性抗体检测试剂盒应用于常规标本检测前，需要对未经过修改或已经过上述性能确认的试剂方法进行性能验证，一方面有助于实验室评价所用的试剂在本实验室中能否复现厂家所宣称的检测性能；另一方面也有助于实验室及早发现检测流程中在人、机、料、法、环方面可能存在的问题。性能验证可以参考性能确认的指标，但可以相应简化，包括精密度、准确度验证，以及常见的交叉反应和干扰物质的验证，因此这部分内容将简要介绍性能验证的方法，相应指标的概念在此不再赘述。

（一）精密度

1. **验证标本**　可以使用试剂盒中的参考品或购买商业化的血清转换盘，也可留取临床确诊 COVID-19 患者的抗体弱阳性标本，留取非患者的血液标本作为阴性标本。

2. **验证方法**　实验室需在一定的时间周期内由不同操作者用待验证的方法重复检测上述标本，计算检测结果的阳性和阴性标本检出的比例。根据临床和实验室标准化委员会（CLSI）发布的 EP15-A3 文件"User Verification of Precision and Estimation of Bias; Approved Guideline-Third Edition"的建议，实验室验证方法的精密度至少应检测两个不同的标本（通常一个为临界水平 2～4 倍的弱阳性标本，一个为阴性标本），连续重复检测 5 天，可以每天进行 2 次检测，每次检测将每个标本重复测定 3 次[23]。根据测定的结果，分别计算阳性标本和阴性标本的检出率，看是否达到试剂盒所宣称的性能。

对于检测结果表示为数值的方法，实验室还可以通过计算结果的不精密度验证方法的精密度。验证的方法同前，计算批内和批间检测结果的 SD 或 CV，并与检测试剂的性能参数进行比较即可[23]。

表 12-4 国内外试剂方法的性能特征表

制造商	原理	抗体类型	准确度 阳性符合率(%)	准确度 阴性符合率(%)	分析特异性 交叉反应	分析特异性 干扰物质	分析特异性 自身抗体	分析特异性 药物	分析特异性 包容性	临床性能 临床敏感性(%)	临床性能 临床特异性(%)	与核酸检测的一致率 阳性一致率(%)	与核酸检测的一致率 阴性一致率(%)
EUROIMMUN 美国有限公司	ELISA	IgG	90.0	100.0	√§	√	√	√	√	—	98.7	<10天: 13.9 11~20天: 61.1 ≥21天: 100.00	—
InBios 国际有限公司	ELISA	IgG	—	—	√	√	√	—	√	—	—	97.78	98.95
西奈山实验室	ELISA	IgG	—	—	√	√	—	—	√	—	—	92	100
雅培公司	CMIA	IgG	—	—	√	√	√	—	√	—	—	<3天: 0.00 3~7天: 25.0 8~13天: 86.36 ≥14天: 100.00	99.63
DiaSorin 公司	CLIA	IgG	—	—	√	√	√	—	√	—	—	≤5天: 25.00 6~14天: 89.80 ≥15天: 97.56	99.3
Cellex 公司	GICA	IgM/IgG	—	—	√	√	√	√	√	93.8	96.0	—	—
Chembio Diagnostic System 公司	GICA	IgM	—	100	√	—	—	√	√	—	97.6	77.4	97.6
	GICA	IgG	—	98.9	√	√	—	—	√	—	96.8	97.1	92.7
安图生物	GICA	IgM	—	—	√	√	√	—	√	—	—	总一致率 85.43 ≤7天: 37.25 8~14天: 73.08 ≥15天: 95.70	99.68
		IgG	—	—	√	√	√	√	√	—	—	总一致率 86.17 ≤7天: 31.37 8~14天: 65.38 ≥15天: 99.01	99.36
杭州博拓生物科技股份有限公司	GICA	IgM	100	100	√	√	√	√	√	≤7天: 31.25 8~14天: 51.85 ≥15天: 95.56	—	92.5	98.1

续表

制造商	原理	抗体类型	准确度		分析特异性					临床性能		与核酸检测的一致率*		
			阳性符合率(%)	阴性符合率(%)	交叉反应	干扰物质	自身抗体	药物	包容性	临床敏感性(%)	临床特异性(%)	一致率(%)	阳性一致率(%)	阴性一致率(%)
	GICA	IgG	100	100	√	√	√	√	√	≤7天: 15.63 8~14天: 44.44 ≥15天: 91.11	—	—	91.56	99.52
Vibrant 美国临床实验室	CLIA	IgM	—	—	√	√	√	√	√	—	—	—	92.45	98.80
	CLIA	IgG	—	—	√	√	√	√	√	—	—	—	96.96	98.60
Healgen Scientific LLC	GICA	IgM	100	97.5	√	√	√	√	√	—	—	—	86.7	99.0
	GICA	IgG	100	97.5	√	√	√	√	√	—	—	—	96.7	98.0
Ortho-Clinical Diagnostics 公司	ELISA	总Ab	—	—	√	√	√	√	—	83.3	100	—	—	—
博奥赛斯（重庆）生物科技有限公司	CLIA	IgM	10/10*	20/20	√	√	√	√	√	88.30	99.50	—	—	—
	CLIA	IgG	10/10	20/20	√	—	√	√	√	87.23	99.25	—	—	—
丹娜（天津）生物科技有限公司	CLIA	IgM	5/5	15/15	√	√	√	√	√	89.08	99.74	—	—	—
	CLIA	IgG	5/5	15/15	√	√	√	√	√	89.79	99.74	—	—	—
厦门万泰凯瑞生物技术有限公司	CMIA	IgM/IgG	5/5	10/10	√	√	√	√	—	总敏感度 80.29 第1周 41.54 第2周 85.51 2周后 92.52	98.06	—	—	—
广东和信健康科技有限公司	GICA	IgM	—	—	√	√	√	√	√	91.29	98.34	—	—	—
珠海丽珠试剂股份有限公司	GICA	IgM	100	100	√	√	√	√		79.0	99.7	—	—	—
	GICA	IgG	100	100	√	√	√	√		84.3	99.4	—	—	—
南京诺唯赞医疗科技有限公司	GICA	IgM/IgG	100	100	√	√	√	√		91.54	97.02	—	—	—
广州万孚生物技术股份有限公司	GICA	IgM/IgG	5/5	10/10	√	√	√	√		86.43	99.57	—	—	—
上海芯超生物科技有限公司	GICA	IgM/IgG	100	100	√	√	√	√		86.43	99.57	—	—	—
英诺特（唐山）生物技术有限公司	GICA	IgM/IgG	100	100	√	√	√	√		87.3	100	—	—	—

* 部分试剂该方法在进行性能评价时未评价临床敏感性和临床特异性，而是采用与 RT-PCR 检测结果一致性评价方法的临床性能。

§ 表明该试剂方法对相应方法或包容性进行了评价，但具体评价的内容不是完全相同的，部分内容可参考相应试剂的使用说明（https://www.fda.gov/emergency-preparedness-and-response/mcm-legal-regulatory-and-policy-framework/emergency-use-authorization）。

¶ 部分试剂采用阳性和阴性参考品检测结果为阳性和阴性的比值表示方法的准确度，与百分数表达的意义相同。

ELISA. 酶联免疫吸附试验；CMIA. 化学发光磁微粒免疫试验；CLIA. 化学发光免疫试验；GICA. 胶体金免疫层析试验。

（二）准确度

取一定数量临床确诊 SARS-CoV-2 感染者的特异性抗体呈弱阳性的标本和非感染者的阴性标本，用待验证的方法检测这些标本，通过计算阳性符合率和阴性符合率来评价准确度，将计算结果与说明书中的准确度进行比较。

（三）分析特异性

验证分析特异性可选取最为常见的呼吸道病原体（流感、肺炎支原体等）和消化道病原体（诸如病毒、轮状病毒等）感染的患者或自身免疫疾病患者的血液标本进行检测，排除检测方法对这些病毒感染患者抗体或自身抗体的交叉反应性。

（四）干扰实验

临床实际工作中常见标本溶血、血液中三酰甘油或胆红素含量过高等标本明显异常的情况，通常要求重取合格的标本进行检测。因此，实验室在性能验证时可留取溶血、脂血或血液中胆红素含量过高、SARS-CoV-2 特异性抗体阳性或阴性的标本，用待评价的方法分析这些标本，分析血红蛋白、胆红素、三酰甘油等干扰物质对检测结果的影响，异常标本与合格标本检测结果的符合率应为 100%。也可在弱阳性或阴性标本中加入一定浓度的干扰物质，分析加入前后是否有假阴性或假阳性的出现[18, 21]。

四、标准操作程序的建立和人员培训

免疫学检测的影响因素众多，为了保证检测质量，实验室应结合方法试剂的说明书及性能验证的结果编写适合本实验室的 SOP，将每个步骤进行标准化。一份合格的 SOP 应具有可操作性，并且要保证全员遵守。只有当明确发现当前 SOP 的操作方法影响检测结果时，才能对 SOP 按程序进行修改。

为了减少人为操作对检测结果的影响，建立 SOP 后，实验室还应组织操作人员通过自学 SOP 及实际操作等方式进行培训，并定期考核评估人员的检测能力，及时发现问题并纠正错误，提高不同操作人员检测结果的一致性和可比性。

五、标本的前处理

血液标本采集后应室温静置 30 分钟后开始离心，并将分离出的血清转移至无菌管中以待检测。部分试剂盒将血液标本在 56℃下处理一定时间以灭活标本中可能存在的病毒，但也有部分试剂盒声明不能采用热灭活的方式处理标本[24]。用热灭活方式处理的血液标本进行特异性抗体检测时应经过性能确认，通过评价热灭活前后标本检测结果的一致率及热灭活后检测结果的精密度等指标，确认热灭活标本能否用于特异性抗体检测。帕多瓦大学的一项研究分析了一种化学发光免疫试验检测特异性抗体试剂的性能，发现当采血管内存在和不存在分离胶时，热灭活血液标本的抗体检测结果是一致的[25]，但热灭活操作本身对抗体检测的影响尚不明确，建议实验室使用批准试剂时，按照说明书要求来进行检测。

此外，标本前处理的过程中应注意溶血、脂血、颗粒物、高胆红素等问题。标本前处理过程中应避免粗暴操作导致溶血；通常要求患者空腹采血，若采集到脂血标本，必要时可将标本超速离心，小心地将血清层吸取至新的管中再行检测；若血浆标本中有肉眼可见的颗粒物质、悬浮纤维蛋白或聚集物等，应重复离心后再进行检测；许多方法已验证较高浓度的胆红素对检测结果没有干扰作用，因此胆红素过高的标本可先进行检测，但必须做好记录，以备发送报告前审核。

六、室内质量控制

室内质量控制通过检测质控样本，分析质控样本的检测结果，达到监控临床标本中特异性抗体检测结果的精密度（重复性和再现性）的目的，进而通过一定的质控规则确定标本的检测结果能否报告。

（一）质控样本

通常质控样本要求与临床实际检测的标本具有相同的基质，以保证质控样本可以反映基质对待测抗体潜在的影响。同时质控样本中待测物质的水平应包括临床决定水平，特别是对于抗体检测而言，临界水平十分重要。因此，可以选用检测试剂中自带的质控样本，也可留取临床诊断 SARS-CoV-2 感染或排除诊断的标本作为阳性或阴性标本。留取的临床标本需恰当分装，一份质控样本的体积应满足一个批次检测的室内质控，并保存于−20℃，使用前取出并平衡至室温。此外，质控样本应按照存在潜在生物危害的标本进行操作和处理。

（二）检测时间

对于 CLIA 等自动化程度较高、检测通量较大的方法而言，实验室通常每天集中一个或多个批次进行检测，每个检测批次均应当使用弱阳性（cut-off 值的 2～4 倍）和阴性质控品进行室内质量控制。胶体金免疫层析试验检测每个标本通过独立的手工操作进行检测，难以界定检测批次，建议每天至少使用弱阳性和阴性质控品进行一次检测。

（三）检测方法

质控样本应包括弱阳性质控样本和阴性质控样本，质控样本应随机放在当日检测的临床标本之中，其检测的操作应与常规标本完全相同。

（四）质控结果

质控结果应由非操作人员单独进行分析，其分析方法包括非统计室内质量控制方法和统计室内质量控制方法[16]。

1. 非统计室内质量控制方法　通过分析单次质控样本检测结果是否符合预期来评估某一批次（或特定的一段时间内）的检测结果是否有效。若质控样本检测结果与预期相符，则该批次标本的检测结果可以接受并报告；若与预期不相符，则应进行失控处理。该分析方法较为简单，主要适用于所有定性检测方法，特别是分析胶体金免疫层析试验等没有检测数值的试剂方法。

2. 统计室内质量控制方法　对于以数值形式表示的定性方法，除了上述非统计室内质量控制方法外，还可结合统计学进行分析，以便更及时地发现可能存在的失控，这里主要介绍弱阳性质控品测定重复性的统计室内质量控制方法。

（1）基线测定：该统计方法首先要确定某一质控样本的基线，这是在日常的实验室条件下连续检测同一质控样本至少 20 次，计算测定结果（根据原理不同，SARS-CoV-2 特异性抗体的检测值可能表示为发光强度值、吸光度值、S/CO 值等）的均值、标准差和 CV。若该 CV 值与试剂方法本身的批间 CV 接近或小于 2 倍批间 CV，则该质控样本的测定结果可以用于室内质量控制，否则应对检测的操作等进行改进后重复上述步骤。

（2）质控图的绘制及质控结果判断：质控结果的呈现和解释对是否接受某一临床标本的检测结果十分重要。常见的质控结果的呈现方式是 Levey-Jennings 质控图，该质控图以检测批次作为横坐标，以基线测定的均值加减 1 倍、2 倍、3 倍和 4 倍标准差作为纵坐标（图 12-2）。绘制 Levey-Jennings 质控图时应注意以下两点：第一，不同质控样本浓度的差异导致其标准差没有可比性，因此应将同一质控样本的标准差结果集中绘制；第二，至少需要呈现 20 个批次的质控样本的检测结果才能保证质控结果解读的可靠性。

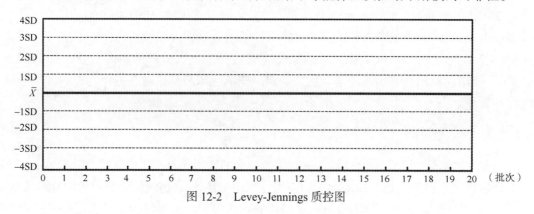

图 12-2　Levey-Jennings 质控图

通常同一个质控样本的检测结果呈正态分布，因此 1 个质控测定值超出均值±2SD 的概率约为 4.5%，超出均值±3SD 的概率小于 0.27%。但若将质控测定值超出均值±2SD 作为该批次失控的标准，可能出现较高的假失控概率，因此常用的 Westgard 质控规则（图 12-3）[26]将 1 次质控结果超过±2SD 作为告警规则，出现告警质控结果需要用 Westgard 质控规则进行核查。如果通过质控规则的核查，则该批次标本的检测结果可以接受并报告；若未能通过核查，则应进行失控处理。

（五）失控后的处理

若某一批次的质控样本检测结果显示失控，则该批次标本的检测结果不能向临床报告，实验室应查找失控原因，其中常见的失控原因包括精密度的改变或偏移程度、方向的改变。实验室应从操作过程（试剂未混匀、加样不准确等）、仪器等方面进行排查，还应考虑试剂是否存在问题（如标准品使用不当或其性质发生了变化、检测试剂失效等）。实验室在改进操作、校准仪器、排除试剂使用等问题后，重新检测质控品和标本，若质控通过，可报告该批次检测的临床标本；若质控仍未通过，应暂停该项目，寻求技术支持的帮助。实验室还应定期回顾质控样本的检测结果，监控其长期变化情况，以便及早发现精密度的改变或偏移的趋势。

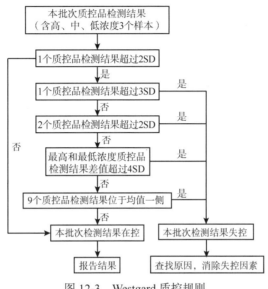

图 12-3 Westgard 质控规则

第三节 分析后质量保证

完成特异性抗体的检测后实验室需要及时、完整地报告检测结果，并对检测结果进行恰当的临床解释，这将对临床下一步的诊疗决策有所帮助。

一、结 果 报 告

报告单应包括患者基本信息（姓名、性别、年龄、检测申请科室、申请医生等）、标本类型、标本采集时间、接收和检测时间、检测项目（SARS-CoV-2 特异性 IgG 抗体/IgM 抗体/总抗体等）、检测结果（通常为"阳性"或"阴性"）、检测人、审核人等。此外，还应包括所用的检测方法、试剂、试剂批号、仪器等信息。

二、结 果 解 释

定性免疫学检测结果均报告为"阳性"（"反应性"）或"阴性"，一般在发病 3～5 天后特异性 IgM 和 IgG 抗体相继出现阳性，此时进行初次检测，其阳性结果可以初步提示患者存在 SARS-CoV-2 感染，但由于假阳性的存在，不能以单次的阳性结果作为确诊的依据。

同样，由于这一阶段的抗体检测敏感性不高，也不能以单次的阴性结果作为排除诊断的依据，而应在病程中进行多次抗体检测，结合抗体的动态变化进行结果解释。若初次 IgM 或 IgG 检测结果为阴性，建议在 1 周后复查抗体，此时感染者血清抗体的阳性率较高，其中 IgM 或 IgG 抗体由阴性变为阳性可以作为感染急性期的证据。一般在恢复期（发病第 3～4 周）再次进行急性期、恢复期双份血清抗体检测，若 IgG 抗体滴度明显升高，也可以确诊 SARS-CoV-2 感染。

因此，临床实验室可以在报告单的最后附上抗体检测结果可能的临床解释，注明不能以单次的抗体检测的结果作为诊断或排除诊断的标准，必须结合受检者的病史、临床症状和体征、抗体的动态变化等给出进一步检测的建议（参见第十一章第四节）。

对于感染 SARS-CoV-2 的胎儿，IgM 和 IgA 无法通过胎盘屏障，且 IgM 和 IgA 分别在胚胎发育后期和个体出生后 4～6 个月开始产生[3]，因此可以检测相应指标以辅助判断这个阶段婴儿的感染情况[27]。

三、标 本 保 存

在 2～8℃条件下血清和血浆标本可保存 7 天，全血标本可保存 5 天，血清、血浆标本与血细胞分离并分装后可长期保存于–20℃。标本应保存至少 2 周以备复检或抗体动态监测，因此不推荐用全血标本进行检测。保存的标本应做好标记、有序存放，以便查找。

第四节　特异性抗体检测的人群筛查

所有的实验室诊断方法都具有一定的局限性，因此有其限定的应用场景，即为了一个合适的目的、对合适的人、在合适的时间进行检测。SARS-CoV-2 抗体检测也不例外。NMPA 批准的 SARS-CoV-2 抗体检测的试剂说明书指出，抗体检测的预期用途为对 SARS-CoV-2 核酸检测阴性疑似病例的补充检测指标或疑似病例诊断中与核酸检测协同使用，不能作为 COVID-19 确诊和排除的依据，不适用于一般人群的筛查。那么，偏离了实验室诊断方法的应用场景是否可以？会产生什么影响和后果呢？本节将讨论特异性抗体检测在人群筛查中的局限性，并强调需要科学解读检测结果的意义。

一、抗体检测"假阳性"导致阳性预测值太低

目前，NMPA 批准的抗体检测试剂主要是基于胶体金免疫层析试验和化学发光免疫试验。徐万洲等使用 CLIA 检测血清 SARS-CoV-2 特异性 IgM 和 IgG 抗体，敏感性分别为 70.24%和 96.1%，特异性分别为 96.2%和 92.41%[28]。2020 年 4 月 10～11 日在美国加利福尼亚州洛杉矶县普通人群中开展的成人 SARS-CoV-2 特异性抗体（IgM 和 IgG）血清流行率调查使用的试剂的敏感性和特异性分别为 82.7%（95%CI 为 76.0%～88.4%）和 99.5%（95%CI 为 99.2%～99.7%）[29]。2020 年 6 月 5 日，我国公布的一项人群血清流行率的报道

中，使用的是市售的磁性 CLIA 试剂盒，IgG 和 IgM 的特异性分别是 99.3%（444/447）和 100%（447/447）[30]。导致抗体检测"假阳性"的原因：抗体检测阳性判断值设置方法决定了敏感性和特异性的绝对存在；患者标本中存在导致免疫测定假阳性的内源性（包括类风湿因子、补体、嗜异性抗体、因使用鼠抗体治疗或诊断诱导的抗鼠免疫球蛋白抗体等）或外源性（标本溶血、标本储存时间过长和标本凝固不全等）干扰物质[31]；抗体检测试剂中使用抗原的特异性，如受体结合结构域（receptor binding domain，RBD）和 S1 抗原的特异性总体优于 S 和 N 抗原[15, 22, 32]。

对于抗体检测试剂来说，90%以上的特异性可以满足临床使用，但是却完全不能用于普通人群筛查。这是由人群的疾病（阳性）流行率不同导致的。假设抗体检测试剂的敏感性为 99%和特异性为 99.5%（抗体试剂的敏感性和特异性达到 100%的可能性极低[33]），如果在流行率为 10%的人群使用，每 10 万人应有 10 000 例感染者和 90 000 例未感染者，那么 99%敏感性可以检出 9900 例（10 000×99%）真阳性结果，但同时由于特异性为 99.5%，则同时检出 450 例[90 000×（1−99.5%）]假阳性结果，因此实验室共计检出 10 350 例阳性结果，其中 9900 例为真阳性，即实验室检出的阳性结果中 95.65%（9 900/10 350）为真阳性，这个概念即为阳性预测值（positive predictive value，PPV）。如果人群流行率为 1%（即感染人数为 1000 人），则 PPV 降为 66.7%（表 12-5），这是临床上有症状的患者或高风险人群使用抗体检测是非常有效的手段的原因。但是，如果人群流行率为 0.01%，每 10 万人应有 10 例感染者和 99 990 例未感染者，那么 99%敏感性可以检出 9.9 例（10×99%）真阳性结果，但同时由于特异性为 99.5%，则同时检出 499.95 例（99 990×0.5%）假阳性结果，因此实验室共计检出 509.85 例阳性结果，其中 9.9 例为真阳性，PPV 仅为 1.94%，即每 10 万人份的检测，得到 509.85 例阳性结果，其中仅 9.9 例为真阳性结果，499.95 例为假阳性结果（表 12-5）。在人群流行率低于 0.01%，试剂的特异性低于 99.5%的情况下，PPV 更低于上述数据。截至 2020 年 4 月 27 日，我国累计确诊病例 84 341 例，按照全国 14 亿人口计算，流行率为 0.006%（84 341/1 400 000 000）；湖北省累计确诊 68 128 例，2019 年湖北省常住人口 5927 万人，流行率为 0.11%（68 128/59 270 000）；湖北以外省份累计确诊 16 213 例，流行率为 0.001%（16 213/1 340 730 000）。假设抗体检测试剂的敏感性为 99%，特异性为 99.5%的情况下，湖北省和湖北省以外抗体检测的 PPV 分别为 17.90%和 0.20%。以美国总人口为 3.27 亿，确诊 100 万例计算，流行率为 0.31%（1 000 000/327 000 000）；纽约州 851 万人，以确诊 30 万例计算，流行率为 3.52%（300 000/8 510 000）。如果检测试剂的敏感性为 99%，特异性为 99.5%的情况下，纽约州人群抗体检测的 PPV 可达 87.84%。如果实际流行率高于 3.52%，那么 PPV 应该更高，此时对人群进行抗体检测（包括流行率调查）更为有效。抗体检测更适合在流行率高的人群中进行，当人群流行率低，特别是远低于试剂的假阳性率时，适用性大大降低。

过高的假阳性结果带来两个问题：一是大量不必要的隔离和公共卫生资源的消耗；二是难以给被检者一个最终准确的诊断。研究表明，IgM 抗体在发病后 3 周达到峰值，随后逐渐降低，而 IgG 抗体在发病后 4 周达到稳定水平并持续存在[34]。假如为 IgG 单独阳性，有可能处于感染恢复期，也可能为假阳性结果，但是由于缺少 IgM 动态检测结果，也无法依靠 IgG 滴度的改变来判断结果的"真"与"假"，且此时核酸也无法检出，在这种情况

表 12-5　99%敏感性和 99.5%特异性的试剂在不同流行率人群中使用的阳性预测值

结果	50%流行率		10%流行率		1%流行率		0.1%流行率		0.01%流行率		0.001%流行率	
	检出(+)	未检出(-)	检出(+)	未检出(-)	检出(+)	未检出(-)	检出(+)	未检出(-)	检出(+)	未检出(-)	检出(+)	未检出(-)
感染个体(+)	49 500	500	9 900	100	990	10	99	1	9.9	0.1	0.99	0.01
健康个体(-)	250	49 750	450	89 550	495	98 505	499.5	99 400.5	499.95	99 490.05	499.995	99 499.005
敏感性[TP/(TP+FN)]	99%		99%		99%		99%		99%		99%	
特异性[TN/(TN+FP)]	99.5%		99.5%		99.5%		99.5%		99.5%		99.5%	
阳性预测值 TP/(TP+FP)	49 500/(49 500+250) =99.50%		9 900/(9 900+450) =95.65%		990/(990+495) =66.7%		99/(99+499.9) =16.54%		9.9/(9.9+499.95) =1.94%		0.99/(0.99+499.995) =0.20%	
阴性预测值 TN/(TN+FN)	49 750/(49 750+500) =99.00%		89 550/(89 550+100) =99.89%		98 505/(98 505+10) =99.99%		99400.5/(99 400.5+1) =99.9999%		99 490.05/(99 490.05+0.1) =99.9999%		99 499.005/(99 499.005+0.01) =99.999999%	

下，完全无法判断是既往感染、感染恢复期，还是假阳性。假如为 IgM 单独阳性而核酸阴性，要排除 IgM 假阳性，需要数天后进行重复检测，在这段时间，仍然需要对被检者暂时隔离。实际上，IgM 或 IgG 单独阳性在临床上反而是较少出现的，对 58 名出现症状 8～33 天的患者的抗体检测结果进行分析发现，94.83% 的患者 IgM 和 IgG 均呈阳性，而 1.72% 和 3.45% 的患者只有 IgM 或 IgG 呈阳性[35]。

二、抗体检测"假阴性"导致无法有效检出感染者

由于核酸检测"假阴性"的问题，IgM 和 IgG 抗体检测写入了国家卫生健康委员会发布的《新型冠状病毒肺炎诊疗方案（试行第八版）》[36]，作为临床确诊标准，用于临床辅助诊断。有研究表明，当联合使用 IgM 抗体检测与 RT-PCR 检测时，SARS-CoV-2 阳性率可由单一 RT-PCR 检测的 51.9% 提高至 98.6%[37]。但是在普通人群检测时，面临着与核酸检测类似的情况，如普通人群没有临床症状和接触史，检测时间可能存在于感染的任何一个阶段，实验操作不规范或试剂质量缺乏严格评估等。这些潜在问题会降低检测敏感性，导致假阴性的产生[31, 38]。研究表明，病毒感染后首先产生 IgM 抗体，血清转化中位时间为发病后 5～14 天，而 IgG 抗体产生较晚，血清转化中位时间为发病后 14 天左右[22, 32]。这说明在潜伏期或症状出现不久时对患者进行血清学检测，此时特异性抗体还没有产生，或者产生量少而不足以被检出，就会导致"漏检"。也就是说，即便受检个体被感染，但如果处于潜伏期和感染初期，抗体检测是没有意义的，这也会导致抗体的"假阴性率"在人群筛查的应用场景下高于临床应用。因此，抗体检测阴性也不能排除 SARS-CoV-2 感染，诊断结果需进行动态观察或需要其他证据的支持。

三、特异性抗体人群筛查的应用现状

由于存在上述假阴性和假阳性问题，在普通人群中开展的抗体筛查结果不能作为诊断疾病和指导社会隔离措施实施或解除的依据。患者康复后，体内的病毒核酸会被清除，而产生的抗体则会持续较长时间。也就是说，相对于核酸检测，血清抗体检测还能够识别康复后或既往感染的个体。所以，抗体筛查适合于疫情后期的血清流行病学调查研究，用于评估人群中 COVID-19 的总体流行率和死亡率、无症状感染比例、基本传染数（R_0）及人群抗体携带率。有观点认为，体内抗体的产生等于具有抗 SARS-CoV-2 病毒的免疫力，并由此建议从 SARS-CoV-2 感染中恢复并拥有抗体的人则可以重新返回工作岗位。然而当前并没有足够的证据表明带有抗体的人可以避免 SARS-CoV-2 病毒的继发感染[39]。首先，当前大多数 COVID-19 抗体检测试剂盒仅用于检测特异性结合抗体，但不能确定这些抗体就是中和抗体（即具有抗病毒能力的抗体）[40]。中和抗体需要通过传统的蚀斑减少中和试验（plague reduction neutralization test，PRNT）来确认[41]。这种试验无法在临床实验室中常规进行，因此不可能被用于大规模筛查以快速回答被测试者是否具有免疫力。其次，即使检测到的抗体是中和抗体，抗体的动态变化（体内存在时间和滴度变化）尚不清楚，并且对与保护性免疫相关的最小中和抗体效价缺乏了解。此外，除了抗体介导的体液免疫之外，

机体还利用细胞免疫机制来抵抗再感染，但尚不清楚二者在对抗 SARS-CoV-2 再次感染时的相对重要性[42]。这些复杂的情况表明通过大规模抗体检测来定性受检个体是否具有对抗 SARS-CoV-2 二次感染的免疫力存在很大的不确定性。用抗体阳性结果作为解除隔离的标准同样具有很大的风险。

2020 年 4 月初，WHO 计划与全球 6 个以上国家合作发起一项人群抗体检测计划"团结Ⅱ"号（Solidarity Ⅱ）[43]，希望能够通过获得的数据确定真实感染病例的基数及病死率。目前，多种快速血清抗体检测试剂盒已被开发并实现批量生产，许多国家（如中国、美国、意大利、德国、卢森堡、英国等）和地区已经在积极开展大规模血清特异性抗体筛查试验。目前已经报道了 4 项在不同国家的人群中开展的抗体检测研究。尽管这些研究所用检测方法的敏感性及特异性之间存在差异，研究个体的随机性及人群的代表性也不同，但是它们的结果都显示被检人群的抗体阳性率均不超过 5%（1.5%~3.8%）。具体来说，2020 年 4 月 3~4 日，研究人员对美国加利福尼亚州圣克拉拉县的 3330 例普通居民进行了 SARS-CoV-2 抗体（IgM 和 IgG）检测，发现 50 例（占 1.5%）血清抗体阳性。通过加权得到的该县人群血清流行率为 2.49%~4.16%[44]。研究人员基于该流行率进一步推算以全县人口为基数（1 943 411 人）时的感染人数，得出的结论是实际受感染的人数可能比官方报道的感染人数要高 50~85 倍。但是由于该研究缺乏对研究设计（人群的代表性、统计方法等）及试剂质量的严格评估，该结论并不被其他科学家认可。几乎同时（2020 年 4 月 10~11 日），美国加利福尼亚州洛杉矶县在 865 名普通成年人中开展了 SARS-CoV-2 特异性（IgM 和 IgG）抗体血清流行率调查，检测阳性率为 4.05%（35/865）[29]。另一项研究为日本神户市医疗中心总医院普通门诊患者（不含急诊和发热门诊患者）的 1000 份随机血清标本的 SARS-CoV-2 IgG 抗体检测，检测发现 33 份标本阳性，血清阳性率为 3.3%。6 月 5 日，我国公布的一项来自不同群体的 17 368 例的血清抗体（IgM 和 IgG）检测结果[30]发现，受检人群中到医院进行维持性血液透析的患者和医护人员的血清阳性率（3.3% 和 1.8%）高于工厂工人（1.4%）及社区居民（0.6%）；65 岁以上人群的血清阳性率（2.0%）显著高于 65 岁以下人群（1.3%）。但是以上这些研究抽样人群的规模及特征无法代表整个城市或国家人口的异质性，所以研究结果的外推性非常有限，即不能用来反映整个人群的流行率。整个人群的血清流行率需要通过大量随机、重复性抽样及更准确的抗体测试方法来评估和验证，而目前尚缺乏这样的研究结果。

综上所述，在我国人群感染率总体较低的情况下，由于特异性抗体检测"假阳性"和"假阴性"的局限性，不适合用于复工复产复学等普通人群筛查。特异性抗体检测应当"应检尽检"，即在其正确的应用场景中使用，如果在不适合的场景下、对不适合的人、在不适合的时间应用，将既无法有效检出感染者，又可能造成不必要的隔离和公共卫生资源的浪费。也正是因为可能存在检测结果的"假阴性"和"假阳性"，目前已报道的以研究人群中血清抗体流行病学为目的的初步结果还有待更多设计严谨和更具代表性研究的验证。

（张嘉威　韩东升　张　瑞）

参 考 文 献

[1] Traugott M，Aberle SW，Aberle JH，et al.Performance of SARS-CoV-2 antibody assays in different stages of the infection：comparison of commercial ELISA and rapid tests. J Infect Dis，2020，222（3）：362-366

[2] Perera RA，Mok CK，Tsang OT，et al. 2020. Serological assays for severe acute respiratory syndrome coronavirus 2（SARS-CoV-2），March 2020. Euro Surveill，25（16）：2000421

[3] 王卫平. 儿科学. 第 8 版. 北京：人民卫生出版社，2013

[4] Zeng H，Xu C，Fan J，et al.Antibodies in Infants Born to Mothers With COVID-19 Pneumonia. JAMA，2020，323：1848-1849

[5] 上海市医学会检验医学分会. 新型冠状病毒核酸和抗体检测临床应用专家共识. 国际检验医学杂志，2020，41（14）：1665-1669

[6] Kimberlin DW，Stagno S. Can SARS-CoV-2 infection be acquired in utero?：More definitive evidence is needed. JAMA，2020，323（18）：1788-1789

[7] Astarita G，Gutiérrez S，Kogovsek N，et al.False positive in the measurement of thyroglobulin induced by rheumatoid factor. Clin Chim Acta，2015，447：43-46

[8] 王强，杜琴，郭斌，等. 尿素解离法纠正 2019 新型冠状病毒 IgM 抗体检测结果假阳性的效果评价. 中华检验医学杂志，2020，43：E014

[9] Kragstrup TW，Vorup-Jensen T，Deleuran B，et al. A simple set of validation steps identifies and removes false results in a sandwich enzyme-linked immunosorbent assay caused by anti-animal IgG antibodies in plasma from arthritis patients. Springerplus，2013，2：263

[10] Ward G，Simpson A，Boscato L，et al.The investigation of interferences in immunoassay. Clin Biochem，2017，50：1306-1311

[11] Wager O，Lindstrøm P. Interference by rheumatoid factor and C1q in the detection of IgG complexes：studies of model systems by ELISA. Scand J Immunol，1982，15：319-328

[12] Essink AWG，Arkesteijn GJMW，Notermans S. Interference of lysozyme in the sandwich Enzyme-linked Immunosorbent Assay（ELISA）. J Immunol Methods，1985，80：91-96

[13] Snyder JA，Rogers MW，King MS，et al.The impact of hemolysis on Ortho-Clinical Diagnostic's ECi and Roche's elecsys immunoassay systems. Clin Chim Acta，2004，348：181-187

[14] 李琦，尚晓泓. 浅析乙型肝炎病毒免疫检测弱反应性标本的产生原因及报告处理. 铁路节能环保与安全卫生，2007，（4）：201-204

[15] Okba NMA，Müller MA，Li W，et al. Severe acute respiratory syndrome coronavirus 2-specific antibody responses in coronavirus disease 2019 patients. Emerg Infect Dis，2020，26（7）：1478-1488

[16] 李金明，刘辉. 临床免疫学检验技术. 北京：人民卫生出版社，2015

[17] Chan KH，Sonnenberg K，Niedrig M，et al.Use of antibody avidity assays for diagnosis of severe acute respiratory syndrome coronavirus infection. Clin Vaccine Immunol，2007，14：1433-1436

[18] EUROIMMUN US Inc. Anti-SARS-CoV-2 ELISA （IgG）Instruction for use，https：//www.fda.gov/media/137609/download，2020-05-04，2020-06-14

[19] 中华人民共和国国家卫生和计划生育委员会. WS/T 494-2017 临床定性免疫检验重要常规项目质量分析常规要求. 北京：中华人民共和国国家卫生和计划生育委员会，2017

[20] 国家药品监督管理局医疗器械技术审评中心. 2019 新型冠状病毒抗原/抗体检测试剂注册技术审评要点（试行），https：//www.cmde.org.cn/CL0050/20512.html，2020-02-25，2020-06-14

[21] Cellex. Cellex qSARS-CoV-2 IgG/IgM Rapid Test，https：//www.fda.gov/media/136625/download，2020-04-01，2020-06-14

[22] Zhao J，Yuan Q，Wang H，et al. Antibody responses to SARS-CoV-2 in patients of novel coronavirus disease 2019. Clin Infect Dis，2020，doi：10.1093/cid/ciaa344

[23] CLSI. EP15-A3 Verification of Precision and Estimation of Bias；Approved Guideline.3rd ed. Wayne，PA：CLSI，2014

[24] DiaSorin Inc. LIAISON SARS-CoV-2 S1/S2 IgG，. https：//www.fda.gov/media/137359/download. 2020-04-24，2020-06-14

[25] Padoan A，Cosma C，Sciacovelli L，et al. 2020. Analytical performances of a chemiluminescence immunoassay for SARS-CoV-2 IgM/IgG and antibody kinetics. Clin Chem Lab Med，58（7）：1081-1088

[26] Seth J. Standardisation and quality assurance// Principles and practice of immunoassay. London：Palgrave Macmillan UK，1991：

154-189

[27] Lamouroux A, Attie-Bitach T, Martinovic J, et al. Evidence for and against vertical transmission for severe acute respiratony syndrome coronavirus 2. Am J Obstet Gynecol, 2020, 223（1）: 91.e1-91.e4

[28] 徐万洲, 李娟, 何晓云, 等. IgM 和 IgG 抗体联合检测在新冠病毒感染中的诊断价值. 中华检验医学杂志, 2020, 43（3）: 230-233

[29] Sood N, Simon P, Ebner P, et al. Seroprevalence of SARS-CoV-2-specific antibodies among adults in Los Angeles County, California, on April 10-11, 2020. JAMA, 2020, 323（23）: 2425-2427

[30] Xu X, Sun J, Nie S, et al. Seroprevalence of immunoglobulin M and G antibodies against SARS-CoV-2 in China. Nat Med, 2020, 26（8）: 1193-1195

[31] 宁雅婷, 侯欣, 陆旻雅, 等. 新型冠状病毒血清特异性抗体检测技术应用探讨. 协和医学杂志, http://f.cqvip.com/download/a5d8f6f6d9d14fcda644f0473dc32dce.pdf, 2020-07-20

[32] Guo L, Ren L, Yang S, et al.Profiling early humoral response to Diagnose Novel Coronavirus Disease（COVID-19）. Clin Infect Dis, 2020, 71（15）: 778-785

[33] Patel R, Babady E, Theel E S, et al. Report from the American Society for microbiology COVID-19 international summit, 23 March 2020: value of diagnostic testing for SARS-CoV-2/COVID-19. mBio, 2020, 11（2）: e00722-20

[34] Li G, Chen X, Xu A. Profile of Specific Antibodies to the SARS-Associated Coronavirus. N Engl J Med, 2003, 349（5）: 508-509

[35] Li Z, Yi Y, Luo X, et al. Development and clinical application of a rapid IgM-IgG combined antibody test for SARS-CoV-2 infection diagnosis. J Med Virol, 2020, 92（9）: 1518-1524

[36] 国家卫生健康委办公厅, 国家中医药管理局办公室. 新型冠状病毒肺炎诊疗方案（试行第八版）. http://www.nhc.gov.cn/xcs/zhengcwj/202008/0a7bdf12bd4b46e5bd28ca7f9a7f5e5a/files/a449a3e2e2c94d9a856d5faea2ff0f94.pdf.2020-8-18

[37] Jung Y J, Park G, Moon J H, et al. Comparative analysis of primer-probe sets for the laboratory confirmation of SARS-CoV-2. bioRxiv, 2020, DOI: https://doi.org/10.1101/2020.02.25.964775

[38] 张瑞, 李金明. 2019 新型冠状病毒特异抗体检测"假阳性"原因分析及对策. 中华检验医学杂志, 2020, 43: E20

[39] Claire Hansen. WHO Warns Against Coronavirus 'Immunity Passports' as Global Death Toll Nears 200, 000. https://www.usnews.com/news/national-news/articles/2020-04-25/who-warns-against-coronavirus-immunity-passports-as-global-death-toll-nears-200-000, 2020-4-25

[40] Mallapaty S. Will antibody tests for the coronavirus really change everything. Nature, 2020, 580（7805）: 571-572

[41] Theel ES, Slev P, Wheeler S, et al. The role of antibody testing for SARS-CoV-2: is there one? J Clin Microbiol, 2020, 58（8）: e00797-20

[42] Read MC. WHO flips on antibodies aiding COVID-19 immunity. Immunity, 2020, 10: 15

[43] Tahamtan A, Ardebili A. Real-time RT-PCR in COVID-19 detection: issues affecting the results. Expert Rev Mol Diagn, 2020, 20（5）: 453-454

[44] Bendavid E, Mulaney B, Sood N, et al. COVID-19 Antibody Seroprevalence in Santa Clara County, California. medRxiv, 2020, DOI: 10.1101/2020.04.14.20062463

第十三章

抗 原 检 测

　　抗原检测的原理是基于抗体与标本中 SARS-CoV-2 的结构蛋白产生的免疫反应。目前已报道的 SARS-CoV-2 抗原检测试剂盒检测的抗原多为核衣壳蛋白（nucleocapsid protein，N 蛋白），检测方法为双抗体夹心法。采集的标本多为鼻咽拭子、口咽拭子。样品采集后应尽快进行检测，必要时可保存于 2～8℃，鼻咽拭子上的病毒可以稳定 24 小时。对于不能及时检测的鼻咽拭子、口咽拭子，在取样后可直接放入含有标本保存液的采样管中保存及运输，在 2～8℃的条件下，鼻咽拭子上的病毒在标本保存液中可稳定 72 小时。抗原与抗体的特异性结合是临床上检测病毒抗原的常见原理。本章主要以美国 FDA 批准的 Sofia 2 SARS Antigen FIA（Quidel Corporation）试剂盒为例介绍 SARS-CoV-2 抗原检测的方法及原理。阳性结果表明 SARS-CoV-2 N 蛋白抗原的存在，但必须结合病史及其他临床信息确定感染状况。阴性结果表明在标本中没有检测到 SARS-CoV-2 N 蛋白抗原，但是不能排除 COVID-19，也不应作为治疗或患者管理决策的唯一依据。无论阳性还是阴性结果，均需再进行核酸检测。在抗原检测的过程中，许多因素可以影响抗原检测的结果，如所用的检测试剂、采集标本的质量、操作过程中反应条件等。要得到准确的结果，必须严格按照标准化操作步骤进行，避免不良因素对检测结果的影响，达到检测的标准化和规范化。

　　SARS-CoV-2 感染早期，当核酸检测阴性且抗体水平较低时，抗原检测具有一定的价值。不同研究通过实验评估了 SARS-CoV-2 抗原快速诊断试验的敏感性和特异性，结果发现患者发病第 1 周，标本病毒含量高时，抗原检测的敏感性可达 90% 以上，特异性可达 100%。与分子技术相比，抗原检测具有操作简便、快速、成本较低、无须特殊设备等优点，但是总体来讲抗原检测处于研究阶段，不建议将抗原检测快速诊断试验用于 SARS-CoV-2 感染患者的诊疗。

抗原检测是 SARS-CoV-2 实验室检测手段的一种探索。在患者症状出现的第 1 周且病毒载量较高时，快速抗原检测显示出较高的敏感性和特异性。因此，SARS-CoV-2 感染早期，当核酸检测阴性且抗体水平较低时，抗原检测具有一定的价值。与核酸检测相比，抗原检测相对容易开展和操作，所需的技术和设备较少。但是抗原检测也有很大的局限性，目前尚在研究阶段，基本未在临床上使用。本章将对抗原检测方法原理、检测过程和临床意义进行介绍，以帮助实验室对抗原检测有一个基本的认识。

第一节　新型冠状病毒抗原检测方法和检测过程

抗原检测的原理是基于抗体与标本中 SARS-CoV-2 的结构蛋白产生的免疫反应。通过对感染部位的取样进行免疫分析，从而对 COVID-19 进行辅助诊断。目前已报道的 SARS-CoV-2 抗原检测试剂盒检测的抗原多为 N 蛋白。

一、SARS-CoV-2 抗原检测的标本类型和采集方法

SARS-CoV-2 抗原检测的标本采集方法和核酸检测类似。下面简单介绍目前已报道的抗原检测试剂盒适用的标本类型、采集方法、标本保存液成分及储存条件。

1. **标本类型**　目前 SARS-CoV-2 抗原检测的标本多为鼻咽拭子、口咽拭子。

2. **采集方法**　鼻咽拭子、口咽拭子采样方法参见本书第四章。

3. **标本保存液成分**　对于不能及时检测的鼻咽拭子、口咽拭子，在取样后可直接放入含有标本保存液的采样管中保存及运输。塑料采样管配有螺帽，放入拭子后，拭子中的生物体可在室温条件下保持活力长达 48 小时。目前常见的标本保存液包括 Copan-通用运输培养基（universal transport medium，UTM）和 CDC-病毒运输培养基（viral transport medium，VTM），二者均可以作为核酸和抗原检测的标本保存液。美国 FDA 批准的 UTM 病毒采样管适用于包括 SARS-CoV-2 在内的含病毒临床标本的收集、运输和长期冷冻保存。UTM 的有效组成部分包括抗生素、抗真菌物质、酚红等。抗生素和抗真菌物质可抑制细菌与真菌生长，但对病毒没有明显影响。酚红 pH 指示剂可直观地反映运输培养基在标本运输保存过程中的质量情况。每个采样管中含有 3 个玻璃珠，可促进患者标本的混合，并在涡旋过程中促进拭子中病毒颗粒的释放。通常 VTM 的主要成分是 Hank 液、庆大霉素、抗真菌药、牛血清白蛋白第五组分[bovine serum albumin（Ⅴ），BSA（Ⅴ）]、冷冻保护剂、生物缓冲剂和氨基酸。其中，BSA（Ⅴ）、HEPES 等病毒稳定成分可在较宽的温度范围内维持病毒的活性，降低病毒分解速度。如果需要使用 VTM 运输样品，建议使用量不超过 1ml，以避免患者标本过度稀释，进而导致测试的敏感性降低。

4. **储存条件**　样品采集后应尽快进行检测，必要时可保存于 2~8℃。根据流感病毒的验证数据，在 2~8℃的条件下，鼻咽拭子上的病毒可以稳定 24 小时，而在 VTM 中可稳定 72 小时[1]。

二、SARS-CoV-2 抗原检测方法及原理

抗原与抗体的特异性结合是临床上检测病毒抗原的常见原理。下面以 FDA 批准的 Sofia 2 SARS Antigen FIA（Quidel Corporation）试剂盒为例介绍 SARS-CoV-2 抗原检测的方法及原理。

应注意，Sofia 2 SARS Antigen FIA 检测仅在 FDA 的紧急使用授权下使用。此外，这项检测需要使用专门的仪器 Sofia 2 对结果进行判读，因此利用 Sofia 2 SARS Antigen FIA（Quidel Corporation）试剂盒进行抗原检测的医疗专业人员或操作人员必需能够熟练使用 Sofia 2 仪器。

Sofia 2 SARS Antigen FIA 是基于荧光免疫层析试验双抗体夹心法（lateral flow immunofluorescent sandwich assay）的 SARS-CoV 或 SARS-CoV-2 N 蛋白抗原定性检测试剂盒。检测原理如图 13-1 所示，G 处为荧光标记的特异性抗体（抗 SARS-CoV 的单克隆抗体），T 处也包被了特异性抗体，C 处包被抗荧光标记的特异性抗体，B 处为吸水纸。测试时 A 端滴加待测标本，通过层析作用，待测标本向 B 端移动，流经 G 处时将荧光标记特异性抗体复溶，若待测标本中含待测抗原，即形成荧光标记特异性抗体–抗原复合物，移至 T 区时，形成荧光标记特异性抗体–待测抗原–特异性抗体复合物，荧光特异性抗体被固相化，多余的荧光标记的特异性抗体移至 C 区被抗荧光标记的特异性抗体捕获。Sofia 2 将扫描测试条，并使用特定的算法来测量荧光信号。Sofia 2 将在屏幕上显示测试结果（阳性、阴性或无效），但这项检测不能区分 SARS-CoV 和 SARS-CoV-2。

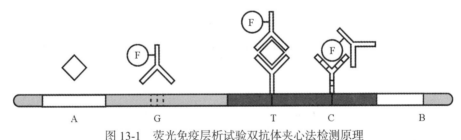

图 13-1　荧光免疫层析试验双抗体夹心法检测原理

◇. 待测抗原；🔬. 荧光标记的特异性抗体；Y. 抗荧光标记的特异性抗体

Sofia 2 SARS Antigen FIA 检测标本有两种处理方法：一种方法是在采样后，直接将鼻咽拭子或口咽拭子放入试剂管（试剂盒提供）中进行检测，在此期间标本中的病毒颗粒被破坏，暴露出内部的 N 蛋白。具体过程为将患者鼻咽拭子或口咽拭子放入含洗涤剂和还原剂的试剂管中。将棉签头紧贴试剂管的底部和侧面滚动挤压至少 3 圈后，再将拭子放在试剂管中浸泡 1 分钟。取出棉签时，将棉签头靠在试剂管内侧面挤压其中液体，并弃去使用过的棉签。用专用的定容吸管从试剂管中吸取 120μl 患者标本，将其全部加入检测装置的样品孔中。室温静置 15 分钟，随后立即插入 Sofia 2 中完成结果判读。另一种方法是将标本保存于病毒运输培养基中，检测其中的病毒抗原。具体过程为将装有拭子标本的病毒运输管涡旋 5 秒，使标本和病毒运输培养基充分混匀，用微量加样器取 250μl 含标本的病毒运输培养基，加入到空的试剂管中，再次涡旋 5 秒即得到处理好的待检测标本，用专用的

定容吸管从试剂管中吸取 120μl 患者标本，将其全部加入检测装置的样品孔中。室温静置15 分钟，随后立即插入 Sofia 2 中完成结果判读。无论使用何种方法，检测前均应将标本平衡至室温，低温可能会导致标本在层析系统中迁移异常。

三、抗原检测的结果判读

目前文献中已报道的抗原检测的试剂盒多为基于免疫层析试验原理的定性检测，检测最终结果通过肉眼或简单仪器可判读，下面以免疫层析试验为例，介绍阳性结果、阴性结果和无效结果。

1. **阳性结果** 质控线和检测线同时出现即检测结果阳性，表明 SARS-CoV-2 N 蛋白抗原的存在，但必须结合病史及其他临床信息确定感染状况。阳性结果通常不能排除细菌感染或与其他病毒共同感染，一些试剂的阳性检测结果不能区分 SARS-CoV 和 SARS-CoV-2。如果标本中含有 SARS-CoV-2 以外的病毒抗原（如来自其他人致病性冠状病毒的抗原），也可能会出现假阳性结果。

2. **阴性结果** 观察窗出现质控线，但未观察到检测线，此模式即为检测结果阴性，表明在标本中没有检测到 SARS-CoV-2 N 蛋白抗原。如果标本中的抗原水平低于检测限或标本采集或运输不当，则可能出现阴性检测结果。阴性结果不排除 COVID-19，也不应作为治疗或患者管理决策的唯一依据。由于此类测试敏感性较低，可能会漏掉一半或更多的SARS-CoV-2 感染患者。

3. **无效结果** 检测窗未观察到质控线，此时无论检测线是否出现，测试均判为无效，则应使用新的患者标本和新的测试盒重新检测。

四、影响抗原检测结果的因素

在抗原检测的过程中，许多因素可以影响抗原检测的结果，如所用的检测试剂、采集标本的质量、操作过程中反应条件等。总之，影响抗原检测结果的因素很多，要得到准确的结果，必须严格按照标准化操作步骤进行，避免不良因素对检测结果的影响，达到检测的标准化和规范化，从而使抗原检测发挥预期的作用。

（一）试剂因素

（1）试剂使用前应检查试剂是否在有效期内，包装有无破损，不同批号的试剂通常不能混用。

（2）从冰箱取出的检测试剂开封前必须恢复至室温（20~25℃）。免疫层析试验的检测卡也要恢复到室温再打开，以保证干燥状态；若工作环境高温、高湿，平衡到室温后应即开即用。

（3）试剂应充分混匀后再使用，但混匀时动作不宜过于剧烈，以避免产生气泡。

（二）标本因素

（1）患者感染 SARS-CoV-2 的时间、病毒的浓度都会对检测结果产生影响。通常发病早期病毒载量较高或采集的标本病毒含量高时，检测的敏感性更高；当患者体内病毒载量低或采集的标本病毒含量少时，检测的敏感性较低。应进一步明确不同发病时间和不同类型标本中抗原的量，有助于对恰当的患者进行检测，也有助于结果的解释。

（2）若鼻咽拭子、口咽拭子等标本不能及时检测，应保存在 2～8℃环境中，保存时间根据保存的基质有所不同。单独保存的标本和使用 Copan-UTM 或 VTM 保存的标本在检测前均应确保标本恢复到室温（20～25℃），否则在快速检测试剂中标本不能正常流动迁移，可导致错误或无效的结果。

（三）操作过程的影响因素

（1）反应条件：由于抗原抗体的特异性结合受到温湿度的影响较大，建议在稳定的温湿度条件下进行检测，若条件出现较明显的改变，建议进行弱阳性和阴性质控品的检测，通过质控后再进行临床标本的检测。

（2）免疫层析试验检测后，通常试剂说明书中建议在 30 分钟内判读结果，否则容易出现假阳性的反应条带，影响结果的正确性。

第二节　抗原检测的临床意义

SARS-CoV-2 感染早期，当核酸检测阴性且抗体水平较低时，抗原检测具有一定的价值。患者发病第 1 周，标本病毒含量高时，抗原检测的敏感性和特异性较高。与分子技术相比，抗原检测具有操作简便、快速、成本较低、无须特殊设备等优点，但是总体来讲抗原检测处于研究阶段，不建议将抗原检测快速诊断试验用于 SARS-CoV-2 感染患者的诊疗。

一、抗原检测的敏感性和特异性

SARS-CoV-2 抗原快速诊断试验的敏感性低，但特异性高，见表 13-1。其检测的敏感性与采样时间或标本病毒含量有关，患者发病第 1 周或标本病毒含量高时，检测的敏感性较高。

表 13-1　部分文献中抗原检测结果

研究地区	生产商	标本类型	技术方法	抗原类型	敏感性和特异性
法国[2]	COVID-19 Ag Respi-Strip CORIS（BioConcept®，Gembloux，Belgium）	鼻咽拭子	胶体金免疫层析试验	NP	敏感性为 50.0%（95% CI 为 39.5%～60.5%）；特异性为 100%（95% CI 为 91.8%～100%）
比利时[3]	COVID-19 Ag Respi-Strip（Coris BioConcept，Gembloux，Belgium）	鼻咽拭子	胶体金免疫层析试验	SARS-CoV 和 SARS-CoV-2 NP	敏感性为 30.2%（95% CI 为 21.7%～39.9%）；特异性为 100%

续表

研究地区	生产商	标本类型	技术方法	抗原类型	敏感性和特异性
智利[4]	SARS-CoV-2 antigen test（深圳市易瑞生物技术有限公司）	鼻咽拭子，口咽拭子	荧光免疫层析试验	NP	敏感性为 93.9%（95% CI 为 86.5%～97.4%）；特异性为 100%（95% CI 为 92.1%～100%）
比利时[5]	COVID-19 Ag Respi-Strip（Coris BioConcept，Gembloux，Belgium）	鼻咽拭子	胶体金免疫层析试验	NP	敏感性为 30%（95% CI 为 16.7%～47.9%）；特异性为 100%
美国[1]	Sofia 2 SARS Antigen FIA（Quidel Corporation）	鼻咽拭子	荧光免疫层析试验	SARS-CoV 和 SARS-CoV-2 NP	敏感性为 80%（95%CI 为 68%～88%）；特异性为 100%（95% CI 为 96%～100%）

法国巴黎大学的研究人员采集 138 例疑似 COVID-19 患者的鼻咽拭子，其中 94 例呈实时荧光逆转录聚合酶链反应（real-time reverse transcription-polymerase chain reaction，rRT-PCR）阳性，44 例呈阴性。使用基于胶体金免疫层析试验的 SARS-CoV-2 抗原快速诊断试验盒进行检测，94 例标本中 47 例标本阳性，敏感性为 50%（95% CI 为 39.5%～60.5%），特异性为 100%（95% CI 为 91.8%～100.0%）。进一步分析发现，检测的敏感性与标本中病毒量有关，若仅将实时荧光 RT-PCR 检测 E 基因的 Ct 值＜25 的标本纳入计算，抗原快速诊断试验的敏感性可以达到 82.2%[2]。另外，比利时布鲁塞尔圣卢克大学研究也观察到抗原快速诊断试验方法的敏感性较低，在 106 例经实时荧光 RT-PCR 确诊为 COVID-19 患者的鼻咽拭子中，胶体金免疫层析试验结果发现 32 例抗原检测阳性，敏感性仅为 30.2%。根据标本病毒载量进行分组，病毒载量分别为 1.8×10^5 copies/ml（Ct 值＜25）、9.4×10^3 copies/ml（Ct 值＜30）和 494.8copies/ml（Ct 值＜35）的标本，快速诊断试验的阳性率分别为 100%、70.6% 和 46.9%[3]。另外一项研究共采集 127 例疑似 COVID-19 患者的鼻咽拭子和口咽拭子，82 例经实时荧光 RT-PCR 确诊为 COVID-19 患者。利用荧光免疫层析试验检测 N 蛋白抗原，77 例 COVID-19 患者抗原检测阳性，敏感性为 93.9%（95% CI 为 86.5%～97.4%），而特异性与先前的研究类似，为 100%（95% CI 为 92.1%～100%）[4]，研究人员推测其敏感性高的主要原因是此研究中 93% 的标本为发病后 1 周内采集的，该时间段患者体内的病毒载量较高。比利时某医院选取了胶体金免疫层析试验检测抗原，并对 714 例抗原检测阴性的患者进行实时荧光 RT-PCR 确认，其中核酸结果阳性的标本可达 159 份[5]，说明 COVID-19 抗原快速诊断试验存在一定假阴性率（约 22.3%）。

二、抗原检测的临床意义

近期已有检测 SARS-CoV-2 特异性抗原的检测方法研发完成，其中许多已商品化（https：//www.finddx.org/covid-19/pipeline），见表 13-2。但是，这些检测方法性能尚不确定，需要进一步的评价。经过严格性能评价且性能符合要求的抗原检测试剂盒有可能被用作初步检测，以快速鉴定可能患有 COVID-19 的患者，从而减少对较为复杂的分子确认试验的需求。抗原检测通常 30 分钟内可以出结果，尽管与分子技术相比具有测试容易、快速、成本较低、无须特殊设备或技能等优点，但是抗原检测敏感性偏低，容易导致假阴性结果。鉴于目前可用的数据有限，尽管 WHO 鼓励研究抗原快速诊断试验的性能和潜在诊断实用性，但不建议将抗原检测快速诊断试验用于 SARS-CoV-2 感染患者的诊疗[6]。

表 13-2　目前已开发完成的商业化的检测试剂盒

生产商	实验方法	状态
Amedica SA	Amela Covid-19 Antigen test	Norway NMA-CE-IVD
厦门奥德生物科技有限公司	COVID-19 Antigen Test Kit（Rare Earth Nano Fluorescence Immunochromatography）	CE-IVD
厦门奥德生物科技有限公司	COVID-19 Antigen Test Kit（Rare Earth Nano Fluorescence Immunochromatography）	CE-IVD
厦门奥德生物科技有限公司	COVID-19/Influenza A virus/Influenza B virus test kit（Rare Earth Nano Fluorescence Immunochromatography）	CE-IVD
北京安必奇生物科技有限公司	COVID-19 Viral Antigen Test Kit（ELISA）	CE-IVD
北京安必奇生物科技有限公司	COVID-19 Viral Antigen Test Kit（Colloidal Gold Immunochromatography）	CE-IVD
北京科卫临床诊断试剂有限公司	Kewei COVID-19 Antigen Rapid Test Kit（Colloidal Gold）	CE-IVD
北京科卫临床诊断试剂有限公司	Kewei COVID-19 Antigen Rapid Test Kit（Fluorescence）	CE-IVD
北京华科泰生物技术股份有限公司	SARS-Cov-2 Antigen Fluorescence Rapid Detection Kit	CE-IVD
Coris BioConcept	COVID-19 Ag Respi-Strip	CE-IVD
杭州德安奇生物工程有限公司	Novel Coronavirus S Glycoprotein Detection Kit	CE-IVD
湖南丽拓生物科技有限公司	2019-nCoV Antigen Rapid Test Cassette	India CDSCO-CE-IVD
Jiangsu Bioperfectus Technologies Co. Ltd	PerfectPOC Novel Corona Virus（SARS-CoV-2）Ag Rapid Test Kit	CE-IVD
南京黎明生物制品有限公司	COVID-19 Antigen Rapid Test Device	CE-IVD
Medisys International SA	Gmate Covid-19	CE-IVD
PCL 公司	PCL COVID19 Ag Rapid FIA	CE-IVD
Quidel	Sofia 2 SARS Antigen FIA	（US FDA EUA）
RapiGEN 公司	BIOCREDIT COVID-19 Ag	CE-IVD
SD BIOSENSOR 公司	STANDARD F COVID-19 Ag FIA	Brazil ANVISA-CE-IVD
SD BIOSENSOR 公司	STANDARD Q COVID-19 Ag Test	Brazil ANVISA-CE-IVD
深圳易瑞生物技术有限公司	Bioeasy 2019-nCoV Ag Fluorescence Rapid Test Kit（Time-Resolved Fluorescence）	CE-IVD

（李丹丹）

参 考 文 献

[1] Corporation Q. For use under the Emergency Use Authorization （EUA）only For in vitro diagnostic use https：//www.fda.gov/medical-devices/coronavirus-disease-2019-covid-19-emergency-use-authorizations-medical-devices/vitro-diagnostics-euas#individual-antigen，2020-5-8

[2] Lambert-Niclot S，Cuffel A，Le Pape S，et al.Evaluation of a rapid diagnostic assay for detection of SARS CoV-2 antigen in nasopharyngeal swab. J Clin Microbiol.https：//jcm.asm.org/content/58/8/e00977-20/figures-only，2020-07-20

[3] Scohy A，Anantharajah A，Bodéus M，et al. Low performance of rapid antigen detection test as frontline testing for COVID-19 diagnosis. J Clin Virol，2020，129：104455

[4] Porte L，Legarraga P，Vollrath V，et al.Evaluation of novel antigen-based rapid detection test for the diagnosis of SARS-CoV-2 in respiratory samples. Int J Infect Dis，2020，DOI：10.1016/j.ijid.2020.05.098

[5] Blairon L，Wilmet A，Beukinga I，et al. Implementation of rapid SARS-CoV-2 antigenic testing in a laboratory without access to molecular methods：experiences of a general hospital. J Clin Virol，2020，129：104472

[6] WHO. Advice on the Use of Point-of-Care Immunodiagnostic Tests for COVID-19. Scientific brief，https：//www.who.int/ news-room/commentaries/detail/advice-on-the-use-of-point-of-care-immunodiagnostic-tests-for-covid-19，2020-07-20

第四篇

病毒血液学、生物化学和
其他免疫学检测篇

第十四章

血液学检测

COVID-19 患者的血液学检测主要包括血常规、淋巴细胞亚群和 D-二聚体检测。COVID-19 患者发病早期外周血血象通常表现为白细胞计数正常或减少、淋巴细胞计数减少，重型和危重型患者呈现外周血淋巴细胞进行性下降，而一般人群感染 SARS-CoV-2 的血常规指标变化规律则不适用于儿童和孕产妇患者。在核酸检测和血清学检测等暂时不能满足需求的特定情况下，血常规检测可以为 COVID-19 患者和有类似症状阴性患者的初步鉴别提供参考；中性粒细胞和淋巴细胞比率、IL-2 受体与淋巴细胞计数的比率可为预后判断提供参考；血常规指标回归正常是应用洛匹那韦/利托那韦抗病毒药物治疗取得积极效果的标志，可用于疗效监测。血常规检测通常应用全自动血细胞分析仪，单个标本检测可在 1 分钟内快速完成。

在 COVID-19 重型和危重型患者中，SARS-CoV-2 对人体的持续刺激会引发淋巴细胞衰竭，造成包括 $CD4^+$、$CD8^+T$ 淋巴细胞和 B 淋巴细胞在内的淋巴细胞计数下降；淋巴细胞亚群分析可用于胸腺素α1 等免疫增强药物治疗的疗效监测，$CD4^+$ 和 $CD8^+T$ 淋巴细胞计数升高是治疗有效的重要标志；当总 T 细胞、$CD4^+$ 和 $CD8^+T$ 细胞计数分别低于 800 个/μl、300 个/μl 和 400 个/μl 时，患者病情有进一步恶化的风险，$CD8^+T$ 细胞计数降低是病情恶化的独立危险因素。淋巴细胞亚群分析仅在少数有条件的医疗单位开展，通常利用流式细胞仪对细胞进行分析和分选。

D-二聚体是纤维蛋白在纤溶酶作用下产生特异的降解产物，COVID-19 重型和危重型患者可出现细胞因子水平升高，触发凝血级联反应，引起高凝状态及继发性的纤维蛋白溶解亢进，导致 D-二聚体水平升高；病情严重患者的 D-二聚体水平可高达 0.414mg/L，显著高于正常参考值（＜0.256mg/L）。D-二聚体检测可用于肝素抗凝治疗疗效监测，当 D-二聚体＞3.0mg/L 时，应用肝素治疗可以使 28 天病死率降低 19.6%；此外，D-二聚体检测还可用于 COVID-19 患者预后判断，D-二聚体水平升高是 COVID-19 病情恶化的独立危险因素，D-二聚体水平高于 2.6mg/L 时，其作为标志物预测静脉血栓形成的敏感性达到 89.7%。

目前 COVID-19 患者的血液学指标检测主要包括 3 大类，分别是血常规、淋巴细胞亚群和 D-二聚体检测（图 14-1，见彩图 17）。本章将分别论述各类指标的变化特征、临床意义及检测的基本方法。

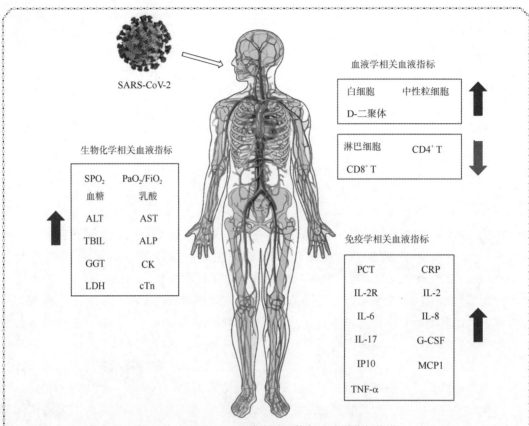

图 14-1　SARS-CoV-2 感染后机体各血液学指标变化

注：图中红色箭头代表血液指标上升，绿色箭头代表血液指标下降。SPO₂.氧饱和度；PaO₂/FiO₂.动脉血氧分压/吸氧浓度；ALT. 丙氨酸转氨酶；AST. 天冬氨酸转氨酶；TBIL. 总胆红素；ALP. 碱性磷酸酶；GGT. γ-谷氨酰转移酶；CK. 肌酸激酶；LDH. 乳酸脱氢酶；cTn. 肌钙蛋白；PCT. 降钙素原；CRP. C 反应蛋白

第一节　血常规检测

血常规是指通过对血细胞进行分类计数判断疾病状态的常规检验项目，主要对白细胞（white blood cell，WBC）、粒细胞（granulocyte）、单核细胞（monocyte）、淋巴细胞（lymphocyte）、红细胞（red blood cell，RBC）、血红蛋白（hemoglobin）、血小板（platelet）等在内的白细胞、红细胞和血小板三大系统进行分析，是最普遍、最基本的血液学检测。本节将对 COVID-19 患者血常规检测的指标变化特征、临床意义和检测方法进行阐述。

一、COVID-19 患者血常规检测的指标特征

COVID-19 患者血常规检测指标的波动规律随着人群不同而变化，包括一般人群和儿童、孕产妇等特定人群。

（一）一般人群特征

在 COVID-19 患者的血常规检测中，指标变化往往遵循特定的模式。正常人血常规检测参考值为白细胞计数（4～10）×10⁹/L、淋巴细胞计数（0.8～4.0）×10⁹/L、淋巴细胞百分比 17%～50%、中性粒细胞计数（2.0～7.5）×10⁹/L、中性粒细胞百分比 50%～70%。根据华中科技大学同济医学院附属同济医院的一项回顾性研究[1]，COVID-19 患者外周血白细胞计数为 5.45×10⁹/L[（4.46～7.17）×10⁹/L]，淋巴细胞计数和淋巴细胞百分比均值分别为 1.15×10⁹/L[（0.83～1.51）×10⁹/L]和 22%（14.6%～29.4%），中性粒细胞计数和百分比分别为 3.68×10⁹/L[（2.68～5.16）×10⁹/L]和 67.5%（59.3%～76.6%），除少数患者中性粒细胞百分比升高外，绝大多数患者上述指标均在正常参考值范围内。而在另一项 918 例确诊患者的回顾性研究中[2]，84.75%的（778 例）患者外周血白细胞总数正常或降低（<10×10⁹/L），38.24%（351 例）的患者淋巴细胞计数降低（<0.8×10⁹/L），27.56%（253 例）的患者淋巴细胞百分比下降（<17%），57.84%（531 例）的患者中性粒细胞百分比降低或正常（<70%）；淋巴细胞计数、淋巴细胞百分比下降及中性粒细胞百分比升高的幅度均与患者年龄呈正相关。进一步的研究显示[3]，ICU 患者的白细胞和中性粒细胞计数分别为 6.6×10⁹/L[（3.6～9.8）×10⁹/L]和 4.6×10⁹/L[（2.6～7.9）×10⁹/L]，较非 ICU 患者分别升高 46.7%和 53.3%。对其中 33 名住院患者（28 例治愈，5 例死亡）的动态监测分析表明，死亡患者的外周血白细胞和中性粒细胞计数在病发后 19 天内持续升高，并在病发后 1 周左右开始高于正常参考值范围；治愈患者的外周血白细胞和中性粒细胞计数变化较为平稳，且始终在正常参考值范围内；而治愈和死亡患者的淋巴细胞计数在发病后 19 天内均呈现下降趋势，最终可低至（0.3～0.6）×10⁹/L。这些研究数据与《新型冠状病毒肺炎诊疗方案（试行第八版）》和《新型冠状病毒肺炎重型、危重型病例诊疗方案（试行第二版）》中的描述较为一致，上述两版诊疗方案将血常规指标的波动特征概括为 COVID-19

发病早期外周血血象表现为白细胞总数正常或减少、淋巴细胞计数减少，重型、危重型患者呈现外周血淋巴细胞进行性下降[4,5]。

（二）特定人群

儿童患者血常规指标变化仍缺乏共识，不同文献报道的数据有较大出入，根据华中科技大学同济医学院附属同济医院和武汉大学等机构联合发布的研究报道[6]，在 6 例 SARS-CoV-2 检测阳性的儿童中，100%（6 例）的患儿淋巴细胞计数减少（$<0.8×10^9$/L）、66.7%（4 例）的患儿白细胞计数减少（$<4×10^9$/L）、50%（3 例）的患儿中性粒细胞计数减少（$<2.0×10^9$/L）；湖南省人民医院等机构发布的回顾性分析结果则与之不同[7]，在纳入研究的 10 例患儿中，有 9 例（90%）患儿血常规指标均正常，1 例（10%）患儿出现白细胞计数升高（$16.31×10^9$/L）。对于孕产妇，有研究显示 SARS-CoV-2 阳性产妇与阴性产妇之间各项血常规指标的差异均无显著统计学意义[8]，一般人群感染 SARS-CoV-2 后的血常规指标变化规律可能不适用于孕产妇，还需要更多的研究以补充相关数据。

二、COVID-19 患者血常规检测的临床意义

COVID-19 患者血常规检测在初步鉴别诊断、疾病预测、疗效监测方面具有重要的参考价值。

（一）初步鉴别诊断

在流行高峰期，可能会有大量的发热、干咳等 COVID-19 类似症状的患者涌入发热门诊，其中包括 COVID-19 患者、疑似患者和普通发热患者。如果出现核酸检测、血清学检测及影像学检查无法迅速满足大规模检测需求的情况时，快速区分、隔离、消化这些患者对于控制交叉感染和采取针对性治疗措施至关重要。作为在全国范围内普及最为广泛的检测项目之一，血常规检测具有流程简便和结果报告快速的特点，可以在一定程度上对人群进行初步鉴别诊断。根据华中科技大学同济医学院附属同济医院发热门诊在 2020 年 1~2 月疫情高峰期接收的 989 例（其中 458 例核酸检测阳性，531 例核酸检测阴性）患者的血常规检测数据[9]，阳性患者组中性粒细胞正常或降低、淋巴细胞降低、嗜酸性粒细胞降低者占比分别为 95.0%、52.2% 和 74.7%，阴性对照组中的相应比例分别为 87.2%、28.8% 和 31.3%，其中嗜酸性粒细胞作为 SARS-CoV-2 阳性预测指标的敏感性和特异性分别为 74.7% 和 68.7%，与 C 反应蛋白联用的 ROC 曲线下面积为 0.730，高于其他的指标组合，可以在核酸检测、血清学检测及影像学检查暂时不能满足需求的特定情况下，作为初步鉴别 COVID-19 患者和有类似症状阴性患者的参考。

（二）预后判断

中性粒细胞和淋巴细胞比率（neutrophil-to-lymphocyte ratio，NLR）通常作为病情加重的独立危险因素，NLR 值越高，预后越差[1,10]；白细胞介素 2 受体（IL-2R）水平升高和淋巴细胞减少均与 COVID-19 的病情严重程度有关，95% 的轻型患者的 IL-2R 与淋巴细胞计

数的比率（IL-2R/淋巴细胞）＜1000、95%的重型患者的 IL-2R/淋巴细胞＜2000、95%的危重型患者的 IL-2R/淋巴细胞为 1000～5000，以 IL-2R/淋巴细胞作为依据区分轻型和危重型患者的敏感性与特异性分别为 94.2%和 82.1%，ROC 曲线下面积为 0.948，高于 C 反应蛋白、铁蛋白等候选指标，可作为早期识别重症患者和预后判断的参考[11]。

（三）抗病毒药物治疗疗效监测

在应用洛匹那韦/利托那韦治疗对 COVID-19 患者进行治疗的 10 天后，治疗组中淋巴细胞计数异常患者比例由 30%降至 25%、血红蛋白异常患者比例由 37%降至 20%、粒细胞计数异常患者比例由 13%降至 9%；而安慰剂对照组中淋巴细胞计数和白细胞计数异常患者的比例是治疗组的 2 倍之多[12]。

三、COVID-19 患者血常规检测的基本方法

作为全国范围内普及程度和自动化程度较高的常规检测项目，血常规为绝大多数医学检验实验室所必备，大部分医疗机构的发热门诊都可以进行现场检测。目前临床上采集静脉全血或指血（20μl）作为检测标本，并与 EDTA 抗凝剂（血液与抗凝剂比例为 9∶1）充分混合后，应用全自动血细胞分析仪进行批量检测，单个标本可在 1 分钟内快速完成检测。检测原理主要有电阻抗法和光散射法，即血细胞在鞘流液的带动下逐个通过血细胞分析仪中的计数孔和激光照射区，引起小孔周围电阻抗的变化或产生特征性的光散射，从而根据不同血细胞所具有的独特形态特征进行分类计数。

第二节　淋巴细胞亚群检测

淋巴细胞表面可表达多种分化抗原（CD），如 T 细胞表面的 CD2、CD3、CD4、CD8，B 细胞表面的 CD19，以及共同拥有的 CD5、CD45。这些膜表面分子对 T 细胞参与的细胞免疫应答、B 细胞参与的体液免疫应答，以及免疫细胞之间的相互作用等都有着不同的生物学作用。淋巴细胞亚群分析是检测细胞免疫和体液免疫功能的重要指标，其总体反映机体当前的免疫功能和调节状态，并可用于某些变态反应性疾病、免疫缺陷性疾病的辅助诊断、疗效监测及预后判断。由于 SARS-CoV-2 对机体的持续刺激造成免疫功能失调，COVID-19 患者存在不同程度的淋巴细胞亚群异常，本节将对 COVID-19 患者淋巴细胞亚群检测的指标变化、临床意义和检测方法进行阐述。

一、COVID-19 患者淋巴细胞亚群分析的指标特征

在重型和危重型患者中，SARS-CoV-2 对免疫系统的损伤往往会造成包括 CD4+T 淋巴细胞、CD8+T 淋巴细胞和 B 淋巴细胞在内的淋巴细胞计数的下降，是 COVID-19 患者免疫功能损伤的标志。

（一）COVID-19 患者淋巴细胞亚群指标变化的病理生理机制

研究显示[13]，淋巴细胞在对抗 SARS-CoV-2 感染中起到重要作用，病毒入侵宿主时，$CD8^+$ 细胞毒性 T 细胞能够分泌包括穿孔素和 IFN-γ 在内的一系列效应因子，发挥清除病原体的作用；$CD4^+$ 辅助性 T 细胞可以辅助细胞毒性 T 细胞和 B 细胞的功能，增强其清除病原体的能力[14, 15]。而 SARS-CoV-2 对人体的持续刺激会引发淋巴细胞衰竭，引起 T 细胞和 B 细胞亚群的减少与功能减低，从而造成免疫功能的下降[16]。对 COVID-19 死亡患者病理解剖的结果表明[17]，外周血 $CD4^+$ 和 $CD8^+$ T 细胞数量减少且处于过度激活状态。$CD4^+$ T 细胞亚群中具有高度促炎活性的 $CCR6^+$ 调节性 T 细胞比重增加，$CD8^+$ T 细胞中有高浓度的细胞毒性颗粒，其中穿孔素阳性、颗粒溶素阳性和穿孔素阳性/颗粒溶素双阳性的比例分别为 31.6%、64.2% 和 30.5%。这种以调节性 T 细胞增加和 $CD8^+$ T 细胞高细胞毒性为表现的 T 细胞过度激活状态是 SARS-CoV-2 感染造成严重免疫损伤的重要原因。

（二）COVID-19 患者淋巴细胞亚群指标变化特征

正常人总 T 细胞、$CD4^+$ T 细胞、$CD8^+$ T 细胞和 B 淋巴细胞计数参考值分别是 960～3640 个/μl、550～2190 个/μl、320～1380 个/μl 和 270～1220 个/μl，COVID-19 患者总体表现为淋巴细胞亚群计数降低。一项针对 522 例 COVID-19 患者的回顾性分析表明[13]，总 T 细胞、$CD4^+$ T 细胞和 $CD8^+$ T 细胞计数低于正常参考值的患者比例分别为 75.75%（359/499）、75.95%（379/499）和 71.54%（357/499）。进一步的研究显示[18]，重型患者总 T 细胞 $CD4^+$ T 细胞、$CD8^+$ T 细胞和 B 淋巴细胞计数分别为：（522.57±318.73）个/μl、（257.86±129.48）个/μl、（205.14±153.09）个/μl、（128.83±42.44）个/μl；危重型患者总 T 细胞、$CD4^+$ T 细胞、$CD8^+$ T 细胞和 B 淋巴细胞计数分别为（464.47±339.68）个/μl、（270±162.75）个/μl、（202.22±199.10）个/μl、（119.38±59.07）个/μl。均低于正常人群。根据《新型冠状病毒肺炎重型、危重型病例诊疗方案（试行第二版）》中临床预警指标的相关内容[5]，当 B 淋巴细胞明显降低，$CD4^+$ 及 $CD8^+$ T 细胞不断下降时，应警惕病情恶化。

二、COVID-19 患者淋巴细胞亚群检测的临床意义

淋巴细胞亚群分析在 COVID-19 患者疗效监测、预后判断方面具有重要的参考价值。

（一）免疫增强药物治疗疗效监测

胸腺素α1（thymosin alpha 1）可用于调节重型和危重型患者的免疫功能、改善 T 细胞功能耗竭，$CD4^+$ T 细胞、$CD8^+$ T 细胞计数的升高是治疗有效的重要标志[19]。

（二）预后判断

当总 T 细胞、$CD4^+$ T 细胞和 $CD8^+$ T 细胞计数分别低于 800 个/μl、300 个/μl 和 400 个/μl 时，患者病情有进一步恶化的风险，此时无论有无更加严重的临床症状出现，都需要采取紧急的干预措施，$CD8^+$T 细胞计数降低是 COVID-19 病情恶化的独立危险因素[13]。

三、COVID-19 患者淋巴细胞亚群分析的基本方法

淋巴细胞亚群分析仅在少数有条件的医疗单位开展，自动化程度低，操作复杂。通常采用 EDTA 抗凝的静脉血作为检测标本，根据外周血淋巴细胞表面抗原表达标志的不同，利用荧光素标记的抗 CD45、抗 CD2、抗 CD19、抗 CD4、抗 CD8 等多种特异性抗体的组合对淋巴细胞进行细胞膜免疫荧光染色后，上样流式细胞仪对细胞进行自动分析和分选，可得到相应细胞群的相应百分比。

第三节　D-二聚体检测

通常纤维蛋白原在凝血因子Ⅱa 的作用下生成纤维蛋白单体，随后在凝血因子ⅩⅢa 的作用下交联形成纤维蛋白凝块，交联的纤维蛋白在纤溶酶作用下产生特异的降解产物即为 D-二聚体。D-二聚体水平升高说明体内存在高凝状态和纤维蛋白溶解亢进。本节将对 COVID-19 患者 D-二聚体检测的指标变化、临床意义和检测方法进行阐述。

一、COVID-19 患者 D-二聚体检测的指标特征

一般认为，SARS-CoV-2 感染引起的细胞因子风暴是造成高凝状态的主要原因，因此 D-二聚体水平的升高在重症患者中较为多见，且与病情严重程度密切相关。

（一）D-二聚体指标变化的病理生理机制

研究认为，COVID-19 患者的高凝状态与其体内高炎症因子水平密切相关[20, 21]。SARS-CoV-2 感染患者，尤其是重型和危重型患者可出现细胞因子水平升高甚至发生细胞因子风暴，其中 IL-6、IL-8、IL-1β 和 TNF-α 等细胞因子可促进组织因子生成，组织因子暴露于血浆蛋白，激活凝血因子Ⅶ，从而触发凝血级联反应；此外，这些细胞因子也会抑制蛋白 C 的合成与功能、增加蛋白 C 的消耗，作为重要的生理性抗凝蛋白，蛋白 C 受到抑制将直接导致凝血级联反应的活化；另外，TNF-α 和 IL-1β 可以诱导纤溶酶原激活物抑制剂-1（PAI-1）形成，从而使纤溶过程受到抑制，促进凝血和高凝状态的形成[20]，这种高凝状态及继发性的纤维蛋白溶解亢进导致 D-二聚体水平升高。

（二）D-二聚体指标变化特点

D-二聚体的正常值为 0~0.256mg/L，COVID-19 患者 D-二聚体水平可升高。根据全国新型冠状病毒肺炎专家组在《新英格兰杂志》（*The New England Journal of Medicine*）发表的研究表明[22]，非重型患者和重型患者中 D-二聚体水平>0.5mg/L 的患者比例分别为 43.2% 和 59.6%。根据武汉大学中南医院对其 138 例住院患者进行的回顾性分析[3]发现，ICU 患者的 D-二聚体水平（0.414mg/L）显著高于非 ICU 患者（0.166mg/L）；对其中 33 例住院患

者进行连续 13 天的动态监测，死亡患者的 D-二聚体水平呈逐渐上升趋势，且在发病 1 周后超过正常值上限，而治愈患者的 D-二聚体水平波动平稳且始终处于正常值范围以内。根据《新型冠状病毒肺炎诊疗方案（试行第八版）》和《新型冠状病毒肺炎相关静脉血栓栓塞症防治建议（试行）》[4, 23]，对于 COVID-19 住院患者，应该监测其 D-二聚体或其他凝血指标的动态变化，病情严重者 D-二聚体水平升高；感染早期 D-二聚体的升高可能和炎症反应有关。急剧升高且伴有呼吸衰竭表现常提示急性细胞因子风暴，病情加重；随着病情进入恢复期，D-二聚体逐渐下降并恢复正常。

二、COVID-19 患者 D-二聚体检测的临床意义

D-二聚体水平升高提示体内存在高凝状态，在 COVID-19 患者疗效监测和预后判断方面具有重要价值。

（一）肝素治疗疗效监测

应用肝素进行抗凝治疗可以降低重型和危重型 COVID-19 患者的弥散性血管内凝血和静脉血栓栓塞的风险。研究表明，重症患者 D-二聚体水平与肝素治疗效果呈正相关。当 D-二聚体＞3.0mg/L 时，肝素治疗组和对照组的 28 天病死率分别为 32.8%和 52.4%，具有显著统计学差异，应用肝素进行抗凝治疗有效；当 D-二聚体＜3.0mg/L 时，两组的 28 天病死率无统计学差异[24]。

（二）预后判断

有研究显示[18, 25]，D-二聚体水平升高与急性呼吸窘迫综合征、死亡等不良事件密切相关，D-二聚体水平升高是 COVID-19 病情恶化的独立危险因素；D-二聚体水平高于 2.6mg/L 时，其作为标志物预测静脉血栓形成的敏感性和特异性分别为 89.7%与 59.5%[26]；危重患者 D-二聚体水平升高往往预示着血栓栓塞的发生，需要采取血液透析等积极干预措施[27]。

三、COVID-19 患者 D-二聚体检测的基本方法

作为常规的凝血项目，D-二聚体的检测普及程度较高。临床多采集枸橼酸钠抗凝的血浆或全血作为检测标本，利用全自动凝血分析仪进行检测，自动化程度较高，可批量进样，单个标本可在半个小时内出结果。目前，大部分凝血分析仪多采用免疫比浊法，即用乳胶颗粒结合 D-二聚体特异性抗体后，再与待测标本混合，标本中 D-二聚体与抗体特异性结合后相互聚合形成聚合物，通过测定该聚合物吸光度即可对 D-二聚体进行定量测定。

（王　萌）

参 考 文 献

[1] Luo Y，Yuan X，Xue Y，et al. Using a diagnostic model based on routine laboratory tests to distinguish patients infected with SARS-CoV-2 from those infected with influenza virus. Int J Infect Dis，2020，95：436-440

[2] 戴志辉，高立冬，罗垲炜，等. 湖南省新型冠状病毒肺炎临床特征分析.实用预防医学，2020，27：396-399

[3] Wang D，Hu B，Hu C，et al. Clinical characteristics of 138 hospitalized patients with 2019 novel coronavirus-infected pneumonia in Wuhan，China. JAMA，2020，323：1061-1069

[4] 国家卫生健康委员会，国家中医药管理局. 新型冠状病毒肺炎诊疗方案（试行第八版）. 中国病毒杂志，2020，1-8

[5] 国家卫生健康委办公厅，国家中医药管理局办公室. 新型冠状病毒肺炎重型、危重型病例诊疗方案（试行第二版）. 全科医学临床与教育，2020，18：292-294

[6] Liu W，Zhang Q，Chen J，et al. Detection of Covid-19 in children in early January 2020 in Wuhan，China. N Engl J Med，2020，382：1370-1371

[7] Tan YP，Tan BY，Pan J，et al. Epidemiologic and clinical characteristics of 10 children with coronavirus disease 2019 in Changsha，China. J Clin Virol，2020，127：104353

[8] Yang H，Sun G，Tang F，et al. Clinical features and outcomes of pregnant women suspected of coronavirus disease 2019. J Infect，2020，81（1）：e40-e44

[9] Li Q，Ding X，Xia G，et al. Eosinopenia and elevated C-reactive protein facilitate triage of COVID-19 patients in fever clinic：a retrospective case-control study. E Clinical Medicine，2020，23：100375

[10] Yan X，Li F，Wang X，et al. Neutrophil to lymphocyte ratio as prognostic and predictive factor in patients with coronavirus disease 2019：a retrospective cross-sectional study. J Med Virol，2020，DOI：10.1002/jmv.26061

[11] Hou H，Zhang B，Huang H，et al. Using IL-2R/lymphocytes for predicting the clinical progression of patients with COVID-19. Clin Exp Immunol，2020，201：76-84

[12] Ye XT，Luo YL，Xia SC，et al. Clinical efficacy of lopinavir/ritonavir in the treatment of Coronavirus disease 2019. Eur Rev Med Pharmacol Sci，2020，24：3390-3396

[13] Diao B，Wang C，Tan Y，et al. Reduction and functional exhaustion of T cells in patients with coronavirus disease 2019（COVID-19）. Front Immunol，2020，11：827

[14] Mescher MF，Curtsinger JM，Agarwal P，et al. Signals required for programming effector and memory development by CD8+ T cells. Immunol Rev，2006，211：81-92

[15] Zhu J，Yamane H，Paul WE. Differentiation of effector CD4 T cell populations（*）. Annu Rev Immunol，2010，28：445-489

[16] Ng CT，Snell LM，Brooks DG，et al. Networking at the level of host immunity：immune cell interactions during persistent viral infections. Cell Host Microbe，2013，13：652-664

[17] Xu Z，Shi L，Wang Y，et al. Pathological findings of COVID-19 associated with acute respiratory distress syndrome. Lancet Respir Med，2020，8：420-422

[18] Sun Y，Dong Y，Wang L，et al.Characteristics and prognostic factors of disease severity in patients with COVID-19：The Beijing experience. J Autoimmun，2020，112：102473

[19] Liu Y，Pang Y，Hu Z，et al.Thymosin alpha 1（Tα1）reduces the mortality of severe COVID-19 by restoration of lymphocytopenia and reversion of exhausted T cells. Clin Infect Dis，2020，DOI：10.1093/cid/ciaa630

[20] 邹海，李慧洋，张有志，等. 新型冠状病毒感染与凝血功能关系的研究进展. 医药导报，2020，39：448-451

[21] Thachil J，Agarwal S. Understanding the COVID-19 coagulopathy spectrum. Anaesthesia.https：//onlinelibrary.wiley.com/doi/pdf/10.1111/anae.15141，2020-07-20

[22] Guan WJ，Ni ZY，Hu Y，et al. Clinical characteristics of coronavirus disease 2019 in China. N Engl J Med，2020，382：1708-1720

[23] 新型冠状病毒肺炎相关静脉血栓栓塞症防治建议（试行）. 中华医学杂志，2020，11：808-813

[24] Tang N，Bai H，Chen X，et al. Anticoagulant treatment is associated with decreased mortality in severe coronavirus disease 2019 patients with coagulopathy. J Thromb Haemost，2020，18：1094-1099

[25] Wu C，Chen X，Cai Y，et al. Risk factors associated with acute respiratory distress syndrome and death in patients with coronavirus disease 2019 pneumonia in Wuhan，China. JAMA Intern Med，2020，180（7）：1-11

[26] Maatman TK，Jalali F，Feizpour C，et al.Routine venous thromboembolism prophylaxis may be inadequate in the hypercoagulable state of severe coronavirus disease 2019. Crit Care Med，2020，48（9）：e783-e790

[27] Wright FL，Vogler TO，Moore EE，et al.Fibrinolysis shutdown correlates to thromboembolic events in severe COVID-19 infection. J Am Coll Surg，2020，231（2）：193-203.e1

第十五章

生物化学检测

COVID-19 患者的生物化学检测主要包括血气分析、血糖、乳酸、肝功能和心肌损伤标志物检测。SARS-CoV-2 感染可造成肺泡损伤伴黏液样渗出，严重损伤肺功能，造成血氧饱和度下降和酸碱失衡，表现为血气分析指标异常。通常情况下，重型患者指氧饱和度≤93%，PaO_2/FiO_2≤300mmHg；而儿童重型患者静息状态下指氧饱和度<92%。血气分析是 COVID-19 患者气管插管的重要指征，如果危重型患者在接受标准氧疗后的 PaO_2/FiO_2 仍小于 150mmHg，应行气管插管；血气分析通常抽取动脉全血作为检测标本，利用血气分析仪进行检测。

SARS-CoV-2 通过细胞膜表面的血管紧张素转化酶Ⅱ（angiotensin-converting enzyme 2，ACE2）受体损害胰岛细胞，使血糖水平升高；COVID-19 患者血糖均值可高达 7.4mmol/L，超过正常参考值（3.9～6.1mmol/L）；血糖检测可用于预后判断，血糖升高且不加以控制患者的病死率约为非糖尿病患者病死率的 3 倍；血糖检测可在生化分析仪上批量完成，己糖激酶法是血糖测定的参考方法。

COVID-19 重型和危重型患者的组织缺氧状态使得 NADH 蓄积，抑制糖异生，刺激糖酵解，从而促进体内乳酸水平的升高；死亡患者乳酸水平均值为 3.35mmol/L，高于正常水平（0.5～1.5mmol/L），死亡患者乳酸水平随病情进展呈升高趋势；乳酸升高是预后不良的重要标志之一。

SARS-CoV-2 可通过多种途径导致 COVID-19 患者肝功能损伤，导致14%～53%的 COVID-19 患者肝功能实验相关指标升高，包括 ALT（>40U/L）、AST（>40U/L）、TBIL（>17.1μmol/L）、ALP（>135U/L）和 GGT（>49U/L）；相比普通型患者，重型患者血清中 ALT（28.1% vs. 19.8%）和 AST（39.4% vs. 18.2%）都升高的患者占比明显上升，且血清中升高的 AST 与 COVID-19 患者的疾病进展呈正相关。

SARS-CoV-2 还可通过多种途径导致COVID-19 患者心肌损伤，特别是危重型确诊患者，58%并发高血压，25%并发心肌损伤，44%并发心律失常。因此，COVID-19 患者血清中 CK、LDH 和 hs-cTnI 表达升高；LDH 含量高于 283U/L 预测 COVID-19 患者疾病进展的敏感性为 100%，特异性为 86.67%，且血清中逐渐升高的 LDH 和 hs-cTnI 是预后不良的独立危险因素。

目前 COVID-19 患者血液的生物化学指标检测主要包括 5 大类，分别是血气分析、血糖、乳酸、肝功能实验和心肌损伤标志物（见图 14-1，见彩图 17）。本章将分别论述各类指标的变化特征、临床意义及检测的基本方法。

第十五章　生物化学检测　415

第一节　血气分析

血气分析（blood gas analysis，BGA）是通过检测人体血液中 CO_2 和 O_2 等气体及 H^+ 的含量来了解机体肺换气功能与酸碱平衡状态的一种常规检测项目。本节将对 COVID-19 患者血气分析检测的指标变化、临床意义和检测方法进行阐述。

一、COVID-19 患者血气分析的指标特征

SARS-CoV-2 感染可引起重型和危重型患者呼吸道弥漫性渗出、阻塞气道，从而引起呼吸功能的进行性下降。血气分析检测可以快速提供关于患者血氧饱和度和酸碱平衡状态信息，为及时进行临床干预措施（如气管插管）提供重要依据。

（一）COVID-19 患者血气分析指标波动的病理生理机制

根据我国首例 COVID-19 死亡患者病理解剖结果[1]，SARS-CoV-2 感染可造成弥漫性肺泡损伤伴黏液样渗出，引起小气道阻塞，严重者引起急性呼吸窘迫综合征。根据中华医学会发布的《新冠肺炎危重型患者气管插管安全实施专家建议（1.0 版）》，重症患者多在发病 1 周后出现呼吸困难和（或）低氧血症，严重者可快速进展为急性呼吸窘迫综合征、脓毒性休克、难以纠正的代谢性酸中毒；这将严重损伤肺通气和肺功能，进而造成血氧饱和度下降和酸碱失衡，表现为动脉血气分析指标的异常波动。

（二）COVID-19 患者血气分析指标变化特征

健康人指氧饱和度的参考值为 95%～98%，动脉血氧分压（PaO_2）/吸氧浓度（FiO_2）的参考值为 400～500mmHg。根据《新型冠状病毒肺炎诊疗方案（试行第八版）》和《新型冠状病毒肺炎重型、危重型病例诊疗方案（试行第二版）》[2, 3]中的临床分型，COVID-19 重型患者指氧饱和度≤93%，或者 PaO_2/FiO_2≤300mmHg。根据武汉大学中南医院发表的回顾性研究[4]，重症患者的 PaO_2/FiO_2 中位数仅为 136mmHg（103～234mmHg）。

二、COVID-19 患者血气分析的临床意义

COVID-19 患者血气分析检测是临床分型依据之一及气管插管的重要指征，并对预后判断具有一定价值。

（一）临床分型

《新型冠状病毒肺炎诊疗方案（试行第八版）》和《新型冠状病毒肺炎重型、危重型病例诊疗方案（试行第二版）》均以指氧饱和度和 PaO_2/FiO_2 作为划分重型患者的重要依据[2, 3]。指氧饱和度≤93%或者 PaO_2/FiO_2≤300mmHg 定义为重型病例。

（二）气管插管的重要指征

中华医学会发布的《新冠肺炎危重型患者气管插管安全实施专家建议（1.0版）》指出，危重型患者在接受标准氧疗后呼吸窘迫和（或）低氧血症无法缓解时，给予高流量鼻导管氧疗或无创通气 2 小时后，病情无改善（呼吸窘迫，呼吸次数＞30 次/分，PaO_2/FiO_2 ＜150mmHg），甚至恶化，应当及时行气管插管；另有研究指出[5]，指氧饱和度＜93%可作为气管插管的指征之一。

（三）预后判断

研究表明[6]，治愈患者行气管插管后的指氧饱和度均值为 96.00%，而死亡患者行气管插管后的指氧饱和度均值仅为 87.86%，提示血气分析对疾病预后判断具有一定价值。

三、COVID-19 患者血气分析的基本方法

血气分析是重症监护室和检验科开展的重要检测项目，临床上抽取动脉全血作为检测标本，利用血气分析仪进行检测。血气分析普遍采用电极法检测原理，即被测血液在管路系统的抽吸下流入样品室的毛细管中；毛细管壁上分布有 pH、pH 参比、PO_2 和 PCO_2 共 4 支探测电极，其中 pH 和 pH 参比电极共同组成 pH 测量系统，被测量的血液吸入测量毛细管后，管路系统停止抽吸；血液中的 pH、O_2 和 CO_2 分别被 3 支电极所检测，并转换为电信号；这些电信号经过放大模数转换后被送至计算机系统，计算机处理后将测量值和计算值显示出来并打印出测量结果。

第二节 血 糖 检 测

血糖升高在重症患者中较为常见，也是心肌梗死、颅内出血等危重患者死亡的独立危险因素之一。COVID-19 患者血糖水平变化与其病情进展和死亡密切相关。本节将对 COVID-19 患者血糖检测的指标变化、临床意义和检测方法进行阐述。

一、COVID-19 患者血糖的指标变化

SARS-CoV-2 感染可引起组织微环境的损害，并通过细胞膜表面的 ACE2 损害胰岛 B 细胞，从而造成血糖水平上升[7]。在一项 99 例 COVID-19 患者的回顾性研究中[8]，患者血糖均值为 7.4mmol/L，超过正常参考值（3.9~6.1mmol/L），其中 52%（51/99）的患者血糖水平＞6.1mmol/L，仅 1%（1/99）的患者血糖水平＜3.9mmol/L。

二、COVID-19 患者血糖检测的临床意义

除 COVID-19 合并糖尿病患者需要进行常规的血糖监测外，血糖检测的临床意义集中

体现为其重要的预后判断价值。一项涵盖浙江省流行高峰期 74 例阳性患者的回顾性分析显示[9]，血糖水平升高是疾病向重型和危重型转化的独立危险因素。对 952 例 2 型糖尿病合并 COVID-19 患者进行多中心回顾性研究，结果表明如血糖升高且不加以控制，会造成多脏器损伤，病死率为 7.8%，远高于非糖尿病患者的病死率（2.7%）；如果 2 型糖尿病患者控制血糖水平维持在 3.9～10.0mmol/L，那么存活率可升至 95% 以上，这说明血糖水平与疾病进展和预后相关，临床治疗应对血糖进行密切监测，并将其维持在较低的正常水平。

三、COVID-19 患者血糖检测的基本方法

血糖检测是检验科常规检测项目，可在生化分析仪上批量完成，己糖激酶法是血糖测定的参考方法，其基本原理为葡萄糖和三磷酸腺苷（ATP）在己糖激酶的催化作用下发生磷酸化反应，生成葡萄糖-6-磷酸（G-6-P）和二磷酸腺苷（ADP）。G-6-P 在葡萄糖-6-磷酸脱氢酶（G-6-PD）催化下生成 6-磷酸葡萄糖酸（6-PG），在此过程中烟酰胺腺嘌呤二核苷酸磷酸（$NADP^+$）或烟酰胺腺嘌呤二核苷酸（NAD^+）分别还原成还原型烟酰胺腺嘌呤二核苷酸磷酸（NADPH）或还原型烟酰胺腺嘌呤二核苷酸（NADH）。标本中葡萄糖浓度越高，NADPH 或 NADH 的生成速率越快。由于 NADPH 或 NADH 在波长 340nm 处有吸收峰，因此可用紫外分光光度计监测波长 340nm 处吸光度升高速率，从而计算出血液中葡萄糖浓度。

第三节 乳 酸 检 测

乳酸是糖代谢的中间产物，血液中乳酸浓度与乳酸产生的速率及肝脏对乳酸的代谢速度有关。某些病理情况（如呼吸衰竭或循环衰竭时）会造成组织缺氧，继而引起体内乳酸升高。COVID-19 患者因为呼吸功能受损会引起血液中乳酸水平升高。本节将对 COVID-19 患者乳酸检测的指标变化、临床意义和检测方法进行阐述。

一、COVID-19 患者乳酸检测的指标变化

COVID-19 患者乳酸水平升高继发于呼吸功能下降引起的组织缺氧，而重型和危重型患者往往处于严重的组织缺氧状态，因此这类患者往往血液中乳酸水平升高。

（一）COVID-19 患者乳酸水平波动的病理生理机制

COVID-19 重型和危重型患者往往由于肺功能下降而处于组织缺氧状态，使得 NADH 蓄积，抑制乙酰辅酶 A 的形成，使丙酮酸通过无氧代谢形成乳酸；同时，NAD^+ 缺乏可抑制糖异生，刺激糖酵解以补充 ATP，从而促进乳酸的生成。基于这两方面的因素，重型和危重型患者通常伴随乳酸水平的升高。

（二）COVID-19 患者乳酸水平变化特征

健康人群乳酸水平的参考值为 0.5～1.5mmol/L。根据《新型冠状病毒肺炎诊疗方案（试行第八版）》和《新型冠状病毒肺炎重型、危重型病例诊疗方案（试行第二版）》[2, 3]，重型和危重型患者乳酸进行性升高。研究显示[10]，所有死亡病例在院期间乳酸水平均值为 3.35mmol/L，高于正常水平，表明存在严重的呼吸功能障碍和组织缺氧。

二、COVID-19 患者乳酸检测的临床意义

COVID-19 患者乳酸检测在预后判断方面具有重要的临床意义。研究表明[6]，气管插管后，血液乳酸水平下降是缺氧状态改善的标志，血液乳酸水平与病情严重程度密切相关，乳酸水平越高，病情越重。根据武汉大学人民医院发表的针对 25 例死亡病例的回顾性分析[10]，所有病例在院期间首次乳酸检测的均值为 1.35mmol/L，第二次检测的均值升高至 2.75mmol/L，死亡患者乳酸水平随病情进展呈升高趋势；乳酸升高是预后不良的重要标志之一。

三、COVID-19 患者乳酸检测的基本方法

血乳酸检测自动化程度高，可在生化分析仪上批量完成，其检测原理主要为酶催化法，该方法敏感性高，线性范围宽。根据酶催化法检测原理，在 NAD^+ 存在的情况下，乳酸脱氢酶催化乳酸生成丙酮酸和 NADH，在反应体系中加入氨基脲以不断地消耗丙酮酸，可促使反应向右进行，生成大量的 NADH。NADH 在波长 340nm 处有吸收峰，利用紫外可见分光光度计监测 340nm 处吸光度的升高速率，从而计算出乳酸含量。

第四节 肝功能实验

肝功能实验可用来了解和评估肝脏的生理与病理状态，常用的肝功能实验项目主要有：①蛋白质代谢功能检测；②肝酶学检测；③胶原等肝脏纤维化相关标志物检测；④脂类代谢功能检测。本节将对 COVID-19 患者肝功能异常的指标变化、临床意义和检测方法进行阐述。

一、COVID-19 患者肝功能标志物检测的指标变化

SARS-CoV-2 可通过多种途径导致 COVID-19 患者肝功能损伤，引起患者血清中丙氨酸转氨酶（alanine aminotransferase，ALT）、天冬氨酸转氨酶（aspartate aminotransferase，AST）、总胆红素（total bilirubin，TBIL）、碱性磷酸酶（alkaline phosphatase，ALP）和 γ-谷氨酰转移酶（gamma-glutamyl transferase，GGT）表达升高，且重型 COVID-19 患者血清中这些肝功能相关指标发生异常的占比明显升高。

（一）COVID-19 患者肝功能标志物水平波动的病理生理机制

SARS-CoV-2 导致肝功能受损可能的原因：①ACE2 直接介导细胞损伤，病理检测发现肝脏组织中存在 SARS-CoV-2 感染[11]，肝脏胆管上皮细胞高表达 ACE2 受体[12]，因此 SARS-CoV-2 感染可能通过结合胆管上皮细胞表面的 ACE2 受体入侵细胞，进而导致肝脏受损和肝功能异常；②药物性损伤，临床上 COVID-19 患者合理使用抗生素、非甾体抗炎药、利巴韦林和干扰素药物并不会导致肝功能异常。但是，洛匹那韦/利托那韦治疗 COVID-19 患者后，血清中 TBIL 和 GGT 浓度明显升高[13]，提示药物性损伤是 COVID-19 患者肝脏受损和肝功能异常的可能原因；③细胞因子风暴导致的间接损伤，SARS-CoV-2 感染后会导致杀伤性 T 细胞活化并释放促炎因子（包括 GM-CSF、IL-2、IL-6 等），而升高的 GM-CSF 会刺激 $CD14^+CD16^+$ 炎性单核细胞释放更多的促炎因子（如 IL-6），导致炎症因子风暴的发生，进而引起多器官损伤和功能障碍，包括肺、心和肝脏等[14]，引起肝功能指标异常；④缺氧–再灌注损伤，SARS-CoV-2 感染后攻击肺导致机体缺氧，可引起肝脏缺血，进而导致肝脏发生缺氧–再灌注损伤，引起肝功能指标异常[14]。

（二）COVID-19 患者肝功能标志物指标变化特征

SARS-CoV-2 导致肝功能损伤后会引起多种肝功能相关指标变化，包括 ALT（参考值：9～40U/L）、AST（参考值：13～35U/L）、TBIL（参考值：3.4～17.1μmol/L）、ALP（参考值：35～100U/L）和 GGT（参考值：7～45U/L）[15]。研究表明，14%～53%的 COVID-19 患者血清中会出现肝功能实验相关指标升高，包括 ALT（>40U/L）、AST（>40U/L）、TBIL（>17.1μmol/L）、ALP（>135U/L）和 GGT（>49U/L）[13, 15, 16]。其中 318 例 COVID-19 患者的回顾性研究发现，血清中 ALT、AST、TBIL 和 GGT 指标超过正常值上限（upper limit of normal，ULN）3 倍的 COVID-19 患者分别有 33 人（10.38%）、18 人（5.66%）、9 人（2.83%）和 37 人（11.64%）[13]。而另一项研究发现，148 例 COVID-19 患者中 55 人出现不同程度的肝功能指标异常，包括血清 ALT 升高（$n=27$，41～115U/L）、AST 升高（$n=32$，37～107U/L）、TBIL 升高（$n=9$，21～46.6μmol/L）、ALP 升高（$n=6$，102～144U/L）和 GGT 升高（$n=26$，48～159U/L）[15]。

二、COVID-19 患者肝功能标志物检测的临床意义

我国 1099 例 COVID-19 患者的实验室检查分析发现，21.3%（158/741）的患者血清中 ALT 浓度升高，22.2%（168/757）的患者血清中 AST 浓度升高，且 10.5%（76/722）的患者血清中 TBIL 浓度升高[16]。根据疾病严重程度将 COVID-19 患者分为普通型和重型[17]，发现相比普通型，重型患者血清中 ALT（28.1% vs. 19.8%）和 AST（39.4% vs. 18.2%）都升高的患者占比明显上升。另一项研究发现，23.4%、14.8%、11.5%、24.4%的 COVID-19 患者（共入组 417 例）2 周内可分别出现 ALT、AST、TBIL 和 GGT 指标升高[13]。此外，联合影像学技术分析发现，无症状 CT 确诊 COVID-19 患者，AST 升高较低，但若出现干咳、头痛、呼吸困难等症状时，AST 明显升高（47.7U/L vs. 30.2U/L，$P=0.0026$）[18]，提示肝脏损伤程度与 COVID-19 患者疾病进展呈正相关。

三、COVID-19 患者肝功能标志物检测的基本方法

TBIL 检测采用的是重氮盐改良 J-G 法，由于非结合胆红素溶解度很低，可在血清中加入加速剂，促进非结合胆红素溶解，再加入偶氮试剂，可使血清中溶解的非结合胆红素和结合胆红素生成为红色的偶氮胆红素，即为 TBIL，而碱性酒石酸溶液可使红色的偶氮胆红素变成蓝绿色的偶氮胆红素。因此，可通过检测蓝绿色的偶氮胆红素在 600nm 波长处的吸光度测定出血清中总胆红素浓度。

ALT 和 AST 检测的反应原理类似。ALT 检测是利用血清中 ALT 可催化 L-丙氨酸转氨基反应为丙酮酸，而生成的丙酮酸在乳酸脱氢酶的作用下可氧化 NADH 为 NAD^+。根据 NADH 在波长 340nm 处有较强吸收峰，而 NAD^+无吸收。通过检测 NADH 下降的速率来测定血清 ALT 的活性浓度。该方法具有自动化程度高、结果重复性好等优点。

AST 检测是利用血清中 AST 可催化 L-天冬氨酸转氨基反应为草酰乙酸，而生成的草酰乙酸在苹果酸脱氢酶的作用下可氧化 NADH 为 NAD^+。根据 NADH 在波长 340nm 处有较强吸收峰，而 NAD^+无吸收。通过检测 NADH 下降的速率来测定血清 ALT 的活性浓度。该方法也具有自动化程度高、结果重复性好等优点。

ALP 检测是利用血清中 ALP 可通过一系列步骤催化对硝基苯酚磷酸酯为对硝基苯酚。而碱性环境下对硝基苯酚以对硝基苯氧离子形式存在，在波长 405nm 处有较强吸收峰，而对硝基苯酚磷酸酯无吸收。通过检测对硝基苯氧离子生成的速率来测定血清 ALP 的活性浓度。由于该方法在碱性条件下进行，pH 对结果影响较大，因此试剂用完后需及时封好，防止空气中 CO_2 降低试剂 pH。此外，ALP 活性会被一些抗凝剂抑制，因此检测标本最好是血清或肝素抗凝血浆，而不能是枸橼酸盐、草酸盐、氟化物等抗凝血浆。

GGT 检测是利用血清中 GGT 可使 L-γ-谷氨酸-3-羧基-对硝基苯胺经过一系列步骤催化为 5-氨基-2-硝基苯甲酸。在波长 410nm 下检测 5-氨基-2-硝基苯甲酸的生成率，最终计算出血清中 GGT 的活性浓度。由于 GGT 活性会被一些抗凝剂抑制，因此检测标本最好是血清，而不能是枸橼酸盐、草酸盐、氟化物等抗凝血浆。

第五节 心肌损伤标志物检测

心肌损伤标志物是指心肌损伤时释放到外周血中并被检测到的蛋白质或酶类物质。理想的心肌损伤标志物除具有高敏感性和高特异性外，还应具有以下特点：①具有高度的心脏特异性；②能检测早期心肌损伤，且窗口期长；③心肌损伤后迅速升高，并持续较长时间。本节将对 COVID-19 患者心肌损伤标志物异常的指标特征、病理生理机制、临床意义和检测方法进行阐述。

一、COVID-19 患者心肌损伤标志物检测的指标变化

SARS-CoV-2 可通过多种途径导致 COVID-19 患者心肌损伤，引起患者血清中肌酸激

酶（creatine kinase，CK）、乳酸脱氢酶（lactate dehydrogenase，LDH）、肌钙蛋白 I（cardiac troponin I，cTnI）和超敏肌钙蛋白 I（high- sensitivity cardiac troponin I，hs-cTnI）表达升高，且血清中高表达的 CK、LDH、cTnI 和 hs-cTnI 可能作为 SARS-CoV-2 感染后心肌损伤、疾病进展和预后判断的重要标志物。

（一）COVID-19 患者心肌损伤标志物水平波动的病理生理机制

研究报道称 7%的 COVID-19 确诊患者伴有心肌损伤，特别是危重型确诊患者，58%的并发高血压，25%的并发心肌损伤，44%的并发心律失常[4]。由于 SARS-CoV-2 可通过病毒表面的 S 蛋白与机体组织细胞表面的 ACE2 相结合，进而入侵并损伤细胞。机体内 ACE2 受体在 Ⅱ 型肺泡和心肌细胞中高表达，可部分解释患者不因肺部疾病而因心悸、胸闷就诊[19]。因此，SARS-CoV-2 感染会导致如此高发的心脏并发症的可能原因：①ACE2 直接介导细胞损伤，心肌细胞表面高表达 ACE2 受体，导致新型冠状病毒通过 ACE2 受体对心肌细胞造成损伤；②细胞因子风暴导致的间接损伤，Ⅰ 型和Ⅱ型辅助型 T 细胞应答失衡所引起的细胞因子风暴间接导致损伤[20]。

（二）COVID-19 患者心肌损伤标志物指标变化特征

CK 主要包括 4 种同工酶（BB、MM、MB 和 MiMi），其中 CK-BB（brain）主要存在于脑细胞，CK-MM（muscle）主要存在于肌肉细胞，CK-MB 主要存在于心肌细胞，而 CK-MiMi（mitochondria）则主要存在于线粒体。CK 可逆催化肌酸和三磷酸腺苷生成磷酸肌酸与二磷酸腺苷的反应，在细胞能量代谢和肌肉收缩等生物学过程中具有重要作用。LDH 是糖无氧酵解及糖异生的关键酶之一，在肾脏中含量最高，其次是心肌和骨骼肌，可作为急性心肌梗死后期的辅助诊断指标。cTn 是由 3 个亚单位组成的络合物（包括 cTnT、cTnI 和 cTnC），参与调节肌肉组织收缩。血清中 cTn 表达升高，能敏感地反映心肌细胞受损，是急性心肌梗死诊断的血清 "金标准"。

SARS-CoV-2 导致 COVID-19 患者心肌损伤，会引起多种心肌损伤标志物变化，包括 CK（参考值：24～170U/L）、LDH（参考值：120～245U/L）、cTnI（参考值：<0.034μg/L）和 hs-cTnI（参考值：<28pg/ml）。研究报道，COVID-19 患者血清中 CK、LDH 和 hs-cTnI 表达升高[8, 21, 22]。其中的一项前瞻性研究发现，41 例 COVID-19 患者中，13 人（31.7%）血清中 CK>185U/L，29 人（70.7%）血清中 LDH>245U/L，5 人（12.2%）血清中 hs-cTnI>28pg/ml[21]。

二、COVID-19 患者心肌损伤标志物检测的临床意义

COVID-19 患者血清中的心肌损伤标志物检测在病情监测和预后判断方面都具有重要的临床意义。

（一）病情监测

一项来自武汉大学中南医院的回顾性研究发现，在 138 例 COVID-19 患者中，36 例需进行 ICU 治疗。对于无须 ICU 治疗的患者，需要 ICU 治疗的 COVID-19 患者的心肌损

伤标志物明显升高（CK-MB：18U/I vs. 14U/I，$P<0.001$；hs-cTnI：11pg/ml vs. 5.1pg/ml，$P<0.001$）[4]，另一研究报道 11.8% 的 COVID-19 患者血清中 cTnI 表达升高，与上述研究结果一致[19]。此外，LDH 不仅在 COVID-19 患者血清中高表达，且与 cTnI 含量和疾病的严重程度呈正相关。ROC 曲线进一步分析发现，血清中 LDH 含量高于 283U/L 时预测 COVID-19 患者疾病进展的敏感性为 100%，特异性为 86.67%[23]，且重型患者血清中 LDH 升高是预后不良的独立危险因素[24]。

（二）预后判断

一项多中心的临床研究报道称血清中 hs-cTnI 还可用来监测 COVID-19 患者的预后。该研究发现 COVID-19 患者发病后第 4 天，存活患者和死亡患者血清中 hs-cTnI 浓度无明显差异（2.5pg/ml vs. 8.8pg/ml）。然而随访过程中，尽管存活患者血清中 cTnI 浓度并没有发生明显变化（2.5～4.4pg/ml），但死亡患者血清中 cTnI 浓度却急剧升高：第 7 天升高到 24.7pg/ml，第 13 天升高到 55.7pg/ml，第 19 天升高到 134.5pg/ml，第 22 天升高到 290.6pg/ml，以上研究结果提示血清中逐渐升高的 hs-cTnI 可作为 COVID-19 患者预后不良的指标之一[22]。因此，血清中高表达的 CK-MB、LDH、cTnI 和 hs-cTnI 可能作为 SARS-CoV-2 感染后心肌损伤、疾病进展和预后判断的重要标志物。

三、COVID-19 患者心肌损伤标志物检测的基本方法

血清中 LDH 测定主要运用连续监测法，俗称速率法。反应原理是利用血清中 LDH 可催化 L-乳酸氧化为丙酮酸，NAD^+ 接受氢可转变为 NADH。根据 NADH 在波长 340nm 处有较强吸收峰，而 NAD^+ 无吸收。通过检测 NADH 生成的速率来测定血清 LDH 的活性浓度。该方法具有自动化程度高、保持线性反应速率的时间长、结果重复性好等特点。

CK 的测定有多种方法，包括比色法、荧光光度法和酶偶联速率法。其中酶偶联速率法是利用葡萄糖-6-磷酸被氧化为 6-磷酸葡萄糖酸的过程中，$NADP^+$ 可被还原为 NADPH。根据 NADPH 在波长 340nm 处有较强吸收峰，而 $NADP^+$ 无吸收。通过检测 NADPH 生成的速率来测定血清中 CK 的活性浓度。CK 的活性浓度测定必须是血清或肝素血浆标本，其他抗凝剂可抑制 CK 活性。因此，其他抗凝剂血浆标本不宜做 CK 活性浓度测定。

血清中 cTn 亚单位的测定主要有两种方法，通过电化学发光免疫试验（electrochemical luminescence immunoassay，ECLIA）测定 cTnT，并通过化学发光免疫试验（chemiluminescent immunoassay，CLIA）测定 cTnI。CLIA 测定血清中 cTnI 的反应原理是将两种抗体（生物素化的抗 cTnI 抗体和辣根过氧化物酶标记的 cTnI 抗体）与血清中的 cTnI 抗原充分混匀，形成双抗体夹心的复合物后，可被固相微孔中的链霉亲和素捕获，通过催化底物发光，并测定光信号的强度，计算出血清中 cTnI 浓度。轻度溶血、脂血和黄疸不影响血清中 cTnI 含量的测量。此外，CLIA 测定血清中 cTnI 具有自动化程度高、敏感性高、特异性强等优点。

（王　萌　占少华）

参 考 文 献

[1] Xu Z，Shi L，Wang Y，et al.Pathological findings of COVID-19 associated with acute respiratory distress syndrome. Lancet Respir Med，2020，8：420-422

[2] 国家卫生健康委员会，国家中医药管理局. 新型冠状病毒肺炎诊疗方案（试行第八版）. 中国病毒病杂志，2020，1-8

[3] 国家卫生健康委办公厅，国家中医药管理局办公室. 新型冠状病毒肺炎重型、危重型病例诊疗方案（试行第二版）. 全科医学临床与教育，2020，18：292-294

[4] Wang D，Hu B，Hu C，et al. Clinical characteristics of 138 hospitalized patients with 2019 novel coronavirus-infected pneumonia in Wuhan，China. JAMA，2020，323（11）：1061-1069

[5] Roca O，Caralt B，Messika J，et al.An index combining respiratory rate and oxygenation to predict outcome of nasal high-flow therapy. Am J Respir Crit Care Med，2019，199（11）：1368-1376

[6] Zhang L，Li J，Zhou M，et al. Summary of 20 tracheal intubation by anesthesiologists for patients with severe COVID-19 pneumonia：retrospective case series. J Anesth，2020，34（4）：599-606

[7] Tian S，Liu H，Liao M，et al. Analysis of mortality in patients with COVID-19：clinical and laboratory parameters. Open Forum Infect Dis，2020，7（5）：DOI：10.1093/ofid/ofaa152

[8] Chen N，Zhou M，Dong X，et al. Epidemiological and clinical characteristics of 99 cases of 2019 novel coronavirus pneumonia in Wuhan，China：a descriptive study. Lancet，2020，395（10223）：507-513

[9] Jin X，Lian JS，Hu JH，et al.Epidemiological，clinical and virological characteristics of 74 cases of coronavirus-infected disease 2019（COVID-19）with gastrointestinal symptoms. Gut，2020，69（6）：1002-1009

[10] Li X，Wang L，Yan S，et al. Clinical characteristics of 25 death cases with COVID-19：a retrospective review of medical records in a single medical center，Wuhan，China. Int J Infect Dis，2020，94：128-132

[11] Chau TN，Lee KC，Yao H，et al.SARS-associated viral hepatitis caused by a novel coronavirus：report of three cases. Hepatology，2004，39（2）：302-310

[12] Chai X，Hu L，Zhang Y，et al. 2020. Specific ACE2 expression in cholangiocytes may cause liver damage after 2019-nCoV infection. bioRxiv，2020，DOI：10.1101/2020.02.03.931766

[13] Cai Q，Huang D，Yu H，et al. COVID-19：Abnormal liver function tests. J Hepatol，2020，73（3）：566-574

[14] Feng G，Zheng KI，Yan QQ，et al. COVID-19 and liver dysfunction：current insights and emergent therapeutic strategies. J Clin Transl Hepatol，2020，8（1）：1-7

[15] Fan Z，Chen L，Li J，et al. Clinical features of COVID-19-related liver functional abnormality. Clin Gastroenterol Hepatol，2020，18（7）：1561-1566

[16] Guan WJ，Ni ZY，Hu Y，et al.Clinical characteristics of coronavirus disease 2019 in China. N Engl J Med，2020，382（18）：1708-1720

[17] Metlay JP，Waterer GW，Long AC，et al. Diagnosis and treatment of adults with community-acquired pneumonia. An official clinical practice guideline of the American Thoracic Society and Infectious Diseases Society of America. Am J Respir Crit Care Med，2019，200（7）：e45-e67

[18] Shi H，Han X，Jiang N，et al.Radiological findings from 81 patients with COVID-19 pneumonia in Wuhan，China：a descriptive study. Lancet Infect Dis，2020，20（4）：425-434

[19] Zheng YY，Ma YT，Zhang JY，et al. COVID-19 and the cardiovascular system. Nat Rev Cardiol，2020，17（5）：259-260

[20] Clerkin KJ，Fried JA，Raikhelkar J，et al. COVID-19 and cardiovascular disease. Circulation，2020，141（20）：1648-1655

[21] Huang C，Wang Y，Li X，et al. Clinical features of patients infected with 2019 novel coronavirus in Wuhan，China. Lancet，2020，395：497-506

[22] Zhou F，Yu T，Du R，et al. Clinical course and risk factors for mortality of adult inpatients with COVID-19 in Wuhan，China：a retrospective cohort study. Lancet，2020，395（10223）：1054-1062

[23] Han Y，Zhang H，Mu S，et al.Lactate dehydrogenase，an independent risk factor of severe COVID-19 patients：a retrospective and observational study. Aging（Albany NY），2020，12（12）：11245-11258

[24] Li X，Xu S，Yu M，et al. Risk factors for severity and mortality in adult COVID-19 inpatients in Wuhan. J Allergy Clin Immunol，2020，146（1）：110-118

第十六章

其他相关免疫学检测

COVID-19 患者的生物化学检测主要包括降钙素原、C 反应蛋白和细胞因子。降钙素原是严重细菌、真菌、寄生虫感染的诊断标志物，病毒感染时降钙素原不会升高，当 COVID-19 患者合并严重的细菌感染时，体内降钙素原水平可升高（>500mg/L）；降钙素原通常用于 SARS-CoV-2 感染和细菌性呼吸道疾病的鉴别诊断，还可以用于辨别 SARS-CoV-2 感染后有无继发性细菌性感染；此外，降钙素原水平与临床进展和疾病严重程度密切相关，血浆降钙素原水平超过 500mg/L 时，7 天后死亡风险高达 16%～19%。

不同于普通病毒感染，SARS-CoV-2 感染后，机体血清中 C 反应蛋白表达也明显升高。根据预后不同将 COVID-19 患者分为死亡组和康复组，发现死亡组患者血清中 C 反应蛋白浓度可陡升到 100mg/L（60.7～179.4mg/L），而康复组患者血清中 C 反应蛋白浓度则降到 9.65mg/L（5.0～137.9mg/L）；C 反应蛋白浓度>100mg/L 与疾病加重和 30 天死亡率增加呈正相关，且 C 反应蛋白升高预测预后变差的诊断准确度为 0.896，高于其他独立危险因素，包括高龄、中性粒细胞增多和血小板增多。目前血清 C 反应蛋白检测常见的方法有免疫透射比浊法、速率散射法和乳胶免疫比浊法等。

SARS-CoV-2 感染人体时可引起 COVID-19 患者免疫系统损伤，导致免疫应答失衡，引起患者血清中多种细胞因子表达升高，包括 IL-2R、IL-2、IL-6、IL-8、IL-10、G-CSF、IP10、MCP1 和 TNF-α。相比普通型，重型患者血清中 IL-6、IL-8、IL-10 和 TNF-α 表达水平明显升高；此外，血清中高表达的 IL-6 不仅可用来辅助诊断 COVID-19 和监测疾病进展，还可作为预后不良的标志物。因此，研究者通过靶向 IL-6 的单克隆抗体托珠单抗（tocilizumab）治疗 COVID-19 后发现，本药可明显改善患者的发热及肺功能障碍，且进一步的前瞻性的队列研究也正在进行中（ChiCTR2000029765）。常见的细胞因子（IL-2、IL-4、IL-6、IL-8、IL-10、G-CSF、TNF-α 等）检测多应用双抗体夹心的 ELISA 法，该方法特异性高且无交叉反应，临床应用自动化程度高。

目前 COVID-19 患者血液的免疫学相关指标检测主要包括 3 大类，分别是降钙素、C 反应蛋白和细胞因子（见图 14-1，见彩图 17）。本章将分别论述各类指标的变化特征、临床意义及检测的基本方法。

第一节 降 钙 素 原

降钙素原（procalcitonin，PCT）是严重细菌、真菌、寄生虫感染的诊断标志物，病毒感染时降钙素原不会升高，因此可用作区别细菌感染和 SARS-CoV-2 感染的重要依据。本节将对 COVID-19 患者降钙素原检测的指标变化、临床意义和检测方法进行阐述。

一、COVID-19 患者降钙素原检测的指标变化

严重细菌感染时，降钙素原水平升高，反映了全身炎症反应的活跃程度。SARS-CoV-2 感染人体时，降钙素原水平往往不会发生异常；但是重型和危重型患者合并细菌感染或多脏器功能衰竭时，降钙素原水平显著升高。

（一）COVID-19 患者降钙素原水平波动的病理生理机制

当机体受到细菌感染时，细菌被免疫系统消化分解所产生的脂多糖会刺激机体产生白细胞介素、肿瘤坏死因子等细胞因子，这些细胞因子可促细胞大量分泌降钙素原；当机体受到病毒感染时，会产生 γ 干扰素（INF-γ）等细胞因子，而 INF-γ 的产生会抑制降钙素原的分泌。因此，除非合并严重的细菌感染，COVID-19 患者降钙素原水平一般不会发生显著波动。可以利用细菌感染后降钙素原升高的特点将 COVID-19 患者与部分细菌性肺炎患者早期鉴别出来并进行对症治疗。

（二）COVID-19 患者降钙素原指标变化特征

COVID-19 患者血常规指标的波动规律随着人群的不同而变化。在此，我们根据人群的不同分别进行阐述。

1. **一般人群特征** 健康人群降钙素原的参考值为＜500mg/L。根据《新型冠状病毒肺炎诊疗方案（试行第八版）》，多数患者降钙素原水平正常，但是继发严重细菌感染或脓毒症的危重型或死亡患者降钙素原水平出现明显升高[1]。根据武汉市金银潭医院等机构于 2020 年 1 月发布的回顾性分析表明[2]，在纳入研究的全部 99 例患者中，有 93.9%（93/99）的患者降钙素原水平正常（0~500mg/L），仅有 6.1%（6/99）的患者降钙素原水平升高（＞500mg/L），说明存在细菌感染；而随后发布的针对 191 例住院患者（其中治愈 137 例，死亡 54 例）的回顾性分析则显示[3]，所有患者的降钙素原水平均在正常参考值范围内（100~500mg/L）。

2. **特殊人群特征** 降钙素原水平升高在儿童患者中比较常见，有 80% 的儿童确诊患者降钙素原水平升高（＞500mg/L），这与一般人群数据有所不同[4]。

二、COVID-19 患者降钙素原检测的临床意义

COVID-19 重症患者可合并严重感染，因此 COVID-19 患者降钙素原水平的升高往往

预示着病情的加重。

（一）预后判断

作为严重感染的重要标志物，降钙素原水平与临床进展和疾病严重程度密切相关。中国和欧洲多家机构的研究数据都显示降钙素原水平超过正常人群参考值的患者预后不良。根据武汉市金银潭医院和武汉市肺科医院等机构发表的回顾性分析显示[2]，降钙素原水平＞500mg/L患者的病死率高达90%；另有一项涵盖48例西班牙确诊患者的回顾性分析表明[5]，当血浆降钙素原水平超过500mg/L时，7天后死亡风险高达16%～19%。

（二）与细菌性感染的鉴别诊断

降钙素原特异性高，是细菌性脓毒症的确诊指标，普通人群血浆降钙素原水平很低，只有在严重细菌感染时才会升高，因此可鉴别诊断SARS-CoV-2感染和细菌性呼吸道疾病，还可以辨别SARS-CoV-2感染后有无继发性细菌性感染，并且明确继发感染的严重程度[6]。

三、COVID-19患者降钙素原检测的基本方法

降钙素原是降钙素前肽物质，是由116个氨基酸组成的糖蛋白。临床多采集静脉全血并分离血清/血浆，利用化学发光分析仪进行批量检测，该方法自动化程度较高、特异性较高且无交叉反应。其最常用的检测原理为ECLIA，即待测标本、生物素标记的降钙素原抗体和三联吡啶钌标记的降钙素抗体共同孵育，再加入链霉亲和素标记的磁性微粒，从而在磁性微粒表面形成链霉亲和素–生物素–抗体–降钙素原–钌标记抗体复合物；该复合物在泵的作用下流入流动测量室，并通过磁性微粒吸附在电极表面；加入三丙胺缓冲液并启动电极加压，使得三联吡啶钌和三丙胺在电极表面进行电子转移，产生电化学发光。此时，通过光信号检测器检测捕捉光信号，根据光信号的强弱得出标本中降钙素原的浓度。

第二节　C反应蛋白

C反应蛋白（CRP）是由肝细胞合成的急性时相蛋白，多在机体感染、组织损伤或炎性疾病时急剧升高。升高的CRP通过与坏死细胞或入侵机体微生物表面的配体（如磷酰胆碱）结合，激活补体或通过单核巨噬细胞系统所介导的调理作用，清除坏死细胞或入侵机体的细菌、真菌、病毒、寄生虫等。因此，当机体处于恢复期时，机体血清中CRP含量也会急剧下降。本节将对COVID-19患者血清中CRP指标变化特征、病理生理机制、临床意义和检测方法进行阐述。

一、COVID-19患者CRP检测的指标变化

由于血清中CRP的表达水平可以反映机体的感染状态和炎症反应。因此，SARS-CoV-2

感染人体时，COVID-19 患者血清中 CRP 浓度会升高；且重型患者血清中 CRP 表达水平会更高。此外，血清中升高的 CRP 还与 30 天死亡率增加呈正相关。

（一）COVID-19 患者 CRP 水平波动的病理生理机制

COVID-19 患者血清中 CRP 浓度升高的具体分子机制尚未阐明，血清中 CRP 高表达可能是由于 SARS-CoV-2 感染后，继发导致的肺组织损伤或炎症因子风暴（包括急剧升高的 IL-6、IL-1 和 TNF-α）引起。升高的 CRP 可进一步刺激细胞因子 IL-6、IL-8、IL-1 和 TNF-α 分泌，导致炎症反应加剧，形成 CRP 和细胞因子的正反馈调控环路，进而导致 COVID-19 患者预后不良。因此，多数 COVID-19 患者发病早期血清中 CRP 浓度升高，且在进展为重型、危重型后常有炎症因子升高和 CRP 进行性上升[7-10]。

（二）COVID-19 患者 CRP 指标变化特征

正常人血清中 CRP 含量的参考值为 0～8mg/L。既往报道，相比病毒，细菌更容易刺激机体血清中 CRP 表达升高。有趣的是，多项研究发现，不同于普通病毒感染，SARS-CoV-2 感染后，机体血清中 CRP 表达也明显升高[4, 8, 10-12]。其中一项研究发现，193 例 COVID-19 患者血清中 CRP 浓度可升高到 12.1mg/L（0.1～91.4mg/L）[10]。此外，另一项研究也发现，SARS-CoV-2 感染机体后，血清中 CRP 浓度可升高到 25.5mg/L（5.0～80.1mg/L），且根据预后不同将 COVID-19 患者分为死亡组和康复组，发现死亡组患者血清中 CRP 浓度可陡升到 100mg/L（60.7～179.4mg/L），而康复组患者血清中 CRP 浓度则降到 9.65mg/L（5.0～137.9mg/L）[4]。

二、COVID-19 患者 CRP 检测的临床意义

COVID-19 患者血清中的 C 反应蛋白检测在病情监测和预后判断方面都具有重要的临床意义。

（一）病情监测

多篇文献报道，血清中 CRP 浓度变化可用来监测 COVID-19 患者是否发生进展[7-10]。其中一项研究发现，60.7% 的 COVID-19 患者（共入组 1099 例）血清中 CRP 表达升高（浓度 ≥10mg/L），且根据疾病严重程度将 COVID-19 患者分为普通型和重型[13]，发现普通型血清中 CRP 升高患者占比仅为 56.4%，而重型患者占比则升高到 81.5%[9]。此外，另一项回顾性研究表明 COVID-19 重型患者血清中 CRP 浓度的均值为 43.8mg/L，而普通型均值仅为 12.1mg/L，对 ROC 曲线进一步分析发现，血清中 CRP 区分普通型和重型 COVID-19 患者的 cut-off 值为 26.9mg/L，诊断准确度为 0.844[10]。有趣的是，COVID-19 患者血清中升高的 CRP 浓度还与肺部病灶直径呈正相关，提示肺组织损伤的程度可能和血清 CRP 升高有关[8]。

（二）预后判断

一项来自武汉大学人民医院的回顾性研究发现，血清中 CRP 高表达是 298 例

COVID-19 患者预后变差的独立危险因素，且 ROC 曲线分析发现血清 CRP 浓度预测预后变差的诊断准确度为 0.896，高于其他独立危险因素，包括高龄、中性粒细胞增多和血小板增多[4]。此外，COVID-19 患者血清中 CRP 浓度＞100mg/L 与疾病加重和 30 天死亡率增加呈正相关[14]。

三、COVID-19 患者 CRP 检测的基本方法

目前血清 CRP 检测常见的方法有免疫透射比浊试验、速率散射比浊试验和乳胶免疫比浊试验等，基本原理都是抗原–抗体反应。运用抗 CRP 抗体可特异性识别血清中 CRP 抗原形成抗原抗体复合物，而光透过待检测血清标本时，由于一部分光线被抗原抗体复合物吸收，会导致透射光降低，因此免疫透射比浊试验是通过检测吸光度的变化来反映 CRP 浓度。此外，光透过待检测血清标本时，还有一部分光线会产生散射和折射而形成散射光，因此速率散射比浊试验是通过检测散射光来反映 CRP 浓度的。若抗 CRP 抗体包被乳胶颗粒，可通过与抗原结合形成更大的抗原抗体复合物，因此乳胶免疫比浊试验可提高 CRP 检测的敏感性，对 COVID-19 患者检测 CRP 早期升高也更加灵敏，可为临床提供更加快速准确的检测结果。

第三节　细　胞　因　子

细胞因子是一类由免疫细胞（如单核细胞、巨噬细胞、T 细胞、B 细胞、NK 细胞等）和非免疫细胞产生的，具有广泛多样生物学作用的蛋白质或多肽分子。根据功能不同主要分为 7 大类，包括白细胞介素、集落刺激因子、干扰素、肿瘤坏死因子、TGF-β 家族、生长因子和趋化因子家族。本节将对 COVID-19 患者血清中相关细胞因子的变化特征、病理生理机制、临床意义和检测方法进行阐述。

一、COVID-19 患者细胞因子检测的指标变化

SARS-CoV-2 感染人体时可引起 COVID-19 患者免疫系统损伤，导致免疫应答失衡，使患者血清中多种细胞因子表达升高，包括 IL-2R、IL-2、IL-6、IL-8、IL-10、G-CSF、IP10、MCP1 和 TNF-α。此外，血清中高表达的 IL-6 不仅可用来辅助诊断 COVID-19 和监测疾病进展，还可作为判断预后不良的标志物。

（一）COVID-19 患者细胞因子水平波动的病理生理机制

炎症因子的过度产生将导致多器官的损伤和衰竭，包括肺、心脏、肝、肾等。特别是肺，SARS-CoV-2 感染后，中性粒细胞和巨噬细胞浸润明显增多，病理检查可见弥漫性的肺泡损伤、透明膜形成和肺泡壁增厚，最终可能导致 COVID-19 患者死亡[15]。因此，研究者通过靶向 IL-6 的单克隆抗体托珠单抗治疗 COVID-19 发现，其可明显改善患者的发热及

肺功能障碍[16, 17]，进一步的前瞻性的队列研究也正在进行中（ChiCTR2000029765）[15]。此外，Bruton 酪氨酸激酶（Bruton tyrosine kinase，BTK）靶向抑制剂阿卡替尼也可通过抑制巨噬细胞的激活和细胞因子的分泌，进而改善重型 COVID-19 患者的症状和预后[18]。因此，血清中细胞因子的升高不仅可用来辅助诊断 COVID-19 患者，还可被开发为治疗靶点以改善 COVID-19 患者的预后。

（二）COVID-19 患者细胞因子指标变化特征

研究报道，COVID-19 患者（特别是重型和危重型）会出现炎症因子风暴，也就是血清中的促炎因子明显升高，包括 IL-2R（参考值：223～710U/mL）、IL-2（参考值：0～10pg/ml）、IL-6（参考值：0～7pg/ml）、IL-8（参考值：0～32pg/ml）、IL-10（参考值：0～9.1pg/ml）、G-CSF（参考值：0～45pg/ml）、IP10（参考值：0～674pg/ml）、MCP1（参考值：0～52pg/ml）和 TNF-α（参考值：0～8pg/ml）[11, 19, 20]。其中一项前瞻性的研究发现，41 例 COVID-19 患者血清中的 IL-2（5～13pg/ml）、IL-8（8～50pg/ml）、IL-10（2～15pg/ml）、G-CSF（100～300pg/ml）、IP10（500～3000pg/ml）、MCP1（20～150pg/ml）和 TNF-α（50～120pg/ml）表达升高[11]，而另一项研究发现，452 例 COVID-19 患者血清中的 IL-2R 升高到 714.5U/ml（514.5～1040.3U/ml）、IL-6 升高到 21pg/ml（6.1～47.2pg/ml）、IL-8 升高到 16.7pg/ml（10.2～27pg/ml）、IL-10 升高到 5.4pg/ml（5～9.7pg/ml）和 TNF-α 升高到 8.6pg/ml（6.9～10.9pg/ml）。

二、COVID-19 患者细胞因子检测的临床意义

COVID-19 患者血清中的细胞因子检测在病情监测和预后判断方面都具有重要的临床意义。

（一）病情监测

研究发现，相比普通型患者，危重型 COVID-19 患者血清中的 IL-6（24pg/ml vs. 6pg/ml，$P<0.001$）和 IL-10（7.2pg/ml vs. 5.4pg/ml，$P=0.004$）表达水平更高，且 IL-6 和 IL-10 两个指标预测疾病危重程度的准确度分别达到 0.84 和 0.82[20]。另一项回顾性研究也得到类似结论，根据疾病严重程度将 452 例 COVID-19 患者分为普通型和重型，发现相比普通型，重型患者血清中 IL-6（25.2pg/ml vs. 13.3 pg/ml，$P<0.001$）、IL-8（18.4pg/ml vs. 13.7pg/ml，$P<0.001$）、IL-10（6.6pg/ml vs. 5pg/ml，$P<0.001$）和 TNF-α（8.7pg/ml vs. 8.4pg/ml，$P=0.037$）表达水平明显升高[19]。特别是 IL-6，多项研究都发现新型冠状病毒肺炎确诊患者血清中 IL-6 表达水平升高，且相比普通型患者，伴发急性呼吸窘迫综合征，重型或危重型患者血清中 IL-6 升高可达 3 倍[2, 19-22]，提示 IL-6 可用来辅助诊断 COVID-19 及监测疾病进展。

（二）预后判断

由 SARS-CoV-2 导致的炎症因子风暴会引起多器官损伤和衰竭，最终导致患者死亡，

基于此，武汉市金银潭医院的研究团队对比分析不同预后 COVID-19 患者血清中的 IL-6 的表达水平，发现相比 COVID-19 康复患者，死亡患者血清中 IL-6 的表达水平升高近 2 倍（11.4pg/ml vs. 6.8pg/ml，$P<0.001$），说明血清中 IL-6 升高不仅提示疾病进展，还可作为预后不良的标志物[23]。

三、COVID-19 患者细胞因子检测的基本方法

常见的细胞因子（IL-2、IL-4、IL-6、IL-8、IL-10、G-CSF、TNF-α 等）检测多应用双抗体夹心 ELISA，以下通过 IL-6 检测举例说明。利用抗人 IL-6 抗体包被于聚苯乙烯反应板上，加入待测血清及标准品及生物素化的抗 IL-6 抗体，最后加入辣根过氧化物酶标记的链霉亲和素，形成抗 IL-6 抗体-IL-6-生物素化抗 IL-6 抗体-链霉亲和素-辣根过氧化物酶复合物。通过底物显色和吸光度检测，根据标准曲线可计算出血清中 IL-6 浓度。此外，也可利用化学发光剂替代辣根过氧化物酶，通过化学发光分析仪进行相关检测，该方法特异性高且无交叉反应，临床应用自动化程度高。

（占少华　王　萌）

参 考 文 献

[1] 国家卫生健康委员会，国家中医药管理局. 新型冠状病毒肺炎诊疗方案（试行第八版）.中国病毒病杂志，2020，1-8

[2] Chen N, Zhou M, Dong X, et al. Epidemiological and clinical characteristics of 99 cases of 2019 novel coronavirus pneumonia in Wuhan, China：a descriptive study. Lancet，2020，395（102237）：507-513

[3] Zhou F, Yu T, Du R, et al. Clinical course and risk factors for mortality of adult inpatients with COVID-19 in Wuhan, China：a retrospective cohort study. Lancet，2020，395（10229）：1054-1062

[4] Luo X, Zhou W, Yan X, et al. Prognostic value of C-reactive protein in patients with COVID-19. Clin Infect Dis，2020，DOI：10.1093/cid/ciaa641

[5] Barrasa H, Rello J, Tejada S, et al. SARS-CoV-2 in Spanish Intensive Care Units：early experience with 15-day survival in Vitoria. Anaesth Crit Care Pain Med，2020，DOI：10.1016/j.accpm.2020.04.001

[6] 唐劲松，宣春，林景涛，等. C-反应蛋白、白介素-6 及降钙素原检测在新冠肺炎中的临床意义. 实用医学杂志，2020，36（7）：839-841

[7] Tan C, Huang Y, Shi F, et al. C-reactive protein correlates with computed tomographic findings and predicts severe COVID-19 early. J Med Virol，2020，92（7）：856-862

[8] Wang L. C-reactive protein levels in the early stage of COVID-19. Med Mal Infect，2020，50（4）：332-334

[9] Guan WJ, Ni ZY, Hu Y, et al. Clinical characteristics of coronavirus disease 2019 in China. N Engl J Med，2020，382（18）：1708-1720

[10] Wang G, Wu C, Zhang Q, et al. C-reactive protein level may predict the risk of COVID-19 aggravation. Open Forum Infect Dis，2020，7（5）：153

[11] Huang C, Wang Y, Li X, et al. Clinical features of patients infected with 2019 novel coronavirus in Wuhan, China. Lancet，2020，395（10223）：497-506

[12] Zhu N, Zhang D, Wang W, et al. A novel coronavirus from patients with pneumonia in China, 2019. N Engl J Med，2020，382：727-733

[13] Metlay JP, Waterer GW, Long AC, et al. Diagnosis and treatment of adults with community-acquired pneumonia. An official clinical practice guideline of the American Thoracic Society and Infectious Diseases Society of America. Am J Respir Crit Care

Med，2019，200（7）：e45-e67

[14] Koozi H，Lengquist M，Frigyesi A. C-reactive protein as a prognostic factor in intensive care admissions for sepsis：a Swedish multicenter study. J Crit Care，2020，56：73-79

[15] Cao X. COVID-19：immunopathology and its implications for therapy. Nat Rev Immunol，2020，20（5）：269-270

[16] Xu X，Han M，Li T，et al. Effective treatment of severe COVID-19 patients with tocilizumab. Proc Natl Acad Sci USA，2020，117（20）：10970-10975

[17] Michot JM，Albiges L，Chaput N，et al.Tocilizumab，an anti-IL-6 receptor antibody，to treat COVID-19-related respiratory failure：a case report. Ann Oncol，2020，31（7）：961-964

[18] Roschewski M，Lionakis MS，Sharman JP，et al. Inhibition of Bruton tyrosine kinase in patients with severe COVID-19. Science Immunology，2020，5（48）：eabd0110

[19] Qin C，Zhou L，Hu Z，et al.Dysregulation of immune response in patients with COVID-19 in Wuhan，China. Clin Infect Dis，2020，71（15）：762-768

[20] Han H，Ma Q，Li C，et al.Profiling serum cytokines in COVID-19 patients reveals IL-6 and IL-10 are disease severity predictors. Emerg Microbes Infect，2020，9（1）：1123-1130

[21] Huang Y，Tu M，Wang S，et al. Clinical characteristics of laboratory confirmed positive cases of SARS-CoV-2 infection in Wuhan，China：a retrospective single center analysis. Travel Med Infect Dis，2020，36：101606

[22] Wu C，Chen X，Cai Y，et al. 2020. Risk factors associated with acute respiratory distress syndrome and death in patients with coronavirus disease 2019 pneumonia in Wuhan，China. JAMA Intern Med，180（7）：1-11

[23] Ruan Q，Yang K，Wang W，et al. Clinical predictors of mortality due to COVID-19 based on an analysis of data of 150 patients from Wuhan，China. Intensive Care Med，2020，46：846-848

第五篇

生物安全篇

第十七章

生物安全实验室的分级及其基本软硬件要求

由 SARS-CoV-2 感染引起的 COVID-19 发生了世界性的大流行。在全国抗击 COVID-19 疫情的背景下，我国目前对于生物安全给予了高度重视。生物安全（biosafety）一般是指由生物因子及其相关活动对人体健康和生态环境造成的潜在威胁，以及所采取的一系列有效预防和控制的原则、措施和实践等。如果生物安全出现问题，可能会造成疾病的流行，严重影响民众健康和生命安全，阻碍社会经济的运行和发展，以及造成社会秩序动荡等。因此，生物安全无论是对国家还是个人都至关重要。

临床实验室作为医疗机构中 COVID-19 感染标本集中的区域，实验室各项检测流程均需要考虑合理处理感染性物质，其特殊的操作环境具有潜在的生物危害性并可能对实验室造成不同程度的生物源性污染，因此实验室的生物安全防护尤为重要。实验室人员在操作和处理不同类型的 COVID-19 标本时，应充分了解其潜在的生物危害性，以确保自身安全并防止发生实验室获得性感染。

实验室的生物安全水平（biosafety level，BSL）可为实验室人员操作不同危险度等级的病原体提供适当的防护。美国疾病控制与预防中心（Center for Disease Control and Prevention，CDC）将实验室的生物安全水平分为 4 级（BSL-1～BSL-4），其中，BSL-1 和 BSL-2 的防护水平较低，为基础性实验室；BSL-3 和 BSL-4 的防护水平较高，为防护性实验室；且规定特定病原体的操作应在相应的生物安全实验室内进行。不同生物安全水平实验室在设计特点、建筑构造、防护设施、仪器设备及操作程序等方面具有明显的差异，每个级别实验室的生物安全水平都建立在上一级别之上，从而为实验人员、内外环境提供更高级别的防护。常规的临床实验室则属于 BSL-2 实验室（如 COVID-19 的核酸检测实验室），一般不涉及 BSL-3 和 BSL-4 实验室。另外，合理的生物安全设备和个人防护装备的使用，在操作感染性物质时具有重要作用，可有效防护实验操作过程中传染性飞沫或气溶胶的污染。因此，实验室应选择合适的安全设备及防护策略。

目前，国内外关于 COVID-19 的实验室生物安全指南均表明，针对 COVID-19 的检测应在 BSL-2 实验室开展，且需要在生物安全柜中使用标准的操作规程进行处理。但是，不断增长的 COVID-19 诊断检测需求量对实验室的检测能力、检测人员的安全意识提出了挑战，并非所有实验室都具有开展相关检测的能力。那么，如果一个实验室要进行安全、可靠的检测，其基本软、硬件应满足何种要求？应具备哪些安全设备？实验室应采取什么样的生物安全防护策略？其现有的实验室条件是否能满足检测的需要？这些问题都值得我们去关注。

根据以上临床实验室目前存在的问题，参考国内和国际上临床实验室生物安全建设及防护的指导意见及 COVID-19 相关的指南信息，本章将系统性地对不同等级生物安全实验室的基本软、硬件要求进行介绍，以帮助实验人员建立对生物安全实验室全面系统的认识。同时对实验室主要安全设备的防护原则及其使用和管理加以说明，为各级实验室，特别为从事 COVID-19 相关检测活动的临床实验室制订安全、合适、有效的防护策略提供参考，以期最大限度地保障实验室人员安全，防止实验室环境污染。

随着 COVID-19 疫情在世界范围内的传播，实验室检测对于疫情防控至关重要。但是，并非所有的实验室都具有开展 COVID-19 相关检测的能力，COVID-19 的检测对实验室级别、实验室人员的操作能力和安全意识均具有一定要求。根据疫情防控的需要，各级实验室应充分做好检测准备，提升相应的检测能力。因此，本章将从基础层面对 BSL-1～BSL-4 级实验室的基本软、硬件需求及常规操作规程进行系统性介绍，为实验室增强和拓展其实验室功能提供指导，以满足目前不断增长的诊断服务需求。

第一节　实验室生物安全基本概念

由于临床实验室是医疗机构中感染性标本（如 SARS-CoV-2 感染标本）最集中的区域，其特殊的操作环境具有一定的生物危害性。因此，加强和普及相关的生物安全知识对每一位实验室人员都至关重要。本节将结合 WHO 颁布的《实验室生物安全手册（第三版）》、美国 CDC 颁布的《微生物学和生物医学实验室生物安全指南（第五版）》及我国《病原微生物实验室生物安全通用准则》（WS 233—2017）对本章涉及的与生物安全有关的术语总结如下[1-3]。

生物因子（biological agent）：是指可能引起感染、过敏或中毒的所有生物体，包括天然存在或基因改造的可对人体健康及动植物造成危害的一切微生物、生物毒素和蛋白等。

生物危害（biohazard）：是指生物因子对环境及生物体健康造成的危害。

生物安全（biosafety）：为防止意外接触对人类健康和自然环境有危害的生物因子而实施的控制原则、措施和实践等。

生物安全保障（biosecurity）：单位和个人为防止病原体或毒素丢失、被窃、滥用、转移或有意泄漏而采取的安全措施。

气溶胶（aerosol）：悬浮于气体介质中的粒径一般为 0.001～100μm 的固态或液态微小粒子形成的相对稳定的分散体系。

飞沫（droplets）：一种悬浮颗粒，通常直径大小超过 10μm，往往从空气中落下，造成附近物体表面的污染。

暴露（exposure）：指个体接触或接近具有感染或潜在危险的生物因子。可能通过吸入、食入、静脉内注射和吸收等途径接触，通常取决于生物因子的特性。某些感染途径是特定存在于实验室环境的，在普通社区中并不常见。

生物安全水平（biosafety level，BSL）：指用于防护实验室不同危险程度生物因子的一套生物防护措施，由其所操作的生物因子的危险度等级及所需的实验室结构设施、安全设备及安全操作程序来决定。

生物安全实验室（biosafety laboratory）：通过防护屏障和管理措施，达到生物安全要求的病原微生物实验室。根据所采用的防护水平的不同，可将生物安全实验室分为 4 个等级。

良好的微生物学操作规范和程序（good microbiological practices and procedures，GMPP）：适用于操作生物因子的一系列基本的实验室操作规范和程序，包括实验室中的最佳的操作规范和技术程序。标准化 GMPP 的实施可保护实验室人员和社区免受感染，防止实验环境及实验材料被污染。

生物安全柜（biological safety cabinet，BSC）：是指为操作具有感染性的实验材料时，如原代培养物、菌毒株及诊断性标本时，用来保护操作者本人、实验室环境及实验材料，避免其暴露于操作过程中可能产生的气溶胶或溅出物而设计的实验室安全防护设备。

高效空气过滤器（high efficiency particulate air filter，HEPA）：通常以 0.3μm 微粒为测试物，在规定的条件下滤除效率高于 99.97% 的空气过滤器。

个人防护装备（personal protective equipment，PPE）：人员穿戴的可以阻挡生物因子的衣服或持有的检测设备，从而最大限度地减少接触生物因子的可能性。个人防护装备包括但不限于实验室工作服、防护服、手套、防护鞋、护目镜、口罩、防毒面罩等。

实验室防护区（laboratory containment area）：实验室的物理分区，该区域内生物风险相对较大，需对实验室的平面设计、围护结构的密闭性、气流，以及人员进入、个体防护等进行控制的区域。

实验室辅助工作区（non-contamination zone）：是指生物风险相对较小的区域，也指生物安全实验室中防护区以外的区域。

核心工作间（core area）：是生物安全实验室中开展实验室活动的主要区域，通常是指生物安全柜或动物饲养和操作间所在的房间。

定向气流（directional airflow）：特指从污染概率小区域流向污染概率大区域的受控的气流。

气锁（air lock）：具备机械送排风系统、整体消毒灭菌条件、化学喷淋（适用时）和压力可监控的气密室，其门具有互锁功能，不能同时处于开启状态。

一级屏障（primary barrier）：由良好的微生物学技术和适当的安全设备提供，保护操作人员和直接的实验室环境，主要包括安全设备和个人防护装备。

二级屏障（secondary barrier）：由实验室的设计及设施提供，以保护实验室外部环境不受污染。

第二节　生物安全实验室分级

实验室的生物安全防护级别与其可能受到的生物因子危害程度相对应，应根据所操作微生物的危险程度选择合适的生物安全水平（BSL）[1]。实验室的生物安全水平分为 4 级（BSL-1～BSL-4），BSL-1 和 BSL-2 防护水平较低，为基础性实验室，BSL-3 和 BSL-4 防护水平较高，为防护性实验室，不同生物安全水平实验室在设计特点、建筑构造、防护设施、仪器设备及操作程序等方面具有差异。目前，WHO、美国 CDC 及我国均要求应在 BSL-2 实验室开展 COVID-19 相关的病毒核酸检测、血清学检测等，涉及病毒培养等操作应在 BSL-3 实验室进行[4-7]。本节将从病原微生物分类，实验室总体情况及不同级别生物安全实验室的软、硬件要求 3 个方面对生物安全实验室的分级进行介绍，特别是 BSL-2 实验室，以满足目前实验室检测 COVID-19 的需要。

一、病原微生物分类

根据感染性病原微生物的危害程度，主要包括对人与动物的致病性、感染程度及感染后对个体或者群体的危害程度，我国和国际上对病原微生物分类具有一定差异。

WHO《实验室生物安全手册（第三版）》根据感染性病原微生物的相对危害程度，将感染性病原微生物划分为 4 个等级（危险度 1 级、2 级、3 级和 4 级）[1]，其中 1 级病原体不太可能引起人或动物致病，没有或具有极低的个体和群体危险性，4 级病原体通常能够引起人或动物的严重疾病，具有高的个体和群体危险性，且目前无有效的防治措施，如表 17-1 所示。

表 17-1　WHO 关于感染性微生物的危险度等级分类[1]

危险度等级	致病性和传染性	特征
1 级	不太可能引起人或动物致病的微生物病原体	无或极低的个体和群体风险
2 级	能够对人体或动物致病，但对实验室工作人员、社区或环境不易导致严重疾病危害，实验室暴露也许会引起严重感染，但对感染有有效的预防和治疗措施，并且疾病传播风险有限	个体危险度中等，群体危险度低
3 级	病原体通常能引起人或动物的严重疾病，但一般不会发生感染个体向其他个体的传播，并且对感染有有效的预防和治疗措施	个体危险度高，群体危险度低
4 级	病原体通常能够引起人或动物的严重疾病，并且很容易发生个体之间的直接或间接传播，对感染一般没有有效的预防和治疗措施	个体、群体危险度均高

我国《病原微生物实验室生物安全通用准则》则根据病原微生物的传染性、感染后对个体或者群体的危害程度，将感染性病原微生物划分为 4 类[3]。第一类病原微生物，是指能够引起人类或者动物非常严重疾病的微生物，以及我国尚未发现或者已经宣布消灭的微生物。第二类病原微生物，是指能够引起人类或者动物严重疾病，比较容易直接或者间接在人与人、动物与人、动物与动物间传播的微生物。第三类病原微生物，是指能够引起人类或者动物疾病，但一般情况下对人、动物或者环境不构成严重危害，传播风险有限，实验室感染后很少引起严重疾病，并且具备有效治疗和预防措施的微生物。第四类病原微生物，是指在通常情况下不会引起人类或者动物疾病的微生物。其中，第一类、第二类病原微生物统称为高致病性病原微生物。目前，《新型冠状病毒实验室生物安全指南（第二版）》中规定，SARS-CoV-2 暂时按照病原微生物危害程度分类中第二类病原微生物进行管理[6]。

二、实验室总体分级情况

目前，根据 WHO 和美国 CDC 指南，实验室生物安全水平分为 4 级，分别以 BSL-1、BSL-2、BSL-3、BSL-4 表示相应的生物安全防护水平[1, 2]。本节将对实验室总体分级情况进行介绍。

一级生物安全防护实验室（BSL-1）防护水平最低，四级生物安全防护实验室（BSL-4）防护水平最高。一级和二级实验室为基础性实验室，不得从事高致病性病原微生物的实验活动；三级和四级实验室为防护性实验室，可以从事高致病性病原微生物的实验活动，四级是最高防护性实验室。常规的临床实验室则属于二级生物安全实验室，一般不涉及三级和四级生物安全实验室。过去我国的实验室较多沿用美国国立卫生研究院的分级标准，实验室等级用物理封闭水平来代表，即"P"（physical containment），其所指的 P1、P2、P3、P4 级实验室则分别对应目前的 BSL-1、BSL-2、BSL-3、BSL-4 实验室。但生物安全实验室的生物安全水平除物理封闭外，还应包括一系列生物安全设备和安全操作规程等[2]。因此，由于生物安全水平比物理封闭水平具有较大且更全面的理解，现许多国家采用 BSL 的名称。生物安全水平（BSL）为实验室操作不同危险度等级病原体活动提供了适当的防护等级，各等级生物安全实验室是基于安全设备和微生物学技术（一级屏障）、实验室设计设施（二级屏障）的组合，且每个等级实验室的生物安全都建立在先前的级别上，以提供更高水平的防护。

实验室的设计及建设为生物安全实验室提供了二级防护屏障，可以保护实验室外部环境不受污染，对于实验室工作人员、医院工作人员和患者的安全都至关重要[2, 8]。美国临床和实验室标准协会（Clinical and Laboratory Standards Institute，CLSI）批准的关于实验室设计的文件（GP18-A2）讨论了实验室设计和建设，美国 CDC 指南中也对 BSL-1～BSL-4 级实验室的设计和设施进行了详细介绍[2, 9]。如果在实验室设计并建设完成后还存在生物安全隐患，那么再对其进行调整就比较困难，甚至有时难以实现，因此实验室在设计时需要仔细评估并充分考虑到安全问题。

实验室生物安全防护措施的主要目的是减少或避免实验室工作人员、环境等与感染性物质的接触。实验室的一级屏障由规范的微生物学操作技术和适当的安全设备提供，以保护操作人员和直接的实验室环境，主要包括安全设备和个体防护[1, 2]。个人防护装备（手套、实验服、口罩、护目镜、防毒面具等）通常与安全设备（生物安全柜等）结合使用，且在某些不能使用生物安全柜的情况下，个人防护装备可能会成为操作人员与感染性微生物之间的主要隔离屏障[8]。由于不同生物安全水平实验室所能操作的病原体的危害性不同，我们应该使用不同的防护策略来保证人员和环境的安全，在防护水平上应该从 BSL-1 至 BSL-4 按需求逐步提高。

另外，需要注意的是，规范的微生物学操作技术是实验室安全的基础，而专门的实验设备仅仅是一种补充，绝不能代替正规的操作规范。人为的失误和不规范的操作会极大地影响所采用的防护措施对实验人员的防护效果。因此，操作人员必须意识到感染性微生物的潜在危害性，严格遵循良好的微生物学操作规范和程序（GMPP），熟悉及掌握如何识别和控制实验室的生物危害[1, 10]。GMPP 是一系列适用于操作生物因子的基本实验室操作规范和程序，包括实验室中最佳的操作规范和技术程序[4, 10]。其中最佳的操作规范描述了有助于实验室安全操作和生物风险控制的重要行为，如实验室人员不得在实验室内存放食物和个人用品，不得在实验室进食、抽烟及使用移动电子设备；操作时应保持工作区域整洁、无杂物和不必要的材料，应确保工作时谨慎、不要匆忙；实验人员也应避免在疲劳状态下工作等。技术程序则通过实验室技术的安全实施来直接控制生物风险，如在操作标本时，应尽量减少气溶胶和液滴的形成，避免吸入生物因子；应始终戴一次性手套，禁止戴手套的手与脸接触，避免生物因子与皮肤和眼睛接触；尽可能用塑料制品代替玻璃制品，小心处理任何锐器（注射器或针头等）；在实验结束后，应合理处置实验室废弃物，并做好消毒工作等。总之，GMPP 是实验室生物安全最重要的组成部分，更详细的内容参见即将颁布的 WHO《实验室生物安全手册（第四版）》[10]。正确执行标准化的 GMPP 则可以最小化实验室交叉污染的可能性，可保护实验室人员和社区人员免受感染，防止实验室环境及实验材料被潜在的生物因子污染。

三、不同级别生物安全防护实验室软、硬件要求

美国 CDC 于 2009 年出版的《微生物学和生物医学实验室生物安全的指南（第五版）》对 BSL-1 至 BSL-4 级生物安全实验室做了详细介绍，不同等级生物安全防护实验室的软、硬件要求不同[2]。本节参考美国 CDC 和 WHO 的相关指南主要从实验设计、实验室设备和个体防护及安全操作注意事项 3 个方面对 BSL-1 至 BSL-4 级生物安全实验室所需要的相关软、硬件进行整体性介绍，特别是用于检测 COVID-19 的 BSL-2 级实验室，有助于实验人员建立对不同等级生物安全实验室的全面系统的认识。表 17-2 和表 17-3 总结了不同危险度等级微生物相对应的实验室生物安全水平及所需的实验室设施。

表 17-2　不同危险度等级病原体推荐的实验室生物安全水平[1, 2, 8]

生物安全水平（BSL）	危险度等级	实验室类型	实验室操作	实验室安全防护（一级防护）	实验室设施（二级防护）
BSL-1（基础性实验室）	1 级	基础教学、研究	GMPP	·安全设备：不需要 ·PPE：实验室工作服和手套 ·需要时提供眼睛、面部防护	实验室工作台（开放）、水槽
BSL-2（基础性实验室）	2 级	初级卫生服务、诊断、研究	BSL-1 操作的基础上，增加： ·访问受限 ·生物危害警示标志 ·生物安全手册	·安全设备：BSC 或其他物理密封设备用于防护可能生成的感染性的气溶胶 ·PPE：实验室工作服和手套及眼睛、面部防护	BSL-1 设施的基础上，增加： ·高压灭菌器
BSL-3（防护性实验室）	3 级	特殊的诊断研究	BSL-2 操作的基础上，增加： ·严格人员出入控制制度 ·所有废弃物消毒 ·衣物洗涤前应消毒	·安全设备：BSC 或其他物理密封设备（所有操作均在其中） ·PPE：特殊防护服、手套及眼睛、面部、呼吸防护	BSL-2 设施的基础上，增加： ·与其他建筑物物理隔离 ·自动关闭，双门通道或气锁入口 ·定向气流，不循环 ·实验室负压
BSL-4（最高防护性实验室）	4 级	危险病原体研究	BSL-3 操作的基础上，增加： ·进出前更换衣服 ·出口淋浴 ·污染物品特殊处理	·安全设备：Ⅲ 级或 Ⅱ 级 BSC（所有操作均在其中） ·PPE：正压防护服 ·安全设备与 PPE 相结合	BSL-3 设施的基础上，增加： ·自成隔离区或为独立建筑物 ·双开门的高压灭菌器（穿过墙壁墙体） ·专用的通风、净化系统等

BSL. 生物安全水平；GMPP. 良好的微生物学操作规范和程序；PPE. 个人防护装备；BSC. 生物安全柜。

表 17-3　不同生物安全实验室对设施的要求[1]

项目	实验室生物安全水平			
	BSL-1	BSL-2	BSL-3	BSL-4
实验室隔离 a	不需要	不需要	需要	需要
房间能够密闭消毒	不需要	不需要	需要	需要
通风				
向内定向气流	不需要	最好有	需要	需要
通过建筑系统的通风设备	不需要	不需要	需要	需要
HEPA 过滤排风	不需要	不需要	需要/不需要 b	需要
双门入口	不需要	不需要	需要	需要
气锁	不需要	不需要	不需要	需要
带淋雨设施的气锁	不需要	不需要	不需要	需要
通过间	不需要	不需要	需要	—
带淋浴设施的通过间	不需要	不需要	需要/不需要 c	不需要
污水处理	不需要	不需要	需要/不需要 c	需要
高压灭菌器				
现场	不需要	最好有	需要	需要
实验室内	不需要	不需要	最好有	需要
双门	不需要	不需要	最好有	需要
生物安全柜	不需要	最好有	需要	需要
人员安全监控条件 d	不需要	不需要	最好有	需要

a 在环境与功能上与普通流动环境隔离；b 取决于排风位置；c 取决于实验室所使用的微生物因子；d 如观察窗、闭路电视、双向通信设备。

（一）一级生物安全防护实验室

BSL-1 实验室的结构设施、安全设备和个体防护及安全操作规程适用于已经确定不会使健康成年人立即感染任何疾病且对于实验人员及环境造成最小危害的生物因子[1, 2]。此类实验室属于基础性实验室，实验室可以处理较多种类的普通病原体，如枯草芽孢杆菌、大肠埃希菌、犬传染性肝炎等。主要适用于普通的微生物教学实验室。此类实验室中所需要的安全防护措施很低，仅需要手套和适当面部防护（如口罩），除了洗手水槽外，也不需要使用特殊的安全设备和设施。实验室也不需要和公共走廊区分。一般按照标准的操作规程在开放式的实验台面上展开工作，遵循 GMPP 即可。实验室人员在实验操作方面受过特殊训练，或由普通微生物学或相关科学训练的工作人员监督管理。BSL-1 实验室的布局示意图如图 17-1 所示。

1. **实验室设计**　以下为 BSL-1 实验室建设时应考虑的方面。

位置：无须与其他建筑物独立，无须和公共走廊区分。

门：实验室应具有控制进入的门。实验室的门应有可视窗并可锁闭，并达到适当的防火等级，门锁及门的开启方向向外，应不妨碍室内人员逃生。

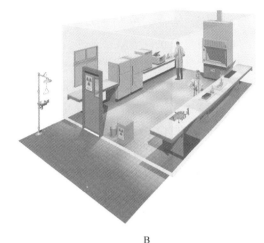

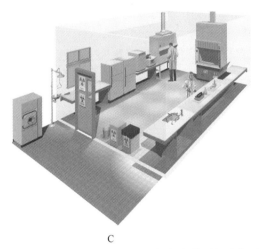

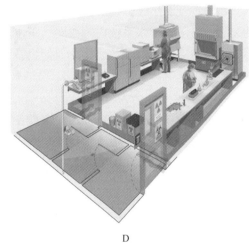

图 17-1　生物危害警示标志与不同生物安全等级实验室布局示意图[1]

A. 国际通用生物危害警示标志；B. 一级生物安全实验室；C. 二级生物安全实验室；D. 三级生物安全实验室

图片来自 WHO《实验室生物安全手册（第三版）》[1]。由于四级生物安全实验室的设计和设施等具有高度复杂性，故未给出图片

空间：实验室必须为其安全运行、清洁和维护提供足够的空间。应当由足够的储存空间来摆放随时使用的物品，以免实验台和走廊混在一起。

分区：实验室应设置清洁区。清洁区要与工作区（污染区）分开，实验人员的进食、饮水和休息等应在清洁区，不得在工作区。在实验室的工作区外应提供长期可用的存放间或设施，以存放个人外衣和私人物品，应注意将个人服装与实验室工作服分开放置。

内部装修：实验室墙壁、天花板和地板应当光滑、易清洁、防渗漏并耐化学品和消毒剂的腐蚀。不得在实验室内铺设地毯。实验室工作台面应稳固且坚固，边角应圆滑，且防水、耐热、耐有机溶剂、耐酸、耐碱和耐其他化学物质。实验室椅子应选用非多孔材料，便于清洁。

设备放置：应根据工作性质和流程合理摆放实验室设备、台柜、物品等，避免相互干扰、交叉污染，并应不妨碍逃生和急救。台（桌）柜和设备之间应有足够的间距，以便于清洁。

基本设施：实验室必须配有洗手池，且最好设置在靠近出口处，手动式或非手动式均可，尽可能用自来水。实验室若涉及刺激性或腐蚀性物质的操作，应在 30m 内设洗眼装置，风险较大时应设紧急喷淋装置；若涉及使用有毒、刺激性、挥发性物质，应配备通风柜；若涉及使用高压气体和可燃气体，应有相应的安全措施，符合国家、地方的相关规定和要求。必要时，可配备适当的消毒、灭菌设备。

通风系统：实验室一般采用自然通风即可，可开启的窗户应装有防虫纱窗。

照明：实验室应保证内有足够的照明，避免不必要的反光和闪光；同时应设应急照明装置，考虑合适的安装位置，以保证人员安全离开实验室。

用电：实验室应配备足够的固定电源插座，避免多台设备使用同一电源插座。应有可靠的接地系统，应在关键节点安装漏电保护装置或监测报警装置，以提供可靠和足够的电力供应，确保用电安全。

用水：应满足实验室所需用水。给水管道应设置倒流防止器或其他有效防止回流污染的装置；给水、排水系统应不渗漏，下水应有防回流设计。

通信与应急：应配备适用的通信设备及应急器材（如消防器材、意外事故处理器材、急救器材等）。

2. **安全设备和个人防护**　以下安全设备及个人防护装备主要适用于 BSL-1 实验室。

安全设备：一般无须特殊的安全设备，如生物安全柜等。

个人防护装备：一般无须特殊的个人防护装备。操作时，应穿防护性的实验室外套、工作服或制服，以防止污染个人衣物。应佩戴手套以防止手接触有害物质。当被污染、手套完整性受损或在其他必要时，应更换手套。用过的手套与其他受污染的实验室废弃物一起处理。若操作过程中可能遇到微生物或其他有害物质飞溅，也应戴好护目镜。

3. **操作注意事项**　BSL-1 实验室的操作注意事项包括以下方面。

准入规定：实验室主管必须建立实验室准入制度，限制或禁止实验以外的人员进入。当存在危险度 2 级以上病原体（如艰难梭菌、流感病毒）时，需在实验室入口处张贴通用生物危害标志。同时应注明操作生物因子的名称及实验室负责人或其他负责人员的姓名和电话号码。

人员要求：禁止在实验室区域进食、饮水、吸烟、戴隐形眼镜、涂抹化妆品和存放供人食用的食物。食物必须存放在实验室区域之外的专用橱柜或冰箱中；离开实验室之前必须洗手，实验人员必须严格遵守洗手程序。

操作要求：严格遵循 GMPP。操作中尽可能减少飞溅物和气溶胶的产生；禁止使用口吸移液，应使用移液器吸取液体等。

消毒：实验结束后应用消毒剂对实验台面进行消毒，且对所有溅出物应及时处理消毒。

废弃物处理：应遵循先清除污染再丢弃或重复使用的原则。①锐器：必须制定并实施锐器（如针头、注射器、玻片、刀片和破碎的玻璃器皿等）安全操作规程，以减少锐器受伤的风险。针头、注射器及其他锐器在实验室应有限制使用，注射和吸取潜在感染性物质时使用一次性注射器；用过的针头不能弯曲、剪断、折断、重新盖上针头或将其从一次性注射器中取出，应直接置于锐器桶中；禁止直接用手处理破碎的玻璃器皿，必须使用刷子、簸箕、夹子或镊子等其他工具处理，尽量使用塑料制品代替玻璃制品；锐器在丢弃前应进行消毒处理，最好高压灭菌。②污染性材料：所有的培养物、废弃物等在丢弃前或重复使用前，应用可行的方法消毒灭菌，如高压灭菌。另外，需要转移到实验室外其他地方消毒的材料必须放在坚固、防漏的专用密闭容器中并固定好以进行运输。

人员培训：进行安全措施方面的培训是必要的。实验室主管必须确保实验室人员接受了适当的培训，包括其职责、必要的预防措施及暴露评估程序等，且当程序或政策发生变化时，人员必须接受年度更新的或其他培训。

健康和医学监测：一级生物安全水平操作的微生物不太能引起人类疾病，一般无须对人员进行健康和医学检测。但理想的做法是，所有操作人员应进行上岗前体检，并记录其病史和疾病，实验室出现意外事故应迅速报告。个人健康状况可能会影响个人对感染的易感性。因此，应向所有实验室人员，尤其是育龄妇女提供有关免疫能力和可能使他们容易感染的情况信息。机构的医疗服务提供者应向有以上情况的个人提供适当的咨询和指导。

其他：实验室需要有效的有害生物（防鼠、防虫等）综合治理计划等。

（二）二级生物安全防护实验室

BSL-2 实验室的生物安全建立在 BSL-1 之上。BSL-2 实验室的结构设施、安全设备和个体防护及安全操作规程应满足初级卫生服务、诊断及研究的要求，适用于操作对人员和环境造成中度潜在危害的生物因子（摄入或经皮肤或黏膜暴露而引起疾病）[1, 2]。此类实验室为基础性实验室，能处理较多种危险度 2 级的病原体，如 SARS-CoV-2 病毒、艰难梭菌、沙门菌、大部分的衣原体、肝炎病毒、流感病毒、麻疹病毒等。医疗机构中的临床诊断及卫生保健实验室（公共卫生、临床或医院为基础的）主要属于这一等级，由于没有任何实验室能够完全地控制其所接收的标本，实验室人员可能会接触比其更高危险度的微生物，故此类实验室必须设计成二级或二级以上水平。它与 BSL-1 的不同之处在于，实验人员均被要求接受过致病因子处理方面的专门培训，并由有资格的工作人员监督和指导；实验进行时，严格限制人员进入实验室；可能需要生物安全柜或其他物理密封设备时，实验中所有可能产生感染性气溶胶或飞溅物的步骤均应在生物安全柜或其他物理密封设备中进行，且必须穿着指定用于实验室的工作服，使用眼睛和面部防护装置等。目前，针对 COVID-19 患者标本的处理及相关检测（如病毒核酸检测、血清学检测、抗原检测、生化分析等）要求必须在 BSL-2 实验室开展[4, 5]。但由于我国和国际上针对 COVID-19 检测所需的防护要求有一定差异，在某些情况下，实验室人员可能需要采用 BSL-2 及以上防护[6]。因此，针对 COVID-19 的详细防护及操作要求详见第十八章，本部分内容重点介绍常规的 BSL-2 实验室的设计、安全设备和个体防护及安全操作注意事项，阐述实验室进行 COVID-19 检测应满足的基本需求。BSL-2 实验室的布局示意图如图 17-1 所示。

1. **实验室设计** BSL-2 实验室的设计原则与 BSL-1 基本相同，除以下修改外，应符合 BSL-1 的基本设计和设施要求。

位置：一般情况下，实验室无须与其他建筑物隔离。新建实验室选址应远离公共场所。

门：实验室主入口的门应具有自动关闭并锁上的功能，实验室入口应有通用生物危害标志，出口应有逃生发光指示标志。

空间：实验室必须为其安全运行、清洁和维护提供足够的空间。尽管没有国家标准要求实验室工作人员人均拥有空间的大小，但合理的空间分配是必要的。临床实验室的空间分配应综合考虑工作人员的数量、实验室用途和仪器的大小等因素。工作空间的大小应保证最大数量的工作人员在同一时间工作。理想情况下，工作人员（在实验室的椅子上）与其后面的任何物体之间至少保留 1.5m 的空间，以提供合理的可操作性。实验室内，平均每人提供约 $30m^2$ 的安全工作区是合理的。实验室安装的仪器也应在侧面或背面根据要求留出所需要的维修空间。实验室的实际工作面积应占总面积的 64%～74% [9, 11]。

分区：整体的实验室布局一般应划分为清洁区（办公室、休息室、学习室）、缓冲区（储存区、供给区）、污染区（工作区、洗涤区、标本储存区），三区分明。也应充分考虑到实验室工作人员流动、患者流动、标本流动、污物流动的合理安排。

内部装修：与 BSL-1 要求相同。

设备放置：基本设备放置与 BSL-1 相同。但在安装有生物安全柜的房间内，生物安全柜应放置在远离门、开放的窗户、人流量较大的实验室区域及其他可能的气流干扰的区域，以维持生物安全柜的气流参数，确保室内空气供应和排气的波动不会干扰正常运行。

基本设施：基本设施在 BSL-1 实验室基础上要求更加严格。每个实验室必须均配有洗手池，水龙头开关最好为非手动式，设置在靠近出口处，下水必须经过消毒处理。洗眼器必须随时可用，应在实验室工作区配备洗眼装置。必要时，每个工作间均应配备洗眼装置。应在实验室内或其所在的建筑内配备适当的消毒、灭菌设施，如高压灭菌器、化学消毒装置等。所配备的消毒、灭菌设备应以风险评估为依据。

通风系统：对通风系统没有特殊要求。BSL-2 实验室未要求负压，只是建议在规划新实验室时应考虑使用机械通风系统。机械通风系统依靠供气风机和排气风机来提供风压、风量，并通过管道和送、排风系统可以有效地将室外新鲜空气或经过处理的空气送到实验室内；还可以将实验室内受到污染的空气及时排至室外，或者过滤后再予以排放。该系统可保证实验室产生向内的定向流向，污染的空气不会在实验室内进行循环。需要注意的是，若采用机械排风，则实验室的排风应与送风连锁，排风先于送风开启，后于送风关闭。送风口和排风口应采取防雨、防风、防杂物、防昆虫及其他动物的措施，送风口应远离污染源和排风口。

照明：与 BSL-1 相同。

用电：与 BSL-1 相同。

用水：与 BSL-1 相同。

通信与应急：与 BSL-1 相同。

2. 安全设备及个体防护　实验室安全设备与个人防护装备的适用原则与 BSL-1 基本相同，但应实行比 BSL-1 实验室更高的防护。针对 COVID-19 的防护要求，我国与国际的防护要求有所不同，具体详见第十八章第二节内容。

安全设备：建议在操作病原微生物及标本的实验区内配备二级生物安全柜，以防止可能产生的感染性气溶胶或飞溅物的污染。在以下情况时，应在生物安全柜或其他物理隔离设备中进行：①可能产生感染性气溶胶或飞溅物的实验过程，包括移液、离心、研磨、振荡、混合、超声处理、打开装有感染性物质的容器及从动物或卵中收集被感染的组织时，均应在生物安全柜中操作。②处理高浓度或大量的感染性生物因子时，应在生物安全柜中操作。当使用密封的转子或离心机安全杯离心时，也可在开放式的实验室中离心。生物安全柜至少每年进行测试和验证，并且根据制造商的建议进行操作，则来自Ⅱ级生物安全柜的高效空气过滤器（HEPA）过滤的废气可以安全地再循环回到实验室环境。生物安全柜也可以通过管道连接到实验室排气系统，通过独立于建筑物其他公共通风系统的管道排出。另外，必须对生物安全柜的性能和空气系统的正常运行按规定进行验证。

个体防护：常规个体防护与 BSL-1 基本相同。①在操作感染性物质时，必须穿戴个人防护装备。必须穿戴指定用于实验室的工作服或制服，在离开实验室前往非实验室区域之前，应脱去工作服并妥善处理。工作服应存放于实验室待洗涤，不能带离实验室。②当必须在生物安全柜或密闭装置之外处理感染性微生物时，应使用眼睛和面部防护装置（护目镜、口罩、面罩或其他防溅罩）来防止传染性或其他有害物质的飞溅或喷溅。必须将眼部和面部防护装置与其他受污染的实验室废弃物一起处理或进行净化处理后重新使用。③实验时，必须戴手套以防止手接触有害物质。当手套被污染、手套完整性受损或必要时，应及时更换手套。请勿清洗或重复使用一次性手套，用过的手套与其他受污染的实验室废弃物应一起处理。离开实验室之前，应脱下手套并立即洗手，严格遵守洗手程序。

3. 操作注意事项　BSL-2 实验室面临比 BSL-1 较高的生物风险，主要操作危险度 2 级及以上的病原体，针对 COVID-19 的标本处理和分子检测等操作主要在此类实验室中进行[5, 6]。实验人员除严格遵循微生物学操作技术规范外，还应注意一些特殊的操作和管理规定。本部分内容将重点介绍常规的 BSL-2 实验室操作注意事项，特定的针对 COVID-19 标本的处理检测、感染性材料消毒处理及废弃物管理等内容详见第十八章。

准入规定：实验室负责人应评估各种条件，制定实验室的准入政策，并负有责任。所有进入实验室的人员应符合特定的进/出要求，并必须告知其潜在的危险。一般情况下，易感染或感染后具有严重后果的人不允许进入，如免疫缺陷或免疫抑制的人员。必须在实验室入口处张贴通用生物危害标志，并注明病原体、生物安全级别、免疫接种要求、实验室负责人的姓名和电话号码。

人员要求：与 BSL-1 相同。

操作要求：除了严格遵循 GMPP 外，实验室负责人应制定针对本实验室的生物安全手册或标准操作规程，以识别将要或可能遇到的生物危害，并规定最小化或消除生物危害的措施，由专人负责保管和监督执行。实验室的工作人员必须熟读并遵守操作规程。所有涉及可能会产生气溶胶的感染性物质的操作均应在生物安全柜或其他物理隔离装置内进行。在收集、处理、操作、存储或运输具有潜在的感染性材料或废弃物（培养物、组织、体液和血液标本等）时，必须放在密闭、耐久的防漏容器中，避免发生泄漏。

消毒：实验室设备和工作台面应定期进行消毒，操作过程中出现意外洒落、飞溅或其他潜在污染时，应及时消毒处理。涉及感染性物质的泄漏必须由经过适当培训并配有相应装备的人员来清除。在对仪器设备进行维修、保养或从实验室移出之前，必须按照规定对设备进行消毒处理。实验室的真空管路应使用液体消毒剂消毒。

废弃物处理：与 BSL-1 相同。所有的培养物、废弃物等在丢弃前或重复使用前，应用可行的方法消毒灭菌，高压蒸汽灭菌为首选方法。

人员培训：实验室负责人必须确保所有人员在工作之前接受相关的特殊培训，具备熟练操作标准或特殊病原体的能力，并且掌握必要的预防措施、暴露后评估程序及暴露后的处理措施。实验人员应每年接受新知识培训。

健康和医学监测：实验人员在录用或上岗前必须体检合格，记录病史，并进行一次有目的的职业健康评估。实验室应制定适当的医学监测方案，疾病和实验室意外事故应迅速报告，实验室人员应接受适当与实验相关的免疫接种和监测，如接种乙肝疫苗等。实验室应对高风险人员的基准血清标本进行收集和保存，并根据需要定期收集。另外，应向所有实验室人员，尤其是育龄妇女提供有关免疫能力和可能使他们容易感染的状况信息。机构的医疗服务提供者应向有这些情况的个人提供适当的咨询和指导。

意外事故处理：发生意外事故导致感染性物质暴露扩散时，必须立即按照《实验室生物安全手册（第三版）》中所述的程序进行评估和妥善处理。并应立即报告实验室负责人，进行适当的医学评估、监测和治疗，并保留书面记录。

其他：与实验无关的动植物不得进入实验室。

（三）三级生物安全防护实验室

BSL-3 实验室的生物安全建立在 BSL-2 之上。实验室的结构设施、安全设备和个体防护及安全操作规程应达到特殊临床诊断、教学和研究的水平，适用于处理具有潜在气溶胶传播能力、可能通过吸入途径引起人体感染严重或潜在致命疾病的本土或外来的病原体（危险度 3 级和大量、高浓度、高气溶胶扩散的危险度 2 级病原体），如结核杆菌、炭疽杆菌、利什曼原虫、黄热病毒等[1, 2]。此类实验室属于防护性实验室，一般的结核病实验室属于这一等级。目前，WHO 及我国的新型冠状病毒实验室生物安全指南均表明，针对 SARS-CoV-2 病毒分离、培养等活病毒实验操作均应当在 BSL-3 实验室中进行[4, 6]。此类实验室应在建筑物中自成隔离区或为独立建筑物，应有严格的人员出入控制。相比于普通的 BSL-2 实验室，BSL-3 实验室对实验人员、操作规程及结构设施的要求更为严格。实验室人员必须接受处理相关病原体或潜在致死因子的专门培训，并且必须由有能力、有处理经验的科学家监督。所有涉及感染性物质的操作过程都必须在生物安全柜或其他物理隔离装置内进行，且操作人员应使用特殊的防护服和防护装置。BSL-3 实验室具有特殊的工程和设计特点，如定向气流等。另外，三级生物安全实验室应在国家或其他有关的卫生主管部门登记或列入名单。BSL-3 实验室的布局示意图如图 17-1 所示。

1. 实验室设计 BSL-3 实验室的设计原则与 BSL-2 基本相同，除应符合 BSL-2 的基本设计和设施要求外，还具有特殊的要求，如实验室隔离、定向气流、双门或气锁入口等。

位置：实验室应在建筑物中自成隔离区或为独立建筑物，与人员自由活动区分开。

门：应设置严格的出入控制。需通过双门通过间、BSL-2 实验室或气锁室进入实验室，双门通过间的通道中应包含更衣室（接待室），双门通过间的门应可自动关闭且互锁，以确保一次仅能打开一扇门。实验室所有的门必须是自动关闭的，需要时应设观察窗，门的开启方向不应妨碍逃生。实验室入口应有通用生物危害标志，出口应有逃生发光指示标志。

空间：实验室及设备间的高度应满足设备的安装要求，应有维修和清洁空间。应充分考虑生物安全柜、双扉压力蒸汽灭菌器等大型设备进出实验室的需要，实验室应设有足够尺寸的设备门。

分区：基本分区与 BSL-2 相同，但具有更加严格的规定。实验室应明确区分辅助工作区和防护区。对于通常认为非气溶胶传播的致病性生物因子的实验室，实验室辅助工作区应至少包括监控室和清洁衣物更换间；防护区应至少包括缓冲间及核心工作间。对于可有效利用安全隔离装置（如生物安全柜）操作常规量经气溶胶传播致病性生物因子的实验室，实验室辅助工作区应至少包括监控室、清洁衣物更换间和淋浴间；防护区应至少包括防护服更换间、缓冲间及核心工作间。防护区中直接从事高风险操作的工作间为核心工作间，人员应通过缓冲间进入核心工作间。实验室核心工作间不宜直接与其他公共区域相邻。

内部装修：实验室防护区内围护结构的内表面应光滑、耐腐蚀、不开裂、防水，所有缝隙和贯穿处的接缝都应可靠密封，且易于清洁和消毒。地面必须防渗漏、防滑、光洁、耐腐蚀、不起尘，可考虑安装整体式的无缝、密封的浇筑地板。墙壁和天花板应具有密封、光滑的表面，并易于清洗和消毒。实验室内所有窗户应为密闭窗，玻璃应耐撞击、防破碎。实验室防护区的顶棚上不得设置检修口等。可根据需要安装传递窗。如果安装传递窗，其结构承压力及密闭性应符合所在区域的要求，以保证围护结构的完整性，并应具备对传递窗内物品表面进行消毒的条件。在通风系统正常运行状态下，采用烟雾测试法检查实验室防护区内围护结构的严密性时，所有缝隙应无可见泄漏。

设备放置：与 BSL-2 相同。压力蒸汽灭菌器应安装在实验室内，其主体应安装在易维护的位置，与围护结构的连接之处应可靠密封，其安装位置不能影响生物安全柜等安全隔离装置的气流。

基本设施：在 BSL-2 实验室基础上要求更加严格。每个实验室必须配有洗手池，水龙头开关必须为非手动式，设置在靠近出口处，下水必须经过消毒处理。实验室内应备有对所有实验室废弃物进行消毒的方法（如高压灭菌、化学消毒、焚化或其他经有效的消毒方法）。在实验室防护区内应设置符合生物安全要求的压力蒸汽灭菌器，宜安装生物安全型的双扉压力蒸汽灭菌器。

通风系统：实验室应采用机械通风，安装管道通风系统，以产生定向气流。其核心工作间的气压（负压）与室外大气压的压差值应不小于 30Pa，与相邻区域的压差（负压）应不小于 10Pa[3]。应保证空气由清洁区流向潜在污染区，确保在故障条件下气流不会逆流至建筑物的其他区域内。实验室人员必须能够验证气流的定向流动。必须在实验室入口处提供可视监控设备，以确认气流方向。应考虑声音警报，以通知人员气流中断。实验室排出的废气不得再循环至建筑物的任何其他区域，应通过 HEPA 过滤器过滤后排出室外，排气口应避开居住区和建筑物的进气口。应可以在原位对排风 HEPA 过滤器进行消毒和检漏，HEPA 过滤器和外壳至少应每年进行监测与认证。

管路系统：进出实验室的液体和气体管道系统应牢固、不渗漏、防锈、耐压、耐温（冷或热）、耐腐蚀。应有足够的空间清洁、维护和维修实验室内暴露的管道，应在关键节点安装截止阀、防回流装置或 HEPA 过滤器等。实验室真空管路必须使用 HEPA 过滤器或等效过滤器进行保护。过滤器必须按要求进行更换。

照明：实验室宜采用吸顶式密闭防水洁净照明灯，核心工作间的照度应不低于 350lx，其他区域的照度应不低于 200lx。应避免过强的光线和光反射。应设应急照明系统及紧急发光疏散指示标志。

用电：电力供应按一级负荷供电，满足实验室的用电要求，并应有冗余。生物安全柜、送风机和排风机、照明、自控系统、监视和报警系统等应配备不间断备用电源，电力供应至少维持 30 分钟。应在实验室辅助工作区安全的位置设置专用配电箱，其放置位置应考虑人员误操作的风险、恶意破坏的风险及受潮湿、水灾侵害等风险。

用水：基本要求与 BSL-2 相同。实验室防护区内如果有下水系统，应与建筑物的下水系统完全隔离，下水管应直接通向本实验室专用的污水处理系统。

通信与应急：实验室应设置相应的通信、自控、监视与报警系统。

其他：实验室应满足以下参数要求。①实验室防护区各房间的最小换气次数应不小于 12 次/小时；②实验室温度宜控制在 18~26℃；③安全柜开启情况下，核心工作间的噪声应不大于 68dB；④正常情况下，实验室的相对湿度宜控制在 30%~70%，消毒状态下，实验室的相对湿度应能满足消毒的技术要求。

2. 安全设备及个体防护　实验室安全设备与个人防护装备的适用原则与 BSL-2 基本相同，但由于 BSL-3 用来操作危险度 3 级的病原体，其需要更加严格的防护。

安全设备：实验室必须配有生物安全柜，所有涉及感染性物质的操作都必须在生物安全柜（最好是Ⅱ级或Ⅲ级）或其他物理隔离装置内进行。

个体防护：在常规防护的基础上，增加了特殊的要求。①实验室的防护服必须是正面不开口或反背式的工作服、清洁服、连体服，前系扣式的标准实验服不适用。必要时需要穿鞋套或专用鞋。受污染时，应及时更换防护服。实验室的防护服不能穿至室外，且非一次性的防护服必须在清除污染物后再清洗。当操作某些生物因子（如农业或动物感染性因子）时，可以允许换上专用的实验服。②必须使用眼睛和面部防护装置（护目镜、口罩、面罩或其他防溅罩）来防止传染性或其他有害物质的飞溅或喷溅。必须将眼部和面部防护装置与其他受污染的实验室废弃物一起处理或进行净化处理后重新使用。必要时，应配备呼吸防护装备（如防毒面具）。③除常规的手套使用原则外，BSL-3 实验室工作人员必要时应戴两副手套。将用过的手套与其他受污染的实验室废弃物一起处理。工作人员必须严格遵守洗手程序。

3. 操作注意事项　BSL-3 实验室操作具有较高风险水平的微生物，除严格遵循 BSL-2 的常规和特殊要求外，其对实验操作和实验室管理的要求更高。

准入规定：在 BSL-2 的基础上，具有更严格的准入制度，所有进入实验室的人员应符合特定的进/出要求，并知晓潜在的危害性。进入实验区域的人应满足要求的特殊条件，如免疫接种情况。

人员要求：与 BSL-2 相同。

操作要求：与 BSL-2 相同。但所有涉及感染物质的操作程序都必须在生物安全柜或其他物理隔离装置内进行，在开放式工作台上不进行任何工作。如果无法在生物安全柜内操作，则必须同时使用个人防护设备和其他密闭设备（如离心机安全杯或防护转子）。实验人员必须严格佩戴所需的个人防护装备。

消毒：与 BSL-2 相同。

废弃物处理：与 BSL-2 相同。

人员培训：与 BSL-2 基本相同。实验室负责人必须确保所有人员在工作之前接受相关的特殊培训，具备熟练操作危险度 3 级微生物的能力。

健康和医学监测：与 BSL-2 基本相同。对在 BSL-3 实验室内工作的所有人员，应强制进行医学检查，包括详细的病史记录和针对具体职业的体检报告。人员在临床检查合格后，应配发一个医疗联系卡，说明其受雇于 BSL-3 实验室，且应包括所在机构的联系信息。

意外事故处理：与 BSL-2 相同。

（四）四级生物安全防护实验室

BSL-4 实验室的生物安全建立在 BSL-3 之上，是最高级别防护实验室。实验室的安全操作规程、安全设备和结构设施应达到诊断及研究高度危险性（危险度 4 级）的生物因子的水平，适用于处理通过气溶胶途径传播或者传播途径不明的可导致人体致命性疾病，且目前尚无有效疫苗或治疗方法的病原体，如埃博拉病毒、拉沙热病毒、天花等[1, 2]。当一个病原体被怀疑或可能与需要在 BSL-4 实验室处理的病原体具有相同抗原时，必须在 BSL-4 实验室进行处理，直到有足够的证据表明应该在此级别继续工作或重新指定其他级别。此类实验室一般用作特殊的科研用途，如病毒分离培养、病毒株保存、疫苗研制等。BSL-4 实验室必须是独立的建筑物，或是在一个安全可靠的建筑明确划分的区域内，且与该区域内其他建筑物完全隔离。此类实验室的要求最为严格。实验室工作人员必须经过严格的培训，具有处理高度危险病原体的能力，且同时必须了解相应的安全防护水平和实验室设计的特征。其实验室设计在 BSL-3 实验室的基础上增加了出口淋浴等特殊设计。目前，BSL-4 实验室根据防护体系分为两种：①生物安全柜型实验室（必须在Ⅲ级生物安全柜中操作）；②防护服型实验室（必须穿正压防护服进入）。应注意，BSL-4 实验室的运作应在国家或其他有关的卫生主管机构的管理下进行。

1. 实验室设计　BSL-4 实验室的设计原则与 BSL-3 基本相同，除应符合 BSL-3 的基本设计和设施要求外，还具有特殊的要求，如出口淋浴等。

（1）生物安全柜型实验室

位置：实验室必须是独立的建筑物，或是在一个安全可靠内的区域，且应与该区域内其他建筑物完全隔离。

门：实验室所有的门必须是自动关闭并锁上，应通过气锁室进入实验室，严格控制出入。进入安全柜室和内部更衣室的门的开口必须最小化，并且必须严格密封。

空间：与 BSL-3 相同。

分区：基本分区与 BSL-3 相同，但具有更加复杂的设置。实验室防护区应至少包括核心工作间、缓冲间、内部（外防护服）更衣间等，内部更衣间应为气锁，辅助工作区应包括监控室、外部（清洁衣物）更衣间等。房间设计必须确保在离开Ⅲ级生物安全柜时依次通过内部更衣间、个人淋浴间和外部更衣间。

内部装修：与 BLS-3 相同。

设备放置：在满足 BSL-3 的基础上，Ⅲ级生物安全柜必须配备直通的双门结构的高压灭菌器或者直通的储槽、熏蒸室等其他等效的消毒方法，以便安全处理无法通过高压灭菌的材料。放置在Ⅲ级生物安全柜中的设备也应光滑，避免锋利的边缘或其他可能损坏或刺穿安全柜手套的可能性。

基本设施：必须在Ⅲ级生物安全柜的房间和内部、外部更衣间附近提供非手动式水槽。实验室内必须配备双门、传递型的高压灭菌器及对于不能采用蒸汽灭菌的材料应提供其他清除污染（化学灭菌等）的方法。从高压灭菌器腔室排出的气体和液体必须经过净化处理。在可行的情况下，应对高压灭菌器进行消毒，避免含有感染性物质的未经过滤的空气或蒸汽释放到环境中。必须记录 BSL-4 实验室设施的设计参数和操作程序。在运行之前，必须对设施进行测试，以验证是否满足设计和运行参数的要求。实验室设施也必须每年重新验证。验证标准应根据操作经验做必要修改。

通风系统：实验室应安装专用的机械通风系统，采用气密挡板和 HEPA 过滤器隔离每个单独的实验室系统，仅具有相同要求的实验室（即其他 BSL-4 实验室）可以共享通风系统。

通风系统的供气和排气系统必须使实验室防护区对周围区域保持负压（不小于 60Pa），并在实验室内相邻区域之间适当地提供压差（不小于 25Pa）或定向气流。供气风机和排气风机设置应有冗余且必须联锁，以防止实验室形成正压。必须对通风系统进行监视和报警，以指示故障或偏离设计参数。必须在洁净更衣室附近安装可视监控设备，以便在进入实验室之前验证实验室内的适当压差。实验室的供气和排气必须通过两个串联的 HEPA 过滤器，排气口应避开建筑物的进气口，所有 HEPA 过滤器应靠近生物安全柜和实验室放置，最大限度地减少可能被污染的空间。HEPA 过滤器和外壳至少应每年进行监测和认证，应可以在原位对送、排风 HEPA 过滤器进行消毒和检漏。

管路系统：必须安装两个串联的防回流装置以确保穿透实验室墙壁、地板或天花板的管路系统不会发生回流。不建议使用中央真空系统。但若有，则不应将真空系统安装在生物安全柜室外，且需安装两个串联的 HEPA 过滤器，过滤器应保证可在原位进行消毒和更换。

照明：与 BSL-3 相同。

用电：与 BSL-3 基本相同。但必须为实验室排气系统、生命支持系统、警报、照明、进出控制、生物安全柜和气锁提供自动激活的应急电源。不间断电源（UPS）连续供电时间应不少于 60 分钟。

用水：实验室中的所有排水管道必须连接到废水净化系统，采用经过验证的方法（最好是加热消毒）进行净化。必须记录所有液体废弃物的去污记录。液体废弃物的净化过程必须经过物理和生物学验证。生物学验证必须至少每年执行一次，淋浴和厕所产生的废水可未经处理直接排入下水道。

通信与应急：与 BSL-3 相同。必须在实验室和外界之间提供适当的通信系统（如语音、传真和计算机）。必须制定与执行有关紧急通信和紧急通道或出口的规定。

（2）防护服型实验室：其设计要求与生物安全柜型实验室基本相同，但在以下几个方面具有差异。

分区：正压服型 BSL-4 实验室的防护区布局设计与安全柜型实验室有所不同，必须包括清除防护服污染的淋浴室。整体应包括核心工作间、化学淋浴间、内部（外防护服）更衣间等，化学淋浴间应为气锁，可兼作缓冲间，辅助工作区应包括监控室、外部（清洁衣物）更衣间等。房间设计必须确保在离开防护服型实验室时，依次通过化学淋浴间、内部更衣间、个人淋浴间和外部更衣间。

通信与应急：在生物安全柜型实验室基础上，正压服型实验室应同时配备紧急支援气罐，紧急支援气罐的供气时间应不少于 60 分钟/人。

2. 安全设备及个体防护　不同类型的 BSL-4 级实验室对设备和防护要求不同。

（1）生物安全柜型实验室

安全设备：实验室必须配有Ⅲ级生物安全柜以提供基本防护。生物安全柜应满足以下要求：①所有感染性物质的操作必须在Ⅲ级生物安全柜中进行，安全柜的表面和内部必须光滑，以减少手套割伤和撕裂的可能性，且应易于清洁和消毒。安全柜的设计应尽可能允许在机柜外部进行机械系统（制冷、恒温箱、离心机等）的维护和修理。Ⅲ级生物安全柜至少每年进行一次认证。②Ⅲ级生物安全柜必须配备直通的双门结构的高压灭菌器。高压灭菌器的门必须采用互锁结构，而且必须能自动控制，保证任何时候都只能打开一个门，高压灭菌器的外门只能在完成灭菌净化循环后才能打开。Ⅲ级生物安全柜还必须有直通的储槽、熏蒸室或其他等效的消毒方法等，以便安全处理无法通过高压灭菌的材料，保证其始终密封。③应使用密封的转子或离心机安全杯在机柜内离心。④必须在使用前检查Ⅲ级生物安全柜的手套是否损坏，必要时进行更换，应每年更换一次手套。必须在生物安全柜手套下戴一次性手套，以防止柜内手套破裂或撕裂时暴露。

个体防护：与 BSL-3 基本相同。除眼镜外，任何个人衣物均不得带过淋浴区。淋浴前，必须在脏的更衣室脱掉所有防护服，眼镜必须消毒。可重复使用的衣服必须经过高压灭菌后才能从实验室取出进行清洗。

（2）防护服型实验室

安全设备：可配备Ⅱ级生物安全柜。所有感染性物质的操作都必须在生物安全柜或其他安全设备内进行。可能产生气溶胶的设备必须放在生物安全柜中，空气必须通过 HEPA 过滤后才能排放到实验室中。HEPA 过滤器应每年测试，按需求进行更换。如果生物安全柜至少每年进行测试和验证，并且根据制造商的规范进行操作，则来自Ⅱ级生物安全柜的HEPA 过滤废气可以安全地再循环到实验室环境中。

个体防护：与生物安全柜型不同。①实验人员在进入穿戴正压服的房间之前必须穿着实验服。淋浴前，必须在内部的更衣室里脱掉所有实验服。②进入实验室的操作人员必须穿着一套正压的、供气经 HEPA 过滤、配有生命支持系统的连体防护服。防护服的空气必须由双倍用气量的独立气源系统供给，以备紧急情况下使用。必须为工作人员安装适当的报警系统，以备发生机械系统或空气供给故障时使用。③离开实验室之前，必须用化学淋浴对正压服的表面进行消毒。需要采用一种对正压服进行消毒的方法（如重力供给化学消毒剂），以保证在化学喷淋系统发生故障的情况下消毒。④防护手套下必须戴一次性内部手套，以防止外部防护手套破裂或撕裂。必须在实验室操作期间对防护手套进行消毒，以去除并最大限度地减少实验室的污染。淋浴前，必须去除内部手套并将其丢弃在内部的更衣室中，将用过的手套与其他受污染的废弃物一起处理。

3. 操作注意事项　BSL-4 实验室进行与危险度 4 级微生物相关的操作，其在符合 BSL-3 实验室的安全操作的基础上，应执行最严格的操作及管理。

准入规定：实验室必须具有极其严格的准入制度，只有出于科学或支持目的而需要进入实验室的人员才有权进入。人员或物品的进出必须经过气锁室或通过系统，且所有人员必须登记进出实验室日期和时间。

人员要求：在实验室运行期间，除紧急情况外，人员必须通过更衣室和淋浴室进入与离开实验室。所有进入实验室的人员必须在外衣更衣室更换所有个人衣物，必须使用实验室服装，包括内衣、裤子、鞋子和手套等。离开实验室时都必须进行个人淋浴。用过的实验服不得通过个人淋浴设备从内部更衣室移走。在实验室完全消毒、确保所有传染源均被清除后，必要工作人员的进入和离开无须遵守上述衣物更换和淋浴要求。与 BSL-2 相同。

操作要求：在 BSL-3 的基础上，应注意以下几点。①实验室实行双人工作制，任何情况下严禁任何人单独在实验室内工作，特别是在防护服型四级生物安全水平实验室中。②在开始实验室工作之前，必须完成安全设备和生命支持系统的日常检查并记录，以确保实验室按照既定参数运行。③未通过更衣室带入 BSL-4 实验室的材料，必须通过先前已消毒的双门高压灭菌器、熏蒸室等带入，固定好外门后，实验室人员才可以打开内门取出材料。④必须从实验室中取出保持生物活性的微生物时，应将其转移到牢固的密封一级容器中，然后将其封闭在牢固的密封二级容器中，且必须通过消毒罐、熏蒸室等转移。除非经过验证的方法将其灭活，否则不得在 BSL-4 实验室外打开包装好的有活性的微生物。

消毒：对实验室的消毒处理要求更加严格，所用消毒方法必须经过有效的验证。Ⅲ级生物安全柜的内部及所有被污染的气室、风机和过滤器等必须使用经过验证的气态或蒸汽方法消毒净化。

废弃物处理：实验室必须配备双门、传递型的高压灭菌器。对于不能进行高压蒸汽灭菌的仪器、物品等，应采用其他的清除污染方法。

人员培训：与 BSL-3 基本相同。实验室负责人必须确保所有人员在工作之前接受相关的特殊培训，具备熟练操作危险度 4 级的微生物的能力。

健康和医学监测：在 BSL-3 的基础上，必须建立报告和记录实验室事故、泄漏、员工缺勤及实验室相关的医疗服务和监测体系。必须为实验室人员和支持人员提供适当的医疗监测及必要的免疫接种。应及时隔离和治疗具有潜在或已知实验室感染的人员。

意外事故处理：必须制定紧急情况下的有效方案。工作人员应接受人员受伤或疾病状态下的紧急撤离程序培训。工作人员与实验室外面的支持人员之间必须建立常规情况和紧急情况下的联系方式。

第三节　实验室主要的安全设备

生物安全设备是临床实验室的生物安全一级防护屏障，其与个人防护措施搭配起来可为人员和直接的实验室环境提供保护。生物安全设备主要包括生物安全柜、密闭容器及其他旨在消除生物因子或将其减少到最低程度的设备。临床实验室在处理 COVID-19 相关标本时，多个步骤可产生感染性气溶胶，如离心、移液、打开装有感染性物质的容器等，且由于实验室环境相对封闭，因此更易产生高浓度气溶胶[4, 5]。目前《新型冠状病毒肺炎诊疗方案（试行第八版）》指出，在相对封闭的环境中长时间暴露于高浓度气溶胶情况下，SARS-CoV-2 有气溶胶传播的可能[12]。生物安全柜作为防护实验操作过程中传染性飞沫或气溶胶的主要设备，在保护实验室环境和操作人员免受 SARS-CoV-2 感染方面具有重要作用[1, 4]。但是，实验室除了需要配备必要且足够的安全设备外，实验人员也应具有相关专业知识和技能来正确操作与使用这些安全设备。本节将详细介绍实验室常见的安全设备，特别是生物安全柜的防护原理及使用，可为实验室合理正确使用安全设备提供指导，保护人员和实验室环境的安全。

一、生物安全柜

生物安全柜（biological safety cabinet，BSC）是指为操作具有感染性的实验材料时，如原代培养物、菌毒株及诊断性标本时，用来保护操作者本人、实验室环境及实验材料，避免其暴露于操作过程中可能产生的气溶胶或溅出物而设计的实验室安全防护设备[1]。当操作液体或半流体，如摇动、搅拌、倾注、滴加液体时，均有可能产生气溶胶。在对琼脂板划线接种、用吸管接种细胞培养瓶、采用加样器加样及转移感染性试剂混悬液、对感染性物质进行匀浆、涡旋振荡及离心等实验操作时，也可能产生感染性气溶胶。由于我们肉眼无法看到直径小于 5μm 的气溶胶及直径为 5～100μm 的微小液滴，因此实验人员通常意识不到此大小颗粒的生成可能吸入或交叉污染工作台面上的其他材料。已经表明，正确使用生物安全柜可以有效地减少由气溶胶暴露所导致的实验室感染及培养物的交叉污染，也可同时有效地保护环境[1, 2]。目前，国内外指南均规定，所有 COVID-19 标本的灭活前处理、RNA 提取等操作均应当在经过验证的生物安全柜中进行[4-6]。

生物安全柜的基本设计经历了多次改进。目前，已经开发出 3 种级别的生物安全柜，分别为 Ⅰ 级、Ⅱ 级和Ⅲ级，其中Ⅱ级生物安全柜包含 A1、A2、B1、B2 4 种类型，以满足各种研究和临床需求，不同级别生物安全柜之间的区别如表 17-4 所示。开放式的 Ⅰ 级和Ⅱ级的生物安全柜是主要的安全设备，与良好的微生物操作技术配合使用时，可为实验室人员和环境提供显著的保护。Ⅱ级生物安全柜除了对人员和环境提供保护外，同时可防止安全柜内实验材料的污染，临床实验室针对 COVID-19 标本的操作主要在Ⅱ级生物安全柜中进行。气密型Ⅲ级生物安全柜为人员和环境提供了最高的保护水平。不同级别生物安全柜的区别主要是在送风和排风系统中 HEPA 过滤器的使用。除 Ⅰ 级生物安全柜没有经过HEPA 过滤的送风外，其他生物安全柜在送风和排风系统中加入了 HEPA 过滤器。HEPA过滤器对直径 0.3μm 的颗粒的截留率可以达到 99.97%，而对于更大或更小颗粒的截留率可以达到 99.99%，包括所有细菌、病毒、孢子和含有这些微生物的颗粒或飞沫[1]。因此，排风口的 HEPA 过滤器可以有效地截留所有已知的感染因子，并且可确保从安全柜中排出的空气完全不含微生物。另外，送风口的 HEPA 过滤器可以保护输送到工作台面的空气不含微生物，从而为实验对象提供保护。不同类型的生物安全柜设计的变化适用于特定目的，不同级别生物安全柜的选择情况详见表 17-5。

表 17-4　Ⅰ级、Ⅱ级、Ⅲ级生物安全柜之间的差异[1, 2]

生物安全柜		防护类型	正面气流速度（m/s）	气流百分数（%）		排风系统	应用	
				重新循环部分	排出部分		非挥发性有毒的化学品和放射性物质	挥发性有毒的化学品和放射性物质
Ⅰ级 a		人员、环境	0.36	0	100	硬管	是	是
Ⅱ级	Ⅱ-A1	人员、环境、实验材料	0.38～0.51	70	30	排到房间或套管连接处	是	否
	Ⅱ-A2a		0.51	70	30	排到房间或套管连接处	是	是（微量，外排风式）
	Ⅱ-B1a		0.51	30	70	硬管	是	是（微量）
	Ⅱ-B2a		0.51	0	100	硬管	是	是（少量）
Ⅲ级 a		人员、环境、实验材料	不适用	0	100	硬管	是	是（少量）

a 所有生物学污染的管道均为负压状态，或由负压的管道和压力通风系统围绕。

表 17-5　不同保护类型及生物安全柜的选择[1]

保护类型	安全柜等级选择
个体防护，针对危险度 1～3 级微生物	Ⅰ级、Ⅱ级、Ⅲ级生物安全柜
个体防护，针对危险度 4 级微生物（安全柜型实验室）	Ⅲ级生物安全柜
个体防护，危险度 4 级微生物（防护服型实验室）	Ⅰ级、Ⅱ级生物安全柜
实验对象保护	Ⅱ级生物安全柜、Ⅲ级生物安全柜（柜内气体是层流）
少量挥发性放射性核素/化学品的防护*	Ⅱ级 B1 型生物安全柜、外排风式Ⅱ级 A2 型生物安全柜
挥发性放射性核素/化学品的防护*	Ⅰ级、Ⅱ级 B2 型、Ⅲ级生物安全柜

*如果使用挥发性化学品，Ⅰ级或Ⅱ级 A2 型安全柜气体不应排放到房间内。且在任何情况下，化学浓度都不应接近化合物的爆炸下限。

（一）Ⅰ级生物安全柜

Ⅰ级生物安全柜是最早得到认可的。Ⅰ级生物安全柜提供了人员和环境保护，但由于供气未经过滤，不能为安全柜内的操作材料提供可靠保护。它在空气流通方面与化学通风柜相似，但其在排气系统中装有 HEPA 过滤器可以保护环境，其原理图如图 17-2 所示。未经过滤的室内空气从前面开口处以 0.38m/s 的最低速率（可以提供人员防护）进入生物安全柜，空气经过工作台表面并经排风管排出安全柜。定向流动的空气将工作台面上可能形成的气溶胶迅速带离工作人员而送入排风管内。操作者的双臂可以从前面开口伸到安全柜内的工作台面上，并可通过玻璃窗观察工作台面的情况。安全柜的玻璃窗可完全抬起，以便清洁工作台面或进行其他处理。安全柜内的空气可以通过 HEPA 过滤器按照下列方式排出：①通过实验室的排风系统排至建筑物外面；②通过建筑物的排风系统排至建筑物外面；③直接排至建筑物外面。HEPA 过滤器可以装在生物安全柜的压力排风系统里，也可装在建筑物的排风系统里。通常通过硬导管连接到建筑物的排气系统的Ⅰ级生物安全柜可用于操作放射性核素和挥发性有毒化学品。由于Ⅰ级生物安全柜不能提供材料保护，因此常用于封闭设备（离心机等）或可能产生气溶胶的程序（组织匀浆等）。

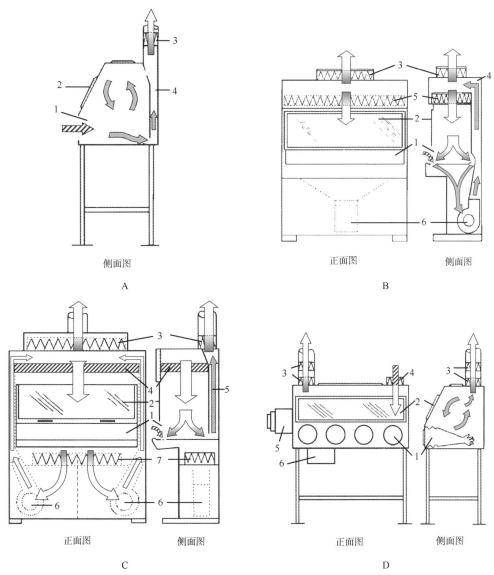

图 17-2 Ⅰ级、Ⅱ级和Ⅲ级生物安全柜原理图[1]

▨房间空气；▦潜在污染空气；□HEPA 过滤空气

A. Ⅰ级生物安全柜原理图（1. 前开口；2. 窗口；3. 排风 HEPA 过滤器；4. 压力排风系统）；B. Ⅱ级 A1 型生物安全柜原理图（1. 前开口；2. 窗口；3. 排风 HEPA 过滤器；4. 后面的压力排风系统；5. 供风 HEPA 过滤器；6. 风机）；C. Ⅱ级 B1 型生物安全柜原理图（1. 前开口；2. 窗口；3. 排风 HEPA 过滤器；4. 供风 HEPA 过滤器；5. 负压压力排风系统；6. 风机；7. 送风 HEPA 过滤器。安全柜需要有与建筑物排风系统相连接的排风接口）；D. Ⅲ级生物安全柜（手套箱）原理图（1. 用于连接等臂长手套的舱孔；2. 窗口；3. 两个排风 HEPA 过滤器；4. 送风 HEPA 过滤器；5. 双开门高压灭菌器或传递箱；6. 化学浸泡槽，安全柜需要有与独立的建筑物排风系统相连接的排风接口）

（二）Ⅱ级生物安全柜

Ⅱ级生物安全柜在设计上既可提供人员、环境防护，还能保证工作台面的材料不受房间空气的污染。COVID-19 标本主要在此类生物安全柜中进行处理和检测。Ⅱ级生物安全柜有 4 种不同的类型，分别为 A1、A2、B1、B2 型。与Ⅰ级生物安全柜不同，其只让经

HEPA 过滤的无菌的空气流过工作台面。Ⅱ级生物安全柜可用于操作危险度 2 级和 3 级的感染性物质。在使用正压防护服的条件下，也可用于操作危险度 4 级的感染性物质。另外，Ⅱ级生物安全柜提供了细胞培养繁殖所必需的无菌工作环境，在用细胞或组织培养物来进行病毒繁殖或其他培养时必须使用，也可用于配制非挥发性抗肿瘤药或化学治疗药。

1. **Ⅱ级 A1 型生物安全柜** Ⅱ级 A1 型生物安全柜如图 17-2 所示，其内置风机将房间空气（供给空气）经前面的开口引入安全柜内并进入前面的进风格栅。正面开口处的空气流速至少应达到 0.38m/s。供气先通过供风 HEPA，再向下流动通过工作台面。空气再向下流动到距离工作台面 6～18cm 处分开，其中一半通过前面的排风格栅，而另一半则通过后面的排风格栅排出。所有在工作台面形成的气溶胶立刻被向下的气流带走，并经两组排风栅排出，从而为实验对象提供最好的保护。气流接着通过后面的压力通风系统到达位于安全柜顶部、介于供风和排风过滤器之间的空间。由于过滤器大小不同，约 70% 的空气将经过供风的 HEPA 重新返回到生物安全柜内的操作区域，而剩余的 30% 则经过排风系统的过滤器进入房间内或通过专用通风管道、建筑物的排风系统被排到建筑物外面。安全柜所排出的加热和（或）冷却的空气重新排入房间内使用，与直接排到外界相比具有降低能源消耗的特点。此类生物安全柜不得用于涉及挥发性有毒化学物质的工作，安全柜中（通过再循环空气）和实验室中（从排气中）积累的化学蒸汽会造成健康及安全隐患。

2. **Ⅱ级 A2 型、B1 型、B2 型生物安全柜** 外排风式Ⅱ级 A2 型、B1 型、B2 型的 3 种生物安全柜均由 A1 型生物安全柜变化而来，可用于操作挥发性的有毒化学物质。Ⅱ级 A1 型和Ⅱ级 A2 型生物安全柜最适合诊断实验室，而且最容易安装，无须通过硬管道与外部连接，可以通过"套管"与建筑物排风系统连接[1]。不同类型生物安全柜相互之间具有一定差异，包括从前面开口处吸入空气的速度、工作台面上再循环空气的量及从安全柜中排出空气的量（气流百分数）、安全柜排风系统及压力设置等方面，具体特点详见表 17-4[2]。Ⅱ级 B1 型与Ⅱ级 B2 型生物安全柜通过硬管道与排风系统的通风管道连接，可以进行挥发性放射性核素及挥发性有毒化品的操作。Ⅱ级 B1 型生物安全柜的 70% 的气流经过滤后排出，仅 30% 的为内循环，可进行微量的有害化学物质，如有机溶剂或致癌物的操作。Ⅱ级 B2 型生物安全柜属于全排气型安全柜，内部无空气再循环，适用于操作少量有毒的挥发性的化学物质。

（三）Ⅲ级生物安全柜

Ⅲ级生物安全柜可以用于操作危险度 4 级的微生物材料，适用于 BSL-3 和 BSL-4 的实验室，其可以提供最好的个体防护，如图 17-2 所示。Ⅲ级生物安全柜的所有接口都是"密封的"，送风经 HEPA 过滤，排风则经 2 个串联的 HEPA 过滤器过滤。Ⅲ级生物安全柜由一个外置的、专门的排风系统来控制气流，使安全柜内始终处于负压状态（约 124.5Pa）。实验人员通过连接在安全柜上的结实的橡胶手套将手伸到工作台面，也可以将几个手套箱连在一起来增大工作面积。另外，Ⅲ级生物安全柜应该配备一个用于灭菌的、装有 HEPA 过滤排风装置的传递箱。其也可以与双开门的高压灭菌器相连，清除进出安全柜内所有物品的污染。

（四）生物安全柜的选择、位置及使用

不同生物安全柜具有不同的防护功能，因此只有正确地操作和使用生物安全柜才能达到有效的防护作用。因此，实验室应根据自身需求选择合适的生物安全柜类型，并指导人员正确使用。实验人员在操作感染性标本（如 COVID-19）时，应按照标准操作规范进行操作，避免自身感染。

1. **选择** 实验室主要根据其需要的保护类型来选择适当的生物安全柜，如是否需要实验对象的保护？需要操作的病原体危险度等级是几级？是否操作挥发性的有毒化学品和放射性物质？表 17-4 和表 17-5 详细列出了不同等级生物安全柜的防护功能及选择考量。当在实验室操作 COVID-19 标本时，应该选择使用同时保护人员、环境及实验材料不受污染的 II 级生物安全柜[4]。当在实验室操作挥发性或有毒的化学品时，不应该使用将空气重新排入房间的生物安全柜。

2. **位置** 由于生物安全柜的定向气流极容易受到干扰，包括人员走近生物安全柜所形成的气流、打开窗户、送风系统调整及开关门等都可能造成影响。因此，最理想的安装位置应位于远离人员活动、物品流动及可能扰乱气流的地方。另外，生物安全柜的后方及侧面应尽可能地留有 30cm 的空间，以利于安全柜的维护。安全柜的上面也应留有 30~35cm 的空间，以便准确测量空气通过排风过滤器的速度，并便于过滤器更换。

3. **使用** 生物安全柜如果使用不当，其防护作用就可能大大受到影响。操作者在移动双臂进出安全柜时，双臂应该垂直地缓慢进出前面开口，以维持前面开口处气流的完整性。手和双臂伸入后约等 1 分钟，让里面的空气"扫过"手和双臂表面后才可以对物品进行处理，以使安全柜调整稳定，减少湍流。当操作者的手臂平躺在前面的进风格栅上时，堵塞了前格栅的开口时，含有颗粒的室内空气可能会直接流入工作区域，因此稍微抬起手臂可以缓解这个问题。同时，前格栅也不能被毛巾、纸或其他物品等阻挡堵塞。所有的操作都应在工作表面上离前面的进风格栅至少 10cm 的地方进行。在实验开始之前应将所需要的物品置于安全柜内，以尽可能地减少双臂出入的次数。

所有实验物品应在不阻挡后部格栅的情况下，尽可能地放在靠近工作台后缘的位置，远离进风格栅。可产生气溶胶的设备（如混匀器、离心机等）也应靠近安全柜后部放置。有生物危害性的废弃物袋、盛放废弃吸管的盘子或垃圾桶及吸滤瓶等体积较大的物品，应该放在安全柜的某一侧。美国 CDC 推荐的一般经验法则是将清洁的材料与可能有气溶胶产生的步骤保持至少 30cm 的距离，将使交叉污染的可能性降到最低[2, 8]。工作台面上的实验操作流程及物品摆放应按照清洁区到污染区的方向进行，如图 17-3 所示。可以在消毒剂浸湿的毛巾上进行实验，其易吸收可能溅出的液滴。

大多数生物安全柜的设计允许整天 24 小时运行。一些研究人员发现，连续运行有助于控制实验室的灰尘和空气中其他颗粒物的水平。虽然从节能的角度考虑，建议需要时运行生物安全柜，尤其是在不定期使用安全柜的情况下，但是室内空气平衡是应考虑的首要因素，故推荐安全柜一直维持运行状态。向房间中排风或通过套管接口与专门排风管相连接的 II 级 A1 型及 II 级 A2 型生物安全柜，在不使用时是可以关闭的。其他通过硬管安装的，如 II 级 B1 型及 II 级 B2 型生物安全柜，则必须始终保持空气流动以维持房间空气的平

衡。若安全柜关闭，则开始工作以前或完成工作以后，应至少让安全柜工作 5 分钟来完成"净化"过程，以清除机柜中的所有污染的悬浮颗粒。操作之前，应使用 70% 的乙醇，1：100 的家用漂白剂（即 0.05% 的次氯酸钠）稀释液等擦拭工作表面、内壁（供气过滤器除外）和窗户的内表面。使用漂白剂时，需要用无菌水再次擦拭以除去残留的氯，因为残留的氯可能腐蚀不锈钢台面。用非无菌水擦拭可能会污染安全柜表面，这在需要无菌操作的实验中应特别注意（如细胞培养）。同样，放入安全柜柜内的所有材料和容器的表面应采用 70% 的乙醇擦拭，清除表面污染以减少污染物（真菌孢子等）进入安全柜内。

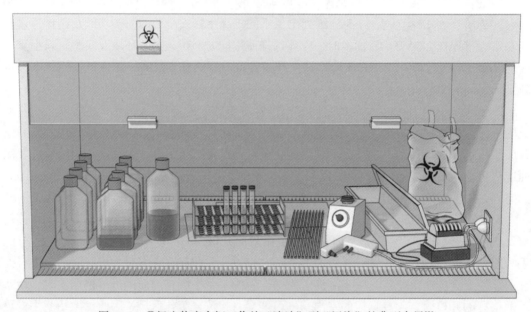

图 17-3　Ⅱ级生物安全柜工作从"清洁"到"污染"的典型布局[2]

从左至右依次为清洁的培养物（左）、操作的标本（中）和污染材料（右）。受污染的吸液管丢弃在浅盘中，其他受污染的材料可放置在生物危害废弃物袋中

当操作发生少量飞溅或泄漏时，应用毛巾或吸水毛巾立即处理，并将其放入生物危害袋或容器中。任何溅到安全柜内及安全柜内部的物品，应立即用蘸有适当消毒液的毛巾清洗。如果泄漏的液体大到足以流过前面格栅或后面格栅时，就需要大面积消毒以去除污染。在确保排水阀关闭后，可将去污溶液倒在工作台面上，并通过格栅进入排水盘中。通常，20～30 分钟被认为是去除污染的合适时间，但这也取决于消毒剂和微生物等级。在每次使用后，也要清除包括仪器设备在内的如生物安全柜内所有物品的表面污染。工作台面和内壁要用消毒剂进行擦拭，所选用的消毒剂要能够杀死安全柜里可能发现的任何微生物。一般常采用次氯酸钠溶液或 70% 乙醇来消毒。

生物安全柜在移动、进行内部检修或更换 HEPA 过滤器（无法保证足够的气流）之前，必须对用于涉及操作传染性物质的生物安全柜进行消毒以清除污染，且应进行风险评估，以确定去污的需求和方法。最常见的气体去污方法是使用甲醛蒸汽熏蒸，也可使用过氧化氢蒸汽和二氧化氯蒸汽。具体操作应该由有资质的专业人员来完成。

另外，安全柜中不需要紫外灯，若使用紫外灯时，应该每周清洁，以除去可能影响其杀菌效果的灰尘和污垢。生物安全柜内也应避免使用明火，明火会对气流产生影响，且在操作挥发性物品和易燃物品时，也容易造成危险。必须使用时，可用微型燃烧器或电炉代替。应尽量使用一次性接种环。

4. **验证**　在生物安全柜安装时及每隔一定时间以后，应由有资质的专业人员按照生产商的说明对生物安全柜的运行性能及完整性进行验证，以检查其是否符合国家及国际的性能标准。安全柜的防护效果的评估应该包括对安全柜的完整性、HEPA 过滤器的泄漏、向下的气流速度、正面气流的速度、负压/换气次数、气流的烟雾模式（用烟雾检测生物安全柜内气流方向及密闭性，应不产生涡流、无死点、无向外逸出的气流）及警报和互锁系统进行测试；也应进行漏电、光照度、紫外线强度、噪声水平及振动性的测试。详细的操作及参数要求参见美国 CDC 颁布的《微生物学和生物医学实验室生物安全指南（第五版）》。另外，进行这些测试的检验人员必须经过专门的培训，并且应采用专门的技术和仪器设备对生物安全柜进行测试验证。生物安全柜应至少每年验证一次。

5. **生物安全柜与超净工作台区别**　超净工作台与生物安全柜相比，在工作原理和实际用途方面都有本质的区别。超净工作台与安全柜工作时气流模式截然不同，超净工作台的气流由外部经 HEPA 过滤后的空气进入操作区，通过操作区后由前面或侧面开口流向操作者，并排入实验室内。因此，超净工作台只能对实验材料起到保护作用，仅适用于操作无毒、无味、无刺激性挥发性气体及无感染性的实验材料，切勿使用超净工作台操作任何有潜在危险性的材料，否则可能会导致操作者产生超敏反应、中毒或感染。因此，需要注意的是，超净工作台不属于生物安全柜，也不能应用于生物安全操作。

二、负压柔性薄膜隔离装置

负压柔性薄膜隔离装置是一种对生物学危害材料提供最佳防护的基本防护装置。在常规的生物安全柜不能或不适合安装或维护的现场，可以采用负压柔性薄膜隔离装置来进行危险度 3 级或 4 级病原体的操作。该装置可以装在移动架上，将工作空间用透明聚氯乙烯（polyvinylchloride，PVC）完全包裹起来悬挂在钢架结构上，并使其内压始终维持在低于大气压力的水平。该装置的进气经过 1 个 HEPA 过滤器过滤，排气则通过 2 个 HEPA 过滤器过滤，故不必用管道将空气排到建筑物外面。该隔离装置内可以配备培养箱、显微镜、离心机等其他实验仪器。实验物品可以通过进样口和取样口运入与运出，而不影响其微生物学活性。操作时，应戴套袖和一次性手套。安装的压力计可检测隔离装置的内压。

三、通　风　柜

通风柜是可以有效遏制毒性、刺激性或易燃材料的安全设备。在进行可能产生有害气体、易燃、易爆、腐蚀性等物质时，要在污染源附近使用该设备，以保障操作者的安全，防止污染物质泄漏至环境中。尤其是当实验过程中有大量蒸汽和灰尘泄出时，通风柜可起到后备安全保障作用。

四、紧急喷淋装置

实验室应安装可供使用的紧急喷淋装置，一般安装在使用苛性碱或腐蚀性化学品附近，BSL-1～BSL-4 级实验室的安装需求详见本章第二节所述。紧急喷淋装置应定期测试以保证正常使用，数量按照实验室的复杂程度和规模而定。应尽可能提供舒适的水温。

五、洗 眼 器

洗眼器是接触酸、碱、有机物等有毒的、腐蚀性等物质的附近必备的应急、保护设施。当操作者的眼睛或身体接触到有害的化学物品时，应用洗眼器对眼睛和身体进行紧急冲洗或冲淋，避免化学物质对人体的进一步伤害。每周应测试洗眼器与供水的连接以确保洗眼器正常运行并能冲掉积水。洗眼器类型多样，实验室应根据自身需求进行选择。

六、高压灭菌器

加热是最常用的清除感染性生物因子污染的物理手段,压力饱和蒸汽灭菌(高压灭菌)是对实验材料进行灭菌的最有效和最可靠的方法。高压灭菌器是对实验室材料及废弃物等消毒灭菌的主要设备,不同实验室级别对高压灭菌器的需求如前所述。高压灭菌器主要分为重力置换式("下排气式")高压灭菌器、预真空式高压灭菌器及燃料加热压力锅式高压灭菌器。

所有要高压灭菌的物品都应该放在空气能够排出且渗透性好的容器内,并且为了利于蒸汽的渗透和空气排出,高压灭菌器物品应松散装载在灭菌器内,以便蒸汽可以均匀地作用于材料。高压灭菌器在使用时应遵守以下注意事项,以减少操作压力容器时发生危害,包括:①负责高压灭菌器的操作和日常维护的人员应接受良好培训,确保使用时的安全;②应对高压灭菌器进行预防性的维护,如由有资质人员定期检查灭菌器柜腔、门的密封性及所有的仪表和控制器;③应使用饱和蒸汽,并且其中不含腐蚀性抑制剂或其他化学品,其可能污染正在灭菌的物品;④灭菌器腔装载要松散;⑤当灭菌器内部加压时,互锁安全装置可以防止门被打开,而没有互锁装置的高压灭菌器(如燃料加热锅式高压灭菌器),应当关闭蒸汽阀并待温度下降到80℃以下时再打开;⑥当高压灭菌液体时,由于取出液体时可能因过热而沸腾,故应采用慢排式设置;⑦即使温度下降到80℃以下,操作者打开门时也应当戴适当的手套和面罩来进行防护;⑧在进行高压灭菌效果的常规监测中,生物指示剂或热电偶计置于每件高压灭菌物品的中心。最好在"最大"装载时用热偶计和记录仪进行定时监测,以确定灭菌程序是否恰当;⑨灭菌器的排水过滤器(如果有)应当每天拆下清洗;⑩应当注意保证高压灭菌器的安全阀没有被高压灭菌物品中的纸等堵塞。另外,实验室应定期对灭菌效果进行检测。

七、其他安全设备

移液辅助器在实验操作时非常重要。在吸取液体时，通常必须使用移液辅助器，严格禁止用口吸取液体，避免操作人员吸入病原体。移液辅助器的设计和使用应易于灭菌与清洁。在操作微生物和细胞培养物时，应使用塞紧（防气溶胶）的吸管或吸头，末端破碎或有裂口的吸管或吸头会影响移液辅助器底座的密封性，从而产生危害，应避免使用。

另外，其他实验室的常用离心机（安全离心杯、离心罩）、一次性接种环、密闭的运送容器等均可提供有限的安全防护。

（李　瑞）

参 考 文 献

[1] WHO. Laboratory Biosafety Manual. 3rd ed. Geneva：World Health Organization，2004

[2] CDC. Biosafety in Microbiological and Biomedical Laboratories.5th ed.Public Health Service Centers for Disease Control and Prevention National Institutes of Health HHS Publication No. （CDC），2009

[3] 中华人民共和国国家卫生和计划生育委员会. 病原微生物实验室生物安全通用准则. 中华实验和临床病毒学杂志，2018（1）：I0001-I0028

[4] WHO. Laboratory biosafety guidance related to the novel coronavirus（2019-nCoV）.https：//www.who.int/publications-detail-redirect/laboratory-biosafety-guidance-related-to-coronavirus-disease（COVID-19），2020-07-20

[5] CDC. Interim Laboratory Biosafety Guidelines for Handling and Processing Specimens Associated with Coronavirus Disease 2019（COVID-19）. https：//www.cdc.gov/coronavirus/2019-nCoV/lab/lab-biosafety-guidelines.html，2020-07-20

[6] 中华人民共和国国家卫生健康委员会. 新型冠状病毒实验室生物安全指南（第二版）. http：//www.nhc.gov.cn/xcs/gzzcwj/202001/0909555408d842a58828611dde2e6a26.shtml.2020-1-23，2020-07-20

[7] WHO. Laboratory testing strategy recommendations for COVID-19. https：//www.who.int/publications/i/item/laboratory-testing-strategy-recommendations-for-covid-19-interim-guidance，2020-3-21，2020-07-20

[8] CDC，Miller JM，Astles R，et al. Guidelines for safe work practices in human and animal medical diagnostic laboratories. Recommendations of a CDC-convened，Biosafety Blue Ribbon Panel.MMWR Suppl，2012，61（1）：1-102

[9] Clinical and Laboratory Standards Institute. Laboratory Design：Approved Guideline.2nd ed. （CLSI document GP18-A2）. Wayne，PA：Clinical and Laboratory Standards Institute，2007

[10] WHO. Laboratory Biosafety Manual. 4th ed.Geneva：World Health Organization

[11] 国家卫生健康委办公厅. 新型冠状病毒肺炎诊疗方案（试行第八版）. http：//www.nhc.gov.cn/yzygj/s7653p/202008/0a7bdf12bd4b46e5bd28ca7f9a7f5e5a.shtml

[12] 国家卫生健康委办公厅，国家中医药管理局办公室. 新型冠状病毒肺炎诊疗方案（试行第八版），http://www.nhc.gov.cn/yzygj/s7653p/202008/0a7bdf12bd4b46e5bd28ca7f9a7f5e5a/files/a449a3e2e2c94d9a856d5faea2ff0f94.pdf，2020-08-18，2020-08-22

第十八章

临床实验室的生物安全管理

　　依据《新型冠状病毒肺炎诊疗方案（试行第八版）》规定，目前 COVID-19 疑似病例的主要确诊标准之一应依据核酸检测的阳性结果。面对疫情的发展和蔓延，越来越多的临床实验室已开展 COVID-19 核酸检测及相关常规检测项目。然而，伴随病毒检测工作量与日俱增，临床实验室在生物安全管理方面的盲目性问题也暴露出来。考虑到目前临床诊断实验室在从事 COVID-19 检测工作时具有一定的潜在风险，有效开展实验室生物安全管理，同时避免盲目性和过度防护，对于确保实验室人员标准化操作和进行实验室活动，减少 COVID-19 暴露和（或）释放的可能性及防止实验室感染具有重要意义。因此，我们亟须在建设满足生物安全级别要求的实验室及配备相应硬件设备要求的基础上，进一步制定规范化的生物安全管理策略，以保障实验室各项 COVID-19 检测工作的顺利进行。

　　临床实验室开展针对 COVID-19 检测的生物安全管理涉及的实验室活动包括标本采集、包装及运输、标本检测流程、实验室设施设备、实验室环境、人员因素、废弃物处置及意外事故处置等多个方面。为了保障实验室的生物安全，首先应当开展风险评估，识别 COVID-19 相关实验室活动的所有风险因素，从而进一步采取针对性的防控措施。风险评估是临床实验室生物安全管理的重要内容，通过制定行之有效的风险评估方案，整合风险评估的结果，依据良好的微生物学操作规范和程序（good microbiological practices and procedures，GMPP）及新型冠状病毒相关实验室检测的标准操作程序（standard operating procedure，SOP）开展各项 COVID-19 相关实验室活动，有助于指导实验室人员规范化进行 COVID-19 检测操作，实验室做好生物安全管理规划并最大限度地确保实验室标本、人员、设备及其环境的生物安全，从而有效降低 COVID-19 在实验室内的传播风险。

　　临床实验室生物安全管理是 COVID-19 疫情防控环节中不可或缺的重要组成部分。本章将参照国内外有关实验室生物安全管理的法律法规、准则、指南及共识，并结合当下 COVID-19 实验室活动涉及的实际操作过程和存在的安全风险问题，从实验室生物安全风险评估，个人生物安全防护，标本采集、包装及运输，标本检测，检测后处理到实验室应急预案和意外事故的处置 6 个方面，完整介绍实验室生物安全管理的标准流程及每个环节相应的具体要求和规定。通过探讨和分析临床实验室开展 COVID-19

检测相关活动时存在的潜在风险、防控策略的制定及国内外标准和要求，旨在提高实验室人员生物安全意识，并进一步指导其在实验室生物安全方面如何去做及知道为什么要这么做。作为临床实验室工作人员，对实验室生物安全管理进行全面而清晰的了解，既能有效地保证 COVID-19 检测操作过程中的安全，同时也避免不必要的过度防护带来的可能的个体伤害。总而言之，生物安全不是简单的口罩、面罩、手套、消毒、高压、生物安全柜、废弃物处理、通风、洗眼器、紧急喷淋等这些关键词的组合，而是基于风险评估、采取针对性的恰当而有效的防控措施，涉及多环节、多步骤的综合而系统的实验室管理流程。

考虑到 COVID-19 存在多种传播途径和人群普遍易感的流行病学特征，并且临床实验室具有反复接触 COVID-19 标本的特殊情况，因此实验室在开展相关检测活动时具有潜在的风险和安全隐患。为了降低 COVID-19 在实验室传播及造成工作人员感染的风险，同时避免由于缺乏对生物安全的了解采取不合理、不正确的防控措施，包括过度防护造成医疗资源浪费和潜在的个体伤害，临床实验室需要制定全面而有效的生物安全管理策略。在实验室生物安全管理中，风险评估是首要的和最基本的环节。通过风险评估，明确与 COVID-19 相关的实验室活动的具体生物安全风险因素，从而实验室可以有的放矢地针对这些风险采取精准的防护控制措施，对于保障实验室生物安全和减少 COVID-19 生物安全危害具有重要的意义。本章将首先阐述风险评估的基本概念和流程，并针对临床实验室开展 COVID-19 风险评估涉及的具体内容和要求进行重点概述。明确实验室在开展 COVID-19 检测活动时如何制定风险评估方案，进而围绕风险评估过程涵盖的 COVID-19 临床标本检测前、中、后各项环节，进行详细、具体的实验室生物安全内容及规定介绍，以期为临床实验室针对 COVID-19 检测开展规范化生物安全管理提供指导。

第一节　实验室生物安全风险评估

风险并不是生物安全所独有的，可以说无所不在，如我们的日常出行，不管是步行，还是乘车、船、飞机等都有风险，而不同的出行方式往往伴有不同的风险因素。例如，步行中发生意外摔倒，乘车过程中发生碰撞、刮擦交通事故，以及乘坐航班途中飞机发生故障等各种潜在风险。此外，在生活中发生的诸多意外事故，有相当一部分由缺乏风险意识、没有进行风险评估及采取有效的预防措施所致。例如，我们经常从新闻媒体看到有关游乐设施发生安全事故的报道。例如，2013 年位于中国西安的秦岭欢乐世界，一台名为"极速风车"的大型游乐设施由于机器启动后不久发生故障，3 名游客接连从空中被甩下。2015 年英国奥尔顿塔游乐场过山车发生故障，两节车厢相撞，致使 16 人受伤，其中 2 名少女被迫腿部截肢。正是由于缺乏风险评估，游乐设施存在的安全问题没有得到有效解决，再加上管理人员安全意识薄弱，没有制定针对性的预防措施，导致国内外游乐场所发生意外事故和游客人员伤亡的问题时有发生。针对实验室生物安全来说，在开展实验室各项活动过程中也可能存在相应的生物安全风险。依据《实验室生物安全通用要求》（GB 19489—2008）规定，针对实验室生物安全开展风险评估，进一步分析实验室活动危险因素的来源及程度，制定相应标准操作程序与管理规程，确定实验室防护级别、个人防护程度及应急预案等安全防范措施，为减少或避免实验室感染事件发生提供了依据和可能[1]。在《新型冠状病毒实验室生物安全指南（第二版）》中确立生物安全原则，指出 COVID-19 暂按照病原微生物危害程度分类中第二类病原微生物进行管理[2]。WHO 颁布的《COVID-19 相关的实验室生物安全指南》强调 COVID-19 病毒检测所有流程必须基于风险评估基础之上，并且只能由具备专业资质的人员操作完成，整个过程严格遵循相关的规定[3]。WHO 在指南中补充强调，涉及 COVID-19 实验室生物安全的一般信息和基本内容在第四版出版前，可参阅

WHO《实验室生物安全手册（第三版）》[4, 5]。参考上述内容，结合目前临床实验室开展 COVID-19 检测的迫切需要及可能存在的生物安全危害，针对 COVID-19 相关的实验室活动所有风险因素识别、分析，对于进一步制定有效的控制措施，保障实验室人员安全及防止实验室感染具有重要作用。因此，本节内容首先介绍风险评估的基本概念和基本流程。然后在了解完整的风险评估流程的基础上，我们针对 COVID-19 进一步探讨如何制定风险评估方案，以期为提高临床实验室生物安全管理水平提供参考。

一、风险评估基本概念

根据 GB/T 23694—2013/ISO Guide 73：2009《风险管理术语》和《病原微生物实验室生物安全通用准则》（WS 233—2017）定义，我们将与风险评估流程相关和涉及与生物安全有关的术语总结如下[6, 7]。

风险（risk）：不确定性对目标的影响。注 1：影响是指偏离预期，可以是正面的和（或）负面的。注 2：目标可以是不同方面（如财务、健康与安全、环境等）和层面（如战略、组织、项目、产品和过程等）的目标。注 3：通常用潜在事件、后果或者两者的组合来区分风险。注 4：通常用事件后果（包括情形的变化）和事件发生可能性的组合来表示风险。注 5：不确定性是指对事件及其后果或可能性的信息缺失或了解片面的状态。

风险评估（risk assessment）：包括风险识别、风险分析和风险评价的全过程。

风险识别（risk identification）：发现、确认和描述风险的过程。注 1：风险识别包括对风险源、事件及其原因和潜在后果的识别。注 2：风险识别可能涉及历史数据、理论分析、专家意见及利益相关者的需求。

风险分析（risk analysis）：理解风险性质、确定风险等级的过程。注 1：风险分析是风险评价和风险应对决策的基础。注 2：风险分析包括风险估计。

风险评价（risk evaluation）：对比风险分析结果和风险准则，以确定风险和（或）其大小是否可以接受或容忍的过程。注：风险评价有助于风险应对决策。

控制（control）：处理风险的措施。注 1：控制包括处理风险的任何路程、策略、设施、操作或其他行动。注 2：控制并非总能取得预期的效果。

评审（review）：实现既定目标而进行的决定某一事项的适宜性、充分性和有效性的活动。注：评审可用于风险管理框架、风险管理过程或风险控制。

风险报告（risk reporting）：告知内部或外部利益相关者风险现状和风险管理方面信息的沟通方式。

残留风险（residual risk）：风险应对之后仍然存在的风险。

风险容忍（risk tolerance）：组织或利益相关者为实现目标在风险应对之后承担风险的意愿。注：风险容忍会受到法律法规要求的影响。

可能性（likelihood）：某件事发生的机会。

后果（consequence）：某事件对目标影响的结果。

风险矩阵（risk matrix）：通过确定后果和可能性的范围来排列显示风险的工具。

风险等级（level of risk）：单一风险或组合风险的大小，以后果和可能性的组合来表达。

事故（accident）：造成人员及动物感染、伤害、死亡或设施设备损坏，以及其他损失的意外情况。

事件（incident）：导致或可能导致事故的情况。

气溶胶（aerosol）：悬浮于气体介质中的粒径一般为 0.001～100μm 的固态或液态微小粒子形成的相对稳定的分散体系。

实验室生物安全（laboratory biosafety）：实验室的生物安全条件和状态不低于容许水平，可避免实验室人员、来访人员、社区及环境受到不可接受的损害，符合相关法规、标准等对实验室生物安全责任的要求。

二、风险评估基本流程

美国 CDC 颁布的实验室生物安全指南强调，目前尚没有一种固定且标准的风险评估模式，实验室应当通过建立多种有效的策略开展风险评估。依据指南要求，实施风险评估策略涉及的主要内容包括：①识别与病原体或感染性材料有关的危害；②识别可能导致接触到病原体或感染性材料的实验室活动；③考虑到实验室人员的能力和经验；④评估并确定风险等级（评估风险导致实验室获得性感染的可能性及发生此类感染后果的严重性）；⑤制定、实施和评审以最小化暴露风险的控制措施[8]。基于以上规定，进一步参考国内外权威机构发布的关于 COVID-19 生物安全相关的法律、法规、准则及指南共识，我们将该病毒在临床实验室中的风险评估完整流程归纳为风险识别、风险分析、风险评价、风险控制和风险审核 5 个基本环节，每个环节具体的内容和要求如图 18-1 所示。接下来将围绕这5 个方面详细介绍临床实验室开展 COVID-19 风险评估的基本流程。此时需要了解风险评估是一种循序渐进的过程，而风险评估涉及的各个环节共同构成一个完整的风险评估框架，缺一不可。

（一）风险识别

风险识别又称为收集信息，是执行风险评估流程的首要步骤。收集潜在的与实验室生物安全风险相关的所有信息，对于进一步采取有效防控措施至关重要。参考美国 CDC 及WHO 指南[4, 8]，从整体上可将 COVID-19 风险识别内容分为以下 3 个方面。

1. **生物因子特征**　①对 COVID-19 致病性、毒性及传播能力的了解；②传播方式，需要注意 COVID-19 在实验室传播方式与自然界传播方式方面的差异；③感染剂量，感染性生物因子 COVID-19 在不同生物体、患者及暴露方式间导致感染传播的浓度差异，即是否存在剂量–反应关系。

2. **实验室程序**　需要识别实验室开展 COVID-19 检测涉及的所有程序步骤的风险因素，包括实验室操作环节、运输环节和废弃物处置环节。其中，临床实验室操作环节主要分为病毒核酸检测、抗原/抗体检测和常规检测 3 大类，常规检测主要包括血液、生化及免疫学检测等。样品运输环节涉及样品采集、包装、运输、接收及保存多个步骤。此外，实验室设施设备的配备、维护和实验室环境因素同样可能影响实验室生物安全，应当纳入信息收集的范围内。

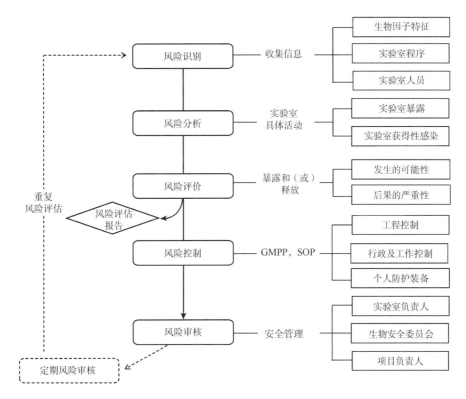

GMPP. 良好的微生物学操作规范和程序；SOP. 标准操作程序

图 18-1　风险评估基本流程和内容

3. **实验室人员**　参与 COVID-19 相关检测的临床实验室所有工作人员信息，包括人员组成、能力、经验及生物安全意识。人员因素是影响 COVID-19 实验室生物安全重要而不可忽视的因素。

根据以上内容要求，临床实验室针对 COVID-19 检测开展风险识别可参考以下模板（表 18-1）。

表 18-1　风险识别（收集信息）

COVID-19 风险识别因素 （风险评估范畴内的实验室活动）	收集的基本信息
生物学特征及潜在危害	致病性、毒性、传播能力及方式、感染剂量等
实验室操作	离心、振荡、搅拌、撞击、灭活、超声破碎、使用利器等具体的实验操作步骤
实验室设施设备	离心机、高压灭菌器及 BSC 等
实验室环境	通风系统（包括 HEPA 过滤设置）
标本运输环节	标本收集、包装、运输、接收及保存过程
人员因素	实验室人员的 PPE、能力资质、培训、经验和生物安全意识

BSC. 生物安全柜（biological safety cabinet）；PPE. 个人防护装备（personal protective equipment）；HEPA. 高效空气过滤器（high-efficiency particulate air）。

WHO《实验室生物安全手册（第三版）》中特别强调，危险本身并不会对人类或动物构成风险。例如，一小瓶含有埃博拉病毒的血液样品并不会对实验室工作人员构成风险，直到他们接触到装在小瓶里的血液才会构成风险[4]。同样，采样管中的 COVID-19 患者的拭子标本也不会对实验室病毒核酸检测人员有任何风险，除非其直接接触到标本及标本因为处理出现飞沫或高浓度气溶胶经由呼吸道进入机体。由此，我们可得知在识别 COVID-19 相关的真正风险因素时，不能仅仅通过识别其病原学特征来确定，还需要考虑到涉及 COVID-19 的相关实验步骤及这些步骤操作的环境因素。为了准确地评估风险并适当地选择控制措施以达到将实验室的风险降低到可接受的水平，COVID-19 风险评估必须基于对其微生物学性状了解的基础之上，全面收集和考虑实验室开展相关活动的信息内容，并同时考虑可能增加风险的人员因素和环境因素。

（二）风险分析

风险分析需要结合考虑风险源、风险后果及明确风险发生的可能性，为进一步风险防控和有效开展提供有价值的信息。临床实验室开展 COVID-19 风险评估，主要是针对可能造成风险等级上升的实验室活动及相应的具体步骤进行风险因素分析。美国 CDC 出版的《微生物学和生物医学实验室生物安全指南（第五版）》指出，临床诊断实验室开展微生物工作可暴露多种风险，从而导致实验室获得性感染（laboratory-acquired infection，LAI）。员工处于 LAI 风险的事件和导致实际 LAI 产生的事件即被称为"实验室暴露"。致使 LAI 发生最主要的 5 个途径：①使用注射器针头或其他被污染的利器进行非肠道接种；②溢出和溅到皮肤、黏膜上；③通过口腔，或用手指、污染物接触嘴或眼睛而导致误食和暴露；④动物咬伤和抓伤（实验室研究或活动过程中）；⑤吸入感染性气溶胶[9]。早先研究表明，前 4 种实验室感染途径占所有已报告的 LAI 小于 20%。气溶胶由于不易于检测最初被描述为一种未能识别的暴露事件，在所有 LAI 中所占比例约达 80%[10-12]。进一步的研究数据表明，这些未识别事件即为感染性气溶胶在 LAI 中发挥重要作用[13, 14]。目前针对 COVID-19 传播途径，《新型冠状病毒肺炎诊疗方案（试行第八版）》指出，在相对封闭的环境中长时间暴露于高浓度气溶胶情况下存在经气溶胶传播的可能[15]。临床实验室从事 COVID-19 相关检测活动，由于实验室环境相对封闭，因此易产生气溶胶。WHO 在发布的《COVID-19 相关的实验室生物安全指南》中特别强调，临床实验室人员在操作过程中由于未按照标准操作程序进行，易导致气溶胶产生的操作（aerosol generating procedure，AGP），因此在风险评估中应当注意与 AGP 有关的操作活动，以防止实验室内部感染[3]。

从理化性质角度讲，气溶胶指的是固体或液体微粒（0.001～100μm）悬浮于气体介质中所形成的分散系统。气溶胶分散系统中的微粒称为分散相，气体介质称为连续相。分散相内含有生物源性或生物活性物质的气溶胶称为生物气溶胶。COVID-19 即作为一种病毒源性气溶胶可造成人群的感染。气溶胶颗粒的大小对气溶胶的作用效果起决定性作用。在实验室操作过程中产生的微生物气溶胶分为两类：飞沫核气溶胶和粉尘气溶胶。前者是由于外力作用于含有微生物的液体（如培养液）形成带有水分的微小颗粒分散在空气中，水分蒸发后留下的微生物颗粒悬浮在空气中，形成飞沫核气溶胶。后者指的是由于外力作用于干燥的培养物，或带有微生物的硬壳/皮肤/毛发碎屑，或沉落在物体表面的灰尘等形成非常小的颗粒继而悬浮于空气中，最终形成粉尘气溶胶[5, 7]。一项研究通过利用贝叶斯回归模型探究 COVID-19 在气溶胶和不同材料表面的稳定性，该研究发现 COVID-19 可在气溶胶中和物体表面上保持稳定数小时至数天的时间。其中在气溶胶中可在长达 3 小时内检测到 COVID-19，在铜表面上可在长达 4 小时内检测到 COVID-19，在纸板表面上可在长达 24 小时内检测到 COVID-19，而在塑料和不锈钢表面上甚至在长达 2～3 天的时间内检测到该病毒[16]。这些结果提供了有关 COVID-19 稳定性的关键信息，并提示从事 COVID-19 检测的实验室人员在实验室活动时，应避免操作不规范或者失误产生气溶胶和接触被污染的实验设施设备表面造成感染。虽然目前 COVID-19 气溶胶传播的剂量–反应关系仍不明确，但是任何实验室活动涉及可能产生气溶胶的步骤我们都应当予以重视。在临床实验室活动过程中可能造成气溶胶的风险因素如表 18-2 所示。

表 18-2　易产生气溶胶传播的实验室活动一览表

实验室活动	步骤（程序）	危险因素分析
标本处理	采集	·标本收集管未旋紧盖子
		·试管外部残存少许标本，未经消毒处理
	包装、运输	·运输过程中发生溢出、泄漏
	保存	·容器破裂造成标本溢洒
	灭活	·灭活时间不够，高温开盖产生气溶胶
常规操作步骤	针头、注射器	·注射器抽吸时针头脱落
		·从塞子上拔出针头时
		·吸入和转移标本时，注射器掉落
	接种针头、接种环	·火焰烧灼接种环
		·冷却接种环
		·培养液传代培养
	微量加样器	·吸取、转移标本时，使用微量加样器的枪头向外排液时，用力过大造成液滴飞溅伴随气溶胶产生
		·排液完成后仍有少量液体残留在吸头内，用力按压排出最后残留的液体
	离心	·试管未牢固盖紧
		·离心管破裂
		·离心管内标本盛装过满造成泄漏
	超声波碎	·操作时容器盖未盖紧
		·容器破损导致标本溢出、泄漏
	搅拌、混合、研磨、振荡	·试管未牢固盖紧或破裂等均易产生气溶胶
	制备涂片标本	·制备过程中液丝断裂易产生气溶胶
	干化学试条	·干化学试条蘸取标本时
废弃物处置	废弃物存放	·感染性废弃物未置于专用的密封防漏容器中
	仪器废液	·更换、排放过程中产生气溶胶
	消毒	·消毒处理不到位
实验室设施设备	配备水平	·配置不合理，未达到相应生物安全级别要求，如 BSC 未经认证或定期维护
	离心机	·试管盖未盖紧或无试管盖
		·试管破裂，标本溢出
		·标本放置不平衡、放入/取出过程中操作不慎
		·机器高速运转过程中也可产生气溶胶

续表

实验室活动	步骤（程序）	危险因素分析
实验室环境	通风	·通风系统不完善
人员因素	实验室操作	·实验室人员不熟练操作过程和程序，缺乏经验、能力和资质培训
	生物安全意识	·缺乏生物安全意识，未能按照 SOP 和 GMPP 操作标准执行工作，可能导致错误发生、生物因子暴露和（或）释放的可能性增加

参考上述表格，临床实验室开展 COVID-19 风险分析的过程中，除重点识别易产生气溶胶的危险因素外，对于任何可能涉及标本溢出、泄漏及接触污染的实验室活动也应当慎重分析考虑，以防止 LAI 及人员感染。根据以上内容介绍，临床实验室针对 COVID-19 检测开展风险分析的流程归纳为表 18-3 所示。

表 18-3　风险分析

分析流程	基本要求
（1）实验室活动	参考表 18-1，对任何可能造成 COVID-19 暴露和（或）释放的实验室活动进行归纳
（2）步骤（程序）	针对实验室活动涉及的具体操作步骤或关键程序环节分类
（3）风险因子	描述某一具体实验步骤（程序）潜在的风险：气溶胶、溢出、泄漏、接触污染等
（4）具体风险因素分析	结合临床实验室开展 COVID-19 相关检测活动，分析导致（3）的具体原因并进行总结，以便进一步开展针对性防控措施

（三）风险评价

在识别和分析所有关于实验室生物安全的风险因素后，有必要根据这些信息进一步进行风险评价。对于每一个识别的风险因素，在针对具体实验步骤风险分析时需要评估相应的风险等级及发生的可能性。从安全角度考虑，风险可分为可接受、合理和不容许 3 种情况。对所收集信息的风险评价，美国 CDC 和 WHO 指南中均指出应涵盖确定生物因子发生暴露和（或）释放的可能性及相关后果的严重性两个方面[4, 8]。综合考虑这些因素将最终决定已收集的 COVID-19 相关信息的整体或内在风险情况。参考指南的内容，我们将针对 COVID-19 风险评价中"可能性"和"严重性"两个指标的等级顺序介绍总结，如表 18-4 和表 18-5 所示[17]。通过风险评价，我们可以明确 COVID-19 感染性生物因子发生暴露和（或）释放的可能性及其后果的严重性。根据收集到的风险评估信息，合理决定这些风险是可接受的或不可接受的，并通过文件证明记录下来。

表 18-4　风险发生的可能性[17]

风险的可能性	可能性的描述
罕见	仅在极端情况下可以发生
不太可能	在可预见的时间内不太可能发生
有可能	在可预见的时间内或许能够发生，也有可能是散发性暴露
很可能	在可预见的时间内很可能发生，日常暴露很可能
非常可能	在可预见的时间内几乎肯定会发生，持续暴露极有可能

表 18-5　风险后果的严重性[17]

风险的后果	后果的描述
无关紧要	不需要治疗
弱	轻伤需要急救处理（如轻微割伤、擦伤、碰撞）
中	需要医学治疗或时间花费的伤害
强	需要专科治疗或住院治疗的严重伤害
严重的	失去生命、永久残疾或严重的多发伤

1. **发生的可能性**　在针对感染性生物因子的风险评价中，影响某一事件发生的可能性因素有很多。结合临床实验室开展 COVID-19 检测风险评估，涉及与气溶胶有关的实验室活动，如离心、移液等操作过程，由于这些步骤易产生气溶胶，从而导致暴露的可能性增加，实验室及周围环境污染的可能性也会随之上升。而由于技术操作不规范造成的污染能够使气溶胶或飞沫释放后沉降，落在实验室物品表面。由于不能看见这些污染物，就会容易忽视而发生暴露，进而造成人员接触传播及感染，因此风险发生的可能性也会上升。此外，当实验室人员不具备开展 COVID-19 检测的工作能力和资质，或者实验室设施设备发生故障也会增加该病毒暴露和（或）释放的可能性。

2. **后果的严重性**　发生暴露的个体是否发生感染与生物因子的体积和浓度有关。在一个相对封闭的环境（如实验室），暴露于大量的感染性生物因子中可能会造成更严重的传染情况。并且，易感人群数量越多，实验室相关感染造成快速传播和传染更多人的可能性就越大。若有效预防或治疗干预措施有限，实验室相关感染的症状或结果不能通过医学干预有效阻止、减少或消除，同样会造成严重的影响。

此外，可能性和严重性两个指标是相互关联并非孤立存在的。在某些情况下，一个风险因素既可以导致潜在事件发生的可能性很大，同时也会导致严重的后果。例如，当感染性生物因子浓度很高，泄漏后产生的感染微粒就多，个体暴露的体积越大，感染生物因子的剂量就会越大。此外，个体暴露接触的生物因子浓度越高，越可能导致更严重的感染、疾病或伤害。为了明确 COVID-19 暴露和（或）释放的内在风险，我们可以利用 WHO 提供的一种同时评估发生可能性和后果严重性二者关系的风险评估矩阵模板（表 18-6，见表 2）。

表 18-6　风险评估矩阵[3]

		暴露/释放的可能性		
		不可能	有可能	很可能
暴露/释放的后果	严重	中	高	极高
	温和	低	中	高
	可以忽略	极低	低	中

以上所述可作为临床实验室开展 COVID-19 检测生物安全风险评价时的参考。依据风险评价的结果需要进一步形成风险评估报告，内容至少应包括实验活动（项目计划）简介、评估目的、评估依据、评估方法/程序、评估内容、评估结论。同时，应注明评估时间及编审人员，并经实验室所在单位批准。建立评估报告体系是整合风险评估的重要环节，有助

于加强实验室生物安全管理。需要强调的是，生物安全风险的定性评价是一个涉及专业判断的主观过程。由于不确定性或科学数据不足，风险评估可能会基于不完整的知识或信息。此外，由于每个人对可接受风险的看法不同，在风险评估过程中也会存在固有的局限性和假设。风险永远不会为零，除非这项工作根本没有进行。同样，工作中伴随的潜在人为错误也总是存在的。这提示我们必须在开展 COVID-19 相关检测工作和确保人员及社会尽可能免于疏忽而造成 COVID-19 暴露和（或）释放之间要保持平衡。此外，如前所述，只要有临床标本的检测，风险就不可能完全消除。因此，决定检测过程中内在的和（或）残留余风险哪些是可接受的、可控的或哪些是不可接受的，是风险评估过程中的重要部分。实验室可接受的风险水平通常被称为风险容忍度。确定风险容忍度是提供风险评估基准的关键所在，即当低于风险容忍度时，必须降低内在风险，从而保证检测工作达到足够安全要求才可以。此外，风险容忍度必须由实验室自身确定，是与实验室的情况和资源相匹配的。风险评估时，必须考虑实验室所在机构的风险，如合规风险（法律诉讼、罚款、传讯）、安全风险（盗窃或损失）、环境风险（对社区健康和农业的社会经济影响），甚至是感知风险（关于风险严重性的主观判断或不确定性）[5, 8, 9]。

（四）风险控制

一旦建立了风险容忍度，就必须制定风险控制策略，以减少任何内在风险使其不要超过可接受的容忍水平，并保证工作安全地进行。由于一般不可能完全消除风险，因此有必要谨慎选择一种风险控制策略，从而确保风险按不同等级对应采取可利用的资源进行解决。当评估为低风险容忍度时，就需要更多的资源（使用和维持实施相关的控制措施）来控制风险。但是，禁止通过提高风险容忍度的方法以替代需要有效资源的必要的风险控制策略及提供适当水平的个体防护措施。即使为风险策略选定了控制措施以后仍会存在一定程度的风险，这种风险即称为残留风险。由于其仍然高于确定的风险容忍度，因此需要额外和（或）更多有效控制措施来完成风险策略，并使风险控制在容忍水平范围以内。通常，内在风险越高，用于减少残留风险到可接受水平需要的控制措施数量就越多。但是，每一种控制措施的相对有效性还将影响用于缩小残留风险和容忍度之间差距所需的控制范围。

WHO《实验室生物安全手册（第三版）》建议采用一套基本的生物安全原则、技术和实践作为风险控制措施，以确保所有工作维持在风险容忍度范围内。通过提供一组最低限度的风险控制措施，并在任何与生物因子相关的工作中执行这些措施，也被称为生物安全风险控制的核心要求（core requirements），即多数实验室在生物安全方面所必须具备的物理和操作性的控制措施。大多数临床实验室检测工作要求依据所规定的核心要求去有效控制生物安全风险。即使风险等级低，也应当在完整的风险评估流程中遵守 GMPP 和所有的核心要求。WHO 颁布的《COVID-19 相关的实验室生物安全指南》中提到实验室活动，特别是病毒核酸检测操作步骤应当严格遵循核心要求，尤其是 GMPP 原则。实验室的每一项控制措施都需要按照写好的或更新的 SOP 执行[3]。

实施风险控制措施从整体上分为 3 个方面，包括工程控制、行政管理和工作操作控制及 PPE。

1. 工程控制　包含两个方面：①第一层防护，生物安全柜（BSC）、利器盒、离心机安全盖、防溅罩、更安全的利器（如自动缩回针刺/注射器组合、一次性手术刀和移液管辅助工具）；②第二层防护，建筑设计特征（如定向气流或负压、洗手水槽、紧闭门、双开门入口）。

2. 行政管理和工作操作控制　①严格遵守标准及专门的微生物措施；②遵守标准操作程序；③勤洗手；④只在工作区域穿戴 PPE；⑤减少气溶胶；⑥禁止进食、饮水、吸烟、嚼口香糖；⑦限制针头和利器的使用，针头禁止重复使用；⑧最大程度减少飞溅（如在工作台面上使用实验室"尿布"，试管盖打开时用纱布盖住管盖）；⑨监督后勤、去污和处置程序的适当使用情况；⑩执行从"清洁区域"到"不清洁区域"的工作流程；⑪执行医学监测和职业健康、免疫、事故报告、急救、暴露后预防的有关建议；⑫培训；⑬执行应急处置程序。

3. PPE　①佩戴手套处理所有可能受污染的材料、容器、设备或表面；②如果没有BSC 或防溅罩，可使用面部保护设备（面罩、有面罩的防溅护目镜、内置护目镜）；但面部保护并不能完全取代 BSC。在生物安全二级（BSL-2）实验室及以上，对于具有发生溅出或气溶胶的潜在可能，需要配备 BSC 或类似的密封装置；③实验室工作服用以防止衣服暴露，手套或绷带用以保护受损的皮肤；④其他的呼吸保护措施需要在风险评估中提到。

一个良好的风险控制策略除涵盖以上提及的 3 个方面之外，应同时遵循以下原则：①提供用于减少不可接受风险的方向性的控制措施，而不必非要规定控制措施的类型；②是可以在当地条件下利用可应用资源实现的；③有助于最大程度减少正在执行工作的任何阻力（即解决利益相关者的风险感知）和吸引盟友（如来自国家/地区监管部门的批准）；④与组织的总体目标、宗旨和使命保持一致并有利于成功[即改善公共卫生和（或）卫生安全]。结合上述内容，WHO 提供了一些最常用的风险控制管理的策略及控制措施实例（表 18-7），可供对 COVID-19 进行风险控制时参考[5]。

表 18-7　风险减少策略

策略	举例
消除	消除危险 ·使用灭活的生物因子 ·使用无害的替代品
减少和替代	减少风险水平 ·用减弱的或量更少的感染性生物因子作为替代 ·减少正在使用的体积/滴度 ·改变程序使得危险减少，如应用聚合酶链反应而不是培养
隔离	隔离风险 ·消除和减少策略可能不会实现，特别是在临床环境中，因此可以采取隔离生物因子方法（如在主要的密封设备内进行操作）
防护	个人/环境防护 ·使用工程控制（如定向气流） ·使用 PPE ·接种疫苗

策略	举例
遵守法规	行政管理控制和有效的生物安全项目管理 ·实验室人员遵守 GMPP 原则 ·危险、风险和控制措施间的良好沟通 ·适当的培训 ·清晰的 SOP ·建立安全文化

虽然目前许多国家在开展风险控制策略时已建立控制措施的等级制度，但是这并不表明一种控制措施永远优于另一种（如工程措施对比个人防护装备）。WHO 指出当风险等级被评估到更高级别时，除了核心要求以外，还需要额外控制措施以减少残留风险到可容忍水平，这种额外控制措施即为加强的控制措施（heightened control measures）。通过同行评审研究或其他可靠的信息来源，并依据现有的证据选择加强控制措施。在没有可靠信息的情况下，需要内部控制措施确认。在合适的情况下，应当考虑将同行评审的内部确认结果在期刊上发布，以便其他人也能从这些研究的结论中获益。具体研究内容包括新的信息、先前的事件及控制措施的效果和所提供的相应防护，这些研究也有助于提高对与特定实验设备或实验步骤相关的感染性生物因子暴露的可能性的认知，从而进一步纳入之后的信息收集环节并整合到风险评估流程中的风险评价环节。

最后，一旦选定、批准控制措施，其相关用途、功能和使用的具体信息必须传达给所有相关工作人员。风险沟通是生物安全和风险评估的重要组成部分，没有它是不可能实现减少控制措施残留风险目标的。所有实验室工作人员都应当遵守任何有关风险减少策略的正确原则和程序，沟通目前的危害（生物因子），沟通正在执行的与风险相关的程序步骤，以及沟通如何精确利用控制措施以达到最有效降低风险的目标。传统生物安全培训以外的风险沟通包括实验室特定的 SOP、团队相互讨论、工作援助和海报、简短的出版刊物（如小册子、讲义）、简报及电子邮件通知。风险沟通的目标是帮助所有的利益相关者，包括实验室人员在内，涉及风险减少策略的有效实施，以了解风险评估方法、结果和控制措施策略开展的情况。风险沟通对于实验室人员就如何在实验室中发挥自身作用、提高实验室生物安全水平、建立有效的风险减少策略和做出明智的选择至关重要。此外，良好的沟通也有助于对任何事件、事故或低效的控制措施建立良好的报告机制。结合实验室建立 COVID-19 风险控制策略，由于目前对该生物因子病原学特征尚未完全了解，缺乏足够有效的评估信息和证据，因此实验室制定防控措施应基于内部同行评审的研究和确认。实验室人员开展控制措施应严格遵守 GMPP 原则和本实验室的 SOP，在今后进行评估时，保持开放的沟通渠道并促进不同实验室间的信息沟通和分享对于 COVID-19 防控措施有效执行具有重要作用。

（五）风险审核

考虑到感染性生物因子更新的信息，实验室活动、设备或人员的变化和可能应用的新的控制措施，风险控制策略一旦执行后必须定期审查和修订风险评估内容。风险审核不仅仅是为了确保控制措施的有效开展和可靠性，还要确保它们的可持续性。通过审核程序及文件证实控制措施的有效性和开展培训的适当性。风险审查同时为相关的防护措施和评估流程提供了一个改进、完善的机会。风险评估是一个持续的过程，CDC 指出每年至少需要进行一次审核，基本原则包括：①审查事故、暴露、疾病和险些发生的报告；②明确原因和问题，做出改变，提供后续培训；③进行常规实验室检查；④定期重复风险评估[8]。WHO在《COVID-19 相关的实验室生物安全指南》中特别强调，实验室和（或）组织领导的积极参与在 COVID-19 的风险评估过程中起着至关重要的作用；并指出风险评估小组成员应至少由主要研究者、实验室和质量经理、实验室技术员和生物安全官员构成[3]。此外，对成本、资金、安装、维护、安全规范和安全标准应开展适当的评审，以确保控制措施能够有效地用于风险控制策略，并凭借可利用的实验室资源来维持。

我国《病原微生物实验室生物安全通用准则》（WS 233—2017）明确实验室生物安全管理体系及相应负责人要求，具体内容如下：①实验室的设立单位应成立生物安全委员会及实验动物使用管理委员会（适用时），负责组织专家对实验室的设立和运行进行监督、咨询、指导、评估（包括实验室运行的生物安全风险评估和实验室生物安全事故的处置）。②实验室设立单位的法定代表人负责本单位实验室的生物安全管理，建立生物安全管理体系，落实生物安全管理责任部门或责任人；定期召开生物安全管理会议，对实验室生物安全相关的重大事项做出决策；批准和发布实验室生物安全管理体系文件。③实验室生物安全管理责任部门负责组织制定和修订实验室生物安全管理体系文件；对实验项目进行审查和风险控制措施的评估；负责实验室工作人员的健康监测的管理；组织生物安全培训与考核，并评估培训效果；监督生物安全管理体系的运行落实。④实验室负责人为实验室生物安全第一责任人，全面负责实验室生物安全工作；负责实验项目计划、方案和操作规程的审查；决定并授权人员进入实验室；负责实验室活动的管理；纠正违规行为并有权做出停止实验的决定。指定生物安全负责人，赋予其监督所有活动的职责和权力，包括制定、维持、监督实验室安全计划的责任，阻止不安全行为或活动的权力。⑤与实验室生物安全管理有关的关键职位均应指定职务代理人[7]。

参考以上内容，我们可得知 COVID-19 风险评估必须定期执行和审核，并且审核的频率应当符合实验室相关工作的风险等级。通常情况下，一次年度审查是足够的。但是某些情况下，如生物安全事故或实验室人员对已执行的控制措施有效性和易用性的反馈可能会提示审查频率的增加。当需要重新评估时，应返回风险评估流程的开始重新评估相关风险因素。在此过程中，收集的有关改变的新风险信息将被重新评价，并确定是否需要采取新的控制措施。这种持续存在的风险评估周期继续应用于整个实验室工作期间（表 18-8）。

表 18-8　风险审核

对象	描述
审核的频率	定期审查的周期
相关信息的更新/变更	包括生物因子、实验室活动、人员、设施设备的变化等信息内容
实施变更的人员	人员组成、反馈、事故或未遂事件中吸取的教训
审核人员介绍	相关人员的姓名和职务介绍
签字	所有负责风险审核的人员签字
日期	记录每次开展实验室风险审核的时间备案

三、临床实验室 COVID-19 检测风险评估方案

目前，国内外关于 COVID-19 的生物安全指南中均表明，针对非传染性诊断实验室工作，如病毒核酸扩增检测（nucleic acid amplification tests，NAAT）、血清学检测、生化分析等操作时，应在 BSL-2 实验室开展[2, 3]。参照指南规定并结合上述对风险评估基本内容的介绍，接下来我们将依据国内外权威机构颁布的有关 COVID-19 生物安全相关的法律、法规、指南及共识，探讨并总结 BSL-2 级临床实验室开展 COVID-19 病毒核酸检测、抗原/抗体检测及其他检测（包括血/尿/便常规、生物化学及免疫学检测等常规检测）活动可能涉及的主要风险因素及针对性控制措施，以保障实验室人员安全及防止实验室内部感染，为规范化临床实验室生物安全管理提供参考。

面对目前临床实验室开展的各种 COVID-19 检测项目，我们在制定 COVID-19 检测风险评估方案时需要了解到，一方面要识别基本的普遍存在的风险因素并开展有效的风险防控措施。另一方面，针对不同检测项目应当考虑其特有的风险因素并同时制定相应的控制措施，以便在应对各种情形时都能够保障临床实验室生物安全[18]。基于上述考虑，并参考日常临床实验室检测活动流程，我们可以进一步将 COVID-19 检测过程中风险评估涉及的主要风险因素识别、分析及采取的针对性控制措施总结为以下 3 个步骤。①开展 COVID-19 各项检测前，临床实验室应考虑普遍存在的风险因素，主要包括标本的一般处理、实验室设施设备的配备、消毒管理及人员因素，具体内容见表 18-9。②依据进行的检测项目不同，识别其特有的风险因素。目前，可将临床实验室开展的 COVID-19 检测分成 3 类：NAAT、抗原/抗体检测及其他检测（如血/尿/便常规、生物化学及免疫学检测等常规检测），不同检测项目涉及的特殊风险因素及控制措施参见表 18-10～表 18-12。③COVID-19 检测完成后，需要考虑的风险因素主要涉及废弃物和意外事故的处置，具体信息见表 18-13。在上述 COVID-19 检测流程中相关风险因素总结的 3 个步骤中，针对该病毒的防控措施是依据目前更新的、专门的国际指南、条例作为标准，涉及的一般防控措施则主要依据 WHO 和美国 CDC 相关的标准操作要求总结[4, 8]。对于国内指南相关规定与国际标准存在差异的内容，则在表格下方备注，详细介绍参考本章第二节至第六节内容。通过分析、总结 COVID-19 检测活动流程涉及的所有潜在的风险因素及针对性的防控策略，并结合探讨国际与国内相关规定、标准制定的差异，旨在于为实验室人员提高生物安全意识和保障临床实验室生物安全提供参考。

表 18-9　临床实验室开展各项 COVID-19 检测项目前普遍存在的风险因素及针对性控制措施

实验室活动	风险因子	主要风险因素及危害分析	针对性控制措施
标本处理	包装	包装不规范，不符合国际标准，使标本转运过程发生溢出、泄漏，感染性生物因子附在容器外表面	·COVID-19 标本（如鼻咽/口咽拭子、深咳痰液、支气管/肺泡灌洗液、血液、尿液、粪便等）应置于二级容器中，采用三层包装系统，包括内层容器、第二层包装、外层包装三层组成[19] ·COVID-19 疑似或确诊病例的患者标本运输应标识 UN3373，"生物物质 B 类"；病毒培养或分离物运应标识 A 类，UN2814，"感染性物质，影响人类" [3, 19, 20]a

续表

实验室活动	风险因子	主要风险因素及危害分析	针对性控制措施
标本处理	运输	运输过程发生溢出、泄漏，造成接触感染	·COVID-19 标本国内运输应当遵守各国国家法规，国际运输 PI 应当遵守联合国规章范本和 ICAO 颁布的《危险物品安全航空运输技术细则》(Doc 9284)，A 类感染性物质，标识 UN2814，包装均应符合 P620 包装说明要求；B 类感染性物质，标识 UN3373，包装应符合 P650 包装说明要求[19, 21]a ·在随附的申请表上清楚地说明 COVID-19 疑似病例的全名、出生日期。尽快通知接收实验室标本正在运输中[22] ·COVID-19 标本转运环节，一旦离开 BSC 应当进行表面消毒[3] ·标本容器应当坚固，正确地用盖子或塞子盖好后应无泄漏。在容器外部不能有残留物；容器上应当正确地粘贴标签以便于识别；标本的要求或说明书不能够卷在容器外面，而是要分开放置，最好放置在防水的袋子里
	接收	接触污染	·确保运输及接收标本的人员经过生物安全操作规范和溢洒消毒处理的培训[3] ·接收大量标本的实验室应当安排专门的房间或空间 ·标本的内层容器要在 BSC 内打开，并准备好消毒剂
实验室设施设备	配备规格标准	①未在规定的生物安全级别要求的实验室开展 COVID-19 检测活动，导致气溶胶产生和实验室获得性感染；②生物安全柜级别不符合要求	·所有 COVID-19 标本的初始处理（灭活前）应在经过验证和适当维护的生物安全柜或密闭装置中进行[3] ·COVID-19 非增殖性诊断实验室工作，如测序、NAAT 应在 BSL-2 实验室进行；增殖性诊断实验室工作，如病毒培养、分离或中和分析在 BSL-3 实验室中进行[3] ·BSL-2 实验室主要以 II 级生物安全柜作为主要的隔离操作设备；在常规的生物安全柜不能或不适合安装或维护的现场，可以采用柔性薄膜隔离装置来进行高危险生物体(危险度 3 级或 4 级)的操作
	离心机	离心机盖未密封或离心管破裂造成标本溢出和气溶胶	·离心管和盛放离心标本的容器应当由厚壁玻璃制成，或最好为塑料制品，并且在使用前应检查是否破损 ·用于离心的试管和标本容器应当始终牢固盖紧（最好使用螺旋盖） ·当使用固定角离心转子时，必须小心，不能将离心管装得过满，否则会导致液体漏出
	生物安全柜	COVID-19 毒株或其他潜在感染性材料泄漏、溢出导致污染生物安全柜的操作台；若未及时消毒，产生气溶胶及进一步的实验室环境污染	·生物安全柜运行正常时才能使用，在使用中不能打开玻璃观察挡板；不要使实验记录本、移液管及其他物品阻挡空气格栅，干扰气体流动，造成操作者暴露于感染性物质中；在工作台面上的实验操作应该按照从清洁区到污染区的方向进行 ·在生物安全柜中发生有生物学危害的物品溢出时，应在安全柜处于工作状态下立即进行清理。要使用有效的消毒剂，并在处理过程中尽可能减少气溶胶的生成；所有接触溢出物品的材料都要进行消毒和（或）高压灭菌 ·在安全柜内的工作开始前和结束后，安全柜的风机应至少运行 5 分钟来完成"净化"的过程，亦即应留出将污染的空气排出安全柜的时间 ·工作完成后及每天下班前，应使用适当的消毒剂对生物安全柜的表面进行擦拭

续表

实验室活动	风险因子	主要风险因素及危害分析	针对性控制措施
消毒管理	消毒剂的合理使用	仪器外表面可附着 COVID-19 感染性生物因子，消毒不合理造成气溶胶和接触感染	·合理使用消毒剂：COVID-19 可能对证实具有抗包膜病毒活性的消毒剂敏感，包括次氯酸钠（漂白剂，例如，一般表面消毒为 1000ppm（0.1%），血液溢出消毒为 10 000ppm（1%）]，62%~71%乙醇，0.5%过氧化氢，季铵化合物和酚类化合物；其他杀生物剂，如 0.05%~0.2%杀藻胺或 0.02%二氯己定，可能效果较差[3]b ·除了要特别注意消毒剂的选择外，还要注意消毒剂的接触时间（如 10 分钟）、稀释度（即活性成分的浓度）和有效期[3]
人员因素	PPE	个人防护不当导致接触感染	·实验室人员应合理、正确地使用 PPE，在防止暴露于 COVID-19 的同时应避免过度防护造成资源浪费和短缺[23] ·实验室人员 PPE 标准：穿戴工作服、手套、眼睛防护装备及医用口罩，执行手卫生措施，所有实验室人员与其他个体之间保持至少 1m 的物理距离[23-25]c ·合理的 PPE 穿脱顺序，参考 WHO 关于 PPE 穿脱顺序示范要求，以避免人员感染[26]
	资质能力	在 COVID-19 检测的任何环节中未能按照 GMPP 和 SOP 标准执行操作，致使操作过程不熟练和操作失误发生，产生气溶胶和接触污染	·对符合 COVID-19 疑似病例定义患者的临床标本进行的任何检测均应由接受过相关技术和安全程序培训的工作人员在配备适当设备设施的生物安全实验室中进行[3] ·针对 COVID-19 开展专项培训和考核，按照实验室 GMPP、SOP 操作标准进行岗前培训[3]

a 国家卫生健康委员会颁布的《新型冠状病毒实验室生物安全指南（第二版）》规定 COVID-19 毒株或其他潜在感染性生物材料的运输包装分类属于 A 类，对应的联合国编号为 UN2814，包装符合国际民航组织文件 Doc 9284《危险物品安全航空运输技术细则》的 PI 602 分类包装要求；环境标本属于 B 类，对应的联合国编号为 UN3373，包装符合国际民航组织文件 Doc 9284《危险物品安全航空运输技术细则》的 PI 650 分类包装要求[2]；COVID-19 毒株及潜在感染性材料运输应当按照《可感染人类的高致病性病原微生物菌（毒）种及样本运输管理规定》[18] 管理。

b《新型冠状病毒实验室生物安全指南（第二版）》规定，COVID-19 毒株或其他潜在感染性材料污染生物安全柜使用有效氯含量为 0.55%消毒液；大量溢洒时可用过氧乙酸（剂量为 2g/m³）加热熏蒸实验室；或 20g/L 过氧乙酸消毒液用气溶胶喷雾器喷雾，用量 8ml/m³，作用 1~2 小时；必要时或用高锰酸钾-甲醛熏蒸：高锰酸钾 8g/m³，作用 1~2 小时；必要时或用高锰酸钾-甲醛熏蒸：高锰酸钾 8g/m³，放入耐热耐腐蚀容器（陶罐或玻璃容器），后加入甲醛（40%）10ml/m³，熏蒸 4 小时以上[2]。

c《新型冠状病毒实验室生物安全指南（第二版）》规定，未经培养的 COVID-19 感染性材料在采用可靠的方法灭活前进行的病毒抗原检测、血清学检测、核酸提取、生化分析，以及临床标本的灭活等操作在 BSL-2 实验室进行，同时采用生物安全三级实验室的个人防护；COVID-19 感染性材料或活病毒在采用可靠的方法灭活后进行的核酸检测、抗原检测、血清学检测、生化分析等操作应当在 BSL-2 实验室进行[2]。

ICAO. 国际民用航空组织（International Civil Aviation Organization）；PI. 包装要求（packing instructions）。

表 18-10 临床实验室 COVID-19 核酸扩增检测存在的主要风险因素及针对性控制措施

实验步骤	主要风险因素的分析	生物危害	针对性控制措施
标本采集	标本移送到实验室具有潜在风险 ①鼻咽/口咽拭子标本或清洗物：当标本采集管未旋紧盖子，或采集管外部残存少许标本且未经消毒处理，标本被运输到实验室检测时具有潜在风险；②深咳痰液/粪便标本/血液标本/支气管、肺泡灌洗液：容器外表面污染	气溶胶，接触污染	·采集人员做好个人防护装备：医用口罩、眼睛防护（护目镜或防护面屏）、工作服和手套。如果工作服不能防水，应考虑增加防水的围裙以防止液体穿透[22]a ·由接受过相关技术和安全程序培训的工作人员进行采集工作[22] ·采集后的标本置于二级容器中，运输至实验室采用三层包装系统[3, 19]

续表

实验步骤	主要风险因素的分析	生物危害	针对性控制措施
经化学灭活处理的标本 b			
标本采集后 化学处理	采用含胍盐成分（如异硫氰酸胍）的 病毒裂解液对标本进行化学灭活 后，在采集标本过程中，采样管外 面残留少许标本可能导致污染，而 标本本身已没有生物安全风险	气溶胶，接触 污染	·实验室标本接收和操作人员做好个人防护装备，PPE 使用 标准同表 18-9 "人员因素" 中控制措施内容 c ·接收和处理 COVID-19 标本应严格按照 WHO 生物安全指南 "核心要求" 中描述相关操作程序进行，特别要严格遵循 GMPP 原则；应在经过适当维护和验证的生物安全柜内打 开内层容器[3]
未经化学灭活处理的标本 d			
移液操作	①吸取、转移标本时，使用微量加 样器的枪头向外排液时，用力过 大造成液滴飞溅伴随气溶胶产 生；②排液完成后，仍有少量液 体残留在吸头内，用力按压排出 最后残留的液体	溢出/溅出、交 叉污染和产 生气溶胶	·在生物安全柜中操作，加样动作缓慢轻柔；加样完成后可 用 75%乙醇消毒操作台面 ·排液完成后，若仍有少量液体残留在吸头内，禁止用力按 压排出最后残留的液体，应直接弃去吸头
核酸提取	提取过程中发生标本滴落在污染台 面或标本收集管破裂，发生溢出	交叉污染和气 溶胶	·对 COVID-19 临床标本建议采用病毒裂解液化学灭活，降 低实验室生物安全风险 ·采用常用的磁珠法或离心柱法提取核酸，建议采用全自动核 酸提取仪操作；提取完成，按照制造商说明进行清洁和维护 ·生物安全柜内全封闭式提取，降低交叉污染可能

a, c《新型冠状病毒实验室生物安全指南（第二版）》规定，同表 18-9 c。

b COVID-19 标本采集后需要保存在合适的基质中，目前应用最为广泛的标本保存液有两种：一种是非灭活型，如病毒运输培养基（viral transport medium，VTM）和通用运输培养基（universal transport medium，UTM）；另一种是灭活型的含胍盐成分（如异硫氰酸胍）的病毒裂解液。采用含胍盐成分的病毒裂解液对标本进行化学灭活后，标本本身由于失去活性也没有生物安全风险[28]。因此，COVID-19 标本采集后应依据是否采用化学灭活处理分别进行相应的风险分析。

d 未经化学灭活处理的 COVID-19 标本，其本身存在生物安全风险[28]，对于病毒核酸检测环节注意分析针对性的风险因素。

表 18-11　临床实验室 COVID-19 抗原/抗体检测存在的主要风险因素及针对性控制措施 a

实验步骤	主要风险因素的分析	生物危害	针对性控制措施
标本采集	采集血液标本，试管外部 残留少许标本	气溶胶和接 触污染	·采集人员做好个人防护装备，PPE 标准同表 18-10 核酸检测标本采集 ·由接受过相关技术和安全程序培训的工作人员进行采集工作；采集后 的标本置于二级容器中，运输过程采用三层包装系统 ·在生物安全柜内打开标本采集管，打开标本管时应用纸或纱布抓住塞 子以防止喷溅
离心	①试管未牢固盖紧；②离 心管破裂；③离心管内 标本盛装过满造成泄 漏；④在离心结束前的 制动过程中及在打开试 管盖帽过程中易产生气 溶胶	溢出、泄漏 和产生气 溶胶	·试管盖紧，放置平稳；放入、取出过程谨慎操作，防止标本掉落 ·尽可能在生物安全柜中将离心管放入和取出转子 ·如果机器正在运行时发生破裂或怀疑发生破裂，应关闭机器电源，让 机器密闭（如 30 分钟）使气溶胶沉积；如果机器停止后发现破裂， 应立即将盖子盖上，并密闭（如 30 分钟）

a 目前国际指南未对 COVID-19 抗原/抗体检测项目生物安全做出特殊要求，参考 WHO、美国 CDC 相关条例规定[4, 8]，将操作步骤涉及的常见风险因素及控制措施总结如表 18-11 所示；需要补充强调的是，我国《新型冠状病毒实验室生物安全指南（第二版）》规定，未经培养的 COVID-19 感染性材料在采用可靠的方法灭活前进行的抗原抗体检测要求采用生物安全三级实验室的个人防护[2]。

表 18-12　临床实验室 COVID-19 其他检测存在的主要风险因素及针对性控制措施 [a]

实验室检测	程序/步骤	主要风险因素及危害分析	针对性控制措施
血常规	开盖检测	开启试管盖帽造成气溶胶和接触污染	·血常规采用不开帽的血常规检测模式 ·消毒：工作结束后用 75%乙醇、含氯消毒剂、紫外灯照射清洁消毒工作区域
	镜检	接触污染	·在生物安全柜内进行制备涂片操作 ·用 75% 乙醇、含氯消毒剂、紫外灯照射清洁消毒工作区域
尿干化学	离心	试管未牢固盖紧；离心管破裂或离心管内标本盛装过满造成泄漏；在离心结束前的制动过程中及在打开试管盖帽过程中易发生标本溢出和气溶胶	·试管盖紧，放置平稳 ·放入、取出过程谨慎操作，防止标本掉落 ·尽可能在生物安全柜中将离心管放入和取出转子 ·若发生意外，应停止离心 30 分钟以上，小心开盖，75%乙醇消毒后进行处理
	开盖检测	开启试管盖帽造成气溶胶污染、接触污染	·在生物安全柜内打开，动作轻柔缓慢 ·工作结束后用 75% 乙醇、含氯消毒剂、紫外灯照射清洁消毒工作区域
	镜检	接触污染	·在生物安全柜内进行制备涂片操作 ·用 75%乙醇、含氯消毒剂、紫外灯照射清洁消毒工作区域
便常规	镜检	接触污染	·在生物安全柜内涂片，涂片后用石蜡封存玻片四周，在柜内经紫外线照射 30 分钟 ·在显微镜下尽快完成检测，减少暴露时间 ·检测完的标本放入有效氯浓度在 10 000mg/L 的消毒液中浸泡，每日高压
血清生化与免疫学检测	离心	试管未牢固盖紧；离心管破裂或离心管内标本盛装过满造成泄漏；在离心结束前的制动过程中及在打开试管盖帽过程中易产生气溶胶	·试管盖紧，放置平稳 ·放入、取出过程谨慎操作，防止标本掉落 ·尽可能在生物安全柜中将离心管放入和取出转子 ·若发生意外，应停止离心 30 分钟以上，小心开盖，75%乙醇消毒后进行处理
	开盖检测	开启试管盖帽造成气溶胶污染和接触污染	·在生物安全柜内打开，动作轻柔缓慢 ·工作结束后用 75% 乙醇、含氯消毒剂、紫外灯照射清洁消毒工作区域

a 目前国际指南未对 COVID-19 其他常规检测项目生物安全做出特殊要求，参考 WHO、美国 CDC 相关条例规定[4, 8]，将常规检测项目操作步骤涉及的常见风险因素及控制措施总结如表 18-12 所示；需要补充强调的是，我国《新型冠状病毒实验室生物安全指南（第二版）》规定，对未经培养的 COVID-19 感染性材料在采用可靠的方法灭活前进行的血清学检测、生化分析等常规检测项目应采用生物安全三级实验室的个人防护[2]。

表 18-13　临床实验室 COVID-19 标本检测后存在的主要风险因素及针对性控制措施

实验室活动	风险因子	主要风险因素及危害分析	针对性控制措施
废弃物处置 [a]	固体废物处理	①废弃物未置于专用的密封防漏容器中；②废弃物收集容器发生破裂、渗漏；③废弃物未经压力蒸汽灭菌等消毒处理	·固体废物分类收集，收集容器应当具有不易破裂、防渗漏、耐湿耐热、可密封等特性；实验室内的感染性垃圾不允许堆积存放，应当及时用压力蒸汽灭菌处理；废物处置之前，应当存放在实验室内指定的安全地方 ·小型固体废物如组织标本、耗材、个人防护装备等均需经过压力蒸汽灭菌处理，再沿废弃物通道移出实验室

续表

实验室活动	风险因子	主要风险因素及危害分析	针对性控制措施
废弃物处置 a	固体废物处理		·体积较大的固体废物如 HEPA 过滤器，应当由专业人士进行原位消毒后，装入安全容器内进行消毒灭菌。不能进行压力蒸汽灭菌的物品如电子设备可以采用环氧乙烷熏蒸消毒处理 ·经消毒灭菌处理后移出实验室的固体废物，集中交由固体废物处理单位处置 ·实验过程如使用锐器（包括针头、小刀、金属和玻璃等）要直接弃置于锐器盒内，高压灭菌后再做统一处理
	废液处理	标本流经管道可造成污染，打开标本流经的管道可产生传染性气溶胶	·普通污水产生于洗手池等设备，对此类污水应当单独收集，排入实验室水处理系统，经处理达标后方可排放 ·感染性废液即实验操作过程中产生的废水，采用化学消毒或物理消毒方式处理，并对消毒效果进行验证，确保彻底灭活 ·工作人员应当及时处理废弃物，不得将废弃物带出实验区
意外事故处置	生物源性意外事故	大量传染性气溶胶形成或高浓度液体标本的溢出、泄漏。例如，生物安全柜污染、容器破碎及感染性物质的溢出、离心管破裂等	·实验室活动遵守 GMPP 原则和核心要求，防止意外事故的发生[5] ·制定应急预案，配备急救装备，急救箱内应包含常用的和特殊的解毒剂 ·根据具体情况，配备相应设备，可参见 WHO 和美国 CDC 指南相关内容[4, 8]
	非生物源性意外事故	主要为火灾和自然灾害	·制定应急预案应包括消防人员和其他服务人员；应事先告知他们哪些房间有潜在的感染性物质，并安排这些人员参观实验室，熟悉实验室的布局和设备 ·实验室设施必须对所有非生物危险具备良好的安全标准，确保必要风险控制措施（如火警、灭火器、淋浴） ·提供急救箱，包括瓶装洗眼剂和绷带等医疗用品，这些产品必须例行检查以确保它们在保质期内且供应充足

a 目前 WHO、美国 CDC 指南中未对 COVID-19 废弃物处置有任何特殊要求；对于实验室和医学废弃物的处理，相关指南中强调要遵守各个地区、国家和国际的规定，并参考相关文件制定关于生物危害性废弃物处理的有效方案[4, 8]；因此，废弃物管理风险分析及防控措施总结参考我国《新型冠状病毒实验室生物安全指南（第二版）》相关内容[2]。

　　此外，针对 COVID-19 风险评估的实际开展，我们应当了解到世界各地的实验室可能面临不同的挑战，这将影响风险评估流程中各部分的执行情况。具体来讲，面临的挑战可能包括处理生物风险的现有组织和财政资源水平、缺乏可靠的电力供应、不充分的基础设施设备、恶劣天气、实验室人员不足或缺乏专业训练。此外，国家监管体系可能会在识别和控制风险的水平上高于实验室管理。因此，风险评估的结果和实施的控制措施在不同实验室、不同机构、不同地区之间及不同国家之间可能存在很大差异。另外，风险评估内容不是一成不变的，根据国内外更新的 COVID-19 研究成果及指南准则，临床实验室应当及时修改、完善风险评估方案细则，以确保风险评估所涉及的防控措施正确而有效[3, 8]。

第二节　个人生物安全防护

　　COVID-19 疫情在多个国家暴发之初，WHO 指出全球 PPE 储备不足，如医用口罩、呼吸器、工作服和护目镜等基本防护设备一度面临短缺的严峻情况。对于医务工作者来说，特别是实验室人员，面对 COVID-19 暴露和（或）释放的风险很高。在疫情初期，个人防护不当造成工作人员感染及全球性防护物资紧缺问题相继报道，并日益成为国内外关注的焦点。全球 PPE 需求飙升和出现短缺的情况，不能片面地归结为 COVID-19 感染例数上升所致。公众被错误信息诱导、恐慌性购买和囤积加剧了全球个人防护物资的短缺形势。此外，医务人员在从事医疗活动过程中，包括实验室人员，由于恐慌，对合理正确使用 PPE 缺乏了解，造成开展 COVID-19 相关工作时出现过度防护现象，进一步加剧了目前存在的 PPE 资源不足的情况[23, 29, 30]。为避免出现 PPE 短缺及医疗资源浪费的情况，实验室工作人员在从事 COVID-19 相关检测活动时应当避免不规范、不合理使用 PPE 的情况。并且，实验室人员生物安全防护作为实验室生物安全管理的重要内容，正确合理地使用 PPE 有助于保障个人安全，减少 COVID-19 在实验室内传播的风险。

美国职业安全与健康管理局（Occupational Safety and Health Administration，OSHA）将 PPE 定义为"合适的"，能阻止血液或其他潜在的传染性物质在正常使用条件下通过或到达人员便服、内衣、皮肤、眼、口或其他黏膜[31]。依据定义，WHO 和美国 CDC 有关 PPE 的指南中均强调了为了防止 COVID-19 感染，医务人员采取个人生物安全防护措施的主要原则为合理、正确地使用 PPE。其包含两层含义，一方面选择合适的 PPE，另一方面通过培训掌握如何正确穿脱和处置 PPE[3, 8, 29]。WHO 颁布的《COVID-19 相关的实验室生物安全指南》中指出非传染性诊断实验室工作，如测序、NAAT、抗原及血清学检测等，应在 BSL-2 实验室中进行[3]。根据 WHO《实验室生物安全手册（第三版）》规定，BSL-2 实验室常规个体防护策略的制定应在 BSL-1 防护水平上进一步提高。接下来，我们将围绕上述提及的两个方面展开介绍在 BSL-2 临床实验室开展 COVID-19 相关检测活动时如何合理、正确地使用 PPE。

一、选择合适的 PPE

针对实验室人员个人防护要求，在 2020 年 3 月 19 日 WHO 颁布的《合理使用COVID-19 相关的个人防护装备指南》中规定，必须配备的 PPE 包括工作服、手套、眼部防护和呼吸防护[29]。随后，在 2020 年 4 月 6 日更新的有关 PPE 合理使用的指南中，WHO 在上述提及的 4 种必须 PPE 装备基础上，补充强调从事 COVID-19 临床标本检测的实验室人员还应执行手卫生并与其他检测人员保持至少 1m 的物理距离[23]。接下来我们将参考 WHO、美国 CDC 相关信息，围绕上述提到的内容详细介绍临床实验室人员在面对 COVID-19 暴露和（或）释放的风险时应如何选择 PPE，并通过进一步总结我国有关 PPE 标准的要求和规定，以期为实验室人员提供参考，知道如何合理、正确使用 PPE，既避免防护不足，又同时防止过度防护的现象发生。

1. **手卫生** 合理、正确使用 PPE 有助于减少病原体传播，而使用 PPE 的有效性在很大程度上取决于充足的物资供应、充分的人员培训和恰当的手卫生措施，特别是人的行为要恰当。在针对医护人员 COVID-19 的感染预防和控制（infection prevention and control，IPC）策略中，WHO 指出手卫生属于标准预防措施[24]。医护人员应根据 WHO 提出的"手卫生的 5 个重要时刻"，在以下 5 个时刻采取手卫生措施：接触患者前；进行任何清洁或无菌操作前；体液暴露后；触碰患者后；触碰患者周围环境后。防护要求包括：①手卫生措施包括用含酒精的免洗洗手液或肥皂和水清洁双手；②如果手部没有明显污垢，最好使用含酒精的免洗洗手液；③手部有明显污垢时用肥皂和水清洗双手[32]。此外，WHO 和美国 CDC 在生物安全要求中特别规定，在 BSL-2 实验室中，当实验室人员手套用完后，应先消毒再摘掉，随后必须洗手。处理完感染性实验材料后及在离开实验室工作区域前必须洗手[4, 8]。这提示我们在从事 COVID-19 相关检测的实验室活动时应当参照上述要求注意手部卫生情况。

2. **工作服**　开展 COVID-19 相关检测的实验室活动必须穿戴工作服以防止个人衣物被溅到或污染。实验室穿戴工作服需要注意以下几点：①必须是长袖，最好有松紧带或合身的袖口，在实验室穿着时必须系紧，决不能把袖子卷起来。②工作服必须足够长以盖住膝盖，但不能拖在地板上。在可能的情况下，工作服的面料应该是防溅湿的。如果工作服不能够防液体渗入，应当穿戴防水围裙。③实验室工作服只能在指定区域穿着，严禁穿着实验室工作服离开实验室；当不使用时，应妥善保存，不应该挂在其他实验室工作服上面，或放在储物柜里，或挂在个人物品上。

3. **手套**　在所有可能接触 COVID-19 感染性物质的实验步骤中应佩戴合适的一次性手套。不能消毒或重复使用。手套在使用前应进行检查以确定是否完好无损。实验室应提供不同尺寸的手套以确保适合不同的使用者。需要注意的是，随着戴手套时间的延长，乳胶蛋白可能导致过敏，应提供低蛋白和无粉尘的手套选择以最大限度地减少过敏的发生。

4. **眼部防护**　为避免 COVID-19 暴露和溅到眼睛与脸部，必须佩戴护目镜或面屏。眼部防护装备可以重复使用，但每次使用后必须清洗。如果被溅湿，必须用适当的消毒剂进行消毒。禁止使用个人验光眼镜作为眼睛防护设备，因为它们不能覆盖到眼睛周围的皮肤，特别是头侧面的部分。另外，必须为需要的实验室人员购买专门的安全眼镜。有些护目镜有凹槽，可以使佩戴者将眼镜戴在下面。

5. **呼吸防护**　针对目前 COVID-19 特殊疫情，WHO 在《COVID-19 相关的实验室生物安全指南》中指出应进行本地风险评估以确定是否需要使用呼吸防护，特别是在 BSC 以外进行任何可能产生气溶胶和飞沫的操作步骤时，如离心、研磨、混合、剧烈振荡、超声波碎裂时，应当结合风险评估结果采取针对性的呼吸防护措施[3]。对于 COVID-19 口罩使用建议，WHO 在 2020 年 6 月 5 日颁布的《COVID-19 口罩使用指南》中有了明确的要求和区分。卫生保健机构使用的口罩类型分为以下两种：①医用口罩（medical masks），又称为外科或手术口罩，外观平的或带褶皱的；通过用带子绕着耳朵或头部或两者以固定在头部；根据一套标准化的测试方法对其性能特征进行测试，包括 ASTM F2100、EN 14683 或同等规格，在高过滤，适当的透气性和选择性，液体渗透阻力三者间提供一种平衡。②过滤式呼吸防护口罩（filtering facepiece respirators，FFR），又称为呼吸器，同样提供一种过滤与透气性的平衡。FFR 与医用口罩的区别在于，医用口罩能够过滤 3μm 的飞沫，而 FFR 必须能够过滤大于 0.075μm 的固体颗粒。WHO 在此指南中提到的 FFR 规格包括美国国家职业安全与健康研究所（National Institute for Occupational Safety and Health，NIOSH）

认证的 N95、N99，美国 FDA 批准的 N95，欧盟标准 FFP2 或 FFP3，或同等规格[25]。使用 FFR 时，必须检查口罩的密封性和适用性。目前，WHO 对于 BSL-2 实验室人员进行 COVID-19 呼吸道标本分子检测时规定的呼吸防护装备为医用口罩[23]。结合上述指南内容，提示我们在临床实验室从事 COVID-19 核酸检测活动时避免过度使用 FFR，应基于风险评估的结果综合考虑，以免造成口罩医疗资源的浪费。

6. **行政、环境及工程措施** WHO 在针对 COVID-19 采取 PPE 防控时强调指出，PPE 单独的应用具有一定局限性，需要联合行政、环境及工程控制措施才能够保证个人防控措施的有效开展以达到预期效果。①行政控制措施：国家出台相关政策监控 PPE 需求情况，确保个体防护设备的充足供应并限制浪费、积压和库存缺乏的情况出现。同时监督医疗机构各方面工作是否遵守 IPC 政策和程序。②环境和工程控制：开展相关控制措施的目标是确保充分通风及足够的环境清洁。WHO 特别强调考虑到在气溶胶产生过程中存在空气传播的可能性，在 COVID-19 预防措施中，需要所有人员与其他个体之间保持至少 1m 的物理距离。根据更新的 WHO 关于 PPE 的规定，在实验室从事 COVID-19 相关检测活动的工作人员与其他个体之间同样需要保持至少 1m 的物理距离。空间分隔和充分通风有助于减少 COVID-19 病原体在医疗机构内的传播。此外，还应确保正确遵守环境清洁和消毒程序以减少感染的风险[23]。因此，我们在临床实验室开展 COVID-19 个人防控策略时应综合考虑相关的行政、环境及工程控制措施，以确保 PPE 防护效果的实现。

WHO 关于 PPE 穿脱顺序要求规定如下：①穿戴顺序，手卫生（酒精洗手液，洗手 20～30 秒，或肥皂洗手 40～60 秒）、穿工作服、戴口罩、戴眼镜防护设备（护目镜或面罩）、戴手套（确保手套覆盖工作服的袖口）；②脱下 PPE，摘掉手套、脱下工作服、手卫生（酒精洗手液，洗手 20～30 秒或肥皂洗手 40～60 秒）、摘掉眼部防护装备（护目镜或面罩）、摘掉口罩、手卫生（酒精洗手液，洗手 20～30 秒或肥皂洗手 40～60 秒）[26]。

除了上述 WHO 规定的实验室必需的 PPE 之外，我们可以看出 WHO、美国 CDC 发布的指南中未将头套、鞋套、防水靴等作为 COVID-19 实验室防控必需的 PPE 推荐。在某些特殊情况下，如在患者病房工作的清洁人员，WHO 指南规定应配备防水靴以防止大量感染性体液物质溅出或污染[29]。考虑到 PPE 资源面临全球严重短缺的情况，WHO 在 2020 年 4 月 6 日颁布的指南中专门指出，在确保医护人员及其他相关人员避免暴露于 COVID-19 的前提下，卫生保健机构应最大限度地减少对于 PPE 的使用和需要。对于管理 COVID-19 患者的医护工作者，WHO 明确规定，由于 COVID-19 是一种不同于埃博拉病毒的呼吸系统疾病，因此不需要像埃博拉病毒防疫时使用连体防护服、双层手套或头套[23]。参考 WHO 指南关于合理使用 PPE 的标准，提示我们对于 BSL-2 实验室来说，在开展 COVID-19 相关检测活动时，应基于风险评估，对于采集的 COVID-19 标本特别是已进行化学灭活处理、在 BSC 内打开及操作，除采集管外部可能残留少许标本造成污染外，标本本身已没有风险因素。因此，PPE 在满足上述 WHO 提及的必备个人防护装备基础之上应当避免过度防护，不需要穿戴连体工作服、头套、鞋套及 FFR，以避免造成工作人员 COVID-19 核酸检测活动时的不适感及医疗资源浪费的现象发生。

为便于实验室人员对国际 PPE 规格、种类的了解，我们依据 WHO、英国公共卫生部（Public Health England，PHE）及泛美卫生组织（Pan American Health Organization，PAHO）

指南中目前提到的涉及 COVID-19 实验室 PPE 使用规格总结如表 18-14 所示。除了实验室人员，对于公众个人日常防护、管理 COVID-19 患者的临床医护人员在不同情形中需要的 PPE 类型可参照 WHO 相关指南的具体要求操作[23, 24]。

表 18-14 在 COVID-19 环境下的个人防护用品技术说明和规格要求

目录	描述及规格
酒精洗手液	· 一瓶 100ml、500ml · 含 75%异丙醇或 80%乙醇的洗手液
手卫生普通肥皂液	· 液体肥皂
用于擦手的一次性纸或纸巾	· 每卷 50~100m
工作服	· 单独使用，防液体渗透，一次性，长度至小腿中部以覆盖靴子的顶部，浅色易于更好地检测可能的污染，拇指/手指环或松紧袖口锚定袖子的位置 · 选择 1：防液体渗透，EN 13795 高性能或 AAMI PB70 3 级或以上性能，或同等规格；选择 2：防血液病原体渗透，AAMI PB70 4 级性能或 EN 14126-B 和部分身体保护（EN 13034 或 EN 14605），或同等规格
手套（非灭菌）	· 手套，检查，丁腈，无尘，非无菌；袖口长度最好达到前臂中部（如至少总长度 280mm）；备有不同大小型号 · EU 93/42/EEC Ⅰ类，EN 455，EU 89/686/ EEC Ⅲ类，EN 374 ANSI/ISEA 105—2011，ASTM D6319-10，或同等规格
手套（无菌）	· 手套，外科，丁腈，无尘，一次性使用；手套的袖口应足够长，超过手腕，最理想的是至前臂中部 · EU 93/42/EEC Ⅰ类，EN 455，ANSI/ ISEA 105—2011，ASTM 6319-10，或同等规格
护目镜	· 面部皮肤良好密封；软质 PVC 框架易于适合所有的面部轮廓，压力均匀；包围眼睛和周围区域；为需要配戴者配备专用眼镜；透明塑料镜片，防雾，防划伤处理；可调节带子以确保牢固，避免在临床活动中松动；间接通风，避免有雾；可重复使用（如果有适当的去污措施）或一次性使用 · EU 86/686/EEC，EN 166/2002，ANSI/ ISEA Z87.1—2010，或同等规格
FFR	· 良好的透气性，设计不会对嘴塌陷 · 美国 NIOSH 认证的"N95、N99"，FDA 认证的"N95"，欧盟标准"FFP2"和"FFP3"，或同等规格
医用口罩	· 高度防液体渗入，良好的透气性，内外面罩应清晰识别，结构设计不会对嘴塌陷（如鸭嘴形、杯子形） · EN 14683 ⅡR 型性能，ASTM F2100 2 级或 3 级，或同等规格 · 最小流体阻力 120mmHg：ASTM F1862-07，ISO 22609，或同等规格 · 透气性能：MIL-M-36945C，EN 14683 附录 C，或同等规格 · 过滤效率：ASTM F2101，EN14683 附录 B，或同等规格
面屏	· 由透明塑料制成，对佩戴者和患者均有良好的可视性；可调节的带子固定在头部周围，并紧贴前额；抗雾（更好）；完全覆盖脸部两侧和长度；可重复使用（由可清洗和消毒的坚固材料制成）或一次性使用 · EU 86/686/EEC，EN 166/2002，ANSI/ ISEA Z87.1—2010，或同等规格
利器容器盒	· 防刺穿性能容器用于收集和处理使用过的、一次性的、非自动注射器和针头；5L 容量，可容纳约 100 支注射器 · WHO 性能规格 E10/IC.1；WHO/ UNICEF 标准 E10/IC.2 或同等规格

我国 COVID-19 感染防控相关规范与指南要求规定，PPE 应严格按照风险评估合理及正确地使用，这与国际 PPE 防控原则基本一致[2, 33]。在《医疗机构内新型冠状病毒感染预防与控制技术指南（第一版）》中强调，做好医务人员防护。医疗机构应当规范消毒、隔离和防护工作，储备质量合格、数量充足的防护物资，如消毒产品和医用外科口罩、医用防护口罩、隔离衣、眼罩等防护用品，确保医务人员个人防护到位。正确选择和佩戴口罩、手卫生是感染防控的关键措施。严格落实《医务人员手卫生规范》要求，戴手套前应当洗手，脱去手套或隔离服后应当立即用流动水洗手。必要时戴乳胶手套。使用的防护用品应当符合国家有关标准。医用外科口罩、医用防护口罩、护目镜、隔离衣等防护用品被患者血液、体液、分泌物等污染时应当及时更换[33]。针对 PPE 在不同临床医疗环境中的具体使用条件和说明可参考国家卫生健康委员会印发的《新型冠状病毒感染的肺炎防控中常见医用防护用品使用范围指引（试行）》[34]。

但是，在个人防护标准、防护装备规格与使用上与国际相关指南存在一定的差异。根据《新型冠状病毒实验室生物安全指南（第二版）》确立的 COVID-19 实验活动生物安全要求，一方面，对于未经培养的 COVID-19 感染性材料在采用可靠的方法灭活前进行的病毒抗原检测、血清学检测、核酸提取、生化分析，以及临床标本的灭活等操作，应当在 BSL-2 实验室进行，同时采用生物安全三级实验室的个人防护。另一方面，对于 COVID-19 感染性材料或活病毒在采用可靠的方法灭活后进行的核酸检测、抗原检测、血清学检测、生化分析等操作应当在 BSL-2 实验室进行。分子克隆等不含致病性活病毒的其他操作，可以在 BSL-1 实验室进行[2]。依据国内标准，提示我们对于采取有效方法灭活后的 COVID-19 标本在进行检测活动时不应采用生物安全三级实验室的个人防护。若对于灭活后的标本仍然采用三级防护，既不符合国际上有关 PPE 合理使用的指南标准，也不符合国内的要求规定，造成典型的过度防护现象。实验室人员过度防护，既不利于检测活动的方便进行，同时又会造成医疗资源浪费和短缺情况的出现。另外，我国指南对于 PPE 具体使用种类及规格与国际指南存在一定差异，如口罩使用规格规定如下，医用外科口罩（YY 0469—2011）、医用防护口罩技术要求（GB 19083—2010）、美国 NIOSH 认证的 N95 及中国 KN95（GB 2626—2019）[2]。为了促进 PPE 在医疗机构合理和规范化的使用，后续应参考国际指南相关内容进一步完善有关 COVID-19 个人防护装备具体使用标准的条例和规定。

二、实验室工作人员培训

目前国内外 COVID-19 实验室生物安全指南共识中均强调，实验室工作人员只有接受相关专业培训才能掌握如何正确、合理地使用 PPE。因为即使已制定完善的 PPE 防护措施，人为的失误或能力的欠缺将最终影响个人防护措施的实施效果。实验室人员具备相应资质能力和生物安全意识对于预防实验室 COVID-19 感染风险和（或）其他意外生物安全事件的发生至关重要[3, 23, 33]。针对实验室人员应开展的培训项目参见 WHO《实验室生物安全手册（第三版）》内容，总结如表 18-15 所示[4]。

表 18-15　实验室人员需要开展的培训

培训	涵盖范围
一般熟悉和意识训练	对所有人员强制性介绍： ·实验室布局、特征和设备 ·实验室操作规章 ·应用的本地指南 ·安全或操作手册 ·制度政策 ·局部和总体的风险评估 ·立法、义务 ·紧急/事故反应计划
职业专业培训	·根据工作职能决定培训内容；有同样职称的人员执行不同工作职能，培训要求可能不一样 ·所有涉及处理生物因子的人员必须依据 GMPP 培训 ·任何其他特殊培训要求必须采用能力和熟练程度评估方法，如通过观察和资格证明 ·独立的工作开始之前，必须对任何程序的熟练度进行验证，可能需要一段辅导时间 ·必须定期审查人员能力并开展再培训 ·一旦有新的关于程序、设备、技术和知识的信息，必须和应用的人员进行沟通
安全培训	对所有人员强制性介绍： ·对目前存在的实验室及相关风险的危险意识 ·安全工作程序 ·安全保障措施 ·应急准备和反应

结合目前实验室开展 COVID-19 核酸检测，工作人员应具备核酸检测认证资格，如持有 PCR 上岗证。参考国际和国内颁布的关于 COVID-19 生物安全指南和操作手册，开展关于标准的微生物操作、检测程序及防护措施的岗前培训，特别是针对 COVID-19 开展专项培训和考核。所有参与新冠病毒检测的实验室活动人员必须经过考核验证，考试合格者应持证上岗。通过培训，进一步提升实验室人员的生物安全意识，有助于自我保护及防止实验室感染和传播。另外，可采用签名页的方式保证实验室工作人员已阅读并理解指南中的 COVID-19 相关防护措施。考虑到实验室负责人在其直接管理的工作人员培训中起主要作用，在日常工作中，实验室负责人应组织工作人员搜集并学习最新的实验室生物安全指南和规范，确保实验室任何操作步骤均符合生物安全原则和要求。通过对实验室人员进行相关培训，以确保在从事 COVID-19 相关检测活动时能够正确、合理地使用 PPE，防止防护不当或过度防护，同时缓解医用防护资源短缺的现状。

第三节　标本采集、包装及运输

WHO 指南强调所有为实验室检测而收集的 COVID-19 标本应当被视为具有潜在的感染性，因此从 COVID-19 临床标本采集、包装到运输至实验室整个环节需要相关工作人员严格遵守感染预防和控制指南及危险品（感染性物质）运输的国家或国际法规。临床实验室应制定 SOP，并对工作人员进行培训，以确保其能够正确采集、包装和运输标本，并减少暴露于 COVID-19 病原体的可能性[19, 22]。

一、标 本 采 集

考虑到目前 COVID-19 存在呼吸道飞沫、气溶胶及接触传播多种传播途径[15]，对于标本采集者来说感染的风险很高，因此必须在标本采集过程中注重生物安全防护。WHO 在 COVID-19 标本采集过程中指出工作人员应遵循以下感染预防措施[22]。

（1）PPE：①医用防护口罩（NIOSH 认证的 N95、欧盟 FFP2 或同等级别或更高级别防护）。佩戴一次性颗粒口罩时，一定要检查口罩的密封性/适用性。注意，面部毛发（如胡须）的存在可能会妨碍佩戴者佩戴合适的医用防护口罩。在一些国家，使用电动滤尘呼吸器（powered air-purifying respirator，PAPR）代替医用防护口罩。②眼睛保护（如护目镜或防护面屏）。③干净的长袖工作服和手套。如果工作服不能防水，应考虑增加防水的围裙以防止液体穿透工作服。

（2）在通风良好的房间进行操作：自然通风条件下保证气流至少每人 160L/s，或负压房间保证每小时至少换气 12 次，当使用机械通风时要控制气流方向。

（3）将房间内的人数限制在患者护理和治疗所需的最低限度。

（4）遵循 WHO 关于穿戴和脱下个人防护装备步骤的指导。与患者及其周围环境接触之前后，以及在脱去个人防护装备之后，都要进行手部卫生。

（5）废物管理和消毒程序：确保所有使用过的材料都得到适当的处理。工作区域的消毒和可能沾染了患者血液或体液的物品消毒应遵循经过验证的方法进行，通常使用含氯消毒液。

我国依据《新型冠状病毒肺炎实验室检测技术指南》内容，从事 COVID-19 检测标本采集的技术人员应经过生物安全培训（培训合格）和具备相应的实验技能。采样人员 PPE 要求：N95 及以上防护口罩、护目镜、连体防护服、双层乳胶手套、防水靴套；如果接触了患者血液、体液、分泌物或排泄物，应及时更换外层乳胶手套[27]。参考国际标准，目前国内相关指南对于采集患者标本的工作人员 PPE 规定与 WHO 指南规定存在一定差异，特别是对于连体防护服装备，在 WHO 指南中未提及从事采集的人员需要穿戴连体防护服。需要特别指出，国内相关的指南、条例规定是在前期对 COVD-19 疾病还缺乏充分了解的情况下提出的，在后续对该疾病传播进行充分了解的基础上，可根据国际上尤其是 WHO 的建议进行相应的调整，一则避免过度防护给医护人员带来身体上的不适及增加因心理恐惧而致的精神压力；二则避免医疗资源浪费。

二、标本包装及运输

在 COVID-19 实验室生物安全指南中，对于包装运输环节 WHO 规定所有 COVID-19 标本都应当具有合适的包装、标识及文件证明。实验室内和实验室间运输的所有材料应放在二级容器中，以最大限度地降低 COVID-19 标本破损或溢出的可能性作为目标。COVID-19 标本运输时应当遵守各国国家法规。国际运输时应当遵守联合国规章范本，空运应遵守 ICAO

颁布的《危险物品安全航空运输技术细则》（Doc 9284）[3, 20, 21]。由于联合国关于危险物品运输的规章范本每两年修订一次，因此应参照国家和国际规章范本的最新版本。针对包装运输过程中涉及的具体要求细则及信息可参见 WHO 颁布的《2019—2020 年感染性物质运输条例指南》（自 2019 年 1 月 1 日起适用）[19]。有关运输详细的指导可通过观看 WHO 生物安全视频系列了解[35]。接下来，我们将依据国际相关指南、条例标准，针对 COVID-19 标本涉及的有关包装运输流程中的具体规定分为包装要求、标本转运、标本接收 3 个方面详细介绍。

（一）包装要求

1. 包装分类　目前，COVID-19 疑似或确诊病例的患者标本运输应标识 UN3373，"生物物质 B 类"。病毒培养或分离物运输应标识 A 类，UN2814，"感染性物质，影响人类"[3]。WHO 在《2019—2020 年感染性物质运输条例指南》中指出，感染性物质又可称为材料，或是指含有或合理的预估含有导致人类或动物疾病的生物制剂，包括培养物、患者标本、生物制剂、医疗或临床废弃物、医疗设备或装备及豁免材料。对于危险货物不同分类的具体包装要求，应当遵循 ICAO 颁布的《危险物品安全航空运输技术细则》（Doc 9284）和国际航空运输协会（International Air Transport Association，IATA）颁发的《危险品规则》（Dangerous Goods Regulations，DGR）及相关条例内容[20, 36]。IATA 是通过整合 ICAO 条例、规定并基于操作考虑增加了进一步的限制规定。WHO 指出 IATA 指南必须以遵守 ICAO 的技术说明作为最低标准，但可以增加其他要求[4]。

WHO 运输指南中指出，应依据材料成分和风险等级对运输的物质进行分类，由适当的运输名称和联合国（UN）编号组成，用于包装准备的所有方面包括包装内容物、标识、标签和文件。联合国规章范本关于危险货物分类，将所有感染性物质归类为危险货物第 6 类，第 6.2 部分。其中，A 类感染性物质，包括标识 UN2814 和 UN2900，包装均应符合 P620 包装说明要求；B 类感染性物质，标识 UN3373 包装应符合 P650 包装说明要求，标识 UN3291 包装应符合 P621 包装说明要求。感染性物质运输的两种分类定义、包装、标签及文件记录的主要差异总结如表 18-16 所示。需要补充一点，豁免的标本/材料，由于不被认为具有健康风险，不适用于 A 类和 B 类感染性物质分类的严格标准，特别是在标识、标签和文件方面，但是仍然需要采用三层包装系统进行包装[19]。

表 18-16　感染性物质运输不同分类定义和相关标准的总结

项目	A 类	B 类
定义	包含一种已知的或合理预估的生物因子，能够导致人类或动物永久性残疾，或危及生命，或致命的疾病	包含一种能够导致人类或动物感染的生物因子，但不符合 A 类标准；不会严重致残或危及生命
识别码（由联合国编号"UN"和适当的运输名称组成）	· UN2814：感染性物质，影响人类 · UN2900：感染性物质，仅影响动物	· UN3373：生物物质 B 类 · UN3291（包含 3 种标识）：①临床废弃物，非特异性，未另列明；②生物医学废弃物，未另列明；③规定的医疗废弃物，未另列明
包装	· 均遵守 3 层包装系统，P620 · 包装必须展示联合国标志，表明符合 A 类感染性物质包装检测需求	· UN3373：遵守三层包装系统，P650 · UN3291：不需要三层包装系统，应遵守联合国规章范本总则中"包装组Ⅱ"性能等级的要求，P621

续表

项目	A 类	B 类
文件记录	·详细的目录（置于第二次和外层包装上） ·托运人和接受者名称与地址 ·危险物品运输文件（危险货物申报单） ·根据联合国规章范本要求（如航空运单）和国家条例（如进出口许可证），可能需要附件文件	·详细的目录（置于第二次和外层包装上） ·托运人和接受者名称与地址 ·根据联合国规章范本要求（如航空运单）和国家条例（如进出口许可证），可能需要附件文件

2. 三层包装系统 WHO 及美国 CDC 指南中强调所有感染性物质运输应采用基本的 3 层包装系统（triple packaging system），由内层容器、第二层包装、外层包装 3 层组成[4, 8]。

（1）内层容器：防水、防漏并贴上指示内容物的适当标签。内层容器外面要包裹足量的吸收材料，以便内层容器打破或泄漏时能吸收溢出的所有液体。不能刺破、损坏、柔软或者因接触感染性物质而受影响。例如，内层容器不能被用于保存患者标本的保存介质侵蚀。

（2）第二层包装：防水、防漏以包裹并保护内层容器和吸收材料。几个内层容器可以放置在一个单一的二级包装中，只要它们含有的感染性物质属于同一级别分类。如果内层容器易碎，每个内层容器都必须包裹好并分别、单独放入第二层包装，或者用一种防止它们之间接触的方式包装。缓冲材料可以用于确保在第二层包装下内层容器的安全。

（3）第三层包装：即外层包装，保护第二层包装在运输过程中免受物理性损坏。同时，应提供能够识别或描述标本特性，以及能够识别发货人和收货人的标本资料单、信件和其他各种资料及所需要的各种文件。这一层包装必须具有适当的重量、大小和介绍内层包装成分的说明，以确保这些包装受到保护。最小的外部尺寸应当至少为 100mm。用于识别或说明感染物质的标本数据表格、信件、补充文件和其他类型的信息应放置在第二层和外层包装之间。如有必要，这些文件可以贴在第二层包装上。对于最外层包装，WHO 和美国 CDC 指南均强调运输货物应具有标识、标签传递关于发货人和收货人的基本信息、包裹物质的潜在危险、物质的包装方式及在紧急情况下的操作信息。A 类与 B 类外层包装主要的不同在于：A 类感染性物质（UN2814 和 UN2900），参考 P620。①"UN"联合国符号的专用圆形标记，同时包括一组字母和数字，标明包装的类型、物品的分类、包装携带的物品类别、生产日期、授权代理和制造商；对于 A 类感染性物质，采用的 UN 标识为"4G/Class 6.2/19/GB/2470"。②"感染性物质"专有标签。③此外，还应配有适当的运输条件要求，如包装放置方向标记（提示当内层容器不超过 50ml 时，不强制使用）。B 类感染性物质，参考 P650：应配有"生物物质，B 类"和"UN3373"两个标签。此外，还应配有适当的运输条件要求。有关包装标识、标签的一般信息还可参考 WHO《2019—2020 年感染性物质运输条例指南》及美国 CDC 指南相关内容[8, 19]。

对于临床实验室，用于实验室检测的各种患者临床标本类型，包括鼻咽/口咽拭子、支气管肺泡灌洗液、痰、全血、血清、尿、粪便等标本的运输，均属于 B 类生物物质-UN3373，应参照包装说明 P650 要求操作[37]。联合国规章范本 P650 对于 B 类包装规定，在基本的 3 层包装系统要求基础之上，提供了更多的细节要求。

（1）对于地面运输，第二层或第三层包装必须是坚固的材料。如果最外层包装柔软，第二层包装必须是坚固的，或者如果第二层包装是柔软的，最外层包装必须是坚固的。后者是最常用的包装方式，因为对于航空运输来说，具有坚固的外层包装十分必要。

（2）完整的 3 层包装必须能够通过 1.2m 的跌落试验，以证明它具有适当的强度和质量。

（3）内层容器或第二层包装必须能够承受 95kPa 的内部压力，这必须通过适当的方法来测试（如内部液压或气动压力表，或外部真空测试）[20]。关于如何选用运输材料，WHO 建议参考国家和（或）国际的规章范本。包装材料的制造商或供应商应当给使用者提供如何正确包装并符合 P650 标准要求的清晰说明[4, 19]。上述规定提示临床实验室人员，若对包装材料及包装方法有任何疑问，应当向本地供应商或本地公司咨询明确。

（二）标本转运

WHO 规定 COVID-19 标本采集完成在运输至实验室过程中应遵循以下基本要求：①确保运输标本的人员经过生物安全操作规范和溢洒消毒处理的培训；②遵守国家或国际危险品（感染性物质）运输管理规定中的相关要求；③尽可能手工递送所有标本，不要使用气压输送管系统运输标本；④在随附的申请表上清楚地说明该疑似病例的全名、出生日期，并尽快通知接收的实验室标本正在运送中[22]。并且，在 COVID-19 实验室生物安全指南包装运输环节中规定，COVID-19 标本一旦离开 BSC 应当进行表面消毒处理[3]。对于实验室中标本的转运，WHO《实验室生物安全手册（第三版）》强调实验室标本收集、运输和处理不当会造成相关人员感染的风险。标本容器可以是玻璃的，但最好使用塑料制品。标本容器应当坚固，正确地用盖子或塞子盖好后应无泄漏。在容器外部不能有残留物。容器上应当正确地粘贴标签以便于识别。标本的要求或说明书不能够卷在容器外面，而是要分开放置，最好放置在防水的袋子里。为了避免意外泄漏或溢出，应当使用盒子等二级容器，并将其固定在架子上使装有标本的容器保持直立。二级容器可以是金属或塑料制品，起到耐高压灭菌或耐受化学消毒剂的作用。密封口有一个垫圈，要定期清除污染[4]。关于感染性物质运输条例，WHO 指南规定国内运输应当遵守各国国家法规。国际运输应遵循联合国规章范本，航空运输应遵守 ICAO 颁布的《危险物品安全航空运输技术细则》（Doc 9284）。对于任何其他适用的法规条例，应依据所使用的不同运输方式具体制定[3, 20, 21]。此外，对于其他国际运输方式，包括铁路、公路、海运及邮件的要求可参见 WHO《2019—2020 年感染性物质运输条例指南》具体内容[19]。

（三）标本接收

WHO《实验室生物安全手册（第三版）》指出，需要接收大量标本的实验室应当安排专门的房间或空间。接收和打开标本的人员应当了解标本对身体健康的潜在危害，并接受过专业培训，尤其是处理破碎或泄漏的容器时如何采用标准防护方法。标本的内层容器要在 BSC 内打开，并准备好消毒剂[4]。根据联合国规章范本，所有参与危险物品运输环节的人员应当经受专业培训。

（1）一般意识和熟悉培训：①描述危险货物分类；②标识、标签及危险告示；③包装；④隔离；⑤危险货物兼容性；⑥危险货物文件内容和用途；⑦应急反应的文件说明。

（2）安全训练：①避免事故发生的方法和程序；②应急反应信息及如何使用；③不同

危险货物的常见危险和危害；④避免暴露于危害，包括 PPE；⑤ 危险物品释放和（或）暴露的处置程序。

（3）针对性培训：依据不同工作职能采取针对性的培训项目，需要认证的培训课程或通过考试审核。通常，培训和能力测试应该至少每两年重复一次，但频率应依据交通方式的不同而有所变更。关于危险物品的培训方案可由有关国家主管部门审查和批准[19, 20]。

此外，WHO 强调实验室间良好的信息沟通对于标本运输环节起着重要的作用[22]。当 COVID-19 标本在不同实验室间运输时，相互交流和信息共享对于标本正确、快速处理及确保接收的实验室采取适当的生物安全防护措施至关重要。因此，作为寄出的一方，在寄出 COVID-19 标本之前，一定要把标本的生物危险程度通知接收的实验室。同时应确保标本进行正确的标记，并填写检测申请表提供详细的临床信息（表 18-17）。

表 18-17　需要记录的临床信息[22]

临床信息	描述
患者资料	姓名、出生日期、性别及居住地址、唯一识别号码、其他有用资料（如患者医院编号、监测识别号码、医院名称、医院地址、病房号码、医生姓名及联络方式、报告接收人的姓名及地址）
标本收集信息	标本收集的日期、时间、解剖部位和位置
操作要求	临床实验室开展相关检测活动时需要遵守的具体要求
临床症状和相关病史	包括接种疫苗和接受抗生素治疗、流行病学信息、危险因素

根据国家卫生健康委员会颁布的《新型冠状病毒实验室生物安全指南（第二版）》，对于标本包装运输环节，与国际标准的区别主要在于 COVID-19 标本运输包装的分类方面[2]。

（1）国内运输：COVID-19 毒株或其他潜在感染性生物材料的运输包装分类属于 A 类，对应的联合国编号为 UN2814，包装符合国际民航组织文件 Doc 9284《危险物品安全航空运输技术细则》的 PI602 分类包装要求；环境标本属于 B 类，对应的联合国编号为 UN3373，包装符合国际民航组织文件 Doc 9284《危险物品安全航空运输技术细则》的 PI650 分类包装要求；通过其他交通工具运输的可参照以上标准包装。COVID-19 毒株或其他潜在感染性材料运输应当按照《可感染人类的高致病性病原微生物菌（毒）种或样本运输管理规定》（卫生部令第 45 号）办理《准运证书》。

（2）国际运输：新型冠状病毒毒株或标本在国际运输时应当规范包装，按照《出入境特殊物品卫生检疫管理规定》办理相关手续，并满足相关国家和国际相关要求。依据 WHO、美国 CDC 指南共识，目前用于实验室检测的各种 COVID-19 患者标本类型，包括鼻咽/口咽拭子、支气管肺泡灌洗液、痰、全血、血清、尿、粪便等标本的运输，均属于 B 类（UN3373），应参照包装说明 P650 要求操作[3, 8, 37]。然而，我国将 COVID-19 潜在感染性生物材料的运输包装分类为 A 类，与国际包装运输的分类有差异。此外，A 类包装应参考更新后的 P620 版本要求（P602 为以前的版本）。考虑到 COVID-19 疫情暴发之初，对该病认知存在一定局限性，关于包装运输相关条例的制定应在依据不断更新的国际指南标准基础之上进行相应的完善。

第四节　标　本　检　测

新型冠状病毒的早期实验室诊断是控制病毒传播的关键。实验室人员需要处理疑似或确诊 COVID-19 患者的标本，因此面临较高的生物安全风险。如果在处理标本时未采取严格的操作要求和适当的安全措施，实验室工作人员则可能会被感染。目前，WHO 和美国 CDC 发布的相关生物安全指南均强调开展 COVID-19 病毒检测的实验室应严格遵守适当的生物安全规范，以使实验室工作人员处理疑似或确诊 COVID-19 患者标本的风险降至最低[3, 38, 39]。本节将结合相关的生物安全指南阐述标本在相关检测过程中，实验人员应如何进行有效的生物安全管理和防护。

目前，新型冠状病毒相关的实验室检测主要包括核酸扩增检测（NAAT）、血清学检测、抗原检测及常规的血液、生化检测等。其中，核酸扩增检测（实时荧光逆转录 PCR）是诊断新型冠状病毒的金标准，血清学检测可进一步增强新型冠状病毒的实验室诊断，并有助于监测疾病的传播[3, 40, 41]。床旁检测（point-of-care tests，POCT）作为一种方便快捷的检测方法，可对社区人口进行快速检测，补充实验室诊断，有助于迅速应对新出现的疫情[3, 9, 38]。

WHO 在 2020 年 5 月 13 日颁布的《COVID-19 相关的实验室生物安全指南》中指出，所有 COVID-19 标本的操作过程都必须基于风险评估来执行，以防止在标本检测过程中可能产生的不同程度的污染，并且实验室应配备适当的安全设备（如 II 级生物安全柜），由经过相关技术和安全培训的实验人员进行操作，在处理和操作标本（包括用于血清学测试的血液）时，实验人员应严格遵循 GMPP 原则[38]。非培养性的实验室相关操作（如核酸检测、血清学检测、测序等）应在 BSL-2 实验室中进行，个人防护要求与常规 BSL-2 实验室的要求相同，操作人员应至少配备工作服、手套、口罩（推荐医用口罩）和护目镜等防护装备，具体要求在本章第三节中进行了详细叙述。另外，与病毒培养相关的实验活动应在 BSL-3 实验室中进行，个人防护应与相应级别实验室的要求相同。

一、核酸扩增试验

核酸检测是诊断新型冠状病毒的确诊试验，进行核酸检测的实验室应具有相应资质。实验室须符合分子生物学实验室基本要求，并获得有关部门批准后方可开展新型冠状病毒核酸检测工作。

WHO 生物安全指南建议所有的标本均应视为具有潜在传染性，相关的实验操作至少需在 BSL-2 实验室中进行。实验操作应该由受过相关技术和安全程序培训的实验人员进行，所有实验室人员都应穿戴由详细风险评估确定的合适的 PPE，应至少包括工作服、手套、医用口罩和护目镜。对疑似或确诊 COVID-19 患者的临床标本进行核酸扩增试验（NAAT）分析时，应严格按照 WHO 生物安全指南"核心要求"中描述的常规临床和微生物实验室的操作程序进行，并且在适当的风险评估的情况下可选择"加强的控制措施"[3, 5]。

实验人员应严格遵守 GMPP 原则。

（1）最佳操作规范：实验人员不得在实验室内储存食物和个人用品，不得在实验室内进食、化妆、抽烟、使用电子设备等；进入实验室之前，应对破损的皮肤或伤口进行防护；实验之前，应确保有足够的实验室设备和消耗品（包括实验试剂、PPE 和消毒剂）供应，并且确保其安全的存放和正确标记，以减少意外事故的发生，如溢出、绊倒和跌落等；应使用塑料覆盖物等来保护实验室书面文件免受污染，切勿将明火或热源放在易燃物品附近；实验人员应保持工作区域整洁、干净，没有不必要的物体和材料；实验人员应禁止使用耳机，以免分散注意力和听不到设备或设施的警报等，同时应避免疲劳工作；在实验完成后、离开实验室之前或已知或认为手已被污染时，应用温水和肥皂彻底洗净双手，或使用含有至少 60%乙醇或 70%异丙醇的洗手液。

（2）技术程序：处理标本时，请使用良好的操作技术来最大限度地减少气溶胶和液滴的形成，避免实验人员吸入生物因子。实验中应避免将移液器吸头中的液体强行打出、过度剧烈混合及翻转敞口的管子等。使用移液器吸头进行混合时必须缓慢小心地操作标本管。打开之前，应进行短暂离心，避免混合液粘在管盖上。在可能发生飞溅的实验过程中，应采用相应的面部防护；处理样品时，应始终戴一次性手套，戴手套的手不能接触脸部等，避免生物因子与皮肤和眼睛的接触；应尽可能将玻璃器皿替换为塑料器皿，如果必须使用玻璃器皿，定期检查玻璃器皿的完整性，如果有任何破损、破裂或碎裂，应将其丢弃；应小心处理所有锐器（如注射器、针头、玻片等），切勿从一次性注射器上盖上、夹住或取下针头。应使用安瓿瓶开瓶器安全处理安瓿瓶。另外，锐器应丢入装有密封盖的防刺穿容器中，避免造成人员伤害及生物安全危害；实验结束后，应将标本和培养物等丢弃在防漏容器中，并妥善固定其顶部，然后放入专用废器物容器中。如果有任何物质溅出或明显受污染，应用适当的消毒剂对工作表面进行消毒。

在严格遵守 GMPP 原则的基础上，WHO 还规定 COVID-19 标本的初步处理（灭活前）应在经过验证的生物安全柜或其他密封装置中进行。RNA 提取应在 BSL-2 实验室的生物安全柜中进行，不建议在 RNA 提取前对样品进行加热处理[39]。常用 RNA 提取试剂盒的裂解缓冲液应可有效地灭活 COVID-19 病毒，而无须加热或其他手段[42]。在将标本转移到其他区域进行 PCR 分析之前，无论何时使用灭活步骤，灭活方法都必须经过适当的验证。检测过程中可能产生感染性气溶胶的步骤（如装载和卸载密封的离心杯、研磨、剧烈摇晃或混合、开盖等），应由具有资格的人员在维护和验证的生物安全柜或其他密封装置中进行操作。具有感染性的标本必须使用密封的离心转子或离心杯进行离心，离心杯必须在生物安全柜中装载和卸下。若在操作过程中发生液体飞溅，必须用适当的消毒剂消毒。

国家卫生健康委员会颁布的《新型冠状病毒实验室生物安全指南（第二版）》也对核酸检测提出了具体的要求[2]。整体来看，其基本要求与 WHO 生物安全指南相似，均表明 COVID-19 标本的 NAAT 检测需在 BSL-2 实验室中进行，标本灭活前的初步处理及 RNA 提取、离心等操作应在维护和验证的生物安全柜中进行。实验人员在操作时，应尽量减少气溶胶和液滴的产生。所有可能产生感染性气溶胶的操作步骤均应在Ⅱ级生物安全柜中进行。但是，在实验人员的个体防护上二者具有较大差异。WHO 实验室生物安全指南表明个人防护要求与常规的 BSL-2 要求相同，无须特殊防护，且并未表明标本灭活前后个体防护有任何不同。而我国的生物安全指南则提出三级防护的概念，强调对于一些高风险的操作（如特殊的标本接收和易产生气溶胶步骤）及标本灭活前，实验人员应采用生物安全实验室三级防护，即需要穿戴连体防护服、双层手套等。然而，如个体防护章节中提到的，这种三级实验室防护可能是不必要和过度的，甚至容易造成实验人员的恐惧心理。在疫情初期，由于各方面的未知性，采用这种防护是可以理解的，但是，随着相关研究的进一步明朗，合理、正确地使用 PPE 是必然的，这既可以减少实验人员在操作过程中由于过度防护带来的身心不适感，也可以减少在目前医疗资源短缺情况下医疗物资的浪费。另外，对于诊断和临床实验室来说，遵循 WHO 生物安全指南规定的"核心要求"就足以满足绝大多数生物因子的安全操作。因此，我们可能更需要关注实验人员的基本操作是否合理、规范，对生物安全柜的使用是否正确等方面来保障实验室的生物安全。

二、血清学检测

血清学检测有助于新型冠状病毒的筛查和诊断，可协助调查正在发生的疫情，并可对疫情发病率进行回顾性评估。目前对于病例的明确诊断需要收集双份血清（急性期血清和恢复期血清）[3, 41]。与核酸检测相同，WHO 生物安全指南指出在处理和操作用于血清学检测的标本时，应在 BSL-2 实验室进行，实验人员应严格遵循 GMPP 原则。标本基本处理的安全操作与核酸检测基本相同。实验人员在操作时，应尽量减少气溶胶和液滴的产生。检测过程中可能产生感染性气溶胶的步骤，应由具有资格的人员在维护和验证的生物安全柜或其他密封装置中进行操作。

三、床 旁 检 测

床旁检测（POCT）是常规实验室检测的一种补充测试。这种测试可以在患者病床旁、医生办公室等地点对标本中可能存在的病原体进行快速、便捷的检测，也适用于针对社区人群的现场检测[3, 38, 43]。POCT 可以包括多种类型的技术，包括病原体核酸扩增 POCT（nucleic acid amplification POCT）、抗原 POCT（antigen POCT）和血清学 POCT（serological POCT）。目前，GeneXpert 和 ID NOW 可用于 COVID-19 标本的床旁分子检测，美国 FDA 已批准在 BSL-2 实验室和患者护理场所之外使用 GeneXpert 检测[38]。由于每个 POCT 分子平台使用不同的程序来处理样品，因此很难归纳出统一的生物安全建议。最重要的是，实验人员在标本处理和操作过程中应尽量减少感染性气溶胶的生成。WHO 指出对 COVID-19 标本进行 POCT 时，确保适当的通风非常重要，应将检测设备安装在通风良好的区域内。在当地风险评估满足相应要求，检验人员采取适当的预防措施时，也可以在开放的工作台上进行 POCT，而无须在生物安全柜中进行。

美国 CDC 2020 年 6 月 5 日更新的《COVID-19 相关标本处理加工的实验室生物安全临时指南》中指出实验室在使用 POCT 设备进行 COVID-19 标本检测时应考虑以下事项[38]：设备放置的检测点必须要有 CLIA 认证；在进行测试时，应该对检测环境和流程进行风险评估，以识别和降低安全风险；实验人员需要经过严格培训，能正确使用相关仪器并了解相关风险处理的方法；处理临床标本时遵循标准防护措施，包括手部卫生和个人防护用品的使用，如实验服、手套和护目镜等。如果需要，也可以使用额外的防护措施（如外科口罩）或其他物理防护措施（如防溅罩）；当使用患者拭子时，将用过的拭子棒放回包装容器（试管或包装袋）时，应该将包装容器的开口尽量打开，防止拭子棒上的剩余标本触碰到包装外表面或接触到外环境的其他物品；将患者标本添加到仪器后需要更换手套；每次测试结束后，需要使用正规批准的消毒剂对仪器进行去污处理，且必须遵循制造商的使用建议，如消毒液的稀释倍数、消毒时长及其他安全处理注意事项等。

四、其 他 检 测

WHO 生物安全指南指出对疑似或确诊 COVID-19 的患者标本进行常规的血液学、生化血气分析等实验室检测须在 BSL-2 实验室内进行。标本的处理和安全操作与核酸检测相同，应始终遵循 GMPP 原则及相关标准指南。实验人员不必采取额外的防护措施。

第五节　检测后处理

临床实验室开展 COVID-19 相关检测活动，为保障实验室的生物安全，应对于标本检测前、检测中及检测后完整的实验室检测相关活动流程制定规范化的生物安全管理策略。为防止实验室人员感染及环境污染，不能忽视检测活动中任何一个环节的生物安全问题。对于 COVID-19 临床标本的检测后处理，主要集中在标本的处理、实验室的消毒处理及废弃物管理三个方面。本节我们将参考国内外相关生物安全指南及准则阐述在检测后处理环节中临床实验室如何进行有效的生物安全管理。

一、标本的处理

根据 WHO《COVID-19 相关的实验室生物安全指南》及 GMPP 原则的规定[3, 4]，为防止感染性生物因子的扩散，应将检测后的标本丢弃在防漏的储存容器中，容器顶部应适当固定，然后再放入专用废弃物容器中，高压灭菌后，可以放在运输容器中运送至焚烧炉。当需要储存标本时，必须储存在具有足够的强度、完整性和体积的容器中，以容纳标本。应尽可能储存在没有任何生物材料的塑料容器中，并且进行正确标示和记录，以方便识别。另外，WHO 和美国 CDC 的指南中并未强调经过灭活和非灭活处理的标本在后处理上有特殊的区别。

二、实验室的消毒处理

消毒、灭菌处理对于临床实验室生物安全至关重要。实验室应针对 COVID-19 建立标准及专业化的消毒处理程序，以防止实验室交叉污染，进一步减少感染性物质对临床实验室的生物安全危害。接下来，本节将介绍对实验室表面、物品和区域进行消毒的基本策略，以消除感染性生物因子感染实验室工作人员和环境传播的可能性。

消毒指实验室常采用的杀死微生物的物理和化学手段，与灭菌不同，其不一定能杀死微生物孢子，是一种减少微生物污染水平的方法，但具有广泛的实施范围[4, 9]。在实验室操作过程中，已知或可能被生物因子污染的任何表面或材料必须正确消毒，以控制人员感染风险。在消毒处理时，必须采用正确的消毒程序。消毒的有效性受到许多因素的控制，每个因素都可能对最终消毒结果产生显著影响，其中包括[9]：污染微生物的性质和数量（尤其是细菌孢子）；存在的有机物质的量（如粪便和血液）；要消毒的仪器、设备和材料的类型和状况；温度等。消毒时，应首先遵循清洁原则。清洁是指去除污染物表面的有机物、污垢和污渍的过程，同时也有助于去除感染性生物因子或显著减少其在污染表面上的负荷，这是任何消毒过程中必不可少的第一步。用肥皂水或清洁剂等刷洗或擦洗污染物表面，可以去除并减少污垢、碎屑和其他有机物质（如血液、分泌物和排泄物），防止其阻碍消毒剂直接接触污染物表面，影响消毒剂的杀菌效果或导致消毒剂失去杀菌活性。因此，消毒前的清洁过程很重要，必须通过清洁才能实现消毒和灭菌的目的。而且许多消毒剂只对经过清洁的物品才具有杀菌活性。实验人员应接受过相关的培训，在清洁时必须小心，以避免暴露于感染性物质中。另外，需要注意，清洁时必须使用与随后将使用的消毒剂能相容的物质，常采用相同的消毒剂进行清洁和消毒。

WHO 在《实验室生物安全手册（第三版）》中规定，实验室在工作程序结束时，或者有任何感染性材料溢出或明显被污染时，应当用合适的方法对实验室空间、工作表面、设备等进行消毒。应确保消毒剂对被处理的感染性生物因子的有效性，并与感染性废物接触足够长的时间，以实现完全灭活[4]。在 WHO 针对 COVID-19 颁布的实验室生物安全指南中，强调医疗机构应做好相应的清洁消毒管理，实验室应建立完整的消毒处理记录[3, 44]。同时指出虽然目前对 COVID-19 生物学特征尚未完全掌握，但根据与严重急性呼吸综合征冠状病毒（severe acute respiratory syndrome coronavirus，SARS-CoV）和中东呼吸综合征冠状病毒（Middle East respiratory syndrome coronavirus，MERS-CoV）相似的遗传特征，提示 COVID-19 病毒可能对证实具有抗包膜病毒活性的消毒剂敏感。其包括次氯酸钠（漂白剂）[如一般表面消毒为 1000ppm（0.1%有效氯浓度），大量泄漏或溢出消毒为 5000ppm（0.5%有效氯浓度）或 10 000ppm（1%有效氯浓度）]，62%～71%乙醇，0.5%过氧化氢，季铵化合物和酚类化合物。而其他杀生物剂，如 0.05%～0.2%杀藻胺或 0.02%二氯己定可能具有较差的消毒效果。美国 CDC 表明，实验室在选择消毒剂时最好选择经过美国环境保护署（Environmental Protection Agency，EPA）认证的消毒剂[38, 45]。另外，实验室除要特别注意消毒剂的选择外，还应注意配制后的消毒剂的接触时间（如 10 分钟）、稀释度（即活性成分的浓度）和有效期，应按要求规范使用消毒剂。另外，消毒剂溶液应在通风良好的地方配制。在配制和使用过程中，应尽量避免混合消毒剂，特别是在与次氯酸盐溶液混合时，避免混合物释放出潜在的致命气体或引起操作人员呼吸道刺激。

国家卫生健康委员会颁布的《新型冠状病毒实验室生物安全指南（第二版）》及《新型冠状病毒肺炎防控方案（第五版）》对实验室消毒处理也做出了相应规定[2, 46]。消毒剂的选择、消毒处理的方法与 WHO 和美国 CDC 基本相同，通常采用含氯消毒液（次氯酸钠等）和 70%～75%乙醇对实验台面、仪器等进行消毒。必要时（大量溢洒）也可通过氧乙酸加热熏蒸实验室来达到消毒的目的。但是，在消毒剂的浓度选择上具有一些差异。WHO 通常建议使用 0.1% 有效氯浓度消毒剂作为实验室的常规清洁，这是一个比较保守的浓度，它可使医疗机构中可能存在的绝大多数其他病原体失活。对于发生大量泄漏（即大于约 10ml）的情况下，推荐使用浓度为 0.5% 有效氯浓度消毒剂溶液进行消毒[4, 44, 47]。我国对消毒剂浓度的规定则相对较为复杂，在不同指南中提出了不同的要求，大部分建议采用 0.2% 有效氯浓度消毒剂进行常规消毒，在处理标本溢洒时采用 0.55% 有效氯浓度消毒剂。但是，WHO 表明消毒剂必须根据制造商关于体积和接触时间的建议进行准备与使用，消毒剂在制备过程中稀释浓度不足（太高或太低）可能会降低其有效性。另外，高氯含量可能会导致金属腐蚀、仪器表面损坏和对操作人员的皮肤或黏膜产生刺激，也会给弱势人群（如哮喘患者）带来与氯气味有关的潜在副作用。因此，应正确使用化学消毒剂以确保实验场所的安全，减少实验室中的交叉污染，保护实验室工作人员、环境，减少来自感染性物质的危害。在可能的情况下，出于经济原因、控制库存及限制环境污染等考虑，应尽可能控制所使用消毒剂的量。

三、废弃物管理

美国 CDC 生物安全指南指出处理疑似或确诊 COVID-19 患者标本检测产生的实验室废弃物，与实验室中的其他生物危险废弃物一样，采用常规的废弃物处理程序即可，无须额外的包装或处理程序[38]。WHO《实验室生物安全手册（第三版）》将实验室废弃物定义为将要丢弃的所有物品[4]。针对 BSL-2 级生物安全实验室，废弃物处理的首要原则是将所有感染性材料在实验室内清除污染、高压灭菌或焚烧。针对用于处理感染性微生物的所有实验室物品，被丢弃前应考虑如下问题。①是否已采取规定程序对这些物品进行了有效的清除污染或消毒？②如果没有，物品是否以规定的方式包裹，以便就地焚烧或运送到其他有焚烧设施的地方进行处理？③丢弃已清除污染的物品时，是否会对直接参与丢弃的人员或在设施外可能接触到丢弃物的人员造成任何潜在的生物源性或其他危害？

在充分考虑以上问题的基础上，WHO 指出实验室在执行废弃物处理和丢弃程序时，应对感染性物质及包装进行鉴别并分别进行处理，相关工作要遵守国家和国际规定。由于实验室内大多数的玻璃器皿、仪器和实验服都可以重复或再使用，有关废弃物的分类具体如下：①可重复或再使用，或按普通"家庭"废弃物丢弃的非污染（非感染）废弃物。②污染（感染性）锐器，如皮下注射用的针头、手术刀及破碎的玻璃，这些废弃物应收集在带盖的不易刺破的容器内，并按感染性物质处理。需要注意盛放锐器的一次性容器必须不易刺破，并且不能将容器装得过满。当达到容量的 3/4 时，应将其放入"感染性废弃物"的容器中进行焚烧，如果实验室规程需要，可以进行高压灭菌处理。盛放锐器的一次性容器绝对不能丢弃于垃圾场。③通过高压灭菌和清洗来清除污染后重复或再使用的污染材料，任何高压灭菌后重复使用的污染（有潜在感染性）材料不应事先清洗，任何必要的清洗、修复必须在高压灭菌或消毒后进行。④高压灭菌后丢弃的污染材料。⑤直接焚烧的污染材料。此外，其他污染（有潜在感染性）材料丢弃前应放置在防渗漏容器中（如有颜色标记的可高压灭菌塑料袋）。高压灭菌后，物品可以放在运输容器中运送至焚烧炉。如果有可能，即使在清除污染后，卫生保健单位的废弃物也不应丢弃到垃圾场。如果实验室配有焚烧炉，则可以免去高压灭菌。另外，可重复使用的运输容器应是防渗漏的，有密闭的盖子。这些容器在送回实验室再次使用前应进行消毒清洁。

我国的《新型冠状病毒实验室生物安全指南（第二版）》则结合相关的国际指南的要求对 COVID-19 废弃物管理做出了更具体的规定，实验室应遵守以下要求[2]。

（1）开展新型冠状病毒相关实验活动的实验室应当制定废弃物处置程序文件及污物、污水处理操作程序。

（2）所有的危险性废弃物必须依照统一规格化的容器和标示方式完整并且合规地标示废弃物内容。

（3）应当由经过适当培训的人员使用适当的个人防护装备和设备处理危险废弃物。

（4）废弃物的处理措施：废弃物的处理是控制实验室生物安全的关键环节，切实安全地处理感染性废弃物，必须充分掌握生物安全废弃物的分类并严格执行相应的处理程序。具体来说，废弃物处理措施应根据废液及固体废物两个分类分别制定。

1）废液的处理：实验室产生的废液可分为普通污水和感染性废液。①普通污水产生于洗手池等设备，对此类污水应当单独收集，排入实验室水处理系统，经处理达标后方可排放。②感染性废液即在实验操作过程中产生的废水，采用化学消毒或物理消毒方式处理，并对消毒效果进行验证，确保彻底灭活。③工作人员应当及时处理废弃物，不得将废弃物带出实验区。

2）固体废物的处理：①固体废物分类收集，固体废物的收集容器应当具有不易破裂、防渗漏、耐湿耐热、可密封等特性。实验室内的感染性垃圾不允许堆积存放，应当及时高压蒸汽灭菌处理。废物处置之前，应当存放在实验室内指定的安全地方。②小型固体废物如组织标本、耗材、个人防护装备等均需经过高压蒸汽灭菌处理，再沿废弃物通道移出实验室。③体积较大的固体废物如 HEPA，应当由专业人士进行原位消毒后，装入安全容器内进行消毒灭菌。不能进行高压蒸汽灭菌的物品如电子设备可以采用环氧乙烷熏蒸消毒的方式处理。④经消毒灭菌处理后移出实验室的固体废物，集中交由固体废物处理单位处置。⑤实验过程如使用锐器（包括针头、小刀、金属和玻璃等）要直接弃置于锐器盒内，高压灭菌后，再做统一处理。⑥建立废弃物处理记录，定期对实验室排风 HEPA 进行检漏和更换，定期对处理后的污水进行监测，采用生物指示剂监测高压蒸汽灭菌效果。

第六节　实验室应急预案和意外事故的处置

临床实验室在开展 COVID-19 相关检测活动时，即使在各项流程中遵守生物安全规定和要求，仍然有可能发生意外事故。目前，国际生物安全指南尚未对 COVID-19 意外事故的处置做出特殊要求。参考 WHO 和美国 CDC 相关规定，我们可以将实验室意外事故造成的危害分成两类，一类归属为非生物源性危害，包括自然灾害（如火灾、虫害、洪水、地震等）、电故障、辐射事件及人员个人健康问题（如心脏病发作或昏倒）等常见的意外事故；另一类归属于 COVID-19 暴露和（或）释放造成实验室意外事故的危害。为减少意外事故造成的危害，WHO 和美国 CDC 均强调实验室必须制定应急预案和意外事故的处置程序，并提供具体的 SOP，以便在可能发生的紧急情况下应用于实验室具体工作指导中。另外，需要强调的是，必须对实验室工作人员进行应急预案和意外事故处置相关程序与内容的培训，以确保应对措施的有效执行，降低意外事故可能造成的严重后果[4, 9]。

一、应急预案

WHO《实验室生物安全手册（第三版）》指出实验室在针对意外事故制定应急预案时，应提供以下操作规范：①防备自然灾害，如火灾、洪水、地震等；②生物危害的危险度评估；③意外暴露的处理和清除污染；④人员和动物从现场的紧急撤离；⑤人员暴露和受伤的紧急医疗处理；⑥暴露人员的医疗监护；⑦暴露人员的临床处理；⑧流行病学调查；⑨事故后的继续操作。结合临床实验室进行相关检测活动，在制定意外事故应对方案的同时，应考虑到以下几方面问题：①明确处于危险的个体和人群；②明确责任人员及其责任，如生物安全官员、安全人员、临床医师、微生物学家、地方卫生部分人员及消防和警务部分人员的相应职责；③列出接受暴露或感染人员进行治疗和隔离的单位；④暴露和感染人员的转移；⑤应急装备的供应，如防护服、消毒剂、化学和生物学溢出处理盒、清除污染的器材物品[4]。

我国同样对实验室应急预案的制定予以重视，关于具体操作规范和要求与国际标准保持一致。根据《病原微生物实验室生物安全通用准则》（WS 233—2017）规定，应急预案应至少包括组织机构、应急原则、人员职责、应急通信、个体防护、应对程序、应急设备、撤离计划和路线、污染源隔离和消毒、人员隔离和救治、现场隔离和控制、风险沟通等内容。在制定的应急预案中应包括消防人员和其他紧急救助人员。在发生自然灾害时，应向救助人员告知实验室建筑内和（或）附近建筑物的潜在风险，只有在受过训练的实验室工作人员的陪同下，其他人员才能进入相关区域。应急预案应得到实验室设立单位管理层批准。实验室负责人应定期组织对预案的评审和更新。实验室发生意外事故，工作人员应按照应急预案迅速采取控制措施，同时应按制度及时报告，任何人员不得瞒报。事故现场紧急处理后，应及时记录事故发生过程和现场处置情况。实验室负责人应及时对事故做出危害评估并提出下一步对策。对事故经过和事故原因、责任进行调查分析，形成书面报告。报告应包括事故的详细描述、原因分析、影响范围、预防类似事件发生的建议及改进措施。所有事故报告应形成档案文件并存档。事故报告应经所在机构管理层、生物安全委员会评估[7]。结合目前临床实验室开展 COVID-19 检测，应考虑到实验室工作人员可能发生的职业暴露风险，制定有针对性的职业暴露应急预案以明确发生职业暴露事件时的处理方案。

二、意外事故的处置

依据实验室意外事故发生的不同类型，在对实验室人员培训的基础之上应采取针对性的处置程序。接下来，我们针对在临床实验室活动中发生的不同意外事故，从整体上分成两种，即非生物源性意外事故和 COVID-19 暴露和（或）释放造成的生物源性意外事故，分别概述其具体的处置程序。

（一）非生物源性意外事故

临床实验室在开展 COVID-19 相关检测活动时，在应对非生物源性意外事故制定应急预案时，可参考 WHO 颁布的《实验室生物安全手册（第三版）》相关内容。特别是针对自然灾害造成的事故，WHO 指出应急预案应包括消防人员和其他服务人员。事先告知他们哪些房间有潜在的感染性物质。提前安排这些人员参观实验室，以熟悉实验室的布局和设备。发生自然灾害时，应就实验室建筑内和（或）附近建筑物的潜在危险向当地或国家紧急救助人员提出警告。只有在受过训练的实验室工作人员的陪同下，他们才能进入这些地区。感染性物质应收集在防漏的盒子内或结实的一次性袋子中。由生物安全人员依据当地的规定决定继续利用或是最终丢弃[4]。此外，美国 CDC 出版的《微生物学和生物医学实验室生物安全指南（第五版）》指出实验室设施必须对所有非生物危险具备良好的安全标准，确保必要的风险控制措施（如火警、灭火器、淋浴）。必要时应咨询有关权威机构。必须提供急救箱，包括瓶装洗眼剂和绷带等医疗用品，这些产品必须例行检查以确保它们在保质期内并且供应充足[9]。

（二）COVID-19 暴露和（或）释放造成的生物源性意外事故

对于临床实验室开展 COVID-19 相关检测活动来说，最易发生的生物源性高风险意外事故为大量传染性气溶胶形成或高浓度液体标本的溢出、泄漏。针对高风险的意外事故，临床实验室可参考 WHO 的相关要求并遵循以下基本方案进行处置：①工作人员必须立即撤离受影响区域。②暴露者应进行医疗评估。③在气溶胶消失之前的这一段时间内，不应进入含有泄漏的感染性生物因子房间；如果实验室没有中央排气系统，应延长准许进入的时间。④必须张贴禁止进入的标志。⑤意外事件发生后必须尽快通知实验室主管和生物安全委员。⑥过了一定的时间后，根据泄漏的大小必须去除污染，这可能需要生物安全委员的帮助或监督。⑦清除溢出物需要合适的防护服和呼吸防护装备[4]。此外，WHO、美国 CDC 均强调实验室工作人员应配备感染性生物因子泄漏的专用处理工具箱，其内应包含消毒剂。在临床实验室实际的操作中，根据 COVID-19 泄漏的大小、位置、浓度或体积，实验室应采取不同的处理方案。必须为实验室制定清洗和去除污染溢出的书面程序并对人员进行充分培训[4, 8]。

目前，我国《新型冠状病毒实验室生物安全指南（第二版）》对实验室 COVID-19 意外事故具体处置要求规定如下：①针对 COVID-19 毒株或其他潜在感染性材料污染生物安全柜的操作台造成的局限污染，应使用有效氯含量为 0.55% 的消毒液，消毒液需要现用现配，24 小时内使用。此后内容中有效氯含量参照此浓度。②针对含病毒培养器皿碎裂或倾覆造成实验室污染，应保持实验室空间密闭，避免污染物扩散，使用 0.55% 有效氯消毒液的毛巾覆盖污染区。必要时（大量溢洒时）可用过氧乙酸加热熏蒸实验室，剂量为 $2g/m^3$，熏蒸过夜；或 20g/L 过氧乙酸消毒液用气溶胶喷雾器喷雾，用量 $8ml/m^3$，作用 1~2 小时；必要时或用高锰酸钾−甲醛熏蒸：高锰酸钾 $8g/m^3$，放入耐热耐腐蚀容器（陶罐或玻璃容器），后加入甲醛（40%）10ml/m^3，熏蒸 4 小时以上。熏蒸时室内湿度 60%～80%[2]。③清理污染物严格遵循活病毒生物安全操作要求，采用压力蒸汽灭菌处理，并进行实验室换气等，防止次生危害。

（王 洁 李 瑞）

参 考 文 献

[1] 中华人民共和国国家质量监督检验检疫总局，中国国家标准化管理委员会. 实验室生物安全通用要求：GB 19489—2008. 北京：中国标准出版社，2008

[2] 中华人民共和国国家卫生健康委员会. 新型冠状病毒实验室生物安全指南（第二版）. http：//www.nhc.gov.cn/xcs/gzzcwj/202001/0909555408d842a58828611dde2e6a26.shtml.2020-1-23，2020-07-20

[3] WHO. Laboratory biosafety guidance related to coronavirus disease（COVID-19）. Geneva：World Health Organization. https：//www.who.int/publicatio ns/i/item/laboratory-biosafety-guidance-related-to-coronavirus-disease-（covid-19），2020-05-13

[4] WHO. Laboratory Biosafety Manual.3rd ed. Geneva：World Health Organization，2004

[5] WHO. Laboratory Biosafety Manual.4th ed. Geneva：World Health Organization

[6] 中华人民共和国国家质量监督检验检疫总局，中国国家标准化管理委员会.风险管理术语：GB/T 23694-2013/ISO Guide 73：2009.北京：中国标准出版社，2014

[7] 中华人民共和国国家卫生和计划生育委员会.病原微生物实验室生物安全通用准则：WS 233-2017. 北京：中国标准出版社，2017

[8] Miller J M，AstlesR，Baszler T，et al.Guidelines for safe work practices in human and animal medical diagnostic laboratories. Recommendations of a CDC-convened，Biosafety Blue Ribbon Panel.MMWR Suppl，2012，61（1）：1-102

[9] CDC. Biosafety in Microbiological and Biomedical Laboratories. 5th ed.Public Health Service Centers for Disease Control and Prevention National Institutes of Health HHS Publication No.（CDC），2009

[10] Collins CH. Laboratory-Acquired Infections：History，Incidence，Causes，and Prevention. 3rd ed. London：Butterworth-Heinemann，Ltd，1993

[11] Pike R M. Laboratory-associated infections：incidence，fatalities，causes，and prevention. Annu Rev Microbiol，1979，33：41-66

[12] Pike R M.Past and present hazards of working with infectious agents. Arch Pathol Lab Med，1978，102（7）：333-336

[13] Harding A L，Byers K B. Epidemiology of laboratory-associated infections// Fleming DO，Hunt DL. Biological Safety：Principles and Practices. 3rd ed. Washington，DC：ASM Press，2000：35-54

[14] Vesley D，Hartmann H M. Laboratory-acquired infections and injuries in clinical laboratories：a 1986 survey. Am J Public Health，1988，78（9）：1213-1215

[15] 国家卫生健康委办公厅. 新型冠状病毒肺炎诊疗方案（试行第八版）. http：//www.nhc.gov.cn/yzygj/s7653p/202008/0a7bdf12bd4b46e5bd28ca7f9a7f5e5a.shtml

[16] Neeltje van D，Trenton B，Dylan H M，et al. Aerosol and surface stability of SARS-CoV-2 as compared with SARS-CoV-1. N Engl J Med，2020，382（16）：1564-1567

[17] Association of Public Health Laboratories. Risk Assessment Best Practices.2016-05-05. https：//www.aphl.org/programs/preparedness/Documents/APH L%20Risk%20Assessment%20Best%20Practices%20and%20Examples.pdf

[18] 中华人民共和国卫生部令（第 45 号）《可感染人类的高致病性病原微生物菌（毒）种或样本运输管理规定》.http：//www.gov.cn/gongbao/content/2006/ content453197.htm. 2005-12-28.

[19] Guidance on regulations for the transport of infectious substances 2019－2020. Geneva：World Health Organization，2019. https：//www.who.int/ihr/publications/WHO-WHE-CPI-2019.20/en/，2020-07-20

[20] International Civil Aviation Organization（ICAO）. Safety. Technical instructions for the safe transport of dangerous goods by air（Doc 9284），https：//www.icao.int/safety/DangerousGoods/Pages/technical-instructions.aspx，2020-07-20

[21] United Nations（COR）/ Economic Commission for Europe（EDT）. Recommendations on the Transport of Dangerous Goods.

New York：Renouf Pub Co Ltd，2017

[22] WHO. Laboratory testing of 2019 novel coronavirus（2019-nCoV）in suspected human cases：interim guidance. Geneva：World Health Organization.https：//www.who.int/health-topics/coronavirus/laboratory-diagnostics-for-novel-coronavirus. 2020-01-17

[23] WHO. Rational use of personal protective equipment for coronavirus disease（COVID-19）and considerations during severe shortages. Geneva：World Health Organization. https：//www.who.int/publications/i/item/rational-use-of-personal-protective-equipment-for-coronavirus-disease-（covid-19）-and-considerations-during-severe-shortages，2020-04-06

[24] WHO. Infection prevention and control during health care when COVID-19 is suspected：interim guidance. https：//www.who.int/publications/i/item/10665-331495，2020-03-29，2020-07-20

[25] WHO. Advice on the use of masks in the context of COVID-19. Geneva：World Health Organization.https：//www.who.int/publications/i/item/advice-on-the-use-of-masks-in-the-community-during-home-care-and-in-healthcare-settings-in-the-cont ext-of-the-novel-coronavirus-（2019-ncov）-outbreak.2020-06-05

[26] WHO. How to Put on And Take off Personal Protective Equipment（PPE）. Geneva：World Health Organization. https：//www.who.int/csr/ resources/publications/putontakeoffPPE/en/

[27] 中国疾病预防控制中心. 新型冠状病毒肺炎实验室检测技术指南. http：//www.chinacdc.cn/jkzt/crb/zl/szkb_11803/jszl_11815/202003/W020200309540843062947.pdf，2020-05-12

[28] Chen H L，Wu R，Xing Y，et al. Influence of different inactivation methods on severe acute respiratory syndrome coronavirus 2 RNA copy number. J Clin Microbiol，JCM，2020，58（8）：e00958-20

[29] WHO. Rational use of personal protective equipment（PPE）for coronavirus disease（COVID-19）. Geneva：World Health Organization. https：//www.who.int/publications/i/item/rational-use-of-personal-protective-equipment-（ppe）-for-cor onavirus-disease-（covid-19）. 2020-03-19

[30] 付强，张秀月，李诗文.新型冠状病毒感染医务人员职业暴露风险管理策略. 中华医院感染学杂志，2020，30（6）：1-5

[31] Occupational Safety and Health Administration. Occupational safety and health standards. Z. Toxic and hazardous substances. Bloodborne pathogens. Standard no.1910.1030. http：//www.osha.gov/pls/oshaweb/ owadisp.show_document?p_table =standards&p_id=10051

[32] WHO. WHO guidelines on hand hygiene in health care：first global patient safety challenge-clean care is safer care. Geneva：World Health Organization. https：//apps.who.int/iris/handle/10665/44102，2009

[33] 中华人民共和国国家卫生健康委员会.国家卫生健康委办公厅关于医疗机构内新型冠状病毒感染预防与控制技术指南（第一版）的通知.http：//www.nhc.gov.cn/yzygj/s7659/202001/b91fdab7c304431eb082d67847d27e14.shtml.2020-01-22，2020-07-20

[34] 中华人民共和国国家卫生健康委员会.新型冠状病毒感染的肺炎防控中常见医用防护用品使用范围指引（试行）.http：//www.nhc.gov.cn/yzygj/s7659/202001/e71c5de925a64eafbe1ce790debab5c6.shtml.2020-01-26，2020-07-20

[35] Strengthening health security by implementing the International Health Regulations（2005）. Biosafety video series. Geneva：World Health Organization；（year）. https：//www.who.int/ihr/ publications/biosafety-video-series/en/

[36] International Air Transport Association. Dangerous goods regulations，61nd ed. Montreal，Canada：International Air Transport Association，2019

[37] WHO. Guidance for laboratories shipping specimens to WHO reference laboratories that provide confirmatory testing for COVID-19 virus. Geneva：World Health Organization. https：//www.who.int/publications/i/item/guidance-for-laboratories-shipping-specimens-to-who-reference-laboratories-that-provide-confirmatory-testing-for-covi d-19-virus.2020-03-21

[38] CDC. Interim Laboratory Biosafety Guidelines for Handling and Processing Specimens Associated with Coronavirus Disease 2019（COVID-19）.https：//www.cdc.gov/cor onavirus/2019-nCoV/lab/lab-biosafety-guidelines.html.2020-03-19

[39] WHO. Laboratory testing for 2019 novel coronavirus（2019-nCoV）in suspected human cases. https：//www.who.int/publications/i/item/106 65-331501.2020-03-19

[40] CDC. CDC's Diagnostic Test for COVID-19 Only and Supplies. https：//www.cdc.gov/coronavirus/2019-ncov/lab/virus-requests.html

[41] WHO. Laboratory testing strategy recommendations for COVID-19. Geneva：World Health Organization. https：//www.who.int/publications/i/item/laboratory-testing-strategy-recommendations-for-covid-19-interim-guidance. 2020-03-21，2020-07-20

[42] CDC. 2019-Novel Coronavirus（2019-nCoV）RealTime RT-PCR Diagnostic Panel. Atlanta：Centers for Disease Control and Prevention. https：//www.fda.gov/ media/134922/download. 2020-04-22

[43] CDC. Proposed Use of Point-of-Care(POC)Testing Platforms for SARS-CoV-2(COVID-19). https：//www.cdc.gov/coronavirus/ 2019-ncov/downloads/ OASH-COVID-19-guidance-testing-platforms.pdf，2020-07-20

[44] WHO. Cleaning and disinfection of environmental surfaces in the context of COVID-19. Geneva：World Health Organization. https：//www.who.int/public cations/i/item/cleaning-and-disinfection-of-environmental-surfaces-inthe-context-of-covid-19, 2020-5-16

[45] EPA. United States Environmental Protection Agency. https：//www.epa.gov/pesticide-registration/list-n-disinfectants-use-against-sars-cov-2-covid-19，2020-07-20

[46] 中华人民共和国国家卫生健康委员会.新型冠状病毒肺炎防控方案（第五版）.http：//www.gov.cn/zhengce/zhengceku/ 2020-02/22/5482010/files/310fd7316a89431d977cc8f2dbd2b3e0.pdf.2020-02-22

[47] WHO. Infection prevention and control during health care when coronavirus disease（COVID-19）is suspected or confirmed. Geneva：World Health Organization. 2020-06-29. https：//www.who.int/publications/i/item/ WHO-2019-nCoV-IPC-202 0.4.

中英文名词对照

中文名词	英文名词	缩写
半数组织培养感染剂量	50% tissue culture infective dose	$TCID_{50}$
6-羧基荧光素	6-carboxyfluorescein	FAM
6-羧基-四甲基罗丹明	6-carboxyl-tetramethylrhodamine	TAMRA

A

中文名词	英文名词	缩写
辅助蛋白	accessory protein	
准确度	accuracy	
吖啶酯	acridinium ester	AE
急性呼吸窘迫综合征	acute respiratory distress syndrome	ARDS
气溶胶产生的操作	aerosol generating procedures	AGP
气溶胶	aerosol	
气锁	air lock	
丙氨酸氨基转移酶	alanine aminotransferase	ALT
碱性磷酸酶	alkaline phosphatase	ALP
氨基肽酶 N	aminopeptidase N	APN
分析敏感性	analytical sensitivity	
分析特异性	analytical specificity	
血管紧张素 1-7	angiotensin 1-7	Ang1-7
血管紧张素 I	angiotensin I	Ang I
血管紧张素 II	angiotensin II	Ang II
血管紧张素 II 1 型受体	angiotensin II type 1 receptor	AT1R
血管紧张素转换酶 II	angiotensin-converting enzyme 2	ACE2
血管紧张素转换酶	angiotensin-converting enzyme	ACE
抗体依赖性增强	antibody dependent enhancement	ADE
半胱天冬酶-1 补充结构域的凋亡相关斑点样蛋白	apoptosis-associated speck-like protein containing a caspase-1 recruitment domain	ASC
曲线下面积	area under the curve	AUC
天冬氨酸转氨酶	aspartate aminotransferase	AST
非典型肺炎	atypical pneumonia	
禽类成髓细胞瘤病毒逆转录酶	avian myeloblastosis virus reverse transcriptase	AMV-RT

B

中文名词	英文名词	缩写
下游内部引物	backward inner primer	BIP
基线	baseline	
基本繁殖数	basic reproduction number	R_0
日间	between-day	
批间	between-run precision	
生物防御和新兴感染研究资源库	Biodefense and Emerging Infections Research Resource	BEI Resource
生物危害	biohazard	
生物因子	biological agent	

生物安全柜	biological safety cabinets	BSC
生物安全二级	biosafety level 2	BSL-2
生物安全水平	biosafety level	BSL
生物安全	biosafety	
生物安全保障	biosecurity	
血气分析	blood gas analysis	BG
牛冠状病毒	bovine coronavirus	BCoV
牛血清白蛋白第五组分	bovine serum albumin（Ⅴ）	BSA（Ⅴ）
支气管肺泡灌洗液	bronchoalveolar lavage fluid	BALF
Bruton 酪氨酸激酶	bruton tyrosine kinase	BTK
链置换 DNA 聚合酶	bst DNA polymerase	

C

肌钙蛋白 I	cardiac troponin I	cTnI
组织蛋白酶	cathepsin	
美国疾病预防控制中心	Center for Disease Control and Prevention	CDC
美国医疗保障服务中心	Center for Medicare & Medicaid Services	CMS
有证标准物质	certified reference material	CRM
十六烷基三甲基溴化铵	cetyltrimethylammonium ammonium bromide	CTAB
电荷耦合组件	charge coupled device	CCD
化学发光免疫试验	chemiluminescent immunoassay	CLIA
中国合格评定认可委员会	China National Accreditation Service for Conformity Assessment	CNAS
临床和实验室标准化委员会	Clinical and Laboratory Standards Institute	CLSI
临床评估	clinical evaluation	
临床实验室改进法案修正案	Clinical Laboratory Improvement Amendments of 1988	CLIA'88
临床敏感性	clinical sensitivity	
临床特异性	clinical specificity	
成簇的规律间隔的短回文重复序列	clustered regularly interspaced short palindromic repeat	CRISPR
美国联邦法规	Code of Federal Regulations	CFR
变异系数	coefficient of variation	CV
互补 DNA	complementary DNA	cDNA
置信区间	confidence interval	CI
置信水平	confidence level	
核心工作间	core area	
冠状病毒病 2019	corona virus disease 2019	COVID-19
冠状病毒科	Coronaviridae	
冠状病毒	coronavirus	CoV
C-反应蛋白	C-reactive protein	CRP
肌酸激酶	creatine kinase	CK
交叉引物等温扩增技术	crossing priming isothermal amplification	CPA
交叉反应	cross-reactivity	
哮吼	croup	
阳性判断值	cut-off value	
循环阈值	cycle threshold	Ct 值
细胞病变效应	cytopathic effect	CPE

细胞毒性 T 细胞	cytotoxic T-lymphocyte	CTL

D

解聚素-金属蛋白酶 17	disintegrin and metalloproteinase 17	ADAM17
损伤相关分子模式	damage-associated molecular pattern	DAMP
危险货物条例	dangerous goods regulation	DGR
D-二聚体	D-dimer	
变性	denaturation	
脱氧核苷三磷酸	deoxyribonucleoside triphosphate	dNTP
诊断优势比	diagnostic odds ratio	DOR
弥漫性肺泡损伤	diffuse alveolar damage	DAD
数字 PCR	digital PCR	
二肽基肽酶	dipeptidyl-peptidase 4	DPP-4
定向气流	directional airflow	
不连续转录	discontinuous transcription	
弥散性血管内凝血	disseminated intravascular coagulation	DIC
二硫苏糖醇	dithiothreitol	DTT
双层膜囊泡	double-membrane vesicle	DMV
飞沫	droplets	

E

有效再生数	effective reproduction number	R_t
电化学发光免疫分析法	electrochemical luminescence immunoassay	ECLIA
紧急使用授权	emergency use authorization	EUA
内质网	endoplasmic reticulum	ER
内质网-高尔基体中间室	endoplasmic reticulum-golgi intermediate compartment	ERGIC
包膜蛋白	envelope protein	E 蛋白
美国环境保护署	Environmental Protection Agency	EPA
酶免疫试验	enzyme immunoassay	EIA
酶联免疫吸附试验	enzyme-linked immunosorbent assay	ELISA
溴化乙啶-氯化铯	ethidium bromide-cesium chloride	EtBr-CsCl
乙二胺四乙酸二钾	ethylenediaminetetraacetic acid	EDTA
欧洲联盟	European Union	EU
指数期	exponential phase	
延伸	extension	
室间质量评价	external quality assessment	EQA

F

联邦食品、药品和化妆品法	Federal Food, Drug and Cosmetic Act	FD&C
过滤式呼吸防护口罩	filtering facepiece respirator	FFR
异硫氰酸荧光素	fluorescein isothiocyanate	FITC
荧光共振能量转移	fluorescence resonance energy transfer	FRET
荧光标准单位	fluorescence standard unit	FSU
美国食品药品监督管理局	Food and Drug Administration	FDA
上游内部引物	forward inner primer	FIP
融合肽	fusion peptide	FP

G

γ-谷氨酰转移酶	gamma-glutamyl transferase	GGT
基因组拷贝当量	genome copy equivalent	GCE
基因组包装信号	genomic packaging signal	
基因组 RNA	genomic RNA	gRNA
几何平均滴度	geometric mean titer	GMT
全球共享流感数据倡议组织	Global Initiative on Sharing All Influenza Data	GISAID
糖蛋白 130	glycoprotein 130	gp130
胶体金免疫层析试验	gold immunochromatography assay	GICA
良好的微生物学操作规范和程序	good microbiological practices and procedures	GMPP
粒细胞-巨噬细胞集落刺激因子	granulocyte macrophage colony stimulating factor	GM-CSF
粒细胞	granulocyte	
磨玻璃影	ground-glass opacity	GGO

H

半数抑制浓度	half maximal inhibitory concentration	IC_{50}
解旋酶	helicase	Hel
辅助性 T 细胞 1	helper T cell 1	Th1
血凝素酯酶	hemagglutinin esterase	HE
硫酸肝素	heparan sulfate	HS
七肽重复序列	heptad repeat	HR
嗜异性抗体	heterophil antibody	HA
六氯-6-羧基荧光素	hexachloro-6-carboxyfluorescein	HEX
高分辨率熔解曲线	high resolution melting	HRM
超敏肌钙蛋白 I	high-sensitivity cardiac troponin I	hs-cTnI
高效空气过滤器	high-efficiency particulate air	HEPA
高分辨率 CT	high-resolution computed tomography	HRCT
高通量测序	high-throughput sequencing	HTS
辣根过氧化物酶	horseradish peroxidase	HRP
人气道胰蛋白酶样蛋白酶	human airway trypsin-like protease	HAT
人抗小鼠抗体	human anti-mouse antibody	HAMA
感染人冠状病毒	human coronavirus	HCoV
人类白细胞抗原	human leukocyte antigen	HLA
人乳头瘤病毒	human papillomavirus	HPV

I

干扰素诱导基因	interferon stimulated gene	ISG
免疫受体酪氨酸激活基序	immunoreceptor tyrosine-based activation motif	ITAM
体外诊断	in vitro diagnostic	IVD
包容性	inclusivity	
感染预防和控制	infection prevention and control	IPC
鸡传染性支气管炎病毒	infectious bronchitis virus	IBV
重症监护室	intensive care unit	ICU
干扰物质	interfering substance	
干扰素调节因子 3	interferon regulatory factor 3	IRF3
干扰素	interferon	IFN

白细胞介素 1	interleukin 1	IL-1
白细胞介素 6	interleukin 6	IL-6
联锁门	interlocking door	
中间精密度	intermediate precision	
内对照	internal control	IC
室内质量控制	internal quality control	IQC
国际航空运输协会	International Air Transport Association	IATA
国际民用航空组织	International Civil Aviation Organization	ICAO
国际标准化组织	International Organization for Standardization	ISO
仅供临床研究使用	investigational use only	IUO

J

Janus 激酶/信号转导与转录激活子	Janus kinase/signal transducers and activators of transcription	JAK/STAT

L

实验室生物安全	laboratory biosafety	
实验室防护区	laboratory containment area	
实验室自建方法	laboratory developed test	LDT
实验室获得性感染	laboratory-acquired infection	LAI
乳酸脱氢酶	lactate dehydrogenase	LDH
荧光免疫层析双抗体夹心法	lateral flow immunofluorescent sandwich assay	
前导序列	leader sequence	
风险等级	level of risk	
似然比	likelihood ratio	LR
检测限	limit of detection	LOD
线性基线期	linear base-line phase	
液体处理器	liquid handler	
环介导等温扩增	loop-mediated isothermal amplification	LAMP
低密度 DNA 阵列	low density array	
荧光素酶免疫沉淀系统	luciferase immunoprecipitation systems	LIPS

M

巨噬细胞集落刺激因子	macrophage colony-stimulating factor	M-CSF
主要组织相容性复合体	major histocompatibility complex	MHC
Mas 受体	Mas receptor	MasR
医疗器械修正案	Medical Device Amendments	MDA
医用口罩	medical masks	
熔解温度	melting temperature	Tm
膜结合的 IL-6 受体	membrane bound IL-6R	mIL-6R
膜蛋白	membrane protein	M 蛋白
中东呼吸综合征冠状病毒	Middle East respiratory syndrome coronavirus	MERS-CoV
中东呼吸综合征	Middle East respiratory syndrome	MERS
MERS 相关的冠状病毒	Middle East respiratory syndrome-related coronavirus	MERSr-CoV
线粒体抗病毒信号蛋白	mitochondrial antiviral signaling protein	MAVS
分子进化遗传学分析	molecular evolutionary genetics analysis	MEGA
莫洛尼鼠白血病病毒逆转录酶	moloney murine leukemia virus reverse transcriptase	M-MLV-RT

单核细胞趋化蛋白-1	monocyte chemoattractant protein-1	MCP-1
单核细胞	monocyte	
单核巨噬细胞	mononuclear phagocyte	MNP
鼠肝炎病毒	mouse hepatitis virus	MHV
多重逆转录聚合酶链反应	multiplex RT-PCR	

N

美国国家生物信息中心	National Center for Biotechnology Information	NCBI
美国国家职业安全与健康研究所	National Institute for Occupational Safety and Health	NIOSH
国家药品监督管理局	National Medical Products Adminstration	NMPA
阴性符合率	negative percent agreement	NPA
中性粒细胞外网状陷阱	neutrophil extracellular trap	NET
中性粒细胞和淋巴细胞比率	neutrophil-to-lymphocyte ratio	NLR
下一代测序	next generation sequencing	NGS
套式病毒目	Nidovirales	
非结构蛋白	non-structural protein	nsp
N 端结构域	N-terminal domain	NTD
N-端截短的核衣壳蛋白	N-terminal truncated nucleocapsid protein	ΔN-NP
病毒核酸扩增检测	nucleic acid amplification tests	NAAT
依赖核酸序列扩增技术	nucleic acid sequence based amplification	NASBA
核衣壳蛋白	nucleocapsid protein	N 蛋白
核苷酸结合寡聚化结构域样受体蛋白 3	nucleotide-binding oligomerization domain-like receptor protein3	NLRP3

O

O-乙酰唾液酸	*O*-acetylated sialic acid	
美国职业安全与健康管理局	Occupational Safety and Health Administration	OSHA
开放阅读框	open reading frame	ORF

P

包装要求	packing instructions	PI
泛美卫生组织	Pan American Health Organization	PAHO
木瓜样蛋白酶	papain-like protease	PLpro
病原体相关分子模式	pathogen associated molecular pattern	PAMP
模式识别受体	pattern recognition receptor	PRR
外周血单个核细胞	peripheral blood mononuclear cell	PBMC
个人防护设备	personal protective equipment	PPE
蚀斑减少中和试验	plaque reduction neutralization test	PRNT
气压输送管道系统	pneumatic tubes system	PTS
现场即时检测	point-of-care testing	POCT
聚合酶链反应	polymerase chain reaction	PCR
聚氯乙烯	polyvinylchloride	PVC
猪肠道腹泻病毒	porcine enteric diarrhoea virus	PEDV
猪传染性胃肠炎病毒	porcine transmissible gastroenteritis virus	TGEV
阳性符合率	positive percent agreement	PPA
阳性预测值	positive predictive value	PPV
十二烷基硫酸钾	potassium dodecyl sulfate	PDS

电动滤尘呼吸器	powered air-purifying respirator	PAPR
精密度	precision	
一级屏障	primary barrier	
降钙素原	procalcitonin	PCT
能力验证	proficiency testing	PT
-1 位程序性核糖体移码	programmed -1 ribosomal frameshifting	-1PRF
英国公共卫生部	Public Health England	PHE
泵/阀结构	pump/valves	

Q

质量保证	quality assurance	QA

R

活性氧	reactive oxygen species	ROS
反应性	reactivity	
实时荧光逆转录聚合酶链反应	real-time reverse transcriptase-polymerase chain reaction	rRT-PCR
受试者工作特征	receiver operating characteristic	ROC
受体结合结构域	receptor binding domain	RBD
红细胞	red blood cell	RBC
相对光单位	relative light unit	RLU
肾素-血管紧张素系统	renin angiotensin system	RAS
肾素-血管紧张素-醛固酮系统	renin-angiotensin-aldosterone system	RAAS
重复性	repeatability	
复制酶-转录酶复合物	replicase-transcriptase complex	RTC
再现性	reproducibility	
仅供科研使用	research use only	RUO
储液槽	reservoirs	
残留风险	residual risk	
维 A 酸诱导基因- I	retinoic acid inducible gene-I	RIG-I
视黄酸诱导基因样受体	retinoic acid-inducible gene I-like receptor	RLR
类风湿因子	rheumatoid factor	RF
核糖核酸酶	ribonuclease	RNase
核苷三磷酸	ribonucleoside triphosphate	NTP
核糖体移码	ribosomal frameshifting	
风险分析	risk analysis	
风险评估	risk assessment	
风险评价	risk evaluation	
风险识别	risk identification	
风险矩阵	risk matrix	
风险报告	risk reporting	
风险容忍	risk tolerance	
RNA 完整性数值	RNA integrity number	RIN
RNA 干扰	RNA interference	RNAi
依赖于 RNA 的 DNA 聚合酶	RNA-dependent DNA polymerase	RdDp
依赖于 RNA 的 RNA 聚合酶	RNA-dependent RNA polymerase	RdRp
核糖核酸酶抑制剂	RNase inhibitor	

S

SARS 样冠状病毒	SARS-like coronavirus	SL-CoV
续发率	secondary attack rate	SAR
二级屏障	secondary barrier	
代际间隔	serial interval	
严重急性呼吸综合征冠状病毒 2	severe acute respiratory syndrome coronavirus 2	SARS-CoV-2
严重急性呼吸综合征冠状病毒	severe acute respiratory syndrome coronavirus	SARS-CoV
多糖类受体唾液酸	sialic acid	SA
等温扩增检测技术	simultaneous amplification and testing	SAT
单细胞 RNA 测序	single-cell RNA sequencing	scRNA-seq
智能感知警报	smart sense alert	
囊泡	smooth-wall vesicles	
十二烷基硫酸钠	sodium dodecyl sulfate	SDS
可溶性 IL-6R	soluble IL-6R	sIL-6R
刺突	spike	S
刺突蛋白	spike protein	S 蛋白
标准差	standard deviation	SD
标准操作程序	standard operation procedure	SOP
亚基因组 RNA	subgenomic RNA	sg RNA
猪急性腹泻综合征冠状病毒	swine acute diarrhea syndrome coronavirus	SADs-CoV

T

TANK 结合激酶 1	TANK-binding kinase 1	TBK1
四氯-6-羧基荧光素	tetrachloro-6-carboxyfluorescein	TET
四甲基联苯胺	tetramethylbenzidine	TMB
国际病毒分类学委员会	The International Committee on Taxonomy of Viruses	ICTV
阈值	threshold	
胸腺素α1	thymosin α1	
Toll 样受体	Toll like receptor	TLR
总抗体	total antibodies	T-Ab
总胆红素	total bilirubin	TBIL
总允许误差	total error allowance	TEa
转录介导的扩增技术	transcription mediated amplification	TMA
转录调控序列	transcriptional regulatory sequence	TRS
跨膜丝氨酸蛋白酶	transmembrane protease serine 2	TMPRSS2
三层包装系统	triple packaging system	
肿瘤坏死因子受体作用因子 3	tumor necrosis factor receptor-associated factor 3	TRAF3
肿瘤坏死因子 α	tumor necrosis factor-α	TNF-α
双图受试者操作特征曲线	two-graph receiver operating characteristics	TG-ROC

U

通用运输培养基	universal transport medium	UTM
非翻译区	untranslated region	UTR
正常值上限	upper limit of normal	ULN
尿嘧啶-N-糖基化酶	uracil-N-glycosylase	UNG

V

血管细胞黏附分子 1	vascular cell adhesion molecule-1	VCAM-1
血管内皮生长因子	vascular endothelial growth factor	VEGF
病毒运输培养基	viral transport medium	VTM
病毒颗粒	virus particle	
病毒样颗粒	virus-like particle	VLP

W

白细胞	white blood cell	WBC
日内	within-day	
实验室内	within-laboratory	
世界卫生组织	World Health Organization	WHO

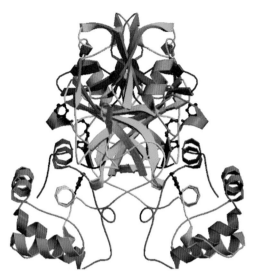

彩图 1　SARS-CoV-2 3CL 水解酶（Mpro）高分率晶体结构图

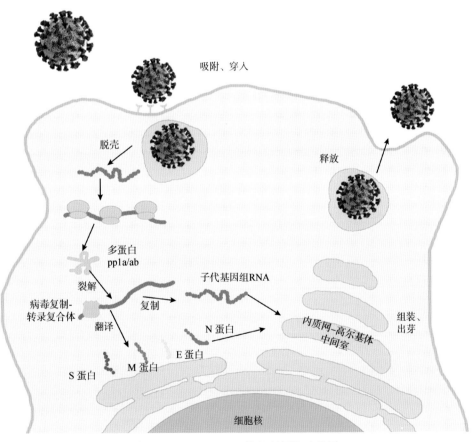

彩图 2　SARS-CoV-2 的复制周期示意图

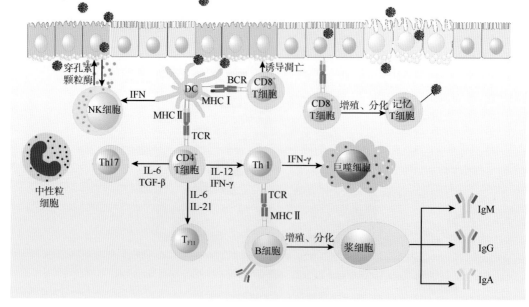

彩图 3 抗病毒免疫示意图

BCR. B 细胞抗原受体；DC. 树突状细胞；MHC. 主要组织相容性复合体；TCR. T 细胞抗原受体；TGF. 转化生长因子；

IFN. 干扰素

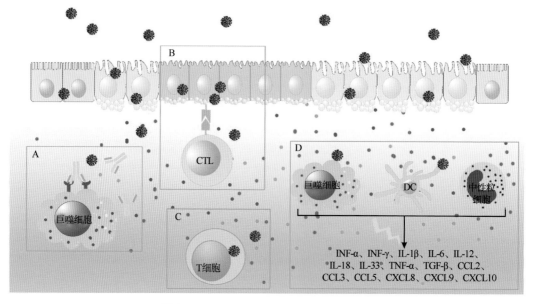

彩图 4 SARS-CoV-2 潜在致病机制示意图

A. 非中和抗体介导的抗体依赖性增强效应，促进病毒进入细胞；B. CTL 杀伤病毒感染的细胞，造成组织器官功能紊乱；

C. 病毒感染淋巴细胞，诱导淋巴细胞凋亡；D. 巨噬细胞、树突状细胞、中性粒细胞等免疫细胞释放大量细胞因子，导致

细胞因子风暴

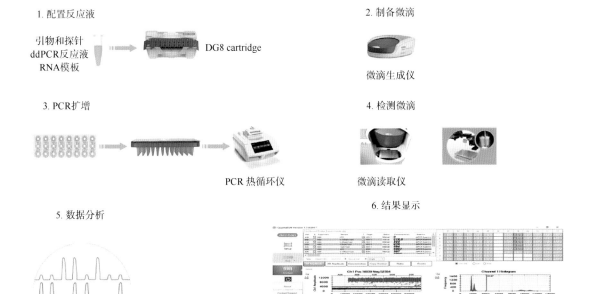

彩图 5　微滴数字 PCR 检测流程图

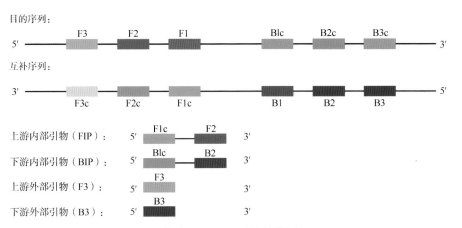

彩图 6　LAMP 引物结构图

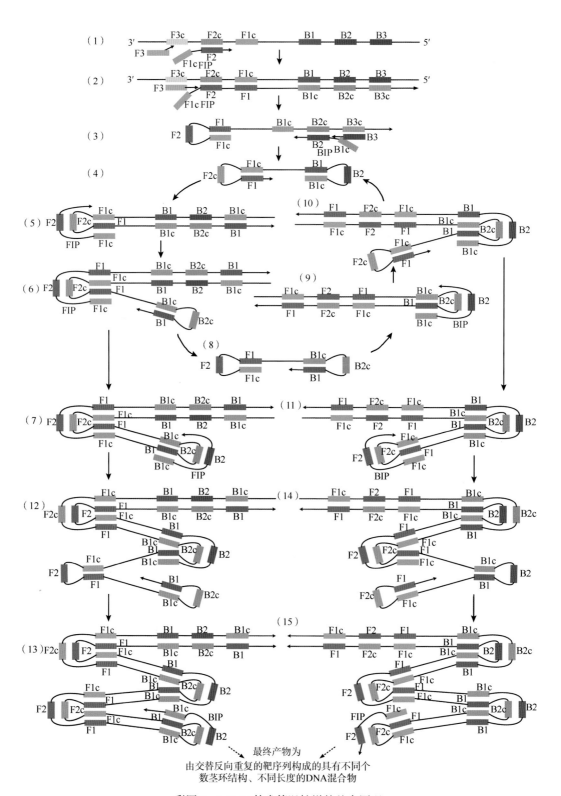

最终产物为
由交替反向重复的靶序列构成的具有不同个
数茎环结构、不同长度的DNA混合物

彩图 7　LAMP 技术等温扩增的基本原理

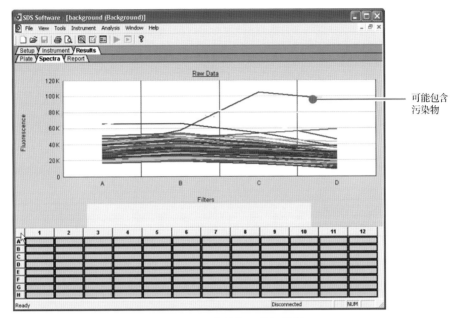

彩图 8　背景校准数据分析

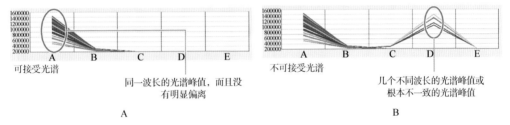

A

B

彩图 9　纯荧光校准光谱分析结果

A. 可接受；B. 不可接受

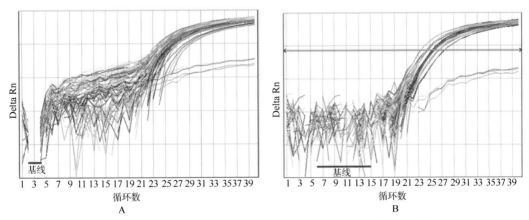

A

B

彩图 10　ABI 7500 厂商提供实时荧光 RT-PCR 的基线设定示意图

A. 当基线采集设定在 2 ~ 4 个循环时，荧光值去除本底不足；B. 当基线采集设定在 5 ~ 16 个循环时，荧光曲线的变化变为清晰

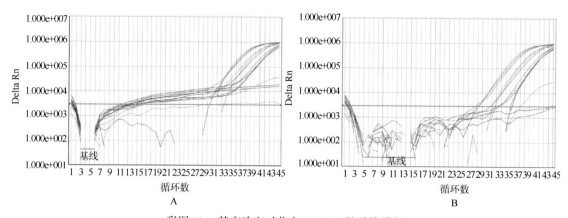

彩图 11　某实验室时荧光 RT-PCR 的基线设定

A. 当基线采集设定在 3～6 个循环时，荧光值去除本底不足；B. 当基线采集设定在 5～16 个循环时，荧光曲线的变化
变为清晰

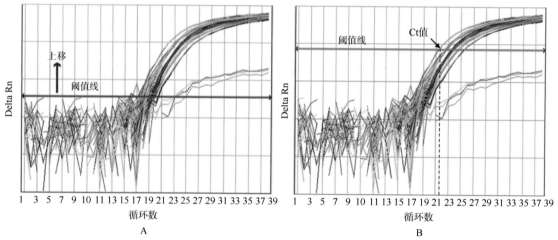

彩图 12　ABI 7500 厂商提供实时荧光 RT-PCR 的阈值线设定示意图

A. 当阈值线未按照要求设定时；B. 当阈值线正确设定在指数期初期，部分标本得到完全不同的阴阳性结果

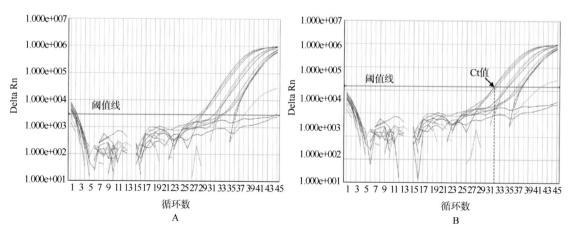

彩图 13　某实验室实时荧光 RT-PCR 检测的阈值线设定

A. 当阈值线未按照要求设定时，阴阳性结果的区分并不清晰；B. 当阈值线正确设定在指数期初期时，阴阳性结果判定非常清晰

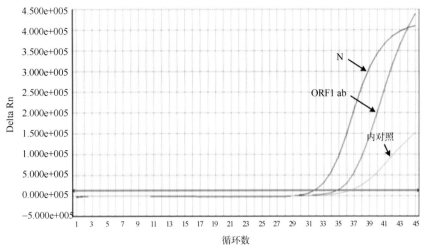

彩图 14　单个阳性标本的实时荧光 RT-PCR 检测中内对照扩增受抑制

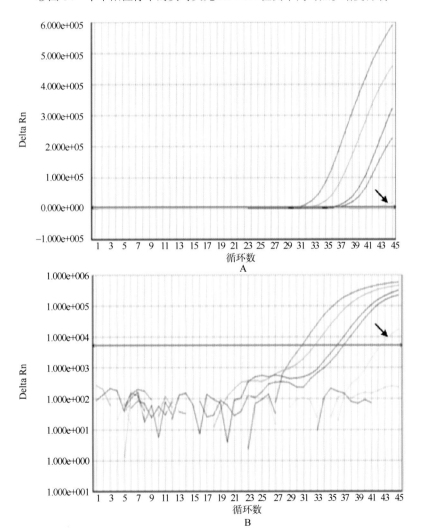

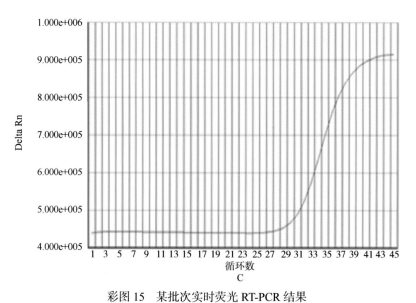

彩图 15　某批次实时荧光 RT-PCR 结果

A. ABI 7500 Y 轴线性模式（linear）曲线图；B. ABI 7500 Y 轴对数模式（log）曲线图；C. 该弱阳性标本的 FAM 通道荧光曲线，

呈现典型的 S 形

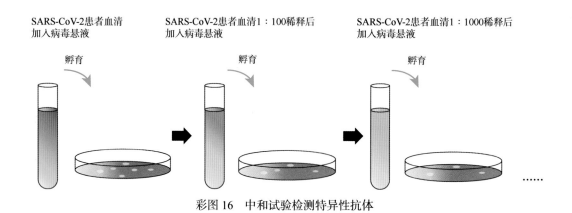

彩图 16　中和试验检测特异性抗体

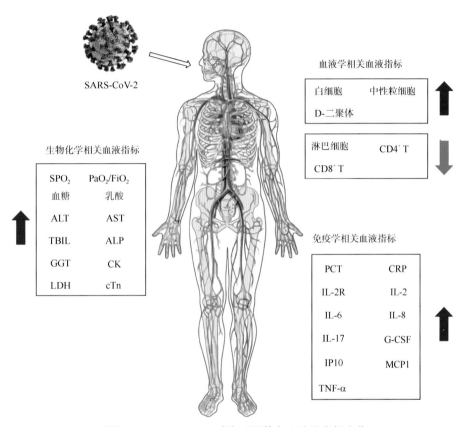

血液学相关血液指标

| 白细胞 | 中性粒细胞 | ⬆ |
| D-二聚体 | | |

| 淋巴细胞 | CD4$^+$ T | ⬇ |
| CD8$^+$ T | | |

生物化学相关血液指标

SPO$_2$	PaO$_2$/FiO$_2$
血糖	乳酸
ALT	AST
TBIL	ALP
GGT	CK
LDH	cTn

免疫学相关血液指标

PCT	CRP
IL-2R	IL-2
IL-6	IL-8
IL-17	G-CSF
IP10	MCP1
TNF-α	

SARS-CoV-2

彩图 17　SARS-CoV-2 感染后机体各血液学指标变化

注：图中红色箭头代表血液指标上升，绿色箭头代表血液指标下降。SPO$_2$. 氧饱和度；PaO$_2$/FiO$_2$. 动脉血氧分压 / 吸氧浓度；ALT. 丙氨酸转氨酶；AST. 天冬氨酸转氨酶；TBIL. 总胆红素；ALP. 碱性磷酸酶；GGT. γ- 谷氨酰转移酶；CK. 肌酸激酶；LDH. 乳酸脱氢酶；cTn. 肌钙蛋白；PCT. 降钙素原；CRP. C 反应蛋白

表1 SARS-CoV-2核酸检测污染风险等级评估

实验室名称	
实验室主任/管理人	
项目名称	
SOP 名称及编号	

		污染发生的可能性		
		不可能	可能性低	可能性高
污染发生导致的结果	严重	中	高	极高
	中等严重	低	中	高
	忽略不计	极低	低	中
操作步骤/人员行为		污染风险等级 （极低/低/中/高/极高）	是否需要防控 （是/否）	具体防控措施 （详细列出）
负责人签字				
签字日期				

表2 风险评估矩阵

		暴露/释放的可能性		
		不可能	有可能	很可能
暴露/释放 的后果	严重	中	高	极高
	温和	低	中	高
	可以忽略	极低	低	中